现代临床护理技术与实践

（上）

唐应丽◎主编

吉林科学技术出版社

图书在版编目（CIP）数据

现代临床护理技术与实践 / 唐应丽主编. -- 长春：
吉林科学技术出版社，2017.5
ISBN 978-7-5578-2536-2

Ⅰ. ①现… Ⅱ. ①唐… Ⅲ. ①护理学 Ⅳ. ①R47

中国版本图书馆CIP数据核字(2017)第117117号

现代临床护理技术与实践
XIANDAI LINCHUANG HULI JISHU YU SHIJIAN

主　　编　唐应丽
出 版 人　李　梁
责任编辑　孟　波　朱　萌
封面设计　长春创意广告图文制作有限责任公司
制　　版　长春创意广告图文制作有限责任公司
开　　本　787mm×1092mm　1/16
字　　数　540千字
印　　张　35
印　　数　1—1000册
版　　次　2017年5月第1版
印　　次　2018年3月第1版第2次印刷

出　　版　吉林科学技术出版社
发　　行　吉林科学技术出版社
地　　址　长春市人民大街4646号
邮　　编　130021
发行部电话/传真　0431-85635177　85651759　85651628
　　　　　　　　　　85652585　85635176
储运部电话　0431-86059116
编辑部电话　0431-86037565
网　　址　www.jlstp.net
印　　刷　永清县晔盛亚胶印有限公司

书　　号　ISBN 978-7-5578-2536-2
定　　价　138.00元（全二册）

编 委 会

主 编

唐应丽　周　芹　屈　涛
李　峰　王　静　范桂林

副 主 编

乔延平　王　硕　王小芳
孟凡云　段德蕊

编　　委（以姓氏笔画排序）

于子瑞　河南省中医院
　　　　　（河南中医药大学第二附属医院）
王小芳　郑州大学第三附属医院
王来英　长春中医药大学附属医院
王贺霞　郑州大学附属郑州中心医院
王　硕　郑州大学附属郑州中心医院
王　静　郑州儿童医院
厉　珊　荆州市中心医院
乔延平　郑州市中医院
李　峰　安徽医科大学第一附属医院
张甜甜　河南省洛阳正骨医院（河南省骨科医院）
范桂林　郑州儿童医院
周　芹　郑州大学附属郑州中心医院
屈　涛　河南省中医院
　　　　　（河南中医药大学第二附属医院）
孟凡云　新乡市第一人民医院
赵海荣　河南省洛阳正骨医院（河南省骨科医院）
段德蕊　新乡市第一人民医院
唐应丽　河南中医药大学第一附属医院
暴青竹　新乡市第一人民医院

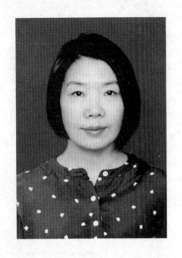

唐应丽，副主任护师，河南中医药大学第一附属医院导管室护士长，任河南省护理学会介入护理分会副主任委员，中华中医药学会介入心脏病学分会护技学组委员，参加工作三十年，从事介入护理二十余年，有丰富的临床护理经验和导管室的管理经验。曾撰写论文10多篇，参与编著1本。

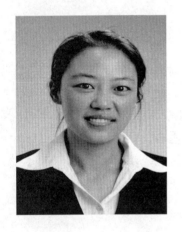

周芹，女，1984年12月31日，郑州市中心医院主管护师，毕业于郑州市卫生学校，毕业11年，从事助产专业11年，发表论文3篇。

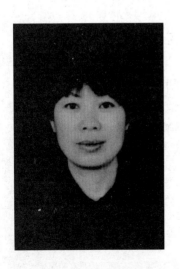

屈涛，女，1970年5月出生，本科学历，主管护师。长期从事外科护理工作，在外科手术室方面积累了丰富的临床护理经验，在省级、市级发表论文多篇，在国家级核心期刊发表论文3篇，并且在科研方面有一定的研究。

前　言

　　护理工作是医疗卫生事业的重要组成部分,随着我国经济的发展和人民群众对健康需求的不断增长,其在医疗、预防、保健、康复等工作中的作用日益凸显。为了提高各科护士的专业护理能力,随时解决在对各种疾病实施护理过程中遇到的实际问题,我们特组织了多位护理学专家协力编写了《现代临床护理技术与实践》一书。

　　全书从临床护理的实际出发,内容涵盖各个学科,充分吸收近几年的护理新知识、新理论和新技术,结合临床护理实践行之有效的经验,对各科疾病的一般护理、专科护理、特殊护理等进行了总结提炼。本书对神经系统、呼吸系统、循环系统、消化系统、内分泌系统、骨科疾病、妇产科疾病、儿科疾病等的护理内容进行了系统的归纳与概括,内容丰富,文字详实,层次分明,实用性强,是一本不可多得的临床护理实践参考书籍。

　　在本书的编写过程中,虽然我们力求完美,但由于认识水平和知识面有限,书中存在错误及疏漏之处在所难免,恳请各位同仁及读者批评指正,以期再版时予以订正。

目　　录

第一章　心理护理

第一节　心理护理的基本概念和内容

一、心理护理概念

1.心理护理的概述　心理护理是指护理全过程中,护理人员应用心理学的理论和技术,通过护患间的人际交往,积极地影响患者的心理活动,帮助患者在其自身条件下获得最适宜的身心状态。心理护理是护理心理学的一个重要组成部分,是护理心理学理论及方法在临床护理工作中的体现。

"患者的身心状态"并非仅与其疾病严重程度成正比,更主要取决于其自身的主观体验。"帮助患者获得最适宜身心状态"不同于"促进患者身心康复",它可涵盖所有患者,而"促进患者身心康复"却无法涵盖临终患者。

患者的适宜身心状态,并非恒定的绝对值,而是动态的相对值,它随时可因患者的病程及一切可能影响患者主观体验的因素而上下波动。虽然患者能够获得身心康复或其进程顺利与否,并不仅仅取决于护理方式,但护士却可以竭尽护理之手段,帮助各类患者获得最适宜身心状态。

心理护理概念有广义和狭义之分。广义的心理护理是指护士以良好的医德和服务态度,赢得患者的信赖与合作,使患者树立与疾病作斗争的信心和决心,促进疾病的早日康复。狭义的心理护理是指护士在护理过程中应用心理学方法,通过人际交往,以行为来影响、改变患者的认知,帮助患者达成最适宜身心状态的过程。

心理护理的广义、狭义概念,可将其简要地概括为 3 个"不":不同于心理治疗;不同于思想工作;不限于护患交谈。

2.心理护理与心理治疗的异同　"心理护理"与"心理治疗"是两个有联系亦有区别的不同概念。心理治疗侧重神经症、人格障碍等精神异常患者的诊治研究,主张运用心理学的理论和技术协同精神医学专业治疗精神障碍的患者。心理护理则更侧重精神健康人群的心理健康,强调对身心疾病、躯体疾病而无明显精神疾病的患者及健康人群提供心理健康的指导或干预。

3.心理护理与其他护理方法的异同　心理护理与其他护理方法有相同的实施对象——患者和(或)健康人群。它们共存于整体护理的新型模式。心理护理只有与其他护理方法紧密联系,才能充分体现其独特功能;只有更深入地依存、渗透、融会贯通于护理全过程,才能突显其影响患者心态的良好效用。但这两者也存在一定的区别,测量患者的心理状态及情绪特征,必须遵循心理学原理,使用依存心理学原理研制的测评工具;其他护理的方法学,需要依据物理学原理,采用以物理学原理设计的测量工具。

4.心理护理在整体护理中的作用　在全方位的关怀与照顾的整体护理中,心理护理是其核心内容,主要体现在以下几方面。

(1)心理护理是整体护理的核心成分:个体心理状态的优劣对其自身的健康水平具有直接的、决定性的影响。通过心理护理,给护理对象以良好的心理支持,鼓励他们以积极的心态战胜疾病或超越死亡,预防或减少其身心健康方面的损害,从而确保整体护理的目标得以顺利实现。

(2)整体护理促进了心理护理的深入发展:心理护理要适应、支持或改革人的生命过程,促进个人适应内外环境,使人的生命潜能得到发挥。整体护理等新型护理模式为心理护理的开展提供了条件和机遇。随着整体护理的不断完善和成熟,心理护理的理论体系将进一步完善,心理护理的实践模式也将更为优化。

一、心理护理原则

1.服务性原则　心理护理是护理工作的一部分,同其他护理工作一样具有服务性。

2.交往性原则　心理护理是在护士与患者交往过程中完成的,交往有利于医疗护理工作的顺利进行,可以帮助患者保持良好的心理状态。

3.针对性原则　患者在疾病的不同阶段可能会出现不同的心理状态,应根据患者的具体情况采取有针对性的对策。

4.个体化原则　由于每个人先天素质、后天教育和训练、生活方式、社会经历等方面的差异,形成了自己独特的个性心理,护士应根据每个患者对疾病的认知、情绪以及行为等方面的心理反应,采取针对性的护理措施,对患者实施个体化的心理护理。

5.启迪原则　应用心理学的知识及原理,启发患者表达自己的心理愿望,发泄自己的心理压力,并与患者一起讨论所面临的问题,使患者在护士的启发下自由选择自己所采取的措施。

6.自我护理原则　护士应帮助、启发和指导患者尽可能地进行自我护理。心理护理中的自理原则体现在两个方面,第一,通过心理护理消除患者的心理依赖感,使患者达到最大限度的自理;第二,自理是心理健康的标志之一,鼓励患者在生活各个方面的自理,会促进患者的心理健康。

7.心身整体原则　人是一个整体,躯体上的痛苦和不适,会影响到患者的心理状态,不良的心境也会加重躯体的不适感。

8.支持原则　人在患病时,需要护士在心理护理过程中给患者以支持,并要求护士对患者的家属及相关人员进行教育和指导,使他们也能及时为患者提供适当的心理支持。

9.动态与应变的原则 心理护理应遵循疾病发生、发展和转归的规律,把握好疾病在动态发展的各阶段患者出现的心理反应,及时调整心理护理的措施,灵活有效地运用心理学的知识与技能。

二、心理护理要素

1.心理护理要素的内容 心理护理的基本要素,是指对心理护理的科学性、有效性具有决定性影响的关键因素,主要包括 4 个成分,即护士、患者、心理学理论和技术、患者的心理问题。心理护理的基本要素,是启动心理护理运转系统的前提条件。这 4 个要素相互依存,彼此相扣,其中任何环节的空缺,都会导致整个系统的运转失灵。

其他因素,如患者家属、医务工作者等,但这些因素一般只对心理护理的运转起到推动或干扰作用,并不直接对运转系统的启动具有决定作用。

2.心理护理基本要素的作用

(1)心理学理论和技术是科学实施心理护理的指南:临床心理护理的实施是否具有科学性,很大程度上取决于实施心理护理的护士能否较好地掌握借以指导临床实践的心理学理论和技能,这种心理学理论和技能是建立在清晰概念上的临床心理护理的新理论、新技术。

(2)患者心理问题的准确评估是选择心理护理对策的前提:"患者心理问题"指患者的心理状况不佳,轻者有心理偏差,重者有心理失衡或危机。护士清晰、准确地描述患者的心理问题,有助于其对患者的不良情绪状态实施调控。

评估患者的心理问题,应主要把握下列 3 个环节:确定患者主要心理反应的性质;确定患者主要心理反应的强度;确定导致患者负性心理反应的主要原因,如疾病认知、社会支持、人格特征或环境影响等。

(3)患者的密切合作是有效实施心理护理的基础:心理护理的实施能否获得明显疗效,很大程度上取决于患者能否给予积极主动地配合,其主动权掌握在实施心理护理的护士一边。要使心理护理作用得到有效的发挥,首先护士必须维护患者的个人尊严及隐私权;其次,护士宜采用询问口吻和关切态度;再次,护士应尊重患者的主观意愿和个人习惯,包括考虑患者原有的社会角色,选择较适当场合,采取较为适宜的方式为患者实施心理干预。

(4)护士积极的职业心态是优化心理护理氛围的关键:护士积极的职业心态为要素之本、要素之源。护士的职业心态越积极,其潜力就越容易得到充分调动,工作就越有主动性和创造力。

四、心理护理作用

1.帮助患者接受患者的角色,以良好的心态对待疾病 患病是人身心受损的痛苦经历,一般患者在由健康人的各种社会角色转换为患者角色时会出现一系列的角色转换问题。因此,护士应通过应用相关的心理学理论及知识,转变患者的不良心理,使者正确认识自己的疾病,以良好的心态接受疾病及患者角色。

2.密切护患交往,使护士取得患者的信任　患者对护士的高度信任感是心理护理成功的关键。要想取得患者的信任,就要同患者密切交往,缩短护患间的心理距离。

3.能使患者熟悉医院环境,安心住院,积极配合诊治　心理护理主要目的之一就是要与患者住院求治的目的相和谐、相统一,所以心理护理应做到使患者尽快熟悉医院环境,消除患者陌生感及紧张、焦虑情绪,安心住院,积极配合诊治。

4.帮助患者减轻或消除负性情绪　护士应帮助患者减轻或消除负性情绪,减轻患者的心理压力,调动患者的积极性,以利于患者的康复。

5.可使患者学会自我护理,以求早日身心康复　在心理护理过程中,护士是患者的指导者,在疾病转归至治愈的任何一个环节,都离不开护士的精心照顾和指导。患者在与护士良好交往过程中,会逐步正确地领会诊疗和护理的意图,会积极配合医疗和护理、主动地做好自我护理,使自己的身心处于最佳状态。

(王　硕)

第二节　临床心理评估内容与常用方法

一、心理评估的概念

1.定义　心理评估是应用心理学的理论和方法对个体某一个心理现象进行全面、深入的客观描述。当为临床医学目的所用时,称为临床心理评估。

2.意义　护士对患者进行心理护理评估是心理护理程序的第一步,其意义如下所述。

(1)为医生提供患者的基础信息:患者治疗前的基础资料,包括个人基本信息(姓名、性别、年龄、文化)、个人史、既往史、治疗史、家族史及生活事件等,如果在医生临床干预前就充分获取,将提高医生诊断的效率和准确性。

(2)对临床干预过程中的各种心理表现实施监测和提供信息反馈:患者的心理行为只有在其生活情景中才能最真实、充分地表现出来,因此,护士对患者进行充分、仔细地观察和监测将更好地提高治疗效率,如患者的情绪变化、日常应对方式、对疾病的态度、对治疗的信心、对生活的态度、对医生的信任等,或手术、药物干预后患者的心理行为变化等,信息反馈不仅能提高工作质量,而且可以为医生实施其治疗方案提供有价值的参考。

(3)对疾病进行评估:当患者的一个治疗阶段结束时,对其情绪、认知、行为等的临床心理评估将有助于客观的反馈治疗效果。

(4)为康复者提供健康指导:许多患者治疗结束后会产生一种脱离医生指导后的不安全心理,因而带来一些情绪上的波动,如担忧、焦虑等,其不良的生活习惯和有危害的应对方式也可能影响患者的进一步康复。此时,护士需要根据康复前期疾病的心理评估资料,为其制订针对性的康复方案,如对其生活、应对方式、环境影响、个人性格、情绪调控等进行健康指导。

二、心理评估的常用方法

1.调查法 调查法是借助于各种问卷、调查表和晤谈等方式,了解被评估者心理特征的一种研究方法。调查方式可以采用一般询问、调查表或问卷形式,以及电话和信函方式进行。调查法的优点是使用方便,基本不受时间、空间限制,可以结合历史调查和现状调查两个方面,内容广泛而全面,且可以在短时间内获得大量资料。不足之处在于调查材料的真实性容易受到被调查者主观因素的影响。调查者不能确定被调查者是否真实地回答问题,因此可能导致调查结果的不真实。被调查者记忆错误也可能影响到调查结果的准确性。

2.观察法 观察法是心理学研究中最基本的方法,也是心理评估的基本方法之一。评估者通过对被评估者的可观察行为表现,进行有目的、有计划地观察和记录而进行的评估。观察的途径可以是直接观察或间接观察。观察法的优点是使用方便,得到的材料比较真实而客观,对儿童和一些精神障碍者进行心理评估显得尤为重要,且观察结果可以为以后的研究指明方向。观察法的不足之处是观察法得到的资料只能说明"是什么",而不能解释"为什么",因此由观察法所发现的问题还需要用其他的方法作进一步的研究。

3.访谈法 访谈法的基本形式是评估者与被评估者面对面的谈话方式而进行的评估。分结构式访谈、半结构式访谈和非结构式访谈。

(1)结构式访谈:按照事先设计好的、有固定结构的问卷进行,有标准化的提问方法、顺序及记录方式。在结构式访谈中,访谈者对访谈的走向和步骤起主导作用。优点是谈话的内容有所限制,谈话的效率高。评估者主观因素的影响较小,得到的资料比较客观。根据统一的方法处理被评估者的回答,资料便于统计分析和交流。不足之处是缺乏灵活性,气氛死板,形成简单回答的局面,被评估者也可能感到不自在。

(2)半结构式访谈:访谈者对于需要提出的问题或主题事先有一定的安排,对访谈结构有一定的控制,比如有一个粗略的访谈提纲。但后续问题的提出,可依据应答者的反应稍做调整,鼓励患者积极参与,提出他自己的问题。

(3)非结构式访谈:无固定的访谈问题,或者所提问题无预先设计的程序,鼓励受访者发表自己的看法,主要依据访谈对象的回答及访谈者本人的临时插入进行访谈。非结构式访谈通常用来描述问题,如对价值观、信念等个人思想、经历、行为所隐含的意义等的描述,其目的是最大限度地了解受访者的个人信息。非结构式访谈中访谈双方以自然的方式进行交流。谈话是开放的,没有固定的问题和程序。优点是气氛比较轻松,且可以获得较为真实的资料。不足之处是在于访谈结果的信度和效度的确定性较差,聚焦困难,费时。

4.心理测验法 心理测验是依据心理学的原理和技术,对人的心理现象或行为进行数量化测量,从而确定心理现象在性质和程度上的差异。在心理评估领域,心理测验占据着重要的地位。通过各种心理测验可以客观地对个体的心理状态、认知过程、情绪、意志、个性特征等方面进行评估。心理测验可以为心理评估提供巨大的帮助,但应用不当也会造成不良后果。因此,对心理测验的应用和测验结果的解释应当慎重,不可夸大和滥用,应当结合其他资料进行综合分析,以充分发挥心理测验的效力。

三、应用心理测验的一般原则

1.标准化原则　所谓标准化原则是指测验的编制、实施、记分和测验分数解释程序的一致性。保证对所有被试者来说题目、施测条件、记分方法都相同,这样不同被试的测验结果才具有可比性,才能减少无关因素对测验结果的影响,保证测验结果的准确性和客观性。标准化也是提高信度和效度的有效保证。为了达到这项要求,使用者应用心理测验的过程中,要做到以下几点。

(1)标准化工具:选择公认的标准化心理测验。

(2)标准化指导语:所谓指导语一般是指对测验的说明和解释,有时包括对特殊情况发生时应如何处理的指示。它包括两部分,一种是对主试的,即指导测验的现场主持者如何实施测验;另一种是对被试的,即指导被测验者如何解答题目或对题目做出反应。在测验实施的过程中,要使用统一的指导语。

(3)标准施测方法:要严格根据测验指导手册规定实施测验。某些心理测验是不限时的,例如人格测验。但智力测验、特殊能力测验对时间多有明确要求。在多个分测验中,对测验顺序往往有固定的要求,不可随意更换测验的顺序。

(4)固定施测条件:标准心理测验的指导手册中,对测验环境都有严格要求。应用心理测验时,必须完全遵守手册中的要求。如果测验中出现任何意外的影响因素,主试者都应当详细记录,在解释测验结果时也必须考虑这些意外因素的影响。

(5)标准记分方法:记分时要完全按照测验使用手册的要求和标准答案,记分方法尽量客观化,有时可以使用机器记分以减少主观因素的影响。

(6)代表性常模:常模是解释测验分数的标准。常模是否可靠决定了是否可以从测验中得到正确的结论,而得到可靠常模的关键在于选择有代表性的被试样本。

2.保密原则　保密涉及两个方面,一是测验工具的保密,即关于测验的内容、答案及记分方法只有做此项工作的有关人员才能掌握,决不允许随意扩散,更不允许在出版物上公开发表。否则必然会影响测验结果的真实性。二是对测验结果的保密,这涉及个人的隐私权。有关工作人员应尊重受试者的权益。另外,保密原则也是对编制者辛勤工作的尊重。

3.客观性原则　对实验结果的解释应当要遵循客观性原则。对结果的解释要符合受试者的实际情况。如何测试都不可能准确无误的测量个体的真实面貌,测量结果和真实情况之间总会存在一定的误差。不要依据一次心理测验的结果来下定论,尤其是对于年龄小的儿童作智力发育障碍的诊断,更要注意这一点。总之,在下结论时,评价者应结合受试者的生活经历、家庭、社会环境以及通过会谈、观察获得的其他资料全面考虑,以便作出准确的、全面的判断。

四、常用的心理测验与评定量表

(一)智力测验

智力是一种潜在的、非单一的能力,它是一种知觉、分析和理解信息的复杂的混合体。

智商(IQ):智商是智力的量化单位,它有两种,即比率智商和离差智商。

1.比率智商　也称年龄智商,它是以一个人的年龄为参照尺度对智力进行测量。其计算公式是:智商 IQ＝智力年龄(MA)/实际年龄(CA)×100。比率智商有一定的局限性,因为人的年龄增长与智力发展并非平行,而且人和人之间有很大的个体差异.所以比率智商只限于 16 岁以下的未成年人。

2.离差智商　它是用统计学中的均数和标准差计算出来的,表示被试者的成绩偏离同年龄组成绩的差距(以标准差为单位)。每个年龄组 IQ 的均值为 100,标准差为 15。这是根据测验分数的常态分配来决定的。计算公式是:智商(IQ)＝(XM)/SD＋100。式中:X 为某人实得分数,M 为某人所在年龄组的平均数,SD 为该年龄组分数的标准差。离差智商克服了比率智商计算受年龄限制的缺点.已成为通用的智商计算方法。

国际上通用的智力量表有比奈量表、韦氏量表和 Kaufman 儿童能力成套测验等。

韦氏智力测验是在临床医学中最常用的是韦氏量表。韦氏量表包括成年人、儿童及学龄前 3 个年龄本。韦氏成人量表(WAIS),全部量表含有 11 个分测验。根据测验结果,按常模可换算出 3 个智商,即全量表智商、语言智商和操作智商。语言量表的分测验包括:知识、领悟、计算、相似性、背数、词汇。操作量表的分测验包括:数字符号、填图、积木图案、图片排列、拼物。

(二)人格测验

人格测验是人格描述的一种方法。临床人格评估主要研究人格特征和类型与健康和疾病的关系。人格测验主要是对人格进行特征或划分类型的描述,没有量化单位。人格测验在临床中主要应用于诊断、咨询和心理治疗。

临床中常用的人格量表有明尼苏达多相人格调查表(MMPI);艾森克人格(个性)问卷(EPQ);十六项人格因素问卷(16PF);洛夏测验和主题统觉测验等。

1.明尼苏达多相人格调查表(MMPI)　是由美国明尼苏达大学的哈撒韦、麦金利于 20 世纪 40 年代共同编制的。MMPI 包括 566 个自我陈述式题目,与临床有关的题目多集中在 399 题之前,其中 16 个为重复题目。测验有 14 个量表,其中有 10 个临床量表和 4 个效度量表。临床量表包括:疑病、抑郁、癔症、病理性偏离、男性/女性化、偏执狂、精神衰弱、精神分裂症、躁狂、社会-内外向。效度量表包括:掩饰量表、稀少回答、校正装好和装坏的量表、不能回答。此量表的实施有一定的教育程度的要求,至少要有小学毕业或初中 1~2 年级的文化程度。量表的结果需将原始分转换成"T"分才有解释的意义。MMPI 不仅是人格描述量表,也用于协助精神病的诊断工作。

2.艾森克人格(个性)问卷(EPQ)　是英国心理学家艾森克编制的,是目前国内外广泛采用的人格量表之一,有成年人和儿童两种。其中包括 P、E、N 3 个分量表和 L 效度量表。P 量表表示心理状态是否正常,E 量表表示性格的内外倾向,N 量表表示情绪是否稳定。L 量表用来测定被测者的掩饰程度。在测验时被试者对每题回答"是"或"否",按照测定手册规定的标准进行记分,依据年龄及性别常模进行解释。

3.十六项人格因素问卷(16PF)　是由美国心理学家卡特尔教授 1946 年编制。他通过因素分析获得了 16 种人格的根源特质,他认为每一个人的人格都可以用这 16 种相互独立的人格特质加以描述,16PF 就是测定这 16 种人格特制的量表。量表共有 187 个题目,适用于 16 岁以七的成人,该测验对了解个体的人格倾向、选拔人才和职业咨询等有一定的参考价值。该量表需通过粗分转换成标准分,然后参照不同常模剖图分布型来解释受试者的测验剖图意义。

4.洛夏墨迹测验(RIT) 是瑞士精神科医生洛夏 1921 年设计编制的。多数学者认为洛夏墨迹测验是适用于成年人和儿童的良好的人格投射测验,主要用作异常人格的诊断。但是这种测验的技术复杂,训练要求高,掌握比较困难,费时甚多。RIT 测验是由 10 张墨迹组成,其中 5 张是水墨图,另 5 张是全部或部分彩色墨迹图片。测验时将 10 张墨迹图片按规定的顺序逐一呈现给被试者,要求他看着图片说出他在图片上看到的事物,被试尽可能地说出一种或几种事物,主试者根据他所说的东西进行记录,然后根据其反应,作出结果分析和评估。

(三)评定量表

临床常用的评定量表多为症状量表,大都是由具有丰富临床经验的心理学家和精神病学家根据大量的临床资料整理、设计编制而成的,是心理评估的重要工具。在选择评定量表时,首先要根据研究的目的选择信度、效率都比较高的量表。根据评定者的性质,可分为自评量表和他评量表。此外,每种评定量表都有一定的针对对象,选择时也要注意病种、年龄等条件。评定时间范围也需要注意。症状量表多为评定检查当时或过去一周或两周的情况,评定者应当明确所用量表的评定范围以免造成误差。

常用的临床评定量表有:简易精神状况检查(MMSE)、症状自评量表(SCL-90)、Hamilton 抑郁量表(HAMD)、Hamilton 焦虑量表(HAMA)和 Achenbach 儿童行为校核表(CBCL)等。

1.症状自评量表(SCL-90) SCL-90 是由 90 个常见心理症状的项目组成。该量表内容多,反映症状丰富,能比较准确评估患者自觉症状,故可以广泛应用于精神科和心理咨询门诊,作为了解来访者心理卫生问题的一种手段。也可以用于综合性医院,以了解躯体疾病患者的精神症状。

SCL-90 包括 9 个因子,分别为躯体化、强迫症状、人际关系敏感、抑郁、焦虑、敌对、恐怖、偏执和精神病性。此外,有 7 个项目不能归入以上因子,一般将它们归入因子 10"其他"中,主要反映睡眠和饮食情况。

(1)评定方法:每个项目均采用 5 级评分,没有反向评分项目。

没有:自觉无该项症状(问题)。

轻度:自觉有该项症状,但发生得并不频繁、严重。

中度:自觉有该项症状,对被试者有一定的影响。

偏重:自觉有该项症状,对被试者有相当程度的影响。

严重:自觉有该项症状,频度和强度都十分严重。

(2)统计指标

总分:将所有项目评分相加,即得到的总分。

阳性项目数:单项分≥2 的项目数,表示患者在多少项目中呈现"有症状"。

因子数:将各因子的项目评分相加得因子粗分,再将因子粗分除以因子项目数,即得到因子分。

根据总分、阳性项目数、因子分等评分结果情况,判断是否有阳性症状及其严重程度,或是否需进一步检查。因子分越高,反映症状越多,障碍越严重。

2.抑郁自评量表(SDS)　由 Zung1965 年编制,用于衡量抑郁状态的轻重程度及其在治疗中的变化。特别适用于综合医院,以发现抑郁症患者。

SDS 分别由 20 个陈述句和相应问题条目组成。每一个条目相当于一个有关症状,按 1～4 级评分。评定时间为过去 1 周。

SDS 主要统计指标是总分。20 个项目的分数相加即得到原始粗分。以原始粗分乘以1.25,取整数部分即得到标准总分。记分时要注意量表中的反向评分题目。中国常模 SDS 总粗分分界值为 41 分,标准分分界值为 53 分。

3.焦虑自评量表(SAS)　由 Zung1971 年编制,用于评定焦虑患者的主观感受。焦虑是心理门诊中较常见的一种情绪障碍,SAS 已作为了解患者焦虑症状的一种自评工具。

SAS 与 SDS 非常相似,它也含有 20 个项目,采用 4 级评分。评定时间为过去 1 周。

SAS 主要统计指标是总分。20 个项目的分数相加即得到原始粗分。以原始粗分乘以1.25,取整数部分即得到标准总分。记分时要注意量表中的反向评分题目。中国常模 SAS 总粗分正常上限为 40 分,标准总分的正常上限为 50 分。

(王　硕)

第三节　一般患者的心理护理

一、患者角色与心理需求

1.患者角色

(1)定义:在社会人群中与医疗卫生系统发生关系,经医生检查证实确实患有某种疾病、伴有疾病行为、寻求医疗帮助的社会人群称为患者角色。

(2)患者角色的特征:美国社会学家帕森斯 1951 年在《社会制度》一书中提到,患者角色的概念包括 4 个方面。

1)患者可以从常态的社会角色中解脱出来,免除其原有的社会责任和义务。

2)患者对陷入疾病状态是没有责任的。疾病是超出个体的自控能力的一种状态,也不符合患者的意愿,患者本身就是疾病的受害者,他无需对此负责。

3)患者应该努力使自己痊愈,有接受治疗,努力康复的义务。

4)患者应求得有效的帮助,并在治疗中积极配合,主要是寻求医生的诊治与医生合作。

(3)患者角色的转化:人们期望患者的言行完全符合患者角色的要求,但在现实中,实际角色与期望角色常有一定差距。就是说,从患病以前的常态向患者角色转化,或者病后向常态转变,都有一个角色适应的过程,如果适应不良,往往导致心理障碍,而且可能进一步影响健康和生活。患者角色适应不良大致有 5 种类型。

1)角色行为缺如:否认自己有病,未能进入角色。虽然医生诊断为有病,但本人否认自己有病,根本没有或不愿意识到自己是患者。

2)角色行为冲突:患者角色与其他角色发生心理冲突。同一个体常常承担着多种社会角色。当患病并需要从其他角色转化为患者角色时,患者一时难以实现角色适应。

3)角色行为减退:因其他角色冲击患者角色,从事了不应承担的活动。已进入角色的患者,由于更强烈的情感需要,不顾病情而从事力所不及的活动,表现出对病、伤的考虑不充分或不够重视,而影响到疾病的治疗。

4)角色行为强化:安于患者角色的现状,期望继续享有患者角色所获得的利益。由于依赖性加强和自信心减弱,患者对自己的能力表示怀疑,对承担原来的社会角色恐慌不安,安心于已适应的患者角色现状,或者自觉病情严重程度超过实际情况,小病大养。

5)角色行为异常:患者受病痛折磨感到悲观、失望等不良心境的影响导致行为异常,如对医务人员的攻击性言行,病态固执、抑郁、厌世,以至自杀等。

2.心理需求 疾病不仅打破了人们正常的生活模式和生活状态,而且还改变着患者的心理和行为,它使患者对需要的关注焦点转移到自身。因此,患者和正常人相比,需要的重点存在着明显的不同。患者既有正常人的一般需要,又产生了与疾病有关的各种心理需要的层次和变化。主要包括以下几个方面。

(1)需要尊重:一旦成为患者,原有的社会角色随之丧失或减弱。在新的环境中被认识、被尊重的需要变得更加迫切,自尊的需求更强烈、更敏感。在新的环境中他们需要得到别人的关心、体贴与尊重。若得不到满足,患者就会产生自卑感和无助感,甚至变为不满和愤怒。因此,医护人员要充分尊重患者的人格,使患者获得被尊重的感受,这对患者的康复有积极的意义。

(2)需要接纳和关心:由于疾病的缘故,改变了患者原来的生活习惯和生活规律,当进入到一个陌生的医疗环境之中,会感到孤独、寂寞,并会产生强烈的归属感,比任何时候都渴望得到家庭、朋友、单位以及医护人员的支持、关爱和呵护。患者需要了解别人,也需要让别人熟悉自己,得到新环境人际群体的接纳。同时患者又放心不下家庭、单位的事情,很想了解这些情况。因此,医护人员应帮助患者尽快融入新的群体之中,主动和患者沟通,消除病友之间的陌生感,让患者在温馨和谐的人际氛围中感到温暖、有希望、有信心,情绪稳定,减少孤独和自卑心理,在宽松的环境下安心养病,接受治疗。

(3)需要信息:住院后,患者脱离了原有的社会角色,其活动受到约束,原有的社会交往在不同程度上受到限制,出现了人际隔离的现象。由此患者便产生了强烈的与社会联系和交往的需要。一方面患者需要获得医院这一特定环境的大量信息。如医院的规章制度、治疗设备和医疗水平情况,还急于了解疾病的诊断、治疗、预后及医药费支付等方面的信息;另一方面,希望保持和原有社会环境的接触,了解工作单位及本人事业方面的信息,以及家人、亲朋好友在生活、工作等方面的信息,如不能得到这些信息,便会感到焦虑和茫然。总之,患者需要得到来自医院、社会、家庭等方面的信息和情感支持。提供这些信息不仅可以消除患者的疑虑,还可以避免消极情绪反应的产生。

(4)需要安全:安全感是患者最普遍、最重要的心理需要。在疾病诊治过程中,往往会面临一些影响患者安全的因素。如交叉感染、放射线检查、用药后的不良反应、手术等。所以患者会格外重视自身的生命安全和医疗过程的安全。即人越是在安全受到威胁的时候,对安全的需要越强烈,这就是人在病情严重时,特别关注自身安全的原因。因此,医护人员对患者实施诊治、护理措施时,要向患者详尽解释说明每项工作的具体内容,让患者明明白白地接受诊治和护理,消除顾虑心理,以增强患者的安全感,给患者营造安全、可靠、放心的医疗环境。

(5)需要和谐环境、适度活动和刺激:患者住院后,生活空间缩小了,一切活动都被限制在"白色"世界里。以往的工作、学习、生活规律和习惯都处于被动状态下,难免产生单调乏味感,进而发展成厌烦情绪。再加之疾病的困扰,更易产生度日如年之感。因此,患者不仅需要宽松和谐的医疗环境,需要安静舒适的医院生活,同时还需要适当的活动刺激,以调节和改善自己的心境。医务人员可根据医院的实际情况,提供必要的获得刺激的条件,可以组织和安排有新鲜感的娱乐活动。如下棋、欣赏音乐、收看电视、录像、自我保健知识宣传等,以此丰富住院患者的业余生活,使其以积极的心态接受治疗,促进健康。

二、常见的心理问题

患者一旦知道自己患了病,在心理上必然有反应,概括起来,患者易于产生如下各种心理活动。

1.抑郁　抑郁是现实生活中较为常见的以情绪低落为特点的消极情绪反应,是患者因可能丧失和实际丧失而引起的闷闷不乐、压抑的消极心态。在抑郁状态下,表现为悲观失望、无助、冷漠、绝望等不良心境,并伴有消极的自我意识产生,如自我评价的下降、丧失自信心、有自卑感;在行动方面有活动水平下降、寡言少语。长期严重的抑郁对患者是不利的,抑郁一方面影响医生对疾病的诊断和治疗,另一方面也会降低患者的免疫力,从而引发新的疾病。

2.焦虑　焦虑是人们过分担心发生威胁自身安全和其他不良后果时产生的一种心态。主要表现为经常或持续的、无明确对象或固定内容的紧张不安,或对现实生活中的某些问题过分担心或烦恼。这种紧张不安、担心或烦恼与现实很不相称,使患者感到难以忍受,但又无法摆脱,常伴有自主神经功能亢进,运动性紧张和过分机警。

3.怀疑　患者的怀疑大都是一种自我消极暗示,由于缺乏根据,常影响对客观事物的正确判断。患病后常变得异常敏感,听到别人低声细语,就以为是在说自己的病情严重或无法救治,甚至曲解别人的好意,怀疑诊断的正确性,怕吃错药、打错针。有的凭自己一知半解的医学和药理知识,推断药物,推断预后。害怕药物的不良反应,担心偶尔的医疗差错或意外不幸降落在自己身上。身体某部位稍有异常感觉,便乱作猜测。如果严重偏执,甚至出现病理性的妄想。

4.孤独　孤独感是与分离相联系的一种消极心理反应,也称社会隔离。主要是患者住院后,离开了家庭和工作单位,周围接触的都是陌生人。医生只在每天一次的查房时和患者说几句话,护士定时打针送药,交谈机会也较少,这样患者很容易产生孤独感。因此,在他们住进病室的第一天常有度日如年之感。他们希望尽快熟悉环境,希望尽快结识病友,还希望亲友的陪伴。长期住院的患者由于感到生活无聊、乏味,希望病友之间多交谈,希望有适当的文化娱乐活动,以活跃病房生活。社会信息剥夺和对亲人依恋的需要不能满足,是患者产生孤独感的主要原因。

5.被动依赖 依赖是患者进入患者角色后产生的一种退化的心理和行为模式。患者进入患者角色之后,大都产生一种被动依赖的心理状态。这是因为,一个人一旦患了病,自然就会受到家人和周围同志的关心照顾,成为被人关照的中心。同时,通过自我暗示,患者自己也变得软绵绵的不像以往那样生气勃勃,变得被动、顺从、娇嗔、依赖,变得情感脆弱,甚至带点幼稚的色彩。只要亲人在场,本来可以自己干的事也让别人做;本来能吃下去的东西几经劝说也吃不下去;一向意志独立性很强的人变得没有主见;一向自负好胜的人变得没有信心;即使做惯了领导工作和处于支配地位的人,现在对医务人员的嘱咐也百依百顺。这时他们的爱和归属感增加,希望得到更多亲友的探望,希望得到更多的关心和温暖,否则就会感到孤独、自怜。

6.否认 否认是患者怀疑和否定自己患病的心理状态,尤其是对癌症等预后不良的疾病,否认心理更为常见。明知自己患有癌症,却矢口否认,当他(她)看到病历上写的诊断时,还说经治医生写错了。有的医护人员对这种现象感到不可思议,实际上这正是某些患者应付危害情境的一种自我防卫方式。大量研究证明,一定程度的否认,对缓解心理应激是可取的,可以避免过分的焦虑与恐惧。

否认虽在一定程度上起自我保护的作用,但在许多情况下又起贻误病情的消极作用。例如,有的患者身患乳腺癌,自己却矢口否认,拒绝治疗,最后因延误治疗时机,癌转移而死亡。

三、不同年龄阶段患者的心理护理

1.儿童患者的心理与护理 儿童患者的突出特点是年龄小,对疾病缺乏深刻认识,心理活动多随活动情境而迅速变化。因为他们注意力转移较快,情感表露又比较直率、外露和单纯,所以只要依据其心理活动特点进行护理,易于引导他们适应新的环境。儿童患者常见的心理活动特点有下列几方面。

(1)分离性焦虑:儿童从出生时起,就在母爱的呵护下,形成了对周围环境的安全感和信赖感。一旦因病情需要而必须住院.儿童大都会恐惧、焦虑和不安,经常哭闹、拒食及不服药。心理学家认为,人体间的接触和抚摸是婴儿天生的需求。在医院里,护士对他们轻拍、抚摸及搂抱,会使患儿产生安全感,减轻焦虑心理。

(2)情绪反应强烈:由于儿童患者病情急、变化快,又不善于表达,哭闹是最为突出的情绪变化,常常用哭声代表一切。所以要求护士要有高度的责任感,经常深入病房,善于从细微变化中发现问题,采取措施,防止突然事件发生。

(3)恐惧:住院后,患儿离开了父母的陪伴,加之陌生的环境、陌生的面孔、陌生的诊疗措施,易产生生疏感。表现为:紧张、惶恐不安、沉闷、执拗、不合作、哭闹不止。为消除患儿恐惧心理,护士要多加鼓励,不要训斥和恐吓,要成为患儿的贴心人。病房应有玩具,护士要带领患儿游戏玩耍。提倡儿科护士不穿白大衣,穿一些带小花的衣服,以消除儿童患者的恐惧感,博得他们的喜爱。给患儿打针治疗时,要利用儿童注意力易被转移及喜欢表扬鼓励等特点,尽量减轻他们的疼痛感。儿科护士应有一颗慈母般的心,温暖、体贴、爱护那些受创伤的幼小心灵。

不同年龄的儿童个性差异极大,其心理特点也很不相同。因此,他们的心理状态只能从其言语和非言语行为(表情、目光、体态等)中仔细体会理解。所以,儿科护士是否懂得儿童心理学,应成为考核儿科护士素质的重要内容。

2.青年患者的心理与心理护理 青年正是人生朝气蓬勃的时期,对于自己患病这一事实会感到很大的震惊。青年患者的心理特点主要表现在对工作、前途、恋爱、婚姻、学业等方面的心理顾虑。

(1)否认:疾病初期患者只是猜疑,存在侥幸心理,甚至不相信医生的诊断,否认自己患病。有的患者表现为不在意,有的患者会上网搜索查询,希望找到自己没有患病的证据。护士不必强迫患者放弃否认,立即面对现实,因为大多数患者的否认过程会自然消失。护士可以严谨的工作态度,告知患者各种检查结果,肯定诊断的正确性,激发患者的遵医行为,主动配合治疗。

(2)担心:患者担心疾病耽误自己的学习和工作,对自己恋爱、婚姻、生活和前途有不利的影响。有的青年不愿意把自己的病情告诉自己的同事或同学。护士要针对青年患者的不同心理状态,实事求是地将病情及转归告诉他们,引导他们正确处理个人问题,消除其对疾病的错误认识,并帮助解决一些实际问题,使其坚定战胜疾病的信心,主动配合治疗;同时,有计划地组织开展娱乐活动,活跃文化生活,使患者身心愉快,早日康复。

(3)紧张急躁:青年人一旦承认有病,就会变得紧张急躁,希望能迅速好转,事事询问:为什么打这个针、吃这个药?病程需多长?有无后遗症等。护士应体谅和理解患者,耐心细致地做好解释工作,帮助患者树立对疾病的科学态度。

(4)情绪强烈:青年人情绪特点是强烈而不稳定。若病情稍有好转,他们就盲目乐观,往往不再认真执行医疗护理计划,不按时吃药。但患者如果得知病程较长或有后遗症,就会自暴自弃、悲观失望,情感变得异常抑郁而捉摸不定。由于疾病的巨大挫折,他们会出现严重的精神紧张和焦虑,甚至导致理智失控,产生自杀念头,发生难以想象的后果。护士要采取有效的心理支持的方法,帮助患者减轻压力,树立信心,降低焦虑。对症状严重的患者,要予以关注,做好相应的调试。也可以把青年人安排在同一病室,他们在一起可激发生活的乐趣,并消除孤独感。

由于青年患者的心理活动错综复杂、易变化,所以护理人员必须密切注视、预防可能发生的后果,要注意多给予心理支持,循循善诱,耐心疏导。

3.中年患者的心理与心理护理 一般认为,中年是人生历程中最值得回首寻味的年代。在这个时期,中年人的社会角色比较突出,既是家庭的支柱,又是社会的中坚力量,这个时期患病,患者的心理压力较大。

(1)恐惧、焦虑:当他们受到疾病折磨时,心理活动尤为沉重和复杂,他们担心家庭经济生活,牵挂着老人的赡养和子女的教育,又惦念着自身事业的进展和个人成就等。对中年患者的心理护理,一是要劝导他们真正接纳疾病并认真对待疾病;二是使患者认识到,治疗疾病是当务之急,身体恢复健康是家庭和事业的根本。

(2)孤独、寂寞:患者患病之前多为家庭生活的支柱,工作的主力,但患病时间一长,就会失去原来的心理平衡。患者希望得到亲人的安慰、朋友的帮助、同事的关心,使其不感到孤独、寂寞。人际关系的亲密感增加,可使患者心理上得到支持,减少或忘记疾病所带来的痛苦,并可从中获得与疾病抗争的力量。

对中年人的心理护理还要动员其家庭和工作单位妥善安排患者所牵挂的人和事,尽量减少他在养病治病时的后顾之忧。再是利用中年人世界观已经成熟稳定,对现实具有评价和判断的能力,对挫折的承受力比较强等特点,鼓励他们充分发挥主观能动性,配合医护人员尽快地把病治好。

4.老年患者的心理与心理护理 由于老年人生理功能开始出现退行性变化,逐渐衰退,机体的适应能力和抗病能力逐渐降低,易患各种疾病。一旦患病,健康受到威胁,加之退休后产生的失落感,其心理反应较为强烈。

(1)恐惧:老年人患病后多为悲观,情绪低落,对疾病的治愈缺乏信心,有时怕出现并发症,担心无人照料,表现出明显的焦虑。当病情加重时,对死亡的恐惧心态越发强烈,因而出现怕死、恐惧、易激惹等负性情绪反应。护士要理解老人的心情,细心照顾他们,讲解一些关于疾病的基本知识,比如病因、临床表现、治疗、护理及预防知识,同时根据病情鼓励老人适当做一些活动,做到医患配合,使身体尽快康复。

(2)孤独:老年人一般都有慢性或老年性疾病,所以当某种疾病较重而就医时,他们对病情估计多为悲观,心理上也突出表现为孤独感。护士在临床护理工作中,应多与患者沟通,了解患者需要,根据其个体特点给予关心和鼓励,同时要告诉家人多来探望,减少老人的孤独感。

(3)自尊:老年人有很强的自尊心,希望得到家人、社会、医院的重视与尊重。他们突出的要求是被重视、受尊敬。因此,有的老年人患病后生活自理能力下降,也不愿意麻烦他人,做一些力所不能及的事。所以护士对老年患者的意见要尽可能听取和采纳,对他们的称呼须有尊敬之意,谈话要不怕麻烦,声音要大些。要尽量尊重老人的生活习惯,同时要主动巡视病房,多关心问候,了解患者的需求,取得信赖。

(4)抑郁:老年人一般都有慢性或老年性疾病,所以当某种疾病较重时,由于对病情不了解,就会出现恐惧、焦虑的心理,由于过度紧张引起心理上的消极状态,造成心情抑郁。患者入院后,护士应主动热情地迎接他们,耐心、温和、细致地做好入院宣教,采取不同方式与患者交流,增强患者的信任感,消除患者的焦虑、恐惧心理。

护理人员在护理全过程中,要始终把握患者的心理状态这个主要因素,要以深切的理解与真诚的善心去照顾患者,帮助其树立乐观的情绪和战胜疾病的信心,促使患者早日康复。

四、不同疾病阶段患者的心理护理

患者在患病后会出现一系列的心理变化,这些变化在疾病的各个阶段的表现和特点又有所不同。护士应敏锐灵活地掌握患者的心理动态变化,预见性地开展心理护理。

1.疾病初期的心理护理 患病初期,无论轻症或重症患者,无论急性病或慢性病患者,必然会产生心理反应,但反应程度不一,表现复杂多样。护士应尽快了解和确定患者的心理特点,有针对性地做好心理护理。

(1)心理特点:

1)否认与侥幸:否认期的患者认为自己是健康的,否认患病事实。患者可表现出各种不同程度的否认,其中忘记是一种轻微的否认方式,严重者可表现为到处寻求咨询,希望能够听到他们所想听到的自己没有患病的答案,迟迟不愿进入患者角色。

2)抱怨与负罪感:当确认自己患病,有的患者会抱怨家人关心不够,没有照顾好自己;自怨没有量力而行导致身体健康受损。有的患者感受到疾病的痛苦与折磨,认为自己患病是一种惩罚,则可能产生负罪感。患者常以消极与生气的方式对待疾病,不愿诉说疾病的痛苦与症状,或向医护人员、家人寻事争吵,以发泄内心痛苦。

3)恐惧与忧心忡忡:患者由于平时身体健康,突然得知患病,毫无思想准备,很容易产生恐惧心理。特别是身患难治疾病或不治之症或面临大手术的患者,疾病可能影响身体功能与形象极易产生恐惧反应,表现为焦虑不安、紧张、忧心忡忡、夜不能寐、日不思饮,再加之周围人的紧张与过分关心,患者会更加恐惧,认为自己的病情严重,出现强烈和复杂的心理反应。

4)轻视或满足:有的患者因工作繁重、经济压力或知识不足等而轻视疾病;有的患者因患一般疾病,病程不长,预后较好,能暂时脱离紧张的工作岗位,或受到别人的照顾,成为亲朋好友关注的对象,虽然有病,心理却得到一定的满足,表现为情绪轻松,愿意谈自己的病情及预后。

(2)心理护理:心理护理的重点是给予较多的心理支持,协助患者正确认识和对待病情,减少患者的紧张情绪,使之初步适应医院的环境,较好配合治疗和护理。

1)建立良好的护患关系:护士要善于应用人际沟通的各种技巧,建立融洽的护患关系。对刚刚入院的患者,护士应礼貌、热情接待患者,安排整洁、安静、舒适的病房环境;向患者介绍病房的环境及有关医院的制度,向患者介绍主治医师的情况;了解患者的病情及需要,给患者以安慰等。通过良好的言语和行为,同患者建立相互信任的人际关系。

2)满足各种需要:在不违反治疗原则的情况下,尽量满足患者的生活需要,适当照顾患者的原有生活习惯和爱好;对病情严重、生活不能自理的患者,协助他们保持整洁与卫生;对患者不愿提及的生理缺陷或其他隐私,应严守秘密,维护其自尊,帮助患者接触病友,消除或减轻其陌生感和孤独感。

3)心理支持和疏导:鼓励患者表达感受,倾听其诉说,帮助患者宣泄恐惧、忧虑等不良情绪;鼓励恢复期的病友现身说法,解除同类患者的顾虑,动员患者的社会支持系统,鼓励家属和亲朋来访,使患者感受到被关心和重视,获得心理支持。

4)认知干预:帮助轻视和否认患病、心存侥幸、抱怨和负罪感的患者理清思路,摆出问题,指导患者提高认知和应对能力,帮助患者尽快进入角色,解除负罪感,正视疾病,积极配合治疗和护理。

2.疾病发展期(稳定期)的心理护理　经过一段时间的诊断、治疗和护理,多数患者的病情明确,且日趋稳定和好转,患者的心理反应较前和缓。慢性疾病患者可因病情较长、病情反复发作,导致情绪不稳。此期加强心理护理有利于增强治疗效果,缩短病程。

(1)心理特点:

1)接受和适应:此期患者已接受自己有病,逐渐适应医院的社会;患者变得顺从,与医护人员关系和谐、依赖,迫切要求多用药、用好药,早日解除病痛;患者把注意力集中于身体体征的变化,想了解自己的体温、脉搏、血压等情况,想了解病情和治疗方案,急切想知道各项检查的结果。

2)担心和焦虑:有些患者的情绪随着病情发展而变化,有时高兴,有时失望,急躁、紧张、焦虑等消极情绪时常出现,有些患者仍对疾病心存疑虑,担心急性病变成慢性病;术后的患者常担心切口裂开或出血等意外,害怕活动会造成切口愈合困难不愿下床活动;病情反复发作、迁延不愈又无特效药治疗的慢性疾病患者,常陷入求生不得,求死不成的无奈、焦虑状态。

3)沮丧与厌倦:主要见于患慢性疾病的患者,患者可因疾病需长期治疗且经久不愈、甚至终身生存在慢性病痛中而陷入沮丧、失望等心境;有的患者认为给家人和亲朋造成沉重的经济和照顾负担,失去生活信念,悲观绝望,产生厌世意念。

(2)心理护理:①重点是保持良好的护患关系,加强与患者的沟通,调节患者的不良情绪。继续协助患者的生活护理,关心患者的起居,鼓励患者适当活动,使患者感到温暖,维护已建立的良好护患关系。②及时将病情好转的信息反馈给患者,消除患者的顾虑,增强其战胜疾病的信心,沟通过程中注意应用积极暗示性语言,鼓励患者为早日康复做出努力,提醒患者的亲友在探视时话题不宜集中在病情,可利用间歇或专门时间开设健康教育讲座,宣传相关疾病的知识,说明疾病的演变过程,减轻患者的心理压力。

3.疾病恢复期的心理护理 恢复期指患者经过治疗和护理,身体逐步康复,生活逐步恢复正常的过程。此期间,患者的心理由于病情变化、文化层次、个性体征、经济状况等因素,表现多种多样,有些心理状态可致恢复期延长,护士应采取有效措施,加强指导,协助患者身心早日康复。

(1)心理特点:

1)兴奋与欣慰:有些患者因病痛减轻或消除,自认为病愈而产生兴奋情绪,甚至不听从医护人员的劝说,过多活动;多数患者为身体的逐步康复,即将离开治疗和休养的环境,回到正常的生活中而感到欣慰。

2)焦虑与忧伤:有的患者害怕疾病恢复不彻底而形成慢性迁移性疾病;特别是疾病或外伤遗留残疾者,无一例外地忧患日后的学习、婚姻、生活及工作能力、社会适应等问题,他们担心难以胜任原来的工作,担心出院后能否得到家庭、单位的接纳和照顾,因而产生焦虑情绪。

3)悲观与绝望:主要见于意外创伤造成永久性严重残疾的患者,他们无法承受残疾对未来人生所造成的重大挫折,对如何度过漫长且艰难的人生感到悲观绝望,自暴自弃,严重时可产生轻生念头。患者放弃必需的功能锻炼,康复过程延长,结果可导致"小残大废",使局部的残疾成为背负终身的沉重包袱。

4)依赖和退缩:久病后患者依赖性增强,始终认为自己不能多活动、不能工作,不愿脱离患者角色,安逸于别人照顾的生活。有些患者有退缩表现,如术后因怕痛而放弃功能锻炼;或怀疑身体尚未痊愈,害怕疾病反复,希望延长住院时间,急危重症患者可能对重症监护病房产生依赖。

(2)心理护理:此期的护理重点是提供支持和咨询,帮助患者恢复自主生活,提高适应能力,恢复社会角色功能,使患者从心理、身体和社会三方面获得全面康复。

1)提供信息和知识:加强健康教育,说明疾病的转归,介绍出院后自我护理、保健常识、学会康复方法,使患者正确领会出院后如何服药、巩固疗效、加强功能锻炼,以减轻因出院而产生的焦虑。

2)心理支持与疏导:鼓励患者参与制订康复计划,克服依赖性,尽快适应病情生活。对不能恢复病情状况的患者,给予精神上的安慰和疏导,帮助他们面对现实,从焦虑和忧伤中解脱,建立乐观的生活态度,做情绪的主人。

3)自护行为塑造:运用强化理论,通过赞扬的方式强化患者的自护行为;以奖励的方式消退依赖行为,给予正性行为强化,指导患者在力所能及的范围内承担生活的责任,做力所能及的工作,提高适应生活及社会的能力。

4)协助认知治疗:对遗留残障、悲观绝望的抑郁患者,特别是烧伤毁容或肢体残缺的年轻未婚者,协助医生实施认知疗法,帮助患者建立正确的认知方式,正确面对目前的健康状态;用模范事例鼓励他们建立正确的认知方式,正确面对目前的健康状态;用模范事例鼓励他们建立信心,克服消极情绪,从绝望中走出,适应新的生活方式;最大限度发挥自己的潜能。避免因身体残疾导致心理障碍甚至精神异常。

4.临终患者的心理护理

(1)心理特点:临终患者由于躯体疾病的折磨,对生的渴望和对死的恐惧会产生一系列复杂的心理变化,甚至行为与人格的改变。美国精神病学家库布勒-罗斯(Kubler-Ross)对临终患者心理、行为的研究在世界上具有开拓性意义。她于1969年在《死亡与濒死》一书中将身患绝症的患者从获知病情到临终时期的心理反应和行为改变总结归纳为5个典型阶段:否认期、愤怒期、妥协期、抑郁期和接受期。在不同的阶段,患者有不同的心理需要。护理人员在面对临终患者时,要根据患者所处的不同阶段,给予相应的心理护理,协助患者走向人生的终点。

1)否认期:"不,这不会是我,那不是真的!"当一个人在得知自己患了某种严重疾病时,典型的反应是震惊和否认。否认,是患者应付突降不幸的心理防御。因为我们每个人可以承受的心理压力是有限的。如果突然受到的心理打击超过我们的耐受能力,我们就需要采取措施保护自己。否认正是起到了这种缓冲的作用。

此时,护理人员不宜强求患者面对现实,要采取理解、同情的态度,认真倾听其感受,注意非语言的交流,满足患者心理需要,协助患者逐渐适应和接受即将死亡的现实。

2)愤怒期:"为什么是我?""这太不公平了!"当否认无法再持续下去,患者开始接受患病的现实时,最常见的反应是愤怒。患者抱怨命运的不公平,气愤命运对自己的捉弄。怨恨、嫉妒、无助、痛苦等交织在一起的情绪,使患者常迁怒医护人员和家属,发泄内心不满、苦闷和无奈,责怪上帝的不公平。

护理人员要理解患者的发怒是缘于害怕和无助,并非针对家属和医务人员的。护理人员应当理解患者的内心痛苦,尽可能满足患者的各种要求。不能因为患者"事多"而表现出厌烦情绪,否则患者会感到更加绝望和孤独。同时要做好家属的工作,给予患者宽容、关爱和理解。

3)妥协期:"是的,就是我,但是……"患者的愤怒心理消失,不再抱怨,而是请求医生想尽一切办法治疗疾病,期望奇迹的出现。患者的心情逐渐平静,开始理智地考虑一些现实的问题。他们对生命还怀有希望,开始希望通过采取某些措施而达到延长生存时间的目的。他们常常与医务人员商讨"如果我现在……能不能多活……(时间)"。在这一阶段,他们对治疗态度积极,非常合作和顺从。

此时期的患者对治疗是积极的,应当充分利用这段时间,调动患者的主观能动性,配合治疗,延长患者的生存时间。

4)抑郁期:"好吧,就是我",这时患者意识到无论采取什么手段,都已经于事无补了,死亡将不可避免。患者真正绝望了。于是患者表现出来的是一种消沉、抑郁、沮丧的心理情绪。患者体验到一种准备后事的悲哀,变得沉默寡言,情绪极度消沉、压抑,对外界的事物完全丧失了兴趣,甚至不愿同最亲近的人接触。家人难以通过鼓励、劝导和支持来帮助患者改善情绪。患者开始现实地对待死亡,着手安排后事。

这时应当告诉家属不必试图使患者高兴起来,试图使患者高兴是家属的希望而不是患者的希望。患者已经认识到生命即将结束,感到悲哀是正常的。患者也有权表达自己的悲哀。要让患者有机会表达出自己的情绪。当患者谈及死亡等内容时,家属和医护人员应当耐心倾听,给予及时而准确的回应,使患者感到被接纳。如果家属和医护人员不能理解和体会患者的心理要求,有意无意地回避谈论死亡问题,就会使患者感到自己的情感不被他人所接受,感到孤独和疏远,从而关闭了情感交流的通道。这样做不利于患者顺利度过抑郁期。

5)接受期:"我准备好了。"患者进入到此阶段时,认为自己已完成了人生的一切并准备接纳死亡的到来。患者对死亡采取了接受的态度,能够平静地思考即将到来的死亡,对死亡已经做好了心理准备,以平和的心态迎接死亡的到来。患者对死亡已不再恐惧和悲伤,而有一种"认命"感,表现为比较平静、安详、少言,非常希望自己最亲近的人能够陪伴在身边,伴随自己走过人生的最后阶段。

尊重患者,不要强迫与其交谈,给予临终患者一个安静、明亮、单独的环境,减少外界干扰。告知患者家属尽量陪伴患者,尽可能满足患者的心理需要。在这个阶段,护理人员除了满足患者的基本生理需要外,还应当保持与患者的交往,协助患者实现各种愿望,使患者在安详的气氛中走完人生旅途。

(2)心理护理:对临终患者护理已经成为护理领域的一个研究方向,许多研究者对临终患者的护理进行过研究,提出了临终护理应当达到的目标。一般认为,对临终患者进行护理时,应当努力达到以下护理目标。

1)使患者尽可能享受最后的时光,与亲人相伴,感受家庭的温暖和幸福。

2)帮助患者尽可能完成未完成的工作或愿望,使患者临终前感到人生无憾,并获得最后的乐趣和满足。

3)采取有效措施控制患者的疼痛,尽可能减少患者的痛苦和烦恼。

4)尊重患者的愿望,让患者有尊严地离开人世。

(王 硕)

第四节　患者心理健康教育与护理人员心理素质

一、患者心理健康教育

(一)患者心理健康教育的概述

1.心理健康教育的概念　心理健康教育是指专业人员通过有组织、有计划、有评价的教育活动,促使人们认识心理健康与躯体健康的关系,建立有益于心理健康的防御机制和行为应对方式,掌握心理自助和心理保健方法,提高心理健康水平,预防心理疾病。

2.患者心理健康教育的概念 患者心理健康教育是指以医院为基地,以患者为对象,通过有目的、有计划、有评价的教育过程,使患者认识社会心理因素与疾病发生、发展和转归的关系,改变不利于健康的错误思维、观念和行为,建立良好的心理防御机制和应对方式,促进身心健康。

3.心理健康教育的作用

(1)心理健康教育是患者健康教育的重要组成部分;

(2)心理健康教育为护士实施心理护理提供了方法;

(3)心理健康教育是激发患者潜能的推进器。

4.心理健康教育的原则

(1)科学性原则;

(2)针对性原则;

(3)尊重性原则;

(4)保密性原则;

(5)专业性原则。

5.心理健康教育的主要内容 心理健康教育的内容可以涵盖与人类心理健康相关的诸多方面。

(1)按心理发展的年龄特征可分为:幼儿心理健康教育、儿童心理健康教育、青少年心理健康教育、中年心理健康教育、更年期心理健康教育、老年心理健康教育等。

(2)按群体心理问题及心理健康的特点可分为:家庭心理健康教育、学校心理健康教育、工矿心理健康教育、机动车驾驶心理健康教育、航海心理健康教育、航空航天心理健康教育、军人心理健康教育、医护人员心理健康教育等。

(3)按与心理健康相关的症状特点可分为:情绪障碍心理健康教育、睡眠障碍心理健康教育、人格障碍心理健康教育、疼痛问题心理健康教育和性心理问题心理健康教育。

(4)按心理健康与疾病的特点分为:亚健康人群心理健康教育、患者心理健康教育和康复者心理健康教育。

(二)患者心理健康教育的主要内容

1.心理疾病患者的心理健康教育要点

(1)帮助患者认识影响健康的心理社会因素:这些影响因素包括外部因素和内部因素。其中外部因素主要包括生活事件、社会支持与慢性应激性刺激;内部因素主要包括个体易感性和应对方式。心理健康教育的目的是帮助患者认清心理社会因素对健康的影响具有双向性特征,它既是影响健康的致病因素,又可以是促进健康的治疗因素。对于因心理社会因素患病或病情加重的患者,应帮助其建立积极的心理防御机制和社会支持系统,努力消除心理社会因素对患者健康造成的消极影响。

(2)帮助有生活事件的患者减少负面影响:生活事件对人体的影响依事件的性质不同而各不相同。当在对患者评估时发现患者有近期生活事件和慢性应激性刺激时,应进一步评价这些刺激因素对患者健康的影响程度,应用"生活再适应量表"对患者进行测评,根据积分预测患者出现健康问题的可能性。依据评估结果,指导患者理解和认清生活事件对个体的影响,加深对心理社会因素是致病因素的认识,减少个体易感性,减轻心理反应程度,主动消除心理社会因素对患者健康的负面影响。

(3)帮助有不良应对方式的患者建立积极的心理防御机制:人们应对由心理社会因素导致的疾病所采用的应对方式有两种:积极地应对和消极地应对。采用何种方式,与压力的性质、对压力的感知程度、以往应对压力的能力或经验、个体的人格特征、个体的支持系统等有关。

护士在向患者实施心理健康教育之前,需要对这些因素进行评估,对于有严重生活事件打击的、对压力感知程度高、反应敏感、缺乏处理压力经验和社会支持系统的患者,应作为重要的教育对象,帮助其建立积极的心理防御机制。

防御机制的基本功能是:帮助个体延长彻底处理冲突的时间;掩盖真实的感情、害怕和冲突;减轻焦虑;以社会可接受的方式释放内心强烈的感受;将不可接受的行为转化为可接受的方式。

患者常见的防御机制有:①抑制,即将不愉快的想法压抑于潜意识中,不愿释放和表达;②文饰,以自圆其说来解释自己的行为,将自己的真实感受掩盖起来;③投射,将自己不愉快的情绪归因于他人;④退化,个体的行为倒退到早期幼稚的行为阶段;⑤置换,将情绪中的一个目标转移到可以接受的另一个目标,以减轻不良情绪所带来的痛苦;⑥升华,将无意识的冲突以社会能接受的方式表示,使之具有建设性。前 4 种属于消极防御机制,后 2 种为积极防御机制。护士在实施心理健康教育时,要注意观察患者对不同情形的行为反应、患者对这些反应的解释,以及这些反应的有效性,从而判断患者的行为属于何种应对方式。以举例的方式向患者解释消极应对方式的弊端,帮助患者学会运用积极的应对方式促进机体的康复,充分发挥患者心理防御机制对机体的保护功能。

(4)帮助无助的患者建立良好的心理社会支持系统:心理社会支持系统是患者可利用的外部资源,包括家庭、亲属、朋友、同事、伙伴、单位、工会等个人或组织所给予患者精神上和物质上的帮助与支持。在进行心理健康教育过程中,要对患者的心理社会支持程度、患者利用心理社会支持资源的情况进行综合评估,判断患者有无心理社会支持系统,支持的来源、数量和利用度,患者对支持的需求和反应等,以便在教育时有目的地调动和利用有效的、患者需要得到的外部资源。在实施教育时,向缺乏社会支持的患者说明心理社会支持系统对促进疾病康复的意义,调动其利用社会支持的积极性,同时向家属说明为患者提供心理社会支持的作用、意义、方法,共同为促进患者康复建立起良好的心理社会支持系统。

2.心身疾病患者的心理健康教育的内容

(1)常见的心身疾病如下:

1)循环系统疾病:冠心病、原发性高血压、心律失常。

2)呼吸系统疾病:支气管哮喘、过敏性鼻炎、过度换气综合征、花粉症。

3)消化系统疾病:消化性溃疡、溃疡性结肠炎、结肠过敏、神经性厌食、神经性呕吐及食管、贲门或幽门痉挛等。

4)泌尿生殖系统疾病:神经性多尿症、阳萎、月经紊乱、经前紧张征。

5）内分泌代谢系统疾病：肥胖症、消瘦、糖尿病、甲状腺功能亢进症。

6）神经系统疾病：偏头痛、紧张性头痛、痛觉过敏、痉挛性疾病。

7）肌肉骨骼系统疾病：类风湿关节炎、痉挛性斜颈。

8）皮肤系统疾病：神经性皮炎、慢性荨麻疹、湿疹、银屑病、斑秃、多汗症。

9）其他：恶性肿瘤、妊娠、毒血症、青光眼、弱视、口腔炎等。

（2）心身疾病具有的主要患病特点：

1）在患者的躯体上可以查出器质性病变或病理生理过程；

2）本病是由情绪和人格因素引起的；

3）躯体变化与正常心理反应时的生理变化相同，但更为强烈和持久；

4）本病不是神经症和精神病。

（3）心身疾病患者心理健康教育的要点：

1）帮助患者认识心身疾病的特点，有助于增强患者的防病意识，减少心理因素对机体的不利影响。

2）帮助患者认识心身疾病的常见症状。向患者说明心身疾病的症状概括起来主要有两大类：躯体症状和心理障碍，如高血压常伴有焦虑状态，溃疡病常伴有紧张、抑郁状态等。躯体症状和心理障碍互为因果关系，致使患者在不同的疾病阶段，表现出不同的躯体症状和心理紊乱症状。

最常见的心身症状有：注意力不集中、记忆减退、脑力疲劳、易激惹、兴奋性增高、情绪不稳定、焦虑、抑郁、睡眠障碍、头晕、晕厥、性功能减退、胸前区压迫感和刺痛、胸部压迫感、呼吸困难、喉部块状阻塞感、食欲减退、厌食、口干、呕吐、上腹部压痛、胃肠痉挛、颈肩部疼痛、腰痛、肢体痛和痛经等。此外还可见到客观的躯体症状或体征，如血压波动、脉搏易变、心动过速、期前收缩等。护士应指导患者向医生正确描述病情、具体的心身症状的特点，以及引起这些症状的原因，为医生正确诊断和及时治疗提供可靠依据。

3）帮助患者明确心身疾病治疗的要点：临床上治疗心身疾病的基本原则是在治疗躯体疾病的基础上，积极进行心理干预。护士在进行心理健康教育时，应根据患者所患心身疾病的特点和治疗方法，做好相关治疗知识的宣教和指导。如心理治疗是一个用时较长的过程，需要多次复诊，不可能一次解决所有心理问题，也不可以随意减少或终止；对于用药，要说明用药的注意事项，尽量按医生的要求做到足量、足疗程，不能随意减少药量或自行停药。同时告知患者一般药物的起效期为2周，此期出现的胃肠道症状、焦虑反应和神经系统的反应，均属正常反应，告诉患者不必紧张，不能自行停药，待2周后，这些症状可逐渐减轻或消失。鼓励患者积极配合治疗，提高患者治疗的依从性。

3.躯体疾病患者心理健康教育的要点 许多躯体疾病虽然没有明显的心理社会致病因素，但在患病过程中，疾病的症状始终被大脑所感知着、评价着，会产生相应的心理或行为反应。认识这些反应，对于护士指导患者积极应对疾病、减少心理因素的消极影响，具有十分重要的作用。

（1）躯体疾病患者的反应：

1）疼痛反应：是临床最常见的症状。

2）感知过敏反应：当患者感知到疾病原因、疾病痛苦和行为的社会后果时，可以出现感知过敏状态，表现为警觉性增高，对突然发生的轻微声响或动作也易引起惊跳，常因小事吵闹不止，注意力不集中，思维杂乱，做事茫然无序，被动接触等。

3）躯体转移性反应：由于个体易感性因素，部分患者可出现躯体转移症状，如病变器官心因性功能障碍加剧，出现尿频、里急后重感、心悸、手颤、面部肌肉紧张、多梦、失眠、全身倦怠等。

4）过度防御反应：正常的防御反应可以在短时间内使患者心理平衡。如果持续存在消极的或过度的、过强的心理防御反应，就有可能将躯体疾病演化为心理障碍。

上述反应可在各类躯体疾病中出现，但有的症状十分隐匿，护士能够及时发现和处理躯体疾病伴随的心理反应，是进行心理健康教育时的重要任务。

（2）心理健康教育要点

1）帮助患者认识躯体障碍对心理活动的影响：躯体疾病对患者心理活动或态度的影响取决于疾病的性质、病情的严重程度和患者的个性心理特征、年龄、经验，以及当时的心理状态。患相同疾病的患者，不同的心态会产生不同的求医行为和治疗行为：性格开朗的患者，可表现为理智地承认患病的现实，主动地要求就医治疗；而谨慎、内向性格的患者，可能会出现怀疑、多虑、烦躁不安等情绪反应，脱离现实的处理问题，如采取轻视病情，不按时就医等行为，极有可能会延误疾病的治疗。因此，护士在实施心理健康教育时，应帮助患者认识心理活动产生的原因和对疾病的影响，指导患者在疾病发生、发展和转归的过程中，始终保持积极向上的心态，客观地处理好躯体疾病带来的心理问题。

2）帮助患者认识躯体疾病引起的心理行为异常现象：躯体疾病常常导致器官功能的丧失、活动的异常、疼痛或继发该系统功能失调，它的性质、部位、程度、持续时间和生物学后果会严重影响患者的认知、情绪、行为方式和态度，使患者出现不同的心理应激反应、情绪反应和心理防御反应。躯体疾病所致的心理行为异常主要表现如下。

①意识障碍：意识障碍的症状多数为一过性的或暂时性的，会随着病情的好转和稳定逐渐减退或消失。

②认知障碍：对有认知障碍的患者，护士在实施心理健康教育时，一定要向家属说明认知功能障碍的危害，帮助家属增强安全防护意识，加强对患者的监护和关爱，随时防止意外事件的发生。

③情绪障碍：躯体疾病所致的情绪障碍多数为消极反应，这种负性情绪往往成为影响患者心身康复的重要因素，如果得不到及时有效的调整则会增加并发症发生的概率，加重病情，甚至危及生命。临床常见的负性情绪有3种：反应性焦虑、反应性抑郁和抑郁焦虑的混合状态。对于外科手术患者的情绪反应，护士在实施心理健康教育时，应针对其情绪反应特点，做好围术期的心理健康指导，利用术前准备、术前访视和术后监护的时机对患者进行情绪疏导和手术适应行为训练，努力减少负性情绪对手术效果的影响。对于内科患者，尤其是长期患病导致的抑郁情绪，若得不到及时发现并得到有效的干预，会影响疾病的康复，而且严重的抑郁发作会使患者产生自杀观念或自杀行为。因此，护士在进行心理健康教育时，对于易产生抑郁障碍的躯体疾病患者应给予高度重视，发现情绪障碍的迹象，应及时进行心理疏导，分析引起抑郁的

原因,同时利用患者的社会支持系统对患者给予感情支持,帮助家属认识抑郁发作的症状和引起自杀的危害,并加强对患者的安全监护。

④行为异常:某些躯体疾病还会伴随一些行为异常的表现,如兴奋、躁狂、呆滞、淡漠、行为迟缓等表现,重者可出现重性精神病的行为表现,如人格改变、不修边幅,甚至丧失工作能力。某些隐私性疾病、传染性疾病患者,心理上有被歧视、恐惧的感觉,会产生退缩行为或报复行为。因此,护士在为易于发生行为异常的患者实施心理健康教育时,应注意观察患者行为异常的特征,判断患者的行为表现可能引起的不安全因素,教会家属识别患者的异常行为,并在发生异常行为时采取及时有效的措施加以防护。

4.康复患者心理健康教育的要点　现代康复观强调全面的康复,除机体康复外,还注重心理康复和重返社会。心理康复在全面康复中扮演着极其重要的角色,它对机体康复、恢复社会功能、预防疾病和防止疾病复发,起着积极的促进作用。心理康复的过程就是将患者在患病期间出现的心理紊乱现象调整到心理平衡状态,促进患者向着全面康复的方向发展。

康复患者的心理健康教育主要有两大任务:一是促进患者的心理健康,使其达到全面康复的水平;二是减少不良心理因素对康复过程的影响,提高患者对执行康复计划的依从性。其目的是使患者充分认识心理康复对促进康复和重返社会的意义和作用,积极调整因躯体疾病引起的心理紊乱状态,以积极的心态主动进行康复治疗。其心理健康教育的要点主要包括以下两种。

(1)帮助患者认识心理康复在全面康复中的作用:通过心理健康教育,帮助患者树立全面的康复观,使患者能积极参与心理康复活动,主动改变不利于疾病康复的行为模式,努力达到全面康复。

(2)帮助患者认识康复过程中的心理问题,及时予以疏导和纠正。在疾病康复中,有些因素会影响康复治疗的进程和效果,较常见的情况有以下几种。

1)错误认知对康复过程的阻碍与干预:康复过程中的一些错误认知,如否认作用、认同延迟、失能评价、不合理信念等,都会阻碍患者心理康复的进程。

对于持否定态度的患者,在实施心理健康教育时,教育重点是说明持久性康复的意义,鼓励患者积极参与制订康复计划,并努力配合和完成计划,避免一味的纠正否定态度。

认同延迟的患者往往采取逃避的方式,拒绝治疗或不配合治疗。护士在教育中应注意评估患者的行为表现,判断逃避的原因,及时修订康复计划,循序渐进地增加康复内容,以减少训练中的负面影响,指导家属对于患者的配合行为及时给予鼓励,使患者能够坚定信心,积极进行康复训练。

由于躯体疾病可能会导致患者机体的某些功能丧失,有的患者终生需要别人照顾。这将会导致患者抑郁、焦虑、失望,甚至产生自杀意念或行为,拒绝治疗、绝食,甚至有攻击行为,加之大多数患者和家属不十分了解疾病发展的医学知识,对失能作出不正确的评价,有的过分夸大或看轻事实,有的歪曲事实。由此而导致的后续行为将严重影响对残疾的适应以及对康复计划的执行。因此,护士在实施心理健康教育时,其教育的重点是向患者及家属解释躯体疾病病残的部分失能是客观现实,以免患者认为"残疾是暂时的",抱有不现实的幻想或导致否认躯体病残的事实;其次,病前适应能力较好的患者,可以明确向患者公开病残的失能程度和可以恢复的程度,使患者明确康复的目标,激发患者的行为动力。

由于社会文化背景的差异,而导致一些患者对某些躯体疾病产生不合理信念,多见于因残疾引起的性功能丧失的患者。护士在进行心理健康教育时的重要任务是帮助患者改变不合理信念,告诉患者人类的性行为是取决于生物和心理两方面因素,性问题不仅是生理现象,还是一种情绪体验,生物方面的损伤可以通过情绪体验来弥补。通过科学知识的学习,消除患者因性问题所带来的焦虑和抑郁情绪,鼓励患者积极采取医学措施加以改善,从而提高生活质量。

2)不良情绪对康复的影响与干预:病残对患者的影响主要体现在自尊的丧失和因不能自理而产生的负性情绪,影响康复最常见的负性情绪是焦虑、抑郁、愤怒和过分依赖。患者情绪不稳定,易激惹,充满敌意和攻击性,缺乏动力,对前途悲观失望,甚至因绝望而自杀。在心理健康教育中,护士要善于观察这些负性情绪的行为表现,及时发现和处理不良情绪的发作,如患者情绪突然由阴转晴,假装愉快来麻痹亲人或医务人员,以寻求自杀的机会;过度依赖的患者其行为会像儿童一样,希望得到额外的照顾,不愿意接受自理能力的训练等,护士在进行心理健康教育的同时,要将这些负性情绪特点告诉家属,取得家属的配合,使患者出现这些情绪反应时,能够及时得到积极的心理支持和疏导,帮助患者建立康复的信心,对于康复过程中取得的微小进步要及时给予肯定和鼓励,当出现焦虑、抑郁情绪和攻击行为时,要指导患者运用放松技术缓解情绪压力。

3)不健全人格对康复的影响和干预:不健全的人格特征在疾病的发生、发展和转归中起重要的作用,可能成为影响疾病康复的重要因素。如偏执型人格患者,在遇到挫折时容易将病残的责任推给别人,视别人的好意为动机不良,甚至怀疑治疗效果,因此严重阻碍了康复的进程。对于此类患者应向患者做好人格与疾病关系的解释工作,使患者能够意识到不良人格给康复治疗带来的负面影响,消除患者的多疑心理,以科学的态度对待治疗。对于暗示心理较强的患者,护士可利用此特点,采用积极的暗示,提高康复的依从性。对于冲动型人格患者,要积极稳定情绪,减少刺激,避免因冲动而做出不利于康复的行为。

4)不良社会因素对康复的影响与干预:不良社会因素对康复的影响,主要表现在家庭成员、工作单位、社会对患者的态度和社会支持系统的保障力度上。同情、理解、支持、接纳、关心、鼓励的态度对患者建立康复信心、努力重返社会的目标具有积极的促进作用。相反,如果对患者采取厌恶、遗弃、歧视、嘲弄、侮辱、以致把他们当作累赘的态度,将会对患者的心理造成致命的打击,不仅影响患者的康复进程,还有可能导致患者放弃治疗,甚至采取自杀的恶性后果。护士在对这类患者进行心理健康教育时,应对影响患者康复的社会因素进行评价,向患者家属及单位领导等说明积极的社会支持系统的意义和作用,帮助建立完善的社会支持系统,使患者对回归社会充满信心。

5)医源性因素对康复的影响和干预:医护人员在与患者的密切接触过程中,各种医源性因素必然会对患者心理产生某些影响,最常见的因素有医护人员的态度、语言、操作水平、治疗程序的复杂程度、治疗过程中的痛苦程度、治疗时间的长短以及治疗费用等。疾病康复是一个缓慢的过程,要使患者在整个缓慢的过程中始终保持良好的治疗心态,医护人员也必须调整良好的心态,做好长期作战、付出艰辛努力的准备,与患者和家属达成同盟,共同克服康复过程中遇到的障碍,为患者的康复各尽其责,促使患者早日康复回归社会。

二、心理健康促进的原则

1.心理健康促进的基本概念

(1)定义:第三届国际心理卫生大会将心理健康定义为:所谓心理健康,是指在身体、智能以及情感上与他人的心理健康不相矛盾,将个人的心境发展成最佳状态。心理健康包括两层含义:一是与绝大多数人相比,其心理功能正常,无心理疾病;二是能积极调节自己的心理状态,顺应环境,建设性地发展完善自我,充分发挥自己的能力,过有效率的生活。也就是说,心理健康不仅意味着没有心理疾病,还意味着个人的良好适应和充分发展。

(2)心理健康的一般标准:综合国内外心理学家的观点,参照现实社会生活及人们的心理和行为表现,现代人的心理健康标准应从以下 7 个方面来判断。

1)智力正常:智力正常是人正常生活最基本的心理条件,是心理健康的首要标准。世界卫生组织(WHO)提出的国际疾病分类体系,把智力发育不全或阻滞视为一种心理障碍和变态行为。一般地讲,智商在 130 以上,为超常;智商在 90 以上,为正常;智商为 70～89,为亚中常;智商在 70 以下,为智力落后。智力落后的人较难适应社会生活,很难完成学习或工作任务。衡量一个人的智力发展水平要与同龄人的智力水平相比较,及早发现和防止智力的畸形发展。例如,对外界刺激的反应过于敏感或迟滞、知觉出现幻觉、思维出现妄想等,都是智力不正常的表现。

2)情绪适中:情绪适中是指情绪是由适当的原因所引起;情绪的持续时间随着客观情况的变化而变化;情绪活动的主流是愉快的、欢乐的、稳定的。有人认为,快乐表示心理健康如同体温表示身体健康一样的准确。一个人的情绪适中,就会使整个身心处于积极向上的状态,对一切充满信心和希望。

3)意志健全:一个人的意志是否健全主要表现在意志品质上,意志品质是衡量心理健康的主要标准,其中行动的自觉性、果断性和顽强性是意志健全的重要标志。行动的自觉性是对自己的行动目的有正确的认识,能主动支配自己的行动,以达到预期的目标;行动的果断性是善于明辨是非,适当而又当机立断地采取决定并执行决定;行动的顽强性是在作出决定、执行决定的过程中,克服困难、排除干扰、坚持不懈的奋斗精神。

4)人格统一:心理健康的人,其人格结构包括气质、能力、性格和理想、信念、动机、兴趣、人生观等各方面能平衡发展,人格在人的整体的精神面貌中能够完整、协调、和谐地表现出来。思考问题的方式是适中和合理的,待人接物能采取恰当灵活的态度,对外界刺激不会有偏颇的情绪和行为反应,能够与社会的步调合拍,能与集体融为一体。

5)人际关系和谐:人际关系和谐是心理健康的重要标准,也是维持心理健康的重要条件之一。人际关系和谐具体表现为:在人际交往中,心理相容,互相接纳、尊重,而不是心理相克,相互排斥、贬低;对人情感真诚、善良,而不是冷漠无情、施虐、害人;以集体利益为重,关心、奉献,而不是私字当头,损人利己等。

6)与社会协调一致:心理健康的人,应与社会保持良好的接触,认识社会,了解社会,使自己的思想、信念、目标和行动跟上时代发展的步伐,与社会的进步与发展协调一致。如果与社会的进步和发展产生了矛盾和冲突,应及时调节,修正或放弃自己的计划和行动,顺历史潮流而行,而不是逃避现实,悲观失望,或妄自尊大、一意孤行,逆历史潮流而动。

7)心理特点符合年龄特点:在人的生命发展的不同年龄阶段,都有相对应的不同的心理行为表现,从而形成不同年龄独特的心理行为模式。心理健康的人应具有与同年龄段大多数人相符合的心理行为特征。如果一个人的心理行为经常严重偏离自己的年龄特征,一般都是心理不健康的表现。

(3)心理健康促进定义:心理健康促进,是指提高人们心理耐受性和适应水平,预防心理障碍的发生;提高社会识别、理解精神疾病的水平,减少精神疾病的复发。

2.心理健康促进的原则 要培养良好的心理素养,心理健康是基础。社会变革常常引起人们心态的起伏变化。20世纪人类社会的政治、经济、科技、文化和自然环境的巨大变化,给人类带来了狂热、欢悦、振奋和希望,也同时带来了某些人的消沉、痛苦、失意和迷惘。心理健康的促进奏出了现代人生活的一支"主旋律"。

(1)认识自己,悦纳自己:德国的一位学者说:"一个人真正伟大之处,就在于他能够认识自己"。悦纳自己是发展健康的自我体验的关键与核心。一个心理健康的人能体验到自己的存在价值,既能了解自己,又能接受自己,具有自知之明,即对自己的能力、性格、情绪和优缺点作出恰当、客观的评价,对自己不会提出苛刻的非分期望与要求;对自己的生活目标和理想也能制定得切合实际,因而对自己总是满意的,同时,努力发展自身的潜能,即使对自己无法补救的缺陷,也能安然处之。

(2)面对现实,适应环境:心理健康的人能够面对现实、接受现实,并能够主动地去适应现实,进一步地改造现实,而不是逃避现实。对周围事物和环境能作出客观的认识和评价并能与现实环境保持良好的接触,既有高于现实的理想,又不会沉湎于不切实际的幻想与奢望。对自己的能力有充分的信心,对生活、学习、工作中的各种困难和挑战都能妥善处理。心理健康才能与现实保持良好的接触。一则让他们能发挥自己最大的能力去改造环境,治愈或减轻患者痛苦,以求外界现实符合自己的主观愿望;另则在力所不能及的情况下,他们又能另择目标或重选方法以适应环境,让患者以良好的心态去面对顽症。

(3)结交知己,与人为善:心理健康的人乐于与他人交往,和他人建立良好的关系,是心理健康的必备条件。不仅能接受自我、也能接受他人,能认可他人存在的重要作用,能为他人所理解,为他人和集体所接受,能与他人相互沟通和交往,人际关系协调和谐,在生活小集体中能融为一体,乐群性强。在与人相处时,积极的态度(如同情、友善、信任、尊敬等)总是多于消极的态度(如猜疑、嫉妒、敌视等),在社会生活中有较强的适应能力和较充足的安全感。与他人在一起,不仅可得到帮助和获得信息,还可使自身的苦痛、快乐和能力得到宣泄、分享和体现,从而促使自己保持心理平衡与健康。

(4)挫折磨砺,积极进取:成功的机会往往存在于挫折之中。强者的奥秘就在于自觉运用这个哲理处理生活道路上的困境。遇事退一步,海阔天空;凡事论曲直,路窄林深。请体会一下郑板桥"吃亏是福""难得糊涂"的宽大胸怀吧!

医护人员只有将自身的心理健康达到一个更高的境界与水准,才能将现代医学模式所要求的临床工作做好。

(王 硕)

第二章　手术室护理技术

第一节　手术室护理技术

【手术室常用穿刺技术】

(一)外周静脉穿刺置管技术

外周静脉穿刺置管技术是应用特制静脉置管针(套管针)穿刺浅静脉,使塑料管进入静脉,供临床输液、输血及静脉采血用,其特点是置入静脉的塑料管可保留 7d,既可减轻患者反复穿刺的痛苦,又可减轻护理人员的工作负担;而且可较长时间维持静脉通道的通畅,更方便用药及抢救。

1.适应证

(1)各种疾病需输液治疗,纠正水、电解质失调。

(2)手术治疗需建立输液、输血、给药通道。

(3)外周静脉充盈度好,便于穿刺置管。

2.用物准备　棉签、皮肤消毒剂(安尔碘)、套管针(不同型号)、输液贴膜、三通管、一次性输液器、止血带、液体。

3.操作步骤

(1)严格无菌操作及查对制度,按常规进行输液排气,连接好三通管。

(2)选择血管及套管针型号:一般选择上肢浅静脉,常用 20 号套管针;也可根据血管静脉局部条件、输液的目的(手术大小)、患者年龄等需要,进行型号选择。

(3)绑好止血带、消毒穿刺部位皮肤:消毒范围以穿刺点为中心,环形消毒直径为 8cm。

(4)检查产品的有效灭菌日期及完整性,打开套管针包装,去除针套及输液贴包装。

(5)旋转松动外套管,以避免套管与针芯的粘连,影响送管。

(6)左手绷紧皮肤,右手拇指与示指握住套管针回血腔两侧(直型)稳定穿刺手势。

(7)以 15°～30°角进针,直刺静脉,进针速度要慢,以免刺破静脉后壁,同时注意观察回血。

(8)见回血后,降低穿刺角度,将穿刺针顺静脉走行继续推进 1～2mm,以保证外套管在静脉内。

(9)右手固定针芯,以针芯为支撑,将外套管全部送入静脉。

(10)左手松开止血带,以左手拇指压住套管前端静脉,防止溢血;取出针芯,连接输液器。

(11)用输液贴固定留置针及护翼,调节滴速。

(12)记录穿刺日期、开始时间及穿刺者姓名。

(13)整理用物,注意针芯不可乱放,应置于硬质容器做无害化处理。

4.注意事项

(1)操作者应戴手套,尤其是给有传染性疾病(乙型肝炎等)患者穿刺时,以防交叉感染。

(2)选择静脉,应选择触诊柔软、富有弹性且走行较直的静脉,避免在上方有静脉瓣的静脉穿刺。

(3)禁止在手术同侧肢体及患侧肢体穿刺静脉。

(4)提高进针角度(<45°),直刺静脉,缓慢进针及送管,可有效提高穿刺成功率。

(5)遇静脉暴露不明显(肥胖、恶病质、长期输液、病情垂危等),穿刺困难,需触摸血管引导穿刺时,必须严格消毒触摸手指,避免感染。

(二)颈外静脉穿刺置管技术

1.适应证 特别适用于小儿、外周静脉无法穿刺者。

2.禁忌证

(1)有心肺疾患、缺氧症状,病情危重及出血倾向者禁用。

(2)惊厥、低钙抽搐者慎用。

(3)头、颈部手术者禁用。

3.解剖特点 颈外静脉收集面部和耳周围静脉血流,在颈根部回流到锁骨下静脉,容易穿刺插管。

4.用物准备 与"外周静脉穿刺置管技术"相同。

5.操作步骤

(1)患者仰卧,垂头位,头转向穿刺对侧,选择颈外静脉暴露明显的一侧穿刺。

(2)常规消毒。

(3)左手拇指将静脉隆起处皮肤绷紧,其余四指压迫颈根部,使颈外静脉充盈。

(4)右手持套管针(小儿用22G)直刺充盈静脉,针与皮肤呈30°角,见回血后,退针芯,置入套管。

(5)连接输液器,固定。

6.注意事项

(1)选择进针点应适当,可先用穿刺针测试角度,再穿刺,避免因进针角度难以调整,造成穿刺失败。

(2)穿刺成功后勿拔出针芯,应采用针芯及套管一起送入静脉的方法。

(3)连接输液器时,勿直接与三通管相连,以免影响患者头颈部活动;或头重脚轻,套管被坠出。

(三)颈内静脉穿刺置管技术

经体表穿刺至相应的静脉,插入各种导管至大血管腔内或心腔,利用其测定各种生理学参数,同时也可为各种治疗提供直接便利通路,是重症病房、大手术抢救治疗危重患者不可缺少的手段。

1.适应证

(1)外周静脉穿刺困难。

(2)长期输液治疗。

(3)大量、快速扩容通道的建立。

(4)危重患者抢救和大手术期行中心静脉压监测。

(5)用有刺激性或毒性的药物治疗。

(6)血液透析,血浆置换术。

2.禁忌证

(1)广泛上腔静脉系统血栓形成。

(2)穿刺局部有感染、损伤、肿瘤或血管炎等。

(3)凝血功能障碍。

(4)不合作,躁动不安患者。

3.解剖特点　颈内静脉从颅底颈静脉孔内穿出,颈内静脉、颈动脉与迷走神经包裹在颈动脉鞘内,与颈内和颈总动脉伴行。

(1)上段位于颈内动脉后侧,胸锁乳突肌胸骨头内侧。

(2)中段位于颈内与颈总动脉的外侧,胸锁乳突肌两个头的后方。

(3)下段位于颈总动脉前外方,胸锁乳突肌胸骨头与锁骨头之间的三角间隙内。

(4)末端后方是锁骨下动脉、膈神经、迷走神经和胸膜顶,在该处颈内静脉和锁骨下静脉汇合,汇合后右侧进入右头臂静脉,左侧进入左头臂静脉。

(5)右胸膜圆顶较左侧低,右侧颈内静脉与右头臂静脉和上腔静脉几乎成一直线,容易穿刺,而且右侧无胸导管,是优先选择的穿刺部位。

4.用物准备

(1)静脉穿刺包1个,包括套管针(成人16G、小儿18G)、穿刺针、扩张器、导引钢丝、深静脉导管1根(双腔或三腔)、消毒用海绵刷、注射器(5ml、10ml各1副),洞巾、无菌手套、持针器、缝合针(三角)、4号丝线、无菌输液贴(透明)。

(2)药品:消毒剂(安尔典等)、生理盐水、肝素生理盐水(500ml生理盐水加肝素1支配制)、1%普鲁卡因或2%利多卡因。

5.穿刺路径的选择

(1)前路法:于颈动脉三角处触及颈总动脉,旁开0.5～1.0cm处进针,针杆与皮肤冠状面呈30°～45°,针尖指向同侧胸锁乳突肌中段(即喉结/甲状软骨上缘水平)后面进入颈内静脉。

(2)中路法:于距锁骨上缘2～3横指颈总动脉前外侧进针,针干与皮肤冠状面呈30°,紧靠胸锁乳突肌锁骨头内侧缘直指同侧乳头进入颈内静脉。

(3)后路法:于距锁骨上缘2～3横指进针,针杆置水平位,在胸锁乳突肌的深部,指向胸骨柄上窝,进入颈内静脉。

6.操作步骤

(1)去枕、平卧、头后仰,头转向穿刺对侧,必要时肩背部垫高,头低位呈15°～30°。

(2)常规消毒铺洞巾。消毒范围以穿刺点为中心,直径为20cm。

（3）穿刺点用 1% 普鲁卡因或 2% 利多卡因作局部浸润麻醉。

（4）试穿，用套管针穿刺探明位置、方向和深度，确定进针方法。

（5）穿刺血管：常选用中路法，将肝素生理盐水的注射器接上穿刺针，左手示指定点，右手持针，进针方向与胸锁乳突肌锁骨头内侧缘平行穿刺，针尖对准乳头。

（6）边进针边抽回血，进入静脉有突破感，回血通畅，呈暗红色，固定好穿刺针位置，不可移动。

（7）旋转取下注射器及穿刺针针芯，压迫穿刺点，防止血液由穿刺针流出。

（8）将导引钢丝插入套管针至静脉，退出套管针外套管。

（9）插入静脉扩张器扩张皮下或静脉。

（10）将导管套在导引钢丝外面，送入静脉后，边退钢丝，边插导管，直到右心房开口处（一般成人从穿刺点到上腔静脉右心房开口处约 10cm），退出钢丝。

（11）再次回抽血液，用肝素生理盐水冲洗后，连接中心静脉压测压装置及输液管道。

（12）固定导管，用 4 号丝线皮下缝合固定，再用输液贴覆盖。

7.注意事项

（1）严格无菌操作。皮肤消毒范围应符合要求，操作者必须戴无菌手套。

（2）正确掌握进针深度。进针深度与颈部长短和胖瘦有关，一般 1.5～3.0cm，肥胖者 2～4cm。以针尖不超出锁骨为度，太深易损伤胸膜或穿破其他血管。

（3）插入导引钢丝时不能遇到阻力，若有阻力应调整穿刺针位置，包括角度、针尖斜面的方向和深浅等；或再接上注射器回抽血液直至通畅为止。

（4）送入导管，注意导管尖端接近穿刺点时，导引钢丝必须伸出导管尾端，用手拿住，右手将导管与钢丝一同部分插入，待导管进入颈内静脉后，再边退钢丝，边插导管。

（5）准确掌握置管的长度，一般男性插入 13～15cm；女性 12～14cm；小儿 5～8cm；若置管过深，易发生心包填塞。

（6）操作中，始终用手指堵住针尾，避免空气进入血管造成空气栓塞，尤其是深吸气进针时，中心静脉压低，很容易造成空气栓塞。

（7）有回血，送导管困难，不要急于拔管，可考虑顶于对侧血管壁，调整方向后再进。

（8）注意患者体位和局部解剖标志，避免一种进路反复多次穿刺。

8.并发症的处理

（1）误穿动脉：若穿刺针进入血管时，回血压力高，血呈鲜红色，应考虑为误穿动脉，常见于颈动脉及锁骨下动脉。处理应立即拔针，指压穿刺部位 5～10min。

（2）气胸：大多发生经锁骨下穿刺的患者。发生原因多为操作不熟练，患者不配合、烦躁不安，患者有胸廓畸形、胸膜有粘连等。患者表现为呼吸困难，同侧呼吸音减低，胸透可以确诊，治疗可以采用胸膜腔穿刺。

（3）空气栓塞：少见，但可致命。穿刺置管过程中，只要按操作常规进行，发生的可能性极小；导管接头脱开，占气栓发生率的 71%～98%。患者表现突发呼吸困难，右室流出道阻塞、缺血、缺氧。处理应立即左侧头低位，通过导管抽吸空气；经皮行右室穿刺抽气，或急诊行体外循环。

(4)心包填塞:不常见。主要因心脏原有病理改变或置管过深,导管质地较硬,不光滑,钝圆而诱发。常表现为突然发绀,颈静脉怒张,恶心,胸骨后疼痛,呼吸困难,血压低,脉压变窄,奇脉,心音低远。处理应立即中止经深静脉导管输液,并将中心静脉输注器的高度降到低于患者心脏水平。

(5)感染:常因无菌操作不严,患者全身情况差,抵抗力低,导管留置时间过长(不宜超过4周),局部组织损伤、血肿、感染灶等原因引起。患者出现不能解释的寒战、发热,局部有压痛和炎症反应,查血白细胞数增高。血培养可确诊。处理应立即拔除导管,并作细菌培养,指导治疗。

(6)神经和淋巴管损伤:颈内静脉穿刺进针太偏外侧,损伤臂丛神经。患者表现上臂有触电样麻木感或酸胀感或上臂抽动。处理应立即退出穿刺针,调整后重新穿刺或重选穿刺部位。淋巴管损伤,在左侧穿刺置管时才会误损伤。

(四)锁骨下静脉穿刺置管技术

1.解剖特点

(1)锁骨下静脉是腋静脉的延续,起于第1肋骨外侧缘,于前斜角肌的前方、跨过第1肋骨,成人长3～4cm,直径1～2cm。

(2)静脉在锁骨下内1/3及第1肋骨上行走,在前斜角肌内缘与胸锁关节后方,与颈内静脉汇合,分别形成左、右头臂静脉。

(3)锁骨下静脉的后侧有胸膜顶。

(4)锁骨下静脉正位时最高点在锁骨中点偏内,侧位时位于锁骨下动脉的前下方,其间有前斜角肌分隔,成人厚达1.0～1.5cm。

2.用物准备 与"颈内静脉穿刺置管技术"相同。

3.穿刺路径的选择

(1)锁骨下径路:在锁骨中,内1/3交界处下方1cm处进针。针尖向内偏向头端,针杆与平面呈25°～30°,进针3～5cm。

(2)锁骨上径路:在胸锁乳突肌和锁骨头外侧缘,锁骨上约1.0cm进针,针尖与锁骨或矢状切面呈45°角,在冠状面针杆呈水平或略前偏15°,朝向胸锁关节,进针1.5～2.0cm。

4.操作步骤

(1)体位:选择锁骨下径路,上肢垂于体侧并略外展,头位高15°,肩后垫小枕(背屈),使锁肋间隙张开,头转向对侧;选择锁骨上径路,肩部垫小枕即可。

(2)常规消毒铺巾及局部浸润麻醉。

(3)锁骨下法最常用。右手持连接注射器之穿刺针,保持针与额面平行,左手示指放在胸骨上凹处定位,穿刺针指向内侧稍上方,紧贴在锁骨后,对准胸骨柄上切迹进针,一般进针3～5cm,即可抽到回血。

(4)抽到回血后,旋转针头,斜面朝向尾侧,固定外套管。

(5)拔除针芯,插入导引钢丝及导管等。

5.注意事项

(1)因解剖位置的缘故,操作时易穿破胸膜,故应准确掌握进针位置及深度。

(2)因本方法并发症较多,出血和血肿不易压迫止血,建议尽量少选用此方法穿刺置管,而在其他静脉穿刺困难时选用。

(五)股静脉穿刺置管技术

1.适应证

(1)基本与"颈内静脉穿刺置管技术"相同。

(2)颈部、胸部手术者。

2.禁忌证

(1)下肢、腹部、会阴部手术者。

(2)穿刺局部有感染、损伤者。

3.解剖特点

(1)股静脉为下肢最大静脉,是腘静脉的延续,在大腿根部腹股沟韧带下方与股动脉同行于股血管鞘内,位于动脉的内侧,外侧为股神经。

(2)在腹股沟韧带下 1.5~2.0cm 处有大隐静脉汇入,即使是股动脉搏动微弱或摸不到的情况下,也易穿刺成功。

4.用物准备　与"颈内静脉穿刺置管技术"相同。

5.穿刺路径的选择

(1)以腹股沟韧带下方 3~4cm,股动脉搏动的内侧作为穿刺进针点,穿刺针杆与腿纵轴平行,与皮肤夹角为 30°~45°,针尖指向剑突,进针 2~4cm。

(2)在休克、心跳呼吸骤停等情况下,股动脉搏动扪不清,可将髂前上棘与耻骨结节之间的连线分为三等份,股动脉位于中内 1/3 段交界处,股静脉位于股动脉内侧 1.0~1.5cm 处,可在此点下方 3cm 处进针试穿。

6.穿刺步骤

(1)患者平卧,穿刺侧大腿外展,外旋 30°~45°,自然屈膝或不屈膝,不能平卧者可取半卧位。

(2)常规消毒、铺巾及局部麻醉。

(3)以右侧股静脉穿刺为例,操作者位于患者右侧,用左手示指、中指尖触及股动脉搏动,指示股动脉走向,右手持穿刺针靠近股动脉搏动的内侧进针穿刺股静脉。

(4)抽到回血,固定外套管,退出针芯。

(5)插入导引钢丝及导管等,以后步骤同"颈内静脉穿刺置管技术"。

7.注意事项

(1)穿刺前应清洁会阴部、穿刺点及周围皮肤。

(2)穿刺点用透气性无菌薄膜敷贴密封,接头处消毒后用无菌敷料包裹。

(3)注意保持穿刺部位干燥,避免污染。

(4)留置导管时间不宜过长,建议不要超过 72h。

(六)桡动脉穿刺置管技术

1.适应证

(1)各类大手术,需监测动脉压及做血气分析者。

（2）严重创伤和重危患者手术、救治时。

（3）低温麻醉和控制性降压。

2.解剖特点　腕部桡动脉位于桡侧屈腕肌腱和桡骨下端之间的纵沟内。桡动脉构成掌深弓、尺动脉构成掌浅弓。两弓之间存在侧支循环，掌浅弓的血液99％来自尺动脉。

3.用物准备

（1）动脉穿刺针（套管针）：成人用20G，小儿用22G，测压装置1套（包括压力换能器的圆盖、三通开关、延长管及输液器和加压袋（或输液泵）。

（2）50ml注射器或输液袋，内配有肝素生理盐水（肝素1～2U/ml），常规消毒皮肤、用物常规使用局部麻醉药物等。

（3）托手板及垫高手腕部用的垫子、绷带、输液贴。

4.操作步骤

（1）患者平卧，上臂外展（常选用左手），固定托手板上，腕下放垫子，背屈或抬高60°。

（2）操作者左手中指摸及桡动脉搏动，示指在其远端轻轻牵拉，确定穿刺点（在搏动最明显处的远端约0.5cm）。

（3）常规消毒铺巾及局部麻醉，操作者戴无菌手套。

（4）穿刺桡动脉，套管针与皮肤呈30°角，对准中指摸到的桡动脉搏动方向，直刺入动脉，观察回血。

（5）抽出针芯，如有血喷出，可顺势推进套管，血外流通畅表示穿刺置管成功。

（6）如无血流出，可将套管压低呈15°角，并后退套管，直至尾端有血畅流为止，然后再将导管沿动脉平行方向推进。

（7）连接测压系统，用输液贴固定。

（8）取出腕下垫子，用肝素盐水冲洗1次，即可测压。

5.注意事项

（1）穿刺成功后，固定要牢靠，以防套管滑出。

（2）若穿刺失败，须换另一侧，必须将腕部进行加压包扎，以防溢血而引起皮下血肿。

【常用手术体位】

手术体位是暴露手术野，便手术顺利进行的重要措施，无论何种体位均应注意保持患者的呼吸道通畅及循环功能的正常运行，避免因肢体神经压迫造成麻痹等不良后果。因此，手术室护士必须熟悉各种体位的操作方法。

（一）手术体位的安置原则

1.手术体位应使患者感到安全舒适，手术部位应显露充分。

2.保持呼吸道通畅，注意不应使呼吸运动功能受限。特别是俯卧位时，枕垫之间要留一定的空隙。

3.不使大血管，神经受压，静脉应回流良好。固定肢体时要加衬垫，松紧适度。

4.上肢外展不得超过90°，以免损伤臂丛神经；下肢体位安置时要保护好腓总神经，不可受压；俯卧位时小腿要垫高，使足尖自然下垂。

5.四肢不可过分牵引，以防关节脱位。

6.保持静脉输液、输血的通畅,保证术中方便的补液及给药途径。

(二)仰卧位

仰卧位即平卧位,包括水平仰卧位、垂头仰卧位和侧头仰卧位。

1.水平仰卧位　适用于前胸、腹部、下肢手术。

(1)物品准备:小方枕或长方枕1个,约束带1条,软垫1个。

(2)方法与步骤:①患者仰卧于手术床上;②双上肢置于身体两侧,用中单固定;③膝下放1个软垫,避免患者因膝部伸直过久而带来不适或致神经损伤;④用约束带固定膝部。

肝、胆、脾手术时,术前背部侧垫1个小方枕,或利用手术床的桥架,术前对准肋缘下,使用时摇高桥架15°,使手术部位充分暴露。进行膀胱、前列腺手术,子宫全切除术等,须在骶尾部垫1个软枕,手术床头部摇低20°,腿部下垂30°,两侧肩部各放1个肩托用棉垫垫好,以防滑动。

2.垂头仰卧位　适用于甲状腺、颈前路、腭裂修补、全麻扁桃腺等手术。

(1)物品准备:长方枕1个,头圈1个,约束带1条。

(2)方法与步骤:平卧,头偏向一侧,患侧在上,肩颈下垫1个长方枕,头下垫头圈。

4.上肢外展仰卧位　适用于上肢,乳腺手术。

(1)物品准备:托手器械台或托手板1个,小方枕1个。

(2)方法与步骤:平卧,患侧上肢外展于托手器械台或托手板上。若为乳腺手术,患侧背部垫1小方枕,以充分暴露腋窝,便于手术。

(三)侧卧位

1.肾手术侧卧位　适用于肾、输尿管中、上段手术。

(1)物品准备:长方枕2个,小方枕2个,托手架1个,骨盆固定架1副,束臂带2条,约束带1条,中单1块。

(2)方法与步骤:①患者侧卧90°,患侧向上,肾区对准手术台桥架;②腋下横垫1个长方枕,距腋窝约高10cm,下侧上肢固定于托手板上;③下侧的腿屈曲90°,上侧的腿伸直,两腿之间斜垫1个长方枕;④骨盆两侧各垫1个小方枕,用骨盆固定架固定,注意固定架勿与身体直接接触;⑤臀部覆盖多折中单,并用约束带固定⑥上侧的上肢屈肘固定于托手架上;⑦将手术床的桥架摇起对准肋缘下3cm处;⑧将手术床的头部、尾部适当摇低,使腰部抬高,手术野充分暴露。

2.胸部手术侧卧位　适用于肺、食管、侧胸壁、侧胸椎手术等。

方法与步骤:患者侧卧90°,腰部无须对准手术床桥架。

3.颅脑手术侧卧位　适用于颅后窝(包括小脑、四脑室、天幕顶)、枕大孔区手术等。

(1)物品准备:头圈1个,一次性油布1块,肩带1条。

(2)方法与步骤:①患者侧卧90°,头下垫头圈,注意下耳郭置。于圈中,防止受压,上耳孔塞棉球,防止进水;②腋下垫1个长方枕,下侧上肢固定于托手板上,上侧上肢置于托手架,注意勿外展,尽量靠近侧胸壁;③上侧肩部用肩带向腹侧牵拉,固定于手术床两边,以充分暴露手术野;④下方腿伸直向前,上方腿屈曲。

4.半侧卧位　适用于胸前肋间切口手术(如二尖瓣分离术)、腋窝等部位手术、胸腹联合切口手术等。

(1)物品准备:小方枕1个,治疗巾1块,绷带1个,约束带1条。

(2)方法与步骤:①患者上半身侧卧45°,患侧背部垫1个小方枕;②患侧上肢屈曲抬高,用治疗巾包裹,用绷带缠绕固定于麻醉头架上;③健侧上肢置于身旁,用中单固定;④两腿平放,膝部用约束带固定。

5.髋部手术侧卧位　适用于髋部手术(包括股骨干骨折开放复位、人工股骨头置换、人工髋关节置换、股骨肿瘤、股骨颈骨折或股骨粗隆间骨折内固定和股骨上端截骨术等)。

方法与步骤:

(1)患者侧卧90°,患侧向上。

(2)腋下横垫1个长方枕,双上肢固定于托手板上。

(3)固定上身,注意先固定腹侧,待消毒手术野皮肤后,覆盖无菌巾时再垫1个小方枕,再固定背侧骨盆架。

(4)两腿间斜垫1个长方枕,使用约束带固定长方枕与下侧下肢。

(四)俯卧位

适用于颅后窝、颈、胸、腰椎后路、背部、骶尾部手术。

1.物品准备　长方枕3个,头圈1个。

2.方法与步骤

(1)患者俯卧,头转向一侧或支撑于头架上(颅后窝、颈椎后路手术)。

(2)两侧锁骨下横垫1个长方枕。

(3)耻骨、髂棘两侧横垫1个长方枕,使胸腹部悬空。

(4)双下肢踝部横垫1个长方枕,使踝关节自然下垂,保持功能位。

(5)双上肢向前屈曲,置于头部两侧或平放于身体两侧,中单固定(颅后窝、颈椎后路手术)。

(五)膀胱截石位

适用于会阴部及尿道等手术,包括腹会阴联合切口手术、阴道手术、经阴道子宫切除术、膀胱镜检查、经尿道前列腺电切术、肛瘘切除术等。

1.物品准备　薄方枕1个,棉垫2个,绷带2卷,治疗巾2块,腿架2个,油布1块。

2.方法与步骤

(1)患者仰卧,两腿分放在腿架上,腘窝部用棉垫衬垫好,两腿高度以患者屈髋、屈膝自然为度。

(2)摇下或取下手术床尾部,臀部移出手术床边缘。

(3)臀下垫一薄方枕及油布。

(4)用绷带缠绕固定双腿膝部。

(5)双上肢置于身体两侧,用治疗巾包裹手臂,并用中单固定。

(6)将手术床后仰15°,以抬高臀部,便于手术。

(六)坐位

适用于鼻及咽部手术,包括鼻中隔矫正、鼻息肉摘除、局部麻醉扁桃体摘除术、乳房再造术或缩小术等。

1.物品准备 手术座椅或使用手术床的座位功能,立式手术灯。

2.方法与步骤

(1)患者仰卧于手术床,注意臀部及膝关节应置于手术床的两个关节处。

(2)将手术床头端摇高75°,床尾摇低45°,两腿半屈膝。

(3)头与躯干依靠在抬高之手术床上,整个手术床后仰15°。

(4)双上肢置于身体两侧,中单固定。

(七)骨科牵引手术床的应用

适用于股骨粗隆间骨折、骨干骨折闭合内固定手术。

1.物品准备 牵引床有关配件(会阴柱、牵引臂、延长臂或缩短臂、牵引架、腿架、双侧足托架等),棉垫4块,双层布套1个。

2.方法与步骤

(1)患者麻醉后,将牵引架固定手术床两侧。

(2)向床尾移动患者至会阴柱。

(3)拉出牵引臂,并分开45°。

(4)根据患者身高调节活动臂的长短。

(5)在术侧安装牵引架,对侧安装足托架。

(6)将患者双足置于足托架上,并妥善固定。

(7)取下手术床腿板,调整双足及牵引架位置,保持踝关节的功能位。

3.注意事项

(1)会阴柱上应加软布套,防止会阴部皮肤与会阴柱直接接触,压伤会阴部。

(2)移动患者时,注意会阴与会阴柱之间留有少许间隙,以免过度牵引时挤压患者会阴部。

(3)足跟、踝关节应用棉垫衬垫,防止压伤皮肤。

(4)牵引床各个关节要固定牢靠,避免手术中摇动造成不良后果。

(5)熟练掌握牵引架的操作方法,避免弄错,影响手术进行。

【手术器械传递方法】

(一)锐利器械传递方法

洗手护士应与主刀医师站于同侧。

1.手术刀传递方法

(1)安、取刀片方法:安装时,用持针器夹持刀片前端背侧,轻轻用力将刀片与刀柄槽对合;取刀片时,用持针器夹住刀片尾端背侧,向上轻抬,前推出刀柄槽。

(2)传递手术刀方法:拇指与四指夹持刀背,刀刃向下,尖端向自己并水平传递。

2.剪刀传递方法 洗手护士右手握住剪刀的锐利部,利用手腕部的运动,适力将柄环部拍打在术者掌心上;弯剪应将弯侧向上传递。

3.持针器传递方法

(1)持针器夹针引线方法:右手拿持针器,用持针器开口处的前1/3夹住缝针的后1/3;然后将持针器交予左手握住,右手拇指与示指捏住缝线前端,中指扶住持针器,将缝线穿入针孔;

右手拇指顶住针孔,示指顺势将线头拉出针孔,并反折(持针器的1/3)合并缝线卡入持针器的头部;若为线轴,右手拇指与示指捏住缝线,中指向下用力弹断线尾。

(2)传递持针器方法:洗手护士右手捏住持针器的中部,针尖向外侧,利用手腕部的运动,适力将柄环部拍打在术者掌心上。

(二)钝型器械传递方法

1.止血钳传递方法

(1)单手传递方法:洗手护士右手握住止血钳前1/3处,弯侧向掌心,利用腕部的适力运动,将柄环部拍打在术者掌心上。

(2)双手传递法:常用于颅脑手术。双手交叉同时传递止血钳,注意传递对侧器械的手在上,同侧的手在下,其余同单手法。

2.镊子的传递法 洗手护士右手握住镊子夹端,并闭合开口,水平式或直立式传递,让术者持住镊子的中上部。

3.拉钩传递法 洗手护士右手握住拉钩前端,将柄端水平传递,注意传递前拉钩应用盐水浸湿。

4.骨刀(凿)、骨锤传递法 洗手护士左手递骨刀,右手递骨锤,手握刀端及锤,水平递给术者。

(三)缝线传递法

1.徒手传递法 洗手护士左手拇指与示指捏住缝线的前1/3处并拉出缝线,右手持线中后1/3处,水平传递给术者;术者的手在缝线的中后1/3交界处接线。

2.吊线、吊带传递法 洗手护士左手拇指与示指捏住线的前端,右手打开止血钳,夹住线头约2mm,注意勿夹持过多,避免止血钳跨越组织时缝线移位,交接丢失,失去带线作用。传递方法同传递持针器。

(四)敷料传递法

1.纱布、纱垫传递法 将纱布打开,洗手护士双手分别拿住纱布两端,成角传递。

2.棉片传递法 将棉片浸湿,洗手护士右手捏住尾线,平放于左手背,水平传递,术者用镊子夹持棉片的端部。

3.皮筋传递法 右手拇指、示指、中指及环指将皮圈撑开,套在术者右手上。

4.头皮夹传递法 先将皮夹钳按持针器传递法传给术者;术者将右手拇指及环指套手柄环,微打开钳端,洗手护士右手拇指、示指、中指捏住皮夹,套于皮夹钳端。

(五)传递器械、敷料注意事项

1.传递器械应做到稳、准、轻、快,用力适度,以达到提高术者注意力为限。

2.传递器械的方式应准确,以术者接过后无需调整方向向即可使用为宜。

3.传递锐利器械时,刀口向下,防止自伤及他伤。

4.向对侧或跨越式传递器械,禁止从医师肩后或背后传递。

5.传递带线器械,应将缝线绕到手背,以免术者接钳时抓住缝线,影响操作。

6.传递纱布、纱垫、棉片进行填塞止血时,一定做到心中有数,应提醒医师将纱垫带或线头留于切口外,并按数取出。

7.随时清除手术野周围不用的器械,避免堆积,并防止掉地。

(屈　涛)

第二节　手术室消毒灭菌

【概述】

(一)基本概念

1.相关定义

(1)消毒:杀灭或清除传播媒介上病原微生物,使其达到无害化的处理。

(2)灭菌:杀灭或清除传播媒介上一切微生物的处理。灭菌后的物品必须是完全无菌的。

(3)消毒剂:用于杀灭传播媒介的微生物使其达到消毒或灭菌要求的制剂。

(4)灭菌剂:用于杀灭一切微生物(包括细菌芽胞)使其达到灭菌要求的制剂。

(5)预防性消毒:对可能受到病原微生物污染的物品和场所进行的消毒。

(6)随时消毒:有传染源存在时对其排出的病原体可能污染的环境和物品及时进行的消毒。

(7)终末消毒:传染源离开疫源地后进行的彻底消毒。

2.消毒作用水平　根据消毒因子的适当剂量(浓度)或强度和作用时间对微生物的杀菌能力,可将其分为4个作用水平的消毒方法。

(1)灭菌:可杀灭一切微生物(包括细菌芽胞)达到灭菌保证水平的方法。属于此类的方法有热力灭菌、电离辐射灭菌、微波灭菌、等离子体灭菌等物理灭菌方法,以及甲醛、戊二醛、环氧乙烷、过氧乙酸、过氧化氢等消毒剂进行灭菌的方法。

(2)高水平消毒法:可以杀灭各种微生物,对细菌芽胞杀灭达到消毒效果的方法。这类消毒方法应能杀灭一切细菌繁殖体(包括结核分枝杆菌)、病毒、真菌及其孢子和绝大多数细菌芽胞。属于此类的方法有热力、电离辐射、微波和紫外线等,以及用含氯消毒剂、过氧乙酸、过氧化氢、臭氧、二溴海因等甲基乙内酰脲类化合物和一些复配的消毒剂等消毒因子进行消毒的方法。

(3)中水平消毒法:可以杀灭和去除细菌芽胞以外的各种病原微生物的消毒方法,包括超声波、碘类消毒剂(碘伏、碘酊等)、醇类、醇类和氯己定的复方、醇类和季铵盐(包括双链季铵盐)类化合物的复方、酚类等消毒剂进行消毒的方法。

(4)低水平消毒法:只能杀灭细菌繁殖体(分枝杆菌除外)和亲脂病毒的化学消毒剂及通风换气、冲洗等机械除菌法。如单链季铵盐类消毒剂(苯扎溴铵等)、双胍类消毒剂如氯己定、植物类消毒剂和汞、银、铜等金属离子消毒剂等进行消毒的方法。

(二)医疗用品的危险程度分类

对医疗用品进行分类的目的,是为了合理选择消毒灭菌方法,确保消毒灭菌效果。根据消毒物品对感染的危险性,可分为:

1.高度危险性物品　是指穿过皮肤或黏膜而进入机体无菌组织(包括血液系统)或器官内

部或与破损的组织、皮肤黏膜密切接触的器材和用品。例如,手术器械和用品、穿刺针、输血器材、输液器材、注射的药物和液体、透析器、血液和血液制品、导尿管、膀胱镜、腹腔镜、脏器移植物和活体组织检查钳等。

2.中度危险性物品 指仅和皮肤黏膜相接触,而不进入机体无菌组织内的器材和用品。例如,体温表、呼吸机管道、胃肠道内镜、气管镜、麻醉机管道、压舌板、喉镜、便器、餐具、茶具等。

3.低度危险性物品 指直接或间接与健康无损皮肤黏膜相接触的器材或用品。例如,床具、卧具、病室家具、室内环境表面、一般诊疗用品(听诊器、血压计)等。

(三)微生物对消毒因子的敏感性

1.细菌繁殖体 易被消毒剂杀灭。革兰阳性菌对消毒剂(甚至是低效消毒剂)较敏感,革兰阴性杆菌有较强的抵抗力,有些细菌如铜绿假单胞菌(绿脓杆菌)、洋葱假单胞菌,在洗必泰或苯扎溴铵常用浓度中可以生长。

2.结核杆菌 对酸、碱、苯扎溴铵、洗必泰以及含氯消毒剂都有较强的耐力,但对热敏感。被结核杆菌污染的物品,应尽可能采用热力消毒。用化学消毒剂消毒时,应增加剂量与延长消毒时间。

3.细菌芽胞 对消毒因子的耐力最强,最可靠的方法是热力灭菌、环氧乙烷和电离辐射。戊二醛、甲醛、过氧乙酸也能杀灭芽胞,但可靠性不如热力灭菌法。

4.病毒 因病毒的种类不同耐力有差异,一般亲水病毒的耐力较亲脂病毒强。亲水病毒:如脊髓灰质炎病毒1型、柯萨奇病毒B_1、艾柯病毒6型等。亲脂病毒:如腺病毒1型、单纯疱疹病毒、牛痘病毒、流感病毒等。乙肝病毒和人类免疫缺陷病毒抵抗力不强,湿热和含氯消毒剂均可杀灭。

5.真菌 对热抵抗力不强,60℃ 1h可杀灭。对干燥、日光、紫外线及多数化学消毒剂耐受性较强,甲醛熏蒸亦可达消毒目的。

一般以为,微生物对消毒因子的敏感性从高到低的顺序为:

(1)亲脂病毒(有脂包膜的病毒),例如乙肝病毒、流感病毒等。

(2)细菌繁殖体。

(3)真菌。

(4)亲水病毒(没有脂包膜的病毒),例如甲肝病毒、脊髓灰质炎病毒等。

(5)分枝杆菌,例如结核分枝杆菌、龟分支杆菌等。

(6)细菌芽胞,例如炭疽杆菌芽胞、枯草杆菌芽胞。

(7)朊病毒(感染性蛋白)。

(四)选择消毒灭菌方法的原则

1.使用经卫生行政部门批准的消毒药、械 使用经卫生行政部门批准的消毒药、械,并按照批准使用的范围和方法使用。

2.根据医疗用品的危险程度选择

(1)高度危险性物品:必须选用灭菌法。

(2)中度危险性物品:一般情况下达到消毒即可,可选用中水平或高水平消毒法。但中度危险性物品的消毒要求并不相同,有些要求严格,如内镜等必须达到高水平消毒,须采用高水平消毒法进行消毒。

(3)低度危险性物品:一般可用低水平消毒方法或只进行一般的清洁处理即可,仅在特殊情况下才做特殊的消毒要求。例如有病原微生物污染时,必须针对所污染病原微生物的种类选用有效的消毒方法。

3.根据污染微生物的种类、数量和危害性选择

(1)对受到致病性芽胞菌、真菌孢子、分枝杆菌和经血传播病原体(乙型肝炎病毒、丙型肝炎病毒、人类免疫缺陷病毒等)选用高水平消毒法或灭菌法。

(2)对受到真菌、亲水病毒、螺旋体、支原体等病原微生物污染的物品,选用中水平以上的消毒法。

(3)对受到一般细菌和亲脂病毒等污染的物品,可选用中水平或低水平消毒法。

(4)对存在较多有机物的物品消毒时,应加大消毒药剂的使用剂量和(或)延长消毒作用时间。

(5)消毒物品上微生物污染特别严重时,应加大消毒剂的使用剂量和(或)延长消毒作用时间。

4.根据消毒物品的性质选择消毒方法 根据消毒物品的性质选择消毒方法,选择消毒方法时须考虑,一是要保护消毒物品不受损坏,二是使消毒方法易于发挥作用。应遵循以下原则:

(1)耐高温、耐湿度的物品和器材,应首选压力蒸汽灭菌;耐高温的玻璃器材、油剂类和干粉类等可选干热灭菌。

(2)不耐热、不耐湿,以及贵重物品,可选择环氧乙烷或低温蒸气甲醛气体消毒、灭菌。

(3)器械的浸泡灭菌,应选择对金属基本无腐蚀性的消毒剂。

(4)选择表面消毒方法,应考虑表面性质,光滑表面可选紫外线消毒器近距离照射,或液体消毒剂擦拭;多孔材料表面可采用喷雾消毒法。

(五)消毒灭菌方法的分类

1.物理消毒灭菌法 物理消毒灭菌法主要有机械除菌法、热力方法、紫外线照射消毒法、红外线照射消毒法、微波照射法、电离辐射法以及激光和等离子体法等。

(1)机械除菌法:利用机械阻留、静电吸引的原理,除去空气、物体表面、医疗用品上污染的微生物。机械除菌虽不能杀灭病原微生物,但可以大量减少污染微生物的数量和感染机会,常用的方法有冲洗、刷洗、擦拭、通风和过滤等。

(2)热力消毒与灭菌:热力消毒灭菌可分为干热和湿热两类。干热方法包括干烤、烧灼和焚烧,湿热方法包括煮沸、流通蒸汽、压力蒸汽灭菌。

①干热方法

干烤:是在干热灭菌箱内进行,有普通干烤箱和远红外电热干烤箱两种类型。干热灭菌所需要的温度高、作用时间长,适用于耐高温物品的消毒和灭菌。近年新研制的碘钨灯热源高温灭菌箱,加热速度很快,对裸露器械灭菌时间可在2min内完成。

焚烧:适用于对病理标本、医疗废弃物的消毒处理,需要专用的焚烧炉。

②湿热方法

煮沸:为最简单的消毒方法,主要用于餐具、金属、玻璃类物品的消毒,要求水温100℃,时间15～30min,煮沸时用蒸馏水,为防锈可加入碳酸氢钠。

流通蒸汽:即用100℃水蒸气进行消毒,有车式消毒器和流通蒸汽柜,主要用于餐具、茶具以及耐热器具的消毒。

压力蒸汽灭菌:压力蒸汽灭菌法是热力灭菌中使用最普遍、效果最可靠的灭菌方法。压力蒸汽灭菌的主要特点是杀菌谱广、杀菌作用强、效果可靠、作用迅速、无任何残余毒性,适用于包括液体在内的各种耐热物品的灭菌。

(3)紫外线消毒:紫外线是一种低能量的电磁辐射,因紫外线穿透能力差,仅能杀灭直接照射到的微生物,因而通常用于室内空气和物体表面的消毒。

(4)微波照射:微波消毒具有处理速度快、加热均匀、穿透性好、设备简单、使用方便的特点,它可以杀灭各种微生物。

(5)电离辐射灭菌:是利用γ射线、X射线和其他辐射的穿透性来杀灭微生物的低温灭菌方法。适用于不耐热物品的灭菌,辐射灭菌具有穿透力强、不受包装限制、灭菌速度快等优点,可用于各种物品的灭菌。但因辐射灭菌受到设备、条件、专业知识的限制,因此,仅适用于大规模生产厂家的消毒灭菌处理。

(6)等离子体消毒灭菌:等离子体是低密度的电离子体云,气体云含有的自由基、单态氧、紫外线等都具有很强的杀菌作用。是一种安全、简便、低温、快速且无残留毒性的灭菌方法。

2.化学消毒方法　利用化学药物杀灭病原微生物的方法,称为化学消毒法,化学消毒剂可分为3类。

(1)液体消毒剂:用消毒剂溶液进行浸泡、擦拭、喷洒或气溶胶喷雾,多数消毒剂可用此方法。

(2)气体消毒剂:用消毒剂产生的气体或烟雾进行熏蒸,主要有杂环类气体消毒剂、甲醛、过氧乙酸以及含氯消毒剂。

(3)固体消毒剂:直接用药物粉剂进行处理,主要有含氯消毒剂。

【常用消毒灭菌方法】

(一)压力蒸汽灭菌

压力蒸汽灭菌器根据排放冷空气的方式和程度不同,可分为下排气式压力蒸汽灭菌器和预真空(含脉动真空式)压力蒸汽灭菌器两大类。

1.下排气式压力蒸汽灭菌器　下排气式压力蒸汽灭菌器有手提式压力蒸汽灭菌器、台式微型快速压力蒸汽灭菌器、立式压力蒸汽灭菌器和卧式压力蒸汽灭菌器等几种类型。

(1)灭菌原理:利用重力置换,使热蒸汽在灭菌器中从上而下,将冷空气由下排气孔排出,排出的冷空气由饱和蒸汽取代,利用蒸汽释放的潜热使物品达到灭菌。

(2)灭菌方法:

①将拟灭菌的物品按要求放入灭菌柜内,关闭柜门。

②打开进气阀,将蒸汽引入夹层预热。

③待夹层压力达102.9kPa(1.05kgf/cm^2)时,调整控制阀到"灭菌"位置,蒸汽通入灭菌室

内,柜内冷空气和冷凝水排出。

④柜内压力达 102.9kPa(1.05kgf/cm²),温度达 121℃,维持 20～30min。

⑤将蒸汽阀转向干燥位置,蒸汽被抽出,柜室内呈负压,维持一定时间即可。

⑥对液体类物品,应待自然冷却到 60℃ 以下,再开门取物,不得使用快速排出蒸汽法,以防突然减压,液体剧烈沸腾或容器爆炸。

2.预真空压力蒸汽灭菌器　预真空压力蒸汽灭菌器具有灭菌周期短、工作效率高、冷空气排出彻底、灭菌效果可靠、受物品包装、摆放因素影响小的特点。预真空压力蒸汽灭菌器多为卧式,亦有小型台式。

(1)灭菌原理:利用机械抽真空的方法,使灭菌柜室内形成负压,蒸汽得以迅速穿透到物品内部进行灭菌。蒸汽压力达 205.8kPa(2.1kgf/cm²),温度达 132～134℃,开始灭菌,到达灭菌时间后,抽真空使灭菌物品迅速干燥。根据一次性或多次抽真空的不同,分为预真空压力蒸汽灭菌器和脉动真空压力蒸汽灭菌器两种,后者因多次抽真空,冷空气排出更彻底,效果更可靠。

(2)灭菌方法:

①按规定放好物品,关闭柜门。

②将蒸汽通入夹层,使压力达到 107.8kPa(1.1kgf/cm²),预热 4min。

③启动真空泵,抽出柜室内空气使压力达 2.0～2.7kPa(排出柜室内空气 98% 左右),停止抽气。

④往柜室内通入蒸汽使压力达 205.8kPa(2.1kgf/cm²),温度 132～134℃,维持灭菌时间 4min。

⑤停止输入蒸汽,再次抽真空使压力达 8.0kPa,使灭菌物品迅速干燥。

⑥通入过滤后的洁净干燥空气,使灭菌室压力回复为零,柜室内外压力平衡,温度降至 60℃ 以下,即可开门取出物品。

3.快速压力蒸汽灭菌器　快速压力蒸汽灭菌器可分为:下排气、预真空和正压排气法三种。其灭菌参数(如时间和温度)由灭菌器性质、灭菌物品材料性质(带孔和不带孔)、是否裸露而定。一般灭菌时要求灭菌物品裸露。为了加快灭菌速度,快速灭菌的灭菌周期一般不包括干燥阶段,因此灭菌完毕,灭菌物品往往是湿的;为了避免污染,不管是否包裹,取出的物品应尽快使用,不能储存,无有效期。

4.灭菌前物品的准备

(1)物品的清洗、消毒与干燥:凡需灭菌的物品必须先清洗处理,清洗步骤包括冲洗、洗涤、漂洗和终末漂洗。清洗操作及注意事项应符合《医院消毒供应中心清洗消毒及灭菌技术操作规范》的要求。

清洗后的器械、器具和物品应进行消毒处理。方法首选机械热力消毒,也可采用 75% 乙醇、酸性氧化电位水或取得国务院卫生行政部门卫生许可批件的消毒药械进行消毒。

清洗消毒后的物品要进行干燥。首选干燥设备进行干燥处理;无干燥设备的及不耐热器械、器具和使用消毒的低纤维絮擦布进行干燥处理;穿刺针、手术吸引头等管腔类器械,应使用压力气枪或 95% 乙醇进行干燥处理。不应使用自然干燥方法进行干燥。

（2）物品的检查保养与包装：

①清洁干燥的物品先进行检查与保养，再按要求进行包装。

②包装材料应符合 GB/T19633 的要求。纺织品包装材料应一用一清洗，无污渍，无破损。硬质容器的使用与操作，应遵循生产厂家的使用说明或指导手册。新包装材料使用前，应先用生物指示物验证灭菌效果后方可使用。

③灭菌物品包装分为闭合式包装和密封式包装。手术器械采用闭合式包装方法，应由 2 层包装材料分 2 次包装。密封式包装如使用纸袋、纸塑袋等材料，可使用一层，适用于单独包装的器械。

④碗、盆、盘等器具应打开盖单独包装；若必须多个包装时，所用器皿的开口应朝向一个方向，器皿间用毛巾或纱布隔开，以利蒸汽渗入。

⑤灭菌包大小适宜，下排气式压力蒸汽灭菌器的物品包，体积不得超过 $30cm \times 30cm \times 25cm$，预真空和脉动真空压力蒸汽灭菌器的物品包，体积不得超过 $30cm \times 30cm \times 50cm$，金属包的重量不超过 7kg，敷料包不超过 5kg。

⑥物品捆扎不宜过紧，包外用化学指示胶带贴封，高度危险性物品灭菌包内还应放置包内化学指示物。纸塑袋、纸袋等密封包装其密封宽度应 $\geqslant 6mm$，包内器械距包装袋封口处 $\geqslant 2.5cm$。硬质容器应设置安全闭锁装置，无菌屏障完整性破坏时应可识别。

⑦灭菌物品包装的标识应注明物品名称、包装者等内容。灭菌前注明灭菌器编号、灭菌批次、灭菌日期和失效日期。标识应具有追溯性。

5.压力蒸汽灭菌的注意事项

（1）冷空气的排出要彻底。

（2）灭菌包摆放要合理。

（3）装载量符合要求。

（4）防止敷料包引起超热蒸汽。

（5）严格执行操作规范。

（二）紫外线消毒

紫外线按波长可分为 A、B、C 波段，消毒用的紫外线是 C 波段紫外线，其波长为 $200 \sim 275nm$，杀菌力作用最强的波段为 $250 \sim 270nm$，紫外线灯管采用的波长为 253.7nm。

1.特点

（1）杀菌谱广：紫外线可以杀灭各种微生物，包括细菌繁殖体、细菌芽胞、结核杆菌、真菌和立克次体等。

（2）不同微生物对紫外线的抵抗力不同：抵抗力由强到弱依次为真菌孢子、细菌芽胞、抗酸杆菌、病毒、细菌繁殖体。

（3）穿透力弱：除对石英玻璃可以穿透 80% 外，对大多数物质不能透过，因此紫外线很难用于物品的灭菌。

（4）效果与剂量相关：紫外线的杀菌效果与照射剂量有直接关系。

（5）杀灭效果受物体表面因素的影响：粗糙的表面不适宜用紫外线消毒，表面污染有血迹、痰迹、脓迹等用紫外线消毒效果也不理想。

(6)某些化学物质可与紫外线起协同杀菌作用:采用化学协同作用可提高紫外线杀灭微生物的作用。如将口镜用乙醇浸湿后再放入紫外线消毒器内照射,可将杀芽胞时间由 60min 缩短为 30min。将污染有 HBsAg 的玻璃片经 3%过氧乙酸溶液浸湿后,再经紫外线照射 30min,即可完全灭活 HBsAg。

2.原理

(1)对细菌核酸的破坏作用:细菌核酸的 DNA、RNA 受到紫外线照射后,核酸的碱基被破坏,从而核酸失去复制、转录等功能,导致细菌死亡。

(2)对菌体蛋白的破坏:紫外线使菌体氨基酸的结构受到破坏,从而使蛋白质失去生物学活性,导致细菌死亡。

(3)紫外线破坏菌体糖:菌体核酸链中的核糖吸收紫外线后,造成核酸链断裂致细菌死亡。

3.消毒效果的影响因素

(1)电源电压的影响:电源电压可直接影响紫外线灯辐射强度,当电压由 220V 降至 200V 时,紫外线辐射强度可降低 20%。所以,电压降低时,应适当延长照射时间。

(2)照射距离的影响:紫外线灯辐射强度随照射距离延长而降低,30W 紫外线灯照射距离大于 1m,对表面消毒则达不到预期效果,照射距离越近消毒效果越好。

(3)空气中相对湿度和洁净度的影响:环境相对湿度大于 60%或灰尘太多均会影响紫外线杀菌效果。故紫外线消毒时,室内相对湿度应在 40%～60%,同时应保持清洁干燥。

(4)温度的影响:温度控制在 20～40℃时紫外线输出强度最大,消毒效果最好。

(5)有机物的影响:有机物的存在一方面可保护微生物免受照射,另一方面有机物可吸收大量紫外线,因此,照射有明显污染的物品,则会达不到理想的消毒效果。

(6)物品材料性质的影响:紫外线的穿透力较差,但对金属有良好的反射性,可以用金属制作紫外线灯反光罩,用于加强紫外线照射强度。

4.应用

(1)对室内空气消毒:

①固定式照射法:将紫外线杀菌灯悬挂在室内天花板或墙壁上,以垂直向下、反向照射或横向照射的方式进行消毒,也可安装在过道墙壁上,形成屏幕式照射。安装数量要求≥1.5W/m³,如 60m³ 房间需要安装 30W 紫外线灯 3 只,同时要求分布均匀,距离地面 1.8～2.2m,照射时间不少于 30min。

②移动式照射法:利用紫外线消毒车对室内某一区域空气进行集中照射,不受固定位置限制。

③间接照射法:采用封闭式紫外线消毒器,如风筒式紫外线消毒器、壁挂式紫外线消毒器,不受人员活动限制,也能达到净化空气的目的。

(2)污染物体表面消毒:

①室内表面消毒:吊装或移动式紫外线消毒车对室内光滑的墙壁和地面有一定的消毒效果,但一般达不到卫生学要求,可以在紫外线灯上安装反光罩或采用高强度紫外线灯,才能对在距离紫外线灯下 1m 左右处的工作台面进行有效消毒。

②设备表面消毒:用高强度紫外线消毒器进行近距离照射,可对平坦光滑表面进行消毒。

如便携式紫外线消毒器可以在距离 3m 以内进行移动照射,每处停留 5s,对表面细菌杀灭率可达到 99.99%。

③特殊器械消毒:如紫外线口镜消毒器,一次可插入 30 只口镜,照射 30min 灭活 HBsAg。紫外线票据消毒器,对化验单、病历纸等在传送过程中经紫外线照射 8s,可杀灭自然菌 99.9%。

5.紫外线消毒的注意事项

(1)使用中的紫外线灯管强度不应低于 $70\mu W/cm^2$,强度一旦降低应及时更换灯管。

(2)经常保持灯管的清洁,因灯管上的油迹、污迹、灰尘均可影响杀菌效果,故应定期擦拭灯管。

(3)紫外线照射不能用于排泄物、分泌物的消毒。

(4)紫外线对人体皮肤和角膜均有刺激性,照射时产生的臭氧亦对人体有害,应注意防护。

(5)用紫外线消毒物体表面时,应充分暴露被消毒物品的表面,且应达到足够的照射剂量。

(三)微波消毒与灭菌

微波是一种频率高(300～3000MHz)、波长短(0.001～1m)的电磁波。各种物质对微波的吸收不同,消毒效果也不同。按物质的吸收介质不同,可分为 3 类:强吸收介质,如水、肉类和含水分高的物品;良介质,为很少吸收、大部分可透过微波的物质,如玻璃、石英、陶瓷、聚四氟乙烯等塑料制品,此类物品适合作为微波消毒时的外包装;不吸收介质,如金属物品不吸收微波,不易达到消毒,需用湿布包裹后再用微波消毒。

1.特点

(1)节能:微波穿透性能强,瞬时即可穿透到物质内部,可大大提高能量效率。

(2)作用快速:在杀菌速度上,是其他所有杀菌因子无法相比的。

(3)杀菌谱广:可杀灭各种微生物和原虫。

(4)作用温度低:微波产生的热效应作用于物体上的温度较普通加热温度低,如普通加热杀菌所需温度为 120℃ 以上,作用 20min 以上,而微波杀菌升温只需要 70～105℃,作用 1.5～5min。

(5)无环境污染:微波消毒方法无毒、无残留物,不污染环境。

2.消毒灭菌机制　目前对微波杀菌机制尚无统一的认识,多认为微波快速、广谱的杀菌作用是由复杂的综合因素作用的结果。综合效应体现在以下几个方面:

(1)热效应:微波的快速穿透作用和直接使分子内部摩擦产热显示出良好的热效应作用。

(2)场效应:生物体处于微波场中细胞受到冲击和震荡,破坏细胞外层结构,使细胞通透性增加,破坏了细胞内外物质平衡。

(3)量子效应:微波场中量子效应可使细胞内各种蛋白、酶、核酸等受到破坏。

(4)微波以外的因素:灭菌物品的包装、合适的含水量、负载量以及物品的性质等,都是改变微波杀菌的重要因素。

3.应用

(1)应急性器械的快速灭菌:微波作用快速,适合于应急性器材的灭菌。但微波对金属器材的消毒只能借助于吸收微波的材料包裹进行灭菌处理。

（2）畏热器材的灭菌：微波灭菌快速、无毒性物质残留，使用方便，适用于高分子聚合材料制成的各种导管、插管、乳胶手套以及手术缝线、刀片等的灭菌处理。

（3）口腔科、眼科器材的消毒与灭菌：微波灭菌适合于口腔科小型复杂器械和很多眼科小器械的消毒或灭菌。如将隐形眼镜置于生理盐水中放于微波快速灭菌器内照射 5min 即可达到消毒要求，并且不损坏、不影响其质量。

（4）检验标本的消毒处理：含有病原微生物的病理组织，经过微波照射数十秒至数分钟，不仅可以杀灭其中的微生物，而且不影响组织形态学和微生物形态学。微波还可用于细菌培养液的灭菌，对其他检验材料亦有很好的灭菌效果。

（5）微波还用于特殊病房的营养配餐和餐具消毒等。

4.影响消毒效果的因素

（1）输出功率和照射时间的影响：在其他条件固定不变的情况下，随输出功率加大或照射时间延长，微波杀菌作用显著增强，输出功率由 90W 增加到 320W，其杀菌速度可提高 20 倍。输出功率不变而延长时间或时间不变增加输出功率均可提高杀菌速度、增强杀菌效果。

（2）负载量的影响：负载是指置于微波场中的有损耗介质，通常指消毒物品。负载量的变化可影响杀菌效果。如以水负载实验结果为例，其他条件不变时，微波灭菌器内的水量由 200g 增加到 1kg，杀菌速度会延长 1 倍以上。

（3）包装方法对杀菌效果的影响：灭菌物品的包装材料不仅需要能无阻留地透过微波和防止微生物的透入，而且需要防止热量扩散。用不透气的塑料膜将棉布包密封包装，可完全消除内层和表层的差别，达到内外灭菌效果一致。

（4）灭菌材料含湿率的影响：灭菌物品含水率对灭菌效果影响明显。不含水分的材料难以用微波灭菌，但含湿量过高，即负载量过大，使得微波能量分布密度减低，从而减低杀菌效果。

5.注意事项

（1）微波消毒试机必须先在微波腔内放入吸收负载（水或其他含湿物品），不得空载试机，亦不得将金属物品裸露放入微波场中，否则易损坏磁控管。

（2）微波灭菌的器械必须先进行清洗并擦干。

（3）灭菌器所确定的灭菌参数不可随便改变，如不用增效液可用蒸馏水代替，但作用时间需延长至 10min 方可达到灭菌要求。

（4）微波消毒所灭菌的物品均为潮湿物品，不适合保存，只能随时灭菌随时使用。

（四）等离子体灭菌

随着国内外医学和生物技术的发展，新的医疗器械和医用材料不断出现，等离子体消毒灭菌方法，是一种安全、简便、低温、快速灭菌且无残留毒性的消毒灭菌方法。等离子灭菌器近几年在我国医院手术室的应用逐渐增多。

等离子体是电子在电场中加速运动时，碰撞气体分子并导致气体分子电离，产生电子、离子、原子、分子、活动自由基和放射线等而形成的高度电离的气体云。它被称为继"固、液、气"三态以外的新的物质聚体态（即物质第四态），因其中的正电荷总数和负电荷总数在总值上总是相等的，故称其为等离子体。

1.等离子体灭菌机制　等离子体消毒灭菌技术始于 20 世纪 60 年代，而杀菌机制的研究少有系统的报道。目前认为有以下几种。

(1)温度作用:高温在等离子消毒灭菌过程中起一定作用。高温首先使微生物胞浆膜损伤,使遗传物质变性而死亡;另一方面低温(0℃以下)缓慢导致细胞中水的结晶作用,也破坏胞浆膜的结构。

(2)紫外线作用:在等离子体产生过程中,可放出大量高能紫外线,这种高能紫外光子可被微生物的 DNA 等核酸吸收而起到杀菌作用。

(3)电子云成分作用:氧化性气体等离子中含有大量原子氧、自由基等活性物质,它们易与细菌体内蛋白质和核酸发生反应,致细菌死亡。Chau 等对微波等离子体的杀菌机制研究后认为,等离子体中的活性氧自由基可与细菌壁或病毒衣壳中的碳氢链反应,对微生物致死起重要作用。

(4)臭氧作用:气体等离子体主要通过其产生过程中分解氧气获得的臭氧杀菌。

综上所述,等离子体的杀菌机制是综合因素所致,但主要可能是活性自由基的作用。

2.应用   95%的医疗器械可用低温等离子体灭菌,包括内镜设备、电源设备、电子仪器、光学纤维及起搏器导线、内置或外置的除颤器、激光机头、立体定位设备、其他金属器械等。目前,等离子体灭菌主要用于怕热医疗器材的消毒灭菌。

(1)内镜的灭菌:要求用环氧乙烷或戊二醛来实现对无菌内镜的彻底灭菌是不现实的,10h 以上的作用时间和残留毒性的去除就使临床难以接受。低温过氧化氢等离子体灭菌技术能在 45~75min 对怕热的内镜达到灭菌要求,真正实现无毒、快速和灭菌彻底的要求。

(2)怕热器材的灭菌:某些直接进入人体内的高分子材料对灭菌方法要求极高,既怕湿亦不可有毒,如心脏外科材料、一些人工器官以及某些需置入到体内的医疗用品。这些器材都可以用低温等离子体进行灭菌处理。

(3)各种金属器械、玻璃器械和陶瓷制品等灭菌:低温过氧化氢等离子体灭菌装置可用于各种外科器械的灭菌处理,某些玻璃和陶瓷器材也可以用等离子体进行灭菌。试验证明,外科使用的电线、电极、电池等特殊器材均可用等离子体灭菌处理。

3.等离子体灭菌器种类

(1)过氧化氢等离子体灭菌器:特别对重复使用的精密器械、电子仪器和光子配件的损害性小,能延长其使用寿命,一般消毒灭菌过程为 55~75min,较环氧乙烷灭菌时间短,无毒性,费用也较低。但吸收性材料纤维素、纸、布等能阻止其穿透,必须选择特定的包装材料;对灭菌物的长度和直径有所限制,不同品牌的灭菌器对物品的长度及管腔的内径要求不同;不能用于处理尼龙和聚纤维制品;不能处理液体;不能使血清与盐污染的医疗用品达到灭菌。

(2)微波等离子体灭菌器:用于各种特殊玻璃器皿,如输血输液瓶、药用及其他特殊玻璃皿器的灭菌和去致热原。灭菌时间为 5~20min,另外,还可用于心血管科和呼吸科的一些塑料、硅橡胶等高分子材料制品的灭菌,如血液氧合器这样形状复杂的设备,人工瓣膜、人工肾、假关节、心脏起搏器等体内人工置入器材。用环氧乙烷或甲醛气体灭菌,可能在仪器表面残留毒性,但等离子体进行灭菌可弥补此缺陷。

4.灭菌注意事项

(1)灭菌物品必须清洁干燥,尤其是被血和氯化钠污染的器械灭菌,应先将器械清洗干净。

带有水分湿气的物品易造成灭菌失败。

（2）能吸收水分和气体的物品不可用等离子体进行灭菌,因其可吸收进入灭菌腔内的气体或药物,影响等离子体质量,如亚麻制品、棉纤维制品、手术缝线、纸张等。

（3）带有小于3mm(有些灭菌器规定<1mm)细孔的长管道或死角器械灭菌效果难以保证,主要是等离子体穿透不到管腔内,从而影响灭菌效果。

（4）灭菌物品必须用专门包装材料和容器包装。

（5）等离子体中γ射线、β粒子、强紫外光子对人体是有害的,可引起生物体的损伤。操作时,应注意灭菌腔门内衬及垫圈的绝缘性,以防外泄。

（五）常用化学消毒剂

1.含氯消毒剂　含氯消毒剂是指在水中能产生具有杀菌活性的次氯酸的一类化学消毒剂。含氯消毒剂属于高效消毒剂,具有广谱、速效、低毒、对金属有腐蚀性、对纺织物品有漂白作用、受有机物影响大、粉剂稳定而水剂不稳定的特点。含氯消毒剂杀灭微生物的能力与其有效氯含量呈正比,所以,此类消毒剂的使用浓度均按有效氯含量计算。

（1）杀菌作用：

①氧化作用：含氯消毒剂在水中所产生的次氯酸与微生物细胞作用,首先是氧化、破坏细胞壁,进入细胞内继续氧化细胞内各种成分,使它们丧失生物学活性。

②氯化作用：氯与蛋白质结合可形成氮-氯复合物,改变蛋白质的性质,干扰细胞代谢使微生物死亡。

③新生态氧的杀菌作用：次氯酸钠在水溶液中产生的次氯酸可分解出新生态氧,具有较强的氧化性,可与菌体成分,包括病毒的核酸物质发生氧化作用而杀灭微生物。

（2）应用范围：

①医疗用品的消毒：凡不怕腐蚀的医疗用品均可用含氯溶液浸泡消毒。

②物体表面和地面消毒。

③浴盆、便器的消毒。

④含氯消毒剂还可用于水、餐饮具、浴盆、便器及卫生防疫方面的消毒。

（3）使用方法：根据有效氯含量,用蒸馏水将含氯消毒剂配制成所需要的浓度溶液。

①浸泡法：将待消毒的物品放入装有消毒液的带盖容器中。对细菌繁殖体污染物品的消毒,用含有效氯500mg/L的溶液浸泡10min以上;对经血传播病原体、分枝杆菌和细菌芽胞污染物品的消毒用2000～5000mg/L的有效氯溶液浸泡30min以上。

②擦拭法：对大件物品或不能用浸泡法消毒的物品用擦拭法,消毒药物浓度和作用时间参见浸泡法。

③喷洒法：一般污染的物品表面,用1000mg/L的消毒液均匀喷洒,作用30min以上;对经血传播病原体和结核杆菌等污染表面的消毒,用2000mg/L的消毒液喷洒,作用60min以上。

④干粉消毒法：对排泄物的消毒,用含氯消毒剂干粉加入排泄物中,使含有效氯10000mg/L,略加搅拌后作用2～6h。

（4）注意事项：

①含氯消毒剂应放于阴凉处避光、防潮、密闭保存,所需溶液应现用现配。

②配制含氯石灰等粉剂溶液时,应戴口罩、橡胶手套。

③未加防锈剂的含氯消毒剂对金属有腐蚀性,不应用于金属器械的消毒;加防锈剂的含氯消毒剂对金属器械消毒后,应用无菌蒸馏水冲洗干净、擦干后再使用。

④对纺织物品类有腐蚀和漂白作用,不应用于有色织物的消毒。

⑤用于消毒餐具后,应及时用清水冲洗。

⑥消毒时,若存在大量有机物时,应提高使用浓度或延长作用时间。

2.过氧化物类消毒剂　过氧化物类消毒剂属于高效消毒剂,具有广谱、高效、速效、无毒,对金属及纺织物有腐蚀性、受有机物影响大、纯品稳定性好、稀释液不稳定等特点。

(1)过氧乙酸:过氧乙酸为无色透明、弱酸性液体,易挥发,分解有很强的刺激性醋酸味,易溶于水和有机溶剂。属于灭菌剂,具有广谱、高效、低毒的特点,腐蚀性强,有漂白作用,性质不稳定,遇热或有机物、金属离子、碱等易分解。其原液浓度为 16%～20%。

1)杀菌作用:过氧乙酸是强氧化剂,遇有机物能放出新生态氧起氧化作用,并通过先破坏芽胞的通透性屏障,进而破坏和溶解核酸,使 DNA、RNA、蛋白质及 DPA 等物质漏出,引起芽胞死亡。过氧乙酸能快速杀灭细菌繁殖体和芽胞、真菌、病毒及分枝杆菌。

2)应用范围:适用于耐腐蚀物品、环境及皮肤等消毒与灭菌。

3)使用方法:常用消毒方法有浸泡、擦拭、喷洒、熏蒸等。

①浸泡法:将待消毒的物品放入装有过氧乙酸的容器中,加盖。一般污染物品,用 0.05%(500mg/L)过氧乙酸溶液浸泡;细菌芽胞污染物品用 1%(10000mg/L)过氧乙酸浸泡 5min;灭菌时,浸泡 30min。诊疗器材须用无菌蒸馏水冲洗干净并擦干后使用。

②擦拭法:对大件物品或其他不能用浸泡法消毒的物品用擦拭法消毒。其药物浓度和作用时间参见浸泡法。

③喷洒法:对一般污染表面的消毒用 0.2%～0.4%(2000～4000mg/L)过氧乙酸喷洒,作用 30～60min。

④熏蒸法:将过氧乙酸置耐腐蚀容器内加热熏蒸消毒。用时可按 1～3g/m³ 计算,当室温在 20℃,相对湿度 70%～90%时,对细菌繁殖体用过氧乙酸 1g/m³,熏蒸 60min,对细菌芽胞用量为 3g/m³,熏蒸 90min。

4)注意事项:

①过氧乙酸不稳定,应储存于通风阴凉处,用前应测定有效含量,原液浓度<12%时禁止使用。

②配制溶液时,忌与碱或有机物相结合,以免其剧烈分解发生爆炸。

③过氧乙酸对金属有腐蚀性,对织物有漂白作用。金属制品与织物经浸泡消毒后,及时用清水冲洗干净。配制消毒液最好用塑料容器,以防腐蚀。

④使用浓溶液时,谨防溅入眼内或皮肤、黏膜上,一旦溅上,及时用清水冲洗。长期接触使皮肤粗糙、脱皮、干裂,浓度较高对皮肤、黏膜有强烈刺激性,甚至可引起烧伤。

⑤低温和有机物降低其杀菌作用,消毒被血液、脓液等污染的物品时,须适当延长作用时间;随湿度增加熏蒸消毒效果增强。

⑥易挥发,使用液不稳定,现用现配,稀释时应将药液加入水中,不可逆而行之。

⑦加热蒸发药液时,如热源在室内不能控制,应在药液蒸发将完时,戴防毒面具进入室内,将火源熄灭,以免损坏容器。

(2)过氧化氢:过氧化氢又名双氧水、二氧化氢,弱酸性。具有广谱、高效、速效无毒,对金属及织物有腐蚀性,受有机物影响很大,纯品稳定性好,稀释液不稳定等特点。

1)杀菌作用:过氧化氢是一种氧化剂,一方面可使细菌细胞的分子或原子发生电离,引起细胞壁上的脂链断裂,从而破坏细胞壁;另一方面,通过改变微生物的通透性屏障,破坏微生物的蛋白质酶、氨基酸和核酸,导致微生物死亡。可杀灭所有微生物,属高效灭菌剂。

2)应用范围:适用于丙烯酸树脂制成的外科埋植物、隐形眼镜、耐热的塑料制品、餐具、服装、饮水和空气等消毒和口腔含漱、外科伤口清洗。

3)使用方法:

①浸泡法:将清洗、晾干的待消毒物品浸没于装有3%过氧化氢的容器中,加盖,浸泡30min。

②擦拭法:对大件物品或其他不能用浸泡法消毒的物品用擦拭法消毒。所用药物浓度和作用时间参见浸泡法。

③其他方法:用1.0%～1.5%过氧化氢漱口;用3%过氧化氢冲洗伤口;复方过氧化氢空气消毒剂喷雾等。

4)注意事项

①过氧化氢应储存于通风阴凉处,用前应测定有效含量。

②稀释液不稳定,临用前配制;配制溶液时忌与还原剂、碱、碘化物、高锰酸钾等强氧化剂混合。

③过氧化氢对金属有腐蚀性,对织物有漂白作用。

④使用浓溶液时,谨防溅入眼内或皮肤、黏膜上,一旦溅上,及时用清水冲洗。

⑤消毒被血液、脓液等污染的物品时,须适当延长作用时间。

⑥对人体皮肤、黏膜有轻度刺激性,浓溶液可引起灼伤,吸入过多中毒,空气中最高浓度不能超过$1.4mg/m^3$。

(3)臭氧:臭氧是由3个氧原子组成的氧(O_2)的同素异形体,常态下为淡蓝色气体,有特殊的刺激性。臭氧不稳定,在常温下可自行分解为氧,所以臭氧不能瓶装储备,只能现场生产,立即使用。

1)杀菌作用:臭氧是一种广谱灭菌剂,可杀灭各种微生物,可破坏肉毒梭菌毒素。臭氧杀灭微生物的作用机制研究不多,一般认为主要靠其分解后产生的新生氧的强氧化能力,氧化分解细菌的葡萄糖氧化酶、脱氢氧化酶,破坏细菌的细胞壁和细胞结构,使胞浆内容物漏出,致使细胞死亡。

2)适用范围

①水的消毒:医院污水和诊疗用水的消毒。

②物品表面消毒:饮食用具、理发工具、食品加工用具、衣服等放密闭箱内消毒。

③空气消毒:用于无人情况下的室内空气的消毒。

3）使用方法

①空气消毒：臭氧对空气中的微生物有明显的杀灭作用，采用 20mg/m³ 浓度的臭氧，作用 30min，对自然菌的杀灭率达到 90% 以上。用臭氧消毒机消毒空气，必须是在封闭空间，且室内无人条件下进行，消毒后至少 30min 后才能进入。消毒室内空气，对密闭性好的房间用臭氧 5～10mg/m³，作用 30min 以上，或 30mg/m³，作用 15min。

②表面消毒：臭氧对物品表面上污染的微生物有杀灭作用，但作用缓慢，一般要求 60mg/m³，相对湿度≥70%，作用 60～120min 才能达到消毒效果。

4）注意事项

①臭氧对人有毒，大气中允许浓度为 0.2mg/m³。

②对金属、布类腐蚀性强，稳定性差，常温下可自行分解为氧，温度低则效果好。

③臭氧为强氧化剂，对多种物品有损坏，浓度越高对物品损害越重，可使铜片出现绿色锈斑；橡胶老化、变色及弹性降低，以致变脆、断裂；使织物漂白退色等。使用时应注意。

④多种因素可影响臭氧的杀菌作用，包括温度、相对湿度、有机物、pH 值、水的浑浊度、水的色度等。使用时应加以控制。

（4）二氧化氯：二氧化氯是氯的氧化物，具有与氯气类似的刺激味，具有广谱、高效、速效的杀菌作用。气体二氧化氯性质活泼，具有强氧化性和极不稳定性，光照、机械碰撞或接触易发生爆炸，对金属有腐蚀性，对织物有漂白作用，消毒效果受有机物影响很大的特点。

1）杀菌作用：二氧化氯具有广谱的抗微生物的作用，能杀灭各种细菌繁殖体、芽胞、病毒、真菌，甚至原虫等，为高效消毒剂。二氧化氯灭菌机制是作用于细菌的细胞壁和含硫基的酶，快速抑制其蛋白质的合成，使微生物失去活力而死亡。

2）适用范围：适用于餐（茶）具、饮水及环境表面等消毒。

3）使用方法

①浸泡法：将清洗、晾干的待消毒物品浸泡于装有二氧化氯溶液的容器中，加盖。细菌繁殖体污染物品用 100～250mg/L 二氧化氯溶液浸泡 30min；肝炎病毒和结核分枝杆菌污染物品用 500mg/L 二氧化氯浸泡 30min；细菌芽胞污染物品用 1000mg/L 二氧化氯浸泡 30min。

②擦拭法：对大件物品或其他不能用浸泡法消毒的物品用擦拭法消毒。消毒所用的药物浓度和作用时间参见浸泡法。

③喷洒法：对一般污染的表面，用 500mg/L 二氧化氯均匀喷洒，作用 30min；对肝炎病毒和结核分枝杆菌污染的表面，用 1000mg/L 二氧化氯均匀喷洒，作用 60min。

4）注意事项

①二氧化氯活化液和稀释液不稳定，应现配现用。

②配制溶液时，忌与碱或有机物相混合。

③二氧化氯对金属有腐蚀性，金属制品经二氧化氯消毒后，应迅速用无菌水冲洗干净并晾干。

（5）酸性氧化电位水：酸性氧化电位水是一种具有高氧化还原电位（ORP），低 pH 值，含低浓度有效氯的水，无色透明，有氯味，其氧化还原电位（ORP）≥1100mV，pH 值<2.7，有效氯

含量一般为 25～50mg/L。有较强的杀灭各种病原微生物的作用。具有杀菌速度快、使用方便、安全可靠、不留残毒、有利于环保等特点的新型消毒剂。

1)杀菌作用:酸性氧化电位水为高氧化电位,其有效氯易进入微生物细胞内,并改变细菌细胞的通透性,使细菌细胞肿胀、破裂,促进细胞内容物向外渗出而死亡。

2)适用范围:酸性氧化电位水主要用于手、皮肤黏膜的消毒,要求达到消毒水平的内镜的消毒,清洗后物品灭菌前的消毒;也可用于餐饮具、瓜果蔬菜的消毒和物品表面的消毒以及内镜的冲洗消毒。

3)使用方法:消毒时只能使用其原液。

①手和皮肤黏膜的消毒:手的卫生消毒,流动浸泡 1～3min;皮肤黏膜的消毒,流动浸泡 3～5min。

②创口、创面的消毒:氧化电位水对创口、创面的消毒早在 1994 年已获得世界卫生组织的承认并应用。有报道对于四肢感染创面,尤其是糖尿病足坏疽,用其浸泡 20～30min;对于肛周脓肿及窦道、外痔感染则采用坐浴 30min;对于较浅的烧伤、烫伤治疗,可直接对创面喷雾,每日 5～8 次,可很快收到止痛、控制感染、提前愈合的良好功效。

③空气、物体表面等消毒:用酸性氧化电位水进行空气喷雾消毒,每日 1 次;环境和物体表面的消毒,擦洗浸泡 10～15min;肝炎病毒污染的物品流动浸泡 15min;污染的衣服、被服浸泡 30min,可杀灭包括芽胞在内的所有微生物。

④灭菌前物品的消毒:手工清洗后物品,用酸性氧化电位水流动冲洗或浸泡 2min,再净水冲洗 30s。

4)注意事项

①酸性氧化电位水对光敏感,有效率浓度随时间延长而降低,宜现配现用。

②储存应选避光、密闭、硬质聚氯乙烯材质制成的容器,室温下储存不超过 3d。

③在有机物存在下对杀灭微生物的作用有明显影响,所以被消毒物品必须清洗干净。

④对不锈钢无腐蚀,对铜、铝和碳钢有轻度腐蚀性,应慎用。

⑤不得将酸性氧化电位水与其他药剂混合使用。

⑥酸性氧化电位水长时间排放可造成排水管路的腐蚀,故应每次排放后再排放少量碱性还原电位水或自来水。

3.含碘消毒剂　含碘消毒剂包括碘和以碘为主要杀菌成分制成的各种制剂,含碘消毒剂是以游离碘为杀菌形式,所以,含碘消毒剂的有效成分含量是以实际测出的有效碘含量为标准。目前临床对于 2%碘酊的应用逐渐减少,多以碘伏及其他一些新型的碘制剂所替代。

(1)碘伏

1)杀菌作用:碘伏中的非结合碘能穿透细菌的细胞壁,而低碘酸(HOI)具有很强的氧化作用,它们能使细菌的蛋白质构型改变,造成膜通透性增加和菌体内酶的抑制,由于各种代谢障碍而造成细菌死亡。

2)适用范围:适用于皮肤、黏膜等的消毒。

3)使用方法:常用消毒方法有浸泡、擦拭、冲洗等方法。

①浸泡法:将清洗、晾干的待消毒物品浸没于装有碘伏溶液的容器中,加盖。对细菌繁殖

体污染物品的消毒,用含有效碘 500mg/L 的消毒液浸泡 30min。

②擦拭法:对皮肤、黏膜用擦拭法消毒。消毒时,用浸有碘伏消毒液的无菌棉球或其他替代物品擦拭被消毒部位。对外科洗手用含有效碘 2500～5000mg/L 的消毒液擦拭作用 3min。对于手术部位及注射部位的皮肤消毒,用含有效碘 2500～5000mg/L 的消毒液局部擦拭 2 遍,作用共 2min;对口腔黏膜及创口黏膜创面消毒,用含有效碘 500～1000mg/L 的消毒液擦拭,作用 3～5min。注射部位消毒也可用市售碘伏棉签(含有效碘 2000mg/L)擦拭,作用 2～3min。

③冲洗法:对阴道黏膜及伤口黏膜创面的消毒,用含有效碘 250mg/L 的消毒液冲洗 3～5min。

4)注意事项

①碘伏应置于阴凉处避光、防潮、密封保存。

②碘伏对二价金属制品有腐蚀性,不应做相应金属制品的消毒。

③消毒时,若存在有机物,应提高药物浓度或延长消毒时间。

④避免与拮抗药物同用。

(2)其他含碘消毒剂:有碘酊、碘液、碘甘油、碘仿和三氯化碘等,其中碘酊、碘液和碘甘油为游离碘络合物。目前,临床上常用的有碘酊和碘液(有效碘含量为 2%)、碘甘油(有效碘含量为 1%～3%)、碘仿粉及其他复配制剂等。

1)杀菌作用:同碘伏。

2)使用方法:2%～3%碘制剂消毒手术部位或注射部位皮肤 2～3min;1%碘酊外涂口腔溃疡部位,2.5%涂布压疮,10%治疗女性生殖器尖锐湿疣;0.5%～0.1%碘液洗漱口腔,灌洗阴道等。1%碘甘油治疗牙周炎、急性冠周炎、压疮等。

3)注意事项

①碘制剂消毒皮肤浓度过高,产生烧灼感,时间过长,易形成"碘烧伤"产生水疱,甚至脱皮。

②碘甘油不可长期使用,以免引起碘中毒。

4.醛类消毒剂

醛类消毒剂属于灭菌剂,具有杀菌力强、杀菌谱广、性能稳定、腐蚀性小、受有机物影响小的特点,常用的有甲醛和戊二醛。

(1)甲醛:

1)杀菌机制:甲醛杀灭微生物的机制主要是烷基化作用,甲醛分子中的醛基可与微生物蛋白质和核酸分子中的氨基、羧基、羟基、巯基等发生反应,从而破坏生物分子的活性,使微生物致死。

2)应用范围:适用于医疗用品的消毒灭菌。

3)使用方法:

①浸泡消毒:4%甲醛与 5%硼砂组成的配方溶液可用于医疗器械的消毒,具有腐蚀性小、作用时间短的特点。浸泡 12h 可达灭菌要求。此方法临床应用较少。

②气体熏蒸消毒:气体熏蒸法可用于医疗器械的消毒。采用完全密闭的容器或专用甲醛

熏蒸消毒柜。熏蒸 12h 以上达高效消毒要求。甲醛产生气体的方法有加热法和化学反应法两种,其中化学反应法在临床较为多用。

③化学反应法:常用的化学反应剂有高锰酸钾、重铬酸钾、漂白粉等氧化剂,最常用的是甲醛与高锰酸钾反应,甲醛用量为 150ml/m³,配制比例为甲醛 2 份、高锰酸钾 1 份。

④低温蒸汽甲醛灭菌:此方法适用于怕热怕湿医疗用品的灭菌。低温蒸汽甲醛灭菌设备与预真空压力蒸汽灭菌器相似,采用预真空和脉动真空程序和甲醛气体与蒸汽输送混合程序,在 78～83℃负压蒸汽下进行灭菌。

4)残余甲醛的驱除:常用驱除方法是氨水中和法,凝聚在物体表面的甲醛可用氢氧化铵水溶液擦拭清除。

5)注意事项

①因甲醛气体具有可燃性,在使用甲醛气体熏蒸时注意避免明火。

②甲醛气体消毒时,相对湿度应保持在 70%。熏蒸的物品若为多孔物品,应增加甲醛用量。

③甲醛气体的穿透力较差,消毒物品必须充分暴露,才能达到消毒要求。

④甲醛溶液浸泡后的器械,必须用无菌蒸馏水冲洗干净后才能使用。

(2)戊二醛:

1)杀菌作用及机制:戊二醛具有高效、广谱、快速杀灭微生物的作用,可有效杀灭各种细菌繁殖体、结核杆菌、真菌、细菌芽胞、病毒等。目前国内大部分医院将戊二醛用于内镜及不耐热器械的消毒与灭菌。戊二醛的杀菌作用主要靠醛基的烷基化作用,直接或间接作用于生物蛋白分子的不同基团,使其失去生物学活性,导致微生物死亡。

2)剂型:

①2%碱性戊二醛:pH 为 7.5～8.5,是经过碱化的戊二醛,具有很强的杀芽胞作用。

②2%强化酸性戊二醛:pH 为 3～5,酸性戊二醛稳定性较好,对病毒的灭活作用较碱性戊二醛稍强,但杀芽胞作用较碱性戊二醛弱。

③强化中性戊二醛:在戊二醛中加入适量表面活性剂和缓冲剂,将 pH 调至中性,可保持较好的稳定性和良好的杀芽胞效果。

3)使用方法:常用浸泡法。

①灭菌:将清洗、晾干待灭菌的医疗器械及物品浸没于装有戊二醛的容器中,加盖,浸泡10h 后,无菌操作取出,用无菌水冲洗干净,并无菌擦干后使用。

②消毒:将清洗、晾干的待消毒处理医疗器械及物品浸没于装有戊二醛的容器中,加盖,一般 20～45min,取出后用灭菌水冲洗干净并擦干。戊二醛也可用于医疗设备及精密仪器表面的消毒。消毒内镜的作用时间按内镜清洗消毒技术操作规范执行。

4)注意事项:

①戊二醛对手术刀片等碳钢制品有腐蚀性,金属器械及内镜消毒灭菌时使用前应先加入0.5%亚硝酸钠防锈。加入活化剂的戊二醛有效期为 2 周。

②使用过程中应加强戊二醛浓度检测。

③戊二醛对皮肤黏膜有刺激性,接触戊二醛溶液时应戴橡胶手套,防止溅入眼内或吸入

体内。

④盛装戊二醛消毒液的容器应加盖,放于通风良好处。

5.环氧乙烷　环氧乙烷具有杀菌力强、杀菌谱广、穿透力强、不损坏物品的特点,可杀灭各种微生物,属于灭菌剂。

(1)杀菌机制:环氧乙烷杀灭各种微生物的作用机制主要是烷基化作用,使菌体蛋白质和核酸分子中的巯基、氨基、羧基等发生烷基化反应,同时能抑制微生物多种酶的活性,阻碍微生物的正常代谢,从而致死微生物。

(2)应用范围:各种医疗器械、纤维内镜、塑料橡胶制品、高分子合成材料、各种精密仪器、纸制品、一次性使用医疗器材和卫生用品及其他工业产品等。

(3)使用方法:由于环氧乙烷易燃、易爆,且对人有毒,所以必须在密闭的环氧乙烷灭菌器内进行。

(4)残留气体的驱除:灭菌材料中含有的环氧乙烷,可引起皮下充血、水肿,甚至溶血。按国家规定标准,物品经环氧乙烷灭菌后,残留环氧乙烷应$\leqslant 10 \times 10^{-6}$ppm。残留气体的驱除方法有以下 4 种:

①自然通风法:自然通风,放置 1 周。

②加热通风法:物品置于 $50 \sim 60℃$ 的加热通风环境(电热箱或热风室)作用 6h。

③微波驱散法:将灭菌后的非金属物品放入微波加热腔内 55℃ 照射 $1 \sim 3h$。

④新型环氧乙烷灭菌器程序驱散法:灭菌器本身具有驱散残气的自动程序。

(5)注意事项

①使用和存放环氧乙烷的环境应远离火源,禁止吸烟和明火。

②进行灭菌时,环氧乙烷灭菌柜或塑料袋必须关闭扎紧,不能漏气。

③灭菌结束时先打开窗户,再打开灭菌器门,使残留气体排到室外。

④灭菌后的物品必须按规定要求驱散残留气体,达到安全标准方可使用。

6.二溴二甲基乙内酰脲(二溴海因)　二溴海因是一种释放有效溴的消毒剂,可杀灭各种微生物,包括细菌繁殖体、芽胞、真菌和病毒。属高效、广谱消毒剂。

(1)杀菌作用:二溴海因能在水中释放次溴酸,形成新生态氧干扰细菌细胞代谢,促进细菌死亡。

(2)适用范围:可用于饮水、污水和游泳池水消毒,医疗卫生单位环境物体和诊疗用品消毒,餐具、茶具、水果、蔬菜消毒等。

(3)使用方法:采用浸泡、擦拭或喷洒法消毒。

①浸泡法消毒:将洗净的待消毒物品浸没于消毒液内,加盖,作用至预定时间后取出。对一般污染物品,用 $250 \sim 500$mg/L 二溴海因,作用 30min;对致病性芽胞菌污染物品,用 $1000 \sim 2000$mg/L 浓度,作用 30min。

②擦拭法:对大件不能用浸泡法消毒的物品,可用擦拭法。消毒液浓度和作用时间参见浸泡法。

③喷洒法:对一般物品表面,用 $500 \sim 1000$mg/L 二溴海因,均匀喷洒,作用 30min;对致病性芽胞和结核分枝杆菌污染的物品,用 $1000 \sim 2000$mg/L 浓度消毒液喷洒,作用 60min。

(4)注意事项：

①消毒剂应置于阴凉、干燥处密封保存。

②消毒液现用现配,并在有效期内用完。

③用于金属制品消毒时,可加入 0.3%～0.5%防锈剂亚硝酸钠。

④对餐具果蔬消毒后,应用净水冲洗。

7.醇类消毒剂 醇类消毒剂杀菌效果属于中等水平,主要用于皮肤消毒。作用快速、无色、价格低廉。常用的品种有乙醇、正丙醇、异丙醇,其由乙醇的应用最广泛。

(1)杀菌机制:乙醇能使细菌蛋白质凝固、沉淀、变性,干扰细菌的正常代谢,抑制细胞繁殖,使细胞破坏溶解,导致微生物死亡。

(2)适用范围:适用于皮肤、环境表面及医疗器械的消毒等。

(3)使用方法:常用消毒方法有浸泡法和擦拭法

①浸泡法:将待消毒的物品放入装有乙醇溶液的容器中,加盖。细菌繁殖体污染医疗器械等物品,用 75%的乙醇溶液浸泡 10min 以上;体温表用 75%的乙醇,浸泡消毒 30min 以上。

②擦拭法:主要用于对皮肤的消毒,用 75%乙醇棉球擦拭。

(4)注意事项:

①使用浓度适宜:乙醇的最佳使用浓度为 70%～85%,低于 60%杀菌效果会受到影响,高于 90%会迅速凝固表层蛋白质,影响乙醇的穿透力,使微生物得到保护。

②消毒前的清洁:乙醇消毒必须首先清除物品表面的有机物,以免形成表层保护,影响杀菌效果。

③注意保护物品:消毒精密仪器时不要接触树胶和光学部件,以免损坏部件。

8.季铵盐类消毒剂 本类消毒剂包括单链季铵盐和双长链季铵盐两类,前者只能杀灭某些细菌繁殖体和亲脂病毒,属低效消毒剂,例如苯扎溴铵;后者可杀灭多种微生物,包括细菌繁殖体,某些真菌和病毒。季铵盐类可与乙醇或异丙醇配成复方制剂,其杀菌效果明显增加。季铵盐类消毒剂的特点是对皮肤黏膜无刺激,毒性小,稳定性好,对消毒物品无损害等。

(1)杀菌机制:能改变细胞的渗透性,使菌体破裂,蛋白质变性,同时抑制细菌体内脱氢酶和氧化酶,以及分解葡萄糖、琥珀酸盐、丙酮酸盐的酶的活性,影响细菌的代谢,从而达到杀菌的目的。

(2)适用范围:皮肤黏膜消毒,环境物品消毒。

(3)使用方法:

①皮肤消毒:目前常用 500～1000mg/L 浓度苯扎溴铵水溶液作为皮肤擦拭或浸泡消毒,作用2～5min。

②黏膜消毒:用 500mg/L 苯扎溴铵溶液作为妇科冲洗、尿道冲洗消毒等,亦可用 1000mg/L 浓度的水溶液做黏膜擦洗消毒,作用 1～3min。

③环境表面消毒:根据污染微生物的种类选择用双链还是用单链季铵盐消毒剂,一般用 1000～2000mg/L,浸泡、擦拭或喷洒消毒,作用时间 30min。

(4)注意事项:

①忌与肥皂、洗衣粉或其他季铵盐类消毒剂合用。

②不宜用于大便、尿液、痰等排泄物的消毒。

③不宜用于灭菌器械的消毒。

④有机物对其消毒效果有影响,严重污染时应加大使用剂量或延长作用时间。

9.胍类消毒剂　胍类消毒剂包括氯己定和聚六亚甲基胍,均属低效消毒剂。具有速效杀菌作用,对皮肤、黏膜无刺激性,对金属和织物无腐蚀性,受有机物影响较轻、稳定性好等特点。临床上常用的消毒剂为氯己定。氯己定又名洗必泰、氯苯胍亭,可与无机酸或有机酸形成醋酸氯己定和葡萄糖酸氯己定。

(1)杀菌机制:能迅速吸附细菌细胞表面,破坏细胞膜,抑制细菌脱氢酶的活性,高浓度时可使蛋白质和核酸沉淀,使细胞色素化酶的活性降低,从而干扰细胞的生长。能杀灭细菌繁殖体,但对结核分枝杆菌、细菌芽胞及某些真菌仅有抑制作用。

(2)适用范围:适用于外科洗手、手术部位皮肤及黏膜消毒等。

(3)使用方法:常用消毒方法有浸泡、擦拭和冲洗法。

①擦拭法:手术部位及注射部位的皮肤消毒用 5000mg/L 醋酸氯己定-乙醇(70%)溶液局部擦拭 2 遍,作用 2min;对伤口创面消毒用 5000mg/L 醋酸氯己定水溶液擦拭创面 2～3 遍,作用 2min;外科洗手可用相同浓度和作用时间。

②冲洗法:对阴道、膀胱或伤口黏膜创面的消毒,用 500～1000mg/L 醋酸氯己定水溶液冲洗,至冲洗液变清为止。

(4)注意事项:

①不适用于外科手术器械消毒。

②有机物存在降低其消毒作用,冲洗消毒时,若创面脓液过多,应延长冲洗时间。

③忌与肥皂、洗衣粉等阴离子表面活性剂混合使用或前后使用。

④不可与红汞、甲醛、硝酸银、硫酸锌等药物配伍作用。

【消毒灭菌质量监测】

(一)消毒灭菌质量监测要求

1.消毒质量的监测

(1)湿热消毒:

①应监测、记录每次消毒的温度与时间。

②应每年检测清洗消毒器的主要性能参数。检测结果应符合生产厂家的使用说明或指导手册的要求。

(2)化学消毒:应根据消毒剂的种类特点,定期监测消毒剂的浓度、消毒时间和消毒时的温度,并记录,结果应符合该消毒剂的规定。

(3)消毒效果监测:消毒后直接使用物品应每季度进行监测。

2.灭菌质量的监测

(1)对灭菌质量采用物理监测法、化学监测法和生物监测法进行,监测结果应符合要求。

(2)物理监测不合格的灭菌物品不得使用;应分析原因进行改进,直至监测结果符合要求。

(3)包外化学监测不合格的灭菌物品不得离开灭菌部门,包内化学监测不合格的灭菌物品不得使用。并应分析原因进行改进,直至监测结果符合要求。

(4)生物监测不合格时,应尽快召回上次生物监测合格以来所有尚未使用的灭菌物品,重新处理;并应分析不合格的原因,改进后,生物监测连续 3 次合格后方可使用。

(5)灭菌置入型器械,应每批次进行生物监测。生物监测合格后,方可使用。

(二)压力蒸汽灭菌的监测

1.**工艺监测**　工艺监测又称物理监测,即每次灭菌应连续监测并记录灭菌时的温度、压力和时间等灭菌参数。温度波动范围在 3℃ 以内,时间满足最低灭菌时间的要求,同时应记录所有临界点的时间、温度与压力值,结果应符合灭菌的要求。

2.**化学监测**

(1)包外监测:包外化学指示物监测是将化学指示胶带贴于每一待灭菌物品包外,经一个灭菌周期后,观察其颜色的改变,以指示是否经过灭菌处理。如果透过包装材料可直接观察包内化学指示物的颜色变化,则不必放置包外化学指示物。

(2)包内监测:高度危险性物品包内应放置包内化学指示物。包内监测是在物品包内最难灭菌的部位放置一条压力蒸汽灭菌器专用的化学指示卡,下排气式压力蒸汽灭菌器使用 121℃ 化学指示卡,预真空压力蒸汽灭菌器要使用 132℃ 化学指示卡,不可混用,经一个灭菌周期后,取出指示卡观察,特别要注意观察大包或难以消毒部位的物品包中的指示卡的颜色变化,根据其颜色及性状的改变判断是否达到灭菌条件。

(3)采用快速压力蒸汽灭菌程序灭菌时,应直接将一片包内化学指示物置于待灭菌物品旁边进行化学监测。

(4)B-D 指示图:专用于预真空压力蒸汽灭菌器的监测,是监测高压锅内是否有冷空气的聚集点。在每天灭菌前、新灭菌器安装调试后、检修灭菌器设备后进行。实验时将指示图放于标准实验包(标准实验包是用脱脂棉布叠放成 30cm×25cm×26cm 大小的敷料包)的中层,将包放于灭菌器下层前部。灭菌后取出观察指示图颜色变化是否均匀,即可判断是否有冷空气团的存在。

(5)结果判定:指示卡、胶带的性状或颜色均变至规定的条件,判为灭菌合格;若其中之一未达到规定的条件,则灭菌过程不合格。

3.**生物监测**　生物监测是将嗜热脂肪杆菌芽胞菌片制成标准生物测试包或生物 PCD,或使用一次性标准生物测试包,对灭菌器的灭菌质量进行监测。

(1)监测方法:将生物指示物置于标准试验包的中心部位。标准试验包由 16 条 41cm×66cm 的全棉手术巾制成。制作方法将每条手术巾的长边先折成 3 层,短边折成 2 层,然后叠放,制成 23cm×23cm×15cm 大小的测试包。标准生物监测包置于灭菌器排气口的上方或生产厂家建议的灭菌器内最难灭菌的部位。经一个灭菌周期后,在无菌条件下取出标准试验包的指示菌片,投入溴甲酚紫葡萄糖蛋白胨水培养基中,经(56±1)℃ 培养 7d(自含式生物指示物按产品说明书执行),观察培养结果。每次要设阳性对照和阴性对照。

(2)采用快速压力蒸汽灭菌程序灭菌时,应直接将一支生物指示物,置于空载的灭菌器内,经一个灭菌周期后取出,规定条件下培养,观察结果。

(3)结果判定:阳性对照组培养阳性,阴性对照组培养阴性,试验组培养阴性,判定为灭菌合格。阳性对照组培养阳性,阴性对照组培养阴性,试验组培养阳性,则灭菌不合格。

（三）干热灭菌效果监测

干热灭菌效果的监测方法有物理监测法、化学监测法和生物监测法。

1.物理监测法　物理监测法又称为热电偶监测法，监测时将温度监测仪的多个探头分别放于灭菌器各层的内、中、外各点，关好柜门，将导线引出，从记录仪中观察温度的变化情况。如果所示温度的曲线达到预期的温度要求，则表示灭菌的温度符合要求。

2.化学监测法　在每一灭菌包外使用包外化学指示物，包内使用包内化学指示物，并置于最难灭菌的部位。对于未打包的物品，应使用一个或者多个包内化学指示物，放在待灭菌物品附近进行监测。经过一个灭菌周期后取出，据其颜色的改变判断是否达到灭菌要求。

3.生物监测法

(1)监测方法：将枯草杆菌黑色变种芽胞菌片分别装入灭菌试管内(1片/管)，放于灭菌器内每层门把手对角线的内、外角处，试管帽打开置于试管旁，关好柜门，经一个灭菌周期后，待温度降至80℃时，加盖试管帽取出试管，在无菌条件下加入普通营养肉汤培养基，以(36±1)℃培养48h，观察初步结果，继续培养至第7日。并设阳性对照和阴性对照。

(2)结果判定：阳性对照组培养阳性，阴性对照组培养阴性，若每个指示菌片接种的肉汤管均澄清，判为灭菌合格；若阳性对照组培养阳性，阴性对照组培养阴性，而指示菌片之一接种的肉汤管浑浊，判为不合格。

（四）紫外线消毒监测

紫外线消毒监测通常有日常监测、物理监测、化学监测和生物监测。紫外线的生物监测在临床应用较少，在此不做描述。

1.日常监测法

(1)日常监测包括对灯管应用时间、照射累计时间及物理化学监测结果记录并签名。

(2)记录的内容：每次照射的具体时间、该灯管累计的已经使用的时间、物理监测结果和化学监测结果、监测人签名。

2.物理方法　用紫外线辐射照度计测定紫外线灯管的辐射强度。

(1)测试方法：开启紫外线灯预热5min后，调试好紫外线辐射照度计的电压和零点，打开受光器盖，置于紫外线灯管下垂直距离1m的中央处接受照射，待照度计数字窗的数字停止变化时，即可确定紫外线灯管的强度，记录强度值，将照度计各开关回位，盖好受光器盖。

(2)结果判定：普通30W直管型紫外线灯，新灯辐照强度≥90μW/cm^{2}为合格，使用中紫外线灯辐照强度≥70μW/cm^{2}为合格；30W高强度紫外线灯辐照强度≥180μW/cm^{2}为合格。

(3)注意事项：测定时电压(220±5)V，温度20~25℃，相对湿度<60%。紫外线辐射照度计应在计量部门检定的有效期使用。

3.化学监测法

(1)监测方法：开启紫外线灯5min后，将指示卡的正面置紫外线灯下垂直距离，于灯管中心点距离1m处，照射1min，观察指示卡色块的颜色，将其与标准色块比较，读出照射强度。

(2)结果判定：将指示卡中间光敏涂料的颜色与标准色块比较，可以判断出紫外线灯管照射强度的范围。紫外线灯管是否合格的标准与紫外线辐照计的方法一致。

(3)注意事项：指示卡应获得卫生许可批件，并在有效期内使用；及时记录判断结果，放置时间过久,指示卡光敏涂料的颜色会随着时间变化而变淡;未用完的指示卡要用避光纸包装,置于4℃冰箱保存;紫外线灯管安置后及应用前进行监测,使用中的紫外线灯管照射强度应按消毒技术规范的要求定期监测。

(五)环氧乙烷灭菌效果监测

环氧乙烷灭菌效果的监测方法主要有工艺监测方法、化学监测方法和生物监测方法。

1.工艺监测法　按操作程序进行监测。

2.化学监测法

(1)化学指示胶带:化学指示胶带粘贴于每个灭菌物品的外包装包外,作为灭菌过程的标志。

(2)化学指示卡:在每个灭菌包内放置一条环氧乙烷专用的化学指示卡,灭菌结束后打开包先查看指示卡变色是否达标,以间接判断灭菌是否合格。化学指示卡监测作为日常的灭菌效果监测。

3.生物监测法　环氧乙烷灭菌生物指示菌片为枯草杆菌黑色变种芽胞。

(1)监测方法:

①制备常规生物测试包,即取一个20ml无菌注射器,去掉针头,拔出针栓,将生物指示剂放入针筒内,带孔的塑料帽应朝向针头处,再将注射器的针栓插回针筒(注意不要碰及生物指示物),之后用一条全棉小毛巾两层包裹,置于纸塑包装袋中,封装。

②将常规生物测试包放在灭菌器最难灭菌的部位(整个装载灭菌包的中心部位)。灭菌周期完成后应立即将生物指示物从被灭菌物品中取出,(36 ± 1)℃培养7d(自含式生物指示物应遵循产品说明),观察培养基颜色变化。同时设阳性对照和阴性对照。

(2)结果判定:阳性对照组培养阳性,阴性对照组培养阴性,试验组培养阴性,判定为灭菌合格。阳性对照组培养阳性,阴性对照组培养阴性,试验组培养阳性,则灭菌不合格。

(六)等离子体灭菌的监测

1.工艺监测　每次灭菌应连续监测并记录每个灭菌周期的临界参数,如舱内压、温度、过氧化氢的浓度、电源输入和灭菌时间等灭菌参数。灭菌参数符合灭菌器的使用说明或操作手册的要求。

2.化学监测　将专用的化学指示物贴于每一个灭菌物品包外,作为灭菌过程的标志;将专用的化学指示卡置于每个灭菌包内最难灭菌位置,经过1个灭菌周期后观察指示胶带和指示卡的颜色(或按产品说明书规定的颜色),判定其是否达到灭菌合格要求。

3.生物监测

(1)测试菌种:嗜热脂肪杆菌芽胞(ATCC 7953,含菌量$5\times10^3\sim5\times10^6$ cfu/片)。

(2)监测方法:

①将生物指示物置入附带有化学指示条(特卫强)的灭菌袋中,将内附生物指示物的灭菌袋封口,特卫强面朝上,并置于灭菌器架上,将它放置在灭菌器内过氧化氢最难到达的位置,一般置于顶部。

②灭菌循环结束后将生物指示物取出,注意其化学指示顶盖的颜色应为金黄色。

③将指示物顶盖下压,保持生物指示物垂直,然后使用试管夹将测试剂内部的培养基小瓶压碎。生物指示物上注明标签及日期。对照组的生物指示物重复上述过程。注明标签及日期,标上字母"C"作对照组。

④将2个小瓶置入55～60℃的恒温培养箱内,培养48h。

(3)结果判断:阳性其顶盖的颜色为红色、内容物为黄色且浑浊,阴性其内容物仍为紫色。

(4)注意事项:

①使用生物指示物前先检查其失效期。

②生物指示物丢弃于危害物处理箱内。呈阳性的对照组的生物指示物和任何阳性反应的生物指示物在丢弃前可以用121℃高压蒸汽灭菌30min或者焚烧。

③如果作检测的生物指示物其灭菌条件未达到要求(呈黄色或浑浊液体),要求使用另外的生物指示物重新检测。如果连续2次检测显示其灭菌条件未达到要求,参照设备使用准则重新处理器械。

(七)使用中消毒液的监测

1.化学消毒剂浓度试纸测定法

(1)G-1型消毒剂浓度试纸:

①测定范围:该试纸可以测定多种氧化性消毒剂浓度,如有机含氯消毒剂的优氯净、氯代异氰尿酸及其盐类、氯胺等,无机含氯消毒剂的次氯酸钠、次氯酸钙、氯化磷酸三钠等。还可以测定过氧化物类,如过氧乙酸、过氧化氢、二氧化氯等。

②测定方法:取试纸一条或半条,迅速在消毒液内蘸一下,在自然光下立即与标准色块进行比较,若显色在预计范围内,即为测定消毒剂合格。

③注意事项:试纸一旦打开,使用后立即放回塑料袋内,注意防止潮湿,避免接触化学物质。测定时读数应在30s之内,时间越长,越不准确,因为时间延长会增加空气氧化因素。

(2)戊二醛浓度试纸:

①使用方法:从小瓶中取出一条测试卡,并旋紧瓶盖,将指示色块完全浸没于待测消毒液中,取出后,用瓶盖上的纸垫去除多余液体,过5～8min,观察色块颜色变化,若指示色块达到均匀的亮黄色,表示溶液浓度＞2.0%,若指示色块全部或仍有部分白色,表示溶液浓度＜2.0%。

②注意事项:不适用含酚戊二醛的测试;测试卡要在有效期内使用;不同浓度的消毒液要使用相应浓度的测试卡。

2.使用中消毒液的染菌量测定

(1)检测方法:

①涂抹法:用无菌吸管吸取消毒液1ml,加入含有相应中和剂9ml的采样管内,混匀,用无菌吸管吸取上述溶液0.2ml,滴于普通琼脂平板进行接种,一式两份。一份置于20℃培养7d,观察真菌生长情况,另一份置于35℃温箱内,培养72h,计数菌落数,计算公式如下:

消毒液染菌量(cfu/ml)＝平板上的菌落平均数×50

②倾注法:用无菌吸管吸取消毒液1ml,加入含有相应中和剂9ml的采样管中混匀,分别取0.5ml,放入2只灭菌平皿内,加入已溶化的45～48℃的营养琼脂15～18ml,边倾注边摇

匀,待琼脂凝固,一平板置于20℃培养7d,观察真菌生长情况,另一平板置于37℃培养72h,计数菌落数,计算公式如下:

消毒液染菌量(cfu/ml)＝平板上的菌落平均数×20

(2)结果判断:消毒液染菌量≤100cfu/ml为合格。

(3)注意事项:

①在消毒液内无物品时或物品消毒至规定时间后进行采样。

②采样后1h内送检。

③消毒液含菌量测定必须加中和剂,不同消毒剂使用不同的中和剂。

(八)医疗器械消毒灭菌效果监测

1.常规细菌监测

(1)检测方法:用无菌方法将拟检的小件物品(如缝合针、针头、手术刀片等)各5只,分别投入5ml的无菌洗脱液中;注射器则取5副在5ml无菌肉汤中分别抽吸5次;手术钳、镊子等大件医疗器械的采样方法同环境表面消毒效果监测中的采样方法。用无菌吸管各吸取1ml待检样品洗脱液,放于灭菌平皿内,加入已熔化的45～48℃的营养琼脂15～18ml。边倾注边摇匀,待琼脂凝固,置于37℃温箱培养48h,计数菌落数。

(2)结果判定:平板上无菌生长为灭菌合格。

(3)注意事项:若消毒因子为化学消毒剂时,采样液中应加入相应中和剂。

2.无菌检验　无菌检验是检验医疗用品经灭菌处理后是否无菌的一种方法。无菌检验应在空气洁净度为100级单向流空气区域内进行,应严格遵守无菌技术操作,避免微生物污染;对单向流空气区域及工作台面,必须进行洁净度验证。

(1)取样:

①取缝合针、针头、刀片等小件医疗器械5件,直接浸入6管需氧-厌氧培养管(其中一管做阳性对照)与4管真菌培养管。

②其他物品以注射器为例,取5副注射器在5ml洗脱液中反复抽吸5次,混合后接种培养管(培养管种类与数量同上)。

③手术钳、镊子等大件医疗器械取2件,用蘸有无菌洗脱液的棉拭子反复涂抹采样,将棉拭子投入5ml无菌洗脱液中,将采样液混匀,接种于培养管(培养管种类与数量同上)。

(2)培养:在待检样品的需氧-厌氧培养管中,接种预先准备的金黄色葡萄球菌阳性对照管液(稀释1∶1000)1ml,连同阳性与阴性对照管均于30～35℃培养5d,真菌培养管与阴性对照管于20～25℃培养7d,培养期间逐日检查是否有菌生长,如加入供试品后,培养液出现浑浊或沉淀,经培养后不能从外观上判断时,可取培养液转种入另一只相同的培养液中,培养48～72h后,观察是否再现浑浊,并在转种的同时,取培养液少量,涂片染色,显微镜观察是否有菌生长。

(3)结果判断:阳性对照在24h内应有菌生长,阴性对照在培养期间应无菌生长,如需氧-厌氧及真菌培养管内均为澄清或虽显浑浊但经证明无菌生长,判断为灭菌合格;如需氧-厌氧及真菌培养管中任何一管显浑浊并证实有菌生长,应重新取样,分别用同法复试2次,除阳性对照外,其他各管均不得有菌生长,否则判断为灭菌不合格。

(4)注意事项:

①送检时间不得超过 6h,若样品保存于 0～4℃,则不得超过 24h。

②被采样本表面积＜100cm² 取全部表面;被采样本表面积≥100cm²,取 100cm²。

③若消毒因子为化学消毒剂,采样液中应加入相应中和剂。

(九)环境监测

1.空气消毒效果监测

(1)采样时间:在消毒处理后、操作前进行。

(2)采样方法:平板暴露法。

①布点方法:室内面积≤30m²,设内、中、外对角线 3 点,内、外点距墙壁 1m 处;室内面积＞30m²,设四角及中央 5 点,四角的布点部位距墙壁 1m 处。

②采样方法:将普通营养琼脂平板(直径 9cm)放在室内各采样处,采样高度距地面150cm,采样时将平板盖打开,扣放于平板旁,暴露 5min 盖好立即送检。

(3)注意事项:采样前关好门窗,在无人走动的情况下,静止 10min 进行采样;如为空气采样机采样,按操作说明进行。

(4)结果计算

$$空气细菌菌落数(cfu/m^3) = \frac{50000 \times N}{A \times T}$$

式中:A——平板面积,单位:cm²

T——平板暴露时间,单位:min

N——平均菌落数,单位:cfu/平皿

(5)结果判定

Ⅰ类区域(层流洁净手术室):细菌总数≤10cfu/m³,未检出金黄色葡萄球菌、溶血性链球菌为消毒合格。

Ⅱ类区域(普通手术室):细菌总数≤200cfu/m³,未检出金黄色葡萄球菌、溶血性链球菌为消毒合格。

2.洁净区域空气卫生学监测

(1)监测方法:

①采样高度:无手术台离地面＜80cm;有手术台时在台面上 25cm。

②采样方法:沉降菌监测采用平板暴露法,即用 9cm 直径普通营养琼脂平板,在采样点暴露 30min 后送检培养;如为空气采样机采样,按操作说明进行。

③布点数量:

100 级	13 个点
1000 级	9 个点
10000 级	7 个点
100000 级	面积≤30m² 2 个点,面积＞30m² 4 个点

④布点位置:10 万级布点位置避开送风口正下方。

⑤检测要求:Ⅰ级洁净手术室和洁净辅助用房检测前,系统应已运行 15min,其他洁净房

间应已运行 40min。在确认风速、换气次数和静压差的检测无明显问题之后,再进行微生物检测。当送风口集中设置时,应对手术区和周边区分别检测,测点数和位置应符合规定;附近有显著障碍物时,可适当避开;当送风口分散布置时,按全室统一布点检测,测点可均匀分布,但不应布置在送风口下方。用空气采样机采样时,每次采样的最小采样量为:100 级区域为5.66L,其他各级区域为 2.83L。在 100 级区域检测时,采样口应对着气流方向;在其他级别区域检测时,采样口均向上。

(2)结果判断:根据《医院洁净手术部建筑技术规定》(GB 50333-2002),洁净手术室等级标准以及主要洁净辅助用房等级标准。

(3)注意事项:

①当采用浮游法测定浮游菌密度时,用裂隙采样器在空气中随机采样 30min,每次采样的最小采样量:100 级区域为 5.66L,其他各级区域为 2.83L。

②无论用何种方法检测细菌密度,都必须有 2 次空白对照。第 1 次对用于检测的培养皿或培养基条做对比实验,每批 1 个对照皿(条)。第 2 次在检测时,每次或每区 1 个对照皿(条),对操作过程做对照实验:模拟操作过程,但培养皿或培养基条打开后应立即封盖。2 次对照结果必须为阴性,整个操作过程应符合无菌操作的要求,严格遵照测试规则。

③净化区域在监测前应先检查相应的技术指标(温湿度、换气次数、新风量、平均风速、静压差、照度、自净时间等)是否符合标准。

3.物品和环境表面消毒效果监测

(1)采样时间:根据采样目的选择采样时间,一般选择消毒处理后 4h 内进行采样。暴发流行时尽可能对未处理的现场进行采样。

(2)采样面积:常规监测时,被采物体表面<100cm²,取全部表面;被采物体表面≥100cm²,取 100cm²。暴发流行时采样不受此限制。

(3)采样方法:用 5cm×5cm 的标准灭菌规格板,放在被检物体表面,采样面积≥100cm²,连续采样 4 个,用浸有无菌生理盐水采样液的棉拭子 1 支,在规格板内横竖往返均匀涂抹各 5次,并随之转动棉拭子,剪去手接触部分,将棉拭子放入装有 10ml 采样液的试管内立即送检。门把手等不规则物体用棉拭子直接涂抹采样。

(4)结果判定:

$$物体表面细菌菌落总数(cfu/cm^2)=\frac{平板上菌落平均数\times采样液稀释倍数}{采样面积(cm^2)}$$

细菌总数≤5cfu/cm²,并未检出致病菌为消毒合格。

(5)注意事项:

①采取的标本要有足够的样本数量且有代表性。

②采样时,棉拭子处于湿润状态,如处于饱和状态可将多余的采样液在采样管上挤压去除。禁止使用干棉拭子采样。

4.手和皮肤黏膜消毒效果监测

(1)采样时间:消毒后立即采样。

(2)采样方法:

①手的采样:被检人五指并拢,将浸有无菌生理盐水采样液的棉拭子一支在双手指曲面从

指根到指端往返涂擦两次(一只手涂擦面积约 30cm²),并随之转动采样棉拭子,剪去手接触部位,将棉拭子放入装有 10ml 采样液的试管内立即送检。

②皮肤黏膜的采样:用 5cm×5cm 的标准灭菌规格板,放在被检皮肤处,用浸有无菌生理盐水采样液的棉拭子 1 支,在规格板内横竖往返均匀涂抹各 5 次,并随之转动棉拭子,剪去手接触部分,将棉拭子放入装有 10ml 采样液的试管内立即送检。不规则的黏膜皮肤处用棉拭子直接涂抹采样。

(3)监测频率:一般情况每季度监测一次,当发生感染流行、高度怀疑或确定与医务人员手的污染有关时,应及时监测。

(4)结果判定

$$手细菌菌落总数(cfu/cm^2) = \frac{平皿上菌落平均数×采样液稀释倍数}{30×2}$$

细菌总数≤5cfu/cm²,并未检出金黄色葡萄球菌、大肠埃希菌、铜绿假单胞菌为消毒合格。

(屈 涛)

第三章 重症监护护理技术

第一节 气管内插管术的护理

气管内插管是建立人工气道的可靠途径,也是进行人工通气的最好办法。它便于清除呼吸道分泌物,维持气道通畅,减少气道阻力,也有利于减少呼吸道解剖死腔,保证有效通气量,为给氧、加压人工呼吸、气管内给药等提供条件。因此,气管内插管不但用于临床麻醉,在危重病人的救治中也具有极其重要的作用。

（一）气管内插管的适应证与禁忌证

1.气管内插管的适应证

(1)呼吸功能不全或呼吸窘迫综合征,需行人工加压给氧和辅助呼吸者。

(2)呼吸、心搏骤停行心肺脑复苏者。

(3)呼吸道分泌物不能自行咳出,需行气管内吸引者。

(4)各种全麻或静脉复合麻醉手术者。

(5)颌面部、颈部等部位大手术,呼吸道难以保持通畅者。

(6)婴幼儿气管切开前需行气管插管定位者。

(7)新生儿窒息的复苏。

2.气管内插管的禁忌证 下列情况应禁用或慎用。

(1)喉头水肿、急性喉炎、喉头黏膜下血肿、插管创伤引起的严重出血等,此类患者在面罩给氧下行气管切开较安全。

(2)咽喉部烧灼伤、肿瘤或异物存留者。

(3)主动脉瘤压迫气管者,插管可导致主动脉瘤破裂。

(4)下呼吸道分泌物潴留所致呼吸困难,难以从插管内清除者,应行气管切开术。

(5)颈椎骨折脱位者。

（二）物品准备

备气管插管盘,含以下物品。

1.喉镜 有成人、儿童、幼儿3种规格。镜片有直、弯2种类型,一般多用弯型镜片,它在暴露声门时不必挑起会厌,可减少对迷走神经的刺激。

2.气管导管 有橡胶管和塑料管2种。其长度、粗细要根据具体情况选择。经口插管时成年男性一般选择 F(插管号)为 34～36 的插管,成年女性一般选择 F 为 32～34 的插管。鼻腔插管应相应小 2～3 号,且不带套囊。小儿气管导管的选择可按以下公式计算:F(插管号)＝18＋年龄。

3.导管管心　可用细金属条(铜、铝、铁丝皆可)。长度适当,以插入导管后其远端距离导管开口 0.5～1.0cm 为宜。

4.其他　牙垫、喷雾器(内装 1‰丁卡因或其他局部麻醉药)、10ml 注射器及针头、血管钳或夹子、胶布、清毒凡士林、听诊器、吸痰管。鼻腔插管时还应备插管钳。

除气管插管盘外,还需备好简易呼吸机或呼吸器、吸引器、氧气装置等。

（三）操作方法

气管插管方法,根据插管途径可分为经口腔插管和经鼻腔插管,根据插管时是否用喉镜暴露声门,分为明视插管和盲探插管。

（四）气管插管时的护理配合

1.对呼吸困难或呼吸停止者,插管前应先行人工呼吸、吸氧等,以免因插管费时而增加病人缺氧时间。

2.插管前检查工具是否齐全适用,喉镜灯泡是否明亮,套囊有无漏气等。导管的选择应根据病人年龄、性别、身材大小、插管途径来决定。

3.帮助医生准备好插管体位,以便操作方便、视野清楚、暴露好喉头。病人仰卧,头向后仰,使口、咽、气管基本重叠于一条轴线,此为插管操作的标准头位。如喉头暴露仍不好,可在病人肩背部或颈部垫一小枕,使头尽量后仰,使寰枕关节伸展(即 Magill 位),此为插管操作的修正头位。有时需要护士用手或颈部支撑物支撑颈部予以协助。

4.导管插入气管后应听诊两肺呼吸音是否对称、清晰,确认是否到位。

5.迅速、牢固固定导管,防止滑脱。

（五）气管内插管的护理

1.病情观察　注意观察病人的神志、呼吸、脉搏、血压和血氧饱和度的变化。

2.气管插管位置的确定　正常气管导管的位置应在气管隆突上 1～3cm,一般成人插管深度在 22～23cm 左右。过浅容易脱出,过深则顶在气管隆突而影响通气,甚至插入一侧支气管(往往进入右支气管),造成单侧肺通气或直对隆突,气流刺激易发生呛咳等反应。

护理人员应注意调节好气管插管的位置,听诊两肺呼吸音是否对称,测量气管插管顶端至门齿的距离,并用记号标明刻度,每班交班、定时检查,气管插管应该用胶布牢固固定,抬放病人过程中应有专人扶持颈部,以免导管移位,在给病人翻身时一定要注意气管插管、呼吸机管道的位置,防止过度牵拉致插管脱出。插管后随时检查导管是否通畅,有无扭曲。

3.气囊充气应适度　气管导管气囊充气压力过高,可阻断局部黏膜的血液供应,导致黏膜坏死,气管狭窄、变形,甚至气管食管瘘等并发症,因此气囊注气应适量,充气气囊压力应小于20mmHg。注入套囊内的气量以控制在呼吸时不漏气的最小气量为宜,一般为 5ml 左右,可采用分次少量充气的方法,给予气囊充气时,通常以注入气体刚能封闭气道、听不到漏气声后再注入 0.5ml。需较长时间应用时,一般每 4～6h 放松气囊 1 次,每次 5～10min,放气前要吸净口腔和喉部的分泌物,以免流入气道。在不使用通气机时,气囊不必充气。进食时气囊要充气,以防止食物或液体误入气管引起阻塞或吸入性肺炎。

4.气管内吸引的正确实施　经气管导管吸引时,应注意无菌操作,一般先吸取气管导管内分泌物,后吸取口、鼻腔内分泌物。一根吸痰管只能使用 1 次,用后集中清洗消毒。吸痰前后结合翻身拍背,使痰液从周边肺部流向中心气道,便于吸出,吸痰前后 2~3min,同时吸入 100%的纯氧。吸痰管的直径要小于气管导管内径的 1/2,吸引动作要迅速轻柔,每次吸引时间不超过 15s,吸引负压不超过 -90mmHg,每次吸引时应监测心律、心率和血氧饱和度(SpO_2)。吸引过程中,出现心率增快或减慢、心律失常、SpO_2 显著下降或发绀等情况,应立即停止吸引,迅速连接呼吸机辅助呼吸给氧。

5.加强呼吸道湿化和温化　气管插管后,气体经过鼻腔正常温化和湿化作用丧失而直接进入呼吸道,故必须加温湿化,防止气管内分泌物稠厚结痂而影响通气。加温湿化时,湿化器温度调节一般不超过 35℃,气道口吸入的气体湿度应维持在 32%~35%之间。湿化器内液体应使用蒸馏水,湿化器及液体每 24h 更换。应经常注意观察湿化效果,如分泌物黏稠,可定时向气管管内注入少量无菌生理盐水,一般成人每次 2~3ml,小儿每次 0.5~2ml,注意应在呼吸时的吸气相注入。

6.加强口腔护理　对保留气管导管 12h 以上的病人,每 4h 进行 1 次口腔护理,用生理盐水或其他漱口液棉球擦拭口腔、牙齿。每 24h 应更换牙垫,并将气管插管位置从口腔的一侧移至另一侧(防止长时间压迫引起局部溃疡),更换胶布带后牢固固定。在操作时,应注意防止气管插管的深度移位,通常由 2 名护士配合操作。

7.心理护理　清醒病人气管插管后,因不适和无法讲话,常产生恐惧、急躁等情绪,可导致心率、呼吸加快、血压升高、烦躁不安、吐管,甚至造成气管插管脱出或自行拔管等严重不良后果。因此,护理人员应理解病人因插管所承受的痛苦与不适,解释这是暂时的,教会病人采用会话卡、写字、打手势、点头、摇头等交流方式与医护人员或家属进行交流。

8.防止意外情况的发生

(1)自行拔管和气管插管脱出对于不能合作,极度烦躁,而又未用镇静剂的病人及小儿,应使用约束带适当固定肢体,防止自行拔出气管导管。导管应固定牢固,一旦胶布被口腔分泌物浸湿应及时更换,必要时用布带固定,以免导管滑脱。

(2)气管导管被痰堵塞长时间气管插管行机械通气的病人,若呼吸道分泌物很黏稠,而湿化不够或吸痰不够,或吸痰管插入深度不够,可发生气管插管被痰堵塞。为防止发生堵塞现象,必须加强气管内的湿化和吸引,痰液黏稠者,应定时向插管内注入少量生理盐水,以稀释痰液,吸痰时,吸痰管插入要够深。

(3)插管留置时间不宜过长,时间过长易致喉头水肿,反而加重呼吸困难。超过 72h 病情仍不见改善者,应考虑行气管切开术。

9.拔管前后的护理

(1)拔管前应吸净气管内及咽喉部的分泌物,解开固定插管的布带,松动胶布,将气囊放气,拔除气管插管。

(2)拔管后将病人头转向一侧,再次吸净口腔内分泌物,立即给予吸氧,并做口腔护理,注意观察有无呼吸窘迫症状和上呼吸道堵塞发生,必要时准备好插管装置,在床旁重新插管或气管切开。重症患者拔管后 1h 复查动脉血气变化。

(暴青竹)

第二节　心电、血压、血氧饱和度监护

一、心电图监测

(一)应用范围

心电图(ECG)主要是反映心脏激动的电学活动。对各种类型的心律失常和传导障碍,具有独特的诊断价值。到目前为止,还没有其他方法能够替代心电图在这方面的作用。心电监测是对心电活动的动态观察,一直被视为常规的急危重症的监测手段。特别是对各类心脏病人如严重心律失常、心力衰竭、心绞痛和心肌梗死病人,施行心脏或非心脏手术,休克病人,严重电解质紊乱和各种脏器衰竭病人更具有重要意义。

(二)临床意义

1.及时发现和识别心律失常　危重病人的各种有创的监测和治疗、手术操作、酸碱失衡和电解质紊乱等均可引起心律失常,严重时,可引起血流动力学改变。心电图监测对发现心律失常、识别心律失常性质、判断药物治疗的效果,均十分重要。

2.心肌缺血或心肌梗死　严重的缺氧、高二氧化碳血症、酸碱失衡等诸多因素,均可导致心肌缺血、心律失常的发生。心率的增快和血压的升高,均可使心肌耗氧增加,引起或加重心肌缺血的发生。因此,持续的心电监测可及时发现心肌缺血。

3.监测电解质改变　危重病人在治疗过程中,很容易发生电解质紊乱,最常见的是低钾和低钙,持续心电监测对早期发现有重要意义。

4.观察起搏器的功能　安装临时及永久起搏器患者,监测心电图,对观察心脏起搏器的起搏与感知功能,均非常重要。在做与起搏器无关手术,特别是手术中应用高频电刀时,也应做心电图监测,以免发生意外。

(三)心电图监测的方法

1.心电图监测仪的种类

(1)心电监护系统:重症监护治疗病房内,常配备心电监护系统。心电监护系统由 1 台中央监测仪和 4~6 台床边监护仪组成,现在的床边监护仪,常以生命体征监测仪代替。床边监护仪的心电图信号可以通过导线、电话线或遥控输入中心监测仪。

中心或床边心电图监测具有以下功能:①显示、打印和记录心电图波形和心率数字。②一般都设有心率上、下限报警的视听装置,报警时可同时记录和打印。有心律失常分析功能的监护仪室性早搏每分钟>5 次即可报警,在心脏停搏发生 4s 以上可自动报警。③图像冻结功能,可使心电图波形显示停下来,以供仔细观察和分析。双线 ECG 显示,连接下来的第二行 ECG 波形,可以冻结,并能及时记录。④数小时至 24h 的趋向显示和记录。⑤有的生命体征监测仪配有计算机,可分析多种类型的心律失常,识别 T 波改变,诊断心肌缺血。

(2)遥控心电图监测仪:该监测仪不需用导线与心电图监测仪相连,遥控半径一般为 30m,中心台可同时监测 4 个病人,患者身旁可携带 1 个发射仪器。

2.心电导联连接及其选择　监护使用的心电图连接方式有使用 3 只电极、4 只电极及 5 只电极不等。①综合 I 导联正极放在左锁骨中点下缘,负极放在右锁骨中点下缘,无关电极置于剑突右侧,其心电图波形类似 I 导联。②综合 II 导联正极置于左腋前线第四肋间,负极置于右锁骨中点下缘,无关电极置于剑突下偏右,其优点是心电图振幅较大,心电图波形近似 V_5 导联。③CM 导联是临床监护中常选用的连接方法,安置方法见表 3-1。

表 3-1　CM 导联连接方法

标准肢体导联	正极	负极	无关电极
I	左上肢(LA)	右上肢(RA)	左下肢(LF)
II	左下肢(LF)	右上肢(RA)	左上肢(LA)
III	左下肢(LF)	左上肢(LA)	右上肢(RA)

另外,每种监护设备,都标有电极放置示意图,请参照执行。

二、血压监测

(一)影响血压的因素

影响动脉压(BP)的因素包括心排血量、循环血容量、周围血管阻力、血管壁的弹性和血液黏滞度等 5 方面。血压能够反映心室后负荷,心肌耗氧及周围血管阻力。虽然血压能反映循环功能,但不是唯一指标,应结合多项指标综合分析。

(二)测量方法

1.无创性血压监测　常用的自动化无创伤动脉压监测(NIBP),是用特别的气泵自动控制袖套充气,可定时间断测压。目前临床上应用最广泛的 NIBP 是采用振荡技术,即上臂缚上普通橡胶袖套,测压仪内装有压力换能器、充气泵和电子计算机,可定时自动使袖套充气或放气。测压仪能够自动显示收缩压、舒张压、平均动脉压和脉率。注意低温、外周血管收缩、血容量不足以及低血压时,均影响测量的结果。

2.动脉穿刺插管直接测压法　动脉穿刺插管直接测压法是一种有创伤性的测量血压的方法。通过动脉穿刺直接测压方法仍能连续监测动脉压,了解每一心动周期内的收缩压、舒张压和平均压。通过动脉压的波形能初步判断心脏功能,并能计算其压力升高速率(dp/dt),以估计心室的收缩功能。手术时应用的高频电刀,对心电图可形成交流电干扰,此时可通过动脉波形的描记了解心脏情况,判断是否有心律失常。体外循环转流时,由于动脉搏动消失,用无创方法不能测到血压。由于直接测压方法具有上述诸多优点,可以弥补无创血压监测中的不足,因此,是 ICU 中最常用的监测血压的方法之一。但该法具有创伤性,有动脉穿刺插管的并发症如局部血肿、血栓形成等,故应从严掌握指征,熟悉穿刺技术和测压系统的原理与操作。

(三)血压监测的临床意义

1.收缩压 正常值范围为 90～140mmHg。其重要性在于克服各脏器的临界关闭压,保证脏器的供血。如肾脏的临界关闭压为 70mmHg(9.33kPa),当 SBP 低于此值时,肾小球滤过率减少,发生少尿。

2.舒张压 正常值范围为 60～90mmHg。其重要性在于维持冠状动脉灌注压。

3.平均动脉压 是心动周期的平均血压,平均动脉压＝舒张压＋1/3 脉压,正常值范围为 60～100mmHg。平均动脉压与心排血量和体循环血管阻力有关,可反映脏器组织灌注的情况,受收缩压和舒张压的双重影响。

三、血氧饱和度监测

血氧饱和度(SpO_2 或 SaO_2)系指血红蛋白(Hb)氧合程度的百分比,也就是氧含量与氧容量的百分比。通常采用的是动脉的血氧饱和度,正常值为 96%～100%。无创性血氧饱和度仪可连续监测血氧饱和度和脉搏容积图,其原理是通过置于手指末端、耳垂等处的红外线传感器来测量氧合血红蛋白的含量。所测的经皮血氧饱和度和动脉血气血氧饱和度的相关性很好,其绝对值十分接近。

(一)监测方法

将血氧饱和度的探头夹在患者手指上,其红光侧正对着指甲侧,它测定的是从传感器光源一方发出的光线有多少穿过了患者的组织(手指和耳),到达了另一方的接受器,可同时监测脉搏。

(二)临床意义

临床证明,它能够及早发现患者组织缺氧情况,以便及时调节呼吸机氧浓度及导管的吸氧流量;能及时反应全麻术后患者麻醉清醒程度,为拔除气管插管提供依据;且能在无创情况下,动态监测患者病情发展趋势,是危重患者监护的重要手段之一。

(三)影响血氧饱和度的因素

1.血氧饱和度降低见于肺通气或换气功能障碍性疾病,它指示有关呼吸系统和心脏以及体内氧传输的情况。

2.氧气管道被分泌物堵塞或半堵塞,氧气管扭曲、受压等,使氧气不能进入或不能顺利进入肺泡,造成组织缺氧和无效供氧,使血氧饱和度下降。

3.指套与患者手指接触不良,造成血氧饱和度监测值降低,与患者实际血氧饱和度有误差。

4.由于休克、体温过低和血管活性药物的使用,导致动脉中脉动血流量的减少,将使测量不准确。

(暴青竹)

第三节 中心静脉压监测及护理

中心静脉压（CVP）是指胸腔内上、下腔静脉的压力。CVP监测是反映右心功能的间接指标，对了解循环血量和右心功能具有重要的临床意义。持续监测CVP动态变化，结合其他血流动力学参数综合分析，对指导临床治疗具有很高的参考价值。

（一）正常值及临床意义

CVP正常值为$5\sim12cmH_2O$。小于$2\sim5cmH_2O$表示右心房充盈不佳或血容量不足；大于$15\sim20cmH_2O$，表示右心功能不良。CVP高低，主要反映右心室前负荷和血容量，与静脉张力和右心功能有关，不能反映左心功能。当病人出现左心功能不全时，单纯监测CVP失去意义。

（二）中心静脉置管途径

经皮穿刺监测CVP，一般包括4种途径：经颈内静脉、股静脉、锁骨下静脉及颈外静脉穿刺。临床常用经颈内静脉或锁骨下静脉，将导管插至上腔静脉或可经股静脉用较长导管插至下腔静脉。目前外周导入中心静脉置管应用增多。

（三）中心静脉置管并发症

1.感染 中心静脉置管感染率为2％～10％，致病菌以革兰阴性杆菌占75％，阳性球菌占25％。

2.出血和血肿 误穿破颈动脉、椎动脉、锁骨下动脉等邻近动脉，形成血肿，肝素化后或凝血机制不好的病人更易发生。

3.其他 包括气胸、血胸、气栓、血栓、神经和淋巴管损伤等。

（四）护理

深静脉导管的维持及并发症的预防主要依靠精心护理。优质的护理能有效地延长置管的时间。

1.操作前准备

（1）用物准备：中心静脉导管、静脉穿刺包、测压套件、无菌肝素生理盐水（软包装或塑料瓶，每500ml盐水加2500U肝素）、压力传感器、监测仪。连接一次性压力套装于肝素盐水袋，排尽管道内空气。将持续冲洗装置一端与传感器相接，传感器的导联线接监护仪，连接紧密后，监护仪上会出现压力监测道，点击监护仪菜单，变更压力监测道名称为CVP。

（2）护士准备：衣帽整齐，洗手，戴口罩、手套。

（3）环境准备：创造开阔空间，拉围帘，减少人员走动。

（4）患者准备：清醒患者留管前做好解释工作，给予心理支持。指导术中配合，如屏气、保持平稳呼吸。暴露穿刺部位，穿刺点周围皮肤备皮。彻底清除皮肤上的血迹和污物。取合适体位。经颈内静脉置管首先让患者去枕平卧，颈背下垫一小枕，使穿刺点向前挺出，穿刺侧上肢外展 90°,头转向对侧 45°~60°,头低足高 20°。

(5)操作前注意核对中心静脉置管同意书。

2.协助医生连接中心静脉导管

(1)置管成功后,将冲洗装置的另一端与中心静脉导管连接,如果导管为双腔或三腔,请与置入最远端的一腔(标有"distal"的一腔)连接。

(2)调试零点病人取平卧位,将传感器放在病人床旁,高度在腋中线第四肋间,与右心房同一水平。旋转三通关闭中心静脉导管端,使传感器压力室通大气,按监护仪上零点校正键"ZERO"。当屏幕上显示为"0"时,表示零点调整完毕。

(3)冲洗按压持续冲洗装置的快速洗钮,将针头内与导管内回血冲尽。

(4)观察记录压力值旋转三通关闭压力室的大气通道,此时传感器与中心静脉导管相通,测压开始。监护仪上可连续显示中心静脉压的数据和波形。

3.导管护理

(1)冲洗及封管:每次输液前用 0.9%氯化钠注射液冲洗导管,输液完毕,用 0.9%氯化钠注射液 3ml 推注后封管。封管要紧密,也可用封管液(0.9%氯化钠注射液 100ml,氢化可的松25mg、肝素 50mg)2ml 在输液后推注,或用肝素稀释液(25U/ml)1ml 经肝素帽注入,然后用无菌纱布包裹固定。

(2)导管的固定:妥善固定,防止滑脱。除了导管出皮肤处缝线固定、无菌敷贴固定外,距穿刺点 5cm 处再用长 3cm、宽 2cm 胶布固定,固定部位避开关节及凹陷处。翻身或神志不清病人活动、躁动时,事先预防,注意查看导管有无脱落。

(3)换管:使用时间长、受药物刺激等致管径变细,或导管被压折、血液回流阻塞时,报告医生处理。可在严格消毒导管周围皮肤后,通过原穿刺点换管。

(4)保持导管通畅:导管堵塞是导管留置过程中最常见的问题。为保持导管通畅,注意以下事项:①输注刺激性药物及黏附性强的药物,前后应用生理盐水冲管;在输注酸、碱药物之间用生理盐水冲管。②先输乳剂,后输非乳剂。③从导管抽取血标本后立即用生理盐水冲管。④测量中心静脉压的时间不宜过长。⑤导管不用时应定期冲洗。每周用肝素液冲洗 2 次可有效预防导管阻塞。

4.预防感染 静脉留置引起的局部感染或全身感染是中心静脉置管最重要、最严重的并发症,是导管废用的主要原因之一。

(1)严格无菌操作:减少导管感染的关键是无菌操作。所有操作者必须具有无菌观念,操作前后要洗手,操作过程中需戴口罩。

(2)穿刺处皮肤护理:掌握正确的局部消毒、换药方法能有效地预防感染,延长置管时间。目前主要采用的换药方法是:0.5%碘伏局部消毒,用 3M 一次性黏胶带固定,每周换药 2~3次,在 ICU 则每 2 天 1 次。不主张用抗生素膏,因研究表明抗生素膏的应用与链球菌感染增加有关。另外要保持局部干燥,敷料被浸湿时及时更换。注意观察导管周围皮肤有无红肿、分泌物,观察患者体温,定期进行血培养。

(3)病情稳定后要及早拔除导管,以免引起上行性感染。

5.预防栓塞 每次测压完毕或在三通注射药物后,将三通拧回到输液位置,以免堵塞静脉。导管更换时,确保连接管牢固可靠。

6.正确解读 CVP 值 掌握 CVP 正常值、升高、降低的意义,动态分析病情,为治疗提供依据。根据 CVP 和血压值调节输液速度,避免液体过量,预防心力衰竭。

(暴青竹)

第四章 神经系统该疾病的护理

第一节 脑出血

【概述】

脑出血是指原发性非外伤性脑实质内出血。急性期病死率为 30%～40%，约 80% 发生于大脑半球，以基底节区为主，其余 20% 发生于脑干和小脑。多见于 50 岁以上的中老年人，多在情绪激动、劳动或活动以及暴冷时发病，发病后症状在数分钟至数小时内达到高峰。高血压和动脉硬化是脑出血的主要原因。

【临床表现】

临床症状的轻重主要取决于出血量和出血部位。

1.基底节区出血 壳核是最常见的出血部位，占高血压性脑出血的 50%～60%，损伤内囊可引起对侧偏瘫和偏身感觉障碍，出血量大时很快昏迷；丘脑出血可出现精神障碍和中枢性高热；尾状核出血少见。

2.脑叶出血 一般以顶叶多见，其次为颞叶、枕叶及额叶。可有头痛、呕吐、癫痫发作等表现，而昏迷较少见。

3.脑桥出血 突然头痛、呕吐、眩晕、复视、交叉性瘫或偏瘫、四肢瘫等；出血量大于 5ml 时，患者很快昏迷，可呈去大脑性强直，两侧瞳孔呈针尖样，常在 48h 内死亡。

4.小脑出血 发病突然，眩晕和共济失调明显，可伴有频繁呕吐及枕部疼痛。大量出血可导致枕骨大孔疝而死亡。

5.脑室出血 分为继发性和原发性两类。前者多见于脑出血破入脑室系统所致，多数昏迷较深，常伴强直性抽搐；后者少见，为脑室壁内血管自身破裂出血引起。脑室出血本身无局限性神经症状，仅三脑室出血影响丘脑时，可见双眼球向下方凝视。

6.蛛网膜下腔出血(SAH) 是指脑底部或脑表面血管破裂后流入蛛网膜下腔引起相应症状，又称为原发性蛛网膜下腔出血。老年患者头痛、脑膜刺激征等临床表现不典型，但精神症状可较明显。

7.辅助检查 头颅 CT 是确诊的首选检查，可准确显示出血部位、大小、脑水肿情况及是否破入脑室，还可初步判断颅内动脉瘤位置、有无继发性脑梗死等。MRI 对幕下出血的检出率优于 CT。脑脊液检查对蛛网膜下腔出血诊断意义大。

【治疗原则】

脱水治疗降低颅内压,减轻脑水肿;控制血压,卧床休息,避免用力和情绪激动,防止再出血;抗感染,预防并发症;促进神经功能恢复,减轻继发性损害,预防复发、降低病死率。

【护理评估】

评估患者意识状态,检查瞳孔大小、对光反射和生命体征;有无吞咽困难、排尿排便障碍及肢体瘫痪;询问家族史与脑血管病、高血压、糖尿病病史;评估患者的心理反应和家庭支持等情况。

【护理要点及措施】

1.严格卧床休息,满足患者生活需要。急性期卧床休息 4～6 周,抬高床头 15°～30°。保持病房安静,避免各种刺激,避免患者精神紧张、情绪波动;意识障碍、躁动患者加床档,必要时使用约束带。

2.严密观察意识、瞳孔、生命体征、血氧饱和度的变化,避免再次出血。本病出血再发率较高,以 5～11d 为高峰。大便困难时遵医嘱用通便药,监测血压变化,突然升高或下降均应及时报告医生。

3.应用脱水药物的观察与护理。选择粗直血管、大号头皮针快速静滴甘露醇,要防止药物外渗,监测排尿情况和脱水效果、准确记录出入量。

4.保持呼吸道通畅,做好抢救准备。遵医嘱吸氧,定时翻身、叩背,必要时吸痰,可应用口咽管预防舌后坠,备口腔护理包,做好气管插管准备。

5.保证营养供给。能自行进食者选择高蛋白、高维生素软饭、半流或糊状食物,饮水量充足,进食后保持坐位 30～60min,防止食物反流。不能经口进食者留置胃管鼻饲。

6.预防并发症。正确摆放患肢,协助翻身叩背,必要时使用气垫床、垫圈等,保持床单位清洁干燥,保持大便通畅,避免情绪波动和用力,进行下肢主动和被动运动。预防肺部感染、压疮、深静脉血栓和脑疝。

【健康教育】

1.指导康复锻炼和自我护理　教会照料者正确摆放、变换患者体位,教会患者床上被动活动。尽量将物品摆放在患侧,家属与其交谈时尽量坐在患者的患侧。

2.做好饮食指导　教会照料者选择适当的饮食、选择合适的进食体位、发生呛咳时的处理等。鼓励患者进食高蛋白、高维生素、富含纤维的清淡饮食,多饮水,多吃新鲜蔬菜、水果、谷物类、鱼类和豆类。

3.做好生活指导　指导患者保持情绪稳定,避免大喜大悲;大便不畅时,应用通便药物,避免用力大便;尽量做自己力所能及的事情,不要过多依赖家人。戒烟限酒。

4.告知患者定期复诊,预防疾病复发　指导患者根据医嘱按时按量服用药物,监测血压、体温、脉搏;出现头晕、头痛、呕吐等异常时及时来院就诊。

（王贺霞）

第二节　脑梗死

脑梗死是指脑部血液供应障碍、缺血、缺氧引起脑组织坏死软化而言。临床常见的主要有脑血栓、脑栓塞。其原因有两种：①脑动脉壁由于动脉粥样硬化或其他因素造成管腔狭窄、甚至闭塞而导致局灶脑梗死，称为脑血栓形成。②身体其他部位的栓子脱落，进入脑循环，导致某一脑血管阻塞而形成局灶脑梗死，称为脑栓塞。

【临床表现】

1.中风先兆　一侧面部或上下肢麻木无力、口角歪斜、流涎，突然出现语言表达困难或不能理解他人的语言，突然感觉眩晕、摇晃不稳，短暂意识不清或嗜睡，出现难以忍受的头痛，头痛由间断性变为持续性或伴有恶心、呕吐等都是脑梗死的危险信号。

2.不同部位的病变表现出不同的临床症状

(1)颈动脉系统动脉硬化性脑梗死：表现为对侧肢体瘫痪或感觉障碍。

(2)主侧半球病变常伴有不同程度的失语、失读、失写、失认和顶叶综合征；非主侧半球病变常有对偏瘫侧肢体失认。病人的两眼向病灶侧凝视。

(3)病灶侧单眼失明伴对侧肢体运动或感觉障碍提醒颈内动脉病变。

(4)瘫痪和感觉障碍限于面部和上肢，以大脑中动脉供应缺血的可能性大。

(5)椎-基底动脉系统动脉硬化性脑梗死主要表现为眩晕、眼球震颤、复视、同侧偏盲、皮质性失明、眼肌麻痹、发音不清、吞咽困难、肢体共济失调、交叉性瘫痪或感觉障碍、四肢瘫痪，也可有头痛和程度不等的意识障碍。

【评估要点】

1.一般情况　观察生命体征有无异常，询问病人既往史(有无高血压或动脉粥样硬化)、过敏史、家族史等，了解对疾病的认识。

2.专科情况

(1)发病先兆：突发肢体无力、麻木或瘫痪，视物模糊、视力下降或视物成双，眩晕、平衡失调、步态不稳、头痛等。

(2)意识状况：神志恍惚、嗜睡、谵妄、昏睡、昏迷。

(3)肢体的肌力、肌张力：偏瘫。

3.实验室及其他检查　血液生化学检查、血液流变学检查，CT检查一般于24～48h出现低密度灶。

【护理诊断/问题】

1.生活自理缺陷　与偏瘫有关。

2.清理呼吸道无效　与肺部感染、分泌物过多、咳嗽无力或疲乏、意识障碍、认知障碍有关。

3.肢体活动障碍　与偏瘫、意识障碍、神经肌肉障碍有关。

4.语言沟通障碍 与语言中枢功能受损有关。

5.有发生压疮的危险 与肢体瘫痪、长期卧床、年老消瘦、营养不良、感知改变、大小便失禁有关。

6.有外伤的危险 与躁动、意识障碍有关。

7.有误吸的危险 与吞咽障碍有关。

8.潜在并发症 肺部感染、泌尿系统感染。

【护理措施】

1.协助病人完成自理活动,鼓励病人寻求帮助。

2.将病人经常使用的物品放在易拿取的地方,以方便病人随时取用。

3.信号灯放在病人手边,听到铃声立即予以答复。

4.恢复期,鼓励病人独立完成生活自理活动,以增进病人自我照顾的能力和信心,以适应回归家庭和社会的需要,提高生存质量。

5.卧床期间协助病人完成生活护理

(1)穿衣/修饰自理缺陷

1)指导病人穿衣时先穿患侧,后穿健侧;脱衣时先脱健侧,后脱患侧。

2)鼓励病人穿较宽松柔软的衣服,使穿脱方便和穿着舒服。

3)穿不用系带的鞋。

4)病人换衣裤时,注意用屏风遮挡,并可适当摇高床头;需要时帮助病人。

(2)如厕自理缺陷

1)如厕时需有人陪护,给予必要的帮助。

2)手纸放在病人伸手可及之处,必要时帮助病人穿脱衣服。

3)如厕时注意安全,防止跌倒。

4)鼓励病人养成定时排便的习惯,保持大便通畅。必要时协助其在床上排便。

(3)进食自理缺陷

1)保持进食场所安静、清洁,进食时避免更换床单、整理床单位等护理活动。

2)给病人充足的进食时间,进食速度宜慢。

3)有吞咽困难的病人,宜进半流质饮食或流质饮食。

4)对不能由口进食的病人必要时给予鼻饲流食,口腔护理2次/d。

5)尽可能鼓励病人用健侧手协助进食。

【应急措施】

1.脑疝的护理 脱水降颅压,保持呼吸道通畅。

2.呼吸道感染的护理 及时清理呼吸道的分泌物,必要时置口咽通气道或行气管切开术。

3.应激性溃疡 注意病人的呕吐物性质,鼻饲者于每餐喂食前先抽吸胃液观察。

【健康教育】

1.积极治疗基础病,如高血压、高脂血症、糖尿病。

2.健康四项原则,合理膳食、适量运动、戒烟限酒、心理平衡。

(1)低盐、低糖、低脂,高维生素、高纤维素、高蛋白饮食(食盐摄入量每天小于 6g)。

(2)不吸烟少喝酒。

(3)慢跑、快走、打太极拳等运动。

(4)坚持 3 个半分钟、3 个半小时:醒了躺半分钟、坐半分钟、两腿下垂床边等半分钟;每天早上锻炼半小时、午睡半小时、晚上散步半小时。

(5)保持平和的心态和乐观的生活态度。

(6)定期复查,一旦出现前驱症状,应及早处理。

(乔延平)

第三节　癫痫

一、概述

癫痫是一组由大脑神经元异常放电所引起的、以短暂中枢神经系统功能失常为特征的慢性脑部疾病,具有突然发生、反复和短暂发作的特点。大脑皮质神经元过度放电是各种癫痫发作的病理基础,任何导致大脑神经元异常放电的致病因素均可能诱发癫痫。根据病变累及大脑的部位,临床上可表现为运动、感觉、意识、行为和自主神经等不同程度的障碍。

二、护理评估

(一)健康史评估

1.家族遗传史　家系调查结果显示,特发性癫痫近亲中患病率为 2%～6%,明显高于一般人群的0.5%～1%,应询问患者的家族中是否有人患癫痫病。

2.胎儿期母亲病理因素　孕期妊娠中毒症、精神创伤、腹部外伤、接受放射线、服用药物、接触有害化学物以及感染性疾病等都增加了胎儿出生后患癫痫的危险。

3.出生史　出生时的病理因素如各种原因引起的难产、早产、产伤都可能增加癫痫的危险。

4.既往史

(1)高热惊厥史是癫痫的一个危险因素。患癫痫者有过热性惊厥史的多于正常人,但绝不能认为高热惊厥就会发展成癫痫,并且年龄越大发生的高热惊厥与癫痫的关系越大,故应询问患者多大年龄时出现了高热、惊厥,以及其每年发作次数。

(2)神经系统疾病:大部分症状性癫痫是由中枢神经系统疾病引起的。既往曾患有重度脑外伤、精神发育迟滞、脑瘫、脑肿瘤、颅内感染继发癫痫的危险性最大,脑血管病、老年期痴呆、复杂性热惊厥次之。患者以前是否患过以上疾病一定询问清楚。

(3)服药史:是否服用中枢兴奋药,如戊四氮、贝美格、抗抑郁药丙米嗪等;服用抗癫痫药物种类、服法、多少年、是否服用中药(多种抗癫痫药同用可相互作用而影响其代谢,控制一种类型的癫痫的同时又诱发另外一类型的癫痫发作)。

(4)社会经济地位:询问患者出生地、文化程度、职业;生活地的医疗资源与信息,以了解患者对疾病的认识程度。研究发现,缺乏医疗保健的农村及穷苦的人群是癫痫的高危人群。

5.影响癫痫发作的可以改变的诱因　发热、失眠、疲劳、饥饿、便秘、饮酒、停药、闪光、感情冲动和一过性代谢紊乱等都能激发发作。过度换气对失神发作、过度饮水对癫痫的全面强直-阵挛性发作类型、闪光对癫痫的肌阵挛类型均有诱发作用。

上述诱因可以提出以下问题:

(1)服药是否有医生指导? 能否坚持正确、规律服药? 有无漏服、停服?

(2)睡眠是否规律、睡眠质量如何?

(3)饮食是否规律? 有无过度饮水的习惯? 排便习惯如何?

(4)有无饮酒嗜好? 患癫痫后是否还在饮酒? 是否有其他嗜好?

(5)个性是否容易紧张、急躁、情绪化? 这些情绪多在什么状态下表现?

(二)临床症状评估与观察

1.部分性发作　根据发作时是否有意识障碍可分为两型。

(1)单纯性部分发作:除具有癫痫的共性外,发作时意识始终存在,发作后能复述发作的生动细节是其主要特征,包括部分运动性发作、感觉性发作、眩晕性自主神经性发作、精神性发作。

(2)复杂部分性发作:发作起始出现精神症状或特殊感觉症状,随后出现意识障碍、自动症和遗忘症,有时发作开始即为意识障碍。先兆或始发症状可包括单纯部分性发作的各种症状,特别是错觉、幻觉等精神症状及特殊感觉症状。复杂部分性发作是在先兆之后,患者部分性或完全性对环境接触不良,做出一些表面上似有目的的动作即自动症,它是在痫性发作期或发作后意识障碍和遗忘状态下发生的行为。

2.全面性发作的特征　发作时伴有意识障碍或意识障碍为首发症状,神经元痫性放电起源于双侧大脑半球。包括失神发作、肌阵挛发作、强直性发作、强直-阵挛发作、无张力性发作;其中强直-阵挛发作即全面性强直-阵挛发作(GTCS)也称大发作,是最常见的发作类型之一,以意识丧失和全面对称性抽搐为特征。发作可分三期。①强直期:患者突然意识丧失,跌倒在地,全身骨骼肌呈持续性收缩;上睑抬起,眼球上窜,喉部痉挛,发出叫声;口先强张,而后突闭,可能咬破舌尖;颈部和躯干先屈曲而后反张,上肢先上举后旋再变为内收前旋,下肢自屈曲转变为强烈伸直,强直期持续 10～20 秒后,在肢端出现细微的震颤。②阵挛期:震颤幅度增大并延及全身成为间歇性痉挛,即进入阵挛期;每次痉挛都继有短促的肌张力松弛,阵挛频率由快变慢,松弛期逐渐延长,本期持续约 1/2～1 分钟;最后一次强烈阵挛后,抽搐突然终止,所有肌肉松弛;在以上两期中可见心率加快,血压升高,汗液、唾液和支气管分泌物增多,瞳孔扩大等自主神经征象;呼吸暂时中断,皮肤自苍白转为发绀,瞳孔散大、对光反射及深、浅反射消失,病理反射阳性。③惊厥后期:阵挛期以后尚有短暂的强直痉挛,造成牙关紧闭和大小便失禁;呼吸首先恢复,心率、血压、瞳孔等恢复正常,肌张力松弛,意识逐渐清醒,自发作开始至意识恢复约历时 5～10 分钟;清醒后常感到头晕、头痛、全身酸痛和疲乏无力,对抽搐全无记忆;不少患者发作后进入昏睡,个别患者在完全清醒前有自动症或暴怒、惊恐等情感反应。

(三)诊断性检查评估

诊断癫痫所作的检查包括脑电图(EEG)、视频脑电(V-EEG)、电子计算机断层扫描(CT)及磁共振成像(MRI)、单光子发射计算机断层扫描(SPECT)、正电子断层扫描(PET)、颅内脑电记录技术,其中视频脑电对临床上癫痫诊断及致痫灶定位的帮助最大。

(四)视频脑电图检查

1.目的 视频脑电图是借助电子放大技术,通过计算机描记脑部自发性生物电位,同时结合视频技术监测患者的临床表现,以研究大脑功能有无障碍。

2.视频脑电图检查前准备与护理

(1)检查前3天停服一切对脑电影响大的药物,并在医生指导下减药或停用抗癫痫药物。但对长期服药的患者来说,停药可能导致癫痫发作,甚至可致癫痫持续性状态的出现。因此,不能停药的应在申请单上注明药物名称、剂量、用药情况等。

(2)检查前一天要剃头、洗头,不能用头油及护发素(女性患者的头发最好不要过肩,否则有可能会影响结果)。安放电极时还需要用95%乙醇或丙酮擦净头皮,使电极与头皮有良好的接触。

(3)检查前一天晚上少睡觉或不睡觉(至少后夜不睡觉)。

(4)检查当天不要空腹(要求吃饱吃好)。

(5)做好卫生宣教。要详细讲解此项检查的重要性,特别是停药后患者可出现癫痫发作,以及检查中的注意事项,取得患者的合作。对于不合作的患者,应详细向患者家属讲解检查中的注意事项。

(6)告知患者检查时穿衣服要适度,过多过热易造成脑电极浅漂移和电极滑脱,影响分析检查时需要患者和衣睡觉,不能盖被子;不要穿毛衣或人造纤维类衣服,可造成静电干扰。

(7)当日早晨正常进食,切不可空腹,以免血糖过低影响脑电图的结果。

(8)调整受检查者的精神状态。如在检查过程中精神紧张、焦虑不安、思考问题时,可使α波减少或消失,β波增多。精神紧张可使汗腺分泌增多和肌肉收缩而致伪差增多。对于不合作的小儿、精神病患者,可在检查前给予适量快速催化或镇静剂,常用10%水合氯醛。

(9)检查前还需排空膀胱。

3.视频脑电图检查中配合与护理

(1)每个电极安放处都必须用95%乙醇认真擦拭,并且必须在乙醇挥发后才能安装。电极表面必须干燥。

(2)检查过程中要注意观察患者的每项活动,每隔1小时记录一次。观察患者的内容包括闭目静坐、卧床、散步吃饭、看电视、读书、排便、睡眠及其他活动。记录时要写明时间、患者的活动状态等。

(3)检查过程中,特别要向患者问清有无头痛、恶心、抽搐发作及其他不适症状等。嘱咐患者每日入睡前闭目、深呼吸平静心神,以免异常脑电波干扰。

(4)检查过程中若有癫痫发作应及时呼唤患者姓名,了解意识状况并通知医生。保护好患者,避免发生意外,同时详细记录癫痫发作的起始时间、持续时间、抽搐开始部位,以及扩展抽搐后肢体有无瘫痪、意识改变、瞳孔改变、大小便失禁等。对发作中尚清醒的患者,要向其询问姓名、简单的计算及刚才发生的事情,以便鉴别是复杂的部分性发作,还是简单的部分性发作。

(5)遇到癫痫发作的患者,首先要保证呼吸道通畅,防止舌咬伤,防止坠床及受伤。若持续发作,应据医嘱进行抗惊厥处理和吸氧等。

(6)患者在发作过程中告知照顾者不得靠近患者,以免影响摄像效果。癫痫发作时切勿用力按压病人肢体、胸部,避免发生骨折。

(7)患者每次入睡前嘱其闭目静坐,同时深呼吸平静心神,以免异常脑电波干扰。

(8)检查过程中避免牵拉电极线,倘若有电极脱落应及时按原部位粘牢。

(9)保证室内温度适宜。温度过高,患者出汗,头皮上电极易脱落;温度过低,在安放电极时粘胶不易干,粘不牢。

4.视频脑电图检查后的护理

(1)检查后协助患者洗净头发。

(2)检查后协助患者至轮椅或平车上安返病房,嘱其卧床休息。

(3)嘱患者或家属3天后取检查结果。

5.结果 临床上对癫痫诊断及致痫灶定位的帮助最大,对脑炎、脑肿瘤、脑血管疾病及睡眠障碍等疾病也有一定的诊断价值。还应用于脑血管疾病脑功能的评价;颅内占位病变(肿瘤、脓肿、血肿)的定位诊断;脑外伤脑损伤的评定;大脑弥漫性病变(脱髓鞘病)的脑功能评价;肝性脑病的早期诊断;代谢性脑病的脑功能评价;手术及麻醉监测;药物监测;昏迷及脑死亡评分。

三、患者问题

1.短暂的意识障碍 缺氧、呼吸抑制所致。

2.短暂的呼吸道不通畅 表现在痫性发作的强直期,患者全身骨骼肌呈强直收缩,引起喉肌痉挛、呼吸暂停、发绀以致窒息,并发出尖声吼叫。

3.意外伤害

(1)跌伤、碰伤:痫性发作时,强直期患者突然意识丧失、全身骨骼肌呈持续性收缩、强直抽搐或失张力性发作所致。

(2)舌咬伤:痫性发作时喉肌、闭口肌群、咀嚼肌痉挛所致口先强张而后突闭造成舌咬伤。

4.头晕、头疼、全身酸痛、疲乏无力 由于癫痫发作时患者极度缺氧,体内大量乳酸分泌,能量耗竭,患者在痫性发作后,出现头晕、头疼、全身酸痛、疲乏无力的症状。

5.短暂的尿失禁 癫痫发作时自主意识丧失所致。

6.精神障碍 癫痫患者由于脑发育不全、长期反复癫痫发作所致的脑损伤、长期服用抗癫痫药物、社会心理因素等造成患者在癫痫发作前、中、后出现精神障碍。如精神运动性发作、自动症;精神分裂症如错觉、幻觉、妄想、强迫症;发作性情感障碍,表现为焦虑、抑郁症;癫痫性人格、智能障碍。很多癫痫患者伴有人格、智能障碍,有学者报道,癫痫开始发作年龄越早,发作频率越多,智能改变越大,大发作、颞叶病灶最易引起性格和智能改变。

四、护理目标

1.患者及家属认识到安全保护是防止意外伤害的前提。
2.患者家属掌握了发作期安全保护的方法。
3.患者在住院期间癫痫大发作时未出现意外伤害。
4.患者及家属认识到正确服药的意义。
5.患者能说出所服药物的正确方法及注意事项。
6.患者愿意学习生活技能;患者掌握了一定的生活技能。

五、护理措施

(一)癫痫大发作后缓解期的安全护理

密切观察患者的意识状态、瞳孔恢复情况,有无头痛、疲乏或自动症;保持呼吸道通畅;给予吸氧,纠正缺氧状态;协助患者取舒适体位于床上,并加用床档,防止坠床;室内外保持安静,减少护理治疗操作对患者的打扰.保证患者充足的睡眠、休息;保证患者床单位清洁、干燥。

(二)患者住院期间的预防性安全护理

1.室外环境保持安静,门窗隔音;病房应远离嘈杂的街道、闹市、噪音轰鸣的工厂和车间。探视时应限制家属人数。

2.室内光线柔和、无刺激;地方宽敞、无障碍、墙角设计为弧形、墙壁有软壁布包装,地面铺软胶地毯;床间距应在 6m 以上,床两侧有床档,床档应有床档套包裹;有轮床应四轮内固定。危险物品远离患者,如床旁桌上不能放置暖瓶、热水杯等。

3.定时正确评估,预见性观察与判断是防止患者发生意外的关键。

入院时一定按评估内容仔细询问知情人(患儿父母、成人配偶等)患者癫痫发作史,根据患者癫痫病史掌握患者的临床表现,分析发作规律,预测容易发作的时间。

入院后注意患者异常行为的观察,有些精神障碍发生在痉挛发作前数小时至数天,主要表现为情感和认知改变,如焦虑、紧张、易激怒、极度抑郁、激越、淡漠、思维紊乱、语言不连贯或一段时间的愚笨等;有些精神障碍既可是癫痫发作的先兆也可单独发生,如幻觉,看见闪光,听见嗡嗡声;记忆障碍、似曾相识;思维障碍表现为思维中断、强制性思维等。护理人员通过和患者沟通交流,耐心倾听患者的表达,仔细观察其行为,预见性判断患者有无危险,并采取安全保护措施。

4.使用防止意外发生的警示牌:通过评估,对有癫痫发作史、外伤史的患者,在室内床头显著位置示"谨防摔倒、小心舌咬伤、小心跌伤"等警示牌警示,随时提醒患者本人、家属、医务人员患者有癫痫发作的可能,时刻做好防止发生意外的准备。

5.使用防护用具:患者病室外活动或到相关科室做检查时要戴安全帽、随身携带安全卡(注明患者姓名、年龄、所住病区、诊断);患者床旁应配有震动感应碰铃,使患者独自就寝癫痫突然发作时呼救别人之用;床旁桌抽屉中备有特制牙垫,为防止癫痫发作时舌咬伤之用。

（三）药物治疗安全的护理

早期治疗,正确用药,控制癫痫发作,减少意外发生,提高其生活质量。

1.一般原则

(1)注意用药时机:临床上癫痫的诊断一经确立,还应确定其发作类型,并及时服用抗癫痫药物控制发作。但首次发作的患者在调查病因之前,不宜过早用药,应等到下次发作再决定是否用药。

(2)注意用药教育:用药前应向患者及其家人说明癫痫治疗的长期性、药物毒副作用及生活中注意事项。根据所用抗癫痫药物的毒副作用,初步确定患者的用药时间和预后。

(3)注意用药方法:①病因明确者应进行病因治疗。②根据发作类型选择抗癫痫药物,因癫痫类型与药物治疗的关系密切。③根据血药浓度给药:由于药物吸收、分布及代谢的个体差异可影响药物的疗效,用药应采取个体化原则。多数抗癫痫药血药浓度与药效相关性明显大于剂量与药效相关性,因此,应进行药物监测(TDM),即测定血药浓度,可提高用药的有效性和安全性。④坚持先单用后联合的给药方法:约80%癫痫患者单药治疗有效,不良反应较小,故应提倡单药治疗,切勿滥用多种药物。若单用一种药物出现严重不良反应时,或剂量已经足量但仍不能控制发作,则需换用第二种化学结构相同的药物。若仍控制不了癫痫的发作,需联合治疗才能较好地控制发作。

(4)注意用药时间:长期坚持用药,抗癫痫药物控制发作后必须坚持长期服用,除非出现严重不良反应,不宜随意减量或停药,以免诱发癫痫持续状态。

(5)注意用药剂量:应自小剂量开始,缓慢增量至能满意控制发作而无不良反应或反应很轻的最低有效剂量。①增减药物:增药可适当的快,减药一定要慢,必须逐一增减,以利于确切评估疗效和毒副作用。②停药:应遵循缓慢和逐渐减量的原则,一般应在完全控制发作4～5年后,根据患者情况逐渐减量,一般需要半年甚至一年的时间才能完全停用,绝对不能突然停药。③换药:应在第二种药逐渐增加至合适剂量,然后逐渐停用第一种抗癫痫药,同时监控血药浓度。

(6)注意用药配伍:合用两种或多种抗癫痫药常可使药效降低,易致慢性中毒而使发作加频。传统抗癫痫药都经肝脏代谢,通过竞争抑制另一种药的代谢。

2.服药时的注意事项

(1)抗癫痫药不能停服,如因忘记而漏服,一般可在下一次服药时补上,但对于那些短半衰期的药物如安定类最好不要两次药物同服。

(2)缓释片不可研碎服如德巴金、卡马西平。

(3)饮食与服药时间:胃内食物可能会稀释或吸附药物,或与药物结合;而胃肠道的食物可影响肠黏膜毛细血管的血流量,从而影响药物的吸收。如丙戊酸钠餐后吸收延缓易于餐前服用;苯妥英钠与食物同服其吸收加快,卡马西平和食物同服可增加其吸收,则此两种药易和食物同服。

(4)抗癫痫药物可加速维生素D的代谢,长期服用可引起软骨病、甲状腺功能低下,使儿童发育迟滞,因此长期服药期间注意在医生指导下补充维生素 D 和甲状腺素片。

(5)服药期间定期查血常规、血红蛋白、肝功能,随时观察有无牙龈出血、牙龈炎等,及时治疗。所有抗癫痫药物都有不良反应,以剂量相关性不良反应最常见,通常发生于用药初始或增量时,与血药浓度有关;多数常见的不良反应为短暂性的,缓慢减量即可明显减少。进食时服药可减少恶心;严重的特异反应如皮疹、粒细胞缺乏症、血小板缺乏、再生障碍性贫血和肝功能衰竭等可威胁生命,几乎所有抗癫痫药物都有此可能;特异反应与剂量无关,也难以预测。约 1/4 以上的癫痫患者转氨酶轻度增高,但并不发展为肝炎或肝功衰竭。

(四)攻击性行为的护理

易激惹、易冲动及性格改变是癫痫伴发精神障碍患者最突出的特点,而且此类病人的攻击行为往往出现突然且无目的,攻击工具常随手而得,因而造成防范的困难。护理手段:①对新入院的病人询问病史、病情、既往有无攻击行为,对在病区内出现的攻击行为应认真记录,尤其对有严重攻击行为的患者应作为护理的重点并设专人看管。②严重的攻击行为仅仅起因于小小的争吵,及时处理是预防攻击行为的重要环节。发现患者间有矛盾时,为了避免冲突升级,在劝架时应表面上"偏向"容易出现攻击行为的一方,待双方情绪稳定下来之后再从心理上解决患者之间的问题。切忌当着两个患者的面讲谁是谁非。③对爱管事的病友,应教育他们讲话和气,不用暴力或不文明的方式管制病友。④发现有不满情绪时,鼓励患者讲出自己的不满而使其情绪得到宣泄,以免引发为冲动行为。⑤在与患者接触交谈时,要讲究语言艺术,要设法满足其合理要求,与其建立良好的护患关系。⑥对有妄想幻觉的患者,可采取转移其注意力暂时中断妄想思维的方法,帮助患者回到现实中来,并根据妄想幻觉的内容,预防各种意外。

六、健康教育

由社区及医院医护人员组织、建立的病友会、咨询网站、科普讲座班等社会团体,并定期组织活动,给家属一个互相传递信息、互相交流护理经验的场所;使患者有一个互相鼓励、互相支持的团体,勇敢面对人生。

1.患者出院前应给其本人或家属做生活指导 培养良好的生活习惯,控制癫痫性发作的可变诱因,减少癫痫发作引起的意外伤害。

(1)职业选择:有的职业不适于癫痫患者,如驾驶员、高空作业、经常出差、电焊工、礼花炮手、车工(操作机器、大型电器)等危险、有强光电刺激、易疲劳、生活不规律的职业。

(2)工作、生活中应减少精神、感觉刺激:最好不去舞厅、迪厅、游戏厅,避免强烈的声、光刺激;禁食对味觉、嗅觉强刺激的食品如辣椒、芥末等,禁食某些兴奋性食物和饮料如可乐、咖啡等;禁忌游泳;蒸桑拿、洗澡时间不易过长,以防过度缺氧诱发癫痫发作。

(3)改掉不良生活习惯,生活规律:禁忌酗酒;不能过度饮水,一次的饮水量不得超过 200ml;禁忌长时间观看录像而彻夜不眠;进餐、睡眠切记要定时、有规律,避免由于不良习惯造成的饥饿、睡眠不足、便秘、劳累等;另外,换季节时一定要预防感冒。

（4）外出时随身携带有姓名、住址、联系电话及病史的个人资料，以备发作时及时联系与处理。

2.用药指导、安全知识指导等如前所述。

3.婚育知识教育

（1）禁止近亲婚配和生育。

（2）患特发性癫痫、又有明显家族史的女性婚后劝其不生育；患特发性癫痫，又有广泛异常EEG，其中同胞也有类似异常 EEG 者，可与正常人结婚，但应禁止生育。

（3）婚者双方均有癫痫，或一方患癫痫，另一方有家族史，应禁止结婚。

（4）癫痫患者可以和正常人结婚，能否生育听从医生指导。

（乔延平）

第五章　呼吸系统疾病的护理

第一节　支气管哮喘

支气管哮喘是由多种细胞(如嗜酸性粒细胞、肥大细胞、T淋巴细胞、中性粒细胞、气道上皮细胞等)和细胞组分参与的气道慢性炎性疾病。这种慢性炎症与气道高反应性相关,通常出现广泛多变的可逆性气流受限,并引起反复发作性的喘息、气急、胸闷或咳嗽等症状,常在夜间和(或)清晨发作、加剧,多数患者可自行缓解或经治疗缓解。

【病因与发病机制】

1.病因　哮喘的病因还不十分清楚,患者个体过敏体质及外界环境的影响是发病的危险因素。环境因素中主要包括某些激发因素,如尘螨、花粉、真菌、动物毛屑、二氧化硫、氨气等各种特异和非特异性吸入物;感染,如细菌、病毒、原虫、寄生虫等;食物,如鱼、虾、蟹、蛋类、牛奶等;药物,如普萘洛尔(心得安)、阿司匹林等;气候变化、运动、妊娠等都可能是哮喘的激发因素。

2.发病机制　哮喘的发病机制不完全清楚,可概括为免疫-炎症反应、神经机制和气道高反应性及其相互作用。

【临床表现】

1.症状　为发作性伴有哮鸣音的呼气性呼吸困难或发作性胸闷和咳嗽。严重者被迫采取坐位或呈端坐呼吸,干咳或咳大量白色泡沫痰,甚至出现发绀等,有时咳嗽可为唯一的症状(咳嗽变异型哮喘)。哮喘症状可在数分钟内发作,经数小时至数天,用支气管舒张药或自行缓解。某些患者在缓解数小时后可再次发作。在夜间及凌晨发作和加重常是哮喘的特征之一。

2.体征　发作时胸部呈过度充气状态,有广泛的哮鸣音,呼气音延长。但在轻度哮喘或非常严重哮喘发作,哮鸣音可不出现。心率增快、奇脉、胸腹反常运动和发绀常出现在严重哮喘患者中。非发作期体检可无异常。

【辅助检查】

1.痰液检查　涂片在显微镜下可见较多嗜酸性粒细胞。

2.呼吸功能检查

(1)通气功能检测:在哮喘发作时呈阻塞性通气功能改变,呼气流速指标均显著下降,1秒钟用力呼气容积(FEV1)、1秒率[1秒钟用力呼气量占用力肺活量比值(FEV1/FVC%)]以及最高呼气流量(PEF)均减少。肺容量指标可见用力肺活量减少、残气量增加、功能残气量和肺总量增加,残气占肺总量百分比增高。缓解期上述通气功能指标可逐渐恢复。病变迁延、反复发作者,其通气功能可逐渐下降。

(2)支气管激发试验(BPT)用以测定气道反应性。吸入激发剂后其通气功能下降、气道阻力增加。运动亦可诱发气道痉挛,使通气功能下降。一般适用于通气功能在正常预计值的70%以上的患者。如FEV1下降≥20%,可诊断为激发试验阳性。

(3)支气管舒张试验(BDT)用以测定气道可逆性。有效的支气管舒张药可使发作时的气道痉挛得到改善,肺功能指标好转。常用吸入型的支气管舒张药如沙丁胺醇、特布他林及异丙托溴铵等。舒张试验阳性诊断标准:①FEV1,较用药前增加12%或以上,且其绝对值增加200ml或以上;②PEF较治疗前增加每分钟60L或增加≥20%。

(4)呼气峰流速(PEF)及其变异率测定:PEF可反映气道通气功能的变化。哮喘发作时PEF下降。此外,由于哮喘有通气功能时间节律变化的特点,常于夜间或凌晨发作或加重,使其通气功能下降。若24小时内PEF或昼夜PEF波动率≥20%,也符合气道可逆性改变的特点。

3.动脉血气分析 哮喘发作时由于气道阻塞且通气分布不均,通气/血流比值失衡,可致肺泡气—动脉血氧分压差($PA-aDO_2$)增大;严重发作时可有缺氧,PaO_2降低,由于过度通气可使$PaCO_2$下降,pH上升,表现呼吸性碱中毒。若重症哮喘,病情进一步发展,气道阻塞严重,可有缺氧及CO_2潴留,$PaCO_2$上升,表现呼吸性酸中毒。若缺氧明显,可合并代谢性酸中毒。

4.胸部X线检查 早期在哮喘发作时可见两肺透亮度增加,呈过度通气状态;在缓解期多无明显异常。如并发呼吸道感染,可见肺纹理增加及炎性浸润阴影。同时要注意肺不张、气胸或纵隔气肿等并发症的存在。

5.特异性变应原的检测 哮喘患者大多数伴有过敏体质,对众多的变应原和刺激物敏感。测定变应性指标结合病史有助于对患者的病因诊断和脱离致敏因素的接触。

【治疗原则】

目前尚无特效的治疗方法,但长期规范化治疗可使哮喘症状能得到控制,减少复发乃至不发作。

1.脱离变应原。

2.药物治疗

(1)缓解哮喘发作:此类药物主要作用为舒张支气管,故也称支气管舒张药。

①β_2肾上腺素受体激动药(简称β_2激动药):β_2激动药是控制哮喘急性发作的首选药物。常用的短效β受体激动药有沙丁胺醇、特布他林和非诺特罗,作用时间为4~6小时。长效β_2受体激动药有福莫特罗、沙美特罗及丙卡特罗,作用时间为10~12小时。

②抗胆碱药:吸入抗胆碱药如异丙托溴胺,为胆碱能受体(M受体)拮抗药,可以阻断节后迷走神经通路,降低迷走神经兴奋性而起舒张支气管作用,并有减少痰液分泌的作用。与β_2受体激动药联合吸入有协同作用,尤其适用于夜间哮喘及多痰的患者。

③茶碱类:是目前治疗哮喘的有效药物。茶碱与糖皮质激素合用具有协同作用。口服给药:包括氨茶碱和控(缓)释茶碱,后者且因其昼夜血药浓度平稳,不良反应较少,且可维持较好的治疗浓度,平喘作用可维持12~24小时,可用于控制夜间哮喘。最好在用药中监测血浆氨茶碱浓度,其安全有效浓度为6~15μg/ml。

(2)控制或预防哮喘发作:此类药物主要治疗哮喘的气道炎症,亦称消炎药。由于哮喘的病理基础是慢性非特异性炎症,糖皮质激素是当前控制哮喘发作最有效的药物。可分为吸入、口服和静脉用药。

①吸入治疗是目前推荐长期消炎治疗哮喘的最常用方法。常用吸入药物有倍氯米松、布地奈德、氟替卡松、莫米松等,后两者生物活性更强,作用更持久。吸入治疗药物全身性不良反应少,少数患者可引起口咽念珠菌感染、声音嘶哑或呼吸道不适.吸药后用清水漱口可减轻局部反应和胃肠吸收。

②口服剂:有泼尼松(强的松)、泼尼松龙(强的松龙)。

③静脉用药:重度或严重哮喘发作时应及早应用琥珀酸氢化可的松,注射后4~6小时起作用,常用量为每日100~400mg,或甲泼尼龙(甲基强的松龙,每日80~160mg)起效时间更短(2~4小时)。地塞米松因在体内半衰期较长、不良反应较多,宜慎用,一般为每日10~30mg。

④LT调节剂:通过调节LT的生物活性而发挥消炎作用,同时具有舒张支气管平滑肌的作用,可以作为轻度哮喘的一种控制药物的选择。常用半胱氨酰LT受体拮抗药,如孟鲁司特10mg。

3.免疫疗法 分为特异性和非特异性两种。采用特异性变应原(如螨、花粉、猫毛等)做定期反复皮下注射,剂量由低至高,以产生免疫耐受性,使患者脱(减)敏。除常规的脱敏疗法外,季节前免疫法对于一些季节性发作的哮喘患者(多为花粉致敏),可在发病季节前3~4个月开始治疗。非特异性疗法,如注射卡介苗、转移因子、疫苗等生物制品抑制变应原反应的过程,有一定辅助的疗效。

【护理】

1.评估

(1)病史

①患病及治疗经过:询问病人发病时的症状,如喘息、呼吸困难、胸闷或咳嗽的程度、持续时间、诱发和缓解因素。了解既往和目前的检查结果、治疗经过和病人的病情程度。了解病人对所用药物的名称、剂量、用法、疗效、不良反应等知识的掌握情况,尤其是病人能否掌握药物吸入技术,是否进行长期规律的治疗,是否熟悉哮喘急性发作先兆和正确处理方法,急性发作时有无按医嘱治疗等。评估疾病对病人日常生活和工作的影响程度。

②评估与哮喘有关的病因和诱因:a.有无接触变应原:室内是否密封窗户,是否使用毛毯、尼龙饰品,或使用空调等而造成室内空气流通减少;室内有无尘螨滋生、动物的皮毛和排泄物、花粉等。b.有无主动或被动吸烟,吸入污染空气如臭氧、杀虫剂、油漆和工业废气等。c.有无进食虾蟹、鱼、牛奶、蛋类等食物。d.有无服用普萘洛尔、阿司匹林等药物史。e.有无受凉、气候变化、剧烈运动、妊娠等诱发因素。f.有无易激动、紧张、烦躁不安、焦虑等精神因素。g.有无

哮喘家族史。

③心理-社会状况:哮喘是一种气道慢性炎症性疾病,病人对环境多种激发因子易过敏,发作性症状反复出现,严重时可影响睡眠、体力活动。应注意评估病人有无烦躁、焦虑、恐惧等心理反应。由于哮喘需要长期甚至终身防治,可加重病人及家属的精神、经济负担。注意评估病人有无忧郁、悲观情绪,以及是否对疾病失去信心等。评估家属对疾病知识的了解程度、对病人关心程度、经济情况和社区医疗服务状况等。

(2)身体评估

①一般状态:评估病人的生命体征和精神状态;有无失眠,有无嗜睡、意识模糊等意识状态改变,有无痛苦面容。观察呼吸频率和脉率的情况,有无奇脉。

②皮肤和黏膜:观察口唇、面颊、耳郭等皮肤有无发绀,唇舌是否干燥,皮肤弹性是否降低。

③胸部体征:胸部有无过度膨胀,观察有无辅助呼吸肌参与呼吸和三凹征出现。听诊肺部有无哮鸣音、呼吸音延长,有无胸腹反常运动。但应注意轻度哮喘或非常严重哮喘发作时,可不出现哮鸣音。

(3)实验室及其他检查

①血常规:有无嗜酸性粒细胞增高、中性粒细胞增高。

②动脉血气分析:有无 PaO_2 降低,$PaCO_2$ 是否增高,有无呼吸性酸中毒、代谢性碱中毒。

③特异性变异原的检测:特异性 IgE 有无增高。

④痰液检查:涂片有无嗜酸性粒细胞,痰培养有无致病菌。

⑤肺功能检查:有无 FEV1、FEV1/FVC%、VC 等下降,有无残气量、功能残气量、肺总量增加,有无残气/肺总量比值增高。

⑥X 线检查:有无肺透亮度增加。若出现肺纹理增多和炎性浸润阴影,提示并发现感染。注意观察有无气胸、纵隔气肿、肺不张等并发症的征象。

2.护理要点及措施

(1)病情观察:观察病人意识状态,呼吸频率、节律、深度及辅助呼吸肌是否参与呼吸运动等,监测呼吸音、哮鸣音变化,监测动脉血气分析和肺功能情况,了解病情和治疗效果。哮喘严重发作时,如经治疗病情无缓解,做好机械通气准备工作。加强对急性期病人的监护,尤其是夜间和凌晨哮喘易发作,严密观察有无病情变化。

(2)环境与体位:有明确过敏原者,应尽快脱离。提供安静、舒适、温湿度适宜的环境,保持室内清洁、空气流通。根据病情提供舒适体位,如为端坐呼吸者提供床旁桌支撑,以减少体力消耗。病室不宜摆放花草,避免使用皮毛、羽绒或蚕丝织物。

(3)氧疗护理:重症哮喘病人常伴有不同程度的低氧血症,应遵医嘱给予鼻导管或面罩吸氧,吸氧流量为每分钟 1~3L,吸入浓度一般不超过 40%。为避免气道干燥和寒冷气流的刺激而导致气道痉挛,吸入的氧气应尽量温暖湿润。在给氧过程中,检测动脉血气分析。如哮喘严重发作,经一般药物治疗无效,或病人出现神志改变,$PaO_2 < 60mmHg$,$PaCO_2 > 50mmHg$ 时,应准备进行机械通气。

(4)饮食护理:约 20% 的成年病人和 50% 的患儿可因不适当饮食而诱发或加重哮喘,应提供清淡、易消化、足够热量的饮食,避免进食硬、冷、油煎食物,若能找出与哮喘发作有关的食物,如鱼、虾、蟹、蛋类、牛奶等,应避免食用。某些食物添加剂如酒石黄、亚硝酸盐(制作糖果、糕点中用于漂白或防腐)也可诱发哮喘发作,应当引起注意。戒酒、戒烟。哮喘急性发作时,病人呼吸增快、出汗,常伴脱水、痰液黏稠,形成痰栓阻塞小支气管加重呼吸困难。应鼓励病人每天饮水 2500～3000ml,以补充丢失的水分,稀释痰液。重症者应建立静脉通道,遵医嘱及时、充分补液,纠正水、电解质和酸碱平衡紊乱。

(5)口腔与皮肤护理:哮喘发作时,病人常会大量出汗,应每天以温水擦浴,勤换衣服和床单,保持皮肤的清洁、干燥和舒适,协助并鼓励病人咳嗽后用温水漱口,保持口腔清洁。

(6)用药护理:观察药物疗效和不良反应。

①β_2 受体激动药:指导病人按医嘱用药,不宜长期、规律、单一、大量使用。因为长期应用可引起 β_2 受体功能下降和气道反应性增高,出现耐药性。指导病人正确使用雾化吸入器,以保证药物的疗效。静脉滴注沙丁胺醇时应注意控制滴速(每分钟 2～4μg)。用药过程观察有无心悸、骨骼肌震颤、低血钾等不良反应。

②糖皮质激素:吸入药物治疗,全身性不良反应少,少数病人可出现口腔念珠菌感染、声音嘶哑或呼吸道不适,指导病人喷药后必须立即用清水充分漱口以减轻局部反应和胃肠吸收。口服用药宜饭后服用,以减少对胃肠道黏膜的刺激。气雾吸入糖皮质激素可减少其口服量,当用吸入剂时,通常需同时使用 2 周后再逐步减少口服量,指导病人不得自行减量或停药。

③茶碱类:静脉注射时浓度不宜过高、速度不宜过快、注射时间宜在 10 分钟以上,以防中毒症状发生,其不良反应有恶心、呕吐等胃肠道症状,心律失常、血压降低和兴奋呼吸中枢作用,严重者可致抽搐甚至死亡,用药时监测血药浓度可减少不良反应发生,其安全浓度为 6～15ph/ml,发热、妊娠、小儿或老年有心、肝、肾功能障碍及甲状腺功能亢进症者不良反应增加。合用西咪替丁(甲氰咪胍)、喹诺酮类、大环内酯类药物等可影响茶碱代谢而使其排泄减慢,应加强观察。茶碱缓(控)释片有控释材料,不能嚼服,必须整片吞服。

④其他:色甘酸钠及尼多酸钠,少数病人吸入后可有咽喉不适、胸闷、偶见皮疹,孕妇慎用。抗胆碱药吸入后,少数病人可有口苦或干感。酮替芬有镇静、头晕、口干、嗜睡等不良反应,对高空作业人员、驾驶员、操控精密仪器者应予以强调。

(7)促进排痰:痰液黏稠者可定时给予蒸汽或氧气雾化吸入。指导病人进行有效咳嗽、协助叩背有利于痰液排出,无效者可用负压吸引器吸痰。

(8)心理护理:缓解紧张情绪:哮喘新近发生和重症发作的病人,通常感到情绪紧张,甚至惊恐不安,应多巡视病人,耐心解释病情和治疗措施,给予心理疏导和安慰,消除过度的紧张状态,对减轻哮喘发作的症状和控制病情有重要意义。

3.健康教育

(1)疾病知识指导:指导病人增加对哮喘的激发因素、发病机制、控制目的和效果的认识,以提高病人在治疗中的依从性。通过教育使病人懂得哮喘虽不能彻底治愈,但只要坚持充分的正规治疗,完全可以有效控制哮喘的发作,即病人可达到没有或仅有轻度症状,能坚持日常工作和学习。

(2)避免诱发因素:针对个体情况,指导病人有效控制可诱发哮喘发作的各种因素,如避免摄入引起过敏的食物;避免强烈的精神刺激和剧烈运动;避免持续的喊叫等过度换气动作;不养宠物;避免接触刺激性气体及预防呼吸道感染;戴围巾或口罩避免冷空气刺激;缓解期应加强体育锻炼、耐寒锻炼及耐力训练,以增强体质。

(3)自我检测病情:指导病人识别哮喘发作的先兆表现和病情加重的征象,学会哮喘发作时进行简单的紧急自我处理方法。学会利用峰流速仪来检测最大呼气峰流速(PEFR),做好哮喘日记,为疾病预防和治疗提供参考资料。峰流速仪的使用方法:取站立位,尽可能深吸一口气,然后用唇齿部分包住口含器后,以最快的速度,用1次最有力的呼气吹动游标滑动,游标最终停止的刻度,就是此次峰流速值。峰流速测定是发现早期哮喘发作最简便易行的方法,在没有出现症状之前,PEFR下降,提示早期哮喘的发生。临床试验观察证实,每天测量的PEFR与标准的PEFR进行比较,不仅能早期发现哮喘的发作,还能判断哮喘控制的程度和选择治疗措施。如果PEFR经常地、有规律地保持在80%~100%,为安全区,说明哮喘控制理想,如果PEFR为50%~80%,为警告区,说明哮喘加重需要及时调整治疗方案;如果PEFR<50%,为危险区,说明哮喘严重,需要立即到医院就诊。

(4)用药指导:哮喘病人应了解自己所用各种药物的名称、用法、用量及注意事项,了解药物的主要不良反应及如何采取相应的措施来避免。指导病人或家属掌握正确的药物吸入技术,遵医嘱使用 β_2 受体激动药和(或)糖皮质激素吸入剂。与病人共同制订长期管理、防止复发的计划。

(5)心理-社会指导:精神-心理因素在哮喘的发生发展过程中起重要作用,培养良好的情绪和战胜疾病的信心是哮喘治疗和护理的重要内容。哮喘病人的心理反应可有抑郁、焦虑、恐惧、性格改变等,应给予心理疏导,使病人保持规律的生活和乐观情绪,积极参加体育锻炼,最大程度保持劳动能力,可有效减轻病人的不良心理反应。此外,病人常有社会适应能力下降(如信心及适应能力下降、交际减少等)的表现,应指导病人充分利用社会支持系统,动员与病人关系密切的家人和朋友参与对哮喘病人的管理,为其身心健康提供各方面的支持。

(孟凡云)

第二节　支气管扩张

支气管扩张是支气管慢性异常扩张的疾病,多发于儿童或青年。大多继发于急、慢性呼吸道感染和支气管阻塞后,反复支气管炎症导致支气管管壁结构被破坏,引起支气管管腔的异常和持久扩张。临床特点为慢性咳嗽、咳大量脓痰和(或)反复咯血。

【常见病因】

支气管扩张可分为先天性与继发性两种。继发性支气管扩张的主要发病因素为急、慢性呼吸道感染,支气管阻塞。感染引起支气管管腔黏膜充血水肿,分泌物阻塞管腔,管腔变窄而引流不畅,加重感染,两者互相影响,促进支气管扩张的发生、发展。

【临床表现】

1.症状

(1)慢性咳嗽伴大量脓性痰:痰量与体位改变有关,如晨起或入夜卧床时咳嗽痰量增多,呼吸道感染急性发作时黄绿色脓痰明显增加,一日数百毫升,若有厌氧菌混合感染则有臭味。

(2)反复咯血:大多数患者有反复咯血表现,从小量痰血至大量咯血,咯血量与病情严重程度有时不一致。

(3)继发感染:支气管引流不畅,痰不易咳出,可感到胸闷不适,炎症扩展到病变周围的肺组织,出现高热、食欲缺乏、盗汗、消瘦、贫血等症状。

2.体征 一般在扩张部可听到大小不等的湿性啰音,其特点是持久存在。此外,可伴有阻塞性肺炎、肺不张或肺气肿的体征。在慢性病程的支气管扩张患者,可见杵状指(趾)及全身营养较差的情况。

【辅助检查】

1.病史 过去曾患过百日咳、麻疹、肺炎、肺结核、肺部感染史等及慢性咳嗽、咳大量脓痰和反复咯血及呼吸道感染等症状,痰液静置后分三层,细菌培养可有细菌生长。

2.听诊 肺部有局限性固定的啰音,病程长的有杵状指(趾)。

3.胸部 X 线检查 常显示肺纹理明显粗乱增多,在增多的纹理中可有管状透明区,为管壁增厚的支气管影,称为轨道征。

4.支气管造影 是诊断支气管扩张的最重要步骤,可明确病变部位、程度和范围。

【治疗原则】

1.治疗基础性疾病 对活动性肺结核伴支气管扩张症应抗结核治疗,低免疫球蛋白血症可用免疫球蛋白代替治疗。

2.控制感染 是支气管扩张急性感染期治疗的主要措施。

3.保持呼吸道通畅

(1)清除呼吸道分泌物:化痰药物,以及震动、拍背和体位引流等有助于清除呼吸道分泌物。

(2)支气管舒张药:可改善气流受限并帮助清除支气管分泌物,对伴有气道高反应性可逆性气道受限的患者常有明显疗效。

【护理】

1.评估

(1)病史。过去是否患过百日咳、麻疹、肺炎、肺结核、肺部感染史等及慢性咳嗽、咳大量脓痰和反复咯血及呼吸道感染等症状。

(2)身体状况。①有无慢性咳嗽伴大量脓性痰、咯血等症状;②观察营养状况及有无杵状指。

(3)辅助检查:听诊肺部是否有啰音,X 线检查有无肺纹理明显粗乱增多,有无轨道征。支气管造影检查有无气管扩张等。

2.护理要点及措施

(1)病情观察:观察痰液的量、颜色、性质及黏稠度,与体位关系,痰液是否有臭味、静置后是否有分层现象。观察发热、消瘦、贫血等全身症状,定时监测生命体征,记录 24 小时痰量。病情严重者注意有无缺氧情况,如气促、发绀等。观察咯血的颜色、量及性质,止血药的作用及不良反应。咯血时密切观察患者有无胸闷、烦躁不安、气急、面色苍白、大汗淋漓等窒息前症状。

（2）一般护理

①心理护理：以尊重、亲切的态度多与患者交谈，了解患者心理状态，解除焦虑情绪，使患者情绪稳定。

②补充营养：给予高热量、高蛋白质、高维生素饮食。发热患者给予高热量流质饮食，多饮水，每日饮水量在 1500～2000ml。做好口腔护理，以除口臭，增进食欲，减少呼吸道感染机会。

（3）专科护理

①指导患者有效咳嗽：患者取舒适体位，先行 5～6 次深呼吸，尔后于深呼气末保持张口状，连续咳嗽数次使痰液到咽部附近再用力将痰排出；或患者取坐位，两腿上置一枕头顶住腹部，咳嗽时身体前倾，头颈屈曲，张口咳痰将痰液排出。应用一次性痰杯，及时倾倒痰液。

②采取不同体位引流：依病变部位不同，采取相应的体位，使病变部位处于高处，引流支气管开口向下。同时辅以叩背，以借助重力作用使痰液流出。每次 15～20 分钟，每日 2～3 次。引流完毕，擦干口周痰液，给予漱口，并记录排出的痰量及性质，必要时送检。引流宜在饭前进行，以免引流致呕吐。痰液黏稠者可先进行雾化吸入以提高引流效果。

③咯血的护理：a.密切观察病情变化。小量咯血时嘱患者安静休息，做好精神护理，解除紧张心理状态，可以加用小量镇静药。b.大咯血的抢救护理。大量咯血时要安慰病人，保持镇静，配合医护人员积极治疗，防止窒息。首先要准备好抢救物品和药品，如吸引器、粗吸痰管、氧气、气管切开治疗包、止血药等。采取患侧卧位，头偏向一侧，尽量把血咯出，保持气道通畅，必要时可用吸痰管吸引。迅速建立静脉通路，给予垂体后叶素静脉滴入，可使全身小动脉收缩，回心血流减少，肺循环减少，制止肺的出血。静脉输入垂体后叶素应调好输入速度，观察血压的变化，速度过快易发生恶心、呕吐、血压升高、心率增快等，因此高血压、冠心病患者禁用。如果大咯血骤然停止，病人面色发青，表情呆滞，应考虑有窒息的可能，必须立即将患者置于头低足高位，拍背、用粗吸引管吸出气管内血块，必要时行气管插管或气管切开吸引，解除梗阻。同时给予输血、补液等抗休克治疗。

3.健康教育

（1）支气管扩张症的发生与呼吸道感染、支气管阻塞密切相关，因此必须向患者及家属宣传预防呼吸道感染的重要性。指导患者正确认识、对待疾病，积极配合治疗。

（2）及时治疗上呼吸道病灶，避免受凉，减少刺激性气体吸入，吸烟者应戒烟。

（3）注意口腔卫生，既可防止呼吸道感染，又能去除呼吸臭味。

（4）培养患者自我保健意识和能力，学会自我检测病情，掌握体位引流。有肺气肿者，应鼓励和指导其进行适当的呼吸运动锻炼，促进呼吸功能改善，恢复肺功能。

（5）生活起居要有规律，注意劳逸结合，保证适当休息。

（6）加强营养，保证每日所需，以增强机体抵抗力。

（孟凡云）

第三节 慢性阻塞性肺疾病

慢性阻塞性肺疾病(COPD)是一组气流受限为特征的肺部疾病。慢性支气管炎长期反复发作可发展为慢性阻塞性肺疾病。

【常见病因】

1.吸烟 是主要因素。烟草中含有焦油、尼古丁和氢氰酸等化学物质,可使气道净化能力下降,破坏肺弹性纤维,诱发肺气肿形成。

2.感染 与慢性支气管炎类似,亦是 COPD 发生发展的重要因素之一。

3.大气污染 大气中的有害气体如二氧化硫、二氧化氮等可损伤气道黏膜上皮,黏液分泌增加,为细菌感染增加条件。

4.其他 职业性粉尘的长期吸入及过敏。

【临床表现】

1.症状 主要症状为咳嗽、咳痰,或伴有喘息。急性加重系指咳嗽、咳痰、喘息等症状突然加重。急性加重的主要原因是呼吸道感染,病原体可以是病毒、细菌、支原体和衣原体。

(1)咳嗽:一般晨间咳嗽较重,睡时有阵咳或排痰。

(2)咳痰:一般为白色黏液或浆液泡沫性。

(3)喘息或气急。

2.体征 视诊呈桶状胸,呼吸活动减弱;触诊语颤减弱或消失;叩诊呈过清音、心浊音界缩小、肝浊音界下移;听诊呼吸音减弱、呼气延长、心音遥远等。晚期可有口唇发绀、右侧心力衰竭体征。

【辅助检查】

1.肺功能检查 慢性支气管炎合并肺气肿时,第 1 秒用力呼气容积占用力肺活量百分比(FEV1/FVC%)是评价气流受限的一项敏感指标。吸入支气管舒张药后 FEV1/FVC<70%及 FEV1<80%预计值者,可确定为不能完全可逆的气流受限,残气量(RV)增高,残气容积占肺总量的百分比(RV/TLC)高于 40%。

2.胸部 X 线检查 胸廓前后径增大,肋骨水平,肋间隙增宽,膈肌低平,两肺野透明度增高,肺纹理变细、减少,心脏悬垂狭长。

3.动脉血气分析 动脉血氧分压(PaO₂)降低,二氧化碳分压(PaCO₂)增高,并可出现代偿性呼吸性酸中毒,pH 降低。

【治疗原则】

1.急性加重期的治疗

(1)控制感染:常用的有青霉素 G、红霉素、氨基苷类、喹诺酮类、头孢菌类抗生素等。

(2)祛痰、镇咳:可应用祛痰、镇咳药物,以改善症状。常用药物有氯化铵合剂、溴己新等。

(3)平喘:常选用氨茶碱、特布他林等口服或用沙丁胺醇等吸入剂,或长效 β 受体激动药加糖皮质激素吸入。

2.缓解期治疗 戒烟,增强体质,预防感冒。反复呼吸道感染者,可试用免疫调节药或中医、中药。长期家庭氧疗。

【护理】

1.评估

(1)致病因素:评估患者有无长期吸烟史,询问发作是否与气候改变有关,患者是否在感冒后加重,了解病人的职业,是否接触刺激性气体、化学物质、工业有机尘等职业致敏原。

(2)身体状况

①了解患者有无咳嗽、咳痰、喘息或气促等表现。慢性支气管炎患者往往有长期、反复的咳嗽;冬春寒冷季节加重,天气转暖缓解,逐年加重;清晨和入睡前咳嗽频繁,白天较轻。痰液多为白色黏痰或白色泡沫样痰,早晚排痰较多,偶有痰中带血,合并感染时痰量增多,且变为黏液脓性。喘息型慢性支气管炎可有喘息或气促。

②慢性支气管炎患者早期无异常体征。急性发作期可有散在的干、湿啰音。喘息型者可闻及哮鸣音。如并发阻塞型肺疾病,可发现桶状胸,呼吸运动减弱,语颤减弱,肺部叩诊呈过清音,肺下界和肝浊音界缩小,听诊呼吸音减弱,呼气延长。

(3)心理-社会因素:由于病程长,反复发作,每况愈下,给患者家庭带来较重的精神和经济负担。患者常有烦躁不安、忧郁,容易产生不利于呼吸功能的消极情绪,不能坚持呼吸功能锻炼,对疾病治疗失去信心。此外,由于缺氧,年老者咳嗽无力,痰不易咳出,容易产生精神不振、失眠、语言交流费力等。

2.护理要点及措施

(1)一般护理

①病情观察:密切观察咳、痰、喘症状及诱发因素,尤其是痰液的性质和量。合并感染时痰的颜色由白色黏痰变为黄色脓性痰。发绀加重常为原发病加重的表现。重症发绀病人应注意观察神志、呼吸、心率、血压及心肺体征的变化,如有条件可使用心电监护仪。

②体位:急性发作期有发热、喘息时应卧床休息取舒适坐位或半卧位。衣服要宽松,以减轻对呼吸运动的限制。

③饮食护理:每日饮水量应在 1500ml 以上。COPD 患者采用低糖类、高蛋白质、高纤维食物,同时避免产气食物。少食多餐,每餐不要吃太饱,少食可以避免腹胀和呼吸短促。

④心理护理:给予患者精神安慰,调动各种社会关系给予精神及物质关怀,介绍类似疾病治疗成功的病例,强调坚持康复锻炼的重要性。

⑤用药护理:观察用药后病人体温是否下降,咳嗽、咳痰症状是否减轻、肺部啰音是否消失。观察用药后痰液是否变稀,容易咳出。

(2)症状护理。咳嗽、咳痰的护理:胸部物理疗法,帮助病人清除积痰,控制感染;给予氧疗。胸部物理疗法包括:深呼吸和有效咳嗽、胸部叩击、体位引流、吸入疗法。

①深呼吸和有效咳嗽:鼓励和指导病人进行有效咳嗽,这是一项重要的护理。通过深呼吸和有效咳嗽,可及时排出呼吸道内分泌物。指导病人每 2~4 小时定时进行数次随意的深呼吸,在吸气终了屏气片刻后爆发性咳嗽,促使分泌物从远端气道随气流移向大气道。

②胸部叩击:通过叩击震动背部,间接地使附在肺泡周围及支气管壁的痰液松动脱落。方法为五指并拢,向掌心微弯曲,呈空心掌,腕部放松,迅速而规律地叩击胸部。叩击顺序从肺底到肺尖,从肺外侧到内侧,每一肺叶叩击 1～3 分钟。叩击同时鼓励病人做深呼吸和咳嗽、咳痰。叩击时间 15～20 分钟为宜,每日 2～3 次,餐前进行。叩击时应询问病人的感受,观察面色、呼吸、咳嗽、排痰情况,检查肺部呼吸音及啰音的变化。

③体位引流:按病灶部位,协助患者取适当体位,使病灶部位开口向下,利用重力,借有效咳嗽或胸部叩击将分泌物排出体外。引流多在早餐前 1 小时、晚餐前及睡前进行,每次 10～15 分钟,引流间期防止头晕或意外危险,观察引流效果,注意神志、呼吸及有无发绀。

④吸入疗法:利用雾化器将祛痰平喘药加入湿化液中,使液体分散成极细的颗粒,吸入呼吸道以增强吸入气体的湿度,达到湿润气道黏膜,稀释气道痰液的作用。在湿化过程中气道内黏稠的痰液和分泌物可因湿化而膨胀,如不及时吸出,有可能导致或加重气道狭窄甚至气道阻塞。在吸入疗法过程中,应密切观察病情,协助患者翻身、拍背,以促进痰液排出。

(3)氧疗护理:COPD 急性发作期,大多伴有呼吸衰竭、低氧血症及 CO_2 潴留。Ⅰ型呼吸衰竭病人可按需吸氧,根据缺氧程度适当调节氧流量,但应避免长时间高浓度吸氧,以防氧中毒。Ⅱ型呼吸衰竭病人宜给予低流量吸氧,以免抑制呼吸。用氧前应向病人及家属做好解释工作,讲明用氧的目的、注意事项,嘱病人勿擅自调节氧流量或停止吸氧,以免加重病情。在吸氧治疗中应监测患者的心率、血压、呼吸频率及血气指标的变化,了解氧疗效果。注意勿使吸氧管打折,鼻腔干燥时可用棉签蘸水湿润鼻黏膜。

3.健康教育

(1)指导患者和家属了解疾病的相关知识,向患者宣教疾病的治疗是一个长期过程,要树立治疗信心,积极配合,坚持治疗,并督促患者按医嘱服药,争取病情的缓解。

(2)指导患者适当休息,避免过度劳累,注意营养的摄取,与患者及亲属共同制订休息和营养摄入计划。

(3)指导患者,特别是缓解期的患者坚持锻炼以加强耐寒能力与机体抵抗力,注意保暖,避免受凉,预防感冒。病情较重的病人或长期卧床不起的病人,应给予适当的按摩防止压疮的产生。

(4)劝说吸烟者戒烟,向吸烟者宣传吸烟易引起呼吸道局部抵抗力下降,易于感染和发病,应积极戒烟。注意改善环境卫生,加强劳动保护,避免烟雾、粉尘和刺激性气体对呼吸道的影响。

(5)教会病人学会自我监测病情变化,尽早治疗呼吸道感染。

(6)重视缓解期营养的摄入。

(7)如家庭条件允许,坚持长期家庭氧疗。

(孟凡云)

第四节 肺脓肿

【概述】

肺脓肿是由于多种病因所引起的肺组织化脓性病变。早期为化脓性炎症,继而坏死形成脓肿。多发生于壮年,男性多于女性。根据发病原因有经气管感染型、血源性感染型和多发脓肿及肺癌等堵塞所致的感染型3种。肺脓肿也可以根据相关的病原进行归类,如葡萄球菌性、厌氧菌性或曲霉菌性肺脓肿。自抗生素广泛应用以来,肺脓肿的发生率已大为减少。病因及发病机制如下。

1.肺脓肿发生的因素为细菌感染、支气管堵塞,加上全身抵抗力降低。原发性脓肿是因为吸入致病菌或肺炎引起,继发性脓肿是在已有病变(如梗阻)的基础上,由肺外播散、支气管扩张和(或)免疫抑制状态引起。

2.由口鼻腔吸入含菌污染物至肺内后堵塞住一段或小段支气管,使远端肺不张、局部细菌迅速繁殖生长,产生炎症,小血管栓塞,肺组织很快坏死,约1周后液化成脓肿。脓腔扩大,破坏周围小支气管,脓液可从大气管排出,形成一脓腔,体积大小不等,单个或多发,可发生于肺内任何部位。

3.多发性小脓肿(<2cm)的形成与肺炎或肺坏疽有关。部分坏死后的脓肿呈1/2固体肿块,不向支气管排出脓液,则很像肿瘤。脓肿多在肺边缘胸膜下,但因胸膜早期即有炎症粘连,脓腔破向胸膜成脓胸或脓气胸的并不多。在急性期如引流通畅,脓顺利排出,加上药物治疗,病变可渐愈合,留下少量纤维组织。如细菌毒力强,治疗不适当,支气管引流不畅,则病变扩大,肺裂对感染阻挡作用很小,病变常侵及邻段及邻叶,甚至波及全肺。支气管如有活瓣性堵塞,则可形成张力性空洞,易破向胸腔。

4.若急性脓肿未能及时控制,肺部炎症及脓腔迁延至2~3个月或以上,则成为慢性肺脓肿。肺多处被破坏,中有纡曲的窦道相通,病变在破坏的同时又有组织修复,脓腔渐为较厚的纤维壁包绕。支气管因炎症侵犯及开口堵塞,产生不同程度的扩张。脓肿可以处于静止状态,也可能因为痰液外溢使感染播散。肺组织因纤维化而收缩。胸膜因反复炎症形成紧密的粘连,体循环与肺循环形成许多血管沟通,粘连中有较粗大的血管,甚至在体表也能听到收缩期或连续性血管杂音(胸膜粘连杂音)。肺门的粘连很紧,支气管动脉增粗扩大。

5.重力和误吸时体位是病变肺段的决定因素,因此双下肺背段和右上叶前、后段外侧亚段是误吸好发部位,占肺脓肿的85%。仰卧位肺脓肿发生在右侧的较左侧多,以右下叶背段最常见,因右总支气管与中线夹角小,且较粗,污染物易进入。同样的理由,下叶背段,上叶后段,"腋段"是多发处。在右前段、中叶和舌段发生肺脓肿,应怀疑存在气管部分梗阻或吞咽异常等诱因。

【临床表现】

1.症状和体征

(1)呼吸道症状:胸闷、胸痛一般发生于胸骨后或病侧胸部,大多数恶性肿瘤侵入骨骼或神经时则疼痛剧烈,咳嗽常为气管或肺组织受压所致,咯血较少见。

(2)感染症状:如脓肿破溃或肿瘤感染影响到支气管或肺组织时,则出现系列感染症状。

(3)压迫症状:食管、气管受压,可出现气急或下咽梗阻等症状。

2.辅助检查

(1)血液检查:继发感染时可有白细胞计数增高,核左移。病程长或咯血严重者可有贫血、红细胞沉降率增快等。

(2)痰液检查:痰液涂片可发现革兰阳性及阴性细菌,培养可检出致病菌,痰培养有助于敏感抗生素的选择。

(3)胸部 X 线检查:是肺脓肿的主要诊断方法。急性期(在 1 周内)为大片致密模糊阴影,按叶段分布呈楔形,尖向肺门,外侧紧贴胸廓,纵隔或叶间胸膜面;在治疗下,阴影改变较快。当脓肿与支气管相通时,即出现空腔,由于引流支气管多不通畅,加上体位因素,脓液不能完全排出,片上常见液平面。因壁厚,加上周围仍有炎症,腔外有厚层,云雾状炎症浸润影,慢性的周围还有纤维化。空腔大小、形态不一,可呈圆形、椭圆形或不规则形,不少是多房的。经治疗后如好转,则空腔渐缩小、消失,留下纤维条索状阴影及胸膜肥厚影。

(4)CT 检查:断层 CT 可更好地了解病变范围、部位、空腔情况。少数脓肿内脓液未排出,表现为圆形块影,可见小空洞,真正呈实块的不多,易误为肿瘤。纤维化明显的肺体积缩小,支气管完全闭塞可有肺不张。可见叶间胸膜增厚。脓肿破向胸腔形成脓胸或脓气胸,X 线胸片上有相应改变。

(5)纤维支气管镜检查:纤维支气管镜检查最好在患者情况较稳定时进行,细菌学诊断不清或结核不能除外的,可以从支气管深部取分泌物查结核菌及一般菌培养和药物敏感试验。不要在高热及呼吸道炎症严重时检查。

(6)支气管造影:肺脓肿的支气管改变是相当明显的,支气管造影可了解病变部位及范围,见到扩张的支气管,充盈的脓腔,支气管的扭曲变形、狭窄及支气管胸膜瘘。

肺脓肿的特点"三多"在造影中可以见到,即:①多房的脓腔,由不规则的窦道相通;②多支引流,即一脓腔有 1 支以上的支气管引流;③多叶侵犯。

(7)肺功能检查:主要表现为阻塞性通气障碍。晚期可有动脉血氧分压降低和动脉血氧饱和度下降。

【治疗原则】

早期应用抗生素并给予有效的支气管引流。

1.一般治疗与护理　做好口腔护理,可用生理盐水或复方硼砂溶液漱口,清除口臭。对体温持续不降的患者,给予物理降温或药物降温,防止因出汗过多导致虚脱。

2.饮食治疗　肺组织在全身消耗严重情况下,修复困难,机体需要较强的支持疗法,除给予必需的输血、补液外,主要依靠患者自身加强营养,给予高蛋白、高维生素、高热量、易消化的食物,食欲欠佳者可少量多餐。

3.抗感染及治疗　青霉素为首选的抗生素。有条件可根据痰液细菌培养和药物敏感试验结果选用抗生素。病灶局部应用抗生素,可采取经支气管或鼻导管置入气管内,行抗生素滴入。

4.痰液引流

(1)支气管镜引流:行支气管镜吸引并观察记录引流液的量、性质和颜色。术中如出现呼吸困难,严重憋气或不能忍受等情况应停止吸引。术后如有咯血应对症处理,呼吸困难应予吸氧。术中因咽喉局部麻醉,术后 2h 后进温热流食,以减少对咽喉部的刺激,防止呛咳误吸。

(2)体位引流排痰。

5.手术治疗　内科治疗 2 个月以上病变仍不吸收或反复发作;危及生命的大咯血;支气管高度阻塞使感染难以控制时,需行外科手术治疗。

【护理评估】

1.健康史及相关因素　发病原因,肺脓肿的病程特点。

2.身体状况　呼吸道症状;感染症状;压迫症状的程度。

3.辅助检查　包括特殊检查及有关手术耐受性的检查。

【护理要点及措施】

1.术前护理措施

(1)按胸外科疾病术前护理常规。

(2)全面评估患者:身体状况、生命体征,行动能力和生化指标等。

(3)心理护理:解除患者的紧张情绪,更好地配合治疗和护理。

(4)禁止吸烟:对吸烟的患者讲清吸烟可使呼吸道黏膜纤毛运动减弱、迟缓,降低其对肺部的净化作用,增加气道阻力。

(5)饮食护理:指导患者多进食富有营养、易消化、口味清淡的膳食,以加强营养,增进机体抵抗力,纠正贫血,必要时给予补液、输血。

(6)做好术前指导:患者保持情绪稳定,避免过度紧张焦虑,备皮后洗头、洗澡、更衣,准备好术后需要的各种物品如一次性尿垫、痰杯等,术前晚 10:00 以后禁食水,术晨取下义齿,贵重物品交由家属保管等。

2.术后护理措施

(1)按胸外科一般护理常规及全麻手术后护理常规护理。

(2)病情观察:严密观察患者生命体征的变化,尤其是血压、脉搏、呼吸、血氧饱和度的变化,术毕 15min 测 1 次,病情平稳后改为 30min 测 1 次,平稳后改为 1～2h 测 1 次,并做好记录。

(3)发热的护理:做好物理及药物降温,保持床单干燥整洁。

(4)胸腔引流管的护理:患者活动、翻身时要避免引流管打折、受压、扭曲、脱出等。引流期间保持引流通畅,定时挤压引流管,维持引流装置无菌状态,防止再污染,引流管皮肤出口处必须按无菌技术换药。术后引流液的观察是重点,每日记录和观察引流液的颜色、性质和量并准确记录,胸腔冲洗引流液的观察更重要,发现异常及时报告医师给予处理。

(5)做好各项基础护理:术后半卧位;协助叩背、促进有效咳痰;定时翻身,早期下床活动;落实晨晚间护理,执行小治疗。

(6)心理护理:患者咳出大量脓性臭痰,无论对本人还是对其他人都有一种不良刺激,医护人员应富于同情心,表现高度的责任感,妥善安置好患者床位,消毒各种容器,减少空气中的异常气味。当患者进行体位引流时,协助叩背,并鼓励患者坚持体位引流,以得到彻底治疗。

【健康教育】

1.预防肺脓肿首先要指导患者保持良好的口腔卫生习惯,必须及时治疗口腔内疾病,在做口腔手术时要尽量吸尽口腔内分泌物,并给予抗生素,防止细菌生长。

2.护士对麻醉或昏迷患者要做好特别护理,及时清理吸引口内分泌物,防止患者误吸,预防肺部感染,避免肺脓肿发生。

3.告诉患者锻炼身体,提高机体抗病能力,切勿过劳,严禁酗酒等。

(孟凡云)

第五节 肺栓塞

【概述】

肺栓塞(PE)是指各种内源性或外源性栓子堵塞肺动脉或其分支,阻碍组织血液供应,引起以肺循环障碍和呼吸功能障碍为主要临床表现及病理生理综合征。常见的栓子是血栓,其余少见的有新生物细胞、脂肪滴、气泡、静脉输入的药物颗粒。肺动脉栓塞导致肺组织因血流受阻或中断而发生坏死,称为肺梗死。主要发生在 50 岁以上的人群。肺栓塞是仅次于冠心病和高血压的常见心血管疾病,急性期死亡率较高,发病 1h 内猝死率为 11%,总死亡率为 32%。深静脉血栓形成引起的肺栓塞发病机制包括 3 个方面,血管内皮损伤、血液高凝状态及静脉血流淤滞。95% 的肺栓塞来自于下肢深静脉血栓,近年来,由于颈内静脉、锁骨下静脉、股静脉内插管以及 PICC 置管、静脉内化疗的增加,使来源于上腔静脉径路的血栓有增加的趋势。

【临床表现】

肺栓塞典型的临床表现为"三联征",即呼吸困难、胸痛、咯血。多数患者缺乏特异性表现,主要取决于血管堵塞的多少、发生速度和基础心肺功能状态。

1.呼吸困难或气促 97% 的患者有呼吸困难,尤以活动后明显,呼吸急促,最快可达 40~50/min,同时有心动过速、发绀,合并感染时有咳嗽、咳痰、高热症状。另外,肺内可闻及哮鸣音或干湿啰音。最有意义的体征为颈静脉充盈或搏动及下肢深静脉血栓所致的肿胀、压痛、僵硬、色素沉着和浅静脉曲张。

2.胸痛 有两种性质的疼痛,其中胸膜性胸痛多见,占 40%~70%,由于血栓靠近胸膜,形成局部炎症引起疼痛,少数为心绞痛,占 4%~12%,由冠状动脉血流减少所致。

3.咯血 为肺梗死所致肺泡出血的结果,一般量不多,鲜红色,数日后可呈暗红色,发生率 13%~30%。

4.咳嗽 多为干咳,发生率 20%~37%。

5.烦躁不安 低氧血症和右心功能不全引起,甚至出现濒死感,发生率 55%。

6.晕厥 较大血栓堵塞左、右主肺动脉及分支,血流动力学不稳定甚至急性右侧心力衰竭,引起晕厥,为急性肺血栓栓塞症首发或唯一症状,发生率 11%~20%。

7.心悸　心率＞90/min,发生率10％～18％。

8.辅助检查

(1)实验室检查:血浆 D-二聚体含量测定＞500μg/L 时对急性 PE 敏感性大,为 92％～100％,但特异性较低,为 40％～43％,应进行其他检查;测定值＜500μg/L 基本排除静脉血栓栓塞症。

(2)X 线胸片或 CT 检查:可见斑片状浸润、肺不张、膈肌抬高、胸腔积液等,螺旋 CT 肺血管成像可显示血栓部位、形态,血管壁内腔受损情况。

(3)动脉血气检查:常表现为低氧血症、低碳酸血症、肺泡-动脉血氧分压差($P_{A-a}O_2$)增大,部分患者血气可正常。

(4)超声心动图检查:直接征象为肺动脉主干及其分支内发现栓子;间接征象为右心室和右心房扩张,右肺动脉内径增加,左心室内径变小,肺动脉高压。

(5)肺动脉造影:肺动脉造影是诊断肺栓塞的金标准。如肺动脉及其分支充盈缺损;栓子堵塞造成的肺动脉截断现象;肺动脉堵塞引起的肺野无血流灌注,不对称的血管纹理减少,肺透过度增强。

(6)放射性核素肺通气/灌注显像:是一项简单而安全的无创性方法,肺通气显像正常而灌注显像呈典型改变,基本可以诊断肺栓塞。

【治疗原则】

1.一般治疗　①卧床休息,密切监测患者呼吸、血压、心率、心电图、中心静脉压、动脉血氧变化。②酌情给予镇咳、镇静、镇痛及小剂量抗焦虑药。③持续低流量吸氧,3L/min,氧分压＜60～65mmHg,心排血量降低时,应用氧气面罩或气管插管给氧,维持氧饱和度在 90％以上。④预防性应用抗生素,控制下肢血栓性静脉炎、预防肺栓塞并发肺部感染。⑤迅速纠正心律失常,如心房扑动和房颤。⑥合并休克者给予抗休克治疗。

2.抗凝治疗　肺栓塞的溶栓治疗。

3.介入治疗　是使急性肺栓塞患者迅速改善循环功能障碍的有效方法。

4.外科治疗　实行肺动脉血栓内膜剥脱术或肺移植。

【护理评估】

1.高危情况及病史　了解家族中有无血栓栓塞的高危因素,初步判断发病时间,有无对生活质量的影响,发病特点;患者的年龄、性别、职业、婚姻状况等,尤其注意与现患疾病相关的病史和药物应用情况及过敏史、手术史、家族史。

2.发病特点　由于肺栓塞症状和体征均缺乏特异性,易误诊为其他心血管疾病。有无呼吸困难,活动后明显,呼吸急促或胸痛。

3.相关因素　仔细询问病史,注意有无血栓栓塞的高危因素,发病前有无剧烈咳嗽、排便用力、卧床时间较长患者下地活动的时间,是否使用中心静脉导管等。该病起病急,由于肺栓塞导致严重缺氧,烦躁不安,患者无任何心理准备,通常表现为恐惧甚至濒死感。

4.症状体征评估　①呼吸状态:观察呼吸频率、氧饱和度、动脉血气分析及肺部体征的变化,当出现呼吸加速、变浅,动脉血氧饱和度下降,心率加快等表现时,提示呼吸功能受损、机体缺氧。②意识状态:观察患者有无烦躁不安,嗜睡、意识模糊、定向障碍等脑缺氧表现。③循环状态:观察颈静脉有无充盈度增高、肝大、肝颈静脉回流征阳性,下肢水肿等静脉压增高的心功能不全的表现。当较大的肺动脉栓塞后,可使左心室充盈压降低,心排血量减低,需密切观察有无低血压和休克的临床表现。④心电活动:严重缺氧可导致心动过速和心律失常,溶栓治疗后如出现胸前导联 T 波倒置加深,可能是溶栓成功、右室负荷减轻、急性右心扩张好转的反应。

【护理要点及措施】

1.危险因素预防　猝死、出血的危险、肺部感染、有意外受伤的危险。①密切监测血压、心率、神志、尿量、呼吸频率、心电图、中心静脉压、缺氧程度、动脉血气,发现早期征兆,立即采取急救措施。②持续吸氧,维持氧饱和度在 90% 以上,纠正低氧血症,改善肺通气,缓解肺血管痉挛和冠状动脉痉挛。③预防性应用抗生素,控制下肢血栓性静脉炎以及预防肺栓塞并发肺部感染。④稀释痰液,以沐舒坦 30mg 加生理盐水 10ml 雾化吸入,协助咳嗽排痰,背部护理。⑤满足患者生活需求,做好基础护理,协助饮水、进餐、排尿、排便。保持大便通畅,避免用力排便,防止下肢血管内压力突然升高,使血栓再次脱落形成新的危及生命的栓塞。⑥加强肺栓塞临床表现的观察,对明确诊断的患者要反复交代病情,嘱卧床休息,留陪护人员,加双床档保护,防止发生坠床。⑦密切观察出血征兆,如皮肤青紫面积和范围、血管穿刺处出血情况,血尿、腹部或背部疼痛、有无头痛以及神志的改变。静脉或动脉穿刺针眼压迫止血需用力并延长压迫时间。溶栓前、后密切监测各项出凝血指标、血小板计数、血色素。发生出血后立即减量或停用溶栓药,给予止血或输血对症治疗。

2.急性左侧心力衰竭的护理

(1)评估发生左侧心力衰竭的危险因素:肺动脉机械性堵塞和神经体液因素的影响,可使肺静脉回心血量减少,左室充盈压下降,导致心排血量下降,引起低血压休克。

(2)注意观察心源性休克表现:收缩压<90mmHg 或平均动脉压下降<30mmHg 和(或)少尿<0.5ml/(kg·h),脉率>60/min,皮肤湿冷,神志淡漠,体温不升等。

(3)急性左侧心力衰竭的处理原则:保持安静、保暖、吸氧、止痛,必要时可给吗啡、哌替啶、可待因。

(4)抗休克治疗:补充液体,防止发生肺水肿;可静脉滴注多巴胺、多巴酚丁胺、肾上腺素或去甲肾上腺素,使收缩压维持在 90~100mmHg,尿量>50ml。

(5)纠正低氧血症,保持氧分压>90mmHg 以上,如出现呼吸衰竭同时合并低氧血症的患者立即行机械通气治疗。

(6)迅速纠正引起低血压的心房颤动和心房扑动。

3.肺动脉高压和右侧心力衰竭护理

(1)评估发生右侧心力衰竭的危险因素:一般认为肺栓塞造成肺血流减少>50%时,临床上即可出现急性右侧心力衰竭。

(2)密切观察右侧心力衰竭症状:胸闷气短,活动耐力下降,指端、口唇、耳廓发绀,咯血,上腹部胀痛是右侧心力衰竭的早期表现。

(3)改善缺氧症状:半卧位,抬高床头,持续低流量吸氧 3L/min。氧分压<60~65mmHg 时,应用氧气面罩或气管插管给氧,吸入氧浓度使氧饱和度维持 90% 以上。

（4）严格控制入液量：遵医嘱给予利尿、血管扩张药，限制水钠摄入，强心药慎用快速洋地黄制剂，如毛花苷 C，一般用多巴酚丁胺或多巴胺缓慢静滴，增加心脏搏出量。

（5）皮肤护理：注意保护肿胀的下肢，加用气垫床，防止发生皮肤破损。

4.心肌缺血的护理

（1）评估发生心肌缺血的危险因素：由于肺动脉栓塞肺血管收缩，导致迷走神经张力过高，引起肺血管痉挛和冠状动脉痉挛，表现为心前区憋闷，心电图有 ST 段改变。

（2）病情观察：密切观察心绞痛持续时间、缓解方式、心肌酶变化，心电图动态改变。

（3）用药与氧疗：立即吸氧，舌下含服硝酸甘油或静脉注射硝酸甘油，皮下、肌内或静脉注射罂粟碱 30mg，每小时 1 次，该药有镇静和减少血小板聚集作用。

【健康教育】

1.讲解防止血液淤滞的相关知识，对存在发生肺血栓栓塞症的危险人群，指导其避免增加静脉血流淤滞的行为，如长时间保持坐位，特别是架腿而坐；穿束膝长筒袜、长时间站立不活动。

2.鼓励老年卧床患者进行床上肢体活动，不能自主活动的患者需进行被动活动，平卧时将腿抬高至心脏以上水平，间断进行锻炼，可促使下肢静脉血液回流。病情允许时早期下床活动。

3.嘱咐患者尽量避免在股静脉和下肢输液；在锁骨下静脉穿刺和安装永久起搏器的患者要督促和协助患者活动患侧肢体。

4.讲解如何降低血液凝固度，高血压、高脂血症易导致高血液凝固，因此要适当增加液体摄入，防止血液浓缩，晚餐少食高胆固醇、高蛋白饮食。

5.指导有血栓形成高危险的患者和患有心血管疾病如脑卒中、慢性心房纤颤、急性心肌梗死、慢性心功能不全的患者遵医嘱服用抗凝药。

6.帮助患者认识下肢静脉血栓和肺血栓栓塞症的表现，对有发生下肢静脉血栓的危险人群讲解下肢静脉血栓和肺血栓栓塞症的表现，一旦发生肢体疼痛、肿胀应警惕下肢静脉血栓。

7.告知存在危险发病因素患者，突然出现胸痛、呼吸困难、咯血痰时应考虑肺血栓栓塞症，及时就诊。

（孟凡云）

第六节　肺癌

【概述】

肺癌是起源于支气管黏膜或腺体的上皮细胞的恶性肿瘤，也称支气管肺癌。肺癌是全世界目前最常见恶性肿瘤，也是增长率最快的恶性肿瘤，其发生率为全身恶性肿瘤总数的 15%，它可以直接侵袭周围组织，也可以经血液、淋巴的外扩散和膈转移。

病因与发病机制：肺癌的病因迄今尚不清楚，目前认为与吸烟、工业污染、慢性肺部疾病、职业及机体的免疫缺陷有密切关系。在国外，认为吸烟是重要的致病因素，因为烟叶中含有多种致癌物质,与肺癌有关的是苯并芘。此外,石棉、皮革等制品也与肺癌的发病有很大关系。病毒感染、真菌病毒(曲菌黄霉)、结核的瘢痕、机体免疫功能低下、内分泌失调以及家族遗传等因素对肺癌的发生可能也起一定的综合作用。

【临床表现】

1.肺癌典型的临床表现　是咳嗽、血痰和胸痛,但这三个症状一般只有到中晚期病变时才会出现,早期多无症状。

(1)咳嗽:约75%的肺癌患者有咳嗽,也是最常见的症状,往往是肿瘤刺激或压迫支气管所致,主要表现为刺激性干咳,咳嗽的剧烈程度差别很大。

(2)血痰:25%~40%的患者有血痰,多见于中心型肺癌,是肿瘤侵袭周围支气管组织和溃疡形成而引起,一般为痰中带血丝,有时为全口血痰,大量咯血极少见。

(3)胸痛:肿瘤累及到壁层胸膜而引起胸痛。有30%~50%的患者出现肺性胸痛,但由于老年患者痛觉感受能力较差,故胸痛出现较晚,一般多为间歇性钝痛,常伴有胸闷,有时也为剧痛,且呈持续性和固定性。

(4)并发症表现:常因肿瘤侵犯胸膜、胸壁、膈肌及纵隔器官时,则出现相关的胸内表现。如大量胸腔积液可造成气短;喉返神经受累引起声带麻痹表现为声音嘶哑;侵犯膈神经引起的反常呼吸运动;杵状指(趾)和增生性骨关节病。

2.辅助检查

(1)X线检查:是肺癌影像诊断的首选。标准后前位和侧位X线胸片不但能发现病变的大小和范围,而且可避免遗漏心脏后的肺部异常阴影。

中央型肺癌:多为一侧肺门类圆性阴影,边缘大多毛糙、有时有分叶表现,或为单侧性不规则的肺门部肿块,癌与转移性肺门或纵隔淋巴结融合而成的表现;也可以肺不张或阻塞性肺炎并存,形成所谓"S"形的典型肺癌的X线征象。

周围型肺癌:早期常呈局限性小斑片状阴影,边缘不清、密度较淡,易误诊为炎症或结核。如动态观察肿块增大呈圆形或类圆形时,密度增高、边缘清楚常呈叶状,有切迹或毛刺,尤其是细毛刺或长短不等的毛刺。

(2)CT扫描:可发现一般X线检查隐藏区(如肺尖、隔上、脊柱旁、心脏后、纵隔等处)的早期肺癌病变,对明确纵隔淋巴结有无转移很有价值。如纵隔淋巴结直径>20mm,肿瘤侵入纵隔脂肪间隙或包绕大血管,则基本不能手术。CT还能显示肿瘤有无直接侵犯邻近器官,CT对病灶>3mm的多能发现。

(3)MRI:胸部MRI扫描不但能从横断位、冠状位和矢状位等多个平面进行观察,而且可以有不同参数增进对疾病的检出率和鉴别能力。MRI对身体无射线损伤,且不用造影剂即可直接显示血管。MRI只适用于如下几种情况:临床上确诊为肺癌,需进一步了解肿瘤部位、范围,特别是了解肺癌与心脏大血管、支气管胸壁的关系,评估手术切除可能性者;疑为肺癌而胸片及CT均为阴性者;了解肺癌放疗后肿瘤复发与肺纤维化的情况。

(4)正电子发射体层摄影(PET)检查:以通过了解病变的葡萄糖代谢活性及其变化对肺癌进行诊断。比CT更能鉴别肺部肿块的良恶性及确定纵隔淋巴结转移分期,是一种较好的无创性肺癌诊断技术。

(5)痰脱落细胞学检查:是肺癌确诊的方法之一,可确定肿瘤的组织类型,准确率可达85％以上。

(6)纤维支气管镜检查:可在直视下了解肿瘤的部位、大小及范围,并可做活检,适用于中央型肺癌。

(7)经皮肺穿刺活检:检查周围型肺癌阳性率可达80％,但可能发生气胸、胸膜出血、感染等并发症以及癌细胞沿针尖扩散等,故应严格掌握检查适应证。

(8)其他检查:放射性核素肺扫描检查、转移病灶活组织胸腔积液癌细胞检查、剖胸探查等,均有助于肺癌的诊断。

【治疗原则】

1.手术治疗　肺癌一经确诊,应尽早行肺癌切除术。手术切除范围包括患肺、肺周围的正常组织、纵隔淋巴结。手术入路取决于肿瘤分期和肿瘤部位等。近年开展了胸腔镜单操作孔肺叶切除术,此方法具有创伤小、出血少、患者术后恢复快等优点,已成为肺癌切除术的首选方法。

2.放射治疗　利用放射线对细胞的杀伤作用可达到消除肿瘤的目的。放疗可分为术前、术中、术后和单纯放射治疗。术前放射治疗可使瘤体缩小以提高手术切除率;术中放射治疗的目的为一次性大剂量直接致死瘤床周围的亚临床病灶,以提高治愈率;术后放射治疗为清扫病灶,以确保手术效果,防止过早复发或转移;单纯放射治疗是为失去手术机会的晚期肺癌患者延缓肿瘤的发展与扩散及减轻疼痛等症状。

3.化学治疗　应用化学药物对不同类型的癌细胞产生的杀伤作用使之达到治疗的目的。小细胞肺癌应用化疗效果最好,鳞癌次之,腺癌效果最差。

4.中医药治疗　可通过中药改善肺癌患者症状,改善机体免疫功能,减轻化疗、放疗的毒副作用。

【护理评估】

1.健康史及相关因素　包括家族中有无肺系列癌发病者,初步判断肺癌的发生时间,有无对生活质量的影响,发病特点。

(1)一般情况:患者的年龄、性别、职业、婚姻状况、营养状况等,尤其注意与现患疾病相关的病史和药物应用情况及过敏史、手术史、家族史、遗传病史和女性患者生育史等。

(2)发病特点:患者有无咳嗽、血痰、胸痛、咳嗽程度,有无痰中带血改变和经常性胸,部疼痛。本次发病是体检时无意发现还是出现咳嗽、血痰、胸痛而就医。不适是否影响患者的生活质量。

(3)相关因素:家族中有无肺系列癌发病者,患者是否吸烟的习惯等。

2.查体情况

(1)局部:肿块位置、大小、数量。

(2)全身:重要脏器功能状况,有无转移灶的表现及恶病质。

(3)辅助检查:包括特殊检查及有关手术耐受性检查的结果。

【护理要点及措施】

1. 术前护理措施

(1)按胸外科疾病术前护理常规。

(2)全面评估患者一般情况:包括健康史及其相关因素、身体状况、生命体征,以及神志、精神状态、行动能力等。

(3)心理护理:对患者给予同情、理解、关心、帮助,告诉患者不良的心理状态会降低机体的抵抗力,不利于疾病的康复。解除患者的紧张情绪,更好地配合治疗和护理。部分咳血痰患者可出现紧张和焦虑情绪,应给予疏导。

(4)注意观察患者咳血痰的程度,可嘱患者平卧时头偏向一侧,防止血痰堵塞呼吸道。当大咯血时,血块梗阻呼吸道出现呼吸困难时,应报告医师给予吸痰解痉处理。

(5)禁止吸烟:应对吸烟的患者讲清吸烟可使呼吸道黏膜纤毛运动减弱、迟缓,降低其对肺部的净化作用,增加气道阻力,为此要求患者在入院时停止吸烟,以减少分泌物,减轻术后痛苦,防止肺部并发症。

(6)饮食护理:指导患者多进食富有营养、易消化、口味清淡的膳食,以加强营养,增进机体抵抗力,纠正贫血,改善一般状态,必要时给予补液、输血。

(7)胃肠道准备:备皮,给患者口服泻药,术前 1d 中午嘱患者口服 50％硫酸镁溶液 30ml,30min 内饮温开水 1000～1500ml。如果在晚 7:00 前大便尚未排干净,应于睡前进行清洁灌肠。

(8)做好术前指导:嘱患者保持情绪稳定,避免过度紧张焦虑,备皮后洗头、洗澡、更衣,准备好术后需要的各种物品如一次性垫巾、痰杯等,术前晚 10:00 以后禁食水,术晨取下义齿,贵重物品交由家属保管等。

2. 术后护理措施

(1)按胸外科一般护理常规及全麻手术后护理常规护理。

(2)病情观察:严密观察患者生命体征的变化,尤其是血压、脉搏、呼吸、血氧饱和度的变化,术毕每 15min 测 1 次血压,待平稳后改为 1～2h 测 1 次,并做好记录。

(3)胸腔闭式引流管的护理:术后患者患侧留置胸腔引流管,活动、翻身时要避免引流管打折、受压、扭曲、脱出等。置管期间保持引流通畅,定时挤压引流管,避免因引流不畅而造成感染、积液等并发症。维持引流装置无菌状态,防止污染,引流管皮肤出口处必须按无菌技术换药。

(4)胸腔闭式引流液的观察:术后引流液的观察是重点,每日记录和观察引流液的颜色、性质和量,如在短时间内引流出大量血性液体(一般>300ml/h 或持续 5h,每小时>200ml),应警惕发生继发性大出血的可能,同时密切观察血压和脉搏的变化,发现异常及时报告医师给予处理。

(5)基础护理:①患者术后清醒后,可改为半卧位,以减轻膈肌对胸腔的压力,有利于呼吸及胸腔引流管引流。②患者卧床期间,应协助其保持床单位整洁和卧位舒适,定时翻身,按摩骨突处,防止皮肤发生压疮。③满足患者生活上的合理需求。④晨晚间护理。⑤雾化吸入 3/d,祛痰清肺仪治疗 2/d,会阴冲洗 1/d(女性患者)。协助叩背、有效咳痰。

(6)专科护理:术前从股动脉插管行动脉栓塞术者,术后应密切观察穿刺侧足背动脉搏动情况,防止因穿刺部位血栓形成影响下肢血供。同时行栓塞术后,患者可出现腹痛、恶心、腹胀、发热等症状,应密切观察,发现异常及时报告医师处理。全肺切除术后或心肺功能较差的患者,应长期低流量吸氧,准确记录出入量,严格控制输液速度,防止发生心力衰竭及急性肺水肿。

(7)增进患者的舒适:术后会出现疼痛,恶心,呕吐,腹胀等不适,及时通知医生,对症处理,减轻患者的不适感。

(8)术后活动:一般术后 3～5d 即可离床活动。但行全肺切除术的患者应绝对卧床 7～10d,床上活动。

(9)心理护理:根据患者的社会背景、个性及不同手术类型,对每个患者提供个体化心理支持,并给予心理疏导和安慰,以增强战胜疾病的信心。

【健康教育】

1.出院前向患者及家属详细介绍出院后有关事项,并将有关资料交给患者或家属,告知患者出院后 3 个月来院复诊。

2.嘱患者禁止吸烟、禁酒。

3.告诫患者术后注意劳逸结合,避免过度劳累,适当进行户外活动及轻度体育锻炼,以增强体质,防止感冒及其他并发症。

4.保持心情舒畅和充足的睡眠,每晚持续睡眠应达到 6～8h。

5.告诫患者如有剧烈咳嗽、伤口针尖疼痛、咯血等症状,应及时来院就诊。

(孟凡云)

第七节 急性呼吸窘迫综合征

急性呼吸窘迫综合征(ARDS)是指患者原心肺功能正常,由于心源性以外的各种肺内、外致病因素导致的急性进行性呼吸困难、难治性低氧血症为特征的肺部炎症综合征,临床上以呼吸急促、呼吸窘迫、顽固性低氧血症为特征。急性肺损伤(ALI)和 ARDS 为同一疾病过程的两个阶段,具有性质相同的病理生理改变,ALI 代表早期和病情相对较轻的阶段,而 ARDS 代表后期病情严重的阶段。ARDS 是急性肺损伤发展到后期的典型表现。该病起病急骤,发展迅猛,病死率仍达 40％～70％。

【常见病因】

ARDS 的病因尚不清楚。与 ARDS 相关的危险因素包括肺内(直接)因素和肺外(间接)因素两大类。肺内因素包括吸入性肺损伤、重症肺炎、溺水、误吸胃内容物、氧中毒等。肺外因素包括休克、大面积烧伤、急性重症胰腺炎、药物或麻醉药中毒、脂肪栓塞(尤其骨折时)、子痫、羊水栓塞等。国外报道,误吸胃内容物是发生 ARDS 的最常见危险因素。而我国最主要的危险因素是重症肺炎。

ARDS 的发病机制仍不十分清楚。目前认为,除上述多种损伤因素对肺部造成直接损伤外,还可激发机体产生系统性炎症反应综合征。

【临床表现】

1.症状　除原发病的症状和体征外,主要表现为突发性进行性呼吸困难、发绀,常伴有烦躁、焦虑、出汗等。呼吸的特点为呼吸深快、用力,伴明显的发绀,且常规氧疗不能改善,亦不能用其他原发心肺疾病(如气胸、肺气肿、肺不张、肺炎、心力衰竭)解释。

2.体征　早期体征可无异常,中期闻及双肺细啰音,后期可闻及水泡音及管状呼吸音。

【辅助检查】

1.胸部 X 线片　早期可无异常,或呈轻度间质改变,表现为边缘模糊的肺纹理增多,继之出现斑片状,以致融合大片状浸润阴影,大片状浸润阴影中可见支气管充气征。其演变过程符合肺水肿的特点,快速多变,后期出现肺间质纤维化的改变。

2.动脉血气分析　表现为 PaO_2 降低,$PaCO_2$ 降低和 pH 升高。氧合指数(PaO_2/FiO_2)是 ARDS 诊断的必要条件,正常值为 $400\sim500mmHg$;ALI 时,$PaO_2/FiO_2<300mmHg$;ARDS 时,$PaO_2/FiO_2<200mmHg$。

3.床边肺功能检测　肺顺应性降低,无效腔通气量比例(VP/VT)增加,但无呼气流速受限。顺应性的改变对严重性和疗效判断有一定的意义。

4.血流动力学监测　通常仅用于与左侧心力衰竭鉴别有困难时。肺毛细血管锲压(PCWP)一般$<12cmH_2O$,若$>16cmH_2O$,则支持左侧心力衰竭的诊断。

【治疗原则】

ARDS 是一种急性呼吸系统危重症。应针对肺水肿和肺泡萎陷两个主要问题进行处理。治疗原则包括:积极控制原发病,改善肺氧合功能,尽快纠正缺氧,保护器官功能,防止并发症。

1.氧疗　尽快提高 PaO_2 是抢救 ARDS 的中心环节。一般需要用面罩进行高浓度($>50\%$)给氧,使 $PaO_2\geqslant60mmHg$ 或 $SaO_2\geqslant90\%$。

2.机械通气　由于 ARDS 主要表现为常规吸氧难以纠正的顽固性低氧血症,故多数患者需及时应用机械通气。若间歇正压通气无效,应迅速采用呼气末正压通气(PEEP),呼气末正压通气可似使萎陷的小气道和肺泡重新开放,减轻肺泡水肿,从而改善肺泡弥散功能和通气/血流比例,减少分流,达到改善氧合功能和肺顺应性的目的。由于 ARDS 导致肺泡萎陷和功能性残气量减少,有效参与气体交换的肺泡数减少,因此,要求以小潮气量通气,以防肺泡过度充气。通气量为 $6\sim8ml/kg$。对于血容量不足的患者,应补充足够的血容量,但需注意避免过量而加重肺水肿。

3.液体管理　为消除肺水肿,需合理限制液体入量。原则是在保证血容量足够、血压稳定的前提下,液体出入量宜轻度负平衡($-500\sim-1000ml$),液体入量每日一般以不超过 1.5L 为宜,可使用利尿药促进水肿消退,治疗过程中应随时纠正电解质紊乱。

4.积极治疗原发病　原发病是 ARDS 发生和发展最重要的要素,必须针对病因给予积极的治疗。

5.营养支持与监护　ARDS 时机体处于高代谢状态,应补充足够营养。因静脉营养可引起感染和血栓形成等并发症,故提倡早期开始全胃肠营养。患者应安置在 ICU 病房,严密监测呼吸、循环、水、电解质、酸碱平衡等各项指标,以便及时调整治疗方案。

【护理】

1.评估

(1)生命体征、意识状态、皮肤颜色、四肢肌张力等。

(2)呼吸方式、胸腹运动、呼吸节律、有无三凹征、呻吟等。

(3)营养状况、皮肤弹性等。

2.护理要点及措施

(1)急救护理措施

①急救原则是迅速给氧,提高氧气吸入量,适当扩张小呼吸道和肺泡,增加功能残气量,保证液体平衡,积极治疗原发病,保持呼吸道通畅,必要时建立人工呼吸道,进行机械通气治疗。氧疗:一般需要高浓度给氧,或面罩给氧,使 PaO_2 迅速提高 $60\sim80mmHg$ 或 $SaO_2>90\%$。

②机械通气:ARDS 机械通气的指标尚无统一标准,但一旦诊断成立,应尽早进行机械通气治疗。

③保持呼吸道通畅,促进痰液的引流排出:观察痰的颜色、量、味及实验室痰液检查的结果,并及时做好记录,准确留取痰液标本,利于调整治疗方案。a.指导并协助患者深呼吸及有效咳嗽、咳痰。b.协助体位引流,翻身拍背 $2\sim3$ 小时 1 次。c.降低痰液黏度,如口服化痰药,雾化吸入等。d.补充水分,嘱患者多饮水及补充静脉输液。e.必要时吸引器吸引或纤维支气管镜下吸出分泌物。

④病情观察:注意患者的呼吸、体温、脉搏、血压、神志变化及尿量等。维持适当的液体平衡:在血压稳定的前提下,出入液量宜轻度负平衡;需要输血时,最好用新鲜血,以免微血栓而加重 ARDS。

⑤血气监测:准确及时抽取动脉血气,及时了解病情的进展及好转程度。

(2)一般护理

①给予舒适体位:取半坐位或坐位;绝对卧床休息,尽量减少自理活动和不必要的操作。

②促进有效通气:指导患者深呼吸及呼吸体操的运动,如压腹呼吸等。

③营养支持:鼓励清醒患者进食,给予高蛋白质、高脂肪、糖类、多维生素、纤维素丰富的饮食,不能进食者给予鼻饲营养,成年人每日补充液体 $2500\sim3000ml$,每次鼻饲前应吸净痰液,抬高床头 45°或半坐位,抽吸胃液观察消化情况,未消化者暂不喂食;每次入量 $200\sim250ml$,进食半小时内尽量不要吸痰,以免食物反流,造成吸入性肺炎。

④口腔护理:应用生理盐水、呋喃西林溶液、碳酸氢钠等进行口腔护理,每日 $3\sim4$ 次;应注意观察口腔有无真菌感染、黏膜溃疡等,并给予相应处理。

⑤皮肤护理:应定时翻身,密切观察皮肤的颜色、适度、温度等,受压处定时局部按摩或睡气垫床促进血液循环。

(3)心理护理:ARDS 患者因呼吸困难、预感病情危重、可能危及生命,常有紧张、焦虑、恐惧等情绪,且 ARDS 患者的病死率较高,因此医护人员应多关心患者的心理状况,注意心理情绪的变化,积极与患者沟通,了解其心理需求,提供必需的帮助,做好健康宣教工作,缓解疾病给患者带来的压力,指导患者放松、分散注意力,减轻症状,提高生存质量,延长生存时间。

3.健康教育

(1)疾病知识指导。向患者及家属讲解疾病的发生、发展与归转。讲解治疗配合的意义。

(2)呼吸功能锻炼。指导患者深呼吸,有效咳嗽、咳痰,指导体位引流,翻身拍背,提高患者的自我护理能力,加速康复,延缓肺功能恶化。

(3)给予用药指导。告知患者药物使用的方法、剂量、注意事项,药物的作用和不良反应的观察。

(4)指导患者进行家庭氧疗,并讲解其注意事项,吸氧浓度不宜太高,高浓度吸氧时间不能超过 48～72 小时。

(5)病情好转后给予适当的活动,制订合理的活动计划,如床上手足运动-坐-站-呼吸体操一步行。

(6)增强体质,避免诱发因素:①避免劳累、情绪激动等不良因素的刺激;②尽量少去人员密集的地方,避免接触呼吸道感染的患者,减少感染的机会;③指导安排合理的饮食,加强营养,达到改善体质的目的;④戒烟,避免吸入刺激性气体和有毒气体;⑤鼓励患者积极进行耐寒锻炼和呼吸功能的锻炼,如冷水洗脸可以提高呼吸道抗感染的能力。

(7)告知患者若呼吸困难加重,发绀明显应尽早,及时就医治疗。

（孟凡云）

第八节 呼吸衰竭

【概述】

呼吸衰竭是由于呼吸功能严重损害,导致低氧血症或伴有二氧化碳潴留引起的综合征。临床上多种重症疾病可导致呼吸衰竭并成为危重患者死亡的重要原因。

1.病因及发病机制

(1)呼吸道病变:支气管炎症痉挛、上呼吸道肿瘤、异物阻塞气道引起通气不足、气体分布不匀导致通气和血流比例失调,发生缺氧和二氧化碳潴留。

(2)肺组织病变:肺炎、重度肺结核、肺气肿、肺水肿、成人呼吸窘迫综合征、矽肺等。

(3)肺血管性疾病:肺血管栓塞、肺梗死、肺毛细血管瘤。

(4)胸廓病变:胸廓外伤、畸形、手术创伤、气胸、胸腔积液等影响胸廓活动和肺脏扩张。

(5)神经系统、传导系统和呼吸肌疾患:脑血管病变、脑炎、脑外伤、电击、药物中毒、重症肌无力。

2.呼吸衰竭按动脉血气分析有以下两种类型。

(1)低氧性呼吸衰竭(Ⅰ型):缺氧无 CO_2 潴留,或伴 CO_2 降低,见于换气功能障碍(通气/血流比例失调、弥散功能损害和肺动-静脉样分流)的病例。

(2)高碳酸-低氧性呼吸衰竭(Ⅱ型):缺 O_2 伴 CO_2 潴留系肺泡通气不足所致的缺 O_2 和 CO_2 潴留,单纯通气不足,缺 O_2 和 CO_2 潴留的程度是平行的,若伴换气功能损害,则缺 O_2 更为严重。只有增加肺泡通气量,必要时加氧疗来解决。

3.按病变部位可分为中枢性和周围性呼吸衰竭。

4.按病程可分为急性呼吸衰竭和慢性呼吸衰竭。

(1)急性呼吸衰竭:指呼吸功能原来正常,因多种突发因素的发生或迅速发展,引起通气或换气功能严重损害,在短时间内导致呼吸衰竭。突然发生呼吸衰竭的临床表现,如脑血管意外、药物中毒抑制呼吸中枢、呼吸肌麻痹、肺梗死、ARDS等,因机体不能很快代偿,如不及时抢救,会危及患者生命。

(2)慢性呼吸衰竭:多见于慢性呼吸系统疾病,如慢性阻塞性肺病、重度肺结核等,其呼吸功能损害逐渐加重,虽有缺 O_2 或伴 CO_2 潴留,但通过机体代偿适应,仍能从事个人生活活动,称为代偿性慢性呼吸衰竭。一旦并发呼吸道感染,或因其他原因增加呼吸生理负担所致代偿失调,出现严重缺 O_2 、CO_2 潴留和酸中毒的临床表现,称为失代偿性慢性呼吸衰竭。

【临床表现】

1.低氧血症的表现　主要是呼吸困难和发绀。

2.神经精神症状　缺氧和二氧化碳潴留均可引起精神症状。

3.循环系统症状　有心率增快、心搏出量增加、血压上升、心律失常。

4.消化系统和肾功能的改变。

5.值得警惕的呼吸衰竭早期表现　①睡眠规律倒转;②头痛,晚上加重;③多汗;④肌肉不自主的抽动或震颤;⑤自主运动失调;⑥眼部征象,球结膜充血、水肿,是反映二氧化碳升高的敏感征象。

6.辅助检查　包括动脉血气分析及生化指标实验室检查和X线检查。

【治疗原则】

呼吸衰竭处理的原则:在保持呼吸道通畅的条件下,改善缺 O_2 和纠正 CO_2 潴留,以及代谢功能紊乱,从而为基础疾病和诱发因素的治疗争取时间和创造条件,同时要积极有效抗感染治疗。

【护理评估】

有无导致呼吸衰竭的病因、基础疾病或诱因,患者呼吸道、肺组织、肺血管系统病变,神经系统以及传导系统病变,呼吸肌疾患。

呼吸系统症状:患者呼吸困难、发绀程度;有无呼吸频率、节律、幅度改变;咳嗽、咳痰情况。

神经精神症状:患者有无烦躁不安、嗜睡、意识模糊、定向障碍等脑缺氧表现。

循环系统症状:有无心率、血压改变、心律失常、体表静脉充盈、皮肤潮红、温暖多汗。

消化系统症状:有无消化道出血。

心理状态评估:患者心理状态和对诊断及治疗的理解情况;是否有足够的支持力量;是否存在恐惧、烦恼等种种心理反应以及存在程度。

查体:可有发绀、意识障碍、球结膜充血、水肿、扑翼样震颤、视盘水肿等。

实验室检查:动脉血气分析及生化指标。

判断危险因素:①有痰堵窒息的危险;②有肺性脑病发生的危险;③有消化道出血的危险;④有意外受伤的危险。

【护理要点及措施】

1.密切观察咳嗽、咳痰情况　尤其注意痰液的性状、黏稠度和量;特别要关注患者清除气道分泌物的能力。教会患者有效咳嗽、咳痰方法。

2.痰堵窒息的防护　密切观察呼吸的频率、深度和节律有无改变,患者出现呼吸困难加重,缺氧、脉氧饱和度下降、发绀,伴随烦躁不安、神志恍惚,提示痰堵窒息危险发生,积极配合抢救。

3.肺性脑病的观察　缺氧和二氧化碳潴留急剧变化,患者可出现失眠、精神错乱、狂躁或表情淡漠、神志恍惚、嗜睡、昏迷等表现,应及时报告医生并协助抢救。

4.消化道出血的观察　急性加重期注意观察大便颜色,粪便隐血阳性提示消化道出血,若突然出现头昏、眼花、无力、口渴、心悸、心动过速、血压下降、昏厥,提示消化道大出血,积极配合抗休克抢救。

5.有意外受伤的防护　患者肺性脑病期精神错乱、狂躁、神志恍惚易出现摔伤、跌倒危险,应加强 24h 看护。

6.急性呼吸衰竭期护理　①绝对卧床休息,取半卧位,避免不必要的谈话,保持病室安静。②氧疗,根据血气分析调整氧流量,根据医嘱给予呼吸兴奋药。③保持呼吸道通畅:通过湿化、叩背、雾化、有效咳嗽,经口鼻吸痰等手段排出痰液,清理呼吸道。④严密观察病情:监测生命体征、动脉血气;严密观察呼吸频率、节律、深度、呼吸困难等情况。⑤备好吸引器、气管插管、气管切开等用物。⑥根据医嘱给予,抗生素治疗控制感染,控制补液量及速度,防止加重心脏负荷。⑦准确记录出入液量,观察痰液性状、量、观察药物的不良反应。

7.慢性呼吸衰竭护理

(1)保持呼吸道通畅:鼓励患者咳嗽排痰,并协助患者更换体位、轻拍其背部,以利于将痰液咳出;对意识障碍患者则及时经口鼻吸痰。

(2)合理给氧:氧疗是肺心病合并呼吸衰竭时最常用的治疗方法,对纠正缺氧,抢救患者起着至关重要的作用。在氧疗中,持续低流量、低浓度给氧,一般氧流量为每分钟 1~2L,浓度控制在 25%~30%。

(3)严格控制感染:合理使用抗生素是控制感染的有效措施。护士做到了解所用药物的药理作用,正确选择抗生素溶媒,强调现用现配,以保证发挥药物的治疗效果。同时,要严格无菌操作,加强病房管理,减少探视人数,以防交叉感染。

(4)严密监测病情变化:严密监测患者的意识、呼吸、心率变化,如果患者呼吸困难及发绀加重,并出现球结膜充血或水肿、头痛、嗜睡、精神恍惚、烦躁不安、抽搐甚至昏迷,则提示有可能发生肺性脑病,及时报告医生处理。同时,注意患者尿量及排便情况,监测肾和消化道功能。

(5)心理护理:由于肺心病患者病程长、体质差,且反复发作,久病缠身,逐年加重,因而患者常出现焦虑情绪,对疾病失去治疗信心。因此,要耐心地进行心理疏导,讲解有关疾病的防治知识,使患者增强战胜疾病的信心,更好地配合治疗和护理工作。

(6)加强基础护理:注意给患者保暖,室温一般在保持 18~20℃,相对湿度保持在 50%~70%,病房内要定时通风;注意给卧床患者翻身,保持皮肤清洁,防止其发生压疮;注意口腔护理,加强营养,提高患者机体免疫力。

(7)饮食护理:呼吸衰竭患者机体内蛋白分解代谢增高,储存脂肪功能降低,使呼吸肌收缩力和持久力降低,应常规鼻饲给予高蛋白、高脂肪、低糖类以及富含多种维生素和微量元素的饮食,必要时做静脉高营养治疗。

8.肺性脑病期护理　见慢性肺源性心脏病护理。

9.机械通气患者人工气道管理　见机械通气及人工气道护理。

10.并发症的预防　呼吸衰竭可导致慢性肺源性心脏病、右侧心力衰竭、急性加重时会并发消化道出血、休克和多器官功能衰竭,应加强观察和防治。

【健康教育】

1.指导患者加强个人防护:注意开窗通风,保持室内空气新鲜流通,室温 18～20℃,相对湿度 50%～70%,在寒冷季节或气候骤变时,注意保暖,防止受凉感冒,预防呼吸道感染。吸烟者应戒烟。

2.告知患者出现痰液黏稠或痰少咳剧等症状时,应及时到医院就诊,遵医嘱使用祛痰止咳药物。痰多者尽量将痰液咳出,尤其是清晨;老年、体弱者可协助翻身或轻拍背部帮助排痰。

3.指导患者每天有计划地进行锻炼,如散步、慢跑、打太极拳、做气功等,以不感到疲劳为宜,避免过劳而引起呼吸困难。加强呼吸运动锻炼,如腹式呼吸锻炼,其具体做法是:患者取立位(可坐或仰卧),一手放前胸,一手放腹部,深吸气伴随腹肌放松(即鼓肚子),使膈肌下降,然后缩唇成鱼口状尽量向外呼气,同时腹肌收缩(即收肚子)使膈肌上升,以增加呼气量。吸气与呼气的时间比为 1:(2～3),做到深吸缓呼,吸气用鼻,呼气用口,呼气时将口唇缩拢如吹口哨样或鱼口状。每日锻炼两次,每次 10～20min,可以使膈肌活动度增加,达到改善呼吸功能的目的。

4.指导患者在家中长期氧疗,以鼻导管法每日给氧 15～20h 以上,低流量吸氧,氧流量为 1～1.5L/min,吸氧浓度在 24%～32%,最好在夜间进行,可降低肺动脉压,改善症状,提高生活质量和延长生存时间。

5.告知患者饮食应遵守的原则:摄入充足的热能、蛋白质及富含维生素的食物。为减轻液体潴留,患者每日液体的摄入量应限制在前一日排出液体量加 500ml。同时,要根据患者情况限制钠盐的摄入。

(孟凡云)

第六章　循环系统疾病的护理

第一节　高血压

高血压是老年人最常见的疾病之一,是导致冠心病、心力衰竭、脑卒中、肾衰竭等的重要危险因素。随着人口老龄化,高血压已成为影响老年人健康、生活质量的主要疾病。高血压分为原发性和继发性两类,老年人以原发性的为主,临床上称高血压病。据统计,高血压病的患病率,60岁以上者可达33%;65岁以上者可达65%,其中半数以上是收缩期高血压。

一、原发性高血压

【概述】

原发性高血压是一种以血压升高为主要临床表现而病因尚未明确的综合征,可引起心、脑、肾严重并发症,发病率高。血压水平随年龄而增高,尤其是收缩期高血压,老年人较为常见。WHO/ISH高血压的诊断标准为:未服抗高血压药的情况下,收缩压≥140mmHg(18.7kPa)和(或)舒张压≥90mmHg(12kPa)。需要在不同时间测量3次均达到高血压诊断标准或通过动态血压监测确定。并排除由其他疾病导致的继发性高血压。

【病因与发病机制】

本病发生的原因和机制尚不完全清楚,目前认为是多种因素参与的结果。①性别、年龄、遗传、肥胖、摄盐量、职业、吸烟、长期的噪声影响、精神刺激、持久的紧张状态等均与高血压的发生有一定关系。②发病机制与中枢神经和交感神经系统、肾素-血管紧张素-醛固酮系统(RAAS)、血管内皮系统生成、激活和释放的各种血管活性物质、胰岛素抵抗所致的高胰岛素血症等有关。③除了上述共同因素外,老年人高血压的发病还与大动脉硬化、总外周血管阻力升高、不良生活方式等因素有关。

【临床表现】

1.症状　大多数病人起病缓慢,早期多无症状,偶尔体检时发现血压升高,亦可有头痛、头晕、眼花、耳鸣、失眠、乏力等症状,症状与血压水平未必一致。体检时可听到主动脉瓣第二心音亢进,心尖部第四心音亢进。

2.并发症表现　老年人在长期高血压的影响下,往往引发冠心病、肾小动脉硬化、肾衰竭、脑出血、左心室肥大、扩张,进而左侧心力衰竭形成高血压心脏病。

3.高血压急症　恶性高血压、高血压危象、高血压脑病。

4.老年高血压病特点　临床上以收缩期高血压为多见;血压波动大,一天内波动亦大;易发生直立性低血压,收缩压在立位可比卧位低 20mmHg(2.7kPa)以上;易发生心力衰竭;肾缺血是老年高血压发病的重要因素;在我国老年人高血压的并发症中以脑卒中和心脏疾病较多。

5.辅助检查

(1)常规检查:血、尿常规,肾功能、血尿酸、脂质、糖、电解质、心电图、胸部 X 线和眼底检查。

(2)血压测量:由于老年人血压波动较大,仅一次偶测血压值难以确诊,因此,应注意多次测量血压,动态血压监测对诊断有价值。

【治疗原则】

1.非药物治疗　适合于各型高血压病人,通过改变不良的生活方式来达到降低血压的目的,包括以下措施。①限制钠摄入,一般每天摄入食盐量不超过 6g 为宜。②减轻体重,尤其是对肥胖的病人。③适当运动,以有氧运动为宜。④限制饮酒量,戒烟。⑤健康的饮食习惯,减少膳食脂肪,补充适量蛋白质,多吃蔬菜和水果,摄入足量的钾、镁、钙。⑥劳逸结合,保证充足的睡眠及良好的休息。⑦减少紧张与恐惧,以良好的心态对待生活,保持乐观态度。

2.药物治疗　应选用 WHO/ISH 建议的五种第一线药物,即利尿药、β 受体阻滞药、血管紧张素转换酶抑制药、钙拮抗药、α 受体阻滞药。

3.老年高血压病治疗特点　一般首选利尿药;避免选用可引起直立性低血压、抑郁症的药物;用量宜从小剂量开始,逐渐加量,并以能控制血压的最小剂量维持,以免发生副作用;最好不在夜间服药,以防止脑血栓发生;对有症状、中重度高血压者,应积极降压。一般以缓慢降压为妥,将血压降至 140/90mmHg 为宜,对伴有糖尿病者应以 135/85mmHg 为宜;不应强求一定要将血压降至正常人水平,尤其对伴有心、脑供血不足者。

二、继发性高血压

【概述】

继发性高血压是指继发于其他疾病或病因的高血压。由某些确定的疾病或病因引起的血压升高,约占所有高血压的 5%。如原发性醛固酮增多症、嗜铬细胞瘤、肾血管性高血压、肾素分泌瘤等,可通过手术得到根治或改善。

【病因与发病机制】

引起继发性高血压的原因主要有以下几种。

1.肾性高血压　是继发性高血压中最为多见的,包括急慢性肾小球肾炎、慢性肾盂肾炎(晚期影响到肾功能时)、肾动脉狭窄、肾肿瘤等。

2.血管疾病　主动脉狭窄、多发性大动脉炎等。颅脑病变使颅内压增高也可引起继发性高血压。

3.内分泌疾病 如肾上腺皮质功能亢进、原发性醛固酮增多症和嗜铬细胞瘤等。

【临床表现】

继发性高血压的临床表现主要是原发病的症状和体征,高血压仅是其中的一部分。

1.肾动脉狭窄 可为单侧或双侧性。老年人多为动脉粥样硬化性。多为进展迅速或突然加重的高血压。

2.嗜铬细胞瘤 出现阵发性或持续性血压升高伴心动过速、头痛、出汗、苍白症状。

3.原发性醛固酮增多症 临床上以长期高血压伴顽固的低血钾为特征,可有肌无力、周期性瘫痪(麻痹)、烦渴、多尿等。血压多为轻、中度增高。

4.库欣综合征 除高血压外,有向心性肥胖、满月脸、水牛背、皮肤紫纹、毛发增多、血糖增高等特征。

5.辅助检查 ①测定血液中的胆固醇及三酰甘油,同时应做心电图、超声心动图检查,拍 X 线胸部正位片。②检查肾功能。③测定血中钙、尿酸的水平。④糖代谢。⑤电解质检查。⑥怀疑原发性醛固酮增多症:检查电解质及酸碱平衡,测定醛固酮,测定血浆肾素活性,B 超、肾上腺 CT、肾上腺磁共振显像可确立病变性质和部位。⑦怀疑嗜铬细胞瘤:测定血尿儿茶酚胺及其代谢产物,必要时还可以做 B 超,CT 扫描,磁共振显像,放射性核素可作定位诊断。⑧怀疑皮质醇增多症:测定血、尿皮质醇及尿 17-羟皮质类固醇,小剂量地塞米松抑制试验等。颅内蝶鞍 X 线检查、肾上腺 CT 扫描及放射性核素检查可用于病变定位。⑨肾动脉造影可明确诊断肾动脉狭窄。

【治疗原则】

1.手术治疗 大多数嗜铬细胞瘤为良性,可做手术切除。约 10% 嗜铬细胞瘤为恶性,肿瘤切除后可有多处转移灶,用 ^{131}IMIBG 可有一定疗效。肾动脉狭窄治疗包括手术、经皮肾动脉成形术(PTRA)和药物治疗。手术治疗包括血供重建术、肾移植术、肾切除术。经皮肾动脉成形术手术简便、疗效好,为首选治疗。

2.药物治疗 根据不同病因所致血压升高,合理选用降压药。ACE 抑制药对肾脏有保护作用,除降低血压外,还可减少蛋白尿,延缓肾功能恶化。ACE 抑制药有降压效果,但可能使肾小球滤过率进一步降低,使肾功能恶化,尤其对双侧肾动脉狭窄不宜应用。钙通道阻滞药有降压作用,并不明显影响肾功能。螺内酯是醛固酮拮抗药,可使血压降低,血钾升高,症状减轻。

三、高血压的评估与护理

【护理评估】

1.病史评估 一般情况,病人的年龄、性别、职业、婚姻状况、营养状况等,尤其注意与现患疾病相关的病史和药物应用情况及过、敏史、手术史、家族史、遗传病史和女性病人生育史等。

2.身体评估 有受伤的危险,评估病人头痛的程度、持续时间,是否伴有头晕、眼花、耳鸣、恶心、呕吐等症状。

【护理要点及措施】

治疗护理的主要目标是最大限度地降低心血管死亡和致残的总危险,提高老年高血压病人的生活质量。

1.全面评估患者　头痛的程度、持续时间,是否伴有头晕、眼花、耳鸣、恶心、呕吐等症状。解释这些症状主要与血压升高有关,血压恢复正常且平稳后可减轻或消除。保持病室安静,光线柔和,尽量减少人员探视,保证充足的睡眠。操作宜相对集中,动作轻巧,防止过多干扰加重病人的不适感。待病人头痛缓解后,与病人一起讨论引起或加重头痛的因素,如劳累、缺乏睡眠、情绪激动、精神紧张、吸烟、酗酒、环境嘈杂、不规律服药等。告诉病人合理安排工作与休息,放慢生活节奏,坚持服药,戒烟酒,保持情绪平和,避免在嘈杂的环境中久留等。

2.心理护理　当患者出现头痛时嘱其卧床休息,抬高床头,改变体位时动作要缓慢。护士要陪在病人身边,给病人心理上的支持,指导病人使用放松技术,如心理训练、音乐治疗、缓慢呼吸等。

3.用药护理　遵医嘱予以降压药治疗,测量用药后的血压以判断疗效,并观察药物副作用。使用噻嗪类和襻利尿药时应注意补钾,防止低钾血症;用 β 受体阻滞药应注意其抑制心肌收缩力、心动过缓、房室传导时间延长、支气管痉挛、低血糖、血脂升高的副作用;钙通道阻滞药硝苯地平的副作用有头痛、面红、下肢水肿、心动过速,而地尔硫卓可致负性肌力作用和心动过缓;血管紧张素转换酶抑制药可有头晕、乏力、咳嗽、肾功能损害等副作用,警惕服降压药后可能发生的急性低血压反应:服药后如有晕厥、恶心、乏力时,立即平卧,取头低足高位,以促进静脉回流,增加脑部血流;避免体位突然改变,服药后不要站立太久,因长时间站立会使腿部血管扩张,血流淤积于下肢,脑部血流量减少;避免用过热的水洗澡或蒸汽浴,防止周围血管扩张导致晕厥。

4.异常生命体征的观察　如发现患者意识发生改变,应绝对卧床休息,床头抬高 15°～30°,做好口腔护理和皮肤护理,以避免口腔溃疡和压疮的发生。伴恶心、呕吐的病人,应将痰盂放在病人伸手可及处,呼叫器也应放在病人手边,防止取物时摔倒,必要时病床加用床档。

5.生活护理　如病人有头晕、眼花、耳鸣等症状时应卧床休息,如厕或外出时有人陪伴,指导病人及家属识别并避免潜在的危险因素,如剧烈运动、迅速改变体位、活动场所光线暗、病室内有障碍物、地面滑、厕所无扶手等,若头晕严重,护士应协助患者在床上大小便并做好晨晚间护理,如刷牙、洗脸、泡脚等。

6.饮食护理　注意改进饮食结构,减少钠、脂肪的摄入,多吃富含钾、钙的食物,并补充优质蛋白质。

7.高血压急症的预防及护理　①向病人说明保持良好的心理状态和遵医嘱服药对于预防发生高血压急症的重要意义。②定期监测血压,严密观察病情变化,发现血压急剧升高、剧烈头痛、呕吐、大汗、视物模糊、面色及神志改变、肢体运动障碍等症状,立即通知医师。③一旦发生高血压急症,应绝对卧床休息,抬高床头,避免一切不良刺激和不必要的活动,协助生活护理。保持呼吸道通畅,吸氧。安定病人情绪,必要时用镇静药。连接好心电、血压、呼吸、氧饱和度监护。迅速建立静脉通道,遵医嘱尽早准确给药,如硝普钠静脉滴注过程中应避光,调整给药速度,严密监测血压,脱水药滴速宜快等。

【健康教育】

1.向病人及家属解释引起原发性高血压的生物、心理、社会因素及高血压对机体的危害,以引起病人足够的重视,坚持长期的饮食、运动、药物治疗,将血压控制在接近正常的水平,以减少对靶器官的进一步损害,避免突然改变体位,不用过热的水洗澡和蒸汽浴,禁止长时间站立。

2.指导病人坚持低盐、低脂、低胆固醇饮食,限制动物脂肪、内脏、鱼子、软体动物、甲壳类食物,多吃新鲜蔬菜、水果,防止便秘。肥胖者控制体重,减少每日总热量摄入,养成良好的饮食习惯:细嚼慢咽,避免过饱,少吃零食等。

3.嘱患者改变不良的生活方式:劝戒烟,限饮酒,劳逸结合,保证充分的睡眠。学会自我心理平衡调整,保持乐观情绪。家属也应该给病人以理解、宽容与支持。

4.指导患者根据病情选择慢跑、骑车、健身操、太极拳等有氧运动。当运动中出现头晕、心悸、气短等症状时就地休息,避免竞技性运动和力量型运动如球类比赛、举重、俯卧撑等。适当运动有利于大脑皮质功能恢复,还能增加病人对生活的信心。

5.告知病人及家属有关降压药的名称、剂量、用法与副作用,并提供书面材料。教育病人服药剂量必须遵医嘱执行,不可随意增减药量或突然撤药物。教会病人自测血压,每日定时、定位测量血压,定期复查,出现胸痛、水肿、鼻出血、血压突然升高、心悸、剧烈头痛、视物模糊、恶心呕吐、肢体麻木、偏瘫、嗜睡、昏迷等病情变化时立即就医。

(王贺霞)

第二节　心绞痛

一、稳定型心绞痛

在冠状动脉固定性严重狭窄的基础上,由于心肌负荷的增加,引起心肌急剧的暂时的缺血、缺氧的临床综合征,特点为阵发性前胸压榨样疼痛,主要为胸骨后部,可放射至心前区和左上肢尺侧,常发生于劳力负荷增加时,持续数分钟,休息或服用硝酸酯制剂后消失。

【常见病因与诱发因素】

本病的基本病因是冠状动脉粥样硬化,当冠状动脉的供血与心肌的需血之间发生矛盾,冠状动脉血流量不能满足心肌代谢的需要,引起心肌急剧的、暂时的缺血缺氧时,即可发生心绞痛。劳累、情绪激动、饱食、受寒、急性循环衰竭等为常见的诱因。

【临床表现】

心绞痛以发作性胸痛为主要临床表现,疼痛的特点如下。

1.心绞痛的部位　主要在胸骨体中段或上段之后可波及心前区,有手掌大小范围,甚至横贯前胸,界限不很清楚。常放射至左肩、左臂内侧达环指和小指,或至颈、咽或下颌部。

2.心绞痛性质　胸痛常为压迫、发闷或紧缩性,也可有烧灼感,但不像针刺或刀扎样锐性痛,偶伴濒死的恐惧感觉。有些患者仅觉胸闷不适不认为有痛。发作时,患者往往被迫停止正在进行的活动,直至症状缓解。

3.心绞痛诱发因素　常由体力劳动或情绪激动(如愤怒、焦急、过度兴奋等)所诱发,饱食、寒冷、吸烟、心动过速、休克等亦可诱发。疼痛多发生于劳力或激动的当时,而不是在一天劳累之后。典型的心绞痛常在相似的条件下重复发生,但有时同样的劳力只在早晨而不在下午引起心绞痛,提示与晨间交感神经兴奋性增高等昼夜节律变化有关。

4.心绞痛持续时间　疼痛出现后常逐步加重,然后在 3～5 分钟逐渐消失,可数天或数星期发作 1 次,亦可一日内多次发作。心绞痛持续时间超过 30 分钟不缓解,心电图有心肌缺血动态变化,心肌酶增高要警惕急性心肌梗死。

5.心绞痛缓解方式　一般在停止原来诱发症状的活动后即可缓解;舌下含用硝酸甘油也能在几分钟内使之缓解。

【辅助检查】

1.心脏 X 线检查　如已伴发缺血性心肌病可见心影增大、肺充血等。

2.心电图检查　约有半数的病人心绞痛发作时心电图正常,心绞痛发作时可出现暂时性心肌缺血引起的 ST 段压低(≥0.1mV)有时出现 T 波倒置,平时 T 波倒置的病人,发作时可变为直立。

3.心电图负荷试验和心电图连续动态监测　可显著提高缺血性心电图的检出率。

4.放射性核素检查　铊心肌显像所示灌注缺损提示心肌供血不足或血流缺失,对心肌缺血有诊断价值。

5.冠状动脉造影检查　是确诊冠心病的金标准。

【治疗原则】

1.非血供重建　改善冠状动脉的血供和降低心肌的耗氧,服用阿司匹林减少血栓形成,降低不稳定型心绞痛和心肌梗死的发生,有效的降血脂治疗可促使粥样斑块稳定。

2.血供重建　运用心导管技术疏通狭窄甚至闭塞的管腔,从而改善心肌血流灌注的方法,包括经皮冠状动脉腔内成形术、经皮冠状动脉内支架置入术,经皮冠状动脉旋切术、旋磨术和激光成形术。

3.外科手术治疗　主要是在体外循环下施行主动脉-冠状动脉旁路移植手术。

【护理】

1.评估

(1)健康史和相关因素。①一般状况:病人的年龄、性别、职业、婚姻状态、营养状况,尤其注意近期有无脑出血、消化道出血,和药物使用情况、过敏史、家族遗传史。②发病特点:患者有无诱发因素、疼痛部位、持续时间、缓解方式以及伴随症状。③相关因素:包括既往史,男性患者是否吸烟、饮酒、生活饮食习惯、性格,初步判断心绞痛分级以及对生活质量的影响。

(2)心绞痛严重度的分级:加拿大心血管病学会(CCS)分为 4 级。

Ⅰ级：一般体力活动（如步行和登楼）不受限，仅在强、快或持续用力时发生心绞痛。

Ⅱ级：一般体力活动轻度受限。快步、饭后、寒冷或刮风中、精神应激或醒后数小时内发作心绞痛。一般情况下平地步行200m以上或登楼一层以上受限。

Ⅲ级：一般体力活动明显受限，一般情况下平地步行200m，或登楼一层引起心绞痛。

Ⅳ级：轻微活动或休息时即可发生心绞痛。

2.护理要点及措施

(1)发作时的护理：心绞痛发作时立刻休息，一般在停止活动后症状即可消失。监测血压、脉搏、呼吸，舌下含化硝酸甘油0.6mg，3～5分钟疼痛缓解，低流量吸氧，观察心电图有无心肌缺血表现。

(2)观察药物治疗的作用和不良反应：①服用阿司匹林100～300mg，注意观察胃肠道反应。②β受体阻滞药：减慢心率、降低血压，减低心肌收缩力和耗氧量，注意血压的变化，初次小剂量开始，停用时逐步减量，对有低血压、支气管哮喘以及心动过缓、二度或以上房室传导阻滞者不宜应用。③钙通道阻滞药：扩张冠状动脉，解除冠状动脉痉挛；维拉帕米有头晕、恶心、呕吐、便秘、心动过缓、P-R间期延长、血压下降等不良反应；硝苯地平有头痛、头晕、乏力、血压下降、心率增快、水肿；地尔硫卓不良反应有头痛、头晕、失眠等。④曲美他嗪：改善心肌的氧供需平衡而治疗心肌缺血。

(3)避免诱发心绞痛发作的因素：进食不应过饱、过快，禁烟酒。

(4)调整日常生活与工作量；减轻精神负担；保持适当的体力活动，但以不致发生疼痛症状为度；一般不需卧床休息。

(5)运动锻炼疗法：谨慎安排进度适宜的运动锻炼，有助于促进侧支循环的形成，提高体力活动的耐受量而改善症状。

二、不稳定型心绞痛

【常见病因与发病机制】

冠脉内不稳定的粥样斑块继发病理改变，使局部心肌血流量明显下降，如斑块内出血、斑块纤维帽出现裂隙、表面上有血小板聚集和（或）刺激冠状动脉痉挛，导致缺血加重。虽然也可因劳力负荷诱发但劳力负荷中止后胸痛并不能缓解。

【临床表现】

胸痛的部位、性质与稳定型心绞痛相似，但同时还具有以下特点之一。

1.原为稳定型心绞痛，在1个月内疼痛发作的频率增加、程度加重、时限延长、诱发因素变化、硝酸类药物缓解作用减弱。

2.1个月之内新发生的心绞痛，并因较轻的负荷所诱发。

3.休息状态下发作心绞痛或较轻微活动即可诱发，发作时表现有ST段抬高的变异型心绞痛，此外，由于贫血、感染、甲状腺功能亢进症、心律失常等原因诱发的心绞痛称之为继发性不稳定型心绞痛。

4.不稳定型心绞痛（UA）患者的严重程度不同，其处理和预后也有很大的差别，在临床分为低危组、中危组和高危组。低危组指新发的或是原有劳力性心绞痛恶化加重,加拿大心血管病学会 CCS Ⅲ 级或 Ⅳ 级,发作时 ST 段下移≤1mm,持续时间<20 分钟,胸痛间期心电图正常或无变化;中危组就诊前 1 个月内(但 48 小时内未发)发作 1 次或数次,静息心绞痛及梗死后心绞痛,持续时间<20 分钟,心电图可见 T 波倒置>0.2mV,或有病理性 Q 波;高危组就诊前48 小时内反复发作,静息心绞痛伴一过性 ST 段改变(>0.05mV),新出现束支传导阻滞或持续性室速,持续时间>20 分钟。

5.UA 与 NSTEMI 同属非 ST 段抬高性急性冠状动脉综合征(ACS),两者的区别主要是根据血中心肌坏死标记物的测定,因此对非 ST 段抬高性 ACS 必须检测心肌坏死标记物并确定未超过正常范围时方能诊断 UA。

【治疗原则】

不稳定型心绞痛病情发展常难以预料,应使患者处于医生的监控之下,疼痛发作频繁或持续不缓解及高危组的患者应立即住院。

1.一般处理:卧床休息 1～3 天,24 小时心电监测。有呼吸困难、发绀者应给予氧气吸入,维持血氧饱和度达到 90% 以上。

2.镇痛治疗:烦躁不安、剧烈疼痛者,静脉注射吗啡 5～10mg,硝酸甘油或硝酸异山梨酯持续静脉滴注或微量静脉泵输注,以每分钟 10μg 开始,每 3～5 分钟增加 10μg,直至症状缓解。

3.抗凝血(抗血栓):阿司匹林、氯吡格雷和肝素(包括低分子量肝素)是 UA 中的重要治疗措施,其目的在于防止血栓形成,阻止病情进展为心肌梗死。

4.病情严重者,非手术治疗效果不佳,心绞痛发作时 ST 段压低>1mm,持续时间>20 分钟,或血肌钙蛋白升高者,在有条件的医院可行急诊冠状动脉造影,考虑 PCI 治疗。

5.UA 经治疗病情稳定,出院后应继续强调抗凝血和调血脂治疗,特别是他汀类药物的应用。

【护理】

1.评估

(1)健康史和相关因素:参见稳定型心绞痛。

(2)评估疼痛的部位、性质,疼痛的程度、持续时间,心绞痛持续时间>20 分钟,心电图有缺血改变,定时抽血观察心肌酶变化。

2.护理要点及措施

(1)病情观察:①心绞痛发作时,密切观察血压、脉搏,有无呼吸困难、面色苍白、出汗、恶心、呕吐症状,警惕不稳定型心绞痛有进展至急性心肌梗死的可能性。②心绞痛发作时停止活动,席地而坐或是卧床休息。③低流量吸氧,观察心电图有无心肌缺血表现。

(2)用药护理:心绞痛发作时舌下含化硝酸甘油 0.6mg,用药后注意观察胸痛缓解情况,用药后 3～5 分钟不缓解,可重复服用。心绞痛发作频繁,遵医嘱静脉输入硝酸甘油,注意速度,告知病人和家属不要自行调整滴速,以防止低血压,少数病人会出现头部胀痛、面色潮红、心动过速、心悸不适。

(3)心绞痛发作频繁、持续时间>30 分钟、心电图有动态改变、心肌坏死标记物有升高的趋势,立即转入监护室,必要时紧急冠状动脉造影,考虑 PCI 治疗。

(4)心理护理:发作时及时处理,安慰鼓励病人,解除紧张不安情绪。

(5)减少和避免诱发因素:保持心情舒畅,排便通常,必要时服用通便药。

(6)饮食护理:进食不易过饱,多食入富含纤维的新鲜蔬菜和水果,以低盐、低脂为宜。

3.健康教育

(1)冠心病病人随身携带硝酸甘油、患者身份证,并注明家庭住址、联系人以及联系方式,确保在心绞痛发作时实施有效救治。

(2)改变生活方式,生活起居有规律,戒烟、酒。合理膳食,宜摄入低热量、低脂肪、低胆固醇、低盐饮食。多食入新鲜水果和蔬菜,少食多餐,控制体重在正常范围。定期测量腹围,腹围的控制目标为:正常男性腰围≤2尺7寸,即90cm,正常女性腰围≤2尺4寸,即80cm。腹围的具体测量方法是:脱掉上衣露出腹部,松开腰带;选取肋骨下缘与髂前上棘的中点(平脐水平),将软尺环绕腰部1周;放松,待呼气末读取软尺数据;记录腹围。

(3)适当运动:运动的方式以有氧运动为主,注意运动的强度和时间因病情和个体差异而不同。

(4)避免诱发因素:告知病人和家属过劳、情绪激动、饱餐、寒冷刺激、搬重物、排便用力等均是心绞痛发作的诱因,因尽量避免。

(5)病情的自我监测:要会识别心绞痛发作的表现,以及发作时的处理,特别是糖尿病或是老年人的心绞痛症状不典型;当含服第一片硝酸甘油不缓解时,或是近期心绞痛发作频繁、持续时间延长,应立即就诊或是拨打急救电话。

(6)根据自身的年龄、活动能力以及兴趣爱好选择适合的体力劳动强度和锻炼方式,最大活动量以不发生心绞痛症状为度。

(7)遵医嘱服用药物,不要擅自停用或是增加药物,自我监测药物不良反应,发现血压增高或是降低,心律失常、心率减慢或是增快,立即就诊。

(8)定期复查:告知病人要定期门诊复查心电图、血常规、血糖、电解质、血脂、肝功能,必要时复查冠状动脉CT。

(乔延平)

第三节　介入治疗护理质量控制

护理工作是为病人服务的职业。随着医学模式的转变、医疗事业的迅速发展及护理服务范围的不断拓展,人们对护理质量的期望值越来越高。护理质量管理体系为提高护理质量和控制护理服务过程提供了保证,同时我们也深刻体会到持续改进具有更重要的意义。即在规范护理人员行为的基础上,提高整体护理服务水平。

近年来,经皮冠状动脉腔内成形术(PCI)逐渐在世界范围内推广应用。随着导管、仪器的持续改进与介入技术的不断提高、并发症的有效控制,PCI现已成为冠状动脉粥样硬化性心脏病血供重建的有效方法之一。随着心脏病介入治疗技术的不断发展,在介入治疗围术期进行护理质量控制的意义显得尤为重要。

一、护理质量安全管理

护理工作是医院的重要组成部分,现代医疗护理活动日趋复杂,各种影响患者安全的因素越来越多,随着人们法律意识和对护理服务要求的提高,护理投诉、护理纠纷案不断增多。护理安全是护理管理的重点。如何改进服务流程、提高护理质量、确保患者安全、提高满意度、减少护患纠纷是护理管理者和全体护理人员的永久性课题。以患者为中心系统化管理模式,强调以预防为主,过程控制与持续质量改进并重。

(一)护理人员管理

护理人力资源要做到责任、权力、利益明确,护理人员配置符合卫生部规定的要求,规范护理人员排班,注意新老护士搭配,能力强弱互补,有利于各层护理人员职能的发挥,以提高工作效率;完善合理配置护理单元人力资源方案,并有紧急状态下对护理人力资源调配预案,以确保等级护理的质量要求与患者安全的需要,使病房床位与护士比至少达到 5:2,心脏重症监护室护士与床位比达到 1:1.5。

1.护士长排班管理　使有限的护理人力资源发挥最大效应,同时也是质量安全的前馈管理机制之一。患者住院诊治康复是一个连续的过程,也是夜班、节假日期间的护理质量安全与日常班保持一致性的管理手段,其关键在护士长排班管理上。因此,制定相应的管理制度很重要。如护士长严格执行护理人员配置的相关规定;结合病床使用率、手术日等情况配置护士;原则上不可随意换班,特殊情况由护士长安排同级护士间调换;无资质人员不允许独立值班和进行有创操作。

2.护士工作职责

(1)依据《护士条例》《分级护理指导原则》《基础护理服务工作规范》与《常用临床护理技术服务规范》规范护理行为,优质护理服务试点病房按照《住院患者基础护理服务项目》要求落实到位。根据护理的原则和要求,实施护理措施,有护理质量评价标准,有质量可追溯机制。对基础护理、分级护理、护理文件书写、消毒隔离、护理人员"三基"考核、急救物品、无菌物品等管理程序化,提高运作效果;规定对住院患者护理服务过程的控制,确保患者在住院期间得到及时安全、有效的护理服务,保证了医疗质量。

(2)完善危重患者护理常规,密切观察患者的生命体征和病情变化,护理措施到位,患者安全措施有效,记录规范;遵照医嘱为患者提供符合规范的治疗、用药等护理措施,及时观察、了解患者的反应;遵照医嘱为围术期患者提供符合规范的护理;为患者提供心理指导,加强与患者沟通交流,为患者提供基础护理和专业技术服务。

(二)病人分级护理制度管理

1.危重患者特级护理管理　对重症监护病房的特级护理病人根据患者的生命体征是否平稳、脏器功能衰竭情况,依次由重到轻划分为特一级、特二级、特三级。根据不同的管理级别,在病人床位给予清晰、突出的分级标志。

管理流程:护士长每日评估病人后,对患者进行分级,根据护士能力、专业特长安排当晚及次日人员分管不同级别病人,同时做好工作量统计、质控检查(重病护理合格率等)、持续改进。

2.一级护理管理　制定一级护理标准、护理重点及管理流程。

一级护理病人管理流程:主管护士评估、标记,并确认后执行护理,进行评价、工作量统计(口腔护理、会阴护理、皮肤护理、洗头),完成质控检查及持续改进计划。

(三)病人交接管理

保证医疗安全和减少纠纷,使用病人转运交接本,要求交接护士必须完整清晰地填写所有转运交接内容,最后双方签全名。采用分数化管理,作为病房质量考核的指标之一,检查结果纳入质量控制总分。

(四)护理工作监管制度

质量全程管理

1.质量安全的前馈管理

(1)护士在职培训工作是提高护理质量安全的前馈管理机制的重要部分:临床护士培训是护理学科发展的关键环节,根据临床护理工作特点建立培训制度及标准,完善培训体系,实施以制度管理护士的培训体系;针对不同层次护士进行系统化、规范化、个性化培训,根据各科护理工作特点制订护理培训计划,内容包括护士职业素质教育、医疗和护理相关法规、护理核心制度、医院各种规章制度、护理纠纷防范、不良事件报告流程、职业防护等。各层次护士要求完成相应的培训,并结合专科工作的需要开展专科护理培训,并对骨干护士重点培训内容放在危急重症患者病情的观察、判断、诊疗原则和护理上。建立护理人员学习档案,培训考核成绩归档,从根本上防止因操作不熟练或护理专业理论水平低而发生的护理差错。

(2)制度的建设及标准制定:根据医院质量及目标要求,制定并完善护理工作各项管理制度、护理人员职责、护理管理规范和疾病护理常规等。以确保患者得到及时、安全、有效地护理服务,保证护理质量。

2.质量安全的过程管理

(1)建立质量监控管理机制,保证质量安全:实行层级管理体系(护理部——科护士长——护士长),检查评估患者病情、治疗执行情况、护理措施落实情况、基础护理到位、潜在问题的指导等情况。记录质量存在的问题、做好指导和持续改进。

(2)识别系统与安全管理:①使用腕带,增加身份识别。对手术、昏迷、神志不清、无自主能力的重症患者要求使用手腕带;护士在执行治疗活动前要认真核对患者信息,无误后方可执'行。腕带信息包含患者的姓名、床号、科室、住院号、诊断,作为一种身份提示,可以准确地辨识患者,腕带使用原则提供确切的患者身份识别,避免医疗风险。②床头跌倒标识,减少安全隐患:患者入院后按跌倒评分表进行评分,评分≥10分,有跌倒的危险因素,患者床头摆放跌倒标牌,应告知患者并采取预防措施;患者发生跌倒填写患者发生跌倒或坠床登记表,内容包括患者跌倒或坠床情况、生命体征、受伤程度、跌倒或坠床处理措施、值班人员情况,上报护理部;月质量控制反馈会上进行案例报告,提出持续改进方案。③压疮管理:患者入院后按压疮评分表进行评分,评分≤18分、有危险因素的,填写患者发生压疮登记表,按上报流程予以上报,内容包括患者皮肤压疮情况、处理措施、值班人员情况,上报护理部;月质量控制反馈会上进行案例报告,提出持续改进方案。

3.质量安全反馈管理

(1)质量评价体系:明确质量评价内容,实行全面考核,包括重病护理、一级护理、基础护理、治疗室管理、抢救物品管理、消毒隔离、安全管理;医嘱单、体温单、护理记录单、转运交接记录。统一使用各项护理质量评价指标评分标准。

(2)质量指标监测:①三级监测。护理部、科护士长、病房护士长按照质量指标对各项质量标准进行检查、记录、分析,必要时持续改进。②质量指标结果公示,体现公平、公正、公开原则,增加透明度。

(3)跟踪式管理:跟踪式管理采取低分值跟踪检查,每月质量检查后对存在问题的病房、低分病房(评价低于75分者)进行跟踪检查,质量控制专职人员到病房帮助分析问题,查找原因,直到问题解决。跟踪检查人员到病房帮助解决具体问题,增加护士和护士长的责任感和重视程度。

二、心脏介入围术期的护理质量管理

(一)常见护理问题

心内科患者平均年龄较大,急、危、重病救治任务繁重,病情复杂且突变的概率高,用药严谨,给护理工作带来了很大的压力,存在护理安全隐患。提高护理的安全意识、服务意识是护理管理的重点,采用前瞻性护理质量管理模式,可减少护理不良事件的发生。

1.护理人员因素　年轻护士专科业务知识缺乏,工作经验不足,专科技术水平低下或不熟练,与他人配合能力较差,遇到急危重患者抢救时工作压力大。

2.疾病相关因素　心血管患者发病急,病情突变的概率高,患者随时有可能突发心力衰竭、恶性心律失常,如室性心动过速、心室颤动等,如果得不到及时抢救将可能死亡,经皮冠状动脉腔内成形术(PCI)术后突发再梗死和穿刺部位出血、心源性休克等。老年患者更是存在着病情突然恶化的情况,如果护士观察、巡视不及时,服务不周到,遇到患者病情变化或抢救无效死亡,容易引起纠纷,这些为客观存在的安全隐患。

3.查对不严和违反操作规程　因护士责任心不强及业务素质差而没有严格执行"三查七对"或违反护理操作规程而造成发错药、医嘱录入缺漏等不良事件发生。

4.患者及家属的因素　护理工作是一项护患双方共同参与的活动,有赖于患者及家属的配合及支持。因疾病原因而导致经济、心理等变化会导致患者或家属过度维权和对医疗护理的不信任。这些是引起纠纷的不安全因素。

5.药疗因素　心血管科用药品种多、剂量控制严格、药物的不良反应危害性大,如绝大多数患者应用硝酸甘油类药物,容易引起直立性低血压等,所以滴入药液的速度及持续性都必须严格掌握;抗休克的血管活性药物和抗心律失常的药物,如多巴胺、间羟胺(阿拉明)、胺碘酮(可达龙)等输液外渗可引起局部皮肤坏死等,会增加患者的痛苦和延长患者的住院时间,导致患者及家属的不满意。

6.病历书写因素　护理病历要求客观、真实、及时、准确、完整。护士对护理记录的重要性认识不足,法律意识、自我保护意识不强。如因工作忙而没有实时书写护理记录,对病情评估反映连续性较差。

7.急救物品管理落实不到位　护理人员责任心不强或因工作忙而没有及时补充整理急救用过的物品,导致再次抢救患者时物品欠缺、急救仪器性能差而延误抢救时机,引起家属不满。

(二)护理质量的改进

护理工作的质量管理是护理管理的核心,是衡量医院管理水平的重要标志。抓好质量策划、质量控制和质量改进3个过程是护理工作的重点。通过及时质控、评价、反馈,好的方面继续发扬,不足之处找出原因,提出改进的措施,以达到持续改进的目的。针对前瞻性的分析护理工作中存在的质量控制问题,制定整改措施,健全并规范各项护理操作规程,实行护理人员的分层级管理和落实护理质量三级质控,进行护理质量持续改进,从而提高护理人员对护理质量持续改进认识和重视,转变理念,使各项护理安全措施得到落实,最大限度地减少了护理安全隐患的发生。

(三)完善逐级护理监控

主动报告护理安全(不良)事件与隐患信息的制度,改进措施到位;针对护理不良事件的成因分析及改进机制;建立护理风险防范措施,如跌倒或坠床、压疮,管路滑脱、用药错误等;临床护理技术操作常见并发症的预防与处理规范;制定紧急意外情况的应急预案和处理流程,有培训与演练;保障仪器、设备和抢救物品的有效使用。

科室每周对护理工作进行质量检查一次;每月定期组织行政和业务查房,定期质检与不定期抽查相结合;同时每月进行质量控制讨论分析,及时总结反馈。建立考评激励机制,建立个人综合能力量化考评制度,每月测评考核1次。

(四)护士专业技能知识培训

1.转变服务理念,强化护理质量安全意识　提高服务质量、法律意识,经常组织学习护理核心制度、专科理论、护理专科技能等,从前瞻性和实际工作中提出护理安全隐患及预防措施,并发挥以点带面的作用把措施落实。

2.倡导以人为本,处理护患关系要"换位思考"　强调与患者及家属的多沟通,尤其危重患者,取得家属理解,患者及家属有疑问,给予及时、耐心地解答。

3.加强业务培训,进一步提高护士的自身素质　每月组织业务护理培训、护理业务查房或教学小课,以提高低年资护士的专科护理知识及技能。加强重病人护理评估,心血管内科患者入院初期,大多比较急、危重,加强新患者及危重患者的生命体征监测,尤其注意心律、心率、血压的变化。

为实现目标,制定了各项护理工作管理制度、护理人员职责、护理管理规范、护士行为规范、技术操作规程、疾病护理常规(专科疾病护理常规和工作环节的常规流程)工作质量标准(包括基础护理质量标准和专科护理质量标准)、考核标准;完善核心制度,采取护理质量讲评并定期考核落实情况,将定期与不定期考核结果作为护士个人与护理单元的奖惩、评优的依据和持续改进的目标。

(五)严格执行护理操作规程

加强"三查七对",查对环节是执行任何治疗及护理操作的重要前提和基础。落实交接班制度,做到居安思危,责任落实。健全各项护理操作指引,并组织全体护士进行培训,使护士重视三查七对,严格执行操作流程。认真执行交接班制度,责任护士每天分管患者,重视口头及床边交接患者的病情、治疗、皮肤情况,设立备忘本使交接责任明确。

三、介入手术各环节的安全管理

随着微创技术的不断发展,介入逐步成为临床诊治相关疾病的有效方法。介入诊疗的开展离不开医疗技术、护理管理等多方面因素的支持,只有各环节之间协调配合,形成有机整体,才能使介入手术顺利进行。

(一)患者安全

1.介入手术前一日全面了解患者的情况。查看相关的检查报告,如血常规、尿常规、大便常规、凝血四项(凝血酶原时间、部分凝血活酶活化时间、凝血酶时间和纤维蛋白)、血液生化、心脏超声等,了解患者有无药物过敏史,检查术前用药执行情况、碘过敏试验结果等。

2.识别高危人群,如年龄＞80岁的高龄患者,心功能不全、有急性心肌梗死及多次陈旧性心肌梗死患者,多支血管病变者,有较长时间糖尿病及外周血管疾病病史者,合并肾、脑、肺等其他重要器官疾病者等,以便制订相应的术中护理计划,做好急救的准备工作。

3.介入手术当天,患者进入导管室后仔细核对床号、姓名、性别、年龄等,以防接错患者。手术过程中严密注意心电图、血压的变化,随时询问患者有无胸闷、胸痛的症状,如发现异常,及时报告给术者,争取在第一时间内发现病情的变化,为急救的成功赢得时间。

(二)用药的安全

介入手术前一天检查并补齐急救药品(如阿托品、多巴胺、利多卡因等),放置在易取处备用,以便突发事件时进行积极有效的抢救。进行急救执行口头医嘱时,要严格执行三查七对制度,注意保留安瓿瓶备查。

(三)设备安全

介入手术前一天检查各种仪器尤其是急救设备的功能是否完善,如除颤仪电量是否充足,能否正常除颤放电;多导电生理仪中的心电监测能否正常走纸,有创血压监测系统压力定标、零点是否准确等,如出现问题,及时进行维修,以保证介入手术的顺利进行。由于导管室内用电设施较多,为杜绝安全隐患,要求导管室内禁止一切火源,下班前关闭所有电源。

(四)控制感染

严格按《医院感染管理规范》进行导管室感染管理,每月对空气环境、无菌器械、物体表面、工作人员手卫生等进行监测。加强医疗废物的管理,严格按《医疗废物管理条例》进行医疗废物分类与处置,严格把好每一环节的消毒隔离与处置,减少污染。同时做好医护人员的职业安全防护,防止医院感染的发生。

(五)急救护理

心脏介入治疗的风险大,易发生严重并发症甚至危及患者生命。故心导管室应备齐急救药和抢救设备,如氧气、吸痰器、心电监护仪、除颤设备等,一旦发生病情突变,应全力抢救。

可按 A、B、C、D 原理进行(即呼吸道、呼吸、循环、药物)人工呼吸、气管切开、给氧、电除颤、药物对症治疗等抢救措施。由于介入手术进行时,医师的注意力都集中在影像显示屏上,患者的身体乃至头部因无菌手术需要用大单遮盖,所以护士应随时观察患者的情况,询问有无不适,密切观察心电监护,及早发现病情变化,为抢救赢得时间。

总之,护理管理观念要不断更新,管理方法要持续改进。坚持以预防为主,建立健全护理安全防范措施,重视事前控制。对患者实施全过程监控及安全管理,将安全隐患消灭在萌芽之中,以利于全面提高护理质量。

四、落实各项安全制度

(一)落实查对制度、确保治疗安全

1.营造治疗安全氛围。

2.推行"零差错",一旦出现差错给予通报,评优一票否决。

3.护士工作中自查、自律。

4.违反核对制度按违规记录。

5.各级质量检查体现出治疗安全。

6.病房每月进行治疗安全学习或讨论(如新药知识等)。

(二)护士交接班制度

1.交班护士和接班护士均具备护士执业资质。

2.执行交接班制度做到:全面了解病人情况,病房环境及安全,做到心中有数,做到二巡视(病人巡视和安全巡视)。

3.交接病人总数、出院、(转出)、入院(转入)、危重病人数、手术(分娩)、死亡病人数。

4.交接班护士:①交班护士在交班前完成本班各项工作,为下一班做好准备。②接班护士提前 5~10min 到岗,巡视病人及安全设施,填写安全检查记录本并签字。③掌握重点交接的病人及问题,重点病人、重点治疗、重点事项要有文字交班。④对于特殊治疗要接清楚。⑤重要环节对接,如毒麻药柜钥匙及其药物。⑥物品(重点仪器设备数、无菌物品)、药品(毒麻药、精神病类药、贵重药)、急救物品(急救车物品)清点并有记录签名。

(三)护士职业防护措施及规范

1.严格按照标准防护执行。

2.接触化学药物时补充规定:①集中配制时,应设层流设施;②分散配制时,应有护目镜、防水围裙等保护;③孕妇、哺乳期妇女应禁止接触化学药物;④接触化学药物护士岗位提高津贴待遇。

3.针刺伤时按规定执行。

4.放射检查治疗时,护士应穿含铅防护衣。

(四)使用一次性医疗卫生用品管理制度

1.使用前应检查包装、生产日期、批号、有效期及包装有无破损。

2.对首次使用的一次性医疗卫生用品,应先详细阅读使用说明书,避免不良事件的发生。

3.使用一次性物品时,如发现异常,应立即停止使用。记录产品批号、生产单位、生产日期并注意观察患者临床表现,必要时将物品送检。

4.上报相关科室和护理部,填写器械耗材不良事件报告登记表。

5.由护理部确认问题,上报医务处或医工处,通知厂家,及时解决。

6.使用后的一次性物品必须毁形、分类等无害化处理,针头放入锐器盒中,接触病人的体液等物品按医疗垃圾集中处理。

(五)消毒隔离制度

1.各种无菌操作前、摘除手套后、接触病人前后、同一病人从污染部位至清洁部位、接触污染环境后均应洗手,必要时手消毒。

2.进行注射、换药、导尿、穿刺等无菌操作时,严格遵守操作规程,各种无菌物品的放置处理应严格执行无菌操作。

3.可复用的医疗器械使用后送消毒供应室集中清洗、消毒、灭菌。

4.治疗室、换药室每日1次紫外线空气消毒,每月空气培养1次。

5.静脉用无菌液体抽吸后使用期限不超过24h,无菌治疗盘每4小时更换1次,凡开启无菌液体必须注明日期、时间和开启者。

6.治疗室明确区分无菌区、清洁区及相对污染区,灭菌物品必须注有灭菌日期及有效期限。使用干式无菌镊子罐,每4小时更换1次。

7.聚维酮碘、小包装乙醇(≤100ml)开启后必须注明开始使用及结束日期、时间,每周更换1次。含氯消毒剂现用现配。

8.有厌氧菌、铜绿假单胞菌等特殊感染的病人,应严格执行隔离措施,器械、被服及病室都要严格消毒处理,敷料及患者分泌物双层包装密封后按感染性医疗废物处理。

9.发现传染病患者按传播方式隔离。病区发生传染病时,及时会诊、转科或转院,患者转出后的病房及床单位应做好终末消毒处理。

10.患者出院应更换床单、被套及枕套,床旁凳、床架、床头柜用250~500mg/L含氯制剂擦拭消毒。患者死亡后床单位应做好终末消毒处理。

11.内镜、呼吸机、口腔器械应遵守相关操作规范。

12.医疗垃圾与生活垃圾分类放置,生活垃圾放入黑色袋中,医疗垃圾放入专用黄色袋或锐器盒中,有效封口,贴本科室出处条并签交接单,待医院专人收集至院内暂存处。

(六)护理质量安全管理和持续改进制度

1.加强全院护理人员的医德医风和爱院教育,增强主人翁意识。

2.建立健全各项规章制度,严格按制度办事。

3.组织全院护理人员认真学习《医疗事故处理条例》相关配套文件,增强法律意识。

4.明确岗位职责及工作标准,并根据情况及时加以调整和补充;实行规范化、标准化管理。

5.加强对全院护理人员的业务培训,制订明确的继续教育培训计划,并执行严格的督导制度。

6.建立健全督查制度,加大检查力度,及时反馈检查结果。

7.建立通畅的沟通、投诉渠道,护理部季度满意度调查,及时调整工作,改进不足,力争零投诉。

8.检查时发现工作中有违规、违纪不符合标准时,按规定扣质量控制分值,特殊情况提交护理管理委员会讨论。

9.对医疗纠纷或有投诉类的问题处理见相关制度,分析原因,确定问题,制定措施,提交全体护士长会公布。

10.每年度统计质量安全持续改进工作的项目。

11.加强对病人安全管理的评估,采取措施,消除安全隐患;告知患者及家属,做好自我管理,确保患者安全。

(七)护理质量持续改进方案

1.根据医院的总体规划,结合本部门的特点及工作重点制订年度工作计划、月工作计划及周工作计划。

2.根据工作计划制定具体考核办法。

3.按工作计划及考核办法检查指导临床护理工作,重点检查实施及落实情况。

4.由护理部及护士长共同完成临床科室护理工作质量检查。

5.将检查结果及时汇总、反馈给相关科室及人员。

6.针对检查发现的问题及时制定整改措施,并将此措施告之全体护理人员。

7.护理工作质量检查结果作为科室进一步质量改进的参考,并作为护士长管理考核重点。

8.护士长对临床开展的新技术、新业务、新项目做好相关人员培训并登记记录,制定相应的护理常规,报护理部审批、备案。

(八)护理质量控制管理持续改进方案

1.不断完善各级质量控制组织及各级质量控制组织岗位职责。

2.不断完善护理各项规章制度、操作规程和质量标准。

3.认真组织对各项质量标准的学习并落实。

4.护理各级质量控制组织认真履行职责,按计划定期进行质量检查。

5.加强重点环节和重点部门的管理,定期进行专项检查,并不断完善和改进。

6.质量控制小组及时将检查结果汇总,并上报科室及护理部。

7.护理部每月定期或不定期质量检查,每月召开质量控制会,反馈信息。

8.针对检查发现的问题进行分析,查找原因,并下发整改通知,限期整改。

9.护理质量检查结果作为对科室进行持续质量改进的参考、对全体护士及护士长管理的考核,以及医院奖惩的参考依据。

(唐应丽)

第四节　导管室的管理

20世纪以来,介入治疗已成为应用于临床疾病诊断治疗的一门新兴学科。因此就要求专业的护理人员对介入治疗要有充分的认识、认知并对患者进行全身心的整体护理,从而介入护理就成为介入医学的一个重要的组成部分。导管室是进行各项介入诊断、治疗的工作中心,工作性质和环境较其他手术室特殊,各项护理操作技术都要求精中有细、忙而有序,所以它的规范化也就成为导管室护士长管理的重中之重。

一、导管室护士长的管理技巧

护理管理是一种行为过程,是护理管理者为了落实管理目标,采用一定的组织形式、方法指挥、协调和控制被管理者,完成预定护理目标的一种活动。作为导管室的护士长,一个基层的管理者,即管理科室的主体者,怎样提高导管室护士长的素质和管理能力,改善工作质量是21世纪管理者的重要课题。

(一)护士长素质要求

1.加强自身修养,富有人格魅力　树立导管室护士长良好的形象是护理管理工作中不可忽视的关键环节。作为一名护理管理者和组织者,必须加强自身修养,处处时时地以身作则。按现代管理理论,强调的是影响过程。导管室护士长良好的职业道德和人格魅力,丰富的才能和渊博的知识,良好的自制能力和人际关系,严谨的工作作风和娴熟的工作技能等无不影响着护士的行为,是护士的模板或范本。作为护理方面的基层管理者,要带好一班人,在护士中树立威信,增强自身的凝聚力和号召力,使下属从心理上信服,遵从导管室护士长的领导。

2.具备多元意识　导管室护士长作为基层的管理者,在科室的动态运行中起领导、决策、指挥、监督等作用。导管室护士长的素质直接影响着导管室的人、财、物、时间、信息等资源的利用程度。因此,导管室护士长只有具备高水平的管理能力,具备竞争、创新、服务、质量、集体、仁爱等意识等才能适合现代管理要求,才能更好地带动护理人员以患者为中心,为患者服务。使科室的人力资源、物力资源都得到充分有力的发展。医疗、护理水平都得到有效的体现。

3.护士长应具备的素质

(1)优良品德:护士长应具有较高的思想修养和道德水平,具有爱岗敬业和奉献精神,对工作兢兢业业;应有良好的护理伦理道德。

(2)良好的身体素质:一个合格的护士长必须是一个健康人——强健的体魄、聪慧的头脑、充沛的精力、美好的心境,因健康的身体是保证护理工作顺利进行的基本条件。

(3)自强自信的心理素质:心理素质最终体现在语言和行动上,健康的心理是以乐观、开朗的情绪和同情、理解的心态对待工作和患者。

4.导管室护士长具备的能力

(1)组织能力:护理工作有重点,有条不紊地工作,弹性的排班。

(2)业务能力:站在科学发展的前沿,技术过硬。

(3)管理能力:懂管理,善管理,会管理。

(4)创新能力:积极进取,敢于探索,勇于创新,让创新就在身边,使之利于适应现在的工作。

(5)协调能力:科室与科室,科室与机关,科室与后勤单位,医护之间、医患之间等能够和谐统一,协调一致,共同发展。

(二)管理技巧在护理中的应用

随着护理模式的转变,现代医院护理工作的职责与功能明显超出了传统的观念。护士长作为医院管理者之一,要符合一名新时期合格的护理管理者,不仅要注意行使一定的管理职能权力,还要学会运用一定的领导技巧;不仅要善于转变管理观念,还要适时恰当地使用管理策略。

1.因人而异的人性化管理 对病人认真负责,有严格的防范措施,有善解人意的能力:以病人为中心,以护士为本,人性化管理,关爱下属。随着市场经济的不断完善,护理队伍的思想观念也从单一服从型向多元化格局转化,特别是现在聘用护士队伍越来越大,她们的思想也越来越活跃。每位护理人员都各有所长,有的管理能力强,有的业务技术熟练,有的多才多艺,有的对工作一丝不苟,也有的踏实能干,每位护士人员的身上都有闪光的一面,每个人身上都有值得学习的地方。从而就对护理管理者的要求更高,要知人善用。

伴随着人们的思维方式和行为规范发生的变化,护理管理者的管理仅靠"权力"对护士一味采取强制管理的方式,是远远不够的,而是要靠护理管理者的管理艺术、人格魅力,影响与引导护士适应护理改革的需要,自我约束,自觉工作。"管理就是服务"是护士长应树立的新型护理管理理念。在现代护理管理中,最重要的是要把"以病人为中心"的管理作为最根本的指导思想,坚持一切从"人"出发的管理理念。护士长应为临床一线的护士做好服务,解决护士们的实际困难,缓解心理压力,提供宽松、和谐的工作环境,使其保持健康的心态,安心、快乐地上好每一台手术,值好每一班岗。

护士长应以人本原理为基础,运用"木桶法则"、激励理论,更好地做到关心人、了解人、尊重人、团结人。平时,注意利用各种场合,给他们创造展现机会的平台,使每个护士都能体会到自身价值.更加热爱这份工作、这个团体,把导管室当做家。同时还要利用批评与自我批评这一武器,让下属感受到批评多并不等于优点少,表扬少一点也不等于缺点多。恰当地使下属在显示其长处后,理智地找出自己的隐蔽的短处,使她们真正地体会到管理者对她们的真正关心和爱护,创造和维持一个和谐向上的工作环境,充分激发护士的工作热情,鼓励护士参与管理,给她们以自信,来共同完成工作目标,真正达到以人为本的管理目的,把护理工作提高到一个新的水平。

2.无压力管理模式 在当今社会,职业压力已成为一个广泛的认可问题,随着人民生活水平的不断提高、社会的进步,对护理服务水平、技术的要求随之更高,护理服务市场亦竞争加剧,加之现实生活中的各种各样的压力,护理人员所遭受的压力越来越大。过大的压力导致工作效率和质量的降低,护理差错的发生,严重影响护士的身体健康和工作的情绪。因此,在日常工作中,护理管理者应创造无压力管理模式。无压力管理模式包括培养无压力的思维模式、工作态度,营造无压力的工作氛围,组织郊游、聚餐等。还可以通过私下交谈,观察了解各护士面临的压力和评估她们的压力承受能力,帮助她们建立健康、积极的人生观,培养良好的生活习惯,使她们能正确面对压力并将压力变为动力,在工作中不断提升职业自豪感,充分发挥自我能力和潜力。

3.护理岗位合理的安排　护理队伍中护士的文化程度、年资、接受事物的能力、业务水平、经验技术等都有差别。为保证护理质量、遇有紧急情况需要人力时,能对护理人员做出适当调整,排班应做到相对稳定和具有一定弹性,利于随时调整,达到人力运作的最大效果。护理排班是护士长工作的重要内容,由于管理理念的不断更新,护理学科的快速发展,需要导管室护士长不断调整思维模式,科学合理排班,以带领护理团队高效优质地完成组织的目标。弹性排班是要求导管室护士长在保持排班基本形态的基础上,对排班作出一定的弹性调整。第一,根据人员情况安排在班人数(弹性排班);第二,根据每日在班人数设置班次;第三,合理分配各班次的工作内容;第四,根据工作内容制定工作程序。

二、物资的管理

导管室物资的管理主要有资料、设备、仪器、高值耗材、无菌物品、医疗垃圾管理,严格的、科学的管理是保证日常手术、急症抢救能否顺利进行的关键。

(一)手术记录单的填写

1.手术过程中,由各个导管室负责人认真填写有关资料,包括术中护理记录单、PTCA记录本等,粘贴所有手术患者术中所用高值耗材条形码。用后的支架、球囊盒子上注明使用日期、患者的住院号、床号、姓名、年龄、病区、PTCA号等,待手术结束后,由治疗护士和巡视护士二人与PTCA本核对一致后方可把盒子遗弃。

2.手术完毕由专人分类将各种记录本录入电脑,方便患者信息的查询。

3.患者从入院到出院所有信息由主管医师录入医院冠状动脉造影和介入治疗系统的数据库。

(二)设备、仪器的管理

1.X线设备应有指定的技师操作、保养、维修、清洁,设备有故障和维修登记。

2.抢救仪器(如除颤器、心电图机、监护仪、吸引器等)应由外勤班专人负责检查、保养、清洁,每次用后做使用登记,每天进行功能检查,保证其功能完好。

3.手术器械应有专人负责管理,定期检查清点,注意防锈、防损、防失,每次用后用润滑油保护。

(三)高值耗材的管理

1.科室库存、备货常规型号为1周左右用量,每周做计划去器械科领货一次,特殊型号例外。

2.两人同时领货二对、打出库单,回科后第三人校对清点、上账,每天专人清点,专人上账、签字。

3.每周办公班清点核实一遍,每月两人盘库清点库存与器械科进行三人核对签字。

4.导管室器材和材料品种繁多,价格昂贵。导管室护士长总负责,并指定一名护士请领和保管物资。每天对支架、球囊等高值耗材的材料清点、核对。

5.冠状动脉介入耗材及电生理、起搏器、先天性心脏病耗材负责人每周盘点所有耗材,登记并录入计算机,每周报周报表,每月底由两人共同清点核对。

6.耗材与计算机库存量核对,报月报表。

7.每日各导管室负责人按基数清点所有耗材,并在日报表上详细登记补货量、用量及剩余量。

8.对于临近失效的材料做好明确的标示,并告知当班护士先用,过期的及时退回公司。

(四)医疗垃圾的管理

加强手术室医疗垃圾的管理,控制传染,尤其在层流手术间更为重要(导管室属于层流手术室)。将垃圾分类放置,分别处置。从源头上控制传染源,切断传播途径,保护易感人群,防止医疗垃圾污染环境及传播疾病,对控制院内感染、改善医院及手术室环境起到了很好的作用。

层流手术间的医疗垃圾管理,势在必行的是手术台的一侧固定设放 3 个大塑料桶,内放与其相宜的黑色塑料袋,待装满或手术结束后将塑料袋扎口后送出手术间,按生活垃圾处理。感染性垃圾在手术间内,分别设置一次性物品桶、锐器桶、污物桶、污物槽。根据垃圾的分类放入相应的容器内,分别处理。一次性物品桶(大桶)将使用后的一次性吸引器管、一次性注射器针筒、一次性输血器、一次性输液器、一次性吸痰管或导管等可回收性垃圾放置一桶,待手术结束后,将其泡入清洁间内专用加盖塑料桶内,桶内盛有含氯 500mg/L 的优氯净,初步消毒30min,装入黄色塑料袋统一处置。将一次性刀片、一次性针头、一次性取皮刀片、安全刀片、废弃缝合针放置在利器盒内,待手术结束后,按上一种方法处置后另行放置,以免扎伤或割伤保洁人员。将止血药品、抗生素等空安瓿放入一次性锐器桶(小桶)内,待手术结束后加盖,统一处理。污物桶(大桶)内放黄色垃圾袋,盛放术中的污水、线头,一次性导管材料,手术结束后按医疗垃圾有关规定统一处理。

三、护理人员的管理

(一)护理人员素质和能力

1.护理人员职业素质 护理人员要有良好的职业道德,具备高度的责任心,娴熟的技术,反应灵敏,动作迅速,热爱本职工作,能根据患者不同的年龄、性别、文化差异、心理特点等采取不同的方式,用通俗、易懂的语言,指导患者配合治疗,消除顾虑。

2.业务素质 介入放射学的工作面较广,既要有临床知识、医学影像学知识,还要有扎实的基础知识。导管室护士应掌握的知识和技能水平,直接影响到介入手术配合质量和抢救成败。由于手术技术不断地向更细微、更复杂的方向发展,对介入导管室护士提出了更高的理论和技术要求。在进入导管室之前等待上台手术前和下台拔管时,出现一些病情变化和意外,如心绞痛、急性心肌梗死、低血压、急性心力衰竭、过敏和出血等。导管室没有固定医生,要求护士迅速判断病情。

(1)熟练掌握各科手术护理操作配合,包括基础护理、整体护理、术前准备、术中护理及术后的观察等方面的知识。

(2)熟练掌握导管室多功能监护仪、多导心电生理记录仪、心电除颤仪、临时起搏器、主动脉球囊反搏器等仪器的设备性能、操作程序、一般故障判断和排除方法以及设备维护措施等。

（3）血管内介入治疗器材种类繁多，护理人员应了解其作用和性能。根据开展手术的种类和数量，适时适量地准备好各种器械和设备，以保证各种手术能够按期完成。

（4）熟悉常见术中严重病症的临床表现，如心绞痛、急性心肌梗死、低血压及休克、心力衰竭、严重室性心律失常、严重心动过缓、过敏反应、穿刺局部大量渗血及血肿、输液反应、循环和（或）呼吸骤停。再者介入治疗新技术不断出现，护理人员要不断学习，在工作中才会得心应手。熟练的操作能力，熟记熟递各种器械（鞘管、导丝、导引导管、球囊、支架），熟练操作心电除颤仪、临时起搏仪、血流动学分析、主动脉球囊、血管内超声仪。

3.身体素质　介入治疗是在X线下工作，对身体有损伤，护理人员要有奉献精神，接受放射防护培训和体格检查，允许从事放射工作者才能从事导管室工作。平时要加强体育锻炼，合理营养饮食，注意疾病的早预防和治疗。

4.敏锐快捷的应急能力　在介入治疗中，由于患者自身条件因素及术者操作方法等因素，时常有再灌注心律失常、冠状动脉急性闭塞、冠状动脉穿孔、心脏压塞等引起低血压、心室颤动，医师期望配台护士应有敏锐的观察能力、准确分析判断的能力、及时报告、沉着快捷的给药进度，迅速改善患者的不适应状态，灵活自如地传递应急器械，处理突发事件。介入护士在工作中应当具备敏锐的观察能力和判断能力，才能随时处理预见性的紧急事件和抢救，在配台手术中密切观察手术的进行，和患者有效地沟通，及时应对术中的并发症。抢救患者时，能有效地配合医师进行抢救。作为导管室的护士应当首先考虑的是吸氧，遵医嘱给予升压药、提高心率等药物；如患者血压升高，需遵医嘱给予口服或静脉给予降压药；如患者发生心室颤动时，介入护士应当在保持无菌的条件下给予除颤、吸氧，遵医嘱给予升压药、提高心率等药物，及时准确地备好需要的抢救药物。

（二）器械品种及用途

导管室护士应该精通各种器械的性能特点，准确传递到位。常规器械有：①冠状动脉介入诊断及治疗器械有动脉鞘（桡动脉、股动脉）、造影导管（左造影管、右造影管、多功能）、猪尾型导管等；②冠状动脉治疗的输送管道，要满足输送、支撑、测压和注药4个要求；③导丝的尖端具有一定的弯曲角度，分为有亲水涂层的和无亲水涂层的2种；④球囊分为普通球囊、双导丝球囊、高压球囊3种；⑤支架有药物支架与非药物支架之分；⑥旋磨导丝及微导管（用于高度钙化者）；⑦血管内超声导管IABP球囊（合并心源性休克和心功能不全时改善心排血量）；⑧心电生理诊断及射频消融治疗器械；⑨各种记录电极和心房扑动、心房颤动用电极；⑩各种消融导管及连线等。

外周动脉病变（腹主动脉夹层和动脉瘤）介入治疗器械：带膜大动脉支架。

先天性心脏病介入（动脉导管未闭、房间隔缺损、室间隔缺损、冠状动脉瘘）治疗器械：封堵器。

随着介入技术的普及和广泛的临床应用，对导管室护理工作提出了更新更高的要求，迫切需要加强导管室护士对导管室科学合理的监控操作和管理手段，加强重点环节、重点流程、关键人和物的管理，完善防护管理体系，制定一整套包括组织、技术及医学措施的防护方案。改善护理工作环境，定期组织有关职业损伤的防护培训，提高导管室护士的自我防护能力，加强对消毒灭菌、标准预防等工作的管理,把控制医院感染贯穿于护理工作的全部过程,更好地配合介入手术。

(三)术中的配合

1.护士的术中配合

(1)物品准备:导管室护士要熟悉各种导管的型号和用途,能准确及时地递送导管,全面考虑并准备好术中可能用到的一切物品。除常规准备介入包、一次性用品、导管导丝及配件外,还要准备心电监护仪、除颤器、临时起搏器、一次性使用无菌中心静脉导管包、吸氧及吸痰装置、简易呼吸囊、气管插管等抢救物品。备好抢救药品,如阿托品、多巴胺、硝酸甘油、利多卡因、胺碘酮、肾上腺素、异丙肾上腺素等。术前使所有抢救物品处于备用状态,尤其是除颤器要处于充电状态,电极用生理盐水浸湿的棉布包好,危重 PCI 患者术前先把阿托品、多巴胺、利多卡因抽吸在注射器内备用。

(2)观察病情及配合:PCI 整个治疗过程均在心电、血压、血氧饱和度及动脉内压力严密监测下进行。密切观察患者的神志、面色、心率、心律、血氧饱和度、血压变化以及有无心前区疼痛、恶心、呕吐等不适,建立并保持静脉通路通畅。

导管室护士要熟悉患者的病情,要有细致入微的观察力、分析判断力,能预测到术中可能出现的问题,一旦出现并发症积极熟练地配合医师进行抢救。关注手术进程,特别在球囊扩张、支架释放过程中应密切注意患者有无发生低血压、心律失常等,还应注意再灌注心律失常或扩张后冠状动脉撕裂等并发症的发生,经桡动脉途径 PCI,在行右冠状动脉造影时更需加强心电及血流动力学监测,因右冠状动脉发出的分支有窦房结动脉和房室结动脉,防止导管插入过深导致窦性停搏、窦性心动过缓、房室传导阻滞、心室颤动等。

导管室做 CPI 时通常配备两名护士,一名护士观察患者的神志和面色,负责呼吸、除颤、给氧、传递导管;另一名护士负责监护、输液通路及用药。危重患者抢救时再向其他导管室调配 1～2 名护士参与抢救。

(3)桡动脉痉挛的预防:预防桡动脉痉挛包括 3 个方面:即心理、药物、操作。前两者跟护理密切相关。

1)保暖:保暖是心理护理的基础,保暖可以防止桡动脉痉挛,保暖可以缓解患者的紧张情绪。

2)心理干预:具体措施有①营造温暖轻松的介入室氛围,用"拉家常"式介绍介入室环境及手术医师,实施心理疏导,分散患者的注意力;②让刚做好手术的患者谈感受,现身说法缓解患者的紧张、惧怕心理;③对于特别紧张的患者,递给他(她)自己有力温暖的手,让患者有安全感;④穿刺前站在患者头端,用双手拇指指腹反复轻柔地从眉间至太阳穴向两侧给患者按摩,并把手术的每一步告知患者,让患者有心理准备,如打麻药会有点疼,送鞘管时有胀痛感,注射扩血管药时会有烧灼感等,避免患者不自觉地活动术侧肢体。

3)术前准备好硝酸甘油、维拉帕米等扩血管药,术中及时给药。

(4)压迫止血:桡动脉位置表浅,压力较股动脉低,出血机会少,术后立即拔除鞘管,用纱布块分别叠成小方块压迫穿刺点,并用弹力绷带加压包扎,压迫桡动脉止血。为避免穿刺部位压迫过紧,应注意观察患者术侧桡动脉搏动及肢体是否青紫肿胀,感觉有无麻木,局部有无渗血、疼痛,嘱患者术肢抬高至胸前,限制腕关节活动24h,4h后拆除绷带。如患者手指发绀并诉手部麻木,则提示压迫过紧,应适当放松。

2.导管室放射技师的配合　导管室放射技师应受过医学影像机器操作技术的专业培训,熟练掌握各种造影机、刻盘机、数据后处理机器的操作;熟悉高压注射筒的使用,具备排除简单机器故障的能力。其工作范围主要包括:①术前检查机器,确保机器的正常工作;②术中配合术者调节投照体位;③术后进行信息资料的处理与保管。

导管介入放射诊疗过程中放射技师的配合

(1)术前:①机器的准备。放射技师应对机器设备进行测试,特别是对高速换片机和高压注射器的测试,确保机器的正常运转。否则,一旦插入导管后才发现机器设备故障,就严重影响插管的正常进行。②各种资料的准备。要把患者做的各种检查资料,特别是X线片、CT片和以前血管造影片准备好,供医师参考、定位。③协助导管室护士做好导管室的卫生消毒工作。

(2)术中:①透视机的配合。放射技师调整好透视机的条件以及监视器的对比度,确保透视清晰。另外,要随时改变透视野,符合插管要求。②快速换片机的配合:根据造影部位选择合适的曝光条件,并根据病情和医师的要求,制定出快速照片的曝光程序,装入适量的快速片,等待造影开始。③高压注射器的配合。按照常规要求抽入适量的造影剂,设计好注射速度和压力。④造影时的配合。当导管插入靶动脉后,马上摆好患者的体位,由插管医师连接好导管与高压注射器,再检查一遍注射速度和压力的设置是否正确,打开注射器准备开关,嘱患者停止呼吸,然后按下快速照片曝光按钮。曝光时,高压注射器同时工作;曝光停止后,嘱患者正常呼吸,然后马上冲洗胶片。插管医师断开导管与注射器的连接,待胶片冲洗出来满意后,再注射化疗药物。

四、导管室信息化管理

随着计算机信息技术和网络技术的迅猛发展,信息社会已经来临,医院数字化已经成为国家卫生信息化的必然要求。导管室在医院信息化革命中起着举足轻重的角色,且已经成为医院内决定多种常见疾病的医疗质量的关键部门。导管室的信息化管理是在医院数字化的基础上,进一步建立和完善的信息管理系统,具有医院信息高度共享、减少医务人员的劳动强度、优化患者诊疗程序的特点,提高导管室的工作效益和管理水平。

介入诊疗技术的迅速发展及涉及领域的不断扩展,一次性介入耗材不断增加,不仅品种繁多,价格昂贵,而且具有严格的效期制约,因此一次性介入耗材的管理在导管室的管理中占有重要地位。科学技术的飞速发展,高值医用耗材的品种越来越多,使用量也越来越大,对其管理的要求也越来越高,因此在医用耗材的采购、验收、入库、使用等各个环节,进行严格的管理,已成为医院医疗活动中必不可少的重要组成部分,也越来越受到厂商、医疗机构、患者及政府相关职能部门的重视。其管理水平的高低,直接影响到医院的医疗安全、医疗质量、技术水平、经济效益和社会效益。

如何对高值医用耗材进行规范性管理,确保高值医用耗材的质量与安全。首先是采购实行招标审核制度,对生产商、供应商进行严格筛选,对质量、价格进行严格把关,保证提供货真价实的物品。对成套产品必须出具详细清单,每一部件必须贴条形码,并将相关资料存入电脑数据库,实行分类管理、分类建档,以备长期保存。高值医用耗材必须延期付款,以便及时处理相关问题,同时提高资金利用率。

其次在高值耗材管理流程中,采取"使用明细表"与医院信息系统(HIS),相配合的办法,此办法实现了对供应商、使用科室、设备科在管理流程细节上的相互制约。只要是从设备科库房领出的高值耗材,就必然会有一个档案。程序中可以根据患者的病案号或者产品唯一标识码即条形码,记载着产品的详细信息进行查询。做到收货时与发票核实,使用时进行详细的登记,记账时核查,每月底实行盘存制,核对使用数量、剩余数量与领用数量是否相符,可以杜绝因漏收费而造成的医院及科室的损失。

再次利用高值耗材管理模块。在高值耗材使用后,由巡回护士取出条形码,一份贴于病历中;一份贴于专门的耗材登记本上,并注明供应商、生产商、患者姓名、住院号、使用日期;一份贴于高值耗材使用清单上,经手术医师、科室主任签名后交给总务护士进行条形码扫描记账并核对无误后签字。通过高值耗材管理模块,在对条形码扫描的同时形成入库单和出库单。在出库的同时进入 HIS 子系统,自动记入患者费用清单。

最后实行使用后的追踪管理。当患者对所用材料的费用和质量提出疑问时,可以根据其姓名、住院号及所用耗材的名称,在相应的登记本上进行查找,对发生的不良反应,及时采取措施,从而避免医疗纠纷事件的发生。

高值医用耗材的全程管理是一项系统工程,要求管理者持有一种严谨负责的态度,具备一定的专科耗材相关知识,熟知各种产品的功能、特点、临床应用等,应与临床专家教授们加强沟通协调,确保临床用械安全、有效,使医院在高值耗材方面做到零库存,间接提高医院效率,同时也加强了医院医德、医风建设,通过建立手术器材清单,一旦发现医疗问题,对患者和医院也是一种很好的保证,对医疗纠纷也可以提供一份法律保证。

通过全社会共同参与对高值医用耗材的管理,以及职能部门和临床医务人员的不懈努力,医院高值医用耗材的监管工作将随着医院管理年活动的开展而进一步深化与提高。

据调查,当前医院导管室多使用人工管理模式,其不仅增加工作量、程序烦琐、数据可靠性不足,且无法实现一次性介入耗材库存量及库存金额的量化管理,无法及时完成各使用科室的成本核算和财务管理。而对于手术相关信息的管理,多采用登记本登记,这种原始的管理模式,无法实现各手术相关信息任意时间段内的即时性查询、统计和汇总分析。

随着信息化技术的不断发展,利用计算机进行信息化管理已成为医院管理的必由之路,计算机信息化管理已成为导管室管理的必然趋势。据报道,我国 627 家大型三级甲等医院已基本实现计算机管理,医院信息系统的应用已深入到医院业务和管理的各个方面,基本已形成业务和管理工作密不可分的关系。介入导管室信息管理系统是建立在对导管室现代化管理需求的基础上,为介入导管室量身定制的信息管理系统。

对一次性介入手术耗材的传统管理,仅对自购的高值手术耗材进行出、入库登记,而对于种类、规格繁多的低值手术耗材仅仅是模糊管理,除盘库外无法得知当前的库存量及库存金额,更无法得知库存物品的有效期,往往到需要时才发现备货不足或已过期无法使用。对于供应商备货的高值手术耗材,在使用后登记、申请、补货、领取这个烦琐过程中的任一环节出现问题,就有可能造成账物不符。在管理过程中也由于其频繁的动态变化而难以确定当前备货物品的实际数量。人工管理模式存在以下弊端:①耗费工作人员大量的精力和时间,增加了工作量;②一次性使用介入器材种类复杂、多样,信息数据量大,而依靠各种记录本、管理表格人工管理的模式不仅工作烦琐,而且数据的可靠性不足;③在管理的数据化、文档化、强制化方面缺乏有利证据;④无法及时完成各使用科室成本核算和财务管理;⑤由于一次性使用介入器材具有严格的效期制约,而人工管理无法在有效期方面实现简洁、及时提示的功能,极易造成资源浪费,而更重要的是无法满足日益增长的临床介入诊疗的需求。使用信息化技术对介入导管室一次性耗材进行管理,不仅使工作人员从烦琐的工作中解脱出来,更重要的是真正实现了对所有库存物品在数量和金额方面的量化管理,使管理者对库存物品的管理切实做到心中有数。利用计算机信息化可以为临床科室进行成本效益分析提供第一手精确资料,从而实现不同使用科室任意时间段内的成本核算。

实现手术病历信息化管理,为临床科研提供了宝贵的原始资料。手术病历信息的信息化管理:①能够为手术医师撰写科研论文提供准确、翔实的资料;②为手术资料的调阅与对比、置入材料的追踪等方面提供即时性查询;③为医师写报告、教学、科研、知识积累等方面提供宝贵的原始资料;④为手术科室进行工作量、工作收入等总结分析时提供精确的数据信息。该软件支持条件查询、分类统计,最终实现了资料保存、查询统计、科研一体化解决方案的预期目标。

总之,导管室的信息化管理系统,使导管室的工作模式规范化、信息电子化、信息交流网络化、信息管理流程化。导管室的数字化、网络化管理,使导管室的工作简捷、科学、合理,极大地提高了导管室的工作效益,确保介入治疗的高质量和高效益。导管室信息化管理的精髓在于效率、质量及信息共享,不仅是简单的经济效益问题,而且是医院发展的长远战略的问题,推动介入导管室向更科学、更规范、更规模化发展。

(唐应丽)

第五节 心血管介入治疗术前检查与手术安全

医疗工作本身是高风险的工作,医疗工作的复杂性,使医疗风险存在于医疗活动的各个环节中。随着介入技术的普及和迅速发展,心血管介入治疗操作成为心脏内科医务人员每日的主要工作,如心脏起搏器安置术、射频消融术、冠状动脉造影及内支架安置术、先天性心脏病封堵术等,这些介入诊疗术不但要求术者要有娴熟的技术,同时,充分的术前准备、完备的术前各项检查是保证介入治疗操作成功的重要步骤。术前检查主要包括一般检查、实验室检查和辅助检查。

一、一般检查

一般检查主要指生命体征及血管情况检查。

1.生命体征的检查　主要指患者周身状况好,体温、脉搏、血压均在正常范围内。尤其是体温、血压的检查,如体温高,提示有感染征兆,应及时用药,必要时推迟手术。对于血压不稳定的患者,应及时给予降压药物,调整血压在稳定的范围内,以防止意外事件的发生。

2.穿刺部位血管的检查　主要指检查双侧股动脉、腘动脉、足背动脉及肱动脉搏动情况,拟从桡动脉介入者,需行常规 Allen 实验检查。Allen 实验方法:检查者双手同时按压住患者的桡动脉和尺动脉,嘱患者反复握拳和展开手掌,重复5～7次之后,患者的手掌变白,检查者松开对尺动脉的压迫,继续压迫桡动脉,观察手掌颜色变化。若手掌颜色在10s内迅速由白色变红或恢复正常,则 Allen 实验呈阳性,说明桡动脉和尺动脉之间存在良好的侧支循环,可进行桡动脉穿刺;相反,若手掌颜色在10s内未变红或恢复正常,则 Allen 实验呈阴性,不宜做桡动脉穿刺。若 Allen 试验不能确诊桡动脉、尺动脉的良好侧支循环或欲行股动脉入路时,可行动脉血管超声检查,评价手术入路动脉血管情况。

二、实验室检查

(一)血、尿、粪便常规检查

检查有无尿、粪便的隐血阳性。血常规检验中的血红蛋白、血小板、白细胞计数均在正常范围内。

1.血常规检查　是常用的血液检查项目。有红细胞计数、血红蛋白测定、白细胞计数等。

(1)红细胞计数:用定量血加定量稀释液,灌入改良牛波计数池内,以高倍镜计数红细胞,乘以血液稀释倍数,折算出一定体积(1mm³)内的红细胞,按新单位换算成每升血液中红细胞的个数。正常值,成年男性$(4.0～5.5)×10^{12}/L$,成年女性$(3.5～5.0)×10^{12}/L$,新生儿$(6.0～7.0)×10^{12}/L$。红细胞相对增多可由血液浓缩所致,临床表现多汗、多尿、呕吐、腹泻等。红细胞绝对性增多常由于缺氧所致,多见于肺气肿、肺源性心脏病、发绀型先天性心脏病及真性红细胞增多症等。如红细胞减少,属生理性者多见于妊娠中期或后期、婴幼儿及老年人,属病理性者多见于缺铁性贫血、恶性贫血、再生障碍性贫血等。当患者处于贫血状态时,机体全身血液供应不良,对外界刺激的敏感性差,反应也较迟钝,此时不宜实施手术,若不为急诊手术可待贫血状况改善后再行介入治疗。

(2)白细胞计数:与红细胞计数相同,有显微镜下计数法、电子白细胞计数器计数法,唯用稀释液不同。正常参考值,成年人$(4～10)×10^9/L$,新生儿$(10～20)×10^9/L$,6个月至2岁婴幼儿$(11～12)×10^9/L$。生理性白细胞增多见于新生儿、妊娠末及分晚期、剧烈运动及冷水浴后;病理性白细胞增多见于急性感染,尤其是化脓性感染、严重组织损伤或大量血细胞破坏、急性大出血、白血病及恶性肿瘤等;病理性白细胞减少多见于伤寒、副伤寒、流行性感冒、再生障碍性贫血、自身免疫性疾病等。白细胞计数可反应机体的抗感染能力,介入手术为有创手术,有感染的可能性,为防止严重感染的发生,若非急诊手术,需待患者感染控制以后再行介入手术。况且当患者处于感染期时,机体处于应激状态,各器官脏器的敏感性较高,手术的风险较大,为减少不必要的麻烦,当患者处于感染时期时不宜实施介入手术,故术前常规查白细胞计数为一项不可缺少的检查。

（3）血小板计数：是计数单位容积（L）周围血液中血小板的数量，可以采用镜下目视法，目前多用自动化血细胞分析仪检测。正常参考值为$(100\sim300)\times10^9$/L。血小板减少见于血小板生成障碍、血小板破坏或消耗增多、血小板分布异常。血小板增多分原发性增多和继发性增多，前者见于骨髓增生性疾病，后者多见于急性感染、急性溶血、某些癌症患者，这种增多多是轻度的，多在500×10^9/L以下。介入手术术后多要常规应用抗血小板、抗凝药物，而抗血小板、抗凝药物最常见的不良反应便是出血，检查血小板，可以了解机体的部分止凝血功能是否正常，可指导下一步抗血小板、抗凝药物的应用。抗血小板、抗凝药物均不可逆抑制血小板的活性，故血小板计数低下患者有出血的风险，应慎重应用。

2.尿常规检查　尿常规检查亦称为尿液一般检验，是尿液病理学、化学、显微镜检验的总称。一般病理学检验包括尿色、透明度；化学检验包括蛋白定性试验、葡萄糖定性试验；显微镜检查包括镜下有形物和某些寄生虫等。

（1）病理学检验

①尿色：正常人的尿液为淡黄色。某些疾病可以使尿的颜色出现异常。如浓茶色（深橘黄色）尿，称为胆红素尿。多由病毒性黄疸型肝炎、瘀胆型肝炎、原发和继发性胆汁性肝硬化、胆道系统疾病、胰头癌等所致。呈肉眼血尿者，多见于肾结核、肾结石、输尿管结石、急性肾炎及泌尿系外伤等。此外，如患者服用山道年、酚酞等，在碱性尿中可呈红色或酱油色。

②尿液透明度：正常情况下尿液清晰透明，如新鲜尿液出现浑浊可能与以下情况有关。出现脓尿、菌尿主要见于泌尿系感染，如肾盂肾炎、膀胱炎、尿道炎等；出现乳糜尿者多属于丝虫病晚期、肾周围淋巴管阻塞等。

（2）化学检查

①尿蛋白定性试验：是以简单的化学或物理方法，粗略检测尿中有无蛋白质存在并判断其含量的定性试验方法。如加热醋酸法（又称为加热加酸法）。利用加热煮沸使尿中蛋白质变性凝固，加酸则使蛋白质接近等电点，促使蛋白质沉淀。

②尿糖检查：指对尿中含糖量的检查。正常人尿内含有微量葡萄糖，为$0.56\sim5.0$mmol/24h尿。一般糖定性试验为阴性，当血糖浓度升高超过8.00mmol/L，尿糖定性试验为阳性。尿糖定量试验>5.0mmol/24h尿，称之为糖尿。尿糖一般指葡萄糖而言，但除葡萄糖外，也可见乳糖尿、五碳糖尿、半乳糖尿等。出现尿糖可因糖代谢异常使血糖浓度升高超过了肾糖阈所致，或者血糖虽未升高，但肾糖阈降低也可导致尿糖出现。临床上常根据尿糖形成的原因分为饮食性糖尿、一过性糖尿、持续性糖尿、肾性糖尿、血糖升高性糖尿。检查法有定性试验和定量试验两大类。

（3）显微镜检验

①白细胞管型：是管型蛋白基质中嵌入了白细胞的一种管型。正常人尿中无白细胞管型，如有白细胞管型出现或增多，应考虑肾实质有细菌感染性病变，多见于肾盂肾炎、间质性肾炎、肾病综合征、急性肾小球肾炎等。

②红细胞管型：因管型基质中嵌入了红细胞而形成。这种管型内红细胞在崩解破坏时，可使管型的基质成为红褐色物质，此时称为"血液管型"或"血红蛋白管型"。正常人尿中无红细胞管型，如尿中出现红细胞管型或红细胞管型增多时，表明肾单位内有出血，常见于急性肾小

球肾炎、慢性肾炎急性发作、急性肾小管坏死、肾移植术后急性排斥反应。此外,红细胞管型的出现还是某些肾病唯一的表现,如系统性红斑狼疮及其他结缔组织疾病、肾梗死、肾静脉血栓形成等。

尿液的检查多可判断泌尿系的功能状态,现在用的造影剂多为水溶性的,由肾排泄,当泌尿系出现炎症或其他疾病时,对尿液的排放受阻,造影剂排泄受阻,造影剂在体内停留时间越长,对身体的不良反应表现得越明显,故术前常规检查尿液,可明确泌尿系的功能,让介入术者及主治医师对患者的预后有初步的判断。

3.粪便常规检查 做粪便检查时,粪便必须新鲜,送检时间一般不超过 24h,如检查原虫滋养体,最好立即送检,盛粪便的容器要干净,防止污染与干燥吸水。另外,粪便内不可混杂尿液等,否则也会影响检查结果。粪便常规的检验项目包括颜色、性状及镜检,正常粪便呈黄褐色或带绿色(多食青菜时)。如上消化道出血时粪便呈柏油样黑色,下消化道出血时多为暗红色或鲜红的血便,胆道完全阻塞时呈灰白色。正常粪便性状呈条状。肠炎时粪便呈黄水样或糊浆状,细菌性痢疾时则呈脓血或红白胨子样粪便。粪便常规检查主要观察大便的颜色、性状,以明确有无上、下消化道出血。

术后常规应用的抗血小板、抗凝药物可对消化道黏膜造成损伤,对有消化道出血患者可加重出血,尤其是阿司匹林对消化道的刺激较大,易损伤胃黏膜,使患者消化道出血的风险大大提高,故对有消化道出血的患者,若非急诊手术,可先应用胃黏膜保护药,待出血好转或控制后再行介入手术。

(二)血液检查

1.血液检查 包括出凝血时间、血型、凝血酶原时间、肝功能、肾功能、血糖、血脂、电解质,以及艾滋病、梅毒螺旋体等项目的检查。

2.心肌酶学的测定 对于急性心肌梗死及不稳定心绞痛患者,特异性心肌酶可表明心肌组织有无坏死,对于心肌酶高者表明心肌处于坏死期,此时心肌组织炎性水肿、组织脆性大、组织细胞坏死电活动不稳定,此时若行介入手术,对心肌的损伤较大,有发生心脏破裂、甚至恶性心律失常的可能。故对急性心肌梗死患者,若已过了 6h 的急诊时间窗,需待心肌梗死后 7~15d,心肌酶恢复正常后再行介入手术。通常情况下,介入手术所用的造影剂通过肾排泄,肾功能好坏直接影响造影剂的排泄,术前常规检查肾功能可让介入手术者及临床医师对患者的预后有所了解,以免发生造影剂在体内的潴留,对患者甚至医师本人造成不必要的损失。

3.凝血 5 项检查 介入手术除起搏器外,均需体外异物的置入,为预防血栓形成,术前、术后均需应用抗凝药物。服用药物时应注意的检查项目,如长期口服抗药如华法林的心房颤动患者,为避免出血发生,须检测:①凝血时间。②可选用血浆凝血酶原时间比率,使其维持在1.5~2.0 为佳;或采用国际标准化比率,维持在 2.0~3.0 为宜。长期服用阿司匹林或氯吡格雷等血小板功能抑制药的患者,须检测:①出血时间,使其结果维持在治疗前的 1.5 倍为宜。②血小板计数,使其结果维持在$(50~60)\times10^9/L$ 为宜。③血小板聚集试验,使其结果降至治疗前的 50% 为宜。

4.输血前常规检查 介入手术为微创手术,但不排除有心脏破裂、心脏压塞等大出血事件的发生,故术前应常规备血、检查输血前常规。输血前常规检查包括乙型肝炎五项、梅毒螺旋体以及艾滋病抗体检验。据统计资料表明,我国人群中乙型肝炎的感染率达 10%~12%,丙型肝炎感染率也很高。最近几年,包括梅毒、艾滋病在内的性病也进入一个快速增长期。这些病毒性疾病的感染途径多种多样,如艾滋病除通过性传播外,还有母婴传播、血液传播。血液传播是感染 HIV 最直接的途径,如输入被病毒污染的血液,尤其是"窗口期"的血液(即献血者已被病毒感染,但还未出现抗体阶段所献的血液,不能被现有的检测手段查出);使用了被污染而又未经严格消毒的医疗器械,都有感染艾滋病病毒及其他病毒的可能性。

因此,在介入治疗中,进行输血前常规检查可以帮助医师针对不同的患者制定不同的治疗方案,按照医疗管理制度,感染这几种病毒的患者,对其诊疗的安排以及所用器械、物品和代谢物的处理都有别于普通患者。输血前常规检查不仅是临床治疗的需要,也是为了避免医源性感染、保护更多住院患者的安全。专家们强调,切断医源性感染,不仅对住院患者,而且对于医护人员的职业防护也具有重要意义。据统计,医务人员每年受锐器损伤的比例高达 11%~24%,其中因锐器损伤而导致的感染中,丙型肝炎占 62%,艾滋病占 3.2%,乙型肝炎占 34%。同时,医务人员每天接触各种疾病的患者以及患者的体液、血液、分泌物时,遭受感染的概率会增大。因此,术前对患者进行输血前常规检查,如果发现阳性患者,可以警示医务人员格外注意。专家们还认为,随着医疗法制化建设的发展,医患之间的医疗纠纷必然会增多。此项检查还有助于减少医疗纠纷。

三、辅助检查

(一)常规心电图

常规心电图是诊断冠心病是基本、简便、实用的一种无创性检查冠心病的方法,在临床上应用比较广泛。众所周知,心脏的搏动源于心脏自生的电活动,心电图检查可以从电生理的角度观测心脏的活动。冠心病患者心肌缺血时,心电图可出现损伤性 ST 段改变和(或)缺血性 T 波改变,甚至坏死性 Q 波形成,并在心电图的相应导联部位出现这些改变。无论是心绞痛还是心肌梗死,发作时的心电图与发作前后比较,会有典型变化。不过,心电图检查也存在一定的局限性,如诊断的敏感性和准确率仅为 70%左右;在非发作期,约 50%以上的患者心电图正常;心电图诊断心肌缺血所依据的"ST-T"改变,也可由电解质紊乱、药物、自主神经功能紊乱、饮食、体位改变,以及各种其他心脏病引起。故心肌缺血与心电图的改变并不一定呈平行关系,心电图的改变可以使术者在手术前对患者的血管病变有初步的了解。

(二)运动实验

冠状动脉的循环功能具有很大的储备潜力。正常人在心脏负荷加重、心肌耗氧量增加时,冠状动脉可动用其储备功能。通过增加血流量,补充心肌过多的氧消耗而不发生心肌缺血。有某些冠心病患者,虽然冠状动脉粥样硬化狭窄已对血流量造成一定影响,但因代偿功能及侧支循环的建立,可无临床症状,静息心电图也可无缺血表现。据有关文献报道,在安静时心电图能查出局部缺血性改变者仅占 30%~50%。为提高冠心病的诊断率,应进行心脏运动负荷试验。

运动实验的类型主要包括平板运动试验、双倍二阶梯运动试验和踏车运动试验 3 种。其中,活动平板运动试验又是目前所有常用引起心肌氧耗量最高的运动方式。它是通过一定负荷量的生理运动增加心肌的耗氧,从而了解心脏病理变化的技术。用心电图的改变为主要检查指标,观察有无心肌缺血的变现,用以发现早期冠心病的一种诊断方法,亦最接近理想的生理运动形式。检查时,受试者在活动的平板仪上步行,运动量可通过改变平板的转速及坡度来控制。运动中进行心电监护,间断记录心电图及测量血压,以保证安全,并及时发现心肌缺血的线索。虽然与冠状动脉造影结果对比有一定比例的假阴性和假阳性,但由于其方便、无创伤、安全,仍被公认为是冠心病的一项重要的临床检查手段,主要用于帮助筛选高危患者,评价临床药物或手术治疗效果,确定患者运动耐量及了解患者预后等。运动试验也可作为评估抗心律失常药物的治疗效果的一项指标,是筛查冠心病患者的好方法。该试验通过给心脏以负荷,诱发心肌缺血,在诊断冠心病方面比静息心电图更敏感、更准确,且费用不高、应用方便、易重复。作为一种无创性检查手段,目前运动平板试验的临床应用,已从单纯判断心肌缺血,逐渐发展到分析病情及评价疗效和预后等方面。

1.运动试验必备的急救设备和人员 为保证患者的安全,运动试验室必须配备有临床经验的主治医师及操作技术人员,且备齐:①除颤器及临时起搏器;②血压表、听诊器;③氧气及静脉输液全套装置;④心内注射器;⑤药品有硝酸酯类、利多卡因、去甲肾上腺素、肾上腺素、间羟胺、普萘洛尔、葡萄糖注射液、毛花苷 C、多巴胺、呋塞米、硝苯地平、普罗帕酮、维拉帕米、阿托品等。

2.运动前的准备工作 为确保患者安全及达到预期诊断目的,必须做好以下几个方面的工作:①问病史;②体检(包括体重);③12 导联常规心电图;④胸部正、侧位 X 线片;⑤超声心电图;⑥血脂、血流变学及血糖的检测;⑦停用洋地黄和硝酸酯类药及 β 受体阻滞药等;⑧运动前 2h 禁食并禁酒,以免加重心脏负担(乙醇兴奋心肌,使心率增快,影响诊断);⑨帮助诊断不明原因的胸痛;⑩早期检出高危患者中隐性冠心病,了解各种和运动有关症状(如晕厥、心悸、胸闷)的原因,了解运动引起的心律失常,早期检出不稳定性高血压。

3.平板运动试验的应用范围 ①对可疑冠心病患者,检出是否有心肌缺血;②为冠心病患者做辅助诊断,筛选冠状动脉造影病例;③确定 PTCA 或冠状动脉旁路移植术(CABG)术后的心功能;④测定评价急性心肌梗死患者出院前有无残存的心肌缺血;⑤急性心肌梗死者拟定体育运动处方;⑥心脏病内、外科治疗后的疗效评价;⑦从事特殊职业(如飞行员、驾驶员)人群的普查;⑧运动员体力状态的鉴定;⑨心肌炎恢复后是否能承受怀孕的鉴定。

4.平板运动试验的监测 运动试验时必须对患者的一般情况、症状、特征、心电图、血流动力学情况进行监测。

(1)皮肤电极准备:运动试验前这一准备十分重要,否则录得的心电图将有较大的伪差和不稳定的基线。为减少皮肤电极间的边界电流,皮肤应仔细用电极所附的小砂轮轻轻磨光,并呈现淡红色,再用无水乙醇仔细清洁。

(2)导联连接:12 导联心电图连接如同正常心电图连接。上肢导联部位,将电极分别安放在左、右锁骨下凹处,下肢导联分别放置在上腹部左、右两侧腰带上方。该导联系统已被美国心脏病学会所承认。在运动中每分钟或每 3 分钟记录 12 导联 1 次。运动后可每 2 分钟记录 1 次,至 15min 结束。

（3）血压监护：运动试验前，应测定患者坐位或站立位右上肢血压各 3 次，取其平均值。运动试验期间和运动后，每 2～3 分钟测定 1 次，直至运动后 6～15min。如运动中出现血压下降或血压过高，应停止运动。

5.运动试验的诊断标准

（1）阳性标准：①ST 段水平或下垂型下移，至少连续 3 次心搏 J 点后 80ms 处压低≥0.1mV（1mm），下壁导联压低≥0.15mV（1.5mm）；②ST 段凸面向上型抬高，至少连续 3 次搏动 J 点后 80ms 处≥1.0mV（1mm）。

（2）可疑阳性标准：①ST 段水平或下垂型下移。J 点后 80ms 处压低在 0.05～0.1mV，持续≥1min；②ST 段上斜型下移，J 点后 80ms 处压低≥0.15mV（1.5mm）或 ST 段斜率＜1mV/s（25mm/s 走纸速度）持续至少 1min；③孤立性 U 波倒置；④运动时收缩压较安静时或前一级运动时下降 10mmHg；⑤运动期间出现心绞痛。

（3）引起假阳性的原因：①药物有洋地黄、排钾利尿药、降压药、镇静药、雌激素。②心脏病变有二尖瓣脱垂、预激综合征、心肌病变、主动脉瓣下狭窄、心包炎、风湿性心脏病、高血压性心脏病。③电解质紊乱，低血钾。④心电图原有异常，如左心室肥厚、左束支传导阻滞、右束传导阻滞、非特异性 ST 段异常、预激综合征、右心室肥厚。⑤其他，如育龄妇女、过度通气、高糖饮食、漏气胸。

（4）引起假阴性的原因：①药物有普萘洛尔、硝酸酯类及其他抗心绞痛药、普卡胺、奎尼丁、吩噻嗪等；②心电图异常，电轴左偏或左前分支阻滞；③陈旧性心肌梗死单支血管病变；④运动方法不当、过早结束运动试验、运动员；⑤导联错误，如单导联记录、导联部位不当。

6.终止运动试验的指标

（1）绝对指标：①患者要求；②增加运动负荷时出现血压和（或）心率降低，收缩压下降≥10mmHg，极度体力衰竭，皮肤湿疹、苍白、发绀，剧烈心绞痛或胸痛，意识混乱，眩晕，黑矇，缺血性跛行等；③严重的心律失常，如室性心动过速、心室扑动、心室颤动；④重度 ST 段压低，下垂型或水平型压低≥3mm，ST 段抬高≥1mm；⑤急性心肌梗死；⑥仪器故障。

（2）相对指标：①较显著的症状和体征，如明显胸痛（可疑心绞痛）、头晕、显著疲劳，极度紧张等；②显著的 ST 段改变，如水平型或下垂型压低≥2mm，上斜型下移≥3mm；③显著高血压，血压≥220/110mmHg；④运动负荷增加时，血压无相应增加，在选 Bruce 方案强度时，收缩压升高＜20mmHg；⑤引起频发室性期前收缩（较运动前增加 25%）或多源性和成对室性期前收缩；⑥阵发性室上性心律失常；⑦运动引起任何室内传导阻滞。

（3）心肌梗死后运动试验终止指标：①患者要求；②显著的症状和特征，如胸痛、疲劳、头晕、呼吸困难、咳嗽、中枢神经系统症状等；③最大心率≥120/min（用 β 受体阻滞药后心率≥110/min）；④运动时血压低于静息时血压；⑤严重的室性心律失常，如频发的、多源的或成对的 PVS、室性心动过速等；⑥室上性心动过速；⑦心率对运动反应不良；⑧ST 段压低≥2mm，ST 段抬高≥1mm；⑨运动引起任何室内传导阻滞。

7.适应证　①对不典型胸痛或可疑冠心病患者进行鉴别诊断；②评估冠心病患者的心脏负荷能力；③评价冠心病的药物或手术治疗效果；④进行冠心病易患人群流行病调查筛选试验。

8.禁忌证

(1)绝对禁忌证:①不稳定型心绞痛,或休息时心绞痛、心肌梗死后心绞痛;②急性心肌梗死进展期或有严重并发症;③明显的心功能不全(Ⅲ级以上);④严重心律失常,如室性心动过速、室上性心动过速、心房颤动并不可逆的二度以上房室传导阻滞。

(2)相对禁忌证:①高龄(>70岁)或体弱老人;②严重贫血;③肺动脉高压;④较轻的主动脉瓣下狭窄;⑤其他严重的心脏病;⑥显著的心律失常(频发多源或成串,持久的室上性心动过速、预激综合征、显著的缓慢性心律失常);⑦洋地黄用药过程中或中毒,电解质紊乱;⑧酒后,镇痛药、镇静药、雌激素等药物作用;⑨活动受限。

(3)梗死后 TET 的禁忌证:①室性心动过速和心室颤动;②窦性心动过速;③低血压(≤90mmHg);④新出现的束支传导阻滞;⑤前壁心肌梗死伴二度或三度房室传导阻滞;⑥心力衰竭表现(包括第三心音);⑦梗死后综合征;⑧运动试验的其他禁忌证;⑨患者拒绝;⑩病情不需要或患者不能活动;⑪二度或三度房室传导阻滞;⑫5d 内有不稳定型心绞痛发作;⑬5d 内有心力衰竭表现;⑭明显的瓣膜病史;⑮持久 ST 段抬高>0.2mV;⑯心胸比例≥0.55;⑰>70岁的高龄老人;⑱急性期运动试验正常。

(三)动态心电图

动态心电图,是1957年由美国物理学博士、实验物理学家 Nor-manJ.Holter 发明的,故动态心电图简称 Holter。近50年以来,随着动态监护领域的进一步拓展,如动态血压,动态脑电、动态睡眠呼吸监测等技术在医学临床及科研中的广泛应用。

以往诊治的局限或失误提醒人们,无论是预防、治疗疾病,还是判断疾病预后者需要充分的证据。但人类疾病往往是继发或同时并存的,如睡眠呼吸暂停综合征可引发高血压、肺源性心脏病、心律失常、心肌缺血等,高血压可引发冠心病、心力衰竭等,而多数降压药物又会对呼吸产生不同程度的抑制。由此可见,睡眠呼吸暂停综合征、高血压与心脏病之间有着广泛的因果联系。同步多参数 Holter 可有助于准确甄别出原发病灶与继发改变。

动态心电图是一种可以长时间连续记录并编集分析人体心脏在活动和安静状态下心电图变化的方法。与普通心电图相比,动态心电图于24h内可连续记录多达10万次左右的心电信号,这样可以提高对非持续性心律失常,尤其是对一过性心律失常及短暂的心肌缺血发作的检出率,因此扩大了心电图临床运用的范围。24h动态心电图也是监测心肌缺血的标准化方法之一。动态心电图主要用于捕捉阵发性心律失常,如有阵发性心动过速和期前收缩,记录它们的发生时间、数量及分布状态;有无一过性的心绞痛、心肌缺血以及发作的诱因和发生时间。还可对一些经常出现的心血管病症状(普通心电图没有阳性发现)的患者进行鉴别诊断。在这部分患者中,有的是心脏病引起的症状,也有相当一部分患者是因为心脏异常而引发症状,如部分自主神经功能紊乱或更年期综合征患者等,这对临床医师作出正确诊断并有针对性进行治疗,有很大的帮助。

24h动态心电图适应证如下。

1.心律失常

(1)检出隐匿性心律失常:短暂的、特定情况下出现的心律失常,常规心电图易漏诊,而动态心电图可以捕捉到短暂的异常心电变化,了解心律失常的起源、持续时间、频率、发生与终止规律,可与临床症状、日常活动同步分析其相互关系。

(2)监测快速性心律失常:可进一步了解其发生与终止规律,是否伴有病态窦房结综合征或预激综合征(尤其间歇性)以及其分型。

(3)观察缓慢性心律失常:了解其主要表现形式及有无窦房结功能不全。对快-慢综合征,通过动脉心电图观测,协助选择抗心律失常药,调整剂量或考虑其他治疗方法,为安装起搏器及类型选择提供客观依据。

(4)协助判断不同类型异位节律或传导阻滞的临床意义:通过动态心电图监测其发生频度与严重程度,以及和生活或活动的相应关系,确定治疗方针。

(5)评价抗心律失常药物的疗效:动脉心电图是研究评价抗心律失常药物可靠的临床指标。

2.发现猝死的潜在危险因素　心源性猝死最常见的原因是室性心动过速或心室颤动,发生前常有心电活动不稳的室性心律失常,它仅能依靠动态心电图才易发现其发生规律,对有可能发生猝死的二尖瓣脱垂、肥厚型心肌病或扩张性心肌病、Q-T延长综合征患者,动态心电图可及时并比较全面地发现猝死危险因素,有助于及时采取有力治疗措施。

3.协助判断间歇出现的症状　如胸闷、心悸、眩晕、黑矇或晕厥是否心源性。

4.对缺血性心脏病的诊断　动态心电图连续监测12导联的心电图,对心肌缺血的检出率高,还可进行定位诊断,尤其症状不典型的心肌缺血。心肌梗死或无症状心肌缺血具有无可代替的临床价值。ST-T改变与时间同步的活动相关分析,有助于判断其心肌缺血的类型和选择药物。此外,还能检出心肌缺血时伴随的心律失常类型及频率,以及预测发生心源性猝死的可能性,便于及早采取防治措施。

5.检测人工心脏起搏器的功能　动态心电图可监测患者在活动或休息时的起搏心电图变化,了解起搏器的脉冲发放与感知功能,以及有无心律失常的发生。

动态心电图检查不仅可以获得连续24h甚至48h的心电图资料,了解冠心病患者心肌缺血发作次数、发作时间和持续时间、程度及发作时心律、心率的变化等,也是心律失常患者拟行射频消融术、肥厚型梗阻性心肌病的患者拟行化学消融术的术前常规检查。结合患者的活动日记,还可以明确患者的症状、活动状态及服用药物等与心电变化之间的关系。动态心电图检查在临床应用甚广。目前,心血管疾病的早期诊断,越来越受到人们的关注。那么,当您在日常生活中出现下列现象,就应提高警惕,及时就医,以便早期诊治:①劳累或紧张时突然出现胸骨后压榨性疼痛,疼痛可放射到手臂、肩或颈部。②饱餐、寒冷时感心悸、胸痛。③体力活动时心悸、气短、呼吸困难。④在公共场所或会场中,或上楼梯、上斜坡和赶路时比自己以前或比别人容易感到胸闷、心悸、呼吸不畅。⑤半夜惊醒,感憋气、心悸、胸闷,需坐起才缓解。⑥反复出现心律失常。出现上述症状时,应及时到医院或诊所就诊,并进行必要的常规心电图检查,但是常规心电图检查只能描记患者某一短时间内的心电活动,所获得的信息有限,难以发现心电图的动态变化。心血管疾病具有特殊的临床表现,它既可造成心脏电生理的固定性改变,又具有间歇发作的特点,缺血时出现心电改变,而缓解期心电又可恢复正常。所以,这种情况下就需要进行动态心电图监测,动态心电图可连续记录受检者24～48h的心电变化,记录仪很轻巧,检查期间由受检者随身携带而不影响其日常生活与工作,可长时间做动态连续监测记录,可记录静息、活动、立、卧、坐位等不同时间的不同状态下的心律、心率和传导情况;一过性、阵发性、短暂性心律失常;阵发性、短暂性、无痛性心肌缺血程度、危险的估计;评价药物对心律失常和心肌缺血的疗效;评价起搏器的效能,提供起搏安装指征;观察特种医学生理环境对心血管的影响。总之,动态心电图的临床应用对心血管疾病的诊断和治疗、治疗效果的评定及预后的评价,都有较大的价值。

急性心肌梗死后期能下床活动的患者,做动态心电图监测主要有以下作用:①观察无症状性心肌缺血的发生情况,如发作频度、持续时间及严重程度等。②观察心律失常,特别是某些致命性心律失常的类型、频度以及其发生与活动、睡眠等的关系,从而筛选出高危险组患者,以决定进一步的检查及治疗。通常动态心电图监测室性期前收缩每小时<1 次者,2 年内病死率仅约 5%;而室性期前收缩每小时≥10 次者,2 年内病死率>20%;出现成对室性期前收缩或短阵性室性心动过速者病死率更高。③评价某些药物的治疗效果及不良反应。

(四)胸部 X 线片

X 线胸片的检查是现代心血管疾病临床诊断的重要组成部分,但通过普通 X 线检查多不能直接显示心脏病变本身,它的诊断是根据心脏轮廓的改变,借以推测心脏各房室和大血管的大小、形态及位置等形态学变化,心脏搏动等功能、状态及肺循环的血流动力学状态。心血管的常规 X 线胸片检查包括后、前正位(焦-片距离 200cm),左前斜位(60°~65°),右前斜位(45°~55°)和左侧位照片。正位 X 线胸片能显示出心脏大血管的大小、形态、位置和轮廓,能观察心脏与毗邻器官的关系和肺内血管的变化,可用于心脏及其径线的测量。左前斜位 X 线片能显示主动脉的全貌和左、右心室及右心房增大的情况。右前斜位 X 线片有助于观察左心房增大、肺动脉段突出和右心室漏斗部增大的变化。左侧位 X 线片能观察心、胸的前后径和胸廓畸形等情况,对主动脉瘤与纵隔肿物的鉴别及定位尤为重要。可以显示心脏各腔室和大血管的形态、大小和位置的变化,以及心脏病引起的心脏、肺及大血管的继发性改变,可以显示肺部的血管分布情况及其继发性改变,可以为心血管疾病的确诊提供重要的依据,也是心力衰竭的最重要诊断方法之一。

(五)颈动脉彩超

通过观察颈动脉的超声可以间接判断心脏冠状动脉有没有动脉硬化。如果患者的颈动脉是正常的,那么这个患者的心脏冠状动脉没有动脉硬化;如果这个患者的颈动脉有斑块,就可以判断这个患者可能有冠心病。同时,如果颈动脉严重狭窄会造成卒中。颈动脉超声检查结果可以间接提示冠状动脉早病变情况,这对尚不能接受冠状动脉造影检查的患者来说是一项间接诊断标准,为临床医师的下一步诊治提供客观依据。

(六)心脏超声

心脏超声心动图是介入手术的常规检查。心脏超声检查可以看到整个心脏的结构,发现隐蔽先天性的心脏病、心脏的缺陷,同时也可以进一步诊断心功能不全的患者。医务人员可以了解心脏的各个房、各个室的大小,估计心功能的情况,也可以看到瓣膜的情况有没有狭窄,还可以看到心脏的活动情况,可以间接判断这个患者有没有心脏病,有无心肌梗死。还可检查患者有无扩张性心肌病。二维超声心动图在临床评价冠心病中起到了重要作用,它对观察心脏结构与心壁各部分的运动功能较为直观,是最主要的检查方法。也为介入术中导管的准确定位起到指导作用。

1.超声心动图在介入治疗前的作用 在术前可以筛选、确诊能够进行介入治疗的疾病。以往不少疾病需要心血管造影确诊,而心血管造影为侵入性方法,费用昂贵,可发生一些危险的并发症。超声心动图的不断发展和完善,特别是经食管超声心动图及实时三维超声心动图的应用,使多数患者不需进行心血管造影就能明确诊断,如清晰地显示心腔大小、心肌厚度、瓣膜及其瓣下结构、缺损大小及其位置、反流束大小,准确计算瓣口的面积及压力界差,在介入治疗前对疾病的诊断和筛选及介入方法的选择提供了更加准确的依据。

2.超声心动图在介入治疗中的作用 超声心动图能够显示各种介入器械在介入治疗过程中的位置,由此引导介入治疗,例如超声心动图能够探查到各种导管,包括右心导管、漂浮导管、消融导管,以及起搏电极,显示其在心腔中的位置及其与周围结构如瓣叶、腱索、上下腔静脉、肌小梁、冠状静脉窦的关系,指引导管正确到达选定的部位。超声心动图还能够引导穿刺房间隔,在二尖瓣球囊扩张术中发挥重要作用。在介入治疗动脉导管未闭、房间隔缺损和室间隔缺损封堵中,能清晰显示封堵器的位置,准确指导封堵器的放置。在心内膜活检过程中指示钳取心肌的位置,避免钳夹及损伤瓣膜、腱索等重要心脏结构,同时监测是否出现心肌穿孔、心脏压塞等并发症。

3.超声心动图在介入治疗后的作用 所有介入治疗后,无论是患者还是医师最关心的是治疗效果。超声心动图不仅能够在术前筛选、确诊患者的疾病类型,确定手术方法、时间,在术中能够提供准确的监测结果和数据,更重要的是能够即刻评价疗效和定期长时间、多次随访患者,观察远期疗效。造影等介入方法虽然能够评价即刻治疗效果,但在日后的复查和随访过程中不可能反复做造影检查,而超声心动图则可以替代造影进行评估和长期随访。

4.超声心动图在常见心脏病介入治疗中的应用价值

(1)二尖瓣、肺动脉瓣、主动脉瓣狭窄球囊成形术:超声心动图能够了解二尖瓣的活动度,有无严重钙化,是否存在左心房血栓,有无二尖瓣反流以及瓣下结构情况,为二尖瓣球囊成形术筛选合适的患者,经胸超声显示欠佳情况下经食管超声能够弥补其不足,在识别左心耳血栓有重要的价值。超声心动图还能够观察球囊导管通过二尖瓣口的情况,及时了解跨瓣压差的改变和瓣膜反流的程度,掌握扩张的程度,减少并发症,达到最佳的介入治疗效果。由于目前二尖瓣球囊成形术较为成熟,故在球囊定位于二尖瓣口和扩张过程中多不需要超声指导。

超声心动图能够确诊肺动脉瓣狭窄,显示患者右心扩大程度、肺动脉瓣及瓣环情况,多普勒能够测量右心室收缩压及肺动脉瓣跨瓣压差等。术中超声能够指导球囊定位于肺动脉瓣口,并及时测量扩张前后肺动脉瓣跨瓣压差、面积,彩色多普勒还能够显示肺动脉瓣血流及反流情况,有无肺动脉、右心室流出道和右心室壁损伤,以及其他并发症。

超声心动图能够明确主动脉瓣狭窄类型、瓣环大小,心功能情况,如伴有中度以上主动脉瓣关闭不全、严重钙化、心功能者则不宜行瓣膜球囊扩张术。术中超声能够指导球囊定位于主动脉瓣口,并及时测量主动脉瓣开放情况、跨瓣压差及瓣口面积,监测有无主动脉瓣叶撕裂、穿孔、脱垂,有无血管壁损伤、室壁穿孔、心脏压塞以及其他并发症。

(2)房(室)间隔缺损封堵术:1976年King首先用心导管技术闭合房间隔缺损,目前最常用的封堵器是 Amplatzer 伞。超声心动图在房(室)间隔缺损封堵术中的作用在于:①术前准确评价房(室)间隔缺损情况,为选择适合手术的患者及合适尺寸的封堵器提供了直接的依据。②术中引导导管顺利通过房(室)间隔缺损的部位,对掌握张开伞的时机及其角度,使封堵器准确地在缺损两侧张开具有明确的指导意义,避免损伤周围结构,提高手术的成功率。③减少心血管造影次数和 X 线照射时间。④结合彩色多普勒了解封堵的效果,有无残余分流。

(3)动脉导管闭合术:术前需要超声心动图确诊并明确导管位置、大小、形状,分流及肺动脉压力情况,由于目前房(室)间隔缺损封堵术经验已较丰富,在封堵器放置过程中一般不需要超声监测,但有时因导管位置变异、走行异常致封堵器放置困难时,常需要超声心动图显示封堵器的位置,主动脉端及肺动脉端是否打开、形状是否正常、大小是否合适、分流情况等,可以结合 X 线进一步调整封堵器的位置及形状以保证封堵成功。

(4)冠状动脉介入治疗:经胸超声心动图可以用于术中监测心功能,及时发现室壁运动异常,以及有无室壁瘤和心包积液,了解导管位置。经食管超声心动图还可以评价左冠状动脉主干、前降支、回旋支和右冠状动脉近端管腔大小,多普勒还能够检测舒张期峰值血流速度及其变化,及时了解冠状动脉介入治疗的效果。

(5)主动脉内球囊反搏术:超声心动图能够指示气囊导管插入降主动脉的深度及充盈程度,观察球囊大小、是否漏气,实时评价左心功能并监测并发症,如血管内膜撕裂、血栓等。

(6)肥厚型心肌病化学消融术:超声心动图在术前能够确定心肌肥厚的部位、厚度,测量左心室流出道流速及压差,通过选择性的心肌造影使定位更加准确,实时监测室壁运动,即刻测量左心室流出道压差,及时发现并发症。

总之,随着多平面经食管超声心动图、三维重建超声心动图等新技术的出现,在心脏病介入治疗过程中,超声心动图在术前病人选择、介入术中和术后的监测中起着越来越广泛的作用,它的精确性、方便性、重复性和经济性是其他检查所不能比拟和取代的。

(七)经食管心脏超声心动图

由于经胸超声心动图受心脏结构和气体的影响,在检测左心耳结构和功能中存在很大的局限性。而经食管超声心动图是经胸超声心动图的必要补充。经食管超声心动图探头频率高且位置贴近左心房后壁,可避免胸廓和肺组织的干扰,能清晰显示左心房及左心耳,观察其内有无血栓回声及云雾状血流,为左心房特别是左心耳提供了高清晰的图像,可直接评价左心耳功能。

左心耳是一个具有主动舒缩功能的器官。左心耳不仅具有独立于左心房体部的功能,而且对缓解左心房压力、保证左心室充盈起着重要作用。左心耳内的血流速度与左心耳的舒缩功能密切相关,在一定程度上反映左心房的舒缩功能。以往研究表明,切除左心耳后左心房顺应性下降,左心房压很快上升。李维军等研究发现,心房颤动患者左心房扩大的同时左心耳也扩大者,左心耳的面积、容积均扩大。左心耳最大排空血流速度小于最大充盈速度。根据左心耳面积测定,计算出左心耳射血分数与左心耳峰值血流排空速度相关性良好(r=0.84)。心房颤动患者左心耳射血分数明显减低。研究结果表明,经食管超声心动图评价左心耳功能较二维超声心动图更为准确。

左心耳血流频谱曲线也是评价左心耳功能的重要指标。应用经食管超声心动图检测左心耳血流频谱及功能是研究左心耳血流动力学情况的最佳方法。Pollick 等的研究显示,窦性心率者左心耳有典型的充盈及排空血流频谱,表现为不连续的双向波形曲线,它是由左心耳主动收缩及舒张产生的。在舒张晚期,左心耳收缩产生正向多普勒血流信号;在收缩早期,左心耳充盈产生负向多普勒血流信号,它是由左心房收缩后,血流充盈入左心耳产生的。

多平面经食管超声心动图(M-TEE)检查尽管是半创伤性的,给患者带来一些痛苦,但只要检查前认真准备,严格筛查病例,掌握好适应证仍然是非常安全的检查方法。经研究,仅少量患者出现轻微血丝痰,无其他严重并发症。经食管超声心动图检查因探头位于食管内距离心脏更近,声音衰减显著减弱,加之探头频率提高,分辨力增强,使左心房结构及左心耳结构更容易清晰显示。结果显示,检查房间隔缺损、左心耳附壁血栓、感染性心内膜炎并赘生物形成、瓣膜置换术后瓣周漏等均优于经食管超声心动图。

介入手术前常规经食管超声检查,不仅能准确探查房间隔的异常,还能清晰探查肺静脉入口,防止遗漏肺静脉异位引流等疾病。经食管超声心动图在房间隔缺损封堵术前筛选病例、保障手术成功方面具有重要作用。高质量的图像可以直观测量房间隔缺损的大小和观察房间隔周边组织,为介入封堵治疗术提供了准确的指导与选择,同时定量分析分流量,改善治疗策略。经食管超声心动图还可用于评估其他疾病。经食管超声心动图可以敏感地检出左心耳附壁血栓及部位,为冠心病心房颤动复律治疗、溶栓治疗提供指导依据。明确诊断感染性心内膜炎并发的小赘生物,为准确治疗赢得时间。能清晰识别瓣膜的畸形状况及脱垂程度,帮助外科识别瓣膜的修补潜力及选择手术方式,明确瓣膜置换术中、术后瓣周漏的发生。在主动脉夹层术中能准确评价主动脉内膜、真假腔情况,破口位置,对心内结构及血流动力学情况、血管移植术后吻合口状况、心脏直视术后残余气体的观察与排气以及心脏复搏后即刻手术效果进行评价,避免了外科手术后的诸多并发症。总之,经食管超声技术在心血管疾病的治疗中发挥着重要的作用,尤其在新的或高难度手术的开展上,可以提供准确的术前诊断与术中指导、监测及术后观察,对手术的安全起到有力的保障作用。

1.经食管超声心动图应用的临床意义

(1)指导治疗:应用经食管超声心动图评价左心耳功能,血流模式及左心耳自发显影将成为判断心房颤动者血栓栓塞危险性的另一有用超声指标。而根据危险性的高低决定抗凝药物的用量,既保证了疗效又可避免并发症的发生。

(2)观察疗效:经食管超声心动图对探测左心房尤其是左心耳部血栓及观察溶栓效果具有极高的敏感性,从而为了解血栓形成机制及判定不同抗凝药物疗效提供一种直观有效的手段。

2.经食管超声心动图的局限性 经食管超声心动图对左心耳功能的研究尚处于开始阶段,目前对左心耳功能与血栓及栓塞关系的研究均为回顾性的,如能对患者进行随访观察,必然对左心耳功能与预后的关系有进一步的认识;经食管超声心动图为一种半创伤性检查,很难短期内大规模进行;病理状态下左心耳功能变化受多种因素的影响,其确切机制尚不十分清楚,仍需进一步研究。

(八)心腔内超声

内腔内超声导管采用相控阵探头技术,扫描方式包括二维灰阶、彩色多普勒、频谱多普勒、组织多普勒成像和速度向量成像,亦可进行心腔心肌的造影成像。心腔内超声心动图可以完成所有超声心动图的检查任务。最主要的优势还在于,可以获得许多经胸与经食管超声扫描无法获得的解剖结构,而且由于探头位于心腔内,可以获得高分辨率的图像。

心腔内超声心动图因其在显示左心房、左心耳及肺静脉所具有的独特优势,可用于房间隔穿刺术及心律失常的经导管射频消融治疗等。使用心腔内超声监测射频消融术的优势在于:①心腔内超声心动图可清楚显示房间隔的卵圆窝和左、右肺静脉,准确引导穿刺导管定位于房间隔中部,提高导管顶端定位的准确性;②使导管与心内膜紧密接触,如果接触不良,能量输出过高,过多的热量传播到循环的血液中,易导致血栓形成;③实时监测导管的位置,避免导管移位;④观察经导管射频消融治疗的损伤范围,提高消融的成功率;⑤及时准确地提供并发症的信息,并及时予以相应处理等。1998年,Hais-saguerre等发现,心房颤动的触发灶常位于肺静脉内,在肺静脉内消融这些触发灶,可以使心房颤动不再发生。Verma等于肺静脉隔离术后即刻测量左心耳血流排空速度和肺静脉血流波峰速度,发现术后6个月心房颤动复发者比未复发者以上数值低。

(九)冠状动脉成像

冠状动脉成像即冠状动脉断层扫描(CT),可以精确地分辨心脏的位置、大小、与大血管的毗邻。现在的心脏三维再造技术,就是通过CT扫描后再通过计算机的处理,得出一个三维的心脏模型。冠状动脉CT可以间接观察冠状动脉有无狭窄、有无斑块甚至有无阻塞,但冠状动脉CT为通过计算机处理后的模拟图像,有一定的主观性,受技术的限制。螺旋CT检查,是应用多层螺旋CT可以进行无创性冠状动脉CT血管造影。患者只需静脉注入造影剂,数分钟内即可完成心脏CT检查,方便、快捷,但目前的图像质量还不够理想。可作为一项间接评价冠状动脉病变的标准,对有症状但不典型者或更年期女性患者可先行此项检查,排除冠状动脉病变。冠状动脉CT结果对慢性阻塞性病变有指导作用。慢性阻塞性病变行冠状动脉造影检查时造影剂不能通过病变血管,导丝是在经验的指引下通过血管,有发生血管穿孔的风险,而冠状动脉CT为静脉给药,造影剂可通过侧支循环到达慢性闭塞支的远端,可观察闭塞支远端血管的走向,为进行介入手术提供依据,避免不必要的手术风险的发生。

(十)核素检查

核素检查即核素心肌显像,可明确心肌缺血的部位和范围,明确存活心肌的数量及范围大小。若结合注射药物进行负荷试验(心肌再显像),可提高心肌缺血的检出率。核素检查适用于无法耐受运动平板试验的心脏病患者。由于目前此项检查费用较高,尚不能大范围的推广。核素扫描可以判断有无存活心肌,以便确定介入手术的价值及意义。

四、介入治疗的术前准备

心血管介入治疗前除要完善相应的临床检查以外,还要进行以下准备工作,以保证介入治疗的顺利实施,主要有以下内容。

1.签署知情同意书:术前介入医师需和主管医师讨论手术的指证和风险,与患者及家属讨论介入治疗、外科手术及药物治疗的优劣,并阐明受益与风险,包括术中、术后可能出现的并发症,以征得患者理解和同意,并签署知情书同意书。知情同意的签署,体现了患者对自己手术风险的知情权利,也是医师对自身权利维护不可或缺的步骤。

2.服用抗凝药物:对于术前应用氯吡格雷不足 3d 的患者,应提前 6h 服用氯吡格雷 300mg,如果术前准备不足 6h,应用氯吡格雷负荷剂量(600mg),如已连续应用(75mg/d)3d 以上,可以不再加用负荷剂量。未应用阿司匹林的患者,需在术前 1d 晚上给予阿司匹林 300mg,顿服。

3.午夜后应禁饮食:糖尿病患者如安排在上午手术,则手术当日晨停用降糖药物及胰岛素,如安排在下午手术,可以让患者进少量食物。

4.正在使用肝素或低分子肝素的患者,手术当日上午停用 1 次。

5.肾功能不全或对比剂肾病高危患者,术前充分水化,并停用可能导致对比剂肾病的药物,建议患者使用对肾功能影响相对小的对比剂。

6.过敏体质或既往曾对对比剂过敏者,建议术前 3d 开始服用泼尼松 30mg/d,或术前给予地塞米松 5mg。

7.双侧腹股沟区备皮,拟行桡动脉穿刺者双上肢备皮。

(唐应丽)

第六节　心脏急症介入治疗安全护理

自 20 世纪 90 年代初以来,我国的介入心脏病学事业随着经济的腾飞与医疗水平的提高,在全国范围内蓬勃发展,并向基层医院纵深拓展;目前我国三级医院基本上都开展了心血管疾病的介入诊疗技术。由于心血管疾病介入诊疗设备条件的差别、操作医师的技术水平不同和经验积累不同,加上护理人员没有明确的术中护理配合要点,各类心血管介入手术的并发症尚不能完全避免,这不仅直接影响到患者的身体健康,也给医院和手术参与者造成心理、声誉、经济等方面的影响。

导管室护理人员要有风险意识、责任意识、安全意识,早期识别高危患者,早期预防相关急症。在手术过程中,护理人员要有责任感,切实履行岗位职责,与手术医师协作配合默契、观察细致,抢救及护理时镇静而不慌乱,及时准确处理医嘱。

医疗与护理两者相辅相成,相互渗透并互相支持。因此,作者归纳了心血管疾病介入手术中部分急症的发生与护理措施,就是为了更好的配合介入医师开展不同种类的介入手术,做好手术配合,完成护理和抢救措施,提高手术成功率,促进患者恢复健康。

一、低血压

低血压是指在心脏介入检查和治疗过程中由于各种原因导致患者出现血压低于 12.0/8.0kPa(即 90/60mmHg)的状态。

【原因】

1.血容量不足:心血管介入手术前患者通常不能进食,甚至需要禁水,因此常会造成患者出现血容量不足的情况,这是导致低血压状态最常见的原因。

2.造影剂刺激血管及渗透性利尿作用和失血造成有效血容量减少,也是导致低血压状态的原因。

3.血管迷走神经反射造成心动过缓和血压下降:股动脉、股静脉穿刺和冠状动脉造影及PCI过程中可出现严重的迷走神经反射,导致心动过缓和血压降低,但通常为一过性的。如此时患者合并有血容量不足,则可导致低血压的持续状态。

4.心排血量下降、严重的心肌缺血造成心脏泵血功能减退:持续心动过速或心动过缓可明显减少心排血量,造成血压下降。

5.过度地扩张血管:在冠状动脉造影及PCI过程中,经常且反复地使用冠状动脉内注射硝酸甘油或因患者心绞痛而反复含化硝酸甘油及使用其他扩血管药,使血管过度扩张,造成血压下降。

6.疼痛刺激或晕针:部分患者在注射麻醉药时,进针后轻微的疼痛刺激即会出现精神高度紧张、脸色苍白、大汗、心率减缓、血压降低。多发生在心理素质、应激反应较差、体质弱的年轻人和部分女性患者身上。

7.冠状动脉开口处病变导致低血压:冠状动脉血管开口处有较严重狭窄的病变,术者操作导管时,有时会使导管插入过深堵塞血管,影响瞬间的动脉血流灌注,压力曲线呈单峰或心室化,动脉血管内压力急骤降低出现低血压。一般发现此种情况后及时回撤导管血压便可恢复。

【危害】

长时间持续的低血压状态不仅加重原有的心肌缺血,而且持续的组织低灌注可造成多脏器损伤,严重者可导致患者死亡。

【识别】冠状动脉造影及PCI手术过程中患者一旦发生低血压,要尽快查明原因并采取积极的治疗和护理措施。如怀疑监测的有创动脉血压数值有误差,应及时使用台式血压计进行手动测量,获取准确信息。

低血压发生时,患者表现为收缩压降低,常低于 12.0kPa(90mmHg),面色苍白、大汗、恶心、呕吐、心动过缓;血压过低时,患者可出现打哈欠、一过性意识丧失等脑缺氧表现。此时应注意排除心脏压塞、动脉穿刺处出血,尤其是腹膜后出血的情况,同时要注意由于急性肺栓塞造成的低血压状态。

【治疗及护理措施】

1.通常非全身麻醉心血管介入患者主张在术前 4h 禁食、禁水。如手术患者排台过多,病房护士可及时与导管室沟通,了解大致候台所需时间,安排患者适量进食水。导管室在手术排台顺序上可将青少年和年老体弱患者安排在前,避免出现禁食水时间过长,患者体质承受不住的情况出现,减少术中并发症发生的风险。

2.术前备好各类抢救药品(如阿托品、多巴胺、间羟胺、地塞米松等),必要时遵医嘱使用;术前备好各类抢救器材(如临时起搏器及起搏电极、除颤仪、吸引器、IABP 等),开机处于备用状态。

3.冠状动脉造影及PCI手术过程中,在导管到达血管开口后,护士应及时存储动态血压波形及数值,以便于进行术中、术后对比观察分析。如收缩压≤12.0kPa(90mmHg)可查阅病历与术前测量的无创血压结果进行比对,同时检查有创血压监测系统是否有漏气、气泡等情况,确保管路连接没有问题。

4.注意排除导管操作插入过深和超选影响,及时提示术者快速把导管撤离血管开口,使血流灌注恢复血压即可回升,稳定后继续手术。

5.排除外界可能造成低血压出现的因素后,发现低血压状态仍不能纠正,应立即加快输液速度,必要时可直接经大血管推注大量的晶体溶液及胶体溶液,给予迅速而充分的扩容治疗,保证足够的有效循环血容量;也可以采用加压方式,提高补液速度。

6.手术前常规置入静脉留置针于患者左手或左下肢粗大静脉处,危重患者必要时可接好三通,保证抢救用药及时、准确给予。

7.因迷走神经张力增高导致心动过缓和血压下降者,可经静脉注射阿托品0.5～1mg,并可多次使用。

8.遵医嘱给予多巴胺10～20mg,用生理盐水稀释后静脉注射可以快速提升血压,效果不明显者可以加量使用。根据患者症状及血压恢复情况,以多巴胺5～10μg/kg静脉滴注,使血压维持在≥12.0/8.0kPa(90/60mmHg),可继续完成手术。患者应用多巴胺后,会使静脉血管收缩,很难或无法再次给药,应同时快速建立另一条静脉通道,以使更多药物顺利且快速进入患者体内。

9.如依然不能奏效,可应用间羟胺。如经上述处理后血压仍不能维持,可将去甲肾上腺素加入液体中,经微量泵以0.05～2μg/(kg·min)的速度缓慢泵入。经研究,此时的速率对内脏血管的收缩作用不会超过10μg/(kg·min)以下的多巴胺对内脏血管的收缩作用,对尿量的影响更小,往往可以起到意想不到的效果,不但维持了血压,又保护了肾的功能,既不至于因为血压过低导致重要脏器缺血、又可以有效维持血压。

10.因血管出血导致的低血压,应及时输血,对症处理,尽快恢复及保持血压的稳定。

11.低血压持续状态造成的心源性休克,必要时可以使用主动脉腔内球囊反搏术(IABP)维持血流动力学稳定。

【预后】

1.冠状动脉介入手术中出现低血压状态通常预后良好。

2.迷走神经反射造成的低血压和心动过缓是一过性的,一般不留任何后遗症。

3.在解除原因并经过积极治疗后,低血压状态可迅速纠正。但如果发现和抢救不及时、处理不当,可产生极为严重的后果,如造成心源性休克或急性肾衰竭,因而进行积极预防和落实抢救措施意义重大。如患者持续低血压则应使用血管活性药物,并积极查找是否存在血管并发症或心脏压塞。

【预防】

1.术前认真评估患者的心功能情况,保证血容量能有效预防低血压状态。

2.有条件的医院可以由导管室护士做术前访视及健康教育,与患者做好沟通工作。

3.针对迷走神经兴奋,应充分消除患者紧张、焦虑情绪,必要时遵医嘱术前30min给予镇静药。

4.股动脉、股静脉穿刺时和术后拔出鞘管时应局部注射利多卡因,充分麻醉以减少疼痛刺激;按压穿刺点力度不宜过重,以不出血为准,避免发生迷走神经反射。

5.术前常规建立静脉留置针通道,术中进行补液(速度可调节在 1.5～2ml/min 或根据患者的心功能情况而定)。

6.术中专人监测心电图和血压,发现问题及时与术者沟通,做到早预防、早发现、早治疗。

7.导管室专科护士应不断学习,更新知识,熟悉手术适应证,具备有关介入手术的理论知识,熟悉手术过程,对潜在并发症和急救流程做到心中有数。

二、血管迷走神经反射

血管迷走神经反射是指外周大血管(动脉或静脉)受到刺激,通过迷走神经反射将冲动传入血管运动中枢,抑制交感神经和(或)兴奋副交感神经传出纤维,导致心率减慢和血管扩张,引起血压下降。

【原因】

患者由于情绪紧张、疼痛刺激、血容量不足、尿潴留等因素作用于大脑皮质中枢和下丘脑,使胆碱能神经的张力突然增加,导致内脏及肌肉的小血管反射性强烈扩张,引起血压下降,心率迅速减慢。

1.心理因素:患者等待手术时间过长或部分复杂心血管介入手术时间长,患者精神一直处于高度紧张的状态。

2.患者体质敏感,反复穿刺或手术进行过程中操作造成的疼痛刺激;局部麻醉不充分即进行动、静脉穿刺置管;导管、导丝进入和撤出时速度过快,刺激心脏和血管壁。

3.拔除留置鞘管按压止血过程中手法不合适,压迫过重或时间太长;包扎穿刺点时弹力绷带过紧。

4.介入手术前患者常不能进食甚至需要禁水,造成患者血容量不足;造影剂等术中用药产生渗透性利尿及术中失血造成有效血容量减少。

5.经股静脉、股动脉介入术后常需绝对卧床、肢体制动 12～24h,许多患者不习惯在床上排尿(尤其是年龄较大的老年患者),易引起尿潴留,膀胱壁内压力感受器兴奋后,反射性引起迷走神经兴奋。

【表现及危害】

患者表现为突然出现的胸闷、面色苍白、出冷汗、恶心呕吐、血压和心率下降,部分患者早期可以只表现为血压下降而没有心率的改变,严重者可以出现晕厥、意识丧失甚至呼吸心搏骤停危及生命。

迷走神经反射是心血管介入手术常见的并发症之一,且症状轻重不一,可发生于心血管介入手术过程中及术后。因容易判断及处理,且多数不留后遗症,故常不为重视。护理人员在介入治疗的术前、术中及术后通过积极预防相关的诱发因素,掌握患者的心理变化,密切观察患者的临床表现,做到有心理准备、有预见性,及时发现并处理。

【识别与鉴别】

血管迷走神经反射在心血管介入术中和术后的发生率为 1％～10％。发生血管迷走神经反射时血压和心率同时下降具有特异性，其他原因引起的血压下降常同时伴有心率的加快，当患者出现血管迷走神经反射症状，尤其是血压和心率同时下降即可明确血管迷走神经反射的诊断。在不能立刻监测血压和心率变化时要注意和其他原因引起的低血压鉴别，如心脏压塞、内出血致失血性休克等。

【治疗及护理措施】

1.患者一经发现出现血管迷走神经反射症状、体征后立即停用血管扩张药物。

2.保持呼吸道通畅：去枕平卧位且头偏向一侧，防止患者呕吐而引起窒息，给予高流量氧气吸入。

3.应立即加快输液速度，遵医嘱给予生理盐水、5％葡萄糖氯化钠注射液或右旋糖酐-40 等保证患者足够的有效循环血容量，也可以采用加压方式提高补液速度；必要时建立第 2 条静脉通路。

4.遵医嘱应用阿托品 0.5～1mg 可提升心率，降低迷走神经张力，心率在 1～2min 无变化者可再追加阿托品 0.5～1mg。

5.遵医嘱应用升压药：静脉注射多巴胺 10～20mg，继之以 100～200mg 加入 5％葡萄糖溶液 250ml 中静脉滴注以维持血压平稳。

6.遵医嘱应用呼吸兴奋药，如尼可刹米、洛贝林。

7.检查穿刺部位是否包扎过紧或有无明显血肿、出血等情况，必要时应拆除绷带重新压迫、包扎。

8.心动过缓患者若长时间用药后不能改善和纠正的，应准备临时起搏器和起搏电极。

【预防】

血管迷走神经反射的预防措施包括心理预防、饮食预防、术中预防和拔管预防几个方面。

1.心理预防：病房护士要了解患者对手术的期望、家庭的经济能力、家人的支持度等，根据患者的需要、存在的问题、认知水平和心理承受能力，有选择、有针对性地进行疏导和沟通，消除其紧张、焦虑和恐惧心理。对于晕针和精神紧张患者，进入导管室前遵医嘱给予镇静药。

有条件的医院可以由导管室护士做术前访视：术前向患者讲解大致的手术步骤、手术过程及术后的注意事项，告知患者心血管介入诊疗术虽然是一种微创性手术，但也会有轻微的痛感和不适，尽可能地减少患者的紧张情绪和恐惧未知心理。

2.饮食预防：术前禁食时间不宜过长(＜4h)，患者术前可进少量液体食物，术后多喝水。

3.术中预防：患者进入导管室后，导管室的护士要热情接待病人，手术准备过程中，护士在做手术准备的同时，要与患者交流沟通，转移和分散患者的注意力，进而稳定其情绪，减轻和缓解患者的紧张、恐惧心理。

术中密切观察各种监护指标，如发现患者心率和血压下降，护士要寻找原因，明确是否为血管迷走神经反射临床征象，及时处理。对手术中可能出现的一些不适反应可提前告知患者，让患者有预期接受的准备；对于手术引起的病情变化要准确掌握，与手术医师配合处理。

告知患者手术的进程,对紧张、焦虑的患者,要劝慰、鼓励患者,配合手术顺利完成。在手术复杂且时间长的时候,护士要加强巡视,掌握患者的情绪和精神状态。

血管穿刺前应做好充分的局部麻醉,减少患者的疼痛感;手术操作过程要规范、轻柔,切忌动作粗暴。对心功能正常的患者,术中可给予生理盐水 500ml 静脉滴注,尤其是手术时间较长(＞3h)的患者,防止因血容量不足所致的低血压发生。

4.拔管时预防:拔管前做好患者的思想工作,向患者讲明拔管时的相关事项,告知患者如有不适要告知,医护人员。对穿刺点用利多卡因进行充分的局部麻醉;拔管时手法轻柔,摸清穿刺部位股动脉、股静脉走行,以示指、中指和环指压迫止血,切忌用大纱布块或大的硬物猛力压迫,压迫止血力度适宜(不出现血肿及血液外渗即可);拔管过程中密切观察血压、心率、呼吸及患者的精神状态;拔管前护士可以把输液调节器开关放开,加快补液速度,待包扎完成离开导管室前再适当减慢滴速。

5.术后患者返回病房仍需行心电、血压监护 24h,尤其在术后 2h 内应密切监测患者生命体征。

6.经股动脉、股静脉入路的介入手术患者,术前让患者练习床上平卧位排尿;术后床上排尿困难者应加以诱导排尿,如给患者听水流声、腹部按摩、温水冲洗会阴等。如术后 6h 仍未排尿时酌情给予导尿,导尿时注意放尿速度不宜过快,第 1 次放尿量不超过 500ml,防止膀胱过度回缩。

7.建立和保留静脉输液通道非常重要,所有做心血管介入手术的患者均应在手术开始前置入静脉留置针并常规补液(速度可调节在 1.5～2ml/min 或根据患者心功能情况而定),避免发生血管迷走神经反射或其他紧急情况需要抢救用药时措手不及。

三、急性心脏压塞

在心脏介入检查诊疗过程中所发生的急性心脏压塞,是指由于术者操作所引起的心脏或血管穿孔,出血迅速集聚于心包并压迫心脏,使其充盈活动受限、射血减少,并需要心包引流以缓解患者症状的临床综合征。

【病理生理】

心脏是维持人体血液循环的动力器官,它保障全身各个脏器和组织的血液供应。心包是一个包裹心脏及出入心脏大血管根部的囊样结构组织,正常心包为脏、壁两层心包膜所构成的密闭性潜在腔隙,通常仅有少量浆液(15～35ml)分布其间起润滑作用。脏层心包膜即心外膜,壁层心包膜主要由胶原纤维构成,缺乏弹性。因此,当心包腔内液体容积异常增加、压力升高时将会产生明显的向心性压迫,同时心包内压力升高会刺激迷走神经,反射性地引起低血压及心排血量降低。

急性心脏压塞时心腔之间的相互作用是发生心脏压塞的重要病理生理机制。因为当心包内压力显著升高时,一侧心腔内充盈压力的升高必将是以另外一侧心腔内压力及充盈减少为代价的。这种相互作用主要影响静脉回流及心房充盈过程,表现在心室射血开始、心包内压力降低后,血液回流的空间才会增加,因而静脉回流及心房充盈主要发生在心室收缩期。另外,急性心脏压塞也会改变呼吸对静脉回流,右心房充盈及心室射血过程的影响,吸气时右心室充盈随之增加会产生对左心室的压迫,并使之充盈减少、排血量降低。

【原因】

急性心脏压塞的发生受术者经验、心脏检查或治疗方法及操作部位等因素的影响。近年来接受心血管介入治疗的患者不断增多,介入性操作所致心脏压塞与操作不慎有关,归纳起来有以下几种情况。

1.置入心脏起搏器时,心脏压塞(发生率不低于 0.5%)发生的主要原因是由心室心内膜导线引发穿孔或是因为电极导管进入腔静脉的角度不佳引起。

2.一项研究表明,心脏电生理检查及射频消融手术中急性心脏压塞的总发生率为 2.4%。主要包括冠状静脉窦电极导管误入细小分支后引发穿孔,见于房间隔穿刺术,心房颤动行肺静脉、右心室流出道部位消融,室性心动过速的消融治疗等。此时发生心脏压塞的概率均明显高于永久起搏器置入时的操作。

3.在实施二尖瓣球囊扩张术时,因静脉性插管需行房间隔穿刺术,且患者存在不同程度的左心房扩张,如果术中发生急性心脏压塞很可能是由于右心房、左心耳、肺静脉、腔静脉穿孔所致(发生率高达 0.2%～5.6%)。

4.经皮冠状动脉介入治疗引起冠状动脉穿孔导致急性心脏压塞在心血管介入诊疗手术中发生率为 0.1%,而冠状动脉内斑块旋磨术、定向斑块旋切术、经皮冠状动脉内旋切吸引术或经皮激光冠状动脉成形术等治疗的发生率为 0.5%～3.0%。

5.在先天性心脏病诊疗实施右心导管造影操作过程中,也可因为导管误入心脏静脉的细小分支穿孔而引发急性心脏压塞。

【临床表现】

1.Beck 三联征:血压降低、心音遥远、静脉压力升高(颈静脉怒张)。

2.患者突发性出现呼吸困难、烦躁不安、意识模糊或丧失。

3.血压迅速下降:冠状动脉介入治疗时由于可进行有创压力监测,故发现血压异常改变比较方便。在射频消融和起搏器置入手术中,如缺乏有创血压监测条件者,可进行无创袖带血压监测,以便及时发现病情变化,为抢救护理措施提供依据。

4.患者的心率变化不定:急性心脏压塞发生最初常有心率减慢,随后即发生心率加快,严重者并可产生心脏骤停。约 50% 的患者心率减慢但 >60/min 或在心率减慢期没有直接的心率加快。患者常有心悸、面色苍白、无力、出汗、头晕等症状。

5.X 线表现:心影搏动消失,心影内可见与心影隔开的随心脏搏动的半环状透亮带,与心影边缘有一定距离,分布于心尖部和前壁及下壁近心尖部,X 线机投照条件不好时可见不到透亮带。

6.超声表现:心包积液、右心房和右心室舒张受限、心腔变小、下腔静脉扩张。

由于心脏介入操作所致心脏压塞发生突然,心脏和心包来不及代偿。因此,心包积血量有时即使不多(150～350ml),症状也会迅速且明显发生。此时根据心脏压塞的症状和体征(血压低)以及 X 线特征(心影搏动消失和透亮带)即可确诊心脏压塞。症状严重须立即处理时不需超声确诊,当动脉收缩压维持在 10.7kPa(80mmHg)以上且患者神志清楚时,可先行超声检查明确诊断。超声是诊断心包积液及心脏压塞的金标准,但并不是必需。

【治疗及护理措施】

在行心血管介入诊疗手术前,导管室护士应了解患者的病情、手术类别及操作步骤,对术中可能出现的并发症及临床表现、抢救流程和护理措施做到心中有数。

导管室护士准备好急救物品,如术前除颤仪、吸引器、临时起搏器等仪器要试机,保证随时能用并开机处于备用状态;检查氧气管道、吸引器管道性能完好;准备好多巴胺、间羟胺、阿托品等急救药品备用。

1.于患者介入手术前常规置入静脉留置针,以备术中补液和抢救之用。

2.导管室护士在手术中应严密监测心电图和血压变化,定时巡视、询问患者有无不适症状,以尽早发现病情变化,及时采取相应措施。

3.如确认患者发生心脏压塞,应给予高流量氧气吸入,加快补液速度;精神紧张的患者可遵医嘱给予镇静药(如地西泮等)。遵医嘱使用升压药、升心率药物维持患者基本生命体征的稳定。

4.备好心包穿刺引流用物,如 6F 动脉鞘、猪尾导管、穿刺针、缝线、缝针、无菌敷贴等,并及时准确递至术者使用。术中发生的急性心脏压塞应迅速明确诊断,在 X 线透视造影指导下行心包穿刺引流。

5.若在介入手术中使用肝素已进行全身肝素化者,护士应及时配制好鱼精蛋白注射液,中和肝素的抗凝作用,并根据 ACT 的检测结果调整鱼精蛋白的用量。其他未使用肝素的心血管介入手术者(如射频消融)可遵医嘱酌情给予。

6.及时行超声心动图检查,可明确诊断,了解出血量。

7.必要时备血。不能及时开胸手术时应持续心包穿引流以维持血压,在引流血液超过350ml 后继续引流的血液可经静脉自身回输,这有助于维持血压,但回输心包内血液量过大(>800ml)有导致肺栓塞或弥散性血管内凝血(DIC)等并发症的危险。所以,患者发生心脏压塞时应立即备血,以便应急之用。

8.行心包穿刺引流的患者,应密切观察心电图和动态血压的变化,同时观察呼吸、脉搏,并每 15 分钟进行对比记录,注意有无发生不良反应的潜在危险。护士应记录引流出血液的量和时间,以便对比。

9.观察患者的神志、面色,如有面色苍白则应提高警惕,谨防休克的发生。

10.必要时行导尿术。心包穿刺置入引流管后患者须绝对卧床休息,严禁起床排尿。

11.观察患者是否存在胸闷、气急,以防气胸的发生,尤其是采取心尖部为穿刺点时更应注意。

12.穿刺及护理操作过程中注意保持无菌区域不被污染,必要时可以术中静脉滴注抗生素。

13.穿刺引流无效的心脏压塞应及时行外科手术治疗。开胸手术无论是在手术室或是导管室进行,在切开心包之前均应保证持续有效的引流以保证血流动力学基本稳定。

急性心脏压塞是来源于心腔外的机械性压塞,此时心脏的代偿能力多已达极限。因此,针对血压降低而采取的血管活性药物治疗作用有限;同时,由于心包腔容积较小,所能容纳的出血量较小,输血、补液也不是缓解低血压的首要治疗措施,只有心包穿刺引流才是缓解症状的必需治疗手段。血管活性药物治疗可应用于那些心脏压塞解除后血压仍然偏低的患者;对于心包穿刺引流过程中,继续出血且估计出血量可能较大的患者,输血和补液是必要的。如患者出现呼吸抑制,机械性辅助通气应与心包穿刺引流同时进行,单纯机械通气而不解除心脏压塞不仅会造成血压较低且难以维持,而且会加重心脏压迫症状。

【心包穿刺引流术】

与心脏介入检查及治疗有关的心脏压塞多发生在导管室,因此,心包穿刺引流也多在 X 线与造影剂指示下进行,操作的具体步骤如下。

1.患者取平卧位或半卧位。

2.18 号穿刺针连接于带有造影剂的 10ml 注射器。

3.穿刺部位:左肋膈角或心尖部。

4.穿刺方向:行左肋膈角穿刺时,针尖指向左肩,与皮肤成 15°~30° 紧贴肋骨内面穿刺进入心包;行心尖部穿刺时,针尖指向胸骨上窝,与皮肤面成 45°。

5.穿刺进入心包:沿上述方向进针回抽出血性液体后推注造影剂,造影剂沿心包腔分布,证实穿入心包。

6.置入引流导管:经穿刺针送入 0.09cm(0.035in)×150cm 泥鳅导丝至心包内,经导丝送入动脉鞘,沿导丝经动脉鞘送入猪尾导管进行引流。

7.引流:保持负压持续引流至无血液流出。

8.保留引流管:将引流管固定于皮肤上,尾端连接三通后用无菌敷料覆盖,术后一般保留引流管 12~24h,病情稳定无继续出血后可拔除。拔出引流管前需行超声检查。

9.常规应用抗生素预防感染。

【总结】

医护人员熟悉心脏及血管的解剖特征,提高导管操作技巧是预防心脏压塞的主要方法,特别强调的是及时发现并诊断心脏压塞是挽救患者生命的重要保证,术中及术后持续的生命体征监测非常重要。对于心脏介入检查及治疗术中、术后出现的意识障碍、低血压、心率减慢等症状,在排除血管迷走神经反射后,应首先考虑到心脏压塞的可能。

一旦确认发生急性心脏压塞必须争分夺秒地进行抢救治疗,心包穿刺引流是最为有效的抢救方法。应做好随时行心包穿刺引流的准备,排血减压、缓解压塞,暂时改善血流动力学,争取抢救时间,并输注生理盐水及血液,纠正失血性休克,严防心脏停搏。严密监测心功能并合理应用血管活性药物,恢复心脏正常收缩和舒张功能。

四、冠状动脉痉挛

冠状动脉痉挛是指冠状动脉造影或 PCI 手术过程中,由于各种原因如导管刺激冠状动脉开口部或由于造影剂刺激冠状动脉使其发生痉挛。

【原因】

1.冠状动脉病变　有病变的冠状动脉很容易发生痉挛,甚至是仅存在轻微病变的冠状动脉也会因为内皮功能不全而发生痉挛;有的患者任何刺激或紧张情绪均可引起冠状动脉痉挛,有时解除刺激很快可以恢复,有时使用很多药物也不易解除。

2.导管刺激　在冠状动脉造影过程中,导管刺激是造成血管痉挛的最主要原因。通常见于冠状动脉开口与造影导管的同轴性不好时,尤其在做右冠状动脉造影时,如右冠状动脉开口偏上,则造影导管可能顶在冠状动脉的后壁上刺激冠状动脉发生痉挛。

3.造影剂刺激　造影剂对血管的刺激也是造成冠状动脉痉挛的重要因素,尤其是离子型造影剂易诱发冠状动脉痉挛。另外,温度过低的造影剂也是诱发冠状动脉痉挛的常见原因。

【危害】

冠状动脉痉挛可以造成血管不完全性闭塞或完全性闭塞发生,不完全性闭塞时患者可无心绞痛或仅有轻微心绞痛症状和心电图 ST 段改变,完全性闭塞则可导致严重的心绞痛、心律失常,尤其是心室颤动。持续、严重的冠状动脉痉挛可引起心肌梗死,甚至造成患者死亡。

【识别】

冠状动脉痉挛在影像学上通常表现为血管局部向心性狭窄或呈管型狭窄,狭窄段边缘光滑;闭塞性冠状动脉痉挛者可表现为血管段完全闭塞,远端血管无血流充盈;导管刺激诱发冠状动脉痉挛者,痉挛部位多在导管尖端处;造影剂诱发冠状动脉痉挛者,其痉挛部位不确定,但常见于病变血管段。

【治疗及护理措施】

1.护士要监测好动态血压和心电图,及时提供准确、实时的监护信息,同时准备好各类抢救药品和器材,有条不紊地与医生进行配合。

2.对于导管室备用的各类药物(包括片剂),导管室护士应熟练掌握其药物机制、作用、用法和不良反应。

3.术中需要递至台上的药物,护士在配制时应遵医嘱准确、足量配制,用过的安瓿应放置在妥当位置,并做好记录和查对工作。

4.术中出现冠状动脉痉挛时首先要弄清引起痉挛的原因,如为人为操作导管刺激血管壁所致,尤其是冠状动脉开口部与导管同轴性较差时,导管尖端易顶在血管壁上而刺激血管发生痉挛,应立即撤除导管,然后经导管向冠状动脉内注射硝酸甘油 $200\sim300\mu g$,若血管痉挛仍未完全解除,可反复应用多次。

5.如为顽固性痉挛,可经导管向冠状动脉内注射维拉帕米 $100\mu g/min$,总量 $1.0\sim1.5mg$ 或地尔硫卓(合心爽),每次 $0.5\sim2.5mg$,总量为 $5\sim10mg$。

6.过度紧张的患者术前可给予适量镇静药物,造影前舌下含化异山梨酯(消心痛),也有利于预防冠状动脉痉挛。

7.温度过低的造影剂更容易诱发冠状动脉痉挛,所以对于术中使用的造影剂应常规放置在导管室准备的恒温箱中,使造影剂温度不至于过低。

【预后】

有冠状动脉基础病变者比无基础病变者预后差,且基础病变越严重预后越差。通常经过冠状动脉内注射硝酸甘油后痉挛很快解除,不至于发生心肌梗死等,只有个别病例顽固性痉挛,药物难以解除,最终导致反复心室颤动或心肌梗死。

五、冠状动脉穿孔

冠状动脉穿孔是指在介入手术操作过程中由于各种原因引起的冠状动脉壁破裂,造成血液经破损的血管壁流至血管外的情况。

综合各项临床研究的结果,当前冠状动脉穿孔的发生率为 0.1%～2.5%。其中,单纯进行球囊成形术(PTCA)时冠状动脉穿孔的发生率为 0.1%～0.5%,随着复杂病变 PCI 的增多以及新器械的临床应用,穿孔发生率呈增加趋势,应用切割球囊、旋切及旋磨等新技术、新器械时,冠状动脉穿孔的发生率为 0.5%～3.0%。Fasseas 等研究了 16928 例 PCI 患者,发现介入手术并发冠状动脉穿孔的发生率为 0.58%;Fukutomi 等在 7443 例研究中发现总的冠状动脉穿孔发生率约为 0.93%,其中应用新技术、新器械时穿孔的发生率为 0.86%,远远高于单纯球囊成形时 0.41%的冠状动脉穿孔发生率;Gruberg 等经荟萃分析后发现,介入手术并发冠状动脉穿孔的发生率为 0.15%～2.5%。

【分型】

Ellis 分型将冠状动脉穿孔分为 3 型。

1.Ⅰ型　较为常见型。造影剂渗漏仅限于动脉外膜下,造影时可见局部溃疡状或蘑菇状突出,多由导丝或旋切装置引起。

2.Ⅱ型　心肌内或心包内造影剂呈局限性片状渗流、渗漏,多由导丝引起,球囊或旋切装置也可引起冠状动脉穿孔。

3.Ⅲ型　造影剂经穿孔处持续外流,球囊或旋切装置是造成此类穿孔的主要原因。Ⅲ型穿孔可进一步分为ⅢA 和ⅢB 两型。①ⅢA 型:造影剂流向心包;②ⅢB 型:造影剂流向心室腔或其他部位。

【临床表现】

Ⅰ型和Ⅱ型冠状动脉穿孔患者可没有任何症状和体征。如患者在术中突然出现头晕、胸闷、气促、烦躁和难以纠正的低血压,应怀疑冠状动脉穿孔的可能。冠状动脉介入治疗术中或术后出现奇脉、中心静脉压升高等心脏压塞指征,强烈提示冠状动脉穿孔的可能。

【诊断】

通过冠状动脉造影可见造影剂经冠状动脉撕裂处流至血管外。大多数冠状动脉穿孔在术中可经造影及时发现并证实,但Ⅰ型冠状动脉穿孔有时与局部夹层很难区别,甚至有人认为两者有时在造影下不可能进行鉴别。床旁心脏超声检查对于发现冠状动脉穿孔导致的心脏压塞有重要作用。少数迟发性冠状动脉穿孔(术后出现)除了及时行超声检查外,应立即回导管室做冠状动脉造影以明确诊断。

【危险因素】

1.临床因素　老年女性,合并糖尿病、有心力衰竭史的患者。

2.器械因素　采用旋磨或旋切导管、导丝损伤、球囊/血管直径($\geq$1.2/1)、球囊/支架直径($\geq$1.3/1)或扩张压力过大、球囊破裂等;选用中等硬度以上的导丝或更硬的导丝;支架置入后高压球囊扩张。

3.病变因素　如严重钙化、小血管成角病变、分叉病变或严重弯曲病变。

4.其他　PCI术者的技术熟练程度及经验也是引起冠状动脉穿孔的原因之一。

【治疗及护理措施】

冠状动脉穿孔的处理取决于穿孔的大小、出血量和速度,以及患者的血流动力学状况。不管是何种原因引起的穿孔,早期确定穿孔部位并封闭破口以及确保患者血流动力学稳定都是首要的步骤。一旦发现或可疑冠状动脉穿孔应严密观察、迅速做出判断并立即采取相应处理措施。

1.术中导管室护理人员要严密监测心电图和有创动态血压,以尽早发现病情变化。

2.导管室技师和参与手术的医师应时刻注意患者影像学图像有无异常,发现造影剂滞留或造影剂外溢应及时提醒,紧急采取相应措施。

3.冠状动脉穿孔诊断一经确定,护士应备好相应规格和尺寸的球囊及时递给术者,进行持续低压力球囊扩张。多选用直径2.0mm、2.5mm球囊,送至穿孔部位,以2~6atm的压力持续10min充盈球囊封堵破口。如果低压球囊扩张后未能完全封闭破口,可再次用低压持续扩张15~45min,此时可用灌注球囊以防止长时间扩张使远端血管灌注不足导致心肌缺血,加重患者症状。

4.纠正抗凝:护士配制鱼精蛋白注射液,中和肝素的抗凝作用。若球囊扩张后仍出血不止,可用鱼精蛋白中和肝素,使ACT<200s。术前应用阿昔单抗的患者,可输注血小板6~10U来中和,但应用替罗非班和依替巴肽者输注血小板无效。

5.备好心包穿刺引流用物,如6F动脉鞘、猪尾导管、穿刺针、缝线、缝针等。冠状动脉穿孔常引起急性心脏压塞,X线透视以及B超可以迅速明确诊断。心脏压塞一旦发生,应立即在X线透视和造影指导下行心包穿刺引流术。

6.备好各类升压、升心率等抢救药品,必要时遵医嘱使用。如患者临床情况不稳定,血流动力学存在异常,可快速静脉输注液体或输血以维持血压,必要时置入IABP辅助治疗以维持有效灌注压。

7.备好或及时联系相关尺寸和规格的带膜支架。若持续低压充盈球囊压迫仍不能使破口封闭,应立即于破口处置入带膜支架(包括聚四氟乙烯涂层支架和自身静脉带膜支架等)。置入支架时要求导引导管支撑力好、有良好的同轴性,同时要求支架定位准确,避免过度用力推送支架引起脱落。带膜支架常需高压扩张以使支架完全展开,贴附血管壁良好。

8.导管室准备好弹簧圈和吸收性明胶海绵等栓塞材料,必要时联系介入科或有相关资质的介入医师进行栓塞治疗,封堵出血口。

9.如果穿孔很大导致严重出血、导丝无法再次通过病变,或者尽管采取了一切内科措施仍无法止血时,需行急诊外科手术治疗修复穿孔或结扎血管。条件允许的情况下,转运过程中仍应在血管穿孔部位行低压球囊扩张术。

10.转运患者时应备好各类监护、抢救器材和药品。

【预后】

局限性或者导丝所致的冠状动脉穿孔（Ⅰ型）血流动力学稳定，预后较好。而球囊或切割器械引发的穿孔（Ⅱ型）通常须急诊行积极的干预以防出现血流动力学紊乱。Ⅲ型穿孔可导致急性心脏压塞和血流动力学异常，需床旁紧急心包穿刺引流或者急诊手术处理，否则病死率较高。

六、冠状动脉气体栓塞

冠状动脉气体栓塞是指在冠状动脉造影或 PCI 手术时，当 1ml 以上的气体被注入冠状动脉后即有可能造成冠状动脉某一血管堵塞。

【原因】

冠状动脉造影或 PCI 手术时发生气体栓塞与手术操作密切相关。

1.在造影前没有冲洗导管内腔，未将气体充分排出而将其注射到冠状动脉内造成气体栓塞。

2.助手在从造影剂瓶内抽吸造影剂时未发现造影剂余量不足，用力过大将气体抽吸到注射器内。

3.由于三联三通、环柄注射器与短连接管或与导管连接处不紧密（人为因素或产品本身存在质量问题造成漏气），在抽吸造影剂、硝酸甘油或生理盐水时将气体抽吸到注射器内，此时如助手未对此加以注意则可能误将气体注射到冠状动脉内而造成冠状动脉气体栓塞。

【危害】

冠状动脉气体栓塞的危害性取决于气泡的大小和栓塞血管的大小。

小量气体栓塞很快且容易被血液溶解吸收，通常不造成严重后果。如注入的气体较多，形成较大的气泡栓塞在血管内，气体可压缩，冲入血管的血流无法前行，则可能栓塞较大的分支血管或造成如左前降支主支血管的栓塞，此时可造成严重的心绞痛、心室颤动等严重事件；如患者存在严重的主动脉病变或既往有心功能不全，有可能发生致死性事件。

【分类】

1.微小气栓　注入 1 个至数个小气泡，即刻消失，患者可无症状，通常不造成重要分支血管的栓塞。

2.小量气栓　注入约 1ml 空气，患者可产生一过性轻度心绞痛症状，数分钟内可缓解。

3.中度气栓　注入 2～3ml 空气，患者即刻剧烈心绞痛，需紧急处理才能缓解。

4.大量气栓　注入 3～5ml 空气，表现为突发低血压，剧烈的胸痛、咳嗽，可出现室性心动过速、心室颤动或心搏骤停。

【识别】

冠状动脉气体栓塞在影像学上很容易被发现和鉴别，影像学上气泡表现为透明发亮的圆形球影,堵塞血管端为弧形,血管远端可无血流充盈。气栓可以是独立一个存在的气泡影,也可能有多个连续或间断的气泡影;气泡影可以发生在一条血管中,也可以出现在多支血管中。此时造影图像中常留有不消散滞留在血管内的造影剂,被隔离在数个气泡之间。

【治疗及护理措施】

气泡较大、较多时患者通常有严重的胸痛发作或合并有严重心律失常发生,患者情况异常凶险。

1.冠状动脉内气体栓塞通常在很短时间内可自行溶解,若是微小气栓无须特殊处理。如果患者出现轻微胸闷、胸痛,可给予高流量氧气吸入,观察症状有无改善,必要时遵医嘱静脉注射吗啡等镇痛药物以缓解症状。

2.如果注入的气体量太多则可造成冠状动脉大分支长节段栓塞,此时术者可快速用力回抽血液,尽快将气栓打碎分解。如气栓栓塞血管远段,可经导管适当加压注射自体血液,将气栓分解和加速气体排出冠状动脉循环。

3.导管室护理人员应严密监测有创血压、心电图变化及患者生命体征、意识情况,出现异常及时报告术者。

4.备好升压、升心率、抗心律失常等抢救药品,必要时遵医嘱使用。

5.有心脏停搏者应紧急行心肺复苏术。

6.患者若有长时间心动过缓用药后不能缓解和改善的,应准备临时起搏器和起搏电极。

7.血压过低用药不易维持的患者,必要时可行主动脉内球囊反搏术以维持血流动力学的稳定。

【预防】

气体栓塞是可以完全预防的。

1.术前

(1)导管室护理人员在与术者连接有创血压监测系统、抽吸造影剂和生理盐水的输液管道内要排净所有气体,确保管道内不留任何气泡。

(2)术者注意将三联三通、环柄注射器与导管连接处紧密连接,保证无松动;回抽液体检查产品本身是否存在漏气现象。

(3)严格按照操作规程操作,将所有器械和导管腔用生理盐水冲洗,排净空气。

2.术中

(1)在冠状动脉造影和PCI手术过程中,术者和助手应注意抽吸造影剂时有可能将气体抽吸到环柄注射器内,因此在每次注射造影剂前都应仔细检查整个管道系统内有无气泡。

(2)护理人员应做好巡视工作,及时更换余量不足的造影剂或提醒医师造影剂余量不足,抽吸时要小心谨慎。

(3)导管室工作人员要认真履行岗位职责,技师或手术参与人员应严密观察和监测造影图像,发现气栓及时报告术者,并配合手术医生采取相应护理和急救措施。

七、急性左心衰竭

急性心力衰竭是指由于突然发生的、严重的心肌损害或骤然增加的心脏负荷,使心功能正常或处于代偿期的心脏在短时间内发生心排血量明显降低,导致全身重要组织器官灌注不足的急性淤血综合征。

【原因】

冠状动脉造影及 PCI 术中诱发急性左心衰竭主要见于以下情况。

1.患者存在严重多支血管病变或左主干病变,术前心功能已有明显减退。

2.急性或陈旧性心肌梗死合并左心功能不全者或存在有左心室室壁瘤患者,较一般患者更容易在造影或 PCI 手术过程中或手术完成后发生急性左心衰竭。

3.术中造影剂用量过大,输入液体量过多,造成循环血量迅速增加,前负荷加重从而诱发急性左心衰竭。当患者存在多支、严重的冠状动脉狭窄性病变或左主干病变时,即便是完成冠状动脉造影仅注射少量造影剂,也可刺激血管造成心肌严重缺血而使心功能进一步恶化,严重者即可引发急性左心衰竭(目前使用的非离子型造影剂为低渗性或等渗性,通常不引起血容量的急剧变化,较少诱发急性左心衰竭)。

【危害】

患者冠状动脉多支血管的严重病变或合并左主干病变,尤其是左心室射血分数明显减低后,如在冠状动脉造影或 PCI 手术过程中发生急性左心衰竭,其症状重、危害大,抢救不及时则有可能导致患者死亡。

【识别】

患者在冠状动脉造影及 PCI 手术过程中发生急性左心衰竭的识别并不困难,通常表现为患者感到呼吸困难、不能平躺、心率显著增快、咳粉红色泡沫样痰,严重者从口、鼻涌出;肺部听诊满布湿啰音和哮鸣音;无创血氧检测氧饱和度下降,部分病例有血压升高的情况。

【治疗及护理措施】

1.导管室护理人员应熟练掌握左心衰竭的临床表现、抢救用药及急救护理流程。

2.术中补液者应控制输液量和输液速度:一般患者的液体速度可调节在 1.5～2ml/min 或根据患者心功能情况而定,老年人、儿童和心肺功能不良的患者应特别慎重;手术时间过长(>3h)且患者无其他并发症的可遵医嘱酌情加快输液速度和输液量。

3.术中密切监测患者的生命体征,准确记录出入量,记录病情变化趋势;加强巡视患者,询问其有无不适,掌握病情变化第一手资料,发现异常情况要与术者沟通,及时采取相应措施。

4.术前常规应建立静脉留置针通道,并保持通畅。患者大汗淋漓容易造成胶布失去黏性,加上躁动不安,容易使静脉留置针脱出,因此妥善固定显得尤为重要。与此同时,护士在抢救的过程中随时观察并保持静脉通路的通畅。

5.按医嘱准确给药:抢救时医师下达的口头医嘱,护士应该复述一遍,确认无误后执行,并保留安瓿,抢救过程中应迅速、沉着、冷静,切忌忙中出错。

6.在手术过程中患者一旦发生急性左心衰竭,护士应采取以下措施。

(1)立即将患者头部垫高,给予高流量氧气吸入,同时在湿化瓶内加入20%～30%的乙醇,有利于降低肺泡内泡沫的表面张力,使泡沫破裂消散,改善气体交换,减轻缺氧症状。病情严重者给予面罩加压给氧,使肺泡内压力增高,减少肺泡内毛细血管渗出液的产生。及时监测血氧饱和度,保证血氧饱和度维持在90%以上,防止出现脏器功能障碍,甚至多器官功能障碍综合征(MODS);如缺氧症状不能缓解者需取半坐卧位时,对于股动、静脉已置入的鞘管,护士应协助术者妥善固定,防止其打折。从鞘管处将相关介入手术用导管、导丝等器械撤出体外。

(2)镇静:呼吸急促伴烦躁者可遵医嘱静脉注射吗啡3～5mg,根据情况可重复使用。

(3)平喘:如果患者同时合并有心源性哮喘,可给予氨茶碱0.25mg,加入液体中静脉滴注或缓慢静脉推注。

(4)强心:洋地黄类正性肌力药物以毛花苷C为首选,可经静脉缓慢注射,每次0.2mg,根据病情可重复使用。

(5)利尿:静脉注射呋塞米(速尿)20～40mg能快速缓解患者的容量负荷。如患者需要排尿,护理人员应积极帮助患者,妥善处理,并在护理操作时防止无菌器械和无菌区域的污染。

(6)扩血管:血压增高者尤其适合应用血管扩张药,可选择硝普钠50mg加入生理盐水50ml中以微量输液泵持续静脉给予,初始剂量0.5μg/(kg·min),然后根据血压和心力衰竭症状调整剂量,严格控制总液量。

(7)遵医嘱给予地塞米松5～10mg静脉注射,以改善患者的应激状态和不良反应。

(8)如患者出现咯血,应积极采取合适体位和护理措施防止患者误吸分泌物进入气管造成窒息。

7.如患者急性左心衰竭的发生与心肌梗死有关,则可持续静脉滴注硝酸甘油,必要时可在主动脉腔内球囊反搏术(IABP)的支持下紧急行冠状动脉血供重建术。

8.医护人员在抢救时必须保持镇静、操作熟练、忙而不乱,使患者产生信任与安全感。导管室护理人员要有责任感,切实履行岗位职责,必要时可陪伴在患者旁边,鼓励安慰患者,提供支持,稳定患者的情绪,减轻其思想负担。

【预后】

患者在冠状动脉造影及PCI手术过程中发生急性左心衰竭后,通常经药物治疗能很好地缓解病情、控制症状;仅少数病例因冠状动脉病变过于严重,心功能极度减低,此时可能需要IABP支持。

【预防】

1.急性左心衰竭的预防主要在于术前仔细了解患者的心功能情况,积极控制好心功能。可于术前充分利尿,适当减轻心脏前负荷,有利于避免术中发生急性左心衰竭。

2.术前已发生过左心衰竭的患者或左心室射血分数<0.40时,应尽量减少造影剂的用量,尽可能选择等渗型造影剂或分次完成手术,减少并发症发生的概率;如左心室舒张末压>4.00kPa(30mmHg)者应避免做左心室造影。

3.导管室护士要有风险意识,评估入室患者的基本生命体征和病情状况,对于呼吸困难不能平卧等一般情况不能耐受介入手术的患者及时告知术者及上级医师,可送回病房积极处理待病情稳定后再择期做介入手术。

八、心律失常

冠状动脉造影及 PCI 手术过程中出现的各类、各型心律失常是心血管介入手术中常见的并发症，其中严重的心律失常是术中导致患者死亡的主要原因之一，因此，及时发现和正确处理术中心律失常是介入手术成败的关键环节之一。

心律失常的发生取决于多种因素，如术者操作技术、冠状动脉内的压力、心电监测者（护士与技术员）的技术水平与熟练程度、患者临床状况的稳定性、血管病变的部位和性质及基础病变的严重性、导管等器械的性能和造影剂类型等。

目前随着术者操作技术水平的不断提高，护理人员监测水平和配合经验的提升，导管性能不断完善和非离子型造影剂的广泛使用，心律失常并发症已基本控制在较低水平。但患者临床的稳定性及基础病变的严重程度是导致心律失常发生的主要内在因素。

【类型】

常见的术中心律失常有缓慢性心律失常（窦性心动过缓和窦性停搏、各型传导阻滞）和快速性心律失常（频发的房性期前收缩、室性期前收缩，室上性心动过速、非持续性室性心动速、心室颤动）。

【原因】

1.缓慢性心律失常　窦性心动过缓在行右冠状动脉造影和 PCI 手术时较为常见，多为一过性心动过缓或心室率减慢，严重时可出现数秒的长间歇，甚至是窦性停搏。主要原因有：①术者误将导管插入右冠状动脉的分支——圆锥支，造成窦房结缺血。另外，冠状动脉介入治疗时导管插入过深，造成嵌顿或刺激冠状动脉引起血管痉挛，导致严重的心肌缺血。②推注造影剂时用力过大、剂量过多、时间偏长，造影剂排出不畅，减少或一过性阻断了冠状动脉内的血液供应。③股动、静脉穿刺部位麻醉不充分，疼痛刺激引起迷走神经反射也可造成心动过缓发生。

2.快速性心律失常

（1）心房颤动或心房扑动：冠状动脉造影和 PCI 手术过程中发生心房颤动或心房扑动与患者自身基础心脏病有关。严重多支血管病变合并心功能不全者，注射造影剂造成的短暂心肌缺血或渗透压的改变有可能诱发心房颤动或心房扑动，尤其是既往有阵发性心房颤动或心房扑动的患者更易诱发。

（2）室上性心动过速：冠状动脉造影和 PCI 手术中极少诱发室上性心动过速，往往是患者既往有室上性心动过速的病史，术中患者由于精神紧张、疼痛刺激、心理应激反应等因素诱发室上性心动过速发作。

（3）室性期前收缩和非持续性室性心动过速：室性心律失常通常与注射造影剂有关，尤其是严重的多支冠状动脉血管病变者较为常见，而合并心功能不全者更容易发生非持续性室性心动过速。一过性室性期前收缩发生率为 6.5%，室性心动过速发生率为 2.7%，多为导管进入心室后刺激心室壁或导引钢丝进入冠状动脉小的血管分支刺激心肌所引发，此时术者将导管或导引钢丝迅速后撤,频发室性期前收缩、短阵室性心动过速多自行消失,一般不会引起严重后果。

(4)心室颤动:患者的心功能状态是影响快速型心律失常发生的重要因素。据研究报道,左心室射血分数<0.35者发生心室颤动的概率比左心室射血分数>0.40者高2倍以上。

在冠状动脉造影及PCI过程中,心室颤动的发生率为0.4%～1.2%,其原因有:①导管嵌顿堵塞冠状动脉或其分支的血流引起心肌缺血,尤其是在做右冠状动脉造影或PCI时导管插入右冠状动脉分支——圆锥支,造成圆锥支血流入为阻断,此时极易诱发心室颤动;②推注造影剂时间过长、量过多,造影剂排空时间延长,此时冠状动脉血管内为长时间无血流灌注的缺血缺氧状态;③右冠状动脉粗大或伴有严重病变使造影剂排出不畅;④使用高渗性离子造影剂时,血管内皮细胞受到不良刺激或血液渗透压改变后对心肌造成不良影响;⑤冠状动脉血管内注入空气形成空气栓塞;⑥冠状动脉内球囊扩张、复杂病变时支架定位等操作阻断冠状动脉血流时间过长等。另外,一些心外因素如术前患者电解质紊乱,尤其是低血钾未得到纠正或存在酸中毒等情况也是术中发生心室颤动的原因。

【危害】

心律失常的危害是否严重取决于发生心律失常的种类和患者心功能状态及血管病变的严重程度。通常一过性的心律失常不需处理也不会造成严重后果;严重的心动过缓、持续性室性心动过速且伴有血流动力学异常和心室停搏须紧急处理;一旦发生心室颤动,特别是难以纠正的心室颤动,则可能会造成严重后果,甚至患者死亡。

【识别】

由于冠状动脉介入手术过程是全程进行心电图和有创压力监测的,所以说,心律失常是所有并发症中最容易被发现和鉴别的。

【治疗】

1.缓慢性心律失常的处理

(1)冠状动脉造影或PCI手术时如出现缓慢性心律失常或心脏停搏,应立即嘱患者连续咳嗽几声,以促使造影剂从冠状动脉内迅速排出,也有助于刺激交感神经兴奋窦房结而提高心率。

(2)如心动过缓持续不缓解,护理人员应遵医嘱立即静脉注射阿托品0.5mg,并可根据心律和(或)心率恢复情况反复使用。严重心动过缓对阿托品疗效不佳者,可将异丙肾上腺素1mg加入生理盐水100ml中静脉滴注,开始剂量为10μg/min,然后根据心律和(或)心率恢复情况调整剂量。

(3)置入临时起搏器:冠状动脉介入治疗过程中出现的心动过缓,通常是一过性的,仅个别患有病态窦房结综合征或房室传导阻滞的患者可能需要置入临时起搏器,确保手术顺利,患者安全。

2.快速性心律失常的处理

(1)快速性心律失常的出现多与心功能有关。如出现心房颤动或心房扑动,可遵医嘱给予毛花苷C 0.2～0.4mg缓慢静脉注射,尤其是患者合并有心功能不全的症状和体征时更为适用;如患者出现心房颤动或心房扑动但无明显心功能不全的症状和体征时,可遵医嘱给予胺碘酮150mg用生理盐水稀释至20ml后缓慢静脉注射,并可根据情况反复使用,但总量不宜超过300mg;也可用维拉帕米(异搏定)5mg用生理盐水稀释至10ml后缓慢静脉注射。

(2)室上性心动过速较为少见。如发生室上性心动过速且心室率较快可静脉注射维拉帕米或胺碘酮,用法同心房颤动或心房扑动的处理;也可用普罗帕酮(心律平)70mg用生理盐水稀释至20ml后缓慢静脉注射。除非患者心室率经药物治疗不能控制并伴有血流动力学改变,否则极少在术中采用直流电复律。

(3)持续性室性心动过速但血流动力学相对稳定、血压基本正常、无组织器官低灌注状态者,应先采取药物治疗。可遵医嘱静脉注射利多卡因80mg,必要时再追加40~80mg,然后用微量泵以2mg/min的剂量静脉维持泵入;也可静脉注射胺碘酮150mg,必要时重复使用,但总量不宜超过300mg,然后用微量泵以1mg/min的剂量静脉维持泵入。如果患者室性心动过速状态持续且伴有血流动力学的不稳定,出现低血压或组织器官灌注不足的临床表现,则应进行同步直流电复律治疗,患者通常经静脉给予地西泮镇静催眠后,选择能量100J电复律,如首次复律不成功则增加电量至100~150J。

(4)心室颤动是冠状动脉介入治疗最严重且紧急的并发症之一,一旦出现医护人员应迅速采取抢救措施挽救患者生命。①立即行心前区叩击和胸外心脏按压术(CPR)。②迅速准备并实施电除颤:采用非同步200~360J除颤,可反复多次进行。大多数患者经1~2次电击多能转复且无严重并发症;如反复发作的心室颤动,除颤效果不理想,应尽快寻找导致心室颤动的原因,尽力消除诱发因素。③在电除颤时应准备或采取心肺复苏的其他必要措施,如保持患者呼吸道通畅、行人工气管插管术、纠正酸中毒和水电解质紊乱的情况等。快速性室性心律失常与体内电解质紊乱和酸碱平衡失调有关,应注意纠正低血钾或酸中毒。

【护理措施】

1.导管室护士必须具有心电图识别、鉴别能力,能快速准确判断各类、各型心律失常。

2.导管室必须配置除颤仪、临时起搏器、主动脉球囊反搏仪,呼吸机、吸引器等急救设备。导管室护士在每日手术前应常规检查急救设备、试机并确保其处于良好状态,开机处于备用状态。

3.术前正确连接心电导联线,减少图形干扰;介入手术开始前先描记并存储好患者基础心电图,记录心率、心律,以便做好术中观察和对比。

4.导管室护理人员要有责任感,切实履行岗位职责。手术时全程专人观察心电图,发现异常及时报告术者。

5.备好各类抢救药物如阿托品、多巴胺、间羟胺、利多卡因、地塞米松等,必要时遵医嘱使用,以减少抢救准备时间,为患者争取更多机会。

6.术前应常规建立静脉留置针通道,并保持通畅。如果患者躁动不安或意识丧失,静脉留置针容易脱出,因此妥善固定显得尤为重要,与此同时在抢救的过程中随时观察并保持静脉通路的畅通。

7.抢救过程中应沉着、冷静,切忌忙中出错;抢救患者时要求护理人员动作迅速,按医嘱准确给药,抢救时医师下达的口头医嘱;护士应该复述一遍,确认无误后执行,并保留安瓿,便于核对和记录。

8.如考虑患者心室颤动的反复发生与心肌梗死有关,可考虑行主动脉腔内球囊反搏术(IABP)以维持有效灌注压,增加冠状动脉血流供应,争取时间行冠状动脉血供重建术。

9.作为导管室专科护士应不断学习和更新知识,具备有关介入手术的理论知识,熟悉手术过程和操作步骤,对潜在并发症和各种急症的急救流程做到心中有数。

九、碘造影剂不良反应

【简述】

目前心血管介入手术过程中所使用的造影剂均为含碘造影剂,因此无论是离子型碘造影剂或非离子型造影剂都有可能发生碘过敏性反应。文献报道,20世纪80年代使用的离子型高渗透压造影剂发生过敏反应者约为5%,甚至有报道因过敏性休克而死亡的病例。

20世纪80年代前使用的造影剂多为水溶性三碘苯甲酸盐,如泛影酸、脑影酸、甲基泛影酸等,均属于离子型造影剂。其特点是渗透压高,不良反应和过敏反应多,是非离子型碘造影剂不良反应发生率的5～10倍。离子型碘造影剂溶解在水中释出3个碘原子并附带2个离子,因此它们的渗透压相对较高,是人体血浆渗透压的5～8倍,可明显增加体内血容量,不利于心功能不全者,其不良反应也相对较多。另外,高渗透压可使红细胞发生脱水皱缩,造成变形作用减弱,从而降低其通过毛细血管的能力,导致毛细血管阻塞。故此类造影剂目前在临床上已很少使用。

第二代造影剂为非离子型低渗造影剂,与第一代离子型造影剂相比,非离子型造影剂的苯环不含电荷,因此在水溶液中电离呈中性,相对稳定,从而使渗透压明显下降,因而不良反应少。如甲泛葡胺为第一个单环非离子型造影剂,其分子结构上苯环为3个碘原子,不同的是附带的不是离子而是有机酸,因而为非离子型。碘海醇为第二代单聚体非离子型造影剂,碘普罗胺和碘帕醇亦为单聚体非离子型造影剂,碘曲仑以及碘克沙醇是二聚体非离子型低渗造影剂,经过加入电解质后与人体正常体液等渗,特别适合心功能不全和肾功能不全的患者介入手术中使用。

上述非离子型造影剂共同的特点是渗透压低,几乎与血浆或脑脊髓液渗透压相当,因而其不良反应和过敏反应较离子型造影剂大大减少。

碘过敏性反应属变态反应Ⅰ型(速发型变态反应)。离子型碘造影剂和非离子型碘造影剂溶解在水中释出的碘原子,是发生碘过敏的物质基础。

高过敏性状态的患者,如哮喘、花粉症、荨麻疹、湿疹、其他过敏性疾病,尤其是对青霉素过敏的患者,更容易发生碘过敏反应,甚至发生过敏性休克。对海鲜过敏者,发生碘过敏的概率要明显增高。有造影剂过敏史者再过敏的发生率高达15%～35%。

【危害】

造影剂不良反应的临床表现繁杂,据Katayama总结日本198所医院168363例非离子型和169284例离子型造影剂的不良反应,前者总体不良反应发生率为3.13%,而后者则高达12.66%;严重不良反应前者仅为0.04%,而后者为0.22%;死亡人数各组1例。

1.对心血管系统的影响

（1）第一代造影剂为高渗透压性造影剂，其渗透压高，黏度大，注入冠状动脉后可抑制心肌收缩，影响心脏起搏传导系统，引起心动过缓和传导阻滞，甚至心脏停搏或心室颤动。高渗性造影剂可使周围血管扩张，患者会感到全身发热或肢体疼痛，亦可引起一过性血压下降。另外，高渗性造影剂可使血容量在短时间内大量增加，造成术前已有心功能不全者在术中诱发急性左心衰竭。

（2）第二代造影剂，如非离子型低渗透压型造影剂，无明显负性肌力作用，对心脏电生理的影响也较小，通常不增加或仅轻度增加血容量。碘克沙醇与其他造影剂比较，对心血管参数（如左心室舒张末压、左心室收缩压、心率）和 Q-T 间期以及股动脉血流的影响均较小。

2.对肾的毒性　高渗透压性造影剂可造成肾损害，它可使肾小球动脉先扩张而后收缩，从而使肾血流量和肾滤过减少。高渗透压造成的红细胞变形，使其通过肾毛细血管床的能力下降，阻塞毛细血管。另外，造影剂可直接损害肾近曲小管细胞和血管内皮细胞，从而加重肾的损害。

【识别及临床表现】

造影剂反应多种多样，患者在心血管介入手术过程中或手术后出现过敏性休克有两大特点：一是有休克表现即血压急剧下降到 10.6/6.6kPa（80/50mmHg）以下，患者出现意识障碍，轻则嚎咙，重则昏迷。二是患者在休克出现之前或同时，常有一些与过敏相关的症状。

1.皮肤黏膜表现　往往是过敏性休克最早且最常出现的征兆。包括皮肤潮红、瘙痒、而后皮肤或肢体出现广泛的荨麻疹或水肿；还可出现打喷嚏、流水样鼻涕、声音嘶哑等。

2.呼吸道阻塞症状　是最多见的表现，也是最主要的死因。由于呼吸道水肿、分泌物增加，加上喉和（或）支气管痉挛，患者出现喉头堵塞感、胸闷、气急、喘鸣、憋气、发绀、以致因窒息造成死亡。

3.循环衰竭表现　患者出现心悸、出汗、面色苍白、心率加快，然后肢体变凉发冷、口唇发绀、血压迅速下降、脉搏减弱，乃至测不到血压，最终导致心脏停搏。少数原有冠心病的患者可并发心肌梗死。

4.意识改变表现　患者往往先出现精神紧张、头晕，尔后恐惧感增加、烦躁不安；随着脑缺氧和脑水肿加剧，可发生意识不清或意识完全丧失，还可以发生四肢抽搐、肢体强直等。

5.其他症状　较常见的有刺激性咳嗽、恶心、呕吐、腹痛、腹泻等。

尽管非离子型造影剂的不良反应较离子型造影剂已减少了很多，但仍有 3.13％ 的患者发生不同类型和轻重不一的不良反应。虽然非离子型造影剂严重不良反应发生率仅为 0.04％，但一旦发生，如不及时救治则可能威胁患者生命。

【护理及治疗措施】

轻度的过敏反应表现为喷嚏、流涎、皮肤少量荨麻疹或丘疹、轻度眼睑水肿等，通常不造成严重后果。中度过敏反应表现为全身荨麻疹或丘疹，眼睑水肿明显，哮喘、胸部憋闷或轻度呼吸困难，此时应积极处置，否则病情可能进一步恶化。重度过敏反应表现为喉头水肿、严重呼吸困难、血压下降、休克，甚至心搏呼吸骤停，此时应采取措施积极施救。绝大部分患者经及时、有效的抢救而完全康复，如抢救不及时、措施不到位可造成患者死亡。

1.导管室护士应熟知造影剂过敏性休克的临床表现和抢救护理流程及用药特点,备好相关急救药物和抢救器械。导管室必须配置除颤仪、临时起搏器、主动脉球囊反搏仪、呼吸机、吸引器等急救设备。导管室护士在每日手术前应常规检查急救设备、试机确保其处于良好工作状态并开机处于备用状态;备好各类抢救药物如阿托品、多巴胺、间羟胺、利多卡因、地塞米松等,必要时遵医嘱使用。

2.介入手术前常规在患者粗大静脉处置入静脉留置针并补液;行心电监护和动态血压监测。

3.介入手术开始前应询问患者有无药物、食物等过敏史,酌情做好预防准备。对于术前已做碘过敏试验呈阳性的患者,应在患者上台后遵医嘱静脉注射地塞米松5～10mg,并给予氧气吸入。

4.术中应严密监测患者心电图和动态血压的变化,主动、定时或不定时巡视和询问患者有无不适症状;观察患者神志意识、皮肤黏膜和面色情况,发现异常及时与术者沟通,并配合落实护理措施。

5.介入术中使用造影剂量过大(超过300ml)仍不能结束手术时,应提醒术者,及时停止手术或分次完成复杂手术,避免造影剂用量过大引起不良反应。

6.轻度和中度过敏反应者应积极治疗,防止病情恶化。①快速静脉输入生理盐水、右旋糖酐或其他血浆代用品500～1000ml,补充患者血容量;②立即停用造影剂;③给予氧气吸入,遵医嘱给予地塞米松5～10mg静脉注射,必要时可重复加量给予;④异丙嗪(非那根)10～25mg肌内注射,有明显的镇静、镇吐作用。

7.保持呼吸道通畅。如患者口鼻分泌物较多,应将患者头偏向一侧防止分泌物误吸进入呼吸道;患者发生呼吸抑制时应遵医嘱给予呼吸兴奋药,必要时配合行气管插管或气管切开术。

8.重度过敏性休克时,应立即给予皮下注射或静脉注射肾上腺素1mg,根据血压和心率恢复情况决定静脉注射的剂量,通常可以肾上腺素1mg加入生理盐水500ml中静脉滴注维持。采用大剂量肾上腺皮质激素对于救治过敏性休克有确切的疗效,通常宜尽早静脉注射甲泼尼龙(甲基强的松龙)60～120mg,每6小时1次。

9.抗组胺药物:遵医嘱使用H1和H2受体拮抗药,如苯海拉明25～50mg静脉注射,西咪替丁300mg加入5％葡萄糖液20～40ml中,15min静脉注射完。

10.备好临时起搏器和起搏电极。如患者发生心搏骤停,应紧急行心肺复苏术,置入临时起搏器。

11.密切观察患者的生命体征、尿量及病情变化情况,并准确、完整地记录抢救、用药过程。

12.医护人员在抢救时必须保持镇静,操作熟练,忙而不乱,使患者产生信任与安全感;导管室护理人员要有责任感,切实履行岗位职责,必要时可陪伴在患者旁边,鼓励安慰患者,稳定患者情绪。

【关于碘过敏试验】

碘过敏试验不论在理论上还是在临床实践中都缺少有力证据证明它的价值,目前国外已放弃对非离子型造影剂的过敏试验程序,但我国药典尚未就此作出明确规定,只是强调碘过敏试验的结果不能预示是否会发生过敏反应,即试验阴性者并不能保证使用造影剂做心血管造影时不发生过敏反应,而试验阳性者未必一定要发生过敏反应。因此,对使用非离子型碘造影剂是否需要做碘过敏试验应根据医院和患者实际情况而决定。另外,即便是仅注射少量造影剂做过敏试验也可能引起严重的过敏反应,所以应重视对造影剂过敏反应的防治。

【预防】

研究发现,60岁以上老年人和婴儿、衰弱和虚弱患者、病情不稳定的患者、严重心血管疾病或肾功能不全者、糖尿病或嗜铬细胞瘤患者等对造影剂的耐受性差,尤其是既往曾有过碘过敏病史或对海鲜过敏者更容易发生严重的不良反应。

上述患者在行心血管造影前,应认真评估病情和心功能状态,严格手术适应证和禁忌证。术前纠正病情的不稳定状态可减少或减轻造影剂的不良反应程度,术前静脉注射地塞米松10～20mg,也可减轻造影剂不良反应的程度。由于造影剂最终由肾排出,一般注射后需24h才能排空,应注意迟发不良反应,术后嘱患者多饮水或静脉输入生理盐水或5%葡萄糖溶液可促进造影剂的排泄,减少不良反应。

在临床工作中,有时会遇到造影剂过敏的患者确实需要行冠状动脉造影或介入治疗,此时可提前于术前24h开始服大剂量肾上腺皮质激素,如泼尼松60mg,共服3次,通常可防止严重过敏反应的发生。但应注意,并不是所有对碘过敏的患者经过服用大剂量肾上腺皮质激素后就不发生碘过敏反应,实际上部分患者仍有可能发生过敏性休克等严重反应。

十、肺栓塞

肺栓塞(PE)是指血栓或者异物性栓子堵塞肺动脉或其分支引起肺循环障碍的临床综合征。

【危害】

急性肺栓塞是心脏电生理检查射频消融术严重并发症之一,其发生率约为0.13%。栓子多来源于股静脉或下肢深静脉,部分来源于锁骨下静脉,大的栓子栓塞后会迅速导致呼吸、心搏停止而丧失抢救机会,因此预防其发生才是关键。

【原因】

心脏电生理检查及射频消融术引起肺栓塞的原因如下。

1.术中肝素盐水冲洗鞘管不及时,造成鞘管内凝血块形成,随血流进入上、下腔静脉,循环进入肺动脉后引起栓塞。

2.冲洗和封闭鞘管方法不正确:应先用注射器回抽鞘管内的血液,确认无血栓或栓子后用生理盐水冲洗鞘管,并将其封闭,切忌在封管和冲洗时直接将生理盐水经鞘管注入静脉内。

3.血管穿刺和放电消融时造成血管内膜与心内膜损伤。

4.操作电极或消融导管不慎损伤心血管内膜或碰落内膜上的血栓。

5.患者术前禁食、禁水时间过长,加上情绪紧张导致血液浓缩,黏度升高,处于高凝状态。

6.术中肝素化用量不足。

7.消融电极导管头端凝结血痂后自行脱落。

【识别】

1.症状　呼吸困难、咳嗽、心悸、胸痛、烦躁、咯血。

2.体征　最常见的体征为呼吸急促,呼吸频率＞20/min;此外还可出现心动过速、血压下降、发绀、颈静脉充盈、肺内细湿啰音等。

3.听诊　肺动脉瓣区第二心音亢进或分裂,$P_2 > A_2$,三尖瓣区可闻及收缩期杂音或在胸骨左缘第 2 肋间闻及收缩期喷射性杂音,也可闻及右心室第三心音或第四心音,以及心包摩擦音等。

4.超声心动图表现　右心室扩大、肺动脉高压、下腔静脉扩张、室间隔向左心室移位。经食管超声心动图对大块 PE 病例有 92％的敏感性和接近 100％特异性,但有 1/3 的肺栓塞患者表现为正常。

5.肺血管造影　它是一项有创伤的检查,为肺栓塞诊断的"金标准"。但检查的病死亡概率接近 1％,对老年人特别是重症患者有一定的危险性,一般不提倡该项检查。

【治疗及护理措施】

1.安抚、缓解患者的紧张情绪,必要时可遵医嘱给予吗啡、哌替啶镇静、镇痛。

2.立即采用高流量氧气吸入;严密监测患者心电、血压和血氧饱和度情况。

3.缓解迷走神经张力过高引起的肺血管痉挛和冠状动脉痉挛,遵医嘱静脉注射阿托品 0.5～1.0mg,如不缓解可重复使用;可也采用罂粟碱 30mg 皮下注射、肌内注射或静脉注射,每小时 1 次,该药也有镇静和减少血小板聚集的作用。

4.对于低血压或休克者,可遵医嘱静脉滴注多巴胺、间羟胺(阿拉明)等,维持体循环收缩压在 12.0kPa(90mmHg)以上,心脏指数＞2.5/min 及尿量＞50ml/h。

5.纠正引起低血压的心律失常,如心房扑动、心房颤动等。同时积极进行溶栓、抗凝治疗,争取急救时机,控制病情发展,缓解患者病情。

6.改善呼吸:如患者合并有支气管痉挛,可应用氨茶碱、二羟丙茶碱(喘定)等支气管扩张药和黏液溶解药;也可用酚妥拉明 10～20mg 溶于 5％～10％葡萄糖溶液 100～200ml 中静脉滴注,既可解除支气管痉挛,又可扩张肺血管;呼吸衰竭并伴有严重低氧血症的患者可短时间应用机械通气治疗。

7.遵医嘱配制和使用溶栓药物。常用的有尿激酶 2 万 U/kg 经导管注入肺动脉,对于严重的大出血应中止溶栓,并输血或冰冻血浆。出现颅内出血应作为急诊,迅速与神经内科或外科联系,决定进一步的治疗。

8.抗凝治疗:主要应用于肺栓塞溶栓后,以及对于不具有肺栓塞溶栓指征者单独行抗凝治疗。主要药物是肝素和华法林,现在多用低分子肝素代替普通肝素。

9.介入治疗:包括导管内溶栓、导丝引导下导管血栓导碎术、局部机械消散术、导管碎栓和局部溶栓联合应用、腔静脉滤器置入术。

【预防】

1.术前患者进食少量液体食物,防止血液浓缩;对于高凝状态患者,可在术前 3～5d 口服阿司匹林 100~300mg/d。

2.避免反复穿刺血管;操作轻柔避免损伤血管内膜;消融功率适当避免消融部位焦化;间断用肝素盐水冲洗鞘管。

3.术中常规进行静脉补液,可给予生理盐水 500ml 静脉滴注。

4.消融手术中若穿刺股动脉,应按照肝素 100U/kg 标准给予;若仅为静脉穿刺,肝素应适量给予。

5.术中可根据 ACT 测定数值来调整肝素用量。

十一、房室传导阻滞

房室传导阻滞是射频消融手术中的急症之一,其发生率为 0.2%~1.0%。近年来,随着介入导管器械的发展、介入医师操作技术的成熟,发生率不断下降,但并非能够完全避免。

术中损伤所致的完全性房室传导阻滞通常是暂时性的,约有 10% 的病例阻滞部位在希氏束,逸搏点常位于束支浦氏纤维内,频率<4/min,且不恒定,QRS 波宽大畸形,这种损伤常是不可逆的,需要安置起搏器。

【原因】

1.消融部位靠近希氏束,如中间隔旁道消融、房室结双径路消融、间隔室性心动过速消融和间隔房性心动过速消融。若患者原有束支阻滞,消融或机械损伤又导致另一束支阻滞,即发生完全性房室传导阻滞。

2.术者对心脏解剖不够熟悉、消融治疗经验不足,消融导管不稳定,放电过程中导管移位。

3.为追求完美,如为追求双径现象消失,加大输出功率,增加放电时间和次数。

4.在放电过程中心电图形因各种原因受到干扰而不清晰,影响手术判断;发现传导阻滞图形预兆但手术助手没能及时停止放电等。

【危害及表现】

完全性房室传导阻滞的症状及血流动力学变化取决于心室率减慢的程度及心肌的病变与功能状态。

完全性房室传导阻滞时,心房与心室的时相关系分离,心房对心室收缩的辅助泵作用丧失,导致心排血量下降,患者可出现心悸、头晕、乏力、胸闷、气短。如心室率过于缓慢,尤其是心脏同时有明显的缺血或其他病变,可出现心力衰竭或休克,或因大脑供血不足而发生反应迟钝或神志模糊,进而发展为晕厥导致阿-斯综合征的发生(发生率可达 60%)。由于舒张期心室充盈量与每搏出量的增大,可出现脉压增大及轻至中度的心脏扩大。

【识别及预防措施】

房室传导阻滞最常见于房室结双径路消融。消融前调整好希氏束导管位置,保证记录到明确的 H 波。消融位点应远离希氏束区,采用后位法消融,从冠状窦口水平开始,并以低能量起始,逐渐提高消融能量或上移位置,一旦出现快速交界性心律、房室前传或逆传阻滞,应立即停止放电。在房室结双径路患者中 Koch 三角过于水平,会导致希氏束与冠状窦口距离过近,宜采用低功率短时滴定消融,不强求所有病例慢径阻断,只要不能发作心动过速即为手术成功,不要长时间多部位消融。

消融部位靠近希氏束的间隔旁道、间隔室性心动过速和间隔房性心动过速时,要明确消融靶点与希氏束的关系,在窦性心律下放电,杜绝心室起搏或室性心动过速时放电,一旦出现房室传导阻滞立即终止放电。

由于心脏电生理检查射频消融手术整个过程中术者均会密切观察患者的心电图,所以此并发症发现一般较早,诊断明确。要求术者要掌握心脏解剖,术中精确标测,对于可能导致房室传导阻滞的部位进行消融时应格外谨慎;手术组成员均应保持高度警惕,一旦出现危险信号如 P-R 间期延长、房室结前传或逆传阻滞,应立即停止放电,谨慎评估后再进行手术。

【治疗及护理措施】

1.导管室护士必须具有心电图识别、鉴别能力,能快速、准确判断各类、各型心律失常。

2.导管室必须配置除颤仪、临时起搏器、主动脉球囊反搏仪,呼吸机、吸引器等急救设备。导管室护士在每日手术前应检查、试机确保其处于完好状态并开机处于备用状态;备好如肾上腺素、阿托品、地塞米松、利多卡因、间羟胺、多巴胺、尼可刹米、洛贝林等抢救药物,必要时遵医嘱使用,以减少抢救准备时间。

3.术前正确连接心电图导联线,减少图形干扰;介入手术开始前先描记并存储好患者的基础心电图,记录心率、心律,以便做好术中观察、对比。

4.减少电子仪器设备的信号干扰。连接好多导电生理记录仪和射频消融仪等电子仪器设备的地线;避免多台仪器使用同一电源插座;电线导线不交叉,妥善固定不打结。

5.发生房室传导阻滞的患者应立即给予氧气吸入,稳定患者情绪,必要时遵医嘱使用镇静或镇痛药物。

6.导管室应备好起搏器置入用物,如临时起搏器、单腔或双腔起搏器、心房及心室电极、撕开鞘等;将起搏器测试仪器准备好,根据具体情况及时配合手术医师使用。

7.患者发生心室颤动时应立即行非同步直流电击除颤(能量 200~360J),并可用肾上腺素静脉注射。

8.对于心室停搏和心电一机械分离(慢而无效的室性自身心律)的患者应立即按心肺复苏术的抢救步骤紧急处理。

9.护理操作和抢救过程中,医护人员应注意患者的神志、面色、心率、心律、血压及血氧饱和度的变化,经常询问患者有无不适,以便作出准确判断并及时采取有效的处理措施。

10.如需要紧急置入起搏器,要做好患者家属的安慰、解释工作,以取得家属的理解与配合。

(唐应丽)

第七节　急性心肌梗死介入围术期的安全护理

一、概述

急性心肌梗死(AMI)是由于冠状动脉急性闭塞引起部分心肌缺血性坏死。临床表现为剧烈而持久的胸痛,血清心肌酶活力增高,以及反映心肌急性损伤、缺血和坏死一系列特征性心电图改变,常并发心律失常及急性循环功能障碍,属冠心病的一种严重类型。

【病因】

约90%的心肌梗死是在冠状动脉粥样硬化的基础上血栓形成所致,约10%的心肌梗死是在冠状动脉粥样硬化的基础上或正常的冠状动脉发生较持久的痉挛所致。

1.精神与体力过劳、饱餐(进食多量脂肪)、严重心律失常、大量出血、脱水、休克以及手术麻醉等常导致血液黏稠度增加,心肌氧耗量增加,冠状动脉灌注锐减,从而使粥样斑块内出血或破溃,血栓形成以及冠状动脉痉挛。冠状动脉内闭塞性血栓形成或持续性痉挛即可导致该动脉所供应心肌的严重持久性缺血,持续1h以上即致心肌坏死。

2.心肌梗死也可由冠状动脉栓塞、主动脉夹层累及冠状动脉口、冠状动脉夹层动脉瘤、冠状动脉炎、冠状动脉先天畸形和心脏挫伤等少见原因引起。

【病理解剖】

急性期心肌呈大片灶性凝固性坏死,心肌间质充血、水肿伴炎症细胞浸润。病变波及心包可出现反应性心包炎,波及心内膜可引起附壁血栓。坏死心肌范围大小,主要取决于冠状动脉闭塞部位、速度和侧支循环的情况以及冠状动脉痉挛的严重程度和持续时间。心肌梗死部位依所侵犯的冠状动脉而定。

1.左冠状动脉前降支闭塞引起左心室前壁、心尖部、下侧壁、前间壁和前乳头肌梗死。

2.左冠状动脉回旋支闭塞引起左心室高侧壁、膈面及左心房梗死和(或)累及房室结。

3.右冠状动脉闭塞可引起左心室膈面、后间膈及右心室梗死,并可累及窦房结和房室结。

【临床表现】

1.先兆症状　约1/3患者突然发病,并无先兆症状。而2/3患者发病前有先兆症状或为初发心绞痛,或原有心绞痛发生恶化,即为不稳定型心绞痛或称梗死前症状。此阶段如能得到及时诊断和积极治疗,将会有部分患者避免发生心肌梗死。

2.症状　急性心肌梗死发病起始症状差异极大,有的患者起病急,症状严重;有的患者症状轻微,未引起注意而未就诊;有的患者无明显症状,为无症状性心肌梗死。

(1)疼痛:是最常见、最早出现、最为突出的起始症状。其疼痛部位、放射部位、疼痛性质与心绞痛相似,但程度严重,常难以忍受。疼痛部位主要为胸骨后或心前区,有时上腹部或剑突处压榨性疼痛或紧缩感,多伴有大汗、恐惧、有濒死感。持续时间常>30min,甚至长达数小时或更长。休息或含服硝酸甘油不能缓解。

但有 15%～25% 的患者无疼痛症状,常见于老年人、脑血管病或糖尿病患者,原因可能是由于脑动脉硬化、脑软化痛觉迟钝,糖尿病伴心脏神经病变使痛觉传入受阻,冠状动脉闭塞极快,感觉神经末梢与心肌迅速坏死或严重并发症(如心力衰竭、休克)掩盖了疼痛。

(2)胃肠道症状:恶心、呕吐和上腹胀痛。多见于下壁心肌梗死,由于梗死心肌刺激迷走神经,也和心排血量降低,组织灌注不足有关。偶见腹泻及顽固性呃逆,由于刺激膈神经而产生。

(3)晕厥:突然发生晕厥,常见于急性下壁心肌梗死早期。由于迷走神经张力增高或窦房结和房室结缺血,导致严重缓慢性心律失常;血管张力下降,周围血管床短暂扩张致回心血量减少,则心排血量明显降低,导致一过性广泛脑血流减少。

(4)心脏性哮喘:常见于广泛前壁心肌梗死、再梗死或原有缺血性心肌病存在,致使发生左心衰竭所致。

(5)心律失常:无胸痛或疼痛不明显,而以各种严重心律失常起病,多发生在发病 24h 内,是患者早期死亡的重要原因之一。

(6)脑缺血症状:头晕、恶心、呕吐、意识迟钝或神志不清。多由于心肌梗死后心排血量降低导致弥漫性脑缺血,多见于伴脑动脉硬化老年患者,如脑和冠状动脉同时发生血栓或痉挛可导致局限脑缺血,表现为偏瘫、单瘫、失语、昏迷。

除以上临床表现外,尚有疼痛部位不典型者,如疼痛位于头颈部、咽部、下颌、面颊、肩背部、牙龈、右下腹部。无胸痛或仅觉胸部不适,伴头晕、心悸、无力、出汗等非特异性症状。

二、AMI 急诊 PCI 的依据、适应证和禁忌证

(一)治疗依据与目的

尽管还没有准确的统计,但普遍认为 ST 段抬高心肌梗死(STEMI)在我国已经成为一种严重危害人民健康的常见多发性疾病。在美国,每年至少有 90 万人患 STEMI,其中 1/3 在缺血症状发作后 24h 内死亡,存活患者中许多发生严重后果。

静脉溶栓治疗可以延长 STEMI 患者的生存时间和保护患者的左心室功能,因此曾经是 STEMI 患者的主要治疗方法,但是,静脉溶栓治疗存在很多问题,为了克服其不足,近 20 年来逐渐产生了急诊 PCI 策略(表 6-1),并且在临床实践得到不断完善。

表 6-1 STEMI 的 PCI 方法

直接 PCI	PCI 前未行静脉溶栓治疗
补救 PCI	静脉溶栓治疗失败后患者仍有持续性心肌缺血,而 12h 内做 PCI
即刻 PCI	静脉溶栓治疗成功后即刻对严重残余狭窄施行 PCI
延迟 PCI	静脉溶栓治疗后 1～7d 对严重残余狭窄施行 PCI
易化 PCI	先药物治疗(例如全量溶栓、半量溶栓、糖蛋白 Ⅱb/Ⅲa 抑制药或减量溶栓治疗＋血小板糖蛋白 Ⅱb/Ⅲa 抑制药)后按计划即刻实施 PCI

直接 PCI 是一种抢救性的治疗手段,该介入手术的病死率可达 5%～7%,较择期 PCI 病

死率高 20 倍,术者面临许多不可预知的风险,承担着很大的压力。因此,应当重视直接 PCI 术前、术中和术后的每一个环节,力求迅速、安全和有效。

(二)直接 PCI 的适应证和禁忌证

1.绝对适应证 美国心脏病学院(ACC)和美国心脏病协会(AHA)新近提出下述 3 种情况时应施行直接 PCI。

(1)STEMI 或伴有新发左束支传导阻滞的心肌梗死患者并且症状发作 12h 内。

(2)ST 段抬高或新发左束支传导阻滞的心肌梗死、发生心肌梗死心源性休克<36h 和休克发生<18h 以内可以完成并适合血管重建治疗,且患者年龄<75 岁。

(3)严重充血性心力衰竭和(或)肺水肿(Killip 3 级)并且症状发作 12h 之内的患者。

2.相对适应证 下述两种情况时可以考虑施行直接 PCI。

(1)患者年龄≥75 岁,ST 段抬高或左束支传导阻滞或心肌梗死后 36h 内发生心源性休克并且在休克发生 18h 以内适合施行血管重建治疗的患者。

(2)症状发作 12~24h,同时有严重充血性心力衰竭和(或)血流动力学或心电活动不稳定和(或)持续性缺血证据者。

但是,对于上述绝对适应证和相对适应证有 3 个前提:①就诊 90min 内能够完成球囊充盈;②有介入手术熟练的医师(每年手术例数>75 例,同时每年完成 11 例直接 PCI);③有具备一定条件的导管室(每年 PCI 例数>200 例,其中直接 PCI 例数>36 例,并且能够进行心脏外科手术)和有经验辅助人员支持。

3.禁忌证 下述 3 种情况不应施行直接 PCI。

(1)适合静脉溶栓的患者,完成介入手术医师手术例数少(每年<75 例或每年直接 PCI 例数<11 例)。

(2)没有血流动力学障碍的患者的非梗死相关动脉。

(3)STEMI 发生后>12h,血流动力学和心电活动稳定的无症状患者。

(三)根据体表心电图判断梗死相关动脉血管及病变部位

根据体表心电图判断梗死相关动脉血管及病变部位,对于危险性分层以及预测患者可能出现的结果具有重要意义。如左主干或前降支近段急性闭塞的患者,最常见的后续结果是急性左心衰竭和心源性休克,往往需要采用药物治疗和器械辅助治疗帮助患者稳定血流动力学状态。而右冠状动脉近段急性闭塞的患者,容易合并右心室心肌梗死和缓慢性心律失常,在 PCI 开通梗死相关动脉血管后发生无复流的比例明显增高。动态比较发病后的多份体表心电图变化,以提高评估的准确性。

1.左主干病变 典型的心电图改变为 aVR 导联 ST 段抬高,同时 Ⅰ、Ⅱ、V_4~V_6 导联 ST 段压低。如果同时伴有 V_1 导联 ST 段抬高,则 aVR 导联 ST 段抬高的程度应当大于 V_1 导联。

2.前降支开口或近段病变 心电图表现为:①ST 段抬高≥1mm 常见于 V_2 导联,其次为 V_3、V_4、V_5、aVL、V_1 和 V_6 导联,V_2、V_3 导联抬高程度最大;②aVL 导联 ST 段抬高,下壁导联 ST 段下移;③如果 V_1 导联 ST 段抬高同时伴有 aVR 导联 ST 段抬高,则前者抬高程度应当大于后者。

3.回旋支病变　心电图表现为:①Ⅱ、Ⅲ和 aVF 导联 ST 段抬高,但是没有 aVL 导联 ST 段下移,并且Ⅲ导联 ST 段抬高程度与Ⅱ导联相当;②可以伴有心前区导联 ST 段下移,有时回旋支闭塞时,可以表现为"假性正常"。

4.右冠状动脉近段病变　心电图表现为:①Ⅱ、Ⅲ和 aVF 导联 ST 段抬高,Ⅲ导联 ST 段抬高程度大于Ⅱ导联,同时伴有Ⅰ和(或)aVL 导联的 ST 段下移;②右心室导联 ST 段抬高。如果右冠状动脉开口的急性闭塞,还可以表现为 V_1 导联 ST 段抬高。

三、急诊 PCI 并发症

(一)心律失常

1.室性心律失常　包括室性早搏、室性心动过速和心室颤动,是 AMI 后第一个 24h 内,特别是最初数小时内常见的并发症,也是引起 AMI 早期猝死的主要原因。

2.室上性心律失常

(1)窦性心动过速:常由于心力衰竭、低氧血症、疼痛、焦虑、发热、血容量过低、肺栓塞和某些药物的不良反应所致。

(2)房性期前收缩:往往是心房颤动或心房扑动的先兆,与心力衰竭致心房扩张有关。

(3)阵发性室上性心动过速(PSVT),因心率过快可使心肌缺血加重。

(4)心房扑动和心房颤动:往往见于合并心力衰竭的患者,并提示预后不良。

(5)交界区性心律失常:多见于下壁 AMI,且多为短暂性的,包括交界区心律失常和加速性交界区心律失常。

3.缓慢性心律失常

(1)窦性心动过缓:在急性下壁、后壁心肌梗死早期最为常见。

(2)房室传导阻滞:一度和二度房室传导阻滞,极少发展为三度房室传导阻滞。

(3)束支传导阻滞:新的双束支阻滞和新的单束支阻滞。

(二)低血压

低血压是 AMI 早期较常见的并发症,可引起冠状动脉灌注减少,加重心肌缺血,严重时可危及患者生命。常见原因有迷走神经过度反射、低血容量、药物(如血管扩张药)过量、右心室梗死、心源性休克以及其他原因如急性肺栓塞、出血和气胸。

(三)心力衰竭

心力衰竭是影响急性心肌梗死预后的主要并发症之一,常见于大面积心肌梗死如广泛前壁急性心肌梗死或急性心肌梗死伴大面积心肌缺血的患者,提示主要是由于左心室收缩功能衰竭所致,并伴随着有舒张功能异常。收缩功能衰竭是因射血分数每搏出量和心排血量严重降低,而同时产生左心室舒张末压增高和肺淤血、水肿;舒张功能异常只引起左心室舒张末压升高和肺淤血、水肿,而射血分数、每搏出量和心排血量无严重降低。

心力衰竭的血流动力学异常属 Forrester Ⅱ型[心脏指数>2.2L/(min·m²),肺毛细血管楔压>18mmHg],其主要临床表现有呼吸困难和肺部啰音,并随每搏血量降低和肺淤血的程度不同而差别较大。可轻至呼吸次数增加（>20/min）或平卧后咳嗽、咳白色泡沫稀痰伴肺部少量细湿啰音；又可重至肺水肿的表现如极度呼吸困难、端坐呼吸、咳粉红色泡沫痰伴面色苍白、大汗淋漓，满肺水泡音和喘鸣音。

（四）心源性休克

心源性休克是急性心肌梗死后泵衰竭最严重的类型。80%是由于大面积心肌梗死所致，其余是由于机械并发症如室间隔穿孔，乳头肌断裂或右心室心肌梗死所致；其预后很差，病死率高达80%。典型的血流动力学类型为 Forrester IV 型 [心脏指数 CI<2.2L/(min·m²)，肺毛细血管楔压>18mmHg]。临床表现为持续（>30min）低血压（收缩压<80mmHg）、低组织灌注（神志模糊、皮肤湿冷苍白、四肢冰凉、少尿和酸中毒）以及肺水肿（呼吸困难、肺部湿啰音和 X 线的肺水肿表现）。

（五）机械并发症

1.左心室游离壁破裂　一旦发生往往是灾难性的，将立即出现心脏压塞，产生心电-机械分离而死亡。

2.室间隔穿孔和乳头肌断裂　室间隔穿孔是由于室间隔破裂所致，而乳头肌断裂则乳头肌"破裂"的结果。两者临床特征相似，均表现为突然发生心力衰竭甚至心源性休克，或者心力衰竭突然加重并很快出现心源性休克，伴有心前区新的、粗糙的全收缩期杂音，前者往往有震颤。

（六）心肌梗死后心绞痛和心肌再梗死

心肌梗死后心绞痛属不稳定型心绞痛，应给予积极处理。

心肌再梗死，不论是原部位再梗死，还是非原部位再梗死，只要有典型的胸痛伴 ST 段上抬高者，均应按 AMI 处理。

四、急诊 PCI 术前药物治疗

（一）抗栓治疗

抗栓治疗是整个直接 PCI 围术期非常重要的一环，包括抗血小板治疗（阿司匹林、氯吡格雷和糖蛋白 IIb/IIIa 受体拮抗药）和抗凝治疗（普通肝素、低分子肝素和比伐卢定）。

1.口服抗血小板治疗

（1）阿司匹林：主要通过抑制血小板中血栓烷 A_2（TXA_2）的生成，来抑制血小板聚集并起到抗血栓形成的作用。

（2）氯吡格雷：抑制血小板的二磷酸腺苷受体抑制血小板聚集，用药后 6h 开始发挥其临床抗血栓作用。

2.糖蛋白 IIb/IIIa 受体抑制药　可以有效地阻断纤维蛋白原和其他的黏附蛋白通过糖蛋白 IIb/IIIa 受体与毗邻的血小板结合。

3.抗凝治疗

（1）普通肝素：对于直接 PCI 的患者，应给予普通肝素治疗。根据体重选择肝素冲击剂量

（70～100U/kg）。

（2）低分子肝素：低分子肝素可替代普通肝素作为辅助治疗用药。

（3）比伐卢定：是直接抗凝血酶抑制药。对于肝素诱发的血小板减少性紫癜的患者，可以考虑应用比伐卢定替代肝素。

（二）其他药物治疗

1.β受体阻滞药　AMI 发作后的前几个小时，β受体阻滞药可以通过降低心率、体循环动脉血压和心肌收缩力来降低心肌耗氧。此外，通过降低心率延长舒张期，可以增加到缺血心肌尤其是心内膜下的灌注。因此，即刻β受体阻滞药治疗可以：①降低没有接受溶栓治疗患者的梗死范围和相关并发症发生率；②降低接受溶栓治疗患者再梗死发生率；③降低致命性室性心动过速发生率。

2.肾素-血管紧张素-醛固酮系统抑制药（ACEI）　ST 段抬高心肌梗死肺充血或左心室射血分数＜0.4 的患者，应在发病 24h 内口服 ACEI，除非存在血压过低（收缩压＜100mmHg 或＜基线值 30mmHg）或存在其他使用该类药物禁忌证。

3.严格控制血糖　ST 段抬高心肌梗死急性期，血液和缺血心肌中儿茶酚胺水平增高。此时胰岛素水平较低，而皮质类醇和胰高血糖素水平增高，从而使胰岛素敏感性降低导致葡萄糖利用障碍。游离脂肪酸水平和其代谢产物增加，通过以下机制导致缺血性损伤：①直接对心肌的毒性作用；②增加心肌耗氧；③直接抑制葡萄糖的氧化。目前认为，促进葡萄糖氧化的药物能缓解缺血后收缩功能障碍。胰岛素可促进葡萄糖的氧化增加 ATP 水平，并增强 ST 段抬高心肌梗死患者溶栓治疗的疗效。

4.镁剂　镁剂治疗急性心肌梗死可显著降低病死率。因此，应该纠正体内镁不足，特别是 ST 段抬高心肌梗死发病前使用利尿药治疗的患者。

5.钙离子通道阻滞药　β受体阻滞药无效或有禁忌证（如支气管痉挛）的患者，可给予维拉帕米或硫氮卓酮以缓解心肌缺血或控制 ST 段抬高心肌梗死后出现的心房颤动或心房扑动的快速心室率，除非有充血性心力衰竭、左心室功能障碍或房室传导阻滞。

五、急诊 PCI 术中严重并发症急救护理措施

（一）再灌注心律失常

再灌注心律失常是急诊 PGI 术中不可避免的并发症，绝大多数发生在冠状动脉再通瞬间及 30min 以内。因此，急诊 PCI 术中密切观察病情，及早发现心律失常并积极配合抢救，对提高手术的成功率有重要意义。

1.充分的术前准备

（1）稳定患者情绪，消除其紧张、恐惧的不安情绪，避免因精神因素引起交感神经兴奋，从而减轻心律失常的发生。

（2）做好各种抢救仪器的准备，如临时起搏器、除颤仪、主动脉内球囊反搏泵、吸痰器、人工呼吸机、供氧装置等，使之处于完好备用状态。

（3）备好各种抗心律失常药物，如阿托品、利多卡因、多巴胺、胺碘酮、肾上腺素等。

2.术中严密监测、及时处理

(1)持续心电、压力监测:严重的室性心律失常是 PCI 患者死亡的重要原因,术中持续心电监测对早期发现室性心律失常并为抢救争取时间非常重要。尤其是导丝通过闭塞处、造影剂注入冠状动脉、球囊扩张时、血管开通后瞬间均易出现室性期前收缩,甚至心室颤动。急诊 PCI 患者术中应持续进行心电监护及生命体征监测,密切注意冠状动脉内压力、心率、血压及面色、神志等情况。询问患者有无心前区疼痛及不适感。

左冠状动脉闭塞易引起室性心律失常,如室性期前收缩、室性心动过速、心室扑动、心室颤动等。大多数加速性室性自主心律能自行转变为窦性心律,只需严密观察。但对于第 1 个室性期前收缩发生较早、频率较快和持续时间较长的加速性自主心律,应给予及时处理,以免转成恶性心律失常,一旦发生心室颤动,立即做非同步直流电除颤。右冠状动脉或左回旋支闭塞易引起心率减慢、房室传导阻滞,遵医嘱及时注射阿托品 1～2mg 或紧急配合安装临时起搏器。

因此,冠状动脉开通后,应严密注意心电图的变化,尤其是多源性、频发性、R-on-T 现象的室性期前收缩是心室颤动的信号。

(2)正确熟练掌握各种抢救仪器设备的使用及操作:导管室护士应熟练掌握各种抢救仪器设备的使用及操作,当手术中患者出现心室颤动而手术医师不能下台进行除颤时,导管室护士应迅速进行电除颤。电除颤的方法:充分暴露患者的前胸,将涂满导电胶的电极板分别置于患者胸部最右缘第 2 肋间和心尖部,两电极板之间的距离不应<10cm,与皮肤紧密接触,避免任何人接触患者及病床。两电极同时放电,患者身体和四肢会抽动一下,通过心电监护仪观察患者心律是否转为窦性心律,根据心律情况决定是否需要再次除颤。若电除颤后,患者心电示波呈缓慢逸搏心律或一直线,应立即给予胸外心脏按压或人工起搏,呼吸停止者,给予人工呼吸或紧急行气管插管呼吸机辅助呼吸。复律后仍应严密观察心电图和生命体征的变化。

因此,充分认识再灌注心律失常的危险因素,认真做好术前准备,术中严密监测,准确识别各种心律失常,熟练掌握各种抢救仪器设备的使用等,就能有效地消除或减轻再灌注心律失常的危害,提高急诊 PCI 的成功率。

(二)心源性休克

心源性休克由于心排血量减少,末梢循环灌注量减少,血流留滞,末梢发生发绀,尤其以口唇、黏膜及甲床最明显,四肢也因血供障碍而冰冷,皮肤潮湿。AMI 合并心源性休克是心血管疾病中的急危重症,其病死率高达 60%～90%,起病迅速,常于发病后数小时或 1 周内与疼痛同时出现。快速有效地开通梗死相关动脉,及时发现和正确处理,是降低病死率的关键,周密的护理抢救措施也是提高抢救成功率的重要步骤之一。

1.迅速建立静脉通道　心源性休克由于心肌收缩力弱,心搏血量少,致使循环灌注不足,适当补充血容量是当务之急,同时确保必要的药物应用也需要静脉通道。因此,迅速为患者开通至少两条以上静脉通道,选用大号静脉留置针。在输液过程中,根据心率、血压情况随时调整补液速度。

2.给氧　患者由于心肌收缩力减弱,心排血量减少,微循环血流缓慢,供血减少,组织发生缺血、缺氧,动脉血氧含量明显下降。为改善心功能,解除脑、肝、肾重要脏器的缺氧症状,及时给氧是进行抢救的关键措施之一。直接给氧是最简便有效的治疗方法,可用面罩或鼻导管给氧。面罩要严密,导管插入要适中,调节氧流量为 2～4L/min,休克症状改善后可调解氧流量为 1～2L/min,每 24 小时更换导管 1 次,以保持导管通畅。

3.应用血管活性药物的观察　应注意输入液体的通畅,避免脱管、外溢。多选取多巴胺升高血压,如果大量或快速地补充多巴胺,可使血压上升过快、过高,加重心脏负荷。而酚妥拉明和硝普钠降低心脏前、后负荷,扩张血管,如滴注过快可使血压明显下降,加重休克。因此,护士必须严密观察患者应用药物时的病情变化,有条件者可测定肺毛细血管楔压,根据血压随时调整输液的量及速度。

4.尿量观察　休克时肾小动脉痉挛,使肾血流量减少,促使肾素生成增加,使肾血管更加收缩,肾小球滤过率减少;肾实质细胞受损时间延长,可能造成肾小管上皮细胞变性、坏死,出现少尿、无尿。因此,在单位时间内对尿量的观察,是休克病情变化及治疗的一个十分敏感且有意义的指标。采用留置导尿观察每小时尿量,如果患者 6h 无尿或每小时尿量少于 20～30ml,说明肾小球滤过量不足;如无肾实质病变,说明血容量不足。相反,如果每小时尿量＞30ml,表示微循环良好,肾血灌注好,是休克缓解的可靠指标。

留置导尿时注意无菌操作,保持尿管通畅,并详细准确记录出入量,了解进出液体平衡情况。同时还应注意尿液的颜色及有无血尿。

5.IABP 的护理　IABP 是机械辅助循环的重要手段之一,它通过在心室收缩期球囊放气减少后负荷,在舒张期充盈增加心排血量,改善冠状动脉和外周组织灌注。护理中注意保持管道通畅及压力稳定,注意局部穿刺部位皮肤颜色,有无渗血、渗液、血肿和足背动脉搏动情况。在每次冲洗导管或抽取血标本时应停止反搏,以防逆向栓塞的危险。

(三)心力衰竭

心力衰竭是影响 AMI 预后的重要并发症之一,常见于大面积心肌梗死如广泛前壁急性心肌梗死或急性心肌梗死伴大面积心肌缺血的患者,提示主要是由于左心室收缩功能衰竭所致,并伴随有舒张功能异常。一般以急性左心衰竭为主,表现为突发的呼吸困难、发绀、不能平卧、气促、咳嗽、咳粉红色泡沫痰,脉搏细速、大汗、尿少、双肺底湿啰音等。

1.吸氧　给予高流量鼻导管吸氧(氧流量 6～8L/min)或麻醉机面罩吸氧,以改善换气功能,同时湿化瓶加用 50％乙醇,以降低肺泡表面张力,特别是咳大量粉红色泡沫痰时,应及时用吸引器吸引,保持呼吸道通畅,以免发生窒息。

2.镇静　肌内注射哌替啶 50～100mg 或静脉注射吗啡 3～5mg,使患者安静,以减少心肌耗氧。

3.利尿　静脉注射呋塞米 40～60mg,注意观察尿量,准确记录出入量。

4.应用血管活性药物　严格控制输液的速度和量,应用多巴胺及硝普钠等药物时,最好使用微量泵,并防止液体外渗。

5.注意观察脉搏、心率、血压的变化　心率在某种程度上反映心功能,脉搏的强弱与心肌收缩力及心排血量有关。当患者脉搏较原来更为细速、无力时,要考虑到早期休克的发生,临床上脉搏的变化,往往早于血压的变化。

（四）急性心脏压塞

急性心脏压塞是心脏介入治疗中少见而严重的并发症，一旦发生，病情凶险，若贻误抢救，后果严重，需引起临床医师的高度警惕，而早期诊断是抢救成功的关键。临床表现为术中突然出现胸闷、气急、背部隐痛、恶心、大汗、烦躁、血压下降或脉压变小，心率加快或减慢，X线透视见心影增大，心脏搏动减弱。护理措施如下。

1.立即准备用物，配合医师进行心包穿刺引流，严格无菌操作。

2。密切观察患者的面色、意识、呼吸的变化，如出现心悸、气急、呼吸困难等情况，立即进行相应的处理。应用多巴胺、阿托品维持正常心率、血压，同时进行补液治疗。

3.输液完毕，应用生理盐水封管后妥善固定。

4.记录心包引流量、颜色、性状，观察胸闷、胸痛症状有无改善。

5.稳定患者的情绪，做好心理护理。

6.暂停用抗凝药物，尽量减少可能再出血。

7.及时与外科联系，必要时行外科手术治疗。

（五）术中症状的处理

1.胸痛　立即给予吸氧、静脉滴注硝酸甘油，必要时应用镇静、镇痛药以缓解患者疼痛和紧张情绪。

2.恶心、呕吐　迅速将患者头偏向一侧，及时清除口腔内呕吐物，静脉注射地塞米松5mg，肌内注射甲氧氯普胺10mg或莫菲管滴注格雷司琼3mg。

3.低血压　术中密切观察患者的血压，发现血压下降立即告知术者，因导管嵌顿引起的低血压，提醒术者及时回撤导管。出现血压持续下降及时应用多巴胺等升压药物，并注意补液。

4.一过性心律失常　多为频发室性期前收缩、短阵发性室性心动过速、房室传导阻滞等，备好临时起搏器、除颤仪，术中严密监护心电图的变化，及时报告心电监护情况。如发生频发室性期前收缩、短阵发性室性心动过速时，可静脉注射利多卡因或胺碘酮，一旦发生心室颤动立即行电复律；出现心率缓慢、房室传导阻滞时，静脉推注阿托品0.5～1mg，以提高心率。

AMI后梗死相关血管的重建：早期再灌注治疗可明显缩小梗死范围，降低心肌梗死的病死率。AMI患者急诊行PCI具有再通率高（平均91.0％）、冠状动脉开通时间早、残余狭窄小出血并发症少、病死率低等特点，但急诊PCI技术要求高，AMI的早期由于剧烈疼痛刺激、大面积心肌缺血和坏死、心律失常及病情多变等因素，影响血压变化及患者的主动配合，风险性更大，易发生并发症。因此，高素质的护理抢救队伍是抢救成功的前提，要求导管室护士专业技术熟练，具有较强的观察力和冷静处理事故的能力，配合抢救时注意力要集中，反应要灵敏，熟悉手术步骤和术者的意图，与医师配合默契，以保证治疗措施的顺利完成和达到预期的效果。

（唐应丽）

第八节　主动脉内球囊反搏安全护理

一、概述

主动脉内球囊反搏泵（IABP）是机械辅助循环方法之一。系通过动脉系统置入一根带气囊的导管到降主动脉内左锁骨下动脉开口远端，在舒张期气囊充气，在心脏收缩前气囊排气，起到辅助心脏的作用。

1953年，Kantrowitz等首先提出应用机械辅助心功能很差的心脏，将动脉收缩时压力波的相位延迟到舒张期则可以增加冠状动脉的血流。1958年Bartwell等提出用主动脉反搏（counterpulation）的设想。1961年Clauss等在实验中试用心脏收缩时主动脉抽出一定量血液入泵，心脏舒张时加压注回主动脉以辅助心脏循环。同年，Jacoby在动物实验中证实了反搏法对急性冠状血管堵塞的疗效，但技术方面受到很大的限制并且有严重的溶血。1962年，Moulopoulous提出将带有球囊的导管放入主动脉内。随着这一技术的不断完善，至1969年第一台有比较完善控制、驱动系统的IABP研制成功并在临床上使用，取得较满意的临床疗效。1970年Goetz发明双球囊导管，以产生单向血流；1975年其研制成可连续检测球囊内压力的IABP。1978年Bregman发明经皮主动脉内球囊导管，操作简便、省时。1981年双腔IABP应用于临床。1986年有多种驱动模式的IABP机问世。随着反搏机的不断改进，自动化控制更为完善和灵敏。在反搏机的触发、充放气、供电、空气压缩系统、气体供应、电动机工作、显示参数与信号等方面均电脑化管理，从而使IABP系统达到安全、灵敏、方便、迅速的要求。同时对其临床应用中的血流动力学等各方面均做了深入的研究，肯定了其作用，IABP已经成为常用的辅助循环装置。

二、IABP 的工作原理

从股动脉内将带球囊的导管置入左锁骨下动脉与肾动脉之间（顶端在左锁骨下动脉开口以远2cm左右、正位透视在第2～3肋间），在左心室舒张期充气，突然阻止降主动脉内血流，使主动脉内舒张期血压升高，挤压更多的血液流入冠状动脉，改善冠状动脉系统的供血和供氧；在左心室收缩期球囊突然放气，主动脉内压力骤然下降，产生一个空穴，使左心室射血阻力降低，左心室后负荷减轻，减小左心室壁张力和左心室做功及耗氧。

IABP增加心脏的供氧，减少心肌的氧耗，由于心排血量增加及球囊充气时舒张压增高，对脑、肾灌注增加，增加尿量，减轻酸中毒，改善机体内环境，有利于危重及休克患者的功能恢复。

1968年，Rantrowitr首先在临床应用成功。近年经过Bregmen的精心研究，使IABP使用领域不断扩大，效果也有明显提高。IABP为治疗低心排血量综合征的有效手段，是首选的心脏机械辅助方法之一。对衰竭心脏的疗效优于任何药物。有人对 IABP 在冠心病、风湿性心脏病、先天性心脏病术后的应用作了统计,结果是 IABP 对冠心病效果最佳。

三、适应证和禁忌证

1.适应证
(1)不稳定型心绞痛。
(2)心肌梗死面积有扩大危险者。
(3)难治性室性心律失常。
(4)心源性休克。
(5)休克前状态。
(6)感染性休克。
(7)心脏挫伤。
(8)预防性支持:①冠状动脉造影检查;②经皮腔内冠状动脉成形术;③溶栓治疗;④放置支架。

2.IABP 临床应用指征
(1)心脏指数<2L/(min·m^2)。
(2)平均动脉压<8.0kPa(60mmHg)。
(3)体循环阻力>2100dgne。
(4)左房压>2.7kPa(20mmHg),中心静脉压>15cmH$_2$O。
(5)尿量<20ml/h。
(6)末梢循环差,四肢发凉。
上述情况经积极治疗,正性肌力药及活性药调整心脏负荷、纠正代谢紊乱后血流动力学仍不稳定者,尽早应用 IABP 辅助。

3.禁忌证
(1)绝对禁忌证:①中、重度主动脉瓣关闭不全;②主动脉夹层动脉瘤、主动脉瘤、窦瘤破裂;③主动脉、大动脉损伤;④全身出血倾向、脑出血患者。
(2)禁忌证:①相对终末期心脏病;②严重的主动脉硬化;③疾病的终末期;④腹主动脉瘤。

四、IABP 装置及应用

1.确保充足的氦气(He)供应压力　IABP 泵工作是由驱动器在心脏舒缩周期中充、放气而实现,它要求气囊内气体分子量小、运动快,在血液中易被吸收,目前临床常选用氦气。氦气在运送中具有层流小、扩张性快的优点,便于球囊的快速膨胀或缩小,有利于快速性心律失常患者的反搏,是一种较理想的气体。为保证球囊充气时的气体容量,氦气瓶应有一定的氦气压力,故在开始 IABP 治疗前就应首先检查氦气压力,在治疗过程中应随时检查,降至压力临界线时要及时更换氦气瓶。

2.选择清晰的心电图波形　心电图触发模式启动 IABP 时,主要是依据心电图综合波中 R 波触发球囊周期性启动,故应选择以 R 波为主的导联,排除心电图干扰,确保心电图信号良好,保持 R 波始终清晰,且 R 波波幅大于 T 波的 2 倍。连续监测心电图,发现心电图改变时及时调整合适的心电图,并固定好胸前电极。及时处理和控制心律失常,遵医嘱使用抗心律失常药。为避免 R 波触发机制障碍,心律、心率失常引起反搏比例不当,严重心律失常时,改用动脉波触发模式。

3.保持良好的动脉波形　确保有创动脉压监测管道通畅,监测结果准确,并保持良好的动脉波形。为保持有创动脉导管通畅,将肝素稀释液(肝素 100mg 用 500ml 生理盐水稀释)持续泵入。始终保持动脉测压组件中的压力换能器在右心房水平,使测压值反映患者病情及 IABP 的使用效果。妥善固定有创动脉穿刺管,观察置管侧肢体末梢温度、皮色和足背动脉搏动情况。根据动脉压力波形调节 IABP 气囊充放气时间。若采用压力触发,应使气囊在舒张期相当于动脉重搏切迹处充气,在心脏收缩前放气;若采用心电触发,则应使气囊在 T 波后充气,Q 波前放气。充、放气时间调整合适非常重要,是获得最佳辅助效果的关键,充、放气过早或过晚会引起心脏负担加重,减少冠状动脉血流灌注,甚至引起机械性损伤。

4.球囊气体容量的调整和反搏比例的选择

(1)根据压力平台调整球囊气体容量:球囊应视患者年龄、体重不同而选用合适的容量规格,一般情况下其容量应相当于心脏每搏排血量的 40%～60%;亦可根据身高选择不同气量的球囊,球囊扩张的程度应达到主动脉直径的 85%～90% 较为理想,阻塞程度太高会加重全血细胞破坏及可能的主动脉壁的损伤。肢体活动可引起球囊充气不足、放气障碍,故在 IABP 使用期间采取正确卧位,确保反搏效果。保持患者呈平卧位,插管侧肢体避免屈曲,必要时使用约束带或药物镇静,同时做好患者的解释工作。球囊漏气或破裂,应立即拔出 IABP 置管,更换气囊导管。

(2)根据患者病情选择反搏比例:IABP 机反搏比率有 1∶1、1∶2、1∶4、1∶8,在 IABP 使用过程中根据患者病情变化,随时调整 IABP 的反搏比例。当心率＜140/min 时常采用 1∶1,病情渐趋稳定或心率＞140/min 则选用 1∶2。当患者血流动力学状况改善时选用 1∶4 或 1∶8,逐步向脱机过渡,直至安全撤机。

5.根据患者病情选择 IABP 触发模式　临床常采用心电触发模式,亦可选择压力触发模式,但脉压＜2.67kPa 时,则不能触发反搏系统。还有一些特殊的模式,可在不同的情况下使用,如用于心房颤动、完全起搏心律患者等和 T 波高尖难与 QRS 波鉴别时。患者心搏骤停、血压测不出时可采用内部触发模式,此时 IABP 以 80/min 速率启动 IABP 机。IABP 应用期间,应随时观察反搏波形,以便及时了解导管移位或气囊破裂以及触发是否失灵。根据 IABP 使用中显示板面的提示,及时排除 IABP 使用中的故障,确保 IABP 的正常工作。

五、气囊导管的选择

气囊导管的选择见表 6-2。

表 6-2 气囊导管的选择

身高(cm)	球囊容积(ml)	
	Datascope	Arrow
152	25	
152～162	34	30
162～183	40	40
183	50	50

六、导管操作中的护理配合

1.准备好置管的常规器械和 IABP 球囊导管及主机,备好相关急救药品-,配好肝素盐水放入加压袋内(生理盐水 500ml＋肝素 0.4ml)。

2.检查和启动反搏泵准备程序:首先检查氦气的储量,打开阀门,启动电源进入待机状态,协助电生理技师连接心电图,保证良好的心电信号。

3.协助医师打开 IABP 导管,正确连接压力套装并进行校零,然后将压力延长管连接到 IABP 导管上。

4.当医师放置好气囊导管,护士将气囊延长管连接于 IABP 机器上,遵医嘱调整反搏间隔及频率,观察反搏效果。

5.缝合并固定鞘管,穿刺点局部用无菌敷贴包扎,用宽 5～8cm,长 20～30cm 低过敏敷贴固定球囊反搏导管,再以蝶形胶布固定于患者大腿上,防止管路被意外拉出。

6.再次行 X 线透视确定球囊位置良好,保证 IABP 工作正常,确定足背动脉搏动并做标记,将患者移至病床送入重症监护室。

7.与重症监护室护士交接注意事项及医疗文件。

8.整理导管室并进行核对工作。

七、术后护理

1.保持正确体位 应用 IABP 时,患者应绝对卧床取平卧位,穿刺侧下肢伸直,避免弯曲,使用约束带或药物镇静,可适当抬高床头不超过 30°。传感器的位置必须与患者的腋中线保持水平(即右心房水平),患者翻身时幅度不宜过大,下肢与躯体成一直线,注意气囊、导管是否移位。

2.严密监测

(1)监测反搏压、血压及中心静脉压:反搏期间舒张压应高于收缩压 10～20mmHg,同时反馈收缩压、舒张压、平均压、心率、尿量及中心静脉压监测结果,遵医嘱决定输液量及多巴胺用量,检测生化指标。反搏压变化影响 IABP 患者血流动力学的效果,由此反搏压低于收缩压时,应及时报告医师并查找原因,调整至有效范围。常见因素有气囊在鞘管内未打开,气囊、导管位置过低,气囊打折、囊内充气不足,囊内壁被坚硬的血管内钙化物刺破及气囊充气时间不当。

(2)监测心电图:IABP 最有效的心律是窦性心律,心率 80~110/min。IABP 反搏效果有赖于 QRS 波的波幅(R 波的波幅<0.5mV 不能正确有效触发)、心搏的节律和频率,严重心动过速(收率>150/min)、心动过缓和 QRS 波幅多变及心室颤动均可影响球囊反搏效果甚至停搏。对于选择心电触发式的患者,应选择具有高尖正向 R 波(≥0.2mV)的心电图,并妥善固定电极。监测反搏波形,有利于及时发现导管移位或气囊破裂以及触发失灵。

(3)严密观察 IABP 机各连接处有否松动、脱出及血液反流现象,以保证管路、三通及传感器等连接牢固。各班交接前必须校正零点,做好记录,确保监测压力的准确性和稳定性。

(4)观察足背动脉搏动情况,触诊插管部位远端股动脉搏动,确定远端血流适当。术后每 15 分钟观察并记录双下肢皮温、皮色、痛觉、足背动脉搏动次数、强弱情况,必要时可经皮氧饱和度监测,以早期发现下肢缺血及血栓形成。开始 2h 每 15 分钟 1 次,以后每 2 小时 1 次,同时与术前或另一侧肢体相比。每 2~4 小时定时监测激活凝血时间,调整 ACT 在正常值的 1.5 倍左右(150~180s),遵医嘱每 2 小时静脉注射肝素 4ml。

3.抗凝治疗的护理 每小时用肝素盐水冲洗导管,并按医嘱给予肝素 500~1000U/h 持续恒速泵维持,保持全身肝素化,同时监测 ACT 时间,根据参数调节抗凝药物用量,使 ACT 维持在 200~250s(正常 90~120s)或活化部分凝血活酶时间(APTT)49~55s。肝素治疗期间注意观察皮肤黏膜、穿刺伤口、尿液、胃肠道以及颅内有无出血倾向,达到既能抗凝又不出血的目的。

4.导管穿刺处的护理 IABP 置入是侵入性操作,若护理不当极易引起感染。护士每天在严格无菌操作下更换穿刺处敷料,观察局部有无红肿、渗血,并防止鞘管移位而影响反搏效果。

5.加强皮肤护理 使用电动充气床垫,减轻支撑部位骨突处的压力,保持皮肤清洁、干爽,以防止压疮发生,在血流动力学稳定的情况下可每 2 小时进行翻身、按摩 1 次,特别是合并糖尿病的患者,以减少压力对脆弱组织的压迫时间,翻身时需 2 人协助,必须保护好管道并使患者的术肢保持伸直状态。如翻身时导致起搏异常,必要时可短暂停机,但停机期间容易导致血栓形成,因此在操作过程中应一步到位,尽量减少停搏时间。

6.加强心理护理 IABP 治疗时,患者大多处于神志清楚状态,故应向患者做好解释工作,使患者了解使用 IABP 的重要性、必要性及注意事项,可使患者克服恐惧心理,配合治疗。由于应用 IABP 的患者都住在重症监护病房内,面对陌生的环境及角色的转换,以及疾病所带来的恐惧、紧张、焦虑心理状态,要反复向患者及家属解释其必要性、有效性和安全性,给患者以安慰、鼓励,可有效提高护理质量,消除患者不良情绪反应,增强战胜疾病的信心,力求以最佳的身心状态度过急性期。

7.撤除 IABP 的护理 病情稳定者则可停用 IABP,撤机应逐渐进行,先由 1:1(气囊充气:心率)改为 1:2 或 1:3,各方面情况稳定后则可停机。在撤除气囊导管前,气囊需继续工作,以防止气囊上血栓形成。拔管前停用肝素 4~6h,当 ACT 降至 200s 以下时拔管,拔管后局部压迫 15~30min,后用弹性绷带加压包扎 24h,沙袋压迫 8h,继续观察伤口有无渗血及肢端血供。

八、撤机指征

当患者的血流动力学状态明显改善、病情稳定后,可逐渐减少 IABP 患者反搏比例。若患者可以耐受 1：(4～8)的反搏比例,则撤出 IABP 是安全的。

1.由低心排血量而引起的低灌注现象消失。

2.尿量＞30ml/h。

3.心血管系统持续稳定,对正性肌力药物在低剂量需求范围。

4.心率＜100/min。

5.室性期前收缩＜6/min,非成对出现或单发病灶。

6.心脏指数≥2L/(min·m²),且缩短速率＜20％。

7.IABP 撤除后左心室舒张压的增加＜20％。

九、并发症的处理及护理

1.次要并发症　发生率7％～42％,这类并发症拔出 IABP 后可缓解。

(1)下肢缺血:因 IABP 所用的鞘管为 8 号或 9.5 号,直径较粗且需长时间放置在股动脉内,易造成下肢缺血。表现为插管侧下肢苍白、动脉搏动减弱或消失、皮肤温度降低(也可用反搏泵自带的多普勒仪来判断动脉血流情况)。护理时应同时观察足背动脉搏动情况。

(2)出血:IABP 患者为防止血栓形成需要肝素化,护理时应同抗凝治疗,防止血小板减少引起大出血。

(3)感染:预防感染是手术成功的关键,护理时应严格执行无菌操作原则,每日换药时应观察穿刺处有无感染征象并保持干燥;监测体温、血常规,遵医嘱预防性应用抗生素,如有异常及时报告医师进行处理。

2.严重并发症　发生率4％～17％,一旦出现则需要额外的手术治疗,延长住院时间,留下后遗症,甚至患者死亡。

(1)栓塞:由 IABP 患者抗凝失当或 IABP 导管置入时间过长所致,需要进行血栓切除术或截肢,护理时应密切观察患者下肢血供情况。

(2)主动脉撕裂:发生率＜5％,但病死率极高。IABP 置管时易出现,操作时避免暴力可减少主动脉撕裂的发生。

(唐应丽)

第九节　起搏器置入围术期安全护理

自 1958 年世界第 1 例心脏起搏器置入人体,半个世纪以来,全球累计置入心脏起搏器的患者超过 300 万人,目前全国每年近 3 万患者接受心脏起搏器治疗。伴随着起搏器日新月异的发展及置入数量的显著增加,术后伤口感染问题时有发生,因此备受临床医师与护士的重视。伤口护理是一门跨学科的专业技能,而从事临床护理人员在接受专业教育过程中,大部分未接受伤口护理的专门课程教育,加之现代社会环境污染、抗生素的不合理应用,置入心脏起搏器的患者又常合并有其他慢性疾病,如糖尿病、肿瘤等疾病,多项因素构成伤口复杂多样,并常出现伤口久治不愈合、反复感染现象。因此,现代术后伤口护理工作对临床护理人员具有巨大的挑战性。随着当代护理理念的不断改进与提高,起搏器伤口护理不仅是介入科室护理工作的一个重要内容,其预防和处理伤口的结果常也作为衡量护理质量的一个重要指标。

一、起搏系统

(一)心脏起搏器

心脏起搏器是一种医用电子仪器,由脉冲发生器与起搏导线两部分组成。脉冲发生器是由一些先进的、高级可靠的电子电路组成,集成电路作为其基础构件。在制造过程中,将一定数量的小型化的电路元件蚀刻在硅片的表面,用于管理有症状的心动过缓及其他心脏传导疾病并可置入体内的低压电装置。它通过发放一定形式的电脉冲,经过电极导线刺激心脏的心房及心室,使之激动和收缩,即模拟正常心脏的冲动形成与传导,以治疗由于某些心律失常所致的心脏功能障碍。心脏起搏器的种类从单腔发展到双腔、三腔,甚至四腔。功能已从固律(率)型发展到按需型、生理型及自动化型。而随着可置入式心脏转复除颤器ICD,以及心脏再同步化治疗(CRT)扩张型或缺血型心肌病及心力衰竭等的应用,使得置入心脏起搏器的临床适应证不断扩大。因此,心脏起搏器又称为"心律失常诊断及治疗的置入性装置"或"心脏病诊断与治疗的置入装置"。治疗与诊断两大功能显示其真正的用途与价值,因此,心脏起搏器是一种非凡的治疗装置。

(二)心脏电传导系统

人体的心脏大小如同自己的拳头大小,是复杂的循环系统的核心部分,通过循环系统,人体把生命所需的氧和营养物质输送到全身各个器官,并排除二氧化碳等废物。人体的循环系统包括肺循环系统和体循环系统。前者使静脉血流经肺得到充分的氧合变为动脉血;后者将动脉血输送到全身各个肌肉、组织、器官,完成全身血液供应。心脏就是这个庞大的循环系统的核心器官。健康的心脏是一个高效能的机械泵,心脏窦房结以每分钟固定的频率发放电脉冲,随即心房、心室经特殊传导束(如结间束、房室结、希氏束、左右束支及浦肯野纤维)的高效、有序地传导到整个心脏,使之有规律收缩与舒张,节律会随着身体的活动、耗氧的增加及情绪等变化情况进行调解,以保障身体供氧的需求。

(三)心脏起搏器适应证

由于先天性及后天获得性病因,包括缺血、炎症、感染、结缔组织变性、退行性变、发育异常、癌变及医源性操作等,所导致的窦房结或房室结疾病所造成的缓慢性心律失常是置入心脏起搏系统的主要适应证。据专业调查报告显示,60%的起搏系统是因窦房结疾病置入,其中包括严重窦性心动过缓、窦性停搏、窦房阻滞、慢-快综合征等。30%的起搏系统是因房室结疾病置入,其中包括症状性一度房室传导阻滞、二度房室传导阻滞和三度房室传导阻滞。约 10%的起搏系统是因非心动过缓相关的原因置入,包括起搏治疗心力衰竭、起搏治疗长 Q-T 综合征、起搏治疗肥厚型梗阻性心肌病、起搏治疗血管迷走性晕厥以及对阵发性心房颤动患者的起搏治疗等。

(四)起搏器的特殊功能

心脏起搏器已增加了许多特殊功能,使起搏器的功能更全面、更优化,这些特殊的功能不断被改进、更新、强化,能为临床医师提供准确、有价值的诊断信息,使得临床医师在随访时对起搏器的评估更便捷、全面。

1.自动模式转换功能　即置入双腔起搏器的患者发生快速性房性心律失常时(如房性心动过速、心房扑动或心房颤动),这些快速的房性心律失常可经双腔起搏器下传,进而引起快速的右心室起搏跟随,相应地引起一定的血流动力学变化,造成患者有明显的不适症状或引发严重的不良反应。因此,将起搏器内的心房感知器关闭,换成心房非同步跟踪型(DDI 模式),直至心房节律恢复正常节律,从而避免快速的心室跟踪对患者的危害。

2.自动阈值夺获功能　起搏阈值是在脉宽恒定的情况下,能够稳定、持续、有效地夺获心脏所需的最小能量,该数值在每天的不同时间、安置起搏器的不同阶段将有不同的变化。起搏夺获是所有起搏系统的基础。起搏能量常以电压(V)表示。该功能是因在起搏器内编排了自动进行阈值测定的程序,并按照规定的时间进行预知检测,如检测到失夺获发生,即自动提高输出功率,并立即进行检测,在新测定的阈值基础上,自动设定新的输出功率。

3.自动感知功能　及时调整心房、心室感知灵敏度,维持感知安全范围,保证起搏器能更好地运用各种自动化功能,确保患者安全。

4.诊断功能　该功能是由起搏器内设的微处理器及特殊软件组成,能对患者的自主心律、起搏器的各种功能、心律失常等严密监测、综合分析,并作出最后的判断,所测定的各种数据及绘制的各种直方图都存储在起搏器的资料库里,临床医师可通过程控器读取、下载、打印。

5.窦房结优先功能　在频率应答式心房单腔起搏(AAIR)或频率应答式双心腔起搏(DDDR)讯型起搏模式下,合理地减少心房起搏,使接近起搏心律的窦性激动来除极心房。

6.自身房室传导搜索功能　该功能通过周期性将 AV/PV 间期延长到一个程控值用来搜索自身的房室传导,自动 AV 搜索的目的是双腔起搏器优先室上性激动沿自身房室结下传至心室,即鼓励自身的房室传导。

7.滞后功能　该功能是建立在自身节律基础上的一种起搏频率,是为避免过多起搏,进而鼓励自身心搏出现。

8.起搏器介导性的心动过速(PMT)终止功能　PMT 是一种快速的心室起搏事件,它的发生必须具备 3 个条件:双腔起搏器、房室结的逆向传导及触发因素,终止方法是经过体外程控的方法将起搏器的心室后心房不应期(PVARP)延长设置为 325ms。

9.自动休息频率设置　带有体动传感器的起搏器都有自动休息频率功能。启动该功能时,需要设置一个低于基础起搏频率的静息频率,即患者在休息及睡眠时的起搏频率。

10.噪声反转功能　是指在心室相对不应期内发生的感知事件,将使起搏器重启心室不应期,并不再抑制预设刺激脉冲的发放,此功能仅用于心室的起搏保护。

11.心室安全起搏 又称为非生理性房室延迟,其设置的目的是防止心室交叉感知其他电信号而抑制心室起搏脉冲的发放,避免因心室起搏被抑制而发生心脏停搏,保护患者的安全。

12.抗心房颤动功能 是为预防心房颤动的发生而设计的动态心房超速起搏方法。该项功能虽在多家起搏器公司的多款机型中都有设置,但因引发心房颤动的电生理基质很多,起搏预防心房颤动的机制多而复杂,许多具有前瞻性的临床研究尚在进行中,即心脏起搏方法成为预防与治疗心房颤动的可靠方法的大量有效医学数据尚在期待中。

二、起搏器置入术

在20世纪70年代后期,Littleford和Spector推出了经锁骨下静脉穿刺套管技术,心脏起搏器置入术即可由心脏介入医师和电生理学医师在心导管室进行操作完成,心导管室具备起搏器置入所必需的将导线精确定位的影像条件及必要的无菌操作环境。

(一)心脏起搏器的置入方法

永久性心脏起搏器置入术,临床普遍采用经静脉途径将起搏电极导线送至心内膜,脉冲发生器囊袋位于胸上部。手术过程只需做局部浸润麻醉,常用药物为利多卡因,该药物作用持续时间一般为1～3h,起效时间快(5～15min),成年人最大剂量为300mg(4mg/kg)。

经静脉途径包括静脉切开、静脉穿刺或这两种方式的结合。常用的静脉有锁骨下静脉和头静脉,偶尔也选用颈内静脉、颈外静脉、腋静脉、股静脉甚至下腔静脉。随即沿静脉分别将心房或心室电极送至心房及心室的规定部位。之后,在胸上部位制作囊袋,即在所选择的囊袋位置处将其皮下组织和其下方的筋膜交界处采用钝性水平分离制作囊袋,操作过程需医师明确解剖层次,手法熟练。而对于皮下组织较少甚至缺如或体型瘦小者时,皮肤易发生破溃,因此囊袋可选择放在胸肌下,切口可选择在胸三角区或锁骨下静脉下缘5～8cm,切开皮肤和皮下组织,暴露胸大肌,于胸大肌与胸小肌间钝性分离,不剪断肌肉,需进行彻底止血。该部位具有良好的美容效果,不易发生破溃,缺点是进行更换起搏器时较困难,不易止血。

最后,将电极与脉冲发生器连接,脉冲发生器埋入囊袋中,缝合伤口。

血管穿刺成功后,输送电极导线与制作囊袋的先后顺序,视术者个人习惯而定。

起搏导线的设计可令其简单和可靠地达到右心尖,右心耳。经过多年的临床实践,这些位置被认为是容易和稳定的。

(二)起搏器囊袋位置

无论是普通起搏器还是ICD、CRT-D,脉冲发生器均埋置在患者前胸上部的筋膜与肌肉之间所设置的囊袋中(左侧或右侧)。个别患者由于身体瘦弱,皮肤较薄,囊袋可选择放置在胸肌下。胸上部位皮肤层由于个体差异薄厚不一,表皮平整,毛发不密,少皱褶,易于清洗。皮下筋膜层血液供应丰富,内含脂肪组织、血管、淋巴管、皮神经和乳房。此部位有最佳的组织厚度,出血容易控制,止血效果最佳,血肿危险性较小。因起搏器置入术往往采取横切口,切口方向与皮肤松弛线平行,即与皮纹一致或与皮下肌肉纤维的走向一致,张力较小,切口愈合较快,感染率低,一期愈合仅留下细窄的线形瘢痕,颜色较浅,较符合美观的需要。囊袋大小视置入的起搏器、ICD、CRT-D大小而定。总之,起搏器的置入位置在患者非优势侧的胸部上方。一般来说,对于惯用左手者,医师可选择右侧囊袋。对于惯用右手者,则可选择左侧囊袋.以减少肢体活动对起搏系统的牵拉,同时也可降低日后起搏电极导线发生折断的危险。通常情况下,X线胸片上可以清晰地看到脉冲发生器,它通常位于胸部较高的位置,距腋窝有一定距离,正好在胸骨下方、锁骨中线的左侧或右侧。

三、起搏器伤口

(一)起搏器伤口性质

伤口是指皮肤组织的完整性受到破坏,并常伴有机体物质的缺损。在分类上起搏器伤口属手术伤口、计划性伤口、清洁伤口。这类伤口的特点是无菌组织或器官的择期手术切口。其形成过程是先做皮肤的灭菌消毒后再进行手术切割,术后伤口直接进行缝合步骤,故此类伤口的愈合过程平稳,术后更换敷料次数少,一般不会有感染发生。

(二)起搏器伤口愈合

伤口愈合是指机体组织完整性受到破坏后,会依照本身的修复机制进行伤口的愈合过程。该过程是一个错综复杂但又井然有序的生物学过程。伤口愈合分为一期愈合(指初期愈合,是无感染的急性或手术伤口的愈合方式)、二期愈合(肉芽组织愈合期,是被污染或有感染的伤口愈合方式)和三期愈合(又称延迟性愈合期)。

正常情况下,起搏器伤口愈合属一期愈合。此种愈合过程不需要形成肉芽组织填充深部组织的缺损或无效腔,最初因有大量毛细血管存在而呈红色,后来随血管的数量减少,颜色逐渐变淡,只在表皮形成细窄的线性瘢痕组织,目的是恢复组织的功能与皮肤的完整性。

(三)影响起搏器伤口愈合的因素

1.年龄　老年患者较年轻患者愈合慢。老年人由于细胞活性降低,组织再生能力衰退而致伤口愈合延迟,愈合质量下降。

2.合并其他慢性疾病　患者合并糖尿病、恶性肿瘤、慢性肝病、处于慢性消耗性疾病中晚期等,均会影响伤口愈合。尤其是糖尿病患者的伤口愈合质量差且日程长,原因是伤口愈合主要靠微循环给创伤床传递营养素和氧,而糖尿病会使微血管基底膜增厚,局部血流减少,血氧供应不足,从而延误伤口愈合。糖尿病患者免疫系统也出现异常变化,多型核白细胞减少并粘连于血管壁,游走能力下降,吞噬能力减弱,影响伤口愈合。

3.营养状况　伤口愈合过程是一个能量消耗过程。全身营养状况较差,会影响细胞的生长,免疫力降低,增加感染机会,降低伤口愈合的能力。

4.周边血液循环状况　若周边血供差,会影响伤口内血液循环,不利于分泌物质快速吸收,因而影响伤口的愈合。

5.药物的使用　长期使用类固醇会影响白细胞的功能,增加伤口感染机会,造成伤口愈合不良。

6.免疫系统受损的状况　疾病或药物造成的免疫系统功能低下会影响伤口的愈合,如长期接受放疗和(或)化疗的患者,机体处于消耗状态,均会影响伤口的愈合。

7.慢性不良生活习惯　长期吸烟、酗酒,机体对应激反应差,均会影响伤口的愈合。

8.个人卫生状况　平时卫生概念不强,个人卫生状况差,会大大增加伤口感染的概率。

9.术前抗凝药停药时间不足　对于服用抗凝药的患者,术前3d应停药,如果停药时间达不到要求,术后出现血肿的风险增高,导致术后伤口感染高发而影响伤口的愈合。

10.无菌操作　在术中各项操作及术后伤口换药时,应严格执行无菌操作原则,这是确保伤口顺利愈合的首要条件。否则,会严重影响伤口的愈合。

11.心理因素　伤口作为一个应激源,可引起患者不同程度的心理反应。如恐惧、紧张、焦虑等负性心理因素,会导致儿茶酚胺释放,微血管收缩,伤口局部血氧供应减少,同时肾上腺素、肾上腺皮质激素、生长激素水平升高,可刺激糖原异生,对抗胰岛素作用,从而使血糖升高,并破坏白细胞功能而影响伤口的愈合。

四、起搏器伤口感染

伤口感染是指病原微生物通过伤口侵入机体后,在体内进行生长、繁殖,引起机体病理反应的过程。一般认为每1克组织内存在 1×10^5 的细菌数目,就认为感染发生。

(一)伤口感染的发生机制

引起伤口感染的因素很多,包括伤口本身状况、细菌毒性、患者免疫力、营养状况、潜在疾病及术者术中操作因素等。而引起伤口感染的因素还是伤口的周围存有一些细菌菌落,但周围细菌菌落的存在并不是造成伤口感染的绝对因素。有时这些细菌所产生的部分代谢物,反而会抑制其他细菌的生长,帮助伤口愈合。所以细菌的存在与否,并不是造成伤口感染的主要因素,而真正引起感染的因素是取决于细菌的毒性与患者免疫力之间的相互作用。

(二)起搏器伤口感染

永久心脏起搏器置入术是一项有创性介入治疗,虽在导管室X线透视下、无菌操作中完成,但因种种原因导致的起搏系统感染仍无法避免,如术后伤口血肿形成、感染、皮肤粘连和破溃,甚至发展为感染性心内膜炎。随着心脏起搏器置入数量的增加,起搏器术后感染的发生数量近年来也有所增加,发生率为1%～7%。ICD及CRTD术后感染的发生率是置入普通心脏起搏器的3倍。

1.按感染部位分类

(1)局部感染:指囊袋感染。

(2)全身感染:出现感染性心内膜炎。

2.按感染时间分类

(1)早期感染:多发生在置入术后第1个月内。

(2)晚期感染:多发生在早期感染时间段的后期,如1年甚至5年之后。

大量的研究数据表明,导致起搏器感染的菌群多是正常的皮肤寄生菌,其中以表皮葡萄球菌居多。葡萄球菌对内聚乙烯、硅树脂材料电极外鞘有高度的黏附力,可在术中因消毒、灭菌及操作不当进入起搏器囊袋内并长期存在,因其致病毒性较低,多导致亚急性或慢性感染,且无明显发热等全身中毒症状。因此,在临床上经常会遇到术后囊袋感染患者大多在术后2周后才出现明显伤口感染表现,最长可达近 5 年时间,可能就是致病力较低的细菌长期存在,当机体免疫功能低下时才导致明显感染。

(三)起搏器伤口感染细菌类型

细菌感染是引起起搏器系统感染的主要原因,其中葡萄球菌是主要致病菌,占全部感染的 70%～90%,最主要的是表皮葡萄球菌和金黄色葡萄球菌,其次是木糖葡萄球菌和头葡萄球菌。另外,也有结核菌和真菌引发的起搏器囊袋感染。

细菌是单细胞生物,有坚硬的细胞壁,缺乏细胞核,须从外界获取养分才能生存。细菌按形态又分为球菌、螺旋菌、杆菌。在球菌中,细菌聚集的方式呈一列的,则称为链球菌;若球菌聚集成群,就称为葡萄球菌。球菌又分为革兰阴性菌与革兰阳性菌。

1.金黄色葡萄球菌是球菌的一种,是革兰阳性菌的代表。金黄色葡萄球菌细胞壁含 90% 的肽聚糖和 10% 的磷壁酸。其肽聚糖的网状结构比革兰阴性菌致密,其直径在 $0.8\mu m$ 左右,显微镜下排列成葡萄串状。

金黄色葡萄球菌无芽胞、鞭毛,大多数无荚膜,对营养环境要求不高,在普通培养基上生长良好,需氧或兼性厌氧,最适生长温度 37℃,最适生长 pH7.4,干燥环境下可存活数周。金黄色葡萄球菌具有较强的抵抗力,对磺胺类药物敏感性低,但对青霉素、红霉素等高度敏感。金黄色葡萄球菌是人类的一种重要致病菌,隶属于葡萄球菌属,可引起多种严重感染,有"嗜肉菌"的别称。

2.表皮葡萄球菌是滋生于生物体表皮上的一种细菌。在人体的皮肤、阴道等部位寄生,属正常菌群类型。多数为非致病菌,少数可导致疾病。表皮葡萄球菌是最常见的化脓性球菌,是医院交叉感染的重要来源。其形态为球形或呈稍椭圆形,直径在 $1.0\mu m$ 左右,排列成葡萄状。表皮葡萄球菌无鞭毛,不能运动,无芽胞。起搏器囊袋感染多属此类菌种。

表皮葡萄球菌对营养要求不高,在普通培养基上生长良好,在含有血液和葡萄糖的培养基中生长更佳,需氧或兼性厌氧,少数专性厌氧。28～38℃均能生长,致病菌最适温度为 37℃,pH 为 4.5～9.8,最适为 7.4。其对机体的侵袭主要是引起化脓性炎症。表皮葡萄球菌可通过多种途径侵入机体,导致皮肤或器官的多种感染。对皮肤软组织感染主要有疖、痈、毛囊炎、脓疱疮、甲沟炎、睑腺炎、蜂窝织炎、伤口化脓反应而引起全身感染,如败血症、脓毒血症等。

(四)起搏器感染的危险因素

1.术中无菌操作不严格。

2.器械污染。

3.囊袋位置过浅、过小或过大。

4.手术时间过长,伤口暴露过久。

5.术中止血不彻底。

6.在行皮肤分离时,轮廓锐利导致脂肪组织液化坏死。

7.置入临时起搏器者。

8.囊袋内有异物残留,如纱布。

9.囊袋内层对接缝合不严密,留有无效腔,容易渗血,引起囊袋感染。

10.再次手术(如因电极脱位、血肿等原因再次打开囊袋)。

11.更换起搏器术中,纤维包裹层剥离、清除不彻底,导致新囊袋内血液循环差,抗生素不能有效到达病变部位。

12.缝合线头外露引发皮肤溃疡。

13.机体对起搏器产生过敏反应。发生机制是机体对金属过敏,从而产生排斥反应,导致囊袋无菌性炎症、破溃发生。表现为局部皮肤红肿、变硬、水肿、斑块、破溃,一般不伴发全身感染症状。

14.服用抗凝药的患者,术前停药时间不足,术中止血难度大,增加感染机会。

15.患者使用皮质激素(诱发和加重感染),影响伤口愈合。

16.患者合并糖尿病、营养不良等易感因素。

17.患者患有菌血症。

18.术后伤口护理及换药技术不规范。

19.术者缺乏经验。

(五)局部囊袋感染的临床表现

1.血肿形成　术后囊袋血肿的发生率为2.3%~5.1%。是最常见的并发症之一,其发生常与置入技术有关。囊袋血肿常是引起囊袋感染的直接原因,应高度重视。

【发生原因】　是术中伤及小动脉、小静脉和毛细血管而导致止血不彻底。

【临床表现】　局部淤血、红肿、肿胀隆起,触诊感觉囊袋内,压力明显增加,有波动感及局部皮肤表面温度升高。

【发生时间】　多在术后数小时后或数天后。

【处理方法】　建议非手术治疗。局部淤血,无论面积大小,如果不继续扩大,可进行加压包扎及沙袋压迫,执行无菌换药技术,继续观察。如果血肿增大,表皮张力过高且波动感明显,可在无菌操作下行囊袋穿刺,将囊袋内淤血吸出之后加压包扎。

【预防方法】　术中彻底止血。对术前服用抗凝药而停药时间不足的患者,术中应格外小心,可在囊袋内喷洒凝血酶或使用电凝刀对出血点进行烧灼止血。单线缝合皮下组织,避免术后发生蜂窝织炎。术后尽量避免应用低分子肝素。

2.囊袋感染　囊袋感染发生率在2%左右。常引起囊袋破溃。

【发生原因】　常由术中无菌操作不严格、不规范导致。

【临床表现】　囊袋局部红肿、疼痛,表皮温度增高,有明显的脓性分泌物流出。

【处理方法】　尽早处理。可在无菌操作下抽取囊袋内的脓血性分泌物进行细菌培养,明确菌种后,立即加强进行针对性的抗生素治疗。严重者可进行囊袋清创术,在对侧重新制作囊袋或使用原囊袋。

【清创术具体方法】　严格执行无菌操作。打开原囊袋,若是起搏器依赖患者,须置入临时起搏电极保护。脉冲发生器取出后,用碘伏(有效碘含量为5000mg/L的碘溶液)浸泡30min,如使用原囊袋,囊袋内塞入碘伏纱布30min后,重新更换手术敷料及器械包,进行重新测试及置入程序。

3.皮肤粘连和破溃

【发生原因】　囊袋感染是囊袋破溃最常见的原因。

【发生时间】　囊袋破溃常发生在囊袋血肿、感染没有得到有效控制发展而成,属较严重的囊袋感染阶段。极少数患者发生囊袋破溃,是由于囊袋中电极导线在脉冲发生器下没有盘结牢靠,而翻越到脉冲发生器上,紧贴皮肤变面,由于金属弹性较强,久之将表皮顶破。

【临床表现】　脉冲发生器与起搏器发生粘连;局部皮肤破溃、持续性脓性分泌物流出;表皮变薄,导致起搏器或电极导线外露。多数患者并不伴有全身的感染症状,如发热。

【处理方法】　立即进行彻底清创及在对侧重新置入起搏器。

4.感染性心内膜炎　感染性心内膜炎是起搏系统感染的严重阶段,如不及时处理,常导致严重并发症出现,会随时危及患者的生命。

【发生原因】　起搏器囊袋反复感染,久治不愈合,导致菌落顺电极导线延伸至心腔内,继发引起全身感染症状。

【临床表现】　以右心系感染性心内膜炎为主要表现,出现全身感染症状如发热、栓塞和持续性菌血症等,感染病灶可在囊袋、右心室、三尖瓣、电极尖端或腔静脉系统,极少累及二尖瓣和主动脉瓣。食管超声可明确诊断,患者可能会因赘生物脱落而反复发生肺栓塞和(或)肺部感染,出现呼吸系统症状,

【处理方法】　尽早安排电极拔出手术,并在非感染区重新做手术切口,制作囊袋(原囊袋进行彻底清创)。原脉冲发生器取出后用碘伏、乙醇溶液浸泡 30min 以上。因该手术具有高风险性,术前应做好一切应急准备,必要时麻醉科、心脏外科辅助治疗。起搏装置移出后所有患者应进行血培养,大多数感染由葡萄球菌引起,应用第一代头孢菌素治疗,如细菌培养结果为耐青霉素菌种,经验用药应给予万古霉素(抗菌谱窄,耐药少发生,针对革兰阳性菌)。该药品针对性强,抗菌效果良好。建议术后使用抗生素 7～10d。

五、起搏器伤口感染的防控措施

心脏起搏器置入术是一项复杂、精细并对各方面要求较高的技术性操作,手术过程技术含量高,所用耗材价格昂贵,因此,创造无菌环境预防感染和医护双方精力集中、紧密配合应贯穿始终。起搏器囊袋感染的处理应以预防为主,应加强术前、术中、术后的综合性预防措施是保证手术成功,减少术后感染发生的关键。

(一)环境要求

永久性心脏起搏器置入术在介入心导管室 X 线透视、无菌操作下完成。因此,手术间无菌条件是否达标是重要因素。进入 21 世纪,具有清洁化、数字化、人性化标准的层流净化操作间是现代导管室发展的必然趋势,其消毒效果完全优于紫外线和乳酸消毒,可保证整个手术过程中手术区域稳定的清洁状态及舒适的温度、湿度,完全适合各类对无菌要求较高的手术。

层流手术室是采用空气洁净技术对微生物污染采取不同程度的控制,以达到控制空间环境中空气洁净度适于各类手术的要求;并提供适宜的温、湿度,创造一个清新、洁净、舒适、细菌数低的手术空间环境,使患者在手术时组织受到尽可能少的损伤,并大大减低感染率,保证患者术后能更快更好地恢复。

对于非层流净化手术间,可保留紫外线照射消毒设备。如果消毒指标没有达到标准,术后

伤口感染将不可避免。必须建立完善的操作间消毒隔离执行、检查制度,并设有专人负责全面监管每一台手术各项制度的执行情况,包括术前准备、术中动态变化检查、术后的清洁整理等。因无菌环境是确保手术成功的重要保障,要引起各类人员的高度重视。

具体做法:除保持 24h 层流净化装置运行外,术前 2h,将手术间进行清洁及消毒处理,用 $(1 \times 10^{-3} \text{ppm})$ 优滤净液擦拭桌面、台面、检查床、灯臂、X 线机 C 臂和 L 臂及地面,保证清洁无血迹、无灰尘,并进行紫外线照射 30min。手术物品(如手术辅料包、器械包、耗材等)准备充足,摆放合理、整齐,避免长距离搬动及烦琐不必要的挪移。连台手术前台手术结束后,应将手术间地面及用物应用消毒液擦拭,并用紫外线照射 20min。此过程中空气、物体表面、操作台面、地面是无菌监测工作的重要内容。

(二)术前访视、评估、护理

1.术前访视、评估　行起搏器置入术的患者对于体内即将放置一个金属物品,大多存在种种顾虑,表现为紧张、焦虑甚至恐惧。建立术前访视制度,综合评估患者整体状况,对制定手术方案、术中采取个体化护理、增加围术期安全性十分必要。访视内容包括全面评估患者的心理状态,针对患者的社会背景、职业及文化程度、对疾病的认知程度等不同,进行个体化心理疏导和心理支持。根据个人卫生条件的情况给予个体化的术前卫生指导,如告知术前一日洗澡、更换清洁宽松服装。阅读病历,了解病情、询问病史,查看术前心电图报告单、超声心动图报告单及体温记录单,以掌握基础心率、心律、心功能状态及体温是否处于正常值。查看化验单,了解洋地黄水平、血糖水平、甲状腺功能等项化验指标,检查术野区备皮情况,如有皮肤破损要及时上报医师,以决定是否择期安排手术。对接受抗凝(包括应用肝素、抗血小板药物)的患者,在术前应使其凝血酶原时间控制在正常范围。应于术前 3~5d 停用抗凝药物及抗血小板药物,如需持续抗凝(如机械瓣置换术后)则需将国际标准化比值(INR)控制在 1.5 左右。围术期用低分子肝素类药物代替,术前 6h 停用肝素。

2.抗生素的应用　心脏起搏器置入术为有创介入性治疗,在围术期安全、有效、合理应用抗生素,对防止伤口感染,促进伤口愈合,减少并发症的发生十分有利。

应用抗生素需根据患者的具体情况具体分析,制订出个体化治疗方案,选择针对性较强的抗生素是取得抗感染疗效的关键,所选药物的抗菌谱务必使其与所感染的微生物相适应。因此,合理选用与合理用药是合理应用抗生素的两个关键性问题。

起搏器伤口感染大多由葡萄球菌感染引起,如金黄色葡萄球菌、表皮葡萄球菌等,而头孢菌素为广谱抗生素,但第一、二、三代头孢菌素的抗菌作用各有特点。对金黄色葡萄球菌,第一代头孢菌素作用最强;第二代头孢菌素次之;第三代头孢菌素作用较弱。但对阴性杆菌的作用则第三代头孢菌素明显超过第二代与第一代头孢菌素。因此,金黄色葡萄球菌感染不应首选第三代头孢菌素,应选用第一代头孢菌素,如头孢噻吩或头孢唑林。

因此,在围术期应用第一代头孢菌素预防伤口感染。具体用法是:于术前 1h 至术中第 1小时静脉注射第一代头孢菌素,抗感染效果显著。

3.皮肤的准备与护理　皮肤的准备是预防术后伤口感染的重要环节,应引起高度重视。起搏器囊袋感染源于囊袋局部皮肤及同侧腋窝处的菌落。皮肤表面的细菌主要在毛发根部,而皮肤的完整性在防止细菌感染中有极其重要的作用,皮肤上的细小划痕也将成为细菌生长繁殖的场所,简单剔除表面毛发无助于清除细菌。任何剃毛都会造成不同程度的皮肤损伤和细菌转移生长而成为感染源,即使操作熟练也会损伤皮肤,造成肉眼看不见的皮肤伤痕,而术前备皮仍是临床护理常规技术,并且是影响无菌切口愈合的重要因素之一。因此,要打破传统观念,树立清洁皮肤第一位、备皮第二位的理念。即术前皮肤准备的重点是清洁皮肤,只有充分清洁才能有效降低局部皮肤表面的细菌数量,降低术后切口感染率。实施备皮前应要求患者于术前一日洗澡、更衣。要向患者说明备皮的意义及方法,解除顾虑,取得合作。现代大量医院感染数据表明,备皮时间距手术开始时间越近越好,越有利于减少感染,因此,备皮工作安排在距手术开始前 2～3h 时间段实施为宜。

(1)备皮方法:用软毛刷在备皮区涂刷肥皂,一手用纱布绷紧皮肤,另一手用备皮刀剃去毛发,注意要剃净并防止皮肤损伤,然后用温水和毛巾将肥皂洗去,电极片粘贴处污迹要用汽油清除,最后清洗皮肤。

(2)备皮范围:上至颈部,下至肋下缘,中止胸骨剑突下,两侧至双侧腋中线,双侧上臂前外侧,双侧腋窝。

(三)术中无菌操作技术

起搏器介入治疗的成败与手术中的无菌操作有密切关系。牢固树立无菌观念,正确掌握无菌技术是预防切口感染,保证患者安全的关键所在。介入室的医护人员都必须充分理解、重视无菌操作的重要性,才能在手术各项操作中更好地执行无菌技术。如有违反,应立即纠正。医护要共同配合,精诚合作。

1.管理方面 ①应尽量将起搏器置入术安排在每个手术日期的第 1 台,确保环境及人员处于最佳状态。如有连台手术,则应在下一台手术开始前,重新紫外线照射房间 30min。②手术间控制参术人数(控制在 5 人之内)。③于手术开始前将监视器、血管造影机、除颤器、电凝刀止血机、手术灯、起搏器分析仪等所需设备及起搏器耗材摆放在所需位置,减少术中推拉、挪移。④参术人员规范着装及佩戴手术帽、口罩。⑤尽量减少人员走动。⑥每台手术人员安排:术者 1 名、助手 1 名、巡台护士 2 名、心电生理技师 1 名。

2.护理方面 心导管室承担着心脏起搏器置入术治疗工作,工作质量直接影响患者的预后。因此,每个导管室都应当有 2～3 名工作尽职尽责的护士,除具有较高的专业操作技能及丰富的护理经验外,还必须熟悉导管室所有设备和掌握各种急救设备的使用方法(如起搏器分析仪、临时心脏起搏器、主动脉球囊反搏仪、除颤器等),并在心肺复苏方面受过良好的训练并具有一定的经验。她们的职责范围包括检测血流动力学和心脏节律、需要时应用除颤器、给予抗心律失常药和镇静药,以及采集和测量术中的各种数据,还要进行针对可能发生在检查过程中的并发症的处理及危重症的配合抢救工作;还要重视与患者之间的沟通,及时将患者不良信息报告术者,承担医患之间桥梁纽带作用。

3.术中护理流程 每台手术需用敷料包、普通器械包、起搏器专用器械包各 1 个。

(1)常规接诊程序:"三查七对",建立静脉通路,连接心电监护、血压检测、血氧检测。确保各种导线连接牢靠,避免术中脱落,再次连接而容易污染台面。

(2)记录基础心电图及其他生命体征数据。

(3)皮肤脱脂:该程序非常重要,是手术开始前进行皮肤消毒的第一步。具体方法如下。

护士戴无菌手套将无菌纱布蘸上 75％乙醇将术野区(范围包括颈部、前胸上部、同侧乳房、胸骨全部至剑突下、胸肋缘下、腋中线、同侧腋窝)仔细擦拭,将皮肤表面油脂、污物(粘贴电极片遗留的污迹等)进行彻底清除,用力要适中,以免损伤皮肤。之后在手术区域进行严格的外科手术皮肤消毒。

(4)待上述各项准备程序完成后,检查手术包裹灭菌期、有效期,并铺无菌手术台,铺手术台工作中要严格执行无菌操作原则。

(5)协助术者穿手术衣,围罩各种机罩时动作要专业、规范、娴熟。

(6)开启起搏器及导管鞘等物品时,要认真检查产品外包装,查看有无破损、开启痕迹,认真核对型号、生产日期、有效期、保质期。

(7)各种手术耗材必须在临用时才开启外包装,以避免暴露过久。在递送耗材时应小心将无菌面递予台上交给术者。

(8)术中给药、更换液体、巡视患者及协助技师进行各项参数测试时要避免接触无菌区,保护好无菌台面。

(9)在敷料包及器械包里将纱布及治疗小巾准备充足,以减少术中多次填充,增加污染机会。

(10)加强术中巡视,严密监测各项生命体征变化,重视患者主诉,若有不适或恶性心律失常发生,应给予及时处理。

(11)连接起搏器分析仪与起搏电极尾端的测试线,必须经环氧乙烷消毒,确保无菌。

(12)待伤口缝合后,在表面进行碘伏消毒,将无菌纱布覆盖在伤口上,并用弹力绷带及沙袋加压包扎。

(13)记录置入后心电图及各项生命体征数据,粘贴起搏器及耗材条形码,以备用。

(14)医护人员要坚守岗位,不要无故离开操作间,并减少人员走动。

(15)配台护士要懂业务,熟悉手术流程,术中配合的各项操作要正确、规范、及时、到位不拖沓,以协助缩短手术时间。

(16)术中如需起搏器工程技术人员进入操作间,要负责指导其规范着装,协助其完成有关操作,保护无菌区避免污染。

附:起搏器器械包

起搏器器械包内器械如下:拉钩 1 把,无齿钳 1 把,中号牵开器 1 把,眼科剪 1 把,普通手术剪 1 把,鼠齿钳 1 把,小巾钳 4 把,弯克钳 1 把,敷料钳 1 把,Peers 钳 1 把,小拉钩 2 把,大拉钩 1 把,齿镊 2 把,3 号圆刀柄 1 把,小持针器 2 把,弯式蚊式钳 5 把,3-0 可吸收圆针缝合线 2 包,3-0 不可吸收角针缝合线 2 包。

4.术者方面　术者具有丰富的心内科临床疾病治疗经验及心电生理学知识,具备扎实的X 线影像定位及导管操作技能。与患者认真进行术前谈话,并完成术前知情同意书签字手续,全面掌握患者的病情,包括既往病史及是否合并其他慢性病等。严格掌握起搏器置入适应证,选择适合的起搏器型号。严谨、周密设计并全面实施手术方案,对术中可能出现的不良反应要有预控措施,若出现危及患者生命的严重并发症时,要立即全面组织、实施抢救工作。

(1)牢固树立无菌概念,严格执行无菌操作技术。高度重视手消毒,严格执行"六部手消毒'法"。将掌心、指缝、手背、手指关节、指腹、指尖、拇指、腕部等部位用消毒液反复揉搓,时间不少于 10～15s。

(2)在手术台上将各种手术器械、敷料、测试线、缝合线等摆放合理、整齐,便于取放,避免杂乱无序并保持台面整齐、干爽。

(3)确保血管穿刺成功率,减少穿刺次数,熟悉手术血管及心脏解剖结构。

(4)控制手术时间,不宜过长。

(5)在进行皮肤切口前,应用无菌纱布垫遮住切口两旁或用无菌聚乙烯薄膜盖于手术野皮肤上,经薄膜切开皮肤,以保护切口不被污染。

(6)在制作囊袋进行分离时避免损伤小血管而引起出血、渗血。

(7)囊袋大小要合适,过大或过小都要避免。

(8)对于服用抗凝药物的患者,术中应用电凝刀止血时,手法应轻柔、精确,减少多余及不必要的切割操作。

(9)术中止血要彻底。

(10)在囊袋制作后至起搏器置入前这段时间,囊袋内用蘸有碘伏消毒液的无菌纱布填充。

(11)关闭伤口前,应反复挤压囊袋,确保无活动性出血后再关闭囊袋。

(12)各层次皮肤对接、逐层缝合要准确、精细,不要遗留类似小憩室的盲端。

(13)根据患者体型决定囊袋位置,应避免过度靠外、靠上,对于瘦弱、皮肤皮下脂肪薄的患者,考虑将起搏器置入在较深的肌肉层筋膜间。

此外,手术梯队组成人员要相对固定,有利于共同完成、精诚合作,提高工作效率减少并发症。

六、术后伤口的护理

(一)术后患者的管理

对置入心脏起搏器的患者术后要进行综合、科学管理,制订伤口护理计划及严格的交接班制度,对促进伤口愈合、防止感染发生、稳定疗效十分必要。因此,患者术后应由专人管理,负责每天的病情观察,内容包括心电图的观察、伤口愈合情况的观察、生命体征的观察以及应对卧床所带来的并发症(如口腔溃疡、压疮、静脉血栓的发生等)制定出有效、可行的防范措施。

(二)术后伤口护理措施

1.术后 24h 内,嘱患者保持平卧位,尽量少翻身,限制活动。伤口部位用沙袋加压包扎 6～8h,24～48h 后嘱患者取半卧位,72h 后允许其下床在室内轻度活动,同时指导患者做上肢及肩关节前后轻微的运动。1 周后逐渐增加活动量。

2.手术日当天行 24h 心电监护,以监测起搏器是否处于正常工作状态,如有记录到起搏不良、感知不良等异常心电图,及时报告医师。

3.术后 3d,护理级别定为一级护理,严密观察、记录心律、心率、血压、呼吸等项内容。

4.每日 4 次严格体温监测。如体温超出正常值,每升高 1℃,个体新陈代谢速率与氧气的耗损提升 10%,若伴随发热出现,则氧气需求量及细胞代谢废物增加,增加伤口感染概率。

5.术后 1 周内坚持每日无菌换药,用无菌纱布覆盖伤口,每日进行更换。专物专用,更换敷料时要佩戴无菌手套。进行操作时,动作要轻柔、专业,避免给患者带来疼痛感,尽可能使患者感到舒适。每次换药时要仔细观察伤口的愈合情况及周边组织的颜色有无异常。术后早期应保持局部敷料清洁干燥,如有敷料渗湿或脱落要及时更换。在拆线后仍要保持局部皮肤清洁,不穿过紧的内衣。

6.术后第 1 天,伤口换药应有手术医师操作,以便更好地了解伤口的恢复情况。之后由专人负责换药工作,严密观察伤口,一旦出现问题及时处理,如囊袋有积血时首先分辨是否已机化,如果已机化则不必处理,可继续观察;如果囊袋有波动感,提示血液尚未机化,此时,如果积血量少可让其自行吸收,如果是中等量出血则可采用挤压、抽吸的方法清除囊袋内积血,出血量多者应尽早进行清创和止血。

7.起搏器置入后,观察并询问患者术前的不适症状是否有所改善或消失,以评价起搏器的工作状态。

8.对于有吸烟史患者,要告知其戒烟。因尼古丁会造成周边微小血管收缩,不利于伤口血供,而影响伤口愈合。

9.对于术后仍处于紧张、焦虑的患者,要做好心理疏导,帮助其消除戒备心理。如果患者精神不能放松,体内皮质醇激素会成为一种触发器,降低组织的耐受力,导致伤口部位的皮肤细胞应激性降低而影响伤口愈合。

10.对于严重抑郁的患者,往往忽略个人的自我照顾及不重视个人卫生的维护,容易影响伤口周围皮肤的清洁度,因此,对于这类患者要做好精神及心理护理外,更要严格执行术后无菌换药技术,加强生活护理及卫生宣教。

11.术后 1 周内,安排患者进易消化流质饮食,保持大便通畅,避免过度用力使膈肌下移致腹压增加,导致电极脱位。

12.保持心情舒畅、情绪稳定、呼吸平稳,避免过度深呼吸使膈肌下移,导致电极易脱位。

13.瘦弱型患者,皮肤薄,加强囊袋护理宣教,可建议其长期使用起搏器拖带,以减少伤口张力,促进伤口愈合。

(三)营养支持

若患者营养状况不佳,会延长疾病的康复时间,使术后伤口愈合慢或降低抗病能力。因此,术后给予营养评估、指导、补充,对伤口的正常愈合会起到有效地帮助。尤其对伤口感染较严重、实施清创术的患者尤为重要。因伤口愈合是一个能量消耗过程,故给予患者高蛋白、高维生素、高能量且易消化的营养饮食,会加速伤口恢复,促进伤口愈合。

蛋白质是免疫系统发挥有效作用的必需成分。蛋白质摄入量不足,会造成渗透压下降,组织间隙水肿发生,皮肤弹性减少,影响组织的耐受能力。因此,当蛋白质摄入量不足时,患者受感染的概率增加,细胞炎症反应也会被抑制。

维生素摄入不足,会导致伤口上皮化过程、胶原蛋白合成与细胞内聚力延迟,影响细胞调节的免疫反应,对组织修复造成影响。如维生素 A、维生素 B 和维生素 E 在伤口愈合上具有很强的影响力,尤其在胶原蛋白的合成及储备方面。而维生素 C 在胶原纤维的合成与成熟、分解旧痂促进伤口愈合方面是必不可少的成分。

微量元素如锌、铁、锰、铜、硅及硒等缺乏时,会导致伤口的上皮再生,减弱伤口新生上皮的强度。

总之,做好术后营养指导,制订营养计划,对预防感染、促进伤口愈合是非常必要的。

（四）抗生素的使用

对于初次置入起搏器的患者,如果伤口愈合良好,可于术后第 1 天作为预防用药,应用一次抗生素即可。由于更换起搏器术的感染发生率是初次起搏器置入术的 3 倍,因此,术后最初 3d 应常规使用抗生素,积极用药,防止感染。

对于起搏系统严重感染的患者,应用万古霉素 8 周。

七、术后宣教

起搏器置入术后早期随访,主要注意起搏器埋藏部位囊袋和切口有无感染及愈合情况,如观察局部皮肤颜色及温度的变化、皮肤张力的变化、有无压痛、有无波动感,以排除局部囊袋血肿或感染等。

1.告知患者体力活动要适量,应遵循循序渐进的原则,不可操之过急,术后 1～3 个月要避免剧烈的运动,可适当从事日常工作和家务活动,也可选择适当的体育锻炼(如散步、慢跑、练气功)和种花等低强度活动为宜,手术侧肢体要避免高举、大幅度活动,以避免脉冲发生器和导线发生移位。3～6 个月后,体质好的中青年患者可恢复工作,老年患者如无合并其他严重的心脏病,活动量以不出现气促、胸闷、胸痛和下肢水肿为度。

2.保持良好的生活规律,合理安排生活,心情要开朗、乐观、保持情绪稳定,少生气,戒烟酒,进食不宜过饱,保证充足睡眠。应细心保护埋置起搏器处的皮肤,避免撞击,否则会影响起搏器的使用寿命。

3.坚持必要的药物治疗,治疗心脏的原发病,心脏起搏器不能根治心脏的原发病,因而患者仍需坚持服用治疗冠心病、高血压病等药物。

4.若伤口出现发热、疼痛或有液体流出等症状,应尽快与医师联系。患者每天清晨自测脉搏并记录,若有较大异常应及时就诊。

5.术后 1 个月、3 个月、6 个月、1 年时应联系医师随诊起搏器工作情况,此后每 6 个月或 1 年随诊 1 次。在起搏器应用 6～7 年后,应每 6 个月或 3 个月随诊 1 次,听从医师意见决定是否更换起搏器。

6.一般家庭电器如冰箱、微波炉、手机等不会影响起搏器的使用,但应避免使用对身体有直接震动或会发出电磁波的电器,如电动按摩床、电钻、电磁炉、剪草机或电热毯等。

7.尽量不要靠近高磁场的区域,如大型电机、变电站、雷达天线、电视广播发射天线、高压电缆或工业磁铁等区域。

8.一些医疗设备如手术电刀、心脏除颤器、γ 射线仪器、透热疗法仪器以及冲击碎石仪器和经皮电刺激仪等可能会影响起搏器工作,治疗前应向医师讲明安装起搏器情况。患者可行 X 线检查,但禁止做磁共振检查。

9.一般的移动电话不会影响心脏起搏器工作,但为安全起见,患者使用移动电话时应使移动电话距离心脏起搏器 15cm 以上,尽量在安装起搏器侧的对侧接听电话。

10.若患者安装的起搏器设有夜间心率变慢的功能,当其所到访的国家和其原居住地有时差变化时,在出国前应向医师查询并调整起搏器。

11.患者应妥善保存心脏起搏器置入卡,由于心脏起搏器由金属制成,当乘坐飞机安全监测时应出示心脏起搏器置入卡以证明。另外,若有突发事件起搏器置入卡可使医务人员了解其资料以做出正确的判断。

(唐应丽)

第七章 消化系统疾病的护理

第一节 胃食管反流病

胃食管反流病是指胃十二指肠内容物反流入食管引起烧心等症状,可引起反流性食管炎,以及咽喉、气道等食管以外的组织损害。胃食管反流病在西方国家十分常见,人群中7％～15％有胃食管反流症状,发病随年龄增加而增加,40～60岁为高峰发病年龄,男女发病无差异,但反流性食管炎中,男性多于女性(2∶1～3∶1)。胃食管反流病在北京、上海两地的患病率为5.77％,反流性食管炎为1.92％,低于西方国家,病情亦较轻。

【临床表现】

1.反流症状为主:反酸、反食、反胃、嗳气等,多在餐后明显或加重,平卧或躯体前屈时易出现。

2.反流物刺激食管引起的症状:烧心、胸痛、吞咽困难等。烧心是指胸骨后或剑突下烧灼感,常由胸骨下段向上伸延,常在餐后1h出现,卧位、弯腰或腹压增高时可加重。反流物刺激食管痉挛导致胸痛,疼痛发生在胸骨后或剑突下。部分病人有吞咽困难。

3.食管以外的刺激症状:如咳嗽、哮喘及咽喉炎。

【评估要点】

1.一般情况 评估病人对疾病的认识程度,了解其生活习惯。

2.专科情况

(1)相关病史:有无口腔、咽、喉部慢性炎症,慢性肝、胆、胰疾病手术,胃切除术和急性胃炎的病史。

(2)消化道症状:如疼痛、恶心、呕吐、反酸、嗳气等。

(3)精神感情状况:因病情呈慢性经过症状有时不明显,有时又持续存在,病人出现忧虑烦躁、甚至担心癌变的可能。

3.实验室及其他检查

(1)内镜检查:内镜检查是诊断反流性食管炎最准确的方法,根据内镜下所见食管黏膜的损害程度进行反流行食管炎分级,目前采用洛杉矶分级法:正常,食管黏膜没有破损;A级,1个或1个以上食管黏膜破损,长径小于5mm;B级,1个或1个以上食管黏膜破损,长径大于5mm,但没有融合性病变;C级,黏膜破损有融合,但小于75％的食管周径;D级,黏膜破损有融合,至少达到 75％的食管周径。

(2)24h 食管 pH 值监测:目前已被公认为诊断为胃、食管反流病的重要诊断方法。

(3)食管侧压:可测定 LES 的长度和部位、LES 压、LES 松弛压、食管体部压力及食管上括约肌压力等。LES 静息压为 1.3～4.0kPa(10～30mmHg)。

【护理诊断/问题】

1.焦虑　与病情反复有关。

2.知识缺乏　与相关疾病知识缺乏有关。

3.营养失调,低于机体需要量　与吞咽食物困难有关。

【护理措施】

1.饮食宜富于营养,易消化,少食多餐,吞咽困难者给半流质或流质饮食,避免吃生硬、油腻、辛辣等刺激性食物,节制烟酒,以消除可能的致病因素。必要时禁食。

2.指导病人合理摄取营养,针对其具体情况进行指导,合理安排每日饮食。

3.帮助病人熟悉所用药物的药理作用、剂量、用法和可能出现的不良反应。

4.嘱病人餐后取直立位或半卧位,防止食物反流。

5.平卧时床头抬高 25～30cm。

6.向病人说明本病经改善括约肌功能可好转或治愈。

7.餐后或反流后协助病人漱口。

8.准确记录出入量。

【应急措施】

1.病人胸痛剧烈时,抬高床头,遵医嘱给予止痛对症治疗。

2.反流引起哮喘时,稳定情绪,给予平喘治疗,

3.做好误吸窒息的抢救准备工作。

【健康教育】

1.指导病人加强饮食卫生,强调规律进食,节制烟酒、浓茶等。

2.避免肥胖,腰带不宜过紧。

3.晚间睡前 4h 禁食。

4.注意劳逸结合,保持身心健康,加强自我护理,定期复诊。

（王贺霞）

第二节　消化性溃疡

【概述】

主要是指胃肠道黏膜被胃酸和胃蛋白酶消化而发生的溃疡,好发于胃和十二指肠。胃溃疡多发生在胃小弯,其典型表现为饥饿不适、饱胀嗳气、反酸或餐后定时的慢性中上腹疼痛,严重时可有黑粪与呕血。十二指肠溃疡多发于十二指肠球部,发生在十二指肠球部的溃疡,与胃

溃疡合称为消化道溃疡,与胃溃疡可同时发生,也可单独发生。多发于中青年男性,十二指肠溃疡癌变率较胃溃疡低。

消化性溃疡的病因和发病机制较为复杂,至今尚未完全阐明。研究表明,消化性溃疡的发生是一种或多种有害因素对黏膜破坏超过黏膜抵御损伤和自身修复的能力所引起的综合结果。与胃酸和胃蛋白酶自身消化作用、幽门螺杆菌感染、使用非甾体药物、胃黏膜防御机制受损、胃十二指肠运动异常、遗传因素、环境因素、精神因素有关。

【临床表现】

1.上腹部疼痛　　上腹部疼痛是消化性溃疡的主要症状。

(1)疼痛部位:胃溃疡疼痛多在中上腹或剑突下偏左;十二指肠溃疡常在中上腹或脐上方稍偏右。

(2)疼痛性质:大多为轻度和中度疼痛,偶较剧烈。多呈钝痛、灼痛或饥饿痛。饥饿痛多为持续性,0.5～2h或更长,服用制酸药、进食或用手按压疼痛部位可减轻疼痛。

(3)疼痛的长期性:常反复发作,病史平均6～7年,有的可长达十几年或更长。

(4)疼痛的周期性:发作疼痛数天或数周,然后较长时间缓解。发病季节多在秋冬、冬春之交。

(5)疼痛的节律性:十二指肠溃疡,疼痛—进餐—缓解,可有午夜疼痛;胃溃疡,进餐—疼痛—缓解。

(6)老年人的疼痛部位常不固定也缺乏明显的时间规律。表现为无规律性,较含糊的上腹隐痛不适。

2.其他　　常有反酸、暖气、胃灼热、上腹饱胀、恶心呕吐、食欲减退等消化不良症状。全身有失眠、多汗、脉缓等自主神经紊乱症状。

3.体征　　溃疡活动期可有剑突下固定而局限的压痛点,缓解期则无明显体征。长期食欲不振患者可出现消瘦。

4.并发症

(1)上消化道出血:溃疡病最常见的并发症,十二指肠比胃溃疡更易并发出血。

(2)穿孔:发病率为5%～15%,十二指肠溃疡穿孔发生率高于胃溃疡。

(3)幽门梗阻:2%～4%的病例可发生幽门梗阻,大多由十二指肠溃疡或幽门管溃疡引起。

(4)癌变:胃溃疡癌变发生率为1%～3%,十二指肠球部溃疡不会引起癌变。

5.辅助检查

(1)内镜检查:是确诊消化性溃疡的主要方法,在内镜下直接观察溃疡部位、病变大小、性质、形态、数目,并可在直视下取活组织做病理检查和HP检测。

(2)X线钡剂检查:X线的直接征象是龛影,对溃疡诊断有确诊价值。

(3)幽门螺杆菌检测:^{13}C或^{14}C标记的尿素呼气试验。

(4)大便隐血试验:活动性胃或十二指肠溃疡常有少量渗血,使大便隐血试验呈阳性,经治疗1～2周可转阴。如胃溃疡患者持续阳性,应考虑有癌变的可能。

【治疗原则】

消化性溃疡治疗目的是缓解临床症状,促进溃疡愈合,防止溃疡复发,减少并发症。生活饮食规律,避免过度劳累和紧张,戒烟酒,因服用 NSAID 药物引起者应尽可能停用。忌食用浓茶、咖啡、刺激性及辛辣食物。进食细嚼慢咽,避免急食。药物治疗包括抑酸药和保护胃黏膜药物。急性溃疡穿孔、穿透性溃疡、器质性幽门梗阻、溃疡癌变、大出血内科治疗无效、顽固性或难治性溃疡,选择外科手术治疗。

【护理评估】

腹部疼痛的时间、部位、性质、与进食的关系,腹部疼痛有无压痛及反跳痛;有无食欲下降、体重减轻、便血、呕血等。

【护理要点及措施】

1.休息　溃疡病发作时应卧床休息,保持病房安静,环境适宜。

2.口腔护理　病人出现呕血时应加强口腔护理,及时清理口腔,保持口腔清洁,预防口腔溃疡发生。每日 2 次口腔护理,饭前、饭后漱口。

3.饮食护理　出血量少又无呕吐者,可进食少量流质饮食。溃疡大出血时,禁食 24～48h 后如出血停止,可给予温和流质。饮食规律,定时进食,以易消化、高营养、无刺激性食物为宜。不暴饮暴食,少吃粗糙、油炸、辛辣、过冷、过热的食物及浓茶j咖啡等。增加营养,增进机体抵抗力,纠正贫血,改善一般状况,必要时给予输血、补液。

4.病情观察　严密观察患者生命体征变化,包括体温、脉搏、呼吸、血压,观察并记录生命体征每小时 1 次。观察患者腹痛的部位、发作时间、性质、有无节律性。观察大便的颜色、性状、量,如果大便颜色为鲜红色,应警惕发生大出血的可能。

老年人消化性溃疡中以胃溃疡多见,溃疡直径常可超过 2.5cm,且多发生于高位胃体的后壁或小弯。常表现为无规律的中上腹痛、呕血和(或)黑粪、消瘦,很少发生节律性痛、夜间痛及反酸,易并发大出血,甚至危及生命。因其疼痛隐匿,常被误诊为胃炎、胆囊炎、心绞痛、胃癌等。严密观察患者生命体征尤其是血压、心率变化,观察腹痛的性质、疼痛部位、持续时间、节律性、与饮食的关系,观察胃液及大便的颜色、性状、量,如出现剧烈腹痛、短时间内引流出大量血性液体,或引流液呈酸腐味、粪臭味,及时报告医生处理。

5.用药护理　遵医嘱按时、全疗程使用抑酸药和保护胃黏膜药物。应用抑酸药时应餐前 30min 服用;服用保护胃黏膜药物应餐前 30min 服用,疗程 4～8 周。根除螺杆菌治疗 7～14d。胃溃疡患者在根除螺杆菌治疗结束后还要继续服用 PPI 药物常规剂量,总疗程 4～6 周,或 H_2 受体拮抗药常规剂量,总疗程 6～8 周。

6.并发症护理

(1)出血:密切观察出血征象,如面色苍白、出冷汗、四肢发凉、脉搏细速、呼吸费力、昏厥、黑粪或呕血。①嘱患者立即卧床休息,头偏向一侧,低流量吸氧。随时清理呕吐物,给予口腔护理。②严密观察病情变化,随时监测血压、脉搏、呼吸。③立即抽血,查血型、交叉合血,按医嘱输液、输血。④遵医嘱给予止血药。⑤观察呕血、便血的次数、颜色、性状、量以及时间,记录出入量。⑥治疗过程中,安慰患者,疏导家属的情绪,必要时遵医嘱使用镇静药,以减轻患者的恐惧与焦虑。⑦出血停止、病情稳定后,可给予流质饮食。

(2)穿孔:上腹突发剧痛,常开始于右上腹或中上腹,持续而较快蔓延至全腹,腹壁僵硬呈板状腹,有压痛和反跳痛,部分患者出现休克状态。①详细记录患者的症状和体征,并及时报告医生。②急诊查血常规、血生化、备血,以备实施紧急手术。

（3）幽门梗阻:典型的表现为胃潴留。其主要临床症状为恶心、呕吐出酸臭味宿食,大量呕吐后上腹胀满不适及疼痛减轻。①患者发生幽门梗阻后应禁食,留置胃管行持续胃肠减压。②遵医嘱给予输液,防止脱水和电解质紊乱。③若症状无缓解,则需手术治疗。

7.心理护理　对患者给予同情、理解、关心、帮助,告知患者不良的心理状态会降低机体的抵抗力,紧张、焦虑的情绪会加重溃疡病的发展。对患者进行心理疏导,更好地配合治疗和护理。

【健康教育】

1.向患者及家属讲解引起和加重溃疡病的主要因素。

2.向患者解释必须坚持长期服药的必要性,指导患者学会观察药效及不良反应,不随便停药,以减少复发。切不可症状稍有好转,便骤然停药,也不可随意调药,服用某种药物刚过几天,见病状未改善,又换另一种药。一般来说,一个疗程要服药4～6周,疼痛缓解后还得巩固治疗1～3个月,甚至更长时间。

3.嘱患者避免精神紧张:消化性溃疡是一种典型的心身疾病,心理因素对胃溃疡影响很大。精神紧张、情绪激动,或过分忧虑不利于食物的消化和溃疡的愈合。保持轻松愉快的心境,是治愈胃溃疡的关键。对少数伴有焦虑、紧张、失眠等症状的患者,可短期使用一些镇静药和安定药。

4.告知患者讲究生活规律,注意气候变化。生活要有一定规律,不可过分疲劳,劳累过度不但会影响食物的消化,还会妨碍溃疡的愈合。生活起居要有规律。溃疡病发作与气候变化有一定的关系,根据节气冷暖,及时添减衣被。调整情绪、精神状态,保持乐观积极向上的心境。

5.指导患者建立合理的饮食习惯和结构,戒除烟酒,避免摄入刺激性食物。

加强营养,应选用易消化、富含热量、蛋白质和维生素的食物,如稀饭、细面条、牛奶、软米饭、豆浆、鸡蛋、瘦肉、豆腐和豆制品;富含维生素 A、维生素 B、维生素 C 的食物,如新鲜蔬菜和水果等。限制多渣食物,避免进食油煎、油炸食物以及含粗纤维较多的芹菜、韭菜、豆芽、火腿、腊肉、鱼干及各种粗粮。这些食物不易消化,引起胃液大量分泌,加重胃的负担。胃酸多的患者应少用牛奶。避免进食刺激性大的食物,禁食刺激胃酸分泌的食物,如肉汤、生葱、生蒜、浓缩果汁、咖啡、酒、浓茶等,以及过甜、过酸、过咸、过热、生、冷、硬等食物。一日三餐定时定量,饥饱适中,细嚼慢咽。进餐过程中少说话、不看书报、不看电视,是促进溃疡愈合的良好习惯。

6.为避免大便干燥,告知患者还需常进食琼脂、香蕉、蜂蜜等有润肠作用的食物。

7.嘱患者避免服用对胃黏膜有损害的药物,阿司匹林、地塞米松、泼尼松、吲哚美辛等,可加重胃溃疡的病情,如病情不允许停药,可换用对黏膜损伤小的 NSAID 如特异性的 COX-2 抑制药(如塞来昔布)饭后服用。

8.嘱患者定期复诊,如上腹疼痛节律发生变化并加剧,或者出现呕血、黑粪时,应立即就医。

（王贺霞）

第三节　溃疡性结肠炎

【概述】

溃疡性结肠炎是一种病因不明的直肠与结肠的慢性非特异性炎症性疾病,主要累及直肠、乙状结肠和降结肠,严重者可累及全结肠。根据病程可分为初发型、慢性复发型、慢性持续型以及急性暴发型。虽然此病在老年人中并不广泛,但常有很重的首次发作,而且病残率和病死率均高于较年轻患者。目前,溃疡性结肠炎的发病原因尚不明,研究认为可能与以下因素有关:

1.遗传因素　本病在血缘家族的发病率较高,并在种族间的发病率亦有明显差异,提示遗传因素在发病中占有一定地位。

2.感染因素　目前一般认为感染是本病的继发或诱发因素。

3.精神因素　生活中的应激事件和遭受重大精神创伤可诱发本病,患者常有精神抑郁和焦虑表现,但精神因素在本病发病中的作用尚有争议。

4.免疫因素　现多认为本病是一种自身免疫性疾病,因本病多并发结节性红斑、类风湿关节炎、红斑狼疮等自身免疫性疾病。感染和环境因素启动肠道免疫和非免疫系统,使肠道黏膜对抗原呈高敏状态,免疫调节功能紊乱,最终导致肠黏膜细胞慢性炎症和组织损伤且难以自限。

【临床表现】

1.腹泻　黏液脓血便是本病活动期的重要表现,轻者每日排便 2~4 次,便血轻或无,重者每日 10 次以上,脓血显见,甚至大量便血。多数为糊状便,重可致稀水样。

2.腹痛　一般诉有轻度至中度腹痛,多为左下腹或下腹的阵痛,亦可涉及全腹。有"疼痛—便意—便后缓解"的规律,常有里急后重。若并发中毒性巨结肠或炎症波及腹膜,有持续性剧烈腹痛。

3.腹胀　有上腹部饱胀不适、食欲缺乏、恶心、呕吐等。

4.全身表现　中、重型患者活动期有低热或中等度发热,高热多提示有并发症或见于急性暴发型。重症患者可出现衰弱、低蛋白血症、水和电解质紊乱等。

5.肠外表现　部分病例可伴发肠外其他组织病变,可以仅有一种,也可以同时并存两种以上,如骨关节病变、皮肤黏膜病变、眼部病变、肝胆疾病、血管病变、神经系统病变及肺部表现。

6.体征　患者呈慢性病容,精神状态差,重者呈消瘦贫血貌。

7.并发症　可并发中毒性巨结肠、大出血、肠穿孔、息肉及癌变等。

8.辅助检查

(1)实验室检查:血液检查可有红细胞和血红蛋白减少。白细胞计数增高,红细胞沉降率增快和 C 反应蛋白增高是活动期的标志。便常规及培养,肉眼可见黏液及脓血,镜下发现大量红细胞、白细胞、脓细胞及吞噬细胞,便培养无真菌及致病菌生长。

(2)X 线钡剂灌肠检查:可见黏膜粗乱或有细颗粒改变,也可呈多发性小龛影或小的充盈缺损,有时病变肠管缩短,肠壁变硬。重型或暴发型不宜做此检查,以免加重病情或诱发中毒性巨结肠。

(3)结肠镜检查:镜下可见病变黏膜充血和水肿,粗糙呈颗粒状,质脆易出血,黏膜上有多发性浅溃疡,表面附有脓性分泌物,也可见假息肉。急性期重型患者应暂缓进行,以防穿孔。

【治疗原则】

祛除各种诱发及加重病情的不利因素;中重度老年患者基础疾病多,疾病消耗大,机体储备功能差,应加强支持疗法;根据临床症状和分型选择氨基水杨酸制剂、糖皮质激素及免疫抑制药等药物治疗,并定期行相关检查,用以观察疗效,调整用药;灌肠可用于治疗左半结肠病变,改善里急后重的症状;坚持足量、全疗程治疗;给予适当的心理疏导及中医治疗;并发肠穿孔、肠梗阻、中毒性巨结肠及持续大出血的患者应手术治疗。

【护理评估】

了解患者有无家族史、食物过敏史、工作紧张、劳累等诱发因素;患者腹泻的频次、量及性状;腹痛的部位、程度;体温变化;体重减轻情况;有无口渴、皮肤弹性减弱、消瘦、乏力、心悸、血压下降、水电解质及酸碱平衡失调和营养障碍的表现;患者的情绪和心理状态,有无抑郁、焦虑;肛周皮肤情况。

【护理要点及措施】

1.保持环境整洁、安静、空气流通及适宜的温湿度,急性期和重症患者需绝对卧床休息,轻症患者可适当从事轻体力工作。

2.食用质软、易消化、少纤维素、富营养、足够热量的食物;避免食用生冷食物、含纤维素多的蔬菜及其他刺激性食物;忌食牛奶及乳制品;急性发作期应进食流质或半流质饮食;病情严重者应禁食并给予胃肠外营养,使肠道得以休息,减轻炎症;有贫血时,应给予口服或肌内注射铁剂及叶酸。

3.病情观察:严密观察腹痛的性质、部位及生命体征的变化,注意有无并发症的发生;观察排便的次数、性状、量,有无腹泻、便血、黏液脓血便等;观察有无食欲缺乏、里急后重等胃肠道症状;有无发热、体重减轻、贫血、全身倦怠等肠外表现。

4.腹痛、腹胀明显者可给予腹部热敷,或遵医嘱给予解痉止痛药,如阿托品、东莨菪碱等。

5.用药护理:氨基水杨酸制剂如柳氮磺吡啶,应餐后服用,其不良反应可表现为恶心、呕吐、食欲减退、头痛、皮疹、发热、粒细胞减少、再生障碍性贫血或自身免疫性溶血;糖皮质激素类药物如氢化可的松、地塞米松,适用于暴发型或重型患者,应遵医嘱准确给药,日服用药的患者不得随意增减或停药,用药过程中注意肠穿孔、出血、血钾过低与继发感染;免疫抑制药如硫唑嘌呤,适用于糖皮质激素依赖或不能耐受者,使用中注意胃肠道反应、白细胞减少及骨髓抑制等副作用;应用抗胆碱能解痉药物如阿托品,应密切注意肠鸣音及腹围变化,防止急性结肠扩张;严重贫血者按医嘱输血,低蛋白血症者可静注白蛋白,观察有无输血反应和过敏反应。

6.腹泻护理:排便后用温水清洗肛周,保持清洁干燥,涂凡士林或抗生素软膏以保护肛周皮肤;晚间在床边放置好便器,睡前给予抗腹泻药物;密切观察血压、脉搏变化,准确记录液体出入量,以防频繁腹泻引起水、电解质紊乱;血便量多时应估计出血量,及时留取标本送检,遵医嘱给予止血药物;遵医嘱补充液体和电解质,必要时给予输血,根据脱水程度、年龄大小和心功能调节输液速度。

7.发热护理:维持室温在20～24℃,相对湿度55%～60%为宜;监测体温的变化,每4～6h测体温1次;摄取足够的水分防止脱水,每天至少1500ml以上,必要时遵医嘱静脉补液;高热患者给予物理降温或遵医嘱药物降温,观察患者降温后的反应,避免发生虚脱;高热患者体温下降出汗多时,应及时擦干皮肤,更换衣物,保持床单清洁干燥,做好口腔护理。

8.灌肠指导:药物保留灌肠宜在晚睡前进行,先嘱患者排净大便,行低压保留灌肠,避免压力过高致肠穿孔,灌肠后不要立即站立,以免药液下降刺激肛门产生便意而排便,影响疗效。

9.心理护理:多安慰与鼓励患者及其家属,使其减轻忧虑,争取患者与家属的理解与配合,对长期反复发作或持续不稳定的患者,由于病程长,大多神经过敏、抑郁或焦虑,思想顾虑较重,应加强心理疏导,帮助患者树立战胜疾病的信心。

【健康教育】

1.向患者及家属讲解本病的诱发因素,指导患者合理休息,避免劳累,正确对待疾病,保持稳定的情绪,避免疾病的发作和加重。

2.病情稳定时,坚持进食少刺激、易消化和营养丰富的少渣饮食。

3.保持心情舒畅,避免精神紧张或焦虑。

4.嘱患者坚持治疗,教育患者识别药物的不良反应,不要随意更换药物或停药,服药期间大量饮水,如用药过程中出现疲乏、头痛、发热、手脚麻木、排尿不畅等症状,要及时就诊。

5.指导患者及家属对疾病进行自我监控,出现腹痛、腹泻、黏液脓血便,伴有腹胀、发热、体重减轻应及时就诊。如果是重症患者,更要注意观察肠穿孔、大出血等严重并发症的出现。例如突然出现腹部剧烈疼痛,或突然大量出血,要让患者卧床、禁食,并迅速送往医院,以便及时有效地抢救。

6.腹泻患者应保持肛门及周围皮肤清洁和干燥,手纸要柔软,擦拭动作宜轻柔,以减少机械性刺激,便后用碱性肥皂与温水冲洗肛门及周围皮肤,减少酸性排泄物、消化酶与皮肤接触,从而减少局部的刺激和不适,必要时涂抗生素软膏以保护皮肤。

(乔延平)

第四节　上消化道出血

消化道以屈氏韧带为界,其上的消化道出血称为上消化道出血,其下的消化道出血称为下消化道出血。消化道急性大量出血,临床表现为呕血、黑粪、血粪等,并伴有血容量减少引起的急性周围循环障碍,是临床常见急症,病情严重者,可危及生命。上消化道出血常表现为急性大量出血,是临床常见急症,虽然近年诊断及治疗水平已有很大提高,但在高龄、有严重伴随病患者中病死率仍相当高,临床应予高度重视。

【常见病因】

1.上消化道疾病。

2.门静脉高压引起的食管-胃底静脉曲张破裂或门静脉高压性胃病。

3.上消化道邻近器官或组织的疾病。

4.全身性疾病(如血管性疾病过敏性紫癜、血液病等)。

【临床表现】

上消化道出血的临床表现,主要取决于出血量及出血速度。

1.呕血与黑粪　是上消化道出血的特征性表现。上消化道大量出血之后,均有黑粪。出血部位在幽门以上者常伴有呕血。若出血量较少、速度慢亦可无呕血。反之,幽门以下出血如出血量大、速度快,可因血反流入胃腔引起恶心、呕吐而表现为呕血。呕血多为棕褐色呈咖啡渣样,如出血量大,未经胃酸充分混合即呕出,则为鲜红或有血块。黑粪呈柏油样,黏稠而发亮,当出血量大,血液在肠内推进快,粪便可呈暗红甚至鲜红色。

2.失血性周围循环衰竭　急性大量失血由于循环血容量迅速减少而导致周围循环衰竭。一般表现为头晕、心慌、乏力,突然起立发生晕厥、肢体冷感、心率加快、血压偏低等,严重者呈休克状态。

3.贫血和血常规变化　急性大量出血后均有失血性贫血,但在出血的早期,血红蛋白浓度、红细胞计数与血细胞比容可无明显变化。急性出血患者为正细胞正色素性贫血;在出血后骨髓有明显代偿性增生,可暂时出现大细胞性贫血,慢性失血则呈小细胞低色素性贫血。出血24小时内网织红细胞即见增高,出血停止后逐渐降至正常。上消化道大量出血2～5小时,白细胞计数轻至中度升高,血止后2～3天才恢复正常。但在肝硬化患者,如同时有脾功能亢进,则白细胞计数可不增高。

4.发热　上消化道大量出血后,多数患者在24小时内出现低热,持续3～5天后降至正常。引起发热的原因尚不清楚,可能与周围循环衰竭,导致体温调节中枢的功能障碍等因素有关。

5.氮质血症　在上消化道大量出血后,由于大量血液蛋白质的消化产物在肠道被吸收,血中尿素氮浓度可暂时增高,称为肠源性氮质血症。一般于一次出血后数小时血尿素氮开始上升,24～48小时可达高峰,大多不超出14mmol/(40mg/dl),3～4日及以后降至正常。

【辅助检查】

1.实验室检查　测定红细胞、白细胞和血小板计数,血红蛋白浓度,血细胞比容,肝功能、肾功能、粪隐血等。

2.内镜检查　是上消化道出血病因诊断的首选检查方法,出血后24～48小时行急诊内镜检查,可以直接观察出血部位,明确出血病因,同时对出血灶进行止血治疗。

3.X线钡剂造影检查　对明确病因亦有价值。主要适用于不宜或不愿意行内镜检查者,或胃镜检查未能发现病因,需排除十二指肠降段以下的小肠段有无出血病灶者。一般主张在出血停止且病情基本稳定数天后进行检查。

4.其他　放射性核素扫描或选择动脉造影,如腹腔动脉、肠系膜上动脉造影帮助确定出血部位,适用于内镜及X线钡剂造影未能确诊而又反复出血者。

【治疗原则】

上消化道出血为临床急症,应采取积极措施进行抢救,迅速补充血容量,纠正水电解质失衡,预防和治疗失血性休克,给予止血治疗,同时积极进行病因诊断和治疗。

1.补充血容量　立即配血,等待配血时输入平衡液或葡萄糖盐水,右旋糖酐或其他血浆代用品,尽早输入全血,以尽快恢复和维持血容量及改善急性失血性周围循环衰竭,输液量可根据估计的失血量来确定。

2.止血

(1)非曲张静脉上消化道出血的止血措施:该类出血系指除了食管-胃底静脉曲张破裂出血之外的其他原因所致的上消化道出血,病因中以消化性溃疡最常见。

①抑制胃酸分泌药:临床上常用 H_2 受体拮抗药或质子泵阻滞药,以提高和保持胃内较高的pH,有利于血小板聚集及血浆凝血功能所诱导的止血过程。常用药物有西咪替丁、雷尼替丁、法莫替丁、奥美拉唑。

②内镜下直视止血:消化性溃疡出血约80％不经特殊处理可自行止血。内镜止血适合于有活动性出血或暴露血管的溃疡。治疗方法包括激光光凝、高频电凝、微波、热探头止血、血管夹钳夹、局部药物喷洒和局部药物注射。临床上应用注射疗法较多,使用的药物有 1/10000 肾上腺素或硬化剂等。

③手术治疗:各种病因所致出血的手术指征和方式,参见外科护理学有关章节。

④介入治疗:少数不能进行内镜止血或手术治疗的严重大出血病人,可经选择性肠系膜动脉造影寻找出血的病灶,给予血管栓塞治疗。

(2)食管-胃底静脉曲张破裂出血的止血措施:本病往往出血量大,出血速度快,再出血率和病死率高。

①药物止血:血管加压素,为常用药物。其作用机制是使内脏血管收缩,从而减少门静脉血流量,降低门静脉及其侧支循环的压力,以控制食管-胃底曲张静脉的出血。生长抑素类,此药止血效果肯定,能明显减少内脏血流量,研究表明奇静脉血流量明显减少,而奇静脉血流量是食管静脉血流量的标志。

②双(三)囊三(四)腔管压迫止血:该管的两个气囊分别为胃囊和食管囊,三囊即多了一个固定囊(水囊),三腔管的3个腔分别通往2个气囊和病人的胃腔,四腔管多了一条在食管囊上方开口的管腔,用以抽吸食管内积蓄的分泌物或血液。用气囊压迫食管一胃底曲张静脉,其止血效果肯定,但病人痛苦,并发症多,早期再出血概率高,故不作为首选止血措施,宜药物不能控制止血时暂时使用。

③内镜直视下止血:在用药物治疗和气囊压迫基本控制出血,病情基本稳定后,进行急诊内镜和止血治疗。常用方法有:a.硬化剂注射止血术:局部静脉内外注射硬化剂,使曲张的食管静脉形成血栓,可消除曲张静脉并预防新的曲张静脉形成,硬化剂可选用无水乙醇、鱼肝油酸钠、乙氧硬化醇等。b.食管曲张静脉套扎术:用橡皮圈结扎出血或曲张的静脉,使血管闭合。c.组织黏合剂注射法:局部注射组织粘合剂,使出血的曲张静脉闭塞。这些方法多能达到止血目的,可有效防止早期再出血,是目前治疗本病的重要止血手段;亦可作为预防性治疗,预防曲张的食管胃底静脉破裂出血。本治疗的并发症主要有局部溃疡、出血、穿孔、瘢痕狭窄、术后感

染等。

④手术治疗:食管-胃底静脉曲张破裂大量出血内科治疗无效时,应考虑外科手术或经颈静脉肝内门体静脉分流术。

【护理】

1.护理评估

(1)评估患者的一般身体状况和意识状态。

(2)评估是否为上消化道出血:口、鼻腔、咽喉等部位出血及咯血也可从口腔吐出,或吞咽后再呕出,或经胃肠道后以黑粪排出,均不属于上消化道出血。此外,进食大量动物血、肝,服用铁剂、铋剂、碳粉或中药可使粪便发黑,但一般黑而无光泽,隐血试验为阴性。

(3)评估出血量:呕血与黑粪的持续时间、次数、量、颜色及性质变化,可作为出血量的参考。一般粪便隐血试验阳性者提示每日出血量＞5ml,出现黑粪提示出血量在50～70ml,呕血提示胃内积血量达250～300ml。由于呕血及黑粪常混有呕吐物与粪便,故失血量难以估计。

(4)评估出血部位:一般以幽门以上部位出血多兼有呕血与黑粪,幽门以下出血常引起黑粪。但与出血量的多少及出血速度有关,出血量小或出血速度缓慢的幽门以上的部位出血可仅有黑粪;出血量大、出血速度快的幽门以下部位出血可因血液反流入胃,同时出血呕血与黑粪。

(5)评估出血是否停止:观察中出现下列迹象,提示有活动性出血或再次出血:①反复呕血,甚至呕吐物由咖啡色转为鲜红色;②黑粪次数增多且粪质稀薄,色泽转为暗红色,伴肠鸣音亢进;③周围循环衰竭的表现经补液、输血而未改善,或好转后又恶化,血压波动,中心静脉压不稳定;④血红蛋白、红细胞计数及血细胞比容测定不断下降,网织红细胞计数持续增高;⑤在补液足够、尿量正常的情况下,血尿素氮持续或再次增高;⑥门静脉高压的病人原有脾大,在出血后暂时缩小,如不见脾恢复肿大亦提示出血未止。

2.护理要点及措施

(1)体位与保持呼吸道通畅:大出血时病人取平卧位并将下肢略抬起,以保证脑部供血。呕吐时头偏一侧,防止窒息及误吸;必要时用负压吸引器清除气道内的分泌物,血液或呕吐物,保持呼吸道通畅。

(2)治疗护理:立即建立多条静脉通道,配合医师迅速、准确地实施输血、输液、各种止血治疗及用药等抢救措施,并观察治疗效果及不良反应。输液开始宜快,必要时测定中心静脉压作为调整输液量和速度的依据。避免因输液、输血过多、过快而引起的急性肺水肿,对老年病人和心肺功能不全者尤应注意。肝病病人忌用吗啡、巴比妥类药物;宜输新鲜血,因库存血含氨量高,易诱发肝性脑病。

(3)病情监测

①监测指标。a.生命体征:有无心率加快、心律失常、脉搏细弱、血压降低、脉压变小、呼吸困难、体温不升或发热,必要时进行心电监护。b.精神和意识状态:有无精神疲倦、烦躁不安、嗜睡、表情淡漠、意识不清甚至昏迷。c.皮肤和甲床色泽,肢体温暖或是湿冷,周围静脉特别是颈静脉充盈情况。d.准确记录出入量,疑有休克时留置导尿管,测每小时尿量,应保持每小时尿量＞30ml。e.观察呕吐物和粪便的性质、颜色及量。f.定期复查红细胞计数、血细胞比容、血

红蛋白、网织红细胞计数、血尿素氮、粪隐血,以了解贫血程度、出血是否停止。g.监测血清电解质和血气分析的变化:急性大出血时,经由呕吐物鼻胃管抽吸和腹泻,可丢失大量水分和电解质,应注意维持水、电解质、酸碱平衡。

②周围循环状况的观察。周围循环衰竭的临床表现对估计出血量有重要价值,关键是动态观察病人的心率、血压。

(4)双(三)囊三(四)腔管的应用与护理:熟练操作和插管后密切观察及细致护理是达到预期止血效果的关键。插管前仔细检查,确保食道引流管、胃管、食道囊管、胃囊管通畅并分别做好标记,检查两气囊无漏气后抽尽囊内气体,备用。协助医师为病人做鼻腔、咽喉部局部麻醉,经鼻腔或口腔插管至胃内。插管至 65cm 时抽取胃液,检查管段确在胃内,并抽出胃内积血,先向固定(水)囊注入 60ml 灭菌注射用水,再向胃囊注气 150~200ml,至囊内压约 50mmHg 封闭管口,缓慢向外牵引管道,使胃囊压迫胃底部曲张静脉。如单用胃囊压迫已止血,则食管囊不必充气。如未能止血,继续向食管囊注气约 100ml 至囊内压为 40mmHg 并封闭管口,使气囊压迫食管下段的曲张静脉。管外端以绷带连接 0.5kg 沙袋,经牵引架作持续牵引。将食管引流管、胃管连接负压吸引器或定时抽吸,观察出血是否停止。

置管期间应注意:①严密观察生命体征,并记录引流液的性质、颜色、量及粪便情况,以判断有无继续出血情况,并注意观察双(三)囊三(四)腔管有无移位,如有移位立即放松牵引并放气,重新调整位置。②胃囊注气量必须足够,使胃囊充分膨胀,防止牵引三腔管时因胃囊下滑过贲门进入食管压迫气管造成窒息,若发生窒息立即拔除三腔管。③食管囊注气量不能过大,以免引起呼吸困难或食管黏膜坏死。④每隔 12~24 小时给予放松牵引或放气 1 次,以免发生压迫性溃疡,每次放气时间为 30 分钟。⑤每 4 小时测气囊压力 1 次并抽胃液,每次测压后应立即补气 5ml,如气囊压力低,注气后仍不升,提示气囊已破,需重新更换。⑥双(三)囊三(四)腔管压迫期一般为 72 小时,若出血不止可适当延长时间。⑦拔管前口服液状石蜡 30ml 并抽尽气体,以免损伤黏膜。

(5)饮食护理:活动出血时应禁食;止血停止 1~2 天渐进高热量、高维生素流食,限制钠和蛋白质摄入,避免粗糙、坚硬、刺激性食物,且应细嚼慢咽,防止损伤曲张静脉而再次出血。

(6)安全护理:轻症病人可起身稍事活动,可上厕所大小便。但应注意有活动性出血时,病人常因有便意而频繁上厕所,在排便时或起身时晕厥,应让病人在床上排泄,并加双侧床档给予保护。

(7)心理护理:出血时病人往往有紧张、恐慌情绪,护士应严密观察病人的心理反应,向病人耐心解释安静休息有利于止血,关心、安慰病人。抢救工作应迅速而不忙乱,以减轻病人的紧张情绪。经常巡视,大出血时陪伴病人,使其有安全感。

3.健康教育

(1)针对原发病的指导。引起消化道出血的病因有很多,应帮助病人和家属掌握自我护理的有关知识,减少再度出血的危险。

(2)注意饮食卫生和饮食的规律,进食营养丰富,易消化的食物;避免过饥或暴饮、暴食;避免粗糙、刺激性食物或过冷、过热、产气多的食物、饮料;应戒烟、酒。

(3)保持生活有规律,劳逸结合,保持乐观情绪,保证身心休息。

（4）在医生指导下用药，以免用药不当。

（5）当出现恶心、出虚汗、头晕、心慌、黑粪等出血先兆表现时应立即平卧休息，保持安静，减少身体活动，呕吐时取侧卧位以免误吸，立即送往医院治疗。慢性病者定期门诊随访。

（乔延平）

第五节　肝硬化

肝硬化是以肝组织弥漫性纤维化、假小叶和再生结节形成为特征的慢性肝病。临床以肝功能减退和门静脉高压为主要表现，晚期可出现一系列严重的并发症。肝硬化是我国常见疾病和主要死亡病因之一。

【病因和发病机制】

引起肝硬化的病因很多，目前在我国以病毒性肝炎最为常见，欧美国家则以酒精中毒居多。

1.病毒性肝炎　主要是乙型、丙型和丁型肝炎病毒感染。乙型和丙型或丁型肝炎病毒的重叠感染可加速病情进展，其发病机制主要与肝炎病毒所造成的免疫损伤有关，经慢性肝炎尤其是慢性活动性肝炎演变而来，故称为肝炎后性肝硬化；甲型和戊型病毒性肝炎不发展为肝硬化。

2.血吸虫病　对于反复或长期感染血吸虫的病人，由于虫卵及其毒性产物在肝脏汇管区的刺激，引起汇管区纤维结缔组织增生，导致窦前性门静脉高压，但由于再生结节不明显，故严格来说应称为血吸虫性肝纤维化。

3.酒精中毒　对于长期大量饮酒者（一般为每日摄入酒精 80g 达 10 年以上），乙醇及其中间代谢产物（乙醛）直接损害肝细胞，引起酒精性肝炎，并发展为肝硬化，长期酗酒所致的营养失调也对肝脏有一定的损害作用。

4.药物及化学毒物　长期反复接触某些化学性毒物如磷、砷、四氯化碳等，或长期服用某些药物如异烟肼、双醋酚丁、甲基多巴等，可引起中毒性肝炎，最终发展成为肝硬化。

5.胆汁淤积　不论是肝内胆管还是肝外胆管发生的持续性胆汁淤积，由于高浓度的胆红素及胆汁酸对肝细胞的化学性损害，可致肝细胞变性坏死和结缔组织增生，最终发生肝硬化，称为胆汁性肝硬化。

6.循环障碍　慢性右心功能不全、心包填塞征以及肝静脉或下腔静脉回流障碍导致肝脏长期淤血，肝细胞因缺氧而发生变性坏死和结缔组织增生，导致肝硬化，称为心源性肝硬化。

7.其他　造成肝硬化直接和间接的原因还有很多，如代谢障碍、营养失调、遗传和代谢性疾病等。少数病人病因不明，称为隐匿性肝硬化。

【临床表现】

肝硬化的病程进展多较缓慢，但少数因短期大片肝坏死，可在数月后发展为肝硬化。临床上根据病人肝脏功能的代偿状况,将肝硬化分为肝功能代偿期和肝功能失代偿期。

(一)代偿期

部分病人可无任何不适。多数病人早期以乏力、食欲不振较为突出,可伴有恶心、厌油腻、腹胀、腹泻及上腹不适等症状。症状多呈间歇性,常与劳累有关,休息和治疗后可缓解。患者多消瘦,肝脏可轻度肿大,质中等度硬,伴轻度压痛。脾脏亦可有轻、中度肿大。肝功能正常或轻度异常。

(二)失代偿期

失代偿期主要表现为肝功能减退和门静脉高压所致的症状和体征。

1.肝功能减退的临床表现

(1)全身症状与体征:一般情况和营养状况均较差,不规则低热,面色灰暗黝黑(肝病面容)等。

(2)消化道症状:食欲不振甚至厌食、腹胀不适、恶心呕吐,稍进油腻肉食即易引起腹泻。

(3)出血倾向和贫血:病人常可发生鼻衄、牙龈出血、皮肤紫癜和胃肠出血等,女性常有月经过多。

(4)内分泌失调:男性有性欲减退、睾丸萎缩、毛发脱落及乳房发育,女性出现月经失调、闭经、不孕等,病人常有肝掌和蜘蛛痣。颜面部及其他暴露部位皮肤出现色素沉着,严重者出现低血糖。

2.门静脉高压的表现　脾大、侧支循环的建立与开放、腹水是门静脉高压的三大临床表现。

(1)脾大:门静脉高压可致脾脏淤血性肿大,多为轻、中度肿大。后期脾功能亢进后可出现红细胞、白细胞和血小板均减少。

(2)侧支循环的建立与开放:临床上重要的侧支循环有:食管和胃底静脉曲张,腹壁静脉曲张,痔核形成。原因是门静脉高压时,来自消化器官和脾脏的回心血液流经肝脏受阻,使门、腔静脉交通支扩张,建立起侧支循环。

(3)腹水:是失代偿期最突出的表现。早期腹胀,以饭后明显;大量时出现呼吸困难、心悸,病人腹部膨隆,可见脐外翻或脐疝,皮肤紧绷发亮。

腹水形成的因素有:①门静脉高压使腹腔脏器毛细血管床静水压增高,组织间液回流减少而漏入腹腔;②低蛋白质血症使血浆胶体渗透压降低,血管内液外渗;③肝静脉回流受阻,使肝淋巴液生成增多,超过胸导管引流能力而渗入腹腔;④继发性醛固酮、抗利尿激素增多引起钠水潴留;⑤有效循环血容量不足,导致肾血流量、排钠和排尿量减少。

(三)并发症

1.上消化道出血　此为最常见的并发症,多系食管下段和胃底静脉曲张破裂所致,表现为突发的大量呕血和黑便。

2.感染　易合并肺炎、胆道感染、大肠杆菌性败血症、自发性细菌性腹膜炎(SBP)等。

3.肝性脑病　这是晚期肝硬化最严重的并发症,也是最常见的死亡原因。

4.其他并发症　原发性肝癌、肝肾综合征(功能性肾衰)、电解质和酸碱平衡紊乱(低钠血症、低钾血症与代谢性碱中毒)。

【实验室和其他检查】

1.血常规 失代偿期时,可有不同程度贫血。脾功能亢进时,全血细胞减少。

2.尿常规 失代偿期时,尿内可有蛋白、管型、红细胞。有黄疸时,尿胆红素阳性、尿胆原增加。

3.肝功能检查 代偿期肝功能正常或轻度异常,失代偿期则多有异常。重症病人可有血清胆红素增高。转氨酶轻、中度增高,一般以 ALT 增高较显著,当肝细胞广泛大量坏死时,则可能有谷草转氨酶(AST)升高。血清白蛋白下降,球蛋白增高,白蛋白/球蛋白比值降低或倒置。凝血酶原时间有不同程度的延长。

4.腹水检查 一般应为漏出液,病人并发自发性腹膜炎、结核性腹膜炎或癌变时,腹水性质可发生改变。

5.影像检查 超声可见肝脏的大小、外形改变和脾大。门脉高压时,门静脉主干内径＞13mm,脾静脉内径＞8mm。食管 X 线钡餐检查可见食管下段虫蚀样或蚯蚓样改变,胃底静脉曲张,可见菊花样充盈缺损。

6.内镜检查 可直观静脉曲张的部位和程度

7.肝穿刺活组织检查 若有假小叶形成,可确诊为肝硬化。

【诊断要点】

诊断肝硬化的主要依据有:有病毒性肝炎、长期酗酒等病史,有肝功能减退和门静脉高压症的临床表现,肝脏质硬有结节感,肝功能试验有阳性发现,活组织检查有假小叶形成。

【治疗要点】

目前尚无特效治疗方法。失代偿期的治疗主要是对症处理、改善肝功能及抢救并发症,有手术适应证者慎重选择时机进行手术治疗。

(一)抗纤维化

无特效药,平日可用维生素(如 B 族维生素、维生素 C、维生素 E)、保肝(如熊去氧胆酸、强力宁等)、抗纤维化(如秋水仙碱、肾上腺糖皮质激素等)或活血化淤中药。

(二)腹水治疗

1.限水、限钠 限钠比限水更重要。

2.增加水钠排出

(1)使用利尿剂是最广泛的治疗腹水的方法。主张排钾和保钾利尿剂合用,加强疗效,减少不良反应。过猛的利尿会导致水、电解质紊乱,严重者可诱发肝性脑病和肝肾综合征。

(2)腹腔穿刺放液:大量腹水出现明显压迫症状时,可穿刺放液以减轻症状,但应严格控制每次放液量,一次放 5000ml。

3.提高血浆胶体渗透压 定期输注血浆、新鲜血液或白蛋白,有利于促进腹水的消退,也可改善病人的一般状况。

4.自身腹水浓缩回输 放出的 5000ml 腹水浓缩至 500ml 后,回输至病人静脉内,可提高血浆白蛋白浓度和血浆胶体渗透压,增加血容量,改善肾血流灌注,从而起到利尿、减少腹水的作用,多用于难治性腹水病人的治疗。

5.增加腹水去路　例如腹腔-颈静脉引流,是将腹水引入上腔静脉;胸导管-颈内静脉吻合术可使肝淋巴液顺利进入颈内静脉,从而减少肝淋巴液漏入腹腔,使腹水的来源减少。

（三）并发症的治疗

1.上消化道出血、肝性脑病、原发性肝癌治疗见本章相关内容,肝肾综合征参考第五章第四节急性肾衰竭。

2.自发性腹膜炎常迅速加重肝损害,诱发肝肾综合征、肝性脑病等严重并发症,所以应早诊断、早治疗。应选择对肠道革兰氏阴性菌有效、腹水浓度高、肾毒性小的广谱抗生素,以头孢噻肟等第三代头孢菌素为首选,可联合半合成广谱青霉素与β-内酰胺酶抑制药的混合物,静脉足量、足疗程给药。

（四）手术治疗

通过各种分流、断流和脾切除术等,降低门静脉压力和消除脾功能亢进。肝移植是近年来最新的治疗肝硬化的方法。

【常用护理诊断/问题】

1.营养失调,低于机体需要量　与严重肝功能损害、摄入量不足有关。

2.体液过多　与门静脉高压、血浆胶体渗透压下降等导致腹水有关。

3.有感染的危险　与营养障碍、白细胞减少等致机体抵抗力下降有关。

4.焦虑　与疾病需要漫长的治疗和复杂的自我照顾方式有关。

5.活动无耐力　与肝功能减退有关。

6.潜在并发症　上消化道出血、电解质紊乱。

【护理措施】

1.休息和体位　休息可减轻病人能量消耗,减轻肝脏负担,有助于肝细胞修复。代偿期病人可参加轻体力工作,减少活动量;失代偿期病人应多卧床休息,卧床时尽量取平卧位,以增加肝、肾血流量。大量腹水者可取半卧位,以使膈下降,有利于呼吸运动,减轻呼吸困难和心悸。

2.饮食

(1)饮食注意事项:肝硬化病人饮食原则为高热量、高蛋白、高维生素、易消化饮食,并随病情变化及时调整。对食欲不振、恶心呕吐的病人,应于进食前给予口腔护理以促进食欲。在允许范围内尽量照顾病人的饮食习惯和口味,以促进食欲。①蛋白质:是肝细胞修复和维持血清清蛋白正常水平的重要物质基础,应保证其摄入量为 $1.0\sim1.5g/(kg\cdot d)$。蛋白质应以豆制品、鸡蛋、牛奶、鱼、鸡肉、猪瘦肉为主。肝功能显著损害或有肝性脑病先兆者应限制蛋白质,待病情好转后再逐渐增加蛋白质的摄入量,并应以植物蛋白为主,如豆制品,因其含蛋氨酸、芳香氨基酸和产氨氨基酸较少。②维生素:多食新鲜蔬菜和水果,如西红柿、柑橘等,日常食用可保证维生素需求。③限制水钠:有腹水者应低盐或无盐饮食,钠限制在 $500\sim800mg/d$(NaCl $1.2\sim2g/d$),限制液体入量,进水量应限制在 $1000ml/d$ 左右。含钠较多食物,如咸肉、酱菜、酱油、罐头食品、含钠味精等应少用。含钠较少食物有粮谷类、瓜茄类、水果等。含钾多的食物有水果、硬壳果、马铃薯、干豆、肉类等。④避免损伤曲张静脉:病人进餐时应细嚼慢咽,避免进食刺激性强、粗纤维多和较硬、油炸食物,戒烟酒。

(2)营养支持:必要时遵医嘱静脉补充足够的营养,如高渗葡萄糖、复方氨基酸、清蛋白或新鲜血。

（3）营养状况监测：评估病人的饮食和营养状况、体重和血白蛋白水平。

3.维持体液平衡　准确记录每日出入液量，定期测量腹围和体重，以观察腹水消长情况。使用利尿剂时，剂量不宜过大，利尿速度不宜过猛，每周体重减轻以不超过 2kg 为宜。应用利尿剂时应监测体重变化及血钾、钠、氯化物，防止电解质紊乱发生，可口服或静脉补充电解质，饮食也可起协助作用，低钾病人可补充香蕉、橘子、橙子等高钾水果。

4.病情观察　观察病人症状、体征的变化，注意有无并发症发生。如有无各种出血征兆，如呕血、黑便、鼻出血、牙龈出血、皮肤黏膜出血点、瘀斑等出血表现；有无行为和性格改变，如智力定向力障碍、烦躁不安、嗜睡、扑翼样震颤等肝性脑病表现；有无尿量减少等肾功能衰竭表现；有无发热、腹痛等自发性腹膜炎发生。对进食量不足、呕吐、腹泻、长期用利尿剂、大量放腹水的病人，密切监测电解质和酸碱度的变化。

5.腹水病人的护理

（1）体位：多卧床休息，尽量取平卧位，以增加肝肾血流量，改善肝细胞的营养，提高肾小球滤过率。大量腹水病人取半卧位，使横膈下降，增加肺活量，以减轻呼吸困难。

（2）大量腹水时，应避免腹内压突然剧增的因素，例如剧烈咳嗽、打喷嚏、用力排便等。

（3）控制钠和水的摄入量：见饮食护理。

（4）药物护理：观察利尿剂的效果和不良反应，过猛的利尿会导致水、电解质紊乱，严重者诱发肝性脑病和肝肾综合征，应注意了解电解质水平，观察病人有无意识神志改变、有无尿量减少。

（5）观察腹水和下肢水肿的消长：准确记录出入量，测腹围、体重。测腹围时应注意于同一时间、同一体位、同一部位上进行。

（6）加强皮肤护理，防止褥疮发生：保持床铺平整、干燥，定时更换体位、按摩等。

（7）对腹腔穿刺放腹水者，术前说明注意事项，测量体重、腹围、生命体征，排空膀胱以免误伤；术中及术后监测生命体征，观察有无不适反应；术毕用无菌敷料覆盖穿刺部位，如有溢液可用明胶海棉处置，缚紧腹带，以免腹内压骤然下降；记录抽出腹水的量、性质和颜色，将标本及时送检。

6.心理支持　应鼓励病人说出其内心感受和忧虑，增加与病人交谈的时间，与病人一起讨论其可能面对的问题，在精神上给予病人安慰和支持。充分利用来自他人的情感支持，鼓励病人同那些经受同样事件以及理解病人处境的人多交流。引导病人家属在情感上多关心病人，使之能从情感宣泄中减轻沉重的心理压力。

【健康指导】

1.休息指导　保证身心两方面的休息，增强活动耐力。生活起居有规律，保证足够的休息和睡眠。在安排好治疗和身体调理的同时，勿过多考虑病情，遇事豁达开朗。

2.饮食指导　指导病人根据病情制订合理的饮食计划和营养搭配，使病人充分认识到饮食治疗对肝硬化病人的重要性以及饮食应注意的事项，除应加强营养外，要避免粗糙食物，戒除烟酒等，切实落实饮食计划。

3.用药指导　嘱病人遵医嘱用药，指导其认识常用的对肝脏有害药物，勿滥用药，以免服药不当而加重肝脏负担和损害肝功能,介绍病人所用药物的不良反应,如服用利尿剂者出现软弱无力、心悸等症状时,提示低钠、低钾血症,应及时就诊。

4.心理指导 帮助病人和家属掌握本病的有关知识和自我护理方法,帮助病人树立战胜疾病的信心,使心情保持愉快,把治疗计划落实到日常生活中。

5.家庭指导 让病人家属关心病人,了解各种并发症的主要诱发因素及其基本表现,发现并发症时,及时就医,疾病恢复期应定时复诊和检查肝功能。

(乔延平)

第八章　血液系统疾病的护理

第一节　贫血

一、贫血概述

贫血是指单位容积周围血液中的血红蛋白浓度、红细胞计数和(或)红细胞比容(HCT)低于相同年龄、性别和地区的正常标准。其中以血红蛋白浓度的降低最重要,因红细胞计数不一定能准确反映出贫血是否存在及贫血的程度。在小细胞低色素性贫血时,红细胞的减少比血红蛋白的降低程度轻;相反,在大细胞性贫血时,红细胞的减少比血红蛋白降低的程度更显著。我国成人血红蛋白测定:男性$<120g/L$、女性$<110g/L$,妊娠时$<100g/L$;HCT 男性$<42\%$容积、女性$<37\%$容积、妊娠时$<30\%$容积;以及(或)红细胞计数:男性$<4.5\times10^{12}/L$、女性$<4.0\times10^{12}/L$ 时均可诊断为贫血。妊娠、低蛋白血症、充血性心力衰竭时血浆容量增加,血液被稀释,血红蛋白的浓度降低,容易被误诊为贫血;在脱水或失血等循环血容量减少时,血液浓缩,血红蛋白浓度增高,即使红细胞容量减少,有贫血也不容易表现出来,容易漏诊。因此,在诊断贫血时应考虑上述因素的影响。各种类型贫血的病理生理均为红细胞和血红蛋白量减少、携氧能力降低引起全身各器官和组织缺氧,其临床表现基本相似。贫血症状的轻重,不但取决于贫血发生的速度、程度.机体对缺氧的适应能力、病人的体力活动程度,也与病人的年龄、有无心脑血管基础疾病有关。

贫血常常是一种症状,而不是一个独立的疾病,各系统疾病均可引起贫血,如各种原因造成的失血、恶性肿瘤、遗传性疾病、慢性肝病、慢性肾病等,因而在诊断贫血时,应首先判断其原因。

【分类】

基于不同的临床特点,贫血有不同的分类。如:按贫血进展速度分急、慢性贫血;按红细胞形态、红细胞平均体积(MCV)和红细胞平均血红蛋白浓度(MCHC)分为大细胞性贫血、正常细胞性贫血和小细胞低色素性贫血;按病因或(和)发病机制分类更能反映贫血的病理本质;按血红蛋白浓度分为轻度、中度、重度和极重度贫血。

【临床表现】

贫血的病理生理学基础是血液携氧能力的降低。其临床表现取决于贫血的程度、速度和机体对缺氧的代偿能力和适应能力。此外,病人体力活动程度、年龄、心肺功能也有影响。

(一)一般表现

疲乏、困倦、软弱无力是贫血最常见和最早出现的症状。皮肤黏膜苍白是贫血的主要体征,一般以观察甲床、口腔黏膜、睑结膜及舌质较为可靠。

(二)心血管系统表现

活动后心悸、气短最为常见。部分严重者可出现心力衰竭。病人可有心率加快、心脏扩大,心尖部或心底部出现轻柔的收缩期杂音,心电图出现 ST 段降低,T 波平坦或倒置。

(三)中枢神经系统表现

头痛、头晕、目眩、耳鸣、注意力不集中等都是常见的症状。严重贫血病人可出现晕厥,老年病人可有神志模糊及精神异常的表现。维生素 B_{12} 缺乏者可有肢体麻木、感觉障碍。

(四)消化系统表现

食欲减退、恶心、腹胀等症状较为常见。舌乳头萎缩见于营养性贫血;黄疸及脾大见于溶血性贫血。

(五)泌尿生殖系统表现

严重贫血病人可有轻度蛋白尿及夜尿增多。性欲改变及女性病人月经失调亦常见。

(六)其他

皮肤干燥,毛发枯槁,创口愈合较慢。

【实验室及其他检查】

实验室检查是诊断贫血的主要依据。

(一)周围血细胞检查

血红蛋白及红细胞计数是确诊贫血的可靠指标。MCV 及 MCHC 有助于贫血的诊断及分类。网织红细胞计数可以帮助了解红细胞的增生情况以及作为贫血疗效的早期指标。外周血涂片检查可观察红细胞、白细胞及血小板形态方面的改变,可对贫血的性质、类型提供诊断线索。

(二)骨髓检查

任何不明原因的贫血都应做骨髓穿刺,必要时还应做骨髓活检。先用肉眼观察骨髓标本,骨髓颗粒是否丰富,脂肪滴是否过多;在显微镜下,要注意观察骨髓增生度、有无异常细胞等。某些贫血还应做化学染色。

(三)病因检查

根据病人的不同情况选择病因检查项目。

【治疗要点】

(一)病因治疗

消除贫血的病因是治疗贫血的首要原则。贫血病因的性质决定了贫血的治疗效果。

(二)药物治疗

明确贫血原因之后,可针对性用药。常用治疗贫血的药物有下列几种:常用的亚铁制剂(如琥珀酸亚铁、富马酸亚铁等)仅对缺铁性贫血有效。叶酸和维生素 B_{12} 仅对缺乏这两种维生素的巨幼细胞贫血有效;溶血性贫血时有叶酸消耗过多,也可补充叶酸。大剂量服用维生素 B_6(吡哆辛)对部分铁粒幼细胞贫血有效。糖皮质激素对自身免疫性溶血性贫血有较好的疗效,亦可用于再生障碍性贫血或阵发性睡眠性血红蛋白尿的发作期。雄激素司坦唑醇(康力龙)对再生障碍性贫血及一些慢性疾病伴发的贫血有一定的效果。人基因重组的红细胞生成素(EPO)可纠正肾性贫血,亦可用于慢性再障的治疗。

(三)输血

输血能迅速减轻或纠正贫血,是对症治疗的主要措施。由于输血可能引发输血反应,并增加肝炎病毒、疟疾、梅毒及艾滋病(AIDS)传播的机会,长期多次输血又可引起继发性血色病,因此,必须严格掌握输血的适应证。尽量采用红细胞成分输血。

(四)脾切除

脾是破坏红细胞的主要场所。脾切除主要用以治疗脾功能亢进所致的贫血和遗传性球形细胞增多症等。

(五)骨髓移植

骨髓移植主要用于重型再生障碍性贫血、重型珠蛋白生成障碍性贫血及骨髓增生异常综合征病人。有些病人可获得长期缓解或治愈。

二、缺铁性贫血病人的护理

缺铁性贫血(IDA)是由于体内贮存铁缺乏,不能满足正常红细胞生成的需要而发生的贫血。属小细胞低色素性贫血。铁除了参加血红蛋白的合成外,还参加体内的一些生物化学过程。故当缺铁时,除了贫血的症状外,还会有一些非贫血的症状。缺铁性贫血是世界上最常见的贫血。在育龄妇女和婴儿中的发病率很高。全球约有 6 亿～7 亿人患有缺铁性贫血。

【病因与发病机制】

(一)铁的代谢

1.铁的分布　正常成年男性体内铁的总量约为 $50\sim55mg/kg$,女性约为 $35\sim40mg/kg$。体内铁的 2/3 在红蛋白内,约 15% 在肌红蛋白中。血浆中与转铁蛋白结合的铁仅为 $3\sim4mg$。细胞中各种酶所含的铁不到 10mg,但其功能极为重要。其余的为储存铁,正常男性的贮存铁约为 1000mg,女性仅为 $300\sim400mg$。

2.铁的来源和吸收　正常人体每天所需的铁约 $20\sim25mg$,大部分来自衰老的红细胞破坏后释放的铁。每天从食物中摄取 $1\sim1.5mg$ 的铁即可维持体内铁的平衡。多数食物中都含有铁,以海带、发菜、紫菜、木耳、香菇以及动物的肝、肉、血中铁的含量较丰富。以肉类食品中所含的铁最易被吸收。铁的吸收部位主要在十二指肠及空肠的上段。维生素及胃酸等可促进铁的吸收。

3.铁的运输　进入血浆的铁(Fe^{2+})氧化成高铁(Fe^{3+})后,与血浆中的转铁蛋白结合,被运到各组织中去。每一分子的转铁蛋白可与两个 Fe^{3+} 结合,进入幼红细胞后,铁与转铁蛋白分离,再次还原成 Fe^{2+},参与合成血红蛋白。血浆中能与铁结合的所有转铁蛋白的总量称为总铁结合力;正常情况下,以其总量的 1/3 与铁结合,这部分称为血清铁;转铁蛋白饱和度=血清铁/总铁结合力$\times100\%$。

4.铁的贮存　体内多余的铁主要以铁蛋白和含铁血黄素的形式贮存于肝、脾、骨髓等器官的单核-吞噬细胞系统中。机体对铁需要增加时,可由贮存铁补充。临床常用铁蛋白测定来衡量铁的贮存,骨髓中可染铁即分布于骨髓小粒的含铁血黄素。

5.铁的再利用和排泄　红细胞的正常寿命约为 120 天,故人体每天约有 0.8％的红细胞衰老而破坏,释出的铁几乎全部被用于制造新的血红素。在正常情况下,人体每天铁的排泄量不超过 1mg,主要是随肠黏膜脱落细胞从粪便中排出,少数由尿液、皮肤、汗液排泄。

（二）病因和发病机制

1.铁的摄入不足　成人每天铁的需要量约为 $1\sim2mg$,妊娠和哺乳期妇女、婴儿及生长发育时期的儿童、青少年的需铁量增加。如食物中铁的含量不足或吸收不良,就容易发生缺铁。

2.铁的吸收不良　肉类食物中的铁易于被吸收,蔬菜、谷类、茶叶中的磷酸盐等可影响铁的吸收。药物或胃、十二指肠疾病亦可影响铁的吸收。如金属（镓、镁）的摄入,以及 H_2 受体拮抗剂等抗酸药均可抑制铁的吸收。萎缩性胃炎、胃及十二指肠术后亦会减少铁的吸收。

3.慢性失血　慢性失血是缺铁性贫血的常见原因。尤以消化道慢性失血、妇女月经过多更为多见。此外,阵发性睡眠性血红蛋白尿亦可因血红蛋白由尿中排出而致缺铁。

【临床表现】

临床表现与贫血程度和起病缓急有关。病人除有一般贫血表现外,尚有与组织缺铁和含铁酶活性降低有关的症状。如儿童、青少年可见发育迟缓、体力下降、注意力不集中、烦躁、易怒、有异食癖和吞咽困难等。体征可见皮肤黏膜苍白、毛发干燥、指甲扁平、易碎裂,部分病人呈反甲或脾脏轻度大。

【实验室及其他检查】

（一）血象

呈现典型的小细胞低色素性贫血,MCV＜80fl,MCHC＜32％。血片中可见红细胞中心淡染区扩大。白细胞计数和血小板一般正常或轻度减少。

（二）骨髓象

骨髓增生活跃。幼红细胞增多,早幼红细胞和中幼红细胞比例增高,染色质颗粒致密,胞浆少。粒细胞系统和巨核细胞系统常为正常。骨髓铁染色示骨髓小粒可染铁消失,铁粒幼细胞极少或消失。

（三）生化检查

1.血清铁及转铁蛋白饱和度测定　血清铁＜$8.95\mu mol/L$;总铁结合力＞$64.44\mu mol/L$,转铁蛋白饱和度降至 15％以下。

2.铁蛋白测定　血清铁蛋白降于 $12\mu g/L$,可作为缺铁的依据。由于其浓度稳定,与贮存铁相关性好,可用于缺铁的早期诊断。

3.红细胞游离原卟啉（FEP）测定　FEP 增高表示血红素的合成障碍。缺铁或铁利用障碍

(如慢性疾病)时,FEP都会增高($>4.5\mu g/gHb$)。

【治疗要点】

(一)病因治疗

应尽可能去除缺铁的病因。单纯的铁剂补充可能使血象暂时恢复,但不能使贫血得到彻底的治疗。

(二)补充铁剂

1.口服铁剂 口服铁剂为治疗缺铁性贫血的首选方法。目前常用的有硫酸亚铁、琥珀酸亚铁和富马酸亚铁等,每天服元素铁150~200mg即可。餐后服用,以减少胃肠道刺激,忌茶。日服铁剂有效者5~10天网织红细胞升高达高峰,2周后血红蛋白开始上升,1~2个月后可恢复正常。在贫血纠正后,仍需继续治疗3~6个月以补充体内贮存铁。

2.注射铁剂 如果对口服铁剂不能耐受,或因胃肠道疾病使铁吸收障碍,或需迅速纠正缺铁的病人,可改用注射铁剂。常用的是右旋糖酐铁或山梨醇铁深部肌肉注射。所需补充铁的总剂量(mg)=[150-病人 Hb(g/L)]×体重(kg)×0.33。首次注射量为50mg,如无不良反应,以后每次可增加到100mg,每周注射2~3次,直到总量注射完。不良反应有注射局部疼痛、淋巴结炎等。

【常见护理诊断】

1.活动无耐力 与贫血引起全身组织缺氧有关。

2.营养失调 低于机体需要量与铁摄入不足、吸收不良、需要量增加或丢失过多有关。

【护理措施】

1.病情监测 观察病人的面色、皮肤和黏膜,以及自觉症状如心悸、气促、头晕等有无改善,定期监测血象、血清铁蛋白,判断药物的疗效。观察有无失血的可能,协助医师寻找病因。

2.休息与活动 根据病人的贫血程度合理安排活动强度,以不加重症状、病人不感到疲劳为宜。

3.饮食护理 给予高蛋白、高热量、高维生素、易消化的食物,指导病人选择含铁丰富的食物,食物多样化,不偏食、不挑食。

4.给氧 重度贫血、缺氧严重者给予吸氧,改善缺氧症状。

5.用药护理

(1)口服铁剂的护理:①口服铁剂应餐后或餐中服用,避免空腹服药,如不能耐受可从小剂量开始。因铁剂会刺激胃肠道,引起恶心、呕吐及胃部不适。②避免与牛奶、茶、咖啡、抗酸药以及 H_2 受体拮抗剂同时服用。因茶中鞣酸与铁结合成不易吸收的物质,牛奶含磷较高,抗酸药以及 H_2 受体拮抗剂影响 Fe^{3+} 转化成 Fe^{2+},均可影响铁的吸收。此外,维生素 C、稀盐酸可促使 Fe^{3+} 转化成 Fe^{2+},有利于铁剂的吸收。③服用液体铁剂时,为避免牙齿及舌质染黑,须使用吸管,将药液吸至舌根部咽下。④服用铁剂期间,大便会变成黑色,是由于铁与肠内硫化氢作用而生成黑色的硫化铁所致,应提前告知病人以消除其顾虑。⑤铁剂治疗要监测外周血网织红细胞计数,以确定口服铁剂是否有效。口服铁剂治疗有效的表现为:外周血网织红细胞增多,高峰在服药后5~10天出现,2周后血红蛋白浓度上升,一般在 2 个月左右恢复正常。铁剂治疗应在血红蛋白恢复正常后至少持续 4-6 周,以补足体内贮存铁。

(2)注射铁剂的护理:①铁剂注射宜深,并经常更换注射部位避免硬结形成,促进吸收。②药液溢出可使皮肤染色,故注射时要避开皮肤暴露部位,抽取药液入空针后,更换另一针头注射,可避免附着在针头的铁剂使组织着色。③可采用"Z"形注射法或留空气注射法,以免药液溢出。④注射铁剂不良反应除局部肿痛外,尚可发生全身过敏反应,如面部潮红、恶心、头痛、肌肉关节痛、淋巴结炎及荨麻疹,严重者可发生过敏性休克,故注射时应备有肾上腺素。部分病人用药后可出现尿频、尿急,应嘱其多饮水。

6.输血或成分血的护理 根据医嘱给病人输注全血或浓缩红细胞,控制输血速度,防止诱发心力衰竭。

7.心理护理 向病人解释缺铁性贫血是完全可以治愈的,且痊愈后对身体无不良影响。说明缺铁性贫血可能出现的一些神经精神系统症状,在消除病因积极治疗后,会很快消失,以解除病人的心理障碍,使其精神得到安慰。

【保健指导】

1.知识普及 向病人讲解有关缺铁性贫血的知识和自我护理方法,介绍本病的常见原因,说明消除病因和坚持药物治疗的重要性,以及适当休息与活动、提供含丰富营养饮食的意义,使其主动配合治疗。在高危人群中开展防止缺铁的卫生知识教育,如婴幼儿、妊娠后期、哺乳期妇女应及时增加铁的摄入,预防缺铁性贫血的发生。

2.休息和饮食指导 注意生活起居,轻度贫血者可照常工作,注意休息和营养。中度以上贫血者,可散步或做力所能及的活动,活动量以不加重疲劳感或其他症状为度,以促进食欲及体力的恢复。遵循高蛋白、高热量、高维生素、易消化的饮食原则,指导病人选择含铁丰富的食物,改变不良的饮食习惯,饮食多样化,不偏食、不挑食。

3.用药指导 根据医嘱按时、按量用药,定期门诊检查血象。服药时避免同时食用影响铁剂吸收的物质。注意补充贮存铁,同时积极治疗原发病,以达到彻底治愈的目的。

4.注意保暖和个人卫生,预防感染。

三、再生障碍性贫血

再生障碍性贫血(AA),简称再障,是由多种原因引起的骨髓造血功能衰竭,以外周全血细胞减少为特征的一组综合征。临床上常表现为较严重的贫血、出血和感染。再障在我国发病不多,每年 0.74/10 万人口,以青壮年居多,男性多于女性。

【病因与发病机制】

(一)病因

1.化学因素 药物和化学物质是引起再障的重要原因。最常见的药物有氯霉素、抗肿瘤药、保泰松及磺胺类等;化学物品以苯及其衍生物为多见。有报道杀虫剂、农药、染发剂等也可引起再障。

2.物理因素 各种电离辐射如 X 线、镭、放射性核素等达到一定的剂量,可使造血干细胞数量减少,抑制骨髓造血功能。

3.生物因素　病毒性肝炎及各种严重感染也能影响骨髓造血。

（二）发病机制

关于再障的发病机制,目前没有较全面的阐明。可能的发病机制有：

1.造血干细胞减少或内在缺陷　病人骨髓干细胞的体外培养显示粒-巨噬细胞系干细胞、红细胞系干细胞均显著减少,且再障病人的造血干细胞在正常骨髓基质中增殖能力显著降低。

2.免疫机制异常　部分再障病人 T 淋巴细胞能产生某些造血负调控因子,引起造血干细胞增殖及分化障碍,从而抑制骨髓造血。免疫抑制剂对某些再障有效,也说明免疫机制异常与再障发病有关。

3.造血微环境的缺陷　骨髓的基质细胞通过直接分泌细胞外基质及释放造血因子支持和调节造血细胞的生长与发育。实验证明,再障病人基质细胞分泌造血因子的能力降低。也有人证实少数再障病人用基质细胞做骨髓移植时,能恢复其造血功能。

4.遗传倾向　再障不是遗传性疾病,但具有某些 HLA-Ⅱ型抗原的病人对免疫抑制治疗的反应较好,某些病人对氯霉素及某些病毒具有易感性,均提示再障可能与遗传因素有关。

【临床表现】

主要的临床表现为贫血、出血和感染。根据症状发生的急缓、贫血的严重程度可分为重型再障和慢性再障。

（一）重型再生障碍性贫血

起病急,进展迅速。以出血和感染为主要首发表现,贫血进行性加重。出血广泛而严重,除皮肤、黏膜外,常有内脏出血,如便血、血尿、子宫出血或颅内出血等,可危及生命。感染以皮肤感染、肺部感染多见,严重者可发生败血症而死亡,病情险恶。一般在数月至 1 年内死亡。

（二）慢性再生障碍性贫血

起病及进展较缓慢。贫血往往是首发和主要表现。出血较轻,以皮肤、黏膜出血为主,很少有内脏出血。感染以呼吸道多见,合并严重感染者少,易控制。病人可生存多年,少数转为重型。

【实验室及其他检查】

（一）血象

全血细胞减少,但三种细胞减少的程度不一定平行。网织红细胞明显降低,少数慢性再障网织红细胞百分数可轻度升高,但绝对值均减少。

（二）骨髓象

骨髓穿刺物中骨髓小粒很少,脂肪滴明显增多。多数病人多部位穿刺涂片呈现骨髓增生度减低,粒系及红系细胞减少,淋巴细胞、浆细胞、组织嗜碱细胞等非造血细胞相对增多。巨核细胞很难找到或缺如。

【治疗要点】

（一）去除病因

防止病人接触或服用任何对骨髓造血有抑制作用的物质。

（二）支持及对症治疗

积极防治感染,注意皮肤、口腔及鼻腔处卫生,血象过低（中性粒细胞$<0.5\times10^9$/L）时,应

采取保护隔离。严重出血和严重贫血者,可适当选择成分输血。

(三)雄激素

大剂量雄激素可以刺激骨髓造血,是慢性再障的首选药物。常有制剂有丙酸睾丸素、司坦唑醇(康力龙)及达那唑(炔羟雄烯唑)等。疗程至少 3 个月以上,如治疗半年以上网织红细胞或血红蛋白无上升趋势,才定为无效。药物不良反应有雄性化、肝脏毒性反应等。

(四)免疫抑制剂

抗淋巴细胞球蛋白(ALG)或抗胸腺细胞球蛋白(ATG)是目前治疗重型再障的主要药物。可单用,也常与环孢素 A、大剂量泼尼松、丙种球蛋白等联合应用。环孢素 A 亦可用于慢性再障。

(五)造血细胞因子

主要用于重型再障,有促进血象恢复的作用,是必不可少的支持治疗。常有的有粒系集落刺激因子(G-CSF)、粒-单系集落刺激因子(GM-CSF)及红细胞生成素(EPO)等。

(六)骨髓移植

主要用于治疗重型再障。病人年龄不应超过 40 岁,最好在病人未被输血、没有发生感染前早期应用。

【常见护理诊断】

1.活动无耐力　与贫血有关。

2.有感染的危险　与粒细胞减少有关。

3.有损伤的危险　出血与血小板减少有关。

4.自我形象紊乱　与应用激素引起的不良反应有关。

【护理措施】

1.病情监测　注意观察病人的生命体征变化,尤其是体温的变化,有无其他系统的感染征象;注意贫血的症状、体征;皮肤、黏膜及内脏、颅内出血的症状和体征。

2.休息与活动　轻度贫血可下床适当活动,中重度贫血或合并感染者卧床休息,血小板计数少于 $20×10^9$ 或有严重出血者,应绝对卧床休息,防止外伤。

3.吸氧　严重贫血的病人应给予吸氧改善缺氧症状。

4.用药的护理

(1)免疫抑制剂:①应用 ATG 和 ALG 治疗前需做过敏试验,可用糖皮质激素防治过敏反应;治疗过程可出现超敏反应、血小板减少和血清病(猩红热样皮疹、关节痛、发热)等,应注意观察。②用环孢素时应定期检查肝、肾功能,观察有无牙龈增生及消化道反应。③应用糖皮质激素时可引起肾上腺皮质功能亢进,机体抵抗力下降等,应密切观察有无诱发或加重感染,血压上升,上腹痛及黑便等。

(2)雄激素:①本类药物常见不良反应有男性化作用,如痤疮、毛发增多,女病人停经或男性化等,用药前应向病人说明以消除疑虑。②丙酸睾酮需深部缓慢分层肌内注射,经常更换注射部位,检查局部有无硬结,发现硬结及时理疗。③口服司坦唑醇、达那唑等易引起肝脏损害和药物性肝内胆汁淤积,治疗过程中应注意有无黄疸,并定期检查肝功能。

(3)造血生长因子:本类药物用药前应作过敏试验,用药期间宜定期检查血象。①G-CSF

皮下注射,病人偶有皮疹、低热、氨基转移酶升高、消化道不适、骨痛等不良反应,一般在停药后消失。②GM-CSF用药后注意观察有无发热、骨痛、肌痛、静脉炎、腹泻、乏力等,严重者可见心包炎、血栓形成。③EPO可静脉注射或皮下注射,用药期间应监测血压,偶可诱发脑血管意外或癫痫发作,应密切观察。

5.输血的护理 贫血严重时,可输注浓缩红细胞;血小板低于 $20\times10^9/L$,可输注浓缩血小板,对预防和控制出血有显著效果;对于白细胞减少、粒细胞缺乏者,给予粒细胞刺激因子,必要时输注浓缩白细胞悬液。

6.心理护理 向病人及家属讲解有关药物方面的知识,说明免疫抑制剂、雄激素类药物是治疗再障较有效的药物,提高病人的遵医行为。护士应关心体贴病人,做好护患沟通,了解病人的性格特点、对疾病的认识程度和理解能力,认真观察病人的情绪反应,总结分析病人是否存在异常心理状态,以便有针对性的给予心理疏导和支持。

【保健指导】

1.知识普及 向病人及家属介绍引起再障的常见原因,指导病人尽量避免接触损害骨髓造血的物理及化学因素;平时不可滥用抗生素及解热镇痛药物,如氯霉素、磺胺、保泰松等。

2.用药指导 按医嘱坚持用药,定期复查血象和肝肾功能以便了解病情变化。

3.自我护理 学会调整心态,保持心情舒畅;注意个人卫生和饮食卫生;适当参加户外活动,注意劳逸结合;注意保暖,避免受凉感冒,尽量少去公共场所,防止交叉感染;让病人学会避免外伤以及防治出血的简单方法等。

4.定期体检 因职业所需凡从事与易患因素有关的人员,应做好防护措施,提高保护意识,定期检查血象。

(段德蕊)

第二节 白血病

一、概述

白血病是一种造血系统的恶性疾病。在骨髓和其他造血组织中白血病细胞大量增生积聚,并浸润其他器官和组织,而正常造血受抑制。我国白血病发病率为 2.76/10 万。恶性肿瘤死亡率中,白血病居第 6 位(男性)和第 8 位(女性),在儿童及 35 岁以下成人中则居第 1 位。

【病因病理】

(一)病毒

现已从人类 T 细胞白血病细胞中分离出一种逆转录病毒,称人类 T 细胞白血病病毒(HTLV)。但对其致白血病的机制尚未阐明。

(二)电离辐射

电离辐射可引起白血病,其作用与放射剂量大小及放射部位有关。日本广岛和长崎受原子弹袭击后,两地幸存者中白血病发病率比未受照射的人群分别高30倍和17倍。强直性脊椎炎用放射治疗后,病人中白血病发病率明显增高。

(三)化学因素

能引起骨髓抑制的化学物质及药物都有致白血病的可能。已知的有苯、抗肿瘤药中的烷化剂、氯霉素、保泰松及其他细胞毒药物等。

(四)遗传因素

家族性白血病约占白血病的7‰。单卵孪生子,如果一个人发生白血病,另一个的发病率达1/5,比双卵孪生子者高12倍。现认为染色体异常,多因素导致的癌基因突变、活化和抑癌基因失活等是白血病发病的重要机制。

【分类】

(一)根据白血病细胞的成熟程度和自然病程分类

1.急性白血病(简称 AL) 病程急,自然病程短,以异常原始细胞及早期幼稚细胞为主。

2.慢性白血病(简称 CL) 病程较缓慢,自然病程长。以异常的较成熟幼稚细胞和成熟细胞为主。

(二)根据白血病细胞的形态分类

1.急性白血病 分为急性淋巴细胞白血病(简称急淋白血病,ALL)和急性非淋巴细胞白血病(简称急非淋白血病,ANLL)。

2.慢性白血病 分为慢性粒细胞白血病(简称慢粒白血病)、慢性淋巴细胞白血病(简称慢淋白血病)及少见的多毛细胞白血病、幼淋巴细胞白血病等。

(三)MIC 分型

因形态学观察对细胞识别能力有限,部分病例难以准确分型。随着单克隆抗体及高分辨染色体技术的应用,近年来白血病分型采用了形态学、免疫学、细胞遗传学相结合的方法,即MIC 分型。

我国急性白血病比慢性白血病多见,成人病人中急粒最多,儿童急淋最多。临床主要表现为肝脾和淋巴结肿大、贫血、出血及继发感染等。

二、急性白血病病人的护理

【临床表现】

(一)起病

起病急缓不一。急骤者常有高热、严重的出血倾向等。

(二)贫血

贫血常呈进行性发展。半数病人就诊时已有重度贫血。

(三)发热和感染

半数病人以发热为早期表现,多为继发感染所致。以口腔炎、咽峡炎、牙龈炎最常见,肺部感染、肛周炎亦常见,严重时可致败血症,是白血病常见的死因之一。常见的致病菌为革兰阴性杆菌,如肺炎克雷白杆菌、绿脓杆菌、金黄色葡萄球菌等。长期应用抗生素者,可出现真菌感染,如念珠菌、曲霉菌等。病毒感染也较多见,并且较严重。

(四)出血

出血可发生在全身各部位,以皮肤瘀点、瘀斑、鼻出血、牙龈出血、月经过多为多见。眼底出血可影响视力。颅内出血时有头痛、呕吐、瞳孔不对称,甚至昏迷而死亡。急性早幼粒白血病易并发 DIC。

(五)器官和组织浸润的表现

1.淋巴结和肝脾大　淋巴结肿大以急淋白血病较多见。多为全身浅表淋巴结肿大,质地中等,无压痛。肝脾肿大一般为轻至中度。

2.骨骼和关节　病人常有胸骨下段压痛,有助于诊断。四肢关节、骨骼疼痛以儿童多见。

3.眼部　急性粒细胞白血病病人在骨膜上出现的无痛性肿块,多发生于眼眶周围,称为绿色瘤,可引起眼球突出、复视或失明。

4.口腔和皮肤　急单、急粒-单白血病可见牙龈增生、肿胀;皮肤上可出现蓝灰色斑丘疹或皮肤粒细胞肉瘤,呈紫蓝色皮肤结节。

5.中枢神经系统白血病(CNL)　CNL 可发生在疾病各个时期,常见于缓解期。以儿童急淋白血病最常见。其表现有:

(1)脑膜受浸润,造成颅内压增高,病人出现头痛、恶心、呕吐、视力模糊、视乳头水肿、外展神经麻痹等现象。

(2)颅神经麻痹主要为神经根被浸润,可引起面瘫。

(3)脊髓受白血病细胞浸润,以进行性截瘫为主要特征。

(4)血管内皮受浸润以及白血病细胞淤滞,发生继发性出血,临床表现同脑血管意外。

6.睾丸　睾丸受浸润可出现一侧性无痛肿大,另一侧活检时往往也有白血病细胞浸润。

【实验室及其他检查】

(一)血象

大多数病人白细胞数增多,也有部分病人的白细胞计数在正常水平或减少,称为白细胞不增多性白血病。白细胞增多者血片分类检查原始和(或)幼稚细胞一般占 30%～90%,甚至可高达 95%以上。但白细胞不增多性白血病病人血片上很难找到原始细胞。有不同程度的红细胞和血小板减少。

(二)骨髓象

骨髓象是确诊白血病的依据。骨髓有核细胞显著增生或极度活跃,原始细胞占非红系细胞的 30%以上。正常造血细胞严重受抑制,幼红细胞及巨核细胞减少。白血病性原始细胞形态有异常改变。Auer 小体常见于 ANLL,有助于鉴别急淋和急非淋白血病。

(三)细胞化学染色

主要用于协助形态学鉴别各类白血病。

(四)免疫学检查

根据白血病细胞免疫学标志,不仅可区别急淋与急非淋白血病,而且可将 T 细胞和 B 细胞淋白血病加以区别。单克隆抗体还可将急淋白血病分为若干亚型。

(五)细胞遗传学检查

不同类型白血病常伴有特异的染色体和基因改变。细胞遗传学检查有助于白血病的诊断分型及治疗监测。

【治疗要点】

治疗措施包括几个方面：①化学治疗是当前主要的治疗措施，可使白血病缓解，延长病人生存时间；②支持治疗；③骨髓移植是当前将白血病完全治愈最有希望的措施。

（一）化学治疗

化疗的目的是要迅速消灭尽量多的白血病细胞，使骨髓的造血功能恢复正常，达到完全缓解的标准。所谓完全缓解即白血病的症状、体征完全消失，血象和骨髓象基本恢复正常，骨髓中原始细胞<5％。化疗可分诱导缓解和缓解后治疗两个阶段。诱导缓解的目的是达到完全缓解。急性白血病未治疗时体内白血病细胞数量约为 $10^{11} \sim 10^{12}$ 以上，经治疗而达到缓解标准时体内仍有相当数量的白血病细胞，估计在 $10^8 \sim 10^9$。因此，缓解后仍需继续巩固和强化治疗 4～6 个疗程，防止复发，延长缓解和生存时间，争取治愈。白血病的增殖周期约为 5 天，有些抗白血病药物作用于周期的特定阶段，因此，每一疗程需持续 7～10 天，使各增殖周期的细胞都有机会被杀灭。每一疗程后，需休息 2 周，诱使休止期的白血病细胞进入增殖周期，有利于下一疗程的治疗。

抗白血病药物分为烷化剂、抗代谢类、DNA 插入性药物以及有丝分裂抑制剂等。临床多选用作用不同的化疗药物联合应用，以增强药物的协同作用，减少药物的毒性副作用。有关化疗的具体措施，要根据不同个体注意下列几个问题：①抗白血病药物和化疗方案的选择；②用药剂量；③药物的毒性作用；④用药和停药时间。

临床验证维 A 酸可使急性早幼粒细胞白血病（M_3）诱导缓解，缓解率可达 85％。缓解后继续治疗目前尚无统一方法，一般认为可采用原诱导缓解化疗方案定期做巩固强化治疗。治疗时间也不一致，急淋维持治疗至少 3 年。

髓外白血病的防治以 CNL 的防治最重要，尤其急性淋巴细胞白血病发生 CNL 较多见，可发生在白血病的活动期或完全缓解期。所以对 CNL 的防治是急淋白血病的常规治疗。可采用颅脑照射，中枢神经系统白血病可用甲氨喋呤或阿糖胞苷鞘内注射进行治疗或预防。药物对睾丸白血病无效，必须采用双侧放疗。

（二）支持疗法

1.感染的防治　严重感染是急性白血病主要的死亡原因之一。应注意口腔、鼻腔和皮肤的清洁和灭菌。中性粒细胞极低者应置于"无菌"病室隔离。如已经感染，应迅速查明感染所在部位和性质，并给以足量的广谱抗生素治疗，如氨基糖甙类、广谱青霉素和头孢菌素类之中任选两类联合用药。

2.出血的防治　如果因血小板计数过低而引起出血，输注浓集的血小板悬液是最有效的止血措施。如果出血系 DIC 所引起的，则需给以适当的抗凝治疗。

3.贫血的治疗　如贫血较严重，最好输注浓集的红细胞，如同时有出血，亦可给新鲜全血。

4.尿酸肾病的防治　病人白血病细胞破坏多，血清及尿中尿酸增多，化疗时尤甚，可产生尿酸肾结石，并可发生尿酸肾病，发生急性肾功能衰竭。故对病人要注意尿量，检查尿和血中尿酸浓度。嘱病人多饮水。化疗同时给予别嘌呤醇，可抑制尿酸的合成。

（三）骨髓移植

骨髓移植是从 20 世纪 70 年代兴起的一种新疗法，有可能成为根治白血病的方法之一。

同种异体骨髓移植需要有 HLA 相合的供髓者,一般由同胞供髓。病人经抗白血病治疗缓解后,再以大剂量化疗及全身放疗彻底肃清体内残存的白血病细胞,然后用 HLA 相合的正常骨髓移植来重建其造血功能及免疫功能。约有 60% 的病人获得长期缓解或治愈。

近年来临床正在试用自体骨髓移植,能使部分病人的缓解时间和生存时间明显延长。自体骨髓移植是指对化疗缓解的病人,再经过数个疗程的巩固治疗,使宿主体内白血病细胞减少到最低水平,然后收集病人自身骨髓,冷冻保存,移植与同种异体骨髓移植一样。如能事先对这部分骨髓进行净化处理,去掉其中的白血病细胞,则疗效可提高,白血病复发率可降低。

【常见护理诊断】

1.活动无耐力　与化疗、白血病引起代谢增高、贫血及长期卧床有关。

2.有感染的危险　与正常粒细胞减少、化疗、机体抵抗力下降有关。

3.有损伤的危险:出血　与血小板减少、白血病细胞浸润等有关:

4.潜在并发症　化疗药物的副作用。

5.预感性悲哀　与患急性白血病有关。

【护理措施】

1.病情观察　监测病人白细胞计数及生命体征的变化。经常询问病人有无感染征象。应密切注意病人有无出血征兆,检查病人大小便有无出血迹象,全身皮肤有无瘀点、瘀斑。病人如有头痛、恶心、呕吐、视力改变应立即通知医生。

2.休息与活动　应根据病人体力,适当限制活动量,可与病人共同制订日常活动计划,做到有计划的适量活动。贫血、出血、感染者或化疗期间应注意休息,缓解期病人应适量活动。脾肿大明显者,嘱病人左侧卧位以减轻不适,尽量避免弯腰和碰撞腹部,以免发生脾破裂。

3.饮食护理　加强营养,给予高热量、高蛋白、高维生素易消化的饮食,化疗期间饮食宜清淡,少食多餐,避开化疗前后 1~2 小时进餐,保证每日充足的饮水量,若为高白细胞性白血病,化疗期间每天饮水量在 3000ml 以上。

4.感染的预防与护理

(1)保护性隔离:化疗药物不仅可杀伤白血病细胞,正常细胞同样要受到杀伤,因此病人在诱导缓解期间很容易发生感染,当成熟粒细胞绝对值 $\leqslant 0.5 \times 10^9$/L 时,发生感染的可能性就更大,此时要做好保护性隔离,若无层流室则置病人于单人病房,保证室内空气新鲜,并定时进行空气和地面消毒,谢绝探视以进免交叉感染。同时加强口腔、皮肤及肛周护理。若生命体征显示病人有感染征象,应协助医生做血液、咽部、尿液、粪便和伤口分泌物的培养,一旦有感染,遵医嘱合理使用强有力的抗生素。

(2)其他护理措施。

5.出血的预防与护理。

6.化疗药物的不良反应及护理

(1)局部刺激的预防及护理:某些化疗药物,如柔红霉素、氮芥、阿霉素、长春新碱等对组织刺激性大,多次注射可引起疼痛及静脉炎,如注射的血管出现条索状的红斑、触之温度较高、有硬结或压痛,严重的可出现血管闭锁。若注射时药液渗漏,会引起局部组织坏死。故注射时应注意:①合理选择静脉血管:先远端静脉后近端静脉,逐步向上移行,四肢静脉有计划地交替使用。若药物刺激性强、剂量大时，应选用大血管注射。静脉穿刺技术要熟练，避免穿透血管对病人造成损害。②静脉穿刺时先用生理盐水输注，确定针头在静脉内后方能注入药物，药物输完后再用生理盐水冲洗后拔针，以减轻药物对局部组织的刺激。注射完毕轻压血管数分钟止血，以防药液外渗或发生血肿。③输注时疑有或发生外渗，立即停止注入，不要拔针，由原部位抽取 3～5ml 血液以除去一部分药液，局部滴入生理盐水以稀释药液或滴入 8.4％碳酸氢钠 5ml 后拔针，局部冷敷后再用 50％ $MgSO_4$ 湿敷或中药"六合丹"外敷，亦可用普鲁卡因局部封闭。发生静脉炎症时处理同药液外渗，伴有全身发热或条索状红线迅速蔓延时，可采用紫外线灯照射，每日 1 次，每次 30min。

（2）骨髓抑制的预防及护理：大剂量化疗药物可引起严重的骨髓抑制作用，多数化疗药抑制骨髓至最低点的时间为 7～14 天，恢复时间为之后的 5～10 天，因此，从化疗开始到停止化疗后 2 周内应加强预防感染和出血的护理。化疗期间定期查血象，每次疗程结束时做骨髓穿刺，以便观察骨髓受抑制情况及评价疗效。护理人员在操作时最好戴清洁的橡皮手套，以免不慎将药液沾染皮肤而影响自身健康。

（3）消化道反应的预防及护理：多数化疗药物均可引起恶心、呕吐、纳差等不良反应。反应出现的时间和程度与化疗药物的种类和剂量有关，但也存在较大的个体差异。若用致吐作用较强的药物时，使用的 30min 前可给予止吐药物，必要时 6～8 小时重复给药，以减轻恶心、呕吐反应。化疗期间应给病人提供清淡、可口的饮食，以半流质食物为主，少量多餐，避免产气、辛辣和高脂食物，进食前后休息一段时间。当病人恶心、呕吐时不要让其进食，及时清除呕吐物，保持口腔清洁。保持安静、舒适、通风良好的休息环境，避免不良刺激。若反应严重，呕吐频繁，应注意观察有无水、电解质紊乱。

（4）肝肾功能损害的预防及护理：甲氨蝶呤、左旋门冬酰胺酶对肝功能有损害作用，用药期间应观察病人有无黄疸，并定期监测肝功能。环磷酰胺可引起血尿，输注期间应保证输液量，鼓励病人多饮水.预防出现出血性膀胱炎，观察小便的量和颜色，一旦发生血尿，应停止使用，同时检查肾功能。

（5）心脏毒性的预防及护理：阿霉素、柔红霉素、三尖杉酯碱等药可引起心肌及心脏传导损害，用药时要缓慢静滴，用药前后应检查心电图及心功能。对于老年或有心脏疾患的病人，注意调整药物剂量和种类，并要缓慢注入，必要时给予心电监护。

（6）口腔溃疡的预防及护理：甲氨蝶呤、阿糖胞苷、阿霉素等可引起口腔溃疡，除可能继发感染外，局部疼痛可影响病人进食和休息。化疗期间鼓励病人合理进食，避免过热、粗硬、辛辣刺激食物，并多饮水。指导病人睡前及餐后用生理盐水或 1：2000 氯己定液漱口。使用广谱抗生素者，注意随时监测口腔 pH 值变化，pH 值降低时易致霉菌感染，舌面可出现从棕色到黑色的舌苔，可应用 3％碳酸氢钠漱口液抑制霉菌的生长；pH 值升高时易发生细菌感染，可给予 2％的硼酸溶液漱口。溃疡局部可涂抹金霉素甘油，疼痛剧烈影响进食者，可给予 2％利多卡因含漱以减轻疼痛。必要时进行口腔分泌物细菌培养及药敏试验，有针对性地用药。每天观察口腔黏膜颜色，舌苔性状，有无新的溃疡，以便及时发现尽早处理。

（7）尿酸性肾病的预防和护理。

（8）鞘内注射化疗药物的护理：推注药物宜慢，注毕去枕平卧 4～6 小时，注意观察有无头痛、发热等反应。

(9)其他:长春新碱可引起末梢神经炎而出现手足麻木,停药后可逐渐消失。某些化疗药物可引起脱发,但一般可再生,及时向病人说明以减轻其顾虑。

7.心理护理　护士应了解白血病病人不同时期的心理反应,根据病人所处的不同心理阶段,给予有针对性的护理。对不了解病情或获知病情后情绪反应可能比较激烈者,暂且执行保护性医疗措施,配合医生、家属做好解释工作,同时密切观察病情及情绪变化,及时采取措施减轻病人的焦虑、恐惧、悲观失望的负性情绪,预防意外的发生。在治疗过程中,随着病情逐渐稳定,此时可较坦然的正视疾病。护士运用医学和心理学的知识与病人进行有效的沟通,增强病人战胜疾病的信心。并向病人及家属说明积极的情绪状态对于疾病治疗的正性作用。建立有效的社会支持系统,嘱病人家属多给予病人精神和物质上的支持。

【保健指导】

1.心理指导　向病人及其家属说明白血病目前治疗进展快、效果好,帮助他们树立战胜疾病的信心。家属应为白血病病人创造一个安全、舒适和愉悦宽松的环境,提供物质和精神支持,使病人保持良好的情绪状态。并说明每月坚持巩固强化治疗可延长急性白血病的缓解期和生存期。

2.活动与饮食指导　缓解期生活要有规律,应保持良好的生活方式,保证充足的休息和睡眠,每天睡眠时间保证8～10小时。适当活动,如散步、体操、慢跑、游泳、太极拳等,以提高机体抵抗力。合理饮食,保证营养,饮食应清淡、易消化、少刺激。

3.预防感染和出血的指导　注意个人卫生,少去人群拥挤的地方,注意保暖,避免受凉,学会自测体温,经常检查口腔、咽部有无感染,勿用牙签剔牙、用手挖鼻孔,预防和避免各种外伤。

4.用药指导　指导病人按医嘱用药,不要使用对骨髓造血系统有损害的药物。

5.门诊随访指导　定期门诊复查血象,发现发热、出血及骨、关节疼痛时要及时到医院检查。

6.个人防护指导　长期接触放射性核素或苯类化学物质的工作人员,必须严格遵守劳动保护制度,并定期进行体检。

三、慢性粒细胞白血病

慢性粒细胞白血病(CML),简称慢粒白血病,也是造血干细胞恶性疾病。病程发展缓慢,脾大可达到巨脾程度。周围血粒细胞显著增多并有不成熟性。

【临床表现】

各种年龄均可发病,以中年最多见,男性略多于女性。起病缓慢,早期无自觉症状。随着病情发展,可出现乏力、低热、多汗或盗汗、体重减轻等代谢亢进的表现。脾大为最突出的体征,往往就医时已达脐或脐以下,质地坚实、平滑、无压痛。如果发生脾梗死则压痛明显,并有摩擦音。约半数病人有肝大。部分病人有胸骨中下段压痛。慢性期一般约1～4年,以后逐渐进入到加速期,以至急性变期。

【实验室及其他检查】

(一)血象

白细胞数明显增高,可达 $100×10^9/L$ 以上。血片中粒细胞显著增多,可见各阶段粒细胞,以中幼、晚幼和杆状核粒细胞居多;原始细胞一般为 $1\%～3\%$,不超过 10%;嗜酸、嗜碱性粒细胞增多,有助于诊断。疾病早期血小板多在正常水平,部分病人增多。晚期血小板渐减少,并可出现贫血。

(二)骨髓象

骨髓增生明显至极度活跃,以粒细胞为主,其中中性中幼、晚幼和杆状核粒细胞明显增多;原粒细胞不超过 10%。嗜酸、嗜碱性粒细胞增多。红系细胞相对减少,粒:红比例增高。巨核细胞正常或增多,晚期减少。

(三)中性粒细胞碱性磷酸酶(NAP)

NAP 活性减低或呈阴性反应。治疗有效时 NAP 活性可恢复,疾病复发时又下降,合并细菌性感染时可稍升高。

(四)细胞遗传学及分子生物学改变

90% 以上的慢粒白血病病人的血细胞中出现 Ph 染色体,t(9;22)(q34;q11)9 号染色体长臂上 C-ab1 原癌基因易位至 22 号染色体长臂的断裂点集中区(bcr)形成 bcr/abl 融合基因。其编码的蛋白为 P_{210}。P_{210} 具有增强酪氨酸激酶的活性,导致粒细胞转化和增殖。现在认为 P_{210} 在慢粒白血病发病中起重要作用。

【病程演变】

慢粒白血病的整个病程常可分为三期:慢性期(稳定期)、加速期(增殖期)和急性变期。慢性期可持续 $1～3$ 年。此期对化疗有效,部分病人可稳定达 10 年以上。进入加速期后病人常有发热、虚弱、体重下降,脾迅速肿大,胸骨和骨骼疼痛,逐渐出现贫血和出血。对原来有效的药物变得失效。实验室检查可见:①血或骨髓原始细胞 $>10\%$;②外周血嗜碱性粒细胞 $>20\%$;③原因不明的血小板进行性减少或增高;④除 Ph 染色体外又出现其他染色体异常;⑤粒-单系干细胞培养,集簇增加而集落减少。加速期可维持几个月到数年。

急性变期为慢粒白血病的终末期,临床表现与急性白血病类似。实验室可有下列表现:①骨髓中原始细胞或原淋+幼淋或原单+幼单 $≥20\%$,一般为 $30\%～80\%$;②外周血中原粒+早幼粒细胞 $>30\%$;③骨髓中原粒+早幼粒 $>50\%$;④出现髓外原始细胞浸润。急性变预后极差,往往在数月内死亡。

【治疗要点】

慢性期治疗

此期完全缓解率较高,但可能产生抗药性及急性变。

1.化学治疗

(1)羟基脲:为细胞周期特异性抑制 DNA 合成药物,起效快,持续时间较短,于用药后 $2～3$ 天白细胞即下降,但停药后又复升。常用剂量羟基脲 3g/日,以后根据白细胞数逐渐减量。此药不良反应较少,急变率较低,为当前首选的化疗药物。

（2）白消安（马利兰）：属细胞周期非特异性药物，能选择性抑制骨髓较成熟的幼稚粒细胞。缓解率达 90%～95%。始用剂量为每日 6～8mg，口服。一般服药后 2～3 周白细胞开始下降，以后根据白细胞总数逐渐减量。停药后根据情况可小剂量维持治疗（每 1～3 日给药 2mg），或采用间歇治疗。

（3）其他：靛玉红临床上常用于对马利兰有抗药性的病例。小剂量阿糖胞苷可控制病情发展，减少 Ph 染色体阳性细胞。也可应用干扰素 α、苯丁酸氮芥等。

2.骨髓移植　　近年来对慢粒缓解期进行骨髓移植，部分病例可获治愈。也有报道用白细胞介素 2、肿瘤坏死因子等治疗慢粒，其疗效有待进一步证实。

3.急变期治疗　　可用急性白血病的化疗药物及方案治疗。

【常见护理诊断】

1.疼痛：脾胀痛　　与脾大、脾梗死有关。

2.潜在并发症　　尿酸性肾病、化疗药物的毒性反应。

3.营养失调　　低于机体需要量与机体代谢亢进有关。

4.活动无耐力　　与虚弱或贫血有关。

【护理措施】

1.缓解疼痛

（1）病情监测：每日测量病人脾脏的大小、质地、有无压痛并做好记录。密切监测有无脾栓塞或脾破裂的发生，主要表现为突感脾区疼痛、发热、多汗以致休克，脾区有明显触痛、拒按，可闻及摩擦音，脾脏可进行性肿大，甚至产生血性腹水。

（2）脾胀痛的护理：将病人安置于安静，舒适的环境中，尽量卧床休息，减少活动，并取左侧卧位，以减轻不适感。尽量避免弯腰和碰撞腹部，避免脾破裂的发生。遵医嘱协助病人作脾放射治疗，以减轻脾胀痛。鼓励病人少量多次进食、进水以减轻腹胀。

2.预防尿酸性肾病

（1）病情监测：化疗期间定期检查白细胞计数、血和尿中的尿酸含量以及尿沉渣检查等。记录 24 小时出入量，注意观察有无血尿或腰痛等症状。

（2）供给充足的水分：鼓励病人多饮水，每日饮水量 3000ml 以上，以利于尿酸和化疗药降解产物的稀释和排泄，减少对泌尿系统的刺激。

（3）用药护理：遵医嘱口服别嘌醇，以抑制尿酸的形成。

3.化疗药物不良反应的护理　　观察药物的疗效及不良反应。白消安的不良反应主要是骨髓抑制、血小板或全血细胞减少及皮肤色素沉着、阳痿、停经等，用药前应向病人说明，用药期间经常复查血象，随时调整剂量。靛玉红主要不良反应为腹泻、腹痛、便血等，使用时要注意观察病人大便的性质。α-干扰素能引起发热、恶心、纳差、血小板减少及肝功能异常等不良反应，应定期检查血象和肝功能。

【保健指导】

1.知识宣教　　应向病人及家属讲解疾病的知识，如病情的演变过程等。为了争取延长缓解期，嘱病人主动配合治疗，保持情绪稳定，亲友给予病人精神、物质多方面的支持。缓解后可适当工作、学习和锻炼,但不可过度劳累。

2.休息与饮食　生活要有规律,保证充足的休息和睡眠。给病人及其家属讲解饮食调理的重要性:由于病人体内白血病细胞数量多,基础代谢增加,每天所需热量增加。因此,应给病人提供高热量、高蛋白、高维生素的饮食,尽量给予易消化吸收、易于氧化分解的糖类食物以补充消耗的热量,防止体内蛋白质过度分解。

3.门诊复查　定期门诊复查血象,出现贫血加重、发热、脾大时,要及时到医院检查。

(段德蕊)

第三节　淋巴瘤

淋巴瘤是一组原发于淋巴组织的免疫系统恶性肿瘤。淋巴组织遍布全身且与血液系统关系密切,所以淋巴瘤可原发于淋巴结,也可以发生在身体任何部位,其中以淋巴结、扁桃体、脾及骨髓等部位最易受损。根据组织病理学,淋巴瘤分为霍奇金病(HD)和非霍奇金淋巴瘤(HNL)。典型表现为无痛性淋巴结肿大及不明原因发热。在我国淋巴瘤发病率男性为 1.39/10 万,女性为 0.84/10 万,死亡率居恶性肿瘤的第 11～13 位。

【病因及发病机制】

迄今尚不清楚,病毒学较受重视。据调查发现 EB 病毒(一种 DNA 疱疹病毒)抗体高的儿童比一般抗体滴度的儿童发生 Burkitt 淋巴瘤的危险性大 30 倍;人类 T 细胞白血病病毒(HTLV)也被认为是成人 T 淋巴瘤致病的因素。

此外在艾滋病、器官移植后长期使用免疫抑制药、先天性免疫缺陷疾病中淋巴瘤的发病增多;一些可损伤淋巴细胞功能的理化因素,如电离辐射、化疗及某些药物(如苯妥英钠)均可导致淋巴瘤发病增加。

【病理和分型】

淋巴瘤的典型淋巴结病理学特征为正常滤泡性结构、被膜周围组织、被膜及被膜下窦被大量异常淋巴细胞或组织细胞所破坏。

1.霍奇金病　以肿瘤组织中存在里-斯细胞为特征。国内以混合细胞型为最常见;除结节硬化型较固定外,其他各型可以相互转化。

2.非霍奇金淋巴瘤　1982 年美国国立癌症研究所制订了一个 NHL 国际工作分类(IWF),但其未能反映肿瘤细胞的免疫类型,也未能将近年来引用新技术而确定的新病种包括在内。

【临床表现】

HD 多见于青年,儿童少见。NHL 可见于各年龄组,随年龄的增长而发病增多。临床表现因病理类型、分期及侵犯部位不同而错综复杂。

1.淋巴结肿大　多以无痛性、进行性颈部或锁骨上淋巴结肿大为主要表现可以活动,也可相互粘连,融合成胸闷、气促、肺不张及上腔静脉压迫综合征等;腹膜后淋巴结肿大可压迫输尿管,引起肾盂积水等。

2.发热 热型多不规则,可呈持续高热,也可间歇低热,少数有周期热,后者约见于 1/6 的 HD 病人。30%～40% 的 HD 病人以原因不明的持续发热为首发症状。但 NHL 一般在病变较广泛时才发热,且多为高热。热退时大汗淋漓可为本病的特征之一。

3.皮肤瘙痒 这是 HD 较特异的表现,可为 HD 的唯一全身症状。局灶性瘙痒发生于病变部淋巴引流的区域,全身瘙痒大多发生于纵隔或腹部有病变的病人。多见于年轻病人,特别是女性。

4.乙醇疼痛 有 17%～20% 的 HD 病人在饮酒后 20min 病变局部(淋巴结)发生疼痛,即称为"乙醇疼痛",是 HD 特有的症状。这些病人多有纵隔侵犯,且以女性为多。该症状可早于其他症状及 X 线表现,具有一定的诊断意义。当病变缓解后,乙醇疼痛即行消失,复发时又重现。乙醇疼痛的发生机制不明。

5.组织器官受累 NHL 远处扩散及结外侵犯较 HD 常见。肝受累可引起肝和肝区疼痛,少数可发生黄疸。胃肠道损害可出现食欲减退、腹痛、腹泻、肿块、肠梗阻和出血。肾损害表现为肾大、高血压、肾功能不全及肾病综合征。中枢神经系统病变多在疾病进展期,以累及脑膜及脊髓为主。脊髓损害以胸椎及腰椎最常见。骨髓受累,部分 NHL 在晚期会发展为急性淋巴细胞白血病。还可见肺实质浸润,胸腔积液,口、鼻、咽部等处受累。

【实验室检查】

1.血象 HD 变化较早,常有轻至中度贫血,少数有白细胞伴中性粒细胞增多。骨髓被广泛浸润或脾功能亢进时白细胞减少。球蛋白实验阳性的溶血性贫血,白细胞数系正常。

2.骨髓象 大多为非特异的,如发现里-斯细胞(R-S)对诊断有助。

3.其他 血沉增快及中性粒细胞碱性磷酸酶活力增高往往反映病变活跃。乳酸脱氢酶升高提示预后不良。

【治疗要点】

化疗与放疗相结合的综合治疗是目前淋巴瘤治疗的基本方法。HD 中 60%～80% 可长期存活,NHL 的疗效不如 HD,但半数患者可以较长时间缓解。

1.化学疗法 多采用联合化疗,争取首次治疗获得缓解,有利于病人长期存活。

2.生物治疗 单克隆抗体(CD20)、干扰素、Bcl-2 的反义寡核苷酸。

3.造血干细胞移植 淋巴瘤有骨髓浸润者为适应证。做移植应在 55 岁以下,重要器官功能正常。

【护理措施】

1.活动与生活护理 协助病人取舒适体位,截瘫病人保持肢体处于功能位;睡气垫床,保持床铺干燥平整;保持适度的床上活动,定时按摩肢体。鼓励病人咳嗽和深呼吸。协助病人洗漱、进食、大小便及个人卫生。严密观察皮肤情况,受压处皮肤应予以保护,预防压疮发生。

2.饮食护理 进食高热量、高蛋白、富含维生素易消化的食品,增强机体的抵抗力。每天饮水 2000～3000ml,多摄取粗纤维食物,保持排便通畅,防止便秘。

3.病情观察 观察和护理骨髓瘤细胞对骨骼及其他组织器官的浸润和破坏表现,如骨痛、骨骼变形和病理骨折,肝、脾、淋巴结肿大和肾脏浸润;观察和护理骨髓瘤细胞大量分泌单克隆免疫球蛋白(M蛋白)的表现,如继发感染、高黏滞综合征、贫血和出血、淀粉样变性和雷诺现象。

4.缓解疼痛 骨髓瘤病人骨痛是常见的最早期症状,随病情的发展而加重,甚至因病理性骨折而剧烈疼痛。病人取舒适位,适当按摩病变部位,以降低肌肉张力,但避免用力过度,防止病理性骨折。指导病人采取放松疗法、臆想疗法、音乐疗法等转移病人对疼痛注意力;指导病人遵医嘱应用止痛药,并密切观察止痛效果。

5.健康指导

(1)休息与活动:病人易出现病理性骨折,故应注意卧床休息,应使用硬板床或硬床垫;适度活动可促进肢体血液循环和血钙在骨骼的沉积,减轻骨骼的脱钙。注意劳逸结合,避免过度劳累,做剧烈运动和快速转体等动作。

(2)饮食指导。

(3)用药指导:遵医嘱用药,不要自行减量,停药或更换用药时间,有肾功能损害者避免应用损伤肾功能的药物,病情缓解后仍需坚持定期复查和治疗。

(4)自我监测与随访的指导:若活动或扭伤后出现剧烈疼痛,应警惕病理性骨折,应立即到医院就诊。出现发热、出血、贫血严重等症状,应及时就医。

(段德蕊)

第九章　内分泌系统疾病的护理

第一节　糖尿病的护理

糖尿病(DM)是由于胰岛素绝对或相对不足,引起以高血糖为主要特征,伴脂肪、蛋白质代谢紊乱的一组慢性内分泌代谢性疾病。临床上以高血糖为主要特点,典型病例可出现多尿、多饮、多食、消瘦等表现,即"三多一少"症状。随着病程延长可出现肾、眼、足等部位的病变,且无法治愈。本病为终生疾病,迄今尚无根治之法,但为可防可治之症。

【分类】

糖尿病目前分成四大类型,即1型糖尿病、2型糖尿病、其他特殊类型糖尿病和妊娠期糖尿病。

1.1型糖尿病(TIDM)　病人有胰岛B细胞的破坏,导致胰岛素绝对缺乏,呈酮症酸中毒倾向,需要依赖胰岛素治疗。

2.2型糖尿病(T2DM)　占95%,可发生在任何年龄,但多见于成年。主要病理生理改变从以胰岛素抵抗为主伴胰岛素分泌不足到胰岛素分泌不足为主伴胰岛素抵抗,病人在疾病的初期甚至终生都不需要依赖胰岛素治疗;很少自发性发生酮症酸中毒,却易发生大血管病变和微血管病变。

3.妊娠期糖尿病(GDM)　妊娠过程中初次发现的任何程度的糖耐量异常,不论是否用胰岛素或单用饮食治疗,也不论分娩后这一情况是否持续,均认为是GDM。

【病因和发病机制】

1.1型糖尿病　分6个阶段:

(1)第一期——遗传学易感性;

(2)第二期——启动自身免疫反应;

(3)第三期——免疫学异常;

(4)第四期——进行性胰岛β细胞功能丧失;

(5)第五期——临床糖尿病;

(6)第六期——在TIDM发病数年后,多数病人胰岛B细胞被完全破坏,胰岛素水平较低,糖尿病的临床表现明显。

2.2 型糖尿病

(1)遗传易感性:T2DM 有较强的遗传性,它不是一个单一的疾病,可由多基因变异引起,在病因和表现型上均有异质性。

此外,其发病也与环境因素有关,包括人口老龄化、营养因素、中心性肥胖、体力活动不足、都市化程度、子宫内环境以及应激、化学毒物等。

(2)胰岛素抵抗和 B 细胞功能的缺陷:胰岛素抵抗(IR)是机体对一定量胰岛素生物学反应低于预计正常水平的一种现象。IR 和胰岛素分泌缺陷(包括两者的相互作用)是普通 T2DM 发病机制的两个要素,有不同程度的差别。

有研究指出,从血糖升高至出现症状的时间平均为 7 年。此期间,对糖尿病的初级预防很重要,生活方式改变、均衡饮食、提倡体力活动、改变不良环境因素均有助于延缓糖尿病的发生,降低患病率。

(3)IGT(糖耐量减低)和 TFG(空腹血糖调节受损):IGT 和 IFG 两者均代表了葡萄糖的稳态和糖尿病高血糖之间的中间代谢状态,表明其稳态(调节)受损。目前认为 IGT 和 IFG 均为发生糖尿病的危险因素,是发生心血管病的危险标志。IGT 是葡萄糖不耐受的一种类型,现普遍视为糖尿病前期。IFG 是一类非糖尿病性空腹高血糖,其血糖浓度高于正常,但低于糖尿病的诊断值。

(4)临床糖尿病:此期可无明显症状,或逐渐出现症状,或出现糖尿病并发症的表现,血糖肯定升高,并达到糖尿病的诊断标准。

【临床表现】

1.代谢紊乱症候群 本病为慢性进行性疾病,早期可无症状。当疾病逐渐进展时,可出现"三多一少",即多尿、多饮、多食、体重减轻的典型症状,常伴有软弱、乏力、女性外阴瘙痒等现象。

(1)多尿:因血糖升高,大量葡萄糖从肾脏排出致尿渗透压增高,阻碍肾小管对水的重吸收,大量水分随糖排出,形成多尿。

(2)多饮:因多尿丢失大量水分而出现口渴、多饮。

(3)多食:因胰岛素不足使体内葡萄糖不能充分利用而自尿中丢失。为了补偿损失的糖分,维持机体活动,病人多有饥饿感,从而导致食欲亢进、易饥多食。

(4)消瘦:病人体内葡萄糖不能充分利用,蛋白质和脂肪消耗增多,加之失水,引起体重减轻、乏力和消瘦。

2.反应性低血糖 有的 T2DM 病人进食后,胰岛素分泌高峰延迟,餐后 3～5 小时血浆胰岛素水平不适当地升高,其所引起的低血糖可成为这些病人的首发表现。

【并发症】

(一)急性并发症

1.酮症酸中毒(DKA) 糖尿病代谢紊乱加重时,脂肪动员和分解加速,大量脂肪酸在肝经 β 氧化产生大量酮体(乙酰乙酸、β 羟丁酸和丙酮),大量消耗体内储备碱,若血酮体继续升高,超过机体的处理能力便发生代谢性酸中毒,称为酮症酸中毒。

(1)诱因:TIDM 有自发 DKA 倾向,T2DM 病人在一定诱因作用下也可发生 DKA。

常见的诱因有感染(以呼吸道、泌尿道感染最多见)、胰岛素治疗中断或剂量不足、饮食不当、妊娠和分娩、创伤、手术、麻醉、急性心肌梗死、心力衰竭、精神紧张或严重刺激引起的应激状态等。有时可无明显的诱因。

(2)临床表现

1)早期酮症阶段为原来糖尿病症状加重。

2)酸中毒出现时表现:①消化系统:食欲减退、恶心、呕吐。②呼吸系统:呼吸加深、加快、有酮味(烂苹果)。③循环系统:脉细速、血压下降。④神经系统:常伴头痛、嗜睡或烦躁,最终各种反射迟钝或消失,病人昏迷。

3)后期严重脱水,尿量减少,皮肤黏膜干燥,眼球下陷,四肢厥冷,也有少数病人出现腹痛等急腹症表现。

(3)实验室检查:尿糖、尿酮强阳性;血糖升高,多在 $16.7\sim33.3mmol/L$;PH$<$7.35,CO_2结合力降低,多低于 18.0mmol/L 等。

2.高渗性非酮症糖尿病昏迷　这是糖尿病急性代谢紊乱的另一种临床类型,多见于 $50\sim70$ 岁老年 2 型糖尿病病人,发病前多无糖尿病病史或症状轻微。

(1)常见诱因:感染、急性胃肠炎、胰腺炎、脑血管意外、严重肾脏疾患、血液或腹膜透析治疗、静脉内高营养、不合理限制水分,以及某些药物的使用,如糖皮质激素、免疫抑制剂、噻嗪类利尿剂等所致。

(2)临床表现:病人有严重高血糖、脱水及血渗透压增高而无显著的酮症酸中毒。起病时先有多尿、多饮,但多食不明显,或反而食欲减退,失水程度随病情进展而加重;出现神经、精神症状,表现为嗜睡、幻觉、定向障碍、昏迷。

(3)实验室检查:尿糖呈强阳性,早期尿量明显增多,晚期尿少甚至尿闭;血糖常高至 33.3mmol/L(600mg/dl),血钠高可在 155mmol/L,血浆渗透压高可达 $330\sim460mmol/L$。无或轻度酮症,血尿素氮及肌酐升高,白细胞明显升高。

3.感染　糖尿病病人常发生疖、痈等皮肤化脓性感染,可引起败血症或脓毒血症。肺结核、皮肤真菌感染、泌尿系统的感染也较常见。

(二)慢性并发症

可遍及全身各重要器官,可单独出现,也可以同时或先后出现,见表 9-1。

表 9-1　DM 慢性并发症

受累部位	主要表现
心脑血管病	促进动脉粥样硬化,引起冠心病、缺血性或出血性脑血管病等;可致糖尿病心肌病,诱发心衰、休克;心脏植物神经受累常引起心动过速等
糖尿病肾病	微血管病变引起肾小球硬化,表现为蛋白尿、水肿、高血压及肾功能渐降
糖尿病眼病	微血管病变可致视网膜病变,是失明的主因,还可引起白内障、青光眼等
神经病变	周围神经受累最常见,自主神经也可受累
糖尿病足	表现为足部疼痛、皮肤深溃疡、肢端坏疽等病变

1.血管病变

(1)微血管病变主要引起肾小球硬化和视网膜血管病变,前者表现为糖尿病肾病而出现蛋白尿、水肿、高血压和肾功能不全,是 T1DM 糖尿病病人死亡的主要原因;T2DM 期,其严重性仅次于心、脑血管疾病。后者有视网膜出血和水肿,甚至视网膜剥离。糖尿病病程超过 10 年,大部分病人合并程度不等的视网膜病变,是失明的主要原因。视网膜的改变可分为 6 期:Ⅰ期微血管瘤、小出血点,Ⅱ期出现硬性渗出,Ⅲ期出现棉絮状软性渗出,Ⅳ期新生血管形成、玻璃体积血,Ⅴ期纤维血管增殖、玻璃体机化,Ⅵ期牵拉性视网膜脱离、失明。

(2)大血管病变主要表现为大、中动脉粥样硬化,从而引起冠心病、出血性或缺血性脑血管病、肢体动脉硬化引起的肢端坏疽等。

2.神经病变 以周围神经病变最常见。表现为对称性感觉异常,如手套、袜套样分布,伴麻木、烧灼、针刺感等,晚期累及运动系统,可有肌力减弱甚至肌肉萎缩和瘫痪。

3.糖尿病足 下肢远端神经异常和周围血管病变导致足部溃疡、感染和(或)深层组织破坏,轻者表现为足部畸形、皮肤干燥、发凉,重者可出现足部溃疡、坏疽。糖尿病足是截肢、致残的主要原因。

4.眼部病变 除视网膜病变外,白内障、青光眼均易发生,严重时也可致盲。

【实验室和其他检查】

1.尿糖测定 可用做判断疗效的监测指标,但尿糖阴性不能排除糖尿病。

2.血糖测定 这是目前诊断糖尿病的主要依据。诊断时主张用静脉血浆测定,正常空腹血糖 3.9～6.0mmol/L。

3.口服葡萄糖耐量试验(OGTT) 当血糖值高于正常范围但未达到诊断糖尿病标准或疑有糖尿病倾向时,可进行该试验,其有助于判断空腹血糖过高或糖耐量减低。方法:试验当天清晨空腹(无热量摄入 8 小时)取血后,将 75g 无水葡萄糖溶于 250～300ml 水中,于 3～5 分钟内服下,服后 60 分钟、120 分钟抽血测血糖。不能口服者,可用静脉注射葡萄糖进行耐量试验(IVGTT)。

4.血浆胰岛素释放和 C 肽测定 可反映胰岛 β 细胞的功能。C 肽与胰岛素以等分子数从胰岛细胞生成和释放,而 C 肽不受外源性胰岛素的影响,故 C 肽较胰岛素更准确地反映胰岛 β 细胞功能。口服 75g 无水葡萄糖(或 100g 标准面粉做成的馒头)后,血浆胰岛素在 30～60 分钟上升到高峰,3～4 小时恢复基础水平。

5.糖化血红蛋白(HbA1c) 与糖化血浆白蛋白(果糖胺,FA)测定可作近期病情监测指标相比,HbA1c 可反映取血前 8～12 周的血糖总水平,能弥补普通血糖测定只能反映当时血糖值的不足。糖化血浆白蛋白可反映糖尿病病人近两三周内的血糖水平。

6.判断并发症情况的检查 如血脂、肾功能、尿常规、眼底检查等。

【诊断要点】

目前仍以血糖高作为诊断依据。根据典型"三多一少"症状提示,结合实验室检查结果,诊断并不困难。目前国际上通用 WHO 糖尿病专家委员会提出的诊断标准(1999)。

1.空腹血浆葡萄糖(FPG) ①正常:FPG3.9～6.0mmol/L。②空腹血糖过高(未达到糖尿病,简称 IFG):6.1～6.9mmol/L。③考虑糖尿病:IFG≥7.0mmol/L(需另一天再次证实)。空腹的定义是必须 8 小时没有热量的摄入。

2.OGTT 中血浆葡萄糖(2hPG)　①正常:2hPG≤7.7mmol/L。②糖耐量减低(IGT):7.8～11.0mmol/L。③怀疑糖尿病:2hPG≥11.1mmol/L(需另一天再次证实)。

3.糖尿病诊断标准　症状＋随机血糖≥11.1mmol/L(200mg/dl)或 FPG≥7.0mmol/L,或 OGTT 中 2hPG≥11.1mmol/L。症状不典型者,需另一天再次证实。随机是指一天当中的任意时间而不管上次进餐的时间。

【治疗要点】

目前强调糖尿病应坚持早期、长期、综合治疗及治疗方法个体化的原则。通过控制饮食、运动疗法、药物疗法、自我监测、糖尿病教育 5 个方面,控制高血糖,纠正代谢紊乱,消除糖尿病症状,防止和延缓并发症发生。

(一)糖尿病健康教育

这是重要的基本治疗措施之一,被公认为是其他治疗的关键。良好的健康教育可以提高病人的主观能动性,有利于疾病控制达标,防止各种并发症的发生和发展。

(二)控制饮食

对糖尿病病人实施饮食治疗是一项基础治疗措施。不论病程久暂、病情轻重,也不论是否应用药物治疗,都应首先坚持饮食疗法。

(三)适当运动

运动可以增强胰岛素的作用,病人每天要规则地进行中等量的体育锻炼,这样能显著改善体内脂肪和碳水化合物的利用。

(四)自我监测血糖

自我监测血糖是近 10 年来糖尿病病人管理方法的主要进展之一,为糖尿病病人和保健人员提供一种动态数据。应用便携式血糖计可经常观察和记录病人的血糖水平,为调整药物提供依据。

(五)口服用药治疗

1.促进胰岛素分泌剂　只适用于无急性并发症的 2 型糖尿病人。

(1)磺脲类:主要作用机制是刺激胰岛素 β 细胞释放胰岛素,降低血糖。适用于有一定胰岛功能、经饮食控制效果不满意的 2 型糖尿病。第一代药物有甲苯磺丁脲(D860)、氯磺丙脲、妥拉磺脲等,第二代药物有格列本脲(优降糖)、格列吡嗪(美吡达)、格列齐特(达美康)、格列喹酮(糖适平)等。治疗应从小剂量开始,甲苯磺丁脲常用量为 0.5～1.5g,每日 3 次,餐前半小时口服,最大剂量为每天 3g。格列本脲常用量为 2.5～10mg,分 1～2 次餐前半小时口服,最大剂量不超过每日 20mg。磺脲类药物的主要副作用是低血糖反应,特别是在肝、肾功能不全和老年病人。

(2)非磺脲类:此类药物也作用胰岛 β 细胞膜上的 KATP,但结合位点与磺脲类不同,降血糖作用快而短,模拟胰岛素生理性分泌,主要用于控制餐后高血糖。瑞格列奈于餐前或进餐时口服,每次 0.5～4mg,从小剂量开始。那格列奈常用剂量为 120mg,餐前口服。

2.双胍类　此类药物的作用机制为促进外周组织(如肌肉)对葡萄糖的摄取和利用,通过抑制糖原异生和糖原分解,改善胰岛素敏感性,减轻胰岛素抵抗。适用于症状轻、体形肥胖的

2 型糖尿病,与磺脲类合用可增加降血糖作用。常用药物有甲福明(二甲双胍)。双胍类主要副作用为食欲减退、恶心、呕吐、口干苦及有金属味,偶有过敏反应。因双胍类药物促进无氧糖酵解,产生乳酸,在肝、肾功能不全、休克或心力衰竭者可诱发乳酸性酸中毒。

3.α-葡萄糖苷酶抑制剂(AGI) 抑制小肠 α-葡萄糖苷酶活性,延迟碳水化合物吸收,降低餐后高血糖,尤其适用于空腹血糖正常而餐后血糖明显升高者。常用的药物有阿卡波糖(拜糖平)、优格列波糖(倍欣)。

4.胰岛素增敏剂 本类为噻唑烷二酮(TZD),也称格列酮类药物,主要作用是增强靶组织对胰岛素的敏感性,减轻胰岛素抵抗。

(六)胰岛素

1.适应证 ①1 型糖尿病;②糖尿病酮症酸中毒、高渗性昏迷;③重症感染、消耗性疾病、视网膜病变、肾脏病变、神经病变、心脑血管急症;④妊娠、分娩手术;⑤经饮食及口服降糖药治疗未获得良好控制的 2 型糖尿病等。

2.制剂类型 根据胰岛素作用起始时间、作用高峰和持续时间的不同,分为短(速)效、中效和长(慢)效。根据来源,可分为动物胰岛素和人胰岛素。预混胰岛素是预先混合的短效和中效人胰岛素。如诺和锐 30 包含 30%可溶性门冬胰岛素(超短效人胰岛素)和 70%精蛋白门冬胰岛素(中效胰岛素);其中 2/3 量为餐时胰岛素,1/3 为基础胰岛素。

3.使用方法 胰岛素在使用时应注意:①制剂选择:通常在使用胰岛素初期,多选用短效胰岛素,待血糖控制较稳定后,可改用中效或预混制剂。②用药途径:一般用皮下注射,可使用胰岛素专用注射器、胰岛素笔、胰岛素泵皮下注射。当有急性并发症或应激情况时,应使用静脉滴注。③剂量调节:一般从小剂量开始,如每餐前(餐前 30 分钟)试用短效胰岛素 4~8u;至于三餐前的用量顺序,一般认为早餐前用量最大,晚餐前次之,午餐前最少;以后据根血糖水平调节胰岛素的用量,直至血糖控制满意。④Ⅰ型糖尿病病人需要严格控制血糖,常采用强化胰岛素治疗的方法。即三餐前半小时短效胰岛素及睡前中效胰岛素,或胰岛素泵(CSII)持续皮下注射胰岛素。胰岛素泵模拟胰岛素的持续基础分泌和进餐时的脉冲式释放,可有效、方便地稳定血糖。定期更换导管和注射器避免感染及枕头堵塞。

4.副作用 ①低血糖反应:与胰岛素使用剂量过大、饮食失调或运动过量有关,表现为头昏、心悸、多汗、饥饿甚至昏迷。对低血糖反应者,及时检测血糖,根据病情进食糖类食物或静脉推注 50%葡萄糖 20~30ml。确保胰岛素的有效使用剂量和时间、定时定量及适量运动是预防低血糖反应的关键,包括胰岛素贮存温度不可<2℃或>30℃,避免剧烈晃动。病人应学会按规定的时间和量进餐,并合理安排每日的运动时间和运动量;若就餐时间推迟,可先食些饼干。②胰岛素过敏:主要表现为注射局部瘙痒、荨麻疹,全身性皮疹少见,罕见血清病、过敏性休克等过敏反应。③注射部位皮下脂肪萎缩或增生,可使胰岛素吸收不良,但临床少见。停止该部位注射后可缓慢恢复。经常更换注射部位,避免 2 周内在同一部位注射两次,可防止注射部位组织萎缩或增生。

(七)酮症酸中毒及其他治疗

1.酮症酸中毒

(1)补液:一般认为补液是抢救酮症酸中毒的首要措施。通常使用生理盐水,补液总量可按病人原体重的 10％估计；补液速度按先快后慢的原则，如在第一个小时输入 500～1000ml，第一个 24 小时输入 4000～5000ml；补液种类应先盐后糖。只有在组织灌注改善后，胰岛素的生物效应才能充分发挥。

（2）胰岛素治疗：小剂量短效胰岛素持续静脉滴注（每小时每千克体重 0.1U）是目前普遍采用的治疗方法，既能有效地抑制脂肪分解和酮体生成，又可减少低血糖、低血钾等。当血糖降至 13.9mmol/L 时，改输 5％葡萄糖液并加入短效胰岛素治疗（按每 3～4g 葡萄糖加 1U 胰岛素计算）。待尿酮体消失后，可逐渐恢复到平时的治疗。

（3）纠正电解质及酸碱平衡紊乱：随着上述输液及胰岛素的治疗，酸中毒可逐渐缓解，而血钾降低可能更加明显。当 pH 值<7.1 或 CO_2 结合力为 5mmol/L 时，应予纠酸（5％碳酸氢钠）；只要尿量>30ml/h，一般均应补钾。

（4）处理诱因和防治并发症：如控制感染等。

2.其他

（1）高渗性昏迷的治疗：治疗原则同 DKA，也应注意补液和纠正电解质紊乱以及防治诱因和并发症。由于本症失水比 DKA 更严重，24 小时输液量可达 6000～10000ml；当血糖下降至 16.7mmol/L 时，开始输入 5％葡萄糖液和胰岛素。

（2）妊娠合并 DM 的治疗：无论妊娠期患糖尿病还是妊娠前已有糖尿病，两者之间均有复杂的相互影响。妊娠期间，应禁用口服降糖药，以免药物透过胎盘刺激胎儿胰岛，宜选用胰岛素治疗。

【常用护理诊断/问题】

1.营养失调，低于机体需求量或高于机体需求量。

2.有感染的危险：与血糖增高、脂质代谢紊乱、营养不良和微循环障碍有关。

3.有皮肤完整性受损的危险：与感觉障碍、皮肤营养不良有关。

4.知识缺乏：缺乏有关 DM 的基本知识和自我管理知识。

5.潜在并发症：酮症酸中毒、低血糖、糖尿病足、糖尿病肾病、视网膜损害等。

【护理措施】

（一）控制饮食

1.每日热量计算 根据病人的性别、年龄、身高，查表或计算理想体重[理想体重（kg）＝身高（cm）－105]，然后参照理想体重和活动强度计算每日所需总热量。成年人休息者每日每千克标准体重给予热量 10.5～12.5MJ（25～30kcal），轻体力劳动者 12.5～14.6MJ（30～35kcal），中体力劳动者 14.6～16.7MJ（35～40kcal），重体力劳动者 16.7MJ 以上（40kcal 以上）。对于儿童、孕妇、乳母、营养不良或有慢性消耗性疾病者应酌情增加，对于肥胖者酌减，使病人体重恢复至理想体重的±5％。

2.蛋白质、脂肪、碳水化合物分配 饮食中蛋白质含量成人按每日每千克标准体重 0.8～1.2g 计算，儿童、孕妇、乳母、营养不良或有慢性消耗性疾病者可增至每日每千克体重 1.2～1.5g，脂肪每日每千克标准体重按 0.6～1.0g 计算，其余为碳水化合物。按上述计算，蛋白质量占总热量的 12％～15％，脂肪约占 30％，碳水化合物占 50％～60％。

3.三餐分配 按食物成分表将上述热量折算为食谱，三餐分配一般为 1/5、2/5、2/5 或

1/3、1/3、1/3。三餐饮食内容要搭配均匀,每餐均有碳水化合物、脂肪和蛋白质,且要定时定量,这样有利于减缓葡萄糖的吸收,增加胰岛素的释放。按此食谱食用2~3周,血糖可下降,如血糖控制不理想,应做必要的调整。

4.食物交换份 为了调整病人口味,近年来多采用食品交换法。此法将食品分为谷类、奶类、肉类、脂肪、水果和蔬菜共6类,以每90千卡热量为一个单位,如谷类,大米25g、生面条30g、绿豆25g各为一个单位;奶类,淡牛奶110ml、奶粉15g、豆浆200ml各为一个单位;肉类,瘦猪肉25g、瘦牛肉25g、鸡蛋55g、鲳鱼50g各为一个单位;脂肪类,豆油9g、花生米15g各为一个单位;水果类,苹果200g、西瓜750g各为一个单位;蔬菜类,菠菜500~750g、萝卜、350g各为一个单位。每类食品中,等值食品可互换,营养价值基本相等。病人可计算出自己每天所需的总热量,算出每天所需的食物交换份数,再以六大类食物为基础,根据不同热量交换内容选择食物。

5.糖尿病病人饮食注意事项

(1)严格定时进食。

(2)控制饮食的关键在于控制总热量。

(3)严格限制各种甜食,包括各种食糖、糖果、甜点心、饼干、冷饮、水果及各种含糖饮料等。

(4)病人进行体育锻炼时不宜空腹,应补充适量食物,防止低血糖。

(5)保持大便通畅,多食含纤维素高的食物。

(6)每周定期测量体重一次,衣服重量要相同,且用同一磅秤。

(二)适当运动

1.锻炼方式 步行、慢跑、骑自行车、健身操、太极拳、游泳及家务劳动等需氧运动,对糖尿病病人均适合。合适的活动强度为病人的心率应达到个体50%的最大耗氧量。个体50%最大耗氧量时,心率=0.5(个体最大心率-基础心率)+基础心率,其中个体最大心率可用220-年龄粗略估计,基础心率可根据早晨起床前测得的脉率估计。活动时间为20~40分钟,可逐步延长至1小时或更久,每日一次。用胰岛素或口服降糖药物者最好每日定时活动,肥胖者可适当增加活动次数。

2.注意事项 低血糖、酮症、诱发性心血管意外或运动系统损伤等是其副作用。为了防止上述副作用出现,在体育锻炼时要注意下列事项:

(1)运动前评估糖尿病的控制情况,根据病人的具体情况决定运动方式、时间及所采用的运动量。如血糖>13.3mmol/L或尿酮阳性者不宜做上述活动。

(2)运动应尽量避免恶劣天气,天气炎热时应保证水的摄入,天气寒冷时注意保暖。随身携带糖果,当出现饥饿感、心慌、出冷汗、头晕及四肢无力等低血糖症状时食用。身体状况不良时应暂停运动。

(3)2型糖尿病有心、脑血管疾患或严重微血管病变者按具体情况妥善安排,收缩压>24kpa(180mmHg)时停止活动。活动时间宜安排在餐后一小时,活动要适量。2型糖尿病仅靠饮食控制者或口服降糖药物治疗者,活动前通常不需添加额外食物。

(4)运动时随身携带糖尿病卡,以备急需。运动后应做好运动日记,以便观察疗效和不良反应。

（三）用药护理

1.口服降糖药护理　指导病人服药方法,如磺脲类药宜在餐前约半小时服用;而双胍类与α-糖苷酶抑制剂可在进餐时服用,后者与第一口饭同服;胰岛素增敏剂在空腹时服用即可。此外,要注意药物的不良反应,如磺脲类主要可引起低血糖反应,其他尚有皮疹、恶心、呕吐等;双胍类药物的主要不良反应是恶心等胃肠道反应,当心、肝、肾功能不全时,易诱发乳酸性酸中毒,老年病人慎用。

2.胰岛素治疗护理　指导病人正确使用胰岛素。胰岛素多采用皮下注射法,短效胰岛素还可静脉给药,其他方法尚未在临床广泛应用。应教会病人胰岛素注射技术。使用胰岛素时应注意:①胰岛素适合保存在冰箱的冷藏室内($2\sim8℃$),温度不宜$<2℃$或$>30℃$,避免剧烈晃动。②如需人工混合胰岛素,应先抽吸短效胰岛素,再抽吸混浊的中、长效胰岛素,然后混匀。③注射部位多选在腹部、上臂外侧、大腿外侧、臀部,应交替更换以免形成局部硬结,一般可按左右对称轮换注射,轮换完,换另外的左右对称部位,不同部位胰岛素吸收由快到慢依次为腹部、上臂、大腿和臀部。皮下注射时,胰岛素应注射在脂肪深层或脂肪与肌肉之间。④胰岛素注射要定时,一般在餐前半小时或一小时。⑤应用胰岛素的过程中,随时监测血糖的变化,以免发生低血糖,如确实出现低血糖反应,可立即进食糖果、含糖饮料或静注50%葡萄糖。

（四）预防感染

1.注意个人卫生　保持全身和局部清洁,尤其要加强口腔、皮肤和阴部的清洁,做到勤洗澡、勤换衣。

2.衣服选择　质地柔软、宽松,避免使用各种约束带。

3.注射胰岛素时,局部皮肤严格消毒,以防感染

4.皮肤有外伤或感染时,不可任意用药,必须在医生指导下用药

（五）糖尿病足护理

1.观察与检查　观察足部颜色、温度、动脉搏动。足部有无病变,如鸡眼、甲沟炎、甲癣、水泡等。

2.促进肢体血液循环

（1）足部保暖。

（2）适当运动,进行适当的体育活动可促进循环,改善神经营养供给。

（3）按摩足部。

（4）戒烟,以避免血管进一步受影响。

3.保护足部

（1）鞋袜选择:不宜穿袜口弹性过紧的袜子,选择软底宽头的鞋子。

（2）保持足部清洁:勤换鞋袜、洗脚,保持趾间干燥。

（3）剪甲:修剪趾甲略呈弧形,与脚趾等缘,不要修剪过短以免伤及甲沟。

（4）及时治疗足部疾病,如足癣等。

4.预防足部外伤　不能赤脚走路,手足冰冷需使用热水袋或用热水清洗时,应注意防止烫伤。

（六）并发症的护理

1.糖尿病酮症酸中毒的护理

（1）病情观察：监测生命体征及意识状态，观察是否有酮症酸中毒的诱因，能识别酮症酸中毒的常见表现，如明显的多尿、多饮，恶心、呕吐，呼吸深快且有烂苹果味，心率加快、血压下降及意识障碍等，同时注意监测血糖、尿糖、尿酮及电解质和酸碱平衡情况等。

（2）一般护理：卧床休息，注意保暖，减少体内能量消耗。

（3）对症护理：对于呕吐者，帮助其坐起或侧卧，头偏向一侧，以免误吸，注意清洁口腔；对于昏迷者，按昏迷常规护理，预防压疮等。

（4）用药护理：一旦发生酮症酸中毒，立即建立两条静脉通道，遵医嘱给予小剂量胰岛素输注、补液及纠正电解质、酸碱平衡紊乱等。

（5）心理护理：发生糖尿病酮症酸中毒时，病人常有紧张、恐惧情绪，应耐心给病人解释病情，给病人以心理支持，使病人情绪稳定，积极配合治疗。

2.低血糖反应的护理

（1）病情监测：低血糖发生时，病人常有饥饿感，伴软弱无力、出汗、恶心、心悸、面色苍白，重者可昏迷；睡眠中可突然觉醒，皮肤潮湿多汗，部分病人有饥饿感。

（2）低血糖紧急护理措施包括：进食含糖的食物，静脉推注50%葡萄糖40~60ml是紧急处理低血糖最常用和有效的方法。

【健康指导】

1.DM健康教育是落实三级预防的关键措施。倡导改变不健康的生活方式，不吸烟、少饮酒、合理膳食、经常运动、防止肥胖，可以降低T2DM的发生。

2.及早检出DM，加强DM的健康教育，提高病人的自我监测和自我护理能力。掌握血糖、尿糖的检测技术，掌握口服降糖药及胰岛素的使用方法，了解DM控制良好的标准。

3.告诫病人应积极配合治疗，以延缓和防治并发症的发生；告诉病人感染、紧张劳累、外伤或手术、妊娠及降糖药应用不当等会加重病情。

4.教育病人及其家属识别低血糖反应；如发生，立即进食糖类食物或饮料，必要时立即将病人送医院抢救。病人需携带识别卡，以便得到及时救治。

5.指导病人定期到医院复查，如有不适，及时就诊。

（乔延平）

第二节　痛风

痛风为嘌呤代谢紊乱和（或）尿酸排泄障碍所致血尿酸增高的异质性疾病。分原发性和继发性两种。原发性痛风多见于中老年人，男性占95%以上，女性多见于更年期后发病，常有家族遗传史。本节主要介绍原发性痛风。

【临床表现】

1.无症状期　仅有血尿酸持续性或波动性增高，即男性和绝经后女性的血尿酸大于

$420\mu mol/L$、绝经前女性的血尿酸大于$350\mu mol/L$，称为高尿酸血症。

2.急性关节炎期　是痛风的首发症状，常午夜起病，因疼痛而惊醒，突然发生下肢远端单一关节红、肿、热、痛和功能障碍，最常见为拇指及第一跖趾关节。病人常伴发热，白细胞增多，血沉增快。给予秋水仙碱治疗后症状迅速缓解。常由寒冷、饮酒、高蛋白、高嘌呤饮食、手术、感染等诱发。

3.痛风石及慢性关节炎期　痛风石是痛风的特征性损害，可存在于任何关节、肌腱和关节周围软组织，以耳郭、跖趾、指尖处多见。呈黄白色大小不一的隆起，经皮破溃后排出白色尿酸盐结晶，形成瘘管不易愈合。

4.肾病变　尿酸盐结晶沉积引起慢性间质性肾炎，进一步累及肾小球，可出现蛋白尿，血尿，继而发生高血压，氮质血症等肾功能不全表现。尿酸盐结晶形成结石，可引起肾绞痛，血尿。

5.高尿酸血症与代谢综合征　高尿酸血症病人常伴有肥胖，冠心病，血脂异常，糖耐量减低及2型糖尿病，统称代谢综合征。

【评估要点】

1.一般情况　观察生命体征有无异常，询问有无家族史，过敏史，生活习惯。

2.专科情况

(1)发病年龄，饮食习惯，是否酗酒，有无受伤史。

(2)有无关节红、肿、功能障碍，生活能否自理。

(3)有无痛风石形成，以及痛风石的部位，是否影响到关节的功能。

(4)有无夜尿增多、水肿、血压升高等肾功能受损的表现。

(5)是否伴有冠心病、糖尿病、血脂异常等。

3.实验室及其他检查

(1)痛风时血尿酸升高，男性$>420\mu mol/L$，女$>350\mu mol/L$可确定高尿酸血症。尿酸增多，限制嘌呤饮食5d后，每日尿酸排出量仍超过3.57mmol，可认为尿酸生成增多。

(2)滑囊液检查:在旋光显微镜下，见白细胞内有双折光现象的针形尿酸盐结晶。

(3)关节X线:急性关节炎期可见非特异性软组织肿胀。X线双能骨密度检查可见受伤害的关节骨密度下降。

【护理诊断/问题】

1.疼痛　与尿酸盐结晶沉积在关节引起炎症反应有关。

2.躯体移动障碍　与关节受累，关节畸形有关。

3.知识缺乏　缺乏与痛风相关的知识及保健预防知识。

【护理措施】

1.休息与活动:当痛风性关节炎急性发作时，要绝对卧床休息，抬高患肢。病情控制后，鼓励病人适当活动。

2.饮食护理

(1)避免进食高嘌呤食物，病人应禁食动物内脏、鲤鱼、鱼子、沙丁鱼、小虾、鹅肉、酵母等。

限制食用肉类、菠菜、蘑菇、黄豆、扁豆、豌豆等。

(2)指导病人进食碱性食物,如牛奶、鸡蛋、马铃薯、各种蔬菜、柑橘类水果。

(3)鼓励病人多饮水,保证每日液体摄入总量达 2500~3000ml,使排尿量达 2000ml/d 以上,防止结石形成。

(4)控制总热量,总热量限制在 5.04~6.3KJ/d。

(5)禁酒。

3.病情观察:观察疼痛部位、性质、间隔时间,有无午夜剧痛而惊醒,受累关节有无红、肿、热、痛和功能障碍,有无过劳、寒冷、潮湿、紧张、饮酒、饱食、脚扭伤等诱发因素,有无痛风石体征等,发现异常,及时采取相应措施。

4.指导病人正确用药

(1)秋水仙碱应及早使用,口服后可有恶心、呕吐、腹胀、腹泻等不良反应,静脉给药后可引起骨髓抑制、肾衰竭、肝坏死等严重反应,因此,静脉注射时速度宜慢,时间不少于 5min,且勿外漏。

(2)排尿酸药物可引起发热、皮疹及胃肠道反应,用药时嘱病人多饮水和服碳酸氢钠等碱性药物。

(3)别嘌醇可引起骨髓抑制、胃肠道及肝脏损害,尤易发生于肾功能不全病人,对肾功能不全病人应用时,要多观察,且剂量减半。

5.与病人沟通,宣教痛风的有关知识,讲解饮食与疾病的关系,给予精神上的安慰和鼓励,使之配合治疗。

【健康教育】

1.指导病人保持心情愉快,避免情绪紧张,生活要有规律,肥胖者注意控制饮食,减轻体重。

2.指导病人饮食,避免高嘌呤食物,勿饮酒,每日饮水 2500ml 以上,有助于尿酸盐排泄。

3.鼓励病人适当活动,并教会保护关节的技巧。

(1)运动后疼痛超过 2h,应暂停活动。

(2)运动时使用大块肌肉,能用肩部负重不用手提,能用手臂者不用手指。

(3)交替完成轻重不同的工作,不要长时间持续进行重体力的工作。

(4)经常改变姿势,保持受累关节舒适,若有局部温热和肿胀,尽可能避免其活动。

4.教会病人自我检查,如平时用手触摸耳郭及足关节处是否有痛风石。

5.嘱病人定期复查血尿酸,门诊随诊。

(暴青竹)

现代临床护理技术与实践

（下）

唐应丽◎主编

吉林科学技术出版社

第十章　肿瘤疾病的护理

第一节　肿瘤病人的护理概述

一、癌症病人的心理反应

现在虽然已进入癌症可以治愈的时代,但一提到癌,人们还是有毛骨悚然的感觉。而当一个人一旦被诊断为癌症,许多人会相信这人似乎已被处以"死刑",即使能接受彻底的治疗,也可能失去某个器官或丧失其功能。显然,患者和家属都将面临精神上的强烈打击,出现剧烈的情绪反应,可表现为:

(一)焦虑、恐惧与绝望

1.医疗接触期患者的心理变化　由于医学知识的日益普及和人们警觉性的提高,当一个人在身上发现肿物,便可能首先想到癌症,这种预感会引起患者的焦虑和恐惧,促使患者就医。

在检查诊断期间,患者常踌躇于两种观念之间:"是癌?"、"不是癌?",疑心重重,忧虑异常,悲观失望与心怀希望交织在一起,害怕检查确诊为癌症,希望检查证实自己是虚惊一场。一旦排除癌症的诊断,便如释重负,死里逃生;而一旦诊断为癌症,则惊恐万状,如闻判死刑,哀伤至极,产生恐惧、绝望的心理。

2.哀伤过程　被确诊为癌症,一般人的心理反应都会引发哀伤过程。可分为如下几个阶段:

(1)休克—恐惧期:在突然听到癌症诊断消息的时刻,深感震惊,患者出现心慌、眩晕,有时呈木僵状态。如果患者是逐渐意识到自己患有癌症,这时主要的情绪反应是恐惧。

(2)否认—怀疑期:由于患者并无心理准备来接受严重而又可怕的癌症诊断,猛然听到癌症的诊断之后,震惊之余便开始怀疑癌症诊断的正确性,否认诊断的事实,怀疑诊断是否可靠,并怀着希望到处求医,希望能获得否定的诊断。此刻,哪怕医生在诊断措词上的细微差别也给患者以一线希望,以此证明自己怀疑的正确,拒绝接受治疗,辗转求医,往往可以造成患者延误治疗的情形。但从精神分析的角度看,否认是一剂缓冲剂,患者借助否认机制可以应付由癌症诊断所带来的紧张与痛苦。

(3)愤怒—沮丧期:当患者否认事实时尚抱有一线希望,当各位医生诊断一致,患者确信自己患有癌症,情绪便变得易于激动,很快转入愤怒的行为。病情使得他(她)会暂时或永远不能像健康时一样进行体能活动,或者不能达到自己追求的目标,或者不得不放弃自己心爱的事业;或者在住院期间任人摆布,听命于人,于是愤怒、愤恨与妒忌的情绪像火山一样爆发,此时感到"看什么也不顺眼,听什么都心烦",觉得任何人都对不起他,怨天尤人,抱怨,大声叫喊,百般挑剔,甚至无理取闹。愤怒的情绪有时会引起攻击性行为。

愤怒之余患者又会感到悲哀、沮丧,怪老天爷不长眼,为什么让我患上这可恶的癌症,严重时感到绝望,甚至产生轻生念头和自杀行动。由于悲愤情绪的影响,患者的生活习惯、饮食和睡眠规律均被打乱,食不甘味,睡不安寝。

(4)磋商期:患者经历一段时间的愤怒之后,发觉生气对病情并无帮助,逐渐体会到所患疾病那是真的,但祈求奇迹,盼望能延长生命,甚至于恢复健康。这一阶段,患者往往许下各种心愿,献上一种承诺,以求将死期挪后或保有生命。例如,向医生提出要求,能让他有时间参加儿子的婚礼,或是能见到孙子的出生;或祈求上苍,跪拜菩萨,请求神给他机会能如愿所偿,并许下各种心愿,以使其能完成某些愿望。这时期患者依然存有希望,病急乱投医,不断寻访各类医生,寻找各种偏方、秘方。说明患者的求生欲望强,同时也很配合医疗护理。

(5)接受—适应期:经历过内心的尽力挣扎、奋斗,患者最终不得不以平静的心态来接受和适应所患癌症这一残酷的事实,重新调整生活的步调,期望剩余的日子过得充实而有意义,不再怨天尤人,不再自暴自弃并着手处理身后事,同时比较理性地期望治疗有效。一些病人因此而接受事实,得到有效治疗而延长寿命,甚至治愈;有些末期病人虽然病况不佳,但因接受和适应既成事实,也能平静渡过余年。但多数病人不能恢复到病前的心境.而进入一种长期的忧郁和悲哀之中,这种心态可一直延续到治疗过程中。

3.治疗时期的情绪起伏 随着癌症进入治疗期,患者的情绪往往随着病情而变化。当病情治疗好转时,患者的焦虑恐惧与抑郁心情随之缓解,希望之光在心头升起;而当治疗拖延时日、效果不佳或症状加剧、癌症复发时,则希望之火破灭,面对残酷的事实常会出现忧郁、焦虑、恐惧、悲哀的情绪,畏缩、沉默、哭泣、暗自落泪、不吃不喝、不言不语、不愿见人、郁郁寡欢常是患者的行为表现;有强烈的无助感和绝望的想法,有时还有强烈的意志消沉甚或自杀念头。各种治疗,手术治疗的创伤比一般手术大,对患者身体功能的损害亦大;化疗与放疗大多有严重的毒副作用或治疗反应,如恶心、呕吐、脱发、消瘦等,病人因此而顾虑多端,易陷入严重的"趋-避"冲突之中,难以取舍。治疗反应与挫折会加剧患者的情绪应激,甚至失去治疗信心。有的患者可产生较明显的中枢神经系统功能障碍,出现幻听、幻想、定向力障碍、精神错乱、谵妄、嗜睡和智能障碍,或发生人格的变化。

以上几个阶段其顺序和时间并无一定规律性,可同时发生或重复出现,亦也可停留于某一阶段。

(二)罪恶感

部分患者产生一种罪孽的感觉,认为之所以罹患癌症是前世作孽,今世的报应;或者认为自己做错了什么事,是老天爷的惩罚,因而拒绝就医,或延误了诊治时间。

(三)孤独感

由于患癌症而与他人的交往减少,关系逐渐疏远,往往感到孤独。有时孤独系由患者自己所引发,或者家庭成员及重要亲友的负性态度所造成。俗话说,"哀莫大如心死",癌症患者自认为所患绝症,落落寡欢,在人群中会感到孤单,无人能使其舒缓。

(四)性生活不平衡

癌症造成性生活不平衡,主要缘于癌症疾患占据了患者的生活,所有的精力都用来对抗疾病。害怕性行为使癌症扩散,或者使健康的配偶也患癌症。一些治疗方法也会影响到性器官,导致性功能障碍;心理的反应,如焦虑、愤怒、忧郁亦对性关系产生伤害。

总之,癌症患者对诊断确定的反应是极不相同的,各有其独特的心理反应。但无疑地,这一段时期是患者的心理危险期,害怕、否认、退缩、愤怒、恐惧、绝望必然会在诊治过程中表现出来。护士对患者的心理异常和需要应深刻认识,并保持高度警惕,适时地给予深切的关照和协助,并给家属以指导,帮助渡过这段危险期。

二、治疗

癌症治疗的目标应是治愈患者,同时确保疾病所造成的躯体功能和组织结构缺损降低到最小程度。原则是尽早治疗,愈早愈好,以防转移,避免贻误治愈时机。对无法治愈的患者,应做到:①防止癌肿快速转移;②缓解症状;③保持患者高品质的生活;④争取延长患者的生命。

常用的治疗手段有:外科手术治疗、化学药物治疗、放射治疗、免疫治疗、中医药治疗等。

(一)手术治疗

主要为局部治疗性切除,多用于癌肿的早、中期病人。手术治疗方式按照手术目的不同分为下列四种:

1.诊断性手术　对疑似癌症而不能确诊者,为明确诊断而采用手术。经手术切下病变组织送病理学检查,以确诊癌肿的种类和类别,例如,剖腹探查术及活体组织切片检查。

2.根治性手术　最常用的方法,即用手术切除全部肿瘤组织,并包括肿瘤所累及的邻近淋巴组织。一般在癌肿比较局限和未发生转移时施行手术,也有时在手术快速诊断的基础上进行根治手术,但手术应使身体的功能及结构缺损减轻至最小范围。典型的根治术包括:乳腺癌、口唇癌、甲状腺癌、肺癌、食管癌、贲门癌、胃癌、胰头及十二指肠癌、结肠癌、直肠癌、子宫颈癌、外阴癌、阴茎癌、睾丸畸胎癌、前列腺癌等的早期,一般都有很好的效果。根治性手术常常必须将发生癌症的器官切除,可使机体失去某一器官功能或造成终生性毁损,故而对病人的心理冲击极大,患者尚需学习一些新的自我照顾方式。例如:骨癌患者截肢手术后,必须学会使用拐杖或假肢;喉癌患者接受全喉切除术后,必须学会发声或用人工喉说话。

3.预防性手术　即对一些癌前期病变如疣、痣、结肠息肉等进行手术切除,以防止转为恶性。

4.姑息性手术　即癌症不可以进行根治手术时所采用的手术治疗方法。一般对下列情况具有重要作用:肿瘤侵犯重要的器官并产生剧烈疼痛,肿瘤使重要脏器梗阻,溃疡感染或肿瘤侵蚀血管导致出血;还可迟滞肿瘤的生长(例如,切除未停经妇女的两侧卵巢可以延缓乳癌的生长,切除睾丸可使前列腺癌的生长速度变慢)。

姑息性手术对于改善患者的生存质量,无痛苦地延长生存期,减少和防止并发症有一定效用,多用于晚期癌症患者。常用的姑息性手术主要有:器官切除术、转移癌切除术、肠管引流术、造瘘术、神经阻滞术和血管结扎术等。

总之,不论何种手术,都应全面考虑致残和毁形对患者身体和精神的创伤,对患者的自我观感与身体形象的影响,亦考虑其经济条件,并协助患者的康复。

(二)化学治疗

化学治疗(简称化疗)的目标是清除体内癌细胞,而尽量减少对正常细胞发生的不可逆性损害。一般而言,正常细胞被药物破坏后,其修复速度比恶性肿瘤细胞快,在化疗间歇期后的再次化疗剂量时,受抑制的正常细胞已基本恢复正常。

1.化疗的适应证 癌症的化疗适用于下列情况:

(1)广泛性全身性癌肿,如白血病、恶性网状细胞瘤、淋巴瘤、多发性骨髓瘤等。此类癌症应立争早期诊断、早期采用化疗。

(2)癌肿手术治疗前的准备性化疗,及术后为消灭病变周围未能清除的癌细胞或预防微小转移。

(3)中、晚期癌肿的姑息性治疗,以缓解患者的痛苦,延长生存期。

(4)放射线治疗前或后的辅助性治疗,以此缩小癌肿体积,提高放射治疗的效果。

(5)用化疗药物对局限性癌症或某些器官部位不能手术切除的癌症作区域性灌注治疗,亦可用于区域性放疗复发者。

(6)巩固性治疗,用于预防癌症的复发。

2.化疗的禁忌证 下列情况不适用化疗和必须延期:

(1)极度衰弱、营养不良和对化疗不能耐受者。

(2)患者有严重的感染和广泛出血者:因化疗药物具有免疫抑制作用及骨髓抑制作用,患者治疗期间抵抗力已极低,加之白细胞和血小板的生成已受抑制,容易发生新的感染和更严重的出血。

(3)严重肝、肾功能不全者:化疗药物多经肝脏代谢或经肾脏排泄,化疗可进一步加重肝、肾功能损害。

(4)刚刚进行手术治疗者:化疗抗癌药可影响伤口的愈合,最好在手术后第5～7天伤口已经充分愈合后,才开始化疗抗癌药治疗。

(5)最近在接受放射线治疗者:放射线同化疗抗癌药一样,都可抑制骨髓的造血功能,为防止副作用的加重,化疗应在放射线治疗后3～4周方可给予。

(6)怀孕或骨髓功能受抑制者。

3.给药方法 分为全身给药和局部给药两大类。给药途径的确定是根据药物代谢及吸收的途径决定的,期望能有最适宜的剂量达到癌肿。

(1)全身给药:临床最常用,包括口服、肌内注射、静脉给药、皮下注射等。

1)口服给药:方法简便,空腹给药吸收完全,但较易发生胃肠道副作用。

2)肌内注射:限于少数几种药物,较少用,例如氨甲喋呤、博来霉素。

3)静脉给药:包括静脉推注和静脉滴注两种方法,对血管膜可有损害,切忌漏出血管外,否则药物浸润的局部皮下组织坏死和发生溃疡,在肢体引起严重的局部组织坏死,可致残疾。理论上,若要在上肢注射抗癌药时,应尽量选择有足够的皮下组织、可以保护肌腱及神经的前臂,可依次选择静脉注射部位:前臂→手背→手腕→肘前窝。选用20或21号头皮针插入静脉,采用外科无菌技术注射,注射时十分小心,因血管需要多次反复注射,如发生静脉炎便无法继续给药。如果静脉给药难以穿刺成功,可于胸部切开插入一条留置的Hickman导管给药。

4)皮下注射:较简便,但目前化疗药中只有阿糖胞苷能皮下注射。

(2)局部给药:现采用的有:

1)肿瘤内注药与局部涂药:较少用,如5-Fu油膏用于皮肤癌中的鳞状上皮细胞癌和基底细胞癌,膀胱癌可从尿道注入化疗药作为局部给药。

2)浆膜腔注药:应用于腹腔、胸膜腔、心包腔有渗出液时的给药,经穿刺将药物注入浆膜腔内。常用药物有环磷酰胺、5-Fu。优点:仅少部分药进入体循环,毒副作用较小。

3)脊髓膜腔内注射:亦称鞘内注射,主要用于治疗和预防中枢神经白血病,常用药为氨甲喋呤或阿糖胞苷。

4)动脉灌注:将有效药物注入营养肿瘤区的动脉血管内,其作用有:①使肿瘤区能获得较高的药物浓度;②药物运行的路线和由肿瘤释入循环中的癌细胞和栓子的运行路线相同;③较全身给药显效的机会大;④毒性反应比静脉注射可能要小。例如,经肝动脉将抗癌药物注入肝癌内。

4.药物的分类　抗癌化疗药物一般可分为:

(1)代谢拮抗药。

(2)烷化剂。

(3)抗肿瘤抗生素。

(4)植物性生物碱。

(5)激素。

(6)其他。

5.药物的毒性反应　目前所用的抗癌化疗药物都有极强的毒性作用,在杀灭癌细胞的同时对人体正常细胞亦有杀伤作用,尤其对于处在增殖周期的细胞比率较多的组织,如皮肤组织的生发部位(如毛囊内)、造血组织(骨髓)、胃肠道上皮细胞及生殖细胞的杀伤作用最明显。

抗癌药物主要的三种毒性作用:

(1)骨髓造血功能抑制:为癌症化疗最严重、最危险的并发症,多数抗癌化疗药均可出现毒性作用。主要表现为粒细胞系列受抑制,其次是血小板减少,严重者可有红细胞系列受抑制。常见的症状为:

1)粒细胞减少:继发感染,因此,白细胞减少至 3×10^9/L 时应暂停药。

2)血小板减少:皮肤出现瘀点、瘀斑或出血点,易有鼻及牙龈出血,严重者可有内出血。血小板少于 50×10^9/L 时应暂停药。

3)红细胞减少(贫血):软弱,苍白,易疲倦。

(2)胃肠道反应:常见的有:

1)恶心、呕吐、食欲减退:常见而反复发生的恶心、呕吐可导致脱水,造成水电解质紊乱,H^+、Cl^- 丢失而出现代谢性碱中毒;加之食欲不振,可加重营养不良。

2)便血与感染:由结肠黏膜溃疡、糜烂、脱落所致,为化疗药物最大的毒性反应。

3)腹泻:长时间腹泻将导致水电解质失衡和碱性肠液丢失,如不予治疗则可出现失水、低血钾、低血钠及酸中毒。

4)口炎:表现为口腔黏膜发炎、口角炎等。早期出现口腔干燥,嘴唇有烧灼感,甚至出现疼痛性溃烂、口腔黏膜继发性感染,严重影响摄食。

(3)脱发及生殖功能损害:由于毛囊细胞分裂快速,对全身性化疗特别敏感,易引起脱发,但停药后可再生。同样,生殖细胞亦属于人体的代谢旺盛细胞群,易受化疗损害,发生闭经、精子缺乏症,有时可导致畸胎,故化疗期间不宜怀孕。

6.化疗对癌症治疗的疗效水平 随着对癌症研究的深入、细胞动力学原理在化疗中的应用、联合化疗方案的实施、新药的加入,使目前用于化疗的最常用的药物已达 40 余种。治疗癌症的方法和策略的改进与完善,部分癌症确实已可经过化疗治愈;部分癌症亦可借化疗而延长寿命;但仍有不少我们熟悉的癌症,化疗对其措手无策。

依目前化疗疗效水平,可将其疗效水平分为(百分数为有效率):

(1)可治愈的:①绒毛膜上皮癌 95%~100%;②皮肤癌 90%;③Burkitt's 淋巴瘤 95%~100%。

(2)有显著效果:①小儿急性淋巴细胞性白血病(ALL)90%;②视网膜母细胞瘤 85%;③威廉氏肿瘤 80%;④慢性非淋巴细胞性白血病(CML)80%;⑤霍奇金氏病 80%;⑥非霍奇金氏淋巴瘤 70%;⑦小儿横纹肌肉瘤 65%;⑧Ewing 氏肉瘤 60%;⑨睾丸肿瘤 45%~90%;⑩前列腺癌 60%;⑪慢性淋巴细胞性白血病(CLL)60%。

(3)中等度有效:①乳癌 60%;②多发性骨髓瘤 60%;③骨性肉瘤 50%~75%;④急性非淋巴细胞性白血病(AML)50%;⑤卵巢癌 30%~50%;⑥子宫颈癌。

(4)轻度有效:①肺癌 30%~50%;②黑色素瘤 25%~40%;③消化道癌症 25%~40%;④子宫内膜癌 30%;⑤膀胱癌 25%~30%;⑥肾癌 20%。

(三)放射治疗

放射线对生长繁殖迅速而旺盛的细胞和幼稚细胞具有杀灭作用,使其不再复生。癌症细胞具有分裂繁殖快、酷似胚胎幼稚细胞的特征,因此可被放射线杀灭。在放射治疗的同时,正常组织细胞也会出现不同程度的损害,由于其修复能力远比癌细胞大,故而可用放射线治疗癌症。

放射治疗(简称放疗)的目标在于杀灭癌细胞,或者使癌细胞永远不能再分裂,而能够对周围正常组织不过分地伤害。

1.放疗的目的 分为根治性放疗和姑息性放疗。

(1)根治性放疗:指应用放疗方法全部而永久地消灭恶性肿瘤的原发和继发病灶。适用于临床Ⅰ、Ⅱ期及部分Ⅲ期病例。

1)单独放疗:早期鼻咽癌单用放疗,五年生存率达 95%;早期声带癌单独用放疗,五年生存率达 80%~90%,且可保存声带。

2)手术前放疗:认为术前放疗可以缩小原发肿瘤,减少肿瘤与周围组织的粘连,便于手术切除或缩小手术范围,并破坏和消灭部分癌细胞,保存器官功能,使肿瘤附近淋巴管和血管纤维化,减少手术中癌细胞游走及形成转移病灶的机会,提高治愈率。用于某些头颈部鳞癌、颈部淋巴结转移癌、子宫体癌、直肠癌等的术前治疗。

3)手术后放疗:大多数作为综合治疗方式应用于术后。

①手术后预防性治疗:为预防手术切除不彻底或术后病理检查切缘有癌细胞残留者发生复发及转移,照射原发部位邻近淋巴,以使手术效果更好,例如直肠癌、乳腺癌、甲状腺癌、前列腺癌、喉癌等。

②手术后遗留肿瘤的放疗:手术切除了大部分肿瘤,以放射线照射未能切去残留在附近组织的癌细胞,例如卵巢癌、脑瘤。

③手术后数月或数年,癌瘤复发,不宜再手术;或原发癌术后若干年后骨、脑等处转移者,放疗后可使病灶缩小甚至消失,疼痛减轻。

4)手术中放疗:术中不能彻底清除可疑的转移淋巴结,可一次性大剂量照射,由于损伤大,不利于伤口愈合,已少用。

(2)姑息性放疗:适用于不能彻底"治愈"的患者,包括:①阻止恶性病变进展,暂时维持原状;②减轻患者的不适和痛苦。目的在于让患者有较长的无症状期,延长生存期,减少肿瘤的压迫症状。

2.放射源的特征

(1)分类:放射治疗的放射源主要有三类:①放射性核素:常用的放射性核素可以射出 α、β、γ 射线;②X 线治疗机和各类加速器产生的不同能量的 X 线;③各类加速器产生的电子束、质子束、中子束、负 π 粒子束以及其他重粒子束等。

(2)同位素及放射量单位

1)同位素:凡元素原子序数相同,在化学元素周期表中占有同一位置,其化学性质相同而原子量各异的元素,称为同位素。同位素分为稳定型和不稳定型两种同位素,常见的放射性核素即属于不稳定型同位素,可放出 α、β、γ 三种射线。β 及 γ 射线可用来检查及治疗癌症。

2)半衰期:指组成放射性核素的原子能量衰退一半所需的时间,即放射性核素减弱一半放射能所需要的时间。

3)活性单位:居里(Ci),指每单位时间内一定数量的放射性蜕变,用以表示放射线量的强度。1 居里表示每秒有 3.7×10^{10} 次原子蜕变时所放出的能量。毫居里为千分之一居里,微居里为百万分之一居里。多用 Bq(见柯勒尔)作单位替代居里单位,1Bq=1/秒,二者关系为:$1Bq = 1$ 秒$^{-1} = 2.703 \times 10^{-11}Ci$。Bq 或 Ci 所示放射线活性单位(强度)只表明放射线的蜕变情况,而不表示蜕变方式、发射粒子的种类以及这些粒子的能量,更不能表示实际的剂量。

4)照射单位:伦琴(R)系指光子通过一定质量的空气所产生离子对的数量,为一种标准曝射量的国际单位,常用于 X 光线及 γ 射线量的表示。

5)被吸收的剂量单位:拉德,用以表示不同射线对组织的生物效应,在用放射线诊断及治疗时来标示其剂量。

6)剂量当量(H)单位:雷姆,用以表示不同射线对组织的生物效应,Rem 由射线吸收剂量(D)、射线品质因数(Q)、修正因素(N)的乘积构成。在放疗防护中常用剂量当量(H)计算防护剂量,所用单位为 Rem。

3.放射治疗的方法

(1)体外放疗:利用 X 线机器、^{60}Co 远距离治疗机、直线加速器发放出超伏特强度的放射线来治疗癌症。放射头距病人一定距离,集中照射某一部位,按照射部位不同分为近距离(15～40cm)照射和远距离(60～150cm)照射两种。仪器发出的放射线照射体表,穿透皮肤,最大量吸收都在皮肤下层,故放射线可以达到深部肿瘤部位,以产生最大疗效。

体外放疗一般要先确定病灶部位,并由放射科医生在皮肤上作记号,照射时病人保持姿势不动,放射线由不同的"入口"照射,一个区域照射 1～3 分钟。

治疗计划一般每周安排 5 天(周一～周五),病人可以不必住院,持续 4～6 周。每次约照射 200 拉德,直至达到预计的剂量为止,或者直到发生无法忍受的副作用为止。

(2)体内放疗:是将密封的放射源直接置入被治疗的组织内、器官腔内,或者将放射性核素注入全身血循环中。体内放疗有下列两种主要形式:

1)封闭式体内放射线治疗:把放射源置入针状、珠状、种子状的封套内,然后再直接插入或放入癌肿病灶部位,让较高浓度的放射线直接照射癌细胞。

①组织插种治疗:利用手术方式将包在封套内的放射性核素直接插种到肿瘤组织内,根据其半衰期长短来决定是暂时性植入或永久性植入。例如,把^{60}钴(^{60}Co)置入针状容器内,可以用来治疗子宫颈或其他部位癌症。

②体腔内放疗:例如将镭锭装入针状封套内,再插入子宫体的肿瘤内;或把液体的放射性核素装入气球内,放入膀胱内。

2)未封闭式体内放疗:液态的放射性核素由口服或静脉注入体内,例如,口服^{131}I 治疗甲状腺癌;静脉注射^{32}P 治疗髓性白血病;或者把^{198}Au 直接注入胸膜腔或腹腔,治疗癌症引起的胸腔积液或腹水。

4.放射防护 护理接触放射线治疗的患者时,必须进行适当而有效的防护,以小心保护自己和他人,不要暴露在过量放射线中。其基本防护原则包括:减少受量,缩短接触时间,增加接触距离,设置防护屏蔽(设备)。其中时间、距离和防护设备为三个基本因素。

(1)减少受量:照射量与放射源的放射强度成正比,在不影响工作的情况下,应尽量减少放射线受量。

(2)缩短时间:照射量随接触时间而增加,接触放射源的时间愈短,暴露的放射线愈少。在保证医疗护理质量的条件下,采取集中护理方式,可避免不必要的暴露。

(3)增加距离:放射线照射量与距离的平方成反比,也就是说,与放射线来源保持的距离愈远,暴露的放射线愈少,即与放射线之间的距离每增加 1 倍时,暴露的放射线强度将减至原来的 1/4。因此,护理妇科患者可在其头或足部操作;与患者常规联系宜站在门口,应避免站于床旁。

(4)防护屏蔽(设备):利用防护屏蔽可以阻止和有效地减少射线量。屏蔽物质的密度愈高,防护效果愈强。除了固定的建筑防护外,可用铅砖、铅玻璃、铅橡皮等制成多种活动的防护屏蔽。铅屏蔽可以阻挡 X 射线和 γ 射线,护士在接触病人时,应穿上含铅的围裙及戴上含铅的手套,或利用铅板阻挡在与患者的接触中间,但对高能 γ 射线的防护有限,值得注意。

根据国家 1974 年(GBJ-8-74)放射防护规定,职业放射工作者、X 射线或 γ 射线外部照射的最高容许剂量(MPD)为每周空气量 0.1R;其他非职业性工作者也不能超过他们的最高容许剂量。

为防止放射线伤害,工作人员均应满 18 岁,工作时应佩带感光胶片,每月更换一次,当胶片变黑时说明暴露于放射线过度,应暂停照顾接受放射线治疗的病人。护士与体内有放射源的患者接触时间不要超过 30 分钟,如果护理工作未完成,由未接触的护士接任,轮转工作,以保证每个护士每日接受最小的射线量。

防护的原则适用于护士为患者的护理和更换放射源、收集和处理排泄物,及需要处理的纱布、敷料和放射线液体所污染的设施等操作过程。

5.放疗的副作用 在放射治疗过程中,不可避免地照射到一部分正常组织,而造成损伤。正常组织的放射损伤一般分三个时期:一过性放射反应、早期放射损伤及晚期放射损伤。

(四)免疫治疗

癌症的发生、发展与机体免疫功能低下、局部抗瘤效应细胞的数目减少与功能抑制密切相关。临床研究表明,免疫系统受抑制和免疫系统功能不全者发生癌症的机会较多。免疫治疗的目标就是通过增强机体免疫系统的功能,增强免疫细胞杀伤肿瘤细胞的生物效应,从而提高对恶性肿瘤的治疗效果。

癌症的免疫治疗手段有非特异性和特异性治疗两种。

1.非特异性免疫疗法 使用一类非特异性抗原物质增强患者的免疫反应,以对抗癌细胞。

(1)卡介苗(BCG):为一种减毒的活中型结核杆菌,各次使用时应使用同一菌种的减毒 BCG。它可以刺激患者的单核-吞噬细胞系统,激活巨噬细胞,还可以使淋巴细胞聚集到肿瘤部位。使用卡介苗治疗的患者,对癌细胞有破坏和抑制效应,但无根治效果。

常用的卡介苗给药法有:

1)划痕法:在四肢皮肤上划痕,滴卡介苗于划痕上使之进入体内。

2)直接注入瘤内和其邻近组织,此法由医师执行。

3)腔内滴入法:在胸腔或腹腔穿刺放液后,将卡介苗缓慢滴入胸、腹腔内。

4)肺内吸入疗法:利用喷雾化将卡介苗吸入肺内,使其靠近肺内的病灶。

5)皮内注射法。

6)口服法:用小量橘子汁与卡介苗混合后让患者服下。

BCG 的副反应因用药途径和个体素质而异,BCG 行病灶内注射可出现严重的过敏反应,甚至死亡;其他方法可出现倦怠、低热、寒战、轻度恶心、呕吐等类似感冒的症状;亦可有局部皮肤反应,如红斑、硬结、瘙痒、结痂等,或淋巴结肿大、局部溃疡、肝肿大等。

(2)干扰素:主要在于抑制 DNA 制造及抑制细胞成长,因而可能具有直接抑制癌细胞生长的功效。

(3)短小棒状杆菌:为革兰氏阳性厌氧杆菌,做成灭活菌混悬液与其他疗法合用,可增强人体细胞的免疫力。

(4)左旋咪唑:是一种驱虫剂,可以增强 T 淋巴细胞的功能,减少癌症复发。

2.特异性免疫疗法 通过使患者的淋巴细胞与癌瘤细胞类制剂(抗原)接触,而产生特异性免疫应答以对抗癌细胞。产生应答的制剂有患者自身经过处理的瘤细胞、经过处理的瘤抗原、致癌病毒、引起抗瘤细胞反应的细菌产物等。使用的方法有：

（1）使用患者自己或他人同种类的癌细胞，经过 X 线或丝裂霉素处理后失去增殖能力，而仍保存其抗原性，作为疫苗注射给患者，以引起其主动免疫反应。

（2）使用处理过的癌细胞或其特殊性抗原在他人体内产生主动免疫，然后再将其具有特异性的淋巴细胞或血清注入患者体内，以对抗癌症。

3.遗传工程疗法（治癌新趋势）

（1）美国癌症研究所在 20 世纪 80 年代，采用一种遗传工程处理过的新生蛋白质（天然激素），在人体试验中显示有杀死癌细胞的效果。其实质是利用人体本身免疫系统与癌细胞战斗，以摧毁癌细胞。治疗方式为：

1）用一种分离血细胞的仪器连接到患者身上，以抽取患者血液并将白细胞与血液其他成分分开，计数表明，4 小时内约可抽取 100 亿个白细胞。

2）然后将白细胞在实验室中用白细胞介素-2 培养 3 天。interleukin-2 可以刺激免疫系统的反应，培养过程中，一部分白细胞可转变成杀伤细胞，能识别与攻击癌细胞。

3）再将处理过的白细胞与 interleukin-2 重新输入患者体内，注射后又可在体内促进杀伤细胞的生长，杀伤细胞则到处寻找癌细胞，并将癌细胞杀死。

该实验的结果表明：25 名末期癌症患者中，11 人的肿瘤体积均缩小了一半以上。已证实此种疗法可以增强人体自身防御能力，对肠癌、肾癌、肺癌以及皮肤癌等病变可有一定疗效。

（2）抑癌基因的寻找及克隆：找到癌症的抑制性基因，并用克隆技术加以克隆繁殖生长，将是癌症治疗的一种新设想。医学科学技术的发展将预示其实现为期不远。

（五）中国传统医学疗法

中国是一个多民族国家，具有与疾病做斗争的丰富经验，在癌症的预防和治疗上都积累了一定经验。积极发现和挖掘癌症的治疗方法，将会在癌症的治疗中发挥重要作用。

中医对癌症病人的治疗常从患者的全身情况考虑，进行辨证施治，在治疗上贯穿治病求本、扶正祛邪、同病异治、异病同治、标本兼治的原则。临床实践证明，中医药在改善症状、减少化疗、放疗毒副反应方面有一定作用；中药对于患者增强体质、提高免疫功能、减轻癌症疼痛有一定作用，用于手术后康复期的患者可望提高治愈率，提高生存质量。

三、癌症患者的一般护理

（一）护理评估

1.健康史　评估患者是否有致癌或促癌因素存在，应详细询问下列各项目。

（1）日常生活习惯

1）饮食是否习惯摄入动物脂肪、肉类多，而摄食谷物、蔬菜少（乳腺癌、大肠癌的机会多）；是否过量摄食腌、熏食品及某些食品添加剂（含亚硝胺类致癌物多，可引起结肠癌、乳腺癌、肝癌、膀胱癌等）；是否喜好咸食（食物过咸可促发胃癌、食管癌）；是否嗜好蛋白类食物（牛肉等，易患淋巴癌、大肠癌）。

2）食物中是否维生素 A 缺乏（肺癌）、维生素 C 缺乏（食管癌、胃癌）；是否有维生素 E 缺乏

（肺癌、前列腺癌的危险性等）；是否常食用霉变食物（肝癌）。

3）饮水中是否含砷。

4）是否抽烟、饮酒；是否抽烟斗、嚼食槟榔；是否配有不合适的假牙？

5）是否同性恋、吸食毒品（卡波济肉瘤）。

（2）职业：在什么单位工作做何工种？工作中是否接触化学物质或致癌物；是否在医院放射科或核能单位工作（放射性伤害可引起肺癌、皮肤癌、骨肉瘤等）。

（3）用药史：是否曾经较久地使用过哪类药物；是否长期服用免疫抑制剂或激素类药物（如雌激素、避孕药、雄激素等）。

（4）既往史：是否患过乙型病毒性肝炎、肝硬化（肝癌）；是否患过白斑病；色痣是否变质；是否有过其他慢性病史（慢性肺气管炎——肺癌，慢性萎缩性胃炎——胃癌，慢性子宫颈炎或糜烂——宫颈癌等）；是否患过寄生虫病（血吸虫病——大肠癌，华支睾吸虫病——肝胆管癌）。

女性患者应询问月经史、生育史、哺育史、避孕情况等。

（5）家族史：家族成员中有否癌症患者，如视网膜母细胞瘤（家族成员发生癌的危险性几达100％）、多发性结肠息肉症、肺癌（即使不抽烟，发病率亦可高出普通人群4倍）、乳腺癌（发病率高于普通人群3～5倍）。

值得注意的是，并非所有的人对同一种致癌物的易感性都相同，也并非处于致癌高危因素下的人群都可能患癌。究竟是什么原因导致癌症患者病情发生，尚待深入研究探讨。个体素质的差异、精神心理因素及社会压力的不同，也许在癌症的发生过程中扮演一定的角色，仍然有待我们去弄明白。

2.身心症状

（1）机体病理生理改变：癌症的发生常常在发病前夕或初期表达出一定的信号，由于症状往往不甚明显，不太引人注意，易被疏忽。但当癌症生长达到一定程度或出现浸润性损害时，常会给机体造成不良影响。

1）局部影响：压迫邻近器官；阻塞某些器官管腔通道；妨碍邻近器官或组织血液供应；干扰正常器官的功能；浸润或破坏邻近组织和器官。

2）全身影响：激素类物质的分泌造成全身内分泌障碍或代谢障碍；癌瘤代谢毒物及分解坏死物造成发热等不良反应；消耗机体营养物导致恶病质；精神心理状态的改变。

以上病理生理改变可引起癌症患者的一系列临床症状和体征。

（2）临床表现：癌症发生部位、类别、生长方式、播散状况不同，所产生的临床表现亦不同。

1）消化系统：

①舌癌：早期表面出现溃疡，热食或刺激性辛辣食物可出现疼痛，舌活动受限，发音不清晰，唾液分泌增多；晚期可有吞咽进食困难，并出现恶病质表现。

②口腔癌：口腔内溃疡，自觉舌头在病变部位有粗糙感；或出现麻木感、感觉缺失，最后疼痛明显。

③食管癌：早期症状主要是吞咽食物时胸骨后疼痛、烧灼感或不适、食物摩擦感、停滞或哽咽感，发生呃逆、反胃等，时隐时现，可持续数月或1～3年。中期出现吞咽困难，由固体食物不易下咽到咽下液体食物困难，最后短期内即滴水不能进。晚期出现恶病质。

④胃癌:上腹部不适,食欲不振,消瘦,恶心,呕吐及其他消化不良症状,如嗳气、反酸、胃部灼热、全身不适等。

⑤肝癌:右上腹部不适或疼痛,常伴食欲不振、腹胀、疲乏、腹胀、皮肤瘙痒、进行性消瘦、体重减轻;可有肝脏肿大、肝区压痛、黄疸、出血倾向、腹水。

⑥胰腺癌:上腹部疼痛,呈持续性或间断性钝痛或钻痛,可在仰卧位或脊柱弯曲时加剧;有食欲不振、恶心、呕吐、腹胀,有的出现发热、糖尿病等表现。压迫胆总管出现逐渐加深的黄疸、肝肿大,压迫门静脉出现腹水、晚期恶病质等表现。

⑦结肠癌:大便习惯改变,腹泻、便秘可交替发生,或里急后重,腹痛、便血、体重减轻、厌食、恶心、呕吐常出现于中晚期。

2)呼吸系统:

①肺癌:多数因呼吸系统症状而就医,阵发刺激性咳嗽,有时可有咳痰,以后出现持续咳嗽、咯血、胸痛;局部支气管阻塞有发热、呼吸困难、体重减轻、食欲不振;转移后可出现声嘶、咽下困难、胸膜炎及胸腔积液。肺外表现可出现一组内分泌、神经肌肉或代谢异常综合征,又称副癌综合征。

②鼻咽癌:无痛性颈部淋巴结肿大,鼻涕中带血丝或血块,鼻塞,鼻涕增多,单侧性头痛(由刺激三叉神经末梢纤维而引起,呈隐痛、持续痛、半边后脑痛等);可有嗅觉缺失、耳鸣、耳内闭塞感、耳漏、听力减退;面部出现感觉异常或视物时出现复视。

③喉癌:声嘶、吞咽食物时喉部疼痛或喉部有块状物堵塞感,晚期有呼吸困难、窒息感。

3)血液系统:

①白血病:贫血、出血、感染及白血病浸润表现为其四大症状。前期为不明原因的难治性贫血,表现为头昏、头痛、乏力、皮肤黏膜苍白、劳累后心悸、气短;出血倾向表现为牙龈出血,鼻、皮肤黏膜出血点、紫癜、瘀斑,女性月经过多;由于粒细胞减少而出现感染,表现为发热、头痛;浸润表现可有肝、脾、淋巴结肿大,骨关节酸胀痛或胸骨痛。

②霍奇金病(HD):淋巴结肿大,多数患者以无痛性进行性颈部及锁骨上淋巴结肿大为首要表现,其后淋巴结肿大遍及全身(如颌下、腋下、腹股沟等)。有不规则发热、盗汗、疲乏、肝脾肿大、体重减轻、血尿酸过高及全身各器官受累症状。

③淋巴肉瘤:最早表现为单侧性无痛性淋巴病变(结外多见组织原病变)、贫血、出汗、无力、发热、体重减轻,有 1/3 的病人有肝、脾肿大现象。

4)泌尿及生殖系统:

①膀胱癌:无痛性血尿症状为首发,先后出现排尿困难、尿频、排尿不适、尿痛。

②前列腺癌:排尿困难,尿流细小无力,尿涩,尿频,血尿,尿潴留。

③卵巢癌:下腹肿块,下腹沉重感或疼痛,阴道不规则出血,尿频,尿急,便秘,腹水。

④子宫颈癌:阴道有恶臭、水样分泌物,经期不正常的点状出血,性交后出血,腹部钝痛。

5)内分泌系统:

甲状腺癌:肿大的甲状腺内有坚硬无痛性小结节,常为单发,可有颈部淋巴结肿大、吞咽困难、呼吸困难。

6)骨骼:

①多发性骨髓瘤:广泛侵犯骨骼系统,导致严重的骨骼疼痛,活动时疼痛加剧。可出现病

理性骨折和肌痉挛,伴有贫血、出血倾向、高蛋白血症、高钙血症、肾结石,肾功能不全,尿中排出本一周氏蛋白(测定出此蛋白可协助诊断)。

②恶性骨肿瘤(俗称"骨癌"):肿胀,骨骼剧烈疼痛、活动受限,可出现病理性骨折或远处转移引起的症状(如直肠膀胱压迫症状、神经压迫症、截瘫)。晚期有贫血、发热及恶病质的表现,

7)皮肤:

①基底细胞上皮癌:多见于中年以上,皮肤出现丘疹,逐渐向外扩展,中间凹陷发生溃疡、结痂,容易发生出血。病变不对称,周边不整齐。

②乳腺癌:以无痛性乳腺肿块为首发症状,质硬;乳头有分泌物,乳头凹陷,皮肤呈橘皮样变,晚期乳头糜烂、出血,可有乳房畸形及两侧不对称、腋窝淋巴结肿大。

8)神经肌肉病变:属癌症的偶发影响,大脑、脊髓、周围神经、神经肌肉接合处及肌肉等处都可能出现,影响神经与肌肉的功能。例如肌无力综合征、感觉神经病变、皮肌炎等。

(3)全身影响:肿瘤可能并未直接侵犯或转移到机体其他部位,却由于恶性肿瘤分泌某种物质的作用或某种"遥控"机制,而使其他部位出现症状。所造成的综合征临床称为肿瘤伴随综合征。一种肿瘤可有多种伴随综合征,肿瘤伴随综合征也可出现于全身各处。

恶性肿瘤发生坏死或感染,可引起发热、贫血、体力衰退,晚期可出现"癌性恶病质"。

1)贫血。

2)凝血机制改变:凝血能力增强,容易发生血栓性静脉炎。

3)味觉功能改变:味觉异常或味觉缺失,且在临床症状出现前发生。

4)发热:最为常见。

5)肿瘤产生的激素作用:

①激素过度分泌综合征:如腺垂体嗜酸性细胞瘤分泌过多生长激素,引起肢端肥大症;胰岛细胞瘤产生过多胰岛素,引起低血糖症。

②异位内分泌综合征:系非内分泌器官产生激素造成的异位内分泌综合征,例如,异位性ACTH分泌(可继发于支气管燕麦细胞癌、上皮性间皮瘤、类癌、胰岛细胞瘤)引起的库欣综合征。

(4)末期症状

1)胸膜腔积液或腹水:由癌细胞刺激胸膜、腹膜内层或种植于此类浆膜所引起,为癌性渗出液。

2)疼痛:多数癌症的末期特征,其疼痛程度视癌细胞侵犯的器官和组织而定;与癌症造成的阻塞、破坏、压迫器官和骨骼、神经等密切相关。

3)恶病质:癌症的末期征象,表现为身体进行性消瘦、体力丧失、贫血、体重减轻、肌无力、厌食、失眠、疼痛和绝望表情,以及临终期毒血症和衰竭综合表现。

3.诊断检查

(1)脱落细胞学检查或Pap抹片检查:根据病情不同标本的收集有:痰液或支气管深部抽出的分泌物,吸取胃液,抽出胸腔积液、腹水,采集尿液沉淀物或子宫颈分泌物等,经直接抹片或离心沉淀作沉渣抹片检查,检查脱屑或腐败细胞,以诊断癌症。目的是发现早期的、未侵犯组织或症状不明显的呼吸系统、消化系统、泌尿生殖系统癌症。本检查的特点是简便易行、价

廉,是一项很有价值的诊断项目。

(2)活组织检查:经切取患者病变部位或转移处的小片组织作显微镜检查,为确定癌症诊断的最好方法,并且可以判别癌细胞的种类和癌症分期。

1)直接将小的肿瘤切除、切取或将转移淋巴结送病理室作切片检查。

2)对较大肿瘤,若手术中疑为恶性肿瘤,可切取一部分组织送快速病理学检查。

3)用注射器进行针吸或用特制的穿刺针头从可疑的结节、硬块或组织中抽取活体组织作标本送检,主要用于抽取肝、肾及骨髓的活组织采集。

(3)放射性核素扫描:根据所检的器官或目的不同,将相应的放射性核素注入被检者体内,利用正常组织或器官与肿瘤吸收的不同,用于检查原发性或转移性癌症。放射性核素扫描常用于脑、肝、甲状腺、肾、骨骼等部位肿块的检查。

(4)X线检查:包括 X 线平片、电脑断层扫描(CT)、造影检查等方式,对诊断实质性肿瘤、阻塞性肿瘤特别有价值,如消化道、呼吸道、泌尿道等的肿瘤;对骨癌的诊断亦有价值。

1)X 线平片:对发现肿瘤仍是目前应用最多的一种方法。可作为体检的普查项目。胸部照片对发现肺癌,头颈、脊柱、骨盆照片对发现转移癌,四肢照片对发现骨肉瘤都是最好的检查方法之一。

2)电脑断层扫描(CT):CT 是用 X 线束对人体层面进行扫描,取得信息并经计算机处理而获得重建图像。可以检出体内深部极小的肿瘤以及肿瘤压迫邻近组织的状况,有较高的检出率和诊断的检出率。对诊断、分期、判断预后、制定治疗计划、术后复查都有帮助。用于脑肿瘤、纵隔、肝、胆、胰、脾、腹膜后、盆腔、骨、肺、肾肿瘤的检查。

3)血管或淋巴管内造影检查:将造影剂注入血管或淋巴管内,使其在 X 光片上显影。例如,淋巴管造影可诊断淋巴管肉瘤。

4)口服或灌注造影剂造影检查:例如,口服钡剂,进行上消化道造影,可使食管、胃在 X 线片上显影,以诊断食管癌和胃癌。利用钡剂灌肠可诊断结肠癌等。

(5)超声波检查:用超声诊断仪将高频率超声波射入被检查者体内,遇到器官及器官内肿块便可在超声仪上显示和记录。较 CT 和 MRI 价格便宜,目前已广泛用于肿瘤的诊断。如对肝、胆、胰、脾、肾、肾上腺、腹膜后、子宫体、卵巢、甲状腺、乳腺、腮腺、眼部等的肿瘤作为首选的辅助诊断方法。还可用于超声引导下的经皮针吸活检,是一种无损伤性诊治方法。

(6)磁共振成像(MRI):用于各类肿瘤的诊断,对软组织肿瘤的诊断比 CT 更好。没有 X 射线,对人体无伤害,但费用较贵。

(7)内镜检查:采用局部麻醉,将内镜送入体内,以查看一些器官的病变。常用的有纤维胃镜诊断胃肿瘤、支气管镜诊断肺肿瘤、膀胱镜诊断尿路肿瘤、喉镜诊断上呼吸道肿瘤。特点是直观,可钳取病变组织活检。

(8)实验室检查

1)甲胎蛋白(AFP):有助于肝癌的早期诊断,在卵巢癌、睾丸癌也可出现。可用于普查,简便、价廉,但需排除假阳性或相应肿瘤的阳性表现。

2)癌胚抗原(CEA):出现于消化道癌症病人中,可作为癌症的术后随访检查项目。

3)碱性磷酸酶(AKP)检查:胃转移和肝转移患者血中的浓度增加。

癌症的发生,从一个癌细胞的不断分化繁殖、增生,到形成瘤体、到被察觉(1 立方毫米)之前,称癌症潜伏期(又称无症状期)。这时应运用上述方法进行诊断性检查,及早诊断,以提高治愈率。

(二)护理诊断

1.焦虑、悲伤、恐惧、绝望　与症状出现、被怀疑患癌症到被确诊为癌症、患者对死亡的恐惧、担心癌症复发而终日生活在阴影中有关。

2.潜在并发症——化疗/放疗反应　口腔黏膜改变,恶心与呕吐,腹泻,便秘。

3.营养失调——低于机体需要量　与味觉改变、口炎、食欲不振、癌细胞消耗机体蛋白质等因素有关。

4.疼痛　与癌细胞直接侵犯邻近神经、神经根或神经干受到肿瘤压迫和破坏有关。

5.自我形象紊乱　与癌症造成病人浮肿、化学治疗和放射治疗的毒性反应有关。

(三)护理目标

1.患者能坦然面对所患疾病,并学会进行心理上的自我调节,应鼓励其多进行社会交往。

2.患者能顺利接受各种诊断检查及治疗。

3.增进患者的舒适及减轻痛苦。

4.协助控制和排除身体臭味。

5.维持适当的活动和休息。

6.晚期患者的痛苦能获得最大限度的减轻。

(四)护理措施

1.癌症患者的心理护理　20 年前,医疗护理的目的是尽力帮助患者"不太痛苦地离开人世";10 年后,则是为帮助患者尽可能好地活下去,使患者能够在肿瘤抑制或缓解的情况下长期生存。当前,对于癌症患者而言,不再是只为了活着或者让生命超过某一癌症的生存期,而是要让患者作为积极的成员重新回到家庭、工作和社会中,使自己的人生更有意义。因而,做好癌症患者的心理护理极其重要。

(1)是否告知癌症患者病情真相和治疗计划:显然,许多患者在被确诊患有癌症后,医护人员和家属面对的第一个问题就是要不要将诊断确切地告诉患者? 这一问题在患者心理反应的震惊和否认期尤为迫切,一般有两种方法可供选择:

1)一旦明确诊断,应将真相连同治疗计划和护理要求一并告知患者。多数学者认为,将癌症的诊断直接告诉病人必须具备以下条件:①医生与病人建立了可以相互信赖的关系;②病人性格坚强,有较强的自制力;③有可以依赖的亲属和友人;④有可以依赖的治疗保证。总之,在告知之前,病人必须处于最佳状态。

直接告之病人的好处是:①对多数已具备有关知识的患者而言,患者迟早会获知疾病的真相,与其让患者遭受猜测和四处求医之苦,不如直言相告;②时机选择应适当,虽然直言真相可引起强烈反应,但多半不会造成严重后果;③同时,告知治疗计划有利于对抗患者的消极心理反应,使患者产生信心,感到未被抛弃;④可避免医护人员的威望受损,避免患者对医护人员失去信心,有利于患者后续期的治疗和护理。

2)把明确的诊断告知患者家属,而把其他似是而非的诊断暂时告知患者,然后逐步透露疾病的真相。好处是:①让患者家属有所准备,以便为患者安排好治疗;②为患者留下心理调适的时间,避免乍然听到诊断所带来的巨大心理冲击;③使患者在不完全了解病情真相的情况下积极配合治疗护理;④保持一个良好心态来面对疾病过程中的问题。

以上述何种方式让患者了解自己的病情,应依据患者的人格特征、应对资源、心理承受程度、家庭感受以及病程和对癌症的认识加以决定。如以第二种方式告知患者,隐瞒的时间不可能太久,因为患者可以通过对自己的病情进行观察,从各种诊疗方式的采用及周围人群对自己的行为和态度变化中感受到病情真相。这种时候医护人员若仍然矢口否认,就会让患者产生被愚弄和不信任感,最终放弃治疗。

用第一种方式告知患者,在震惊之时患者的知觉消失或知觉狭窄,不宜用过多的语言去解说,最好的护理是非语言的陪伴,并协助其满足生理需要,给患者以安全感,保持良好的护患关系。要耐心地倾听患者的哭诉、不安甚至打骂等发泄行为,不要阻止其情绪发泄,但应小心预防意外事件。

总之,不论以何种方式告知患者,在否认期医护人员的态度保持一致非常重要,肯定地回答患者的疑问、减少其怀疑及逃避现实的机会都是极为重要的。

(2)纠正对癌症的偏见和错误认识:愤怒期的心理感受多来源于对癌症的偏见和错误认识,认为"癌症是不治之症"、"癌症等于死亡",是"天道不公"让自己身患癌症。

1)医护人员应对患者表现出比较严肃的关心态度,向患者及家属灌输科学的医学知识,宣传抗癌成功的实例。但切忌谈笑风生,以免加剧患者的愤怒情绪。

2)作任何检查或治疗前应详细地解说,对患者的过分要求可予以肯定的解释与拒绝。有的患者可能表现为过分客气与合作,其实内心仍是愤怒的、消极的应激表达,只是不敢真实表达。对于这类患者,护士应主动接近患者,了解其真实感受,发现其需要并帮助患者。可以安排一段较长时间的谈话,鼓励患者说出心里的感受,使之相信,只要配合治疗和护理,保持良好心态,癌症是可以治疗的;即使不能治愈也可以与癌长期共存。并做好家属、亲友的工作,说明患者愤怒的理由,他的谩骂、责备、挑剔并非针对家属而来。

(3)引导患者采用自我调节和防御机制:患癌症以后和治疗过程中,患者常常发生自我观感和身体形象的改变,从而影响到患者的整体状况。自我观感是人的一种内在境界,以此自我控制,从而控制其行为。身心功能是一致的,自我观感与身心功能二者相互关联,身心互为影响,对于癌症患者甚至可造成恶性循环:癌症信息-情绪应激(焦虑、悲愤、忧郁等)→身体免疫功能低下,症状加剧→情绪更趋消极→……。帮助摆脱恶性循环所致困境的主要方法:一是鼓励患者树立信心;二是指导患者自我调节情绪,分散患者对疾病的注意力;三是采用自我防御机制,以赢得时间最终接受疾病的事实,进入到磋商期。当摆脱恶性循环后,患者的求生欲望特别强烈,祈求奇迹的出现。此时医护人员应给予患者及家属详细分析,解释治疗过程、治疗效果及副作用,以增强治疗的信心和对副作用的忍耐力,将有助于增加治疗效果,而能减少病急乱投医的不良后果。

(4)情绪支持:患者在忧郁期虽对周围的人、事、物漠不关心,但对自己的病情仍很注意,此时情绪支持尤为重要。医护人员和患者亲友都应成为患者支持的源泉;特别是对缺乏治疗信心者,应通过安慰、保证、劝导、耐心倾听、鼓励等手段,缓解患者的紧张、忧郁情绪。要鼓励患者走向社会,参加癌症患者的互助组织或抗癌协会类的民间组织,以互相鼓舞战胜癌症的信心。由于疾病加重,心情忧郁,患者也可能以逃避现实的态度发生自杀等意外,应予防止。利用非语言沟通技巧表示对病人的关心是情绪支持的重要方面,例如拍肩、握手、抚摸头部、鼓励和协助患者维持身体的清洁与舒适等都非常重要。

(5)积极做好手术、放疗、化疗前患者的心理准备和必要的物质准备(如脱发者准备假发),允许患者试用从医学角度无害的慰藉疗法。此期为患者的心理接受期,通常患者不喜欢有太多的访客,不愿多说话,因而护理中应限制来访,主动发现和满足患者的需要。其他还可采用音乐疗法、放松疗法、气功、瑜珈功法等,作为辅助手段。

2.协助患者进行各种检查及治疗

(1)诊断检查:方面详细解释患者预定要作的各种诊断检查,用患者所能理解的语句说明检查目的、检查前的准备事项、检查过程及检查后应注意的事项。在解释过程中允许患者提问,并给予机会让患者复述有关的检查要求,有疑问方面再次加以解释。同时注意心理方面的影响,避免患者疑虑,减轻患者的焦虑、害怕心理,使其安心接受检查。

(2)治疗方面

1)癌症的化疗护理:

①用药中的护理:

A.介绍化疗药物的知识,帮助患者正确认识化疗药物的毒副作用,并鼓舞其克服化疗药物毒副作用的勇气,使之乐于接受化疗。

B.细致观察化疗药物的副作用,并采用相应措施减轻药物的副作用,增加患者的舒适感。

C.安全给药:癌症患者需要长期给药,并可能需要反复从静脉给药。而抗癌药物引起的血管内或血管外局部组织反应,是护理过程中要面对的棘手问题。局部不良反应发生的时间,从治疗后数小时到数周不等;反应强度不同,轻者皮肤变色,重者可导致真皮及皮下组织坏死。因此,保护血管、有计划地选择好穿刺部位十分重要。

常见外漏后引起严重局部组织坏死的药物有:阿霉素、丝裂霉素、长春新碱等,这类药物称为发疱性药物。还有一类外漏后仅引起局部烧灼或发炎、而不引起组织坏死的药物,有博来霉素、天门冬酰胺酶、卡氮芥等,这类药称为刺激性药物。为了尽可能减少注射抗癌药物的外漏,应注意:①配以溶剂使药物稀释,以降低静脉给药浓度。②穿刺部位应从手或足背远端至近端,由小静脉至大静脉,每次交换注射部位,以防止静脉阻塞后造成穿刺困难。③选择 20 或 21 号头皮针作静脉插入。④将连接头皮针的塑胶管用胶布固定,但不应将注射部位遮盖。⑤穿刺困难者,可用头皮针接生理盐水注射器,静脉穿刺成功后先试注生理盐水,证明在血管内,血管完整,血流通畅,并无外漏现象,即可改换已稀释好的化疗药物。⑥药物外漏,起疱性药物应立即停止注射,并从原注射部位抽出 3～5ml 血液,以除去一些药物;并立即抽取皮下水泡,尽量除去剩余的药液;局部滴以相应的解药,并滴以糖皮质激素。对刺激性强的药物则可用 0.25% 普鲁卡因行局部环行封闭,疼痛剧烈者还可用 50% 硫酸镁湿敷。⑦千万不可在发生外漏的原部位或其远端再次注射抗癌药物,应选择另一部位进行注射(另一手臂或原来注射部位的旁边或近端再注射),以防止上流性的外漏。⑧对发生静脉炎或皮肤及组织坏死者应予以相应处理。

②化疗药物的准备及给药中的注意事项:抗癌化疗药既可用来治疗癌症,但也有一定的致癌毒性,反复持久地直接接触可能导致癌症,国内外已有文献报告指出其对人体可能造成的危险性。因此,负责调配药剂者应采取一定的防护措施,以将危险性降到最低。方法为:

A.防止药物经任何途径进入护理人员体内,包括皮肤接触和呼吸道吸入,因此,可采用垂直型无菌操作柜调配药物。

B.防止溅出的药物蒸发造成空气污染,可在操作柜台面上铺一张蜡纸或塑胶底的吸水纸。

C.配药时除按无菌技术操作外,还应戴上 PVC 制手套(用完即丢弃)、口罩(面罩)、护目镜、帽子,穿隔离衣。

D.养成用药前、后洗手的习惯,并小心不让针头刺破手套,以免造成自我接种。

E.注射器抽吸药量应准确,如抽吸过量应推注回原药瓶中,避免排出药液至瓶外污染空气。

F.混合化疗药物时应与他人保持一定距离,防止药瓶接触他人。

G.盛药瓶内压力过高时,应用 20 号针头插入瓶内,慢慢排出压力,避免使药形成气化污染空气。

H.为患者注射抗癌药时应小心仔细,并需戴上 PVC 制手套,防止药液不慎滴出与手部皮肤接触,手套用后应丢弃。

I.使用抗癌药物过程中所产生的垃圾,包括药瓶、针头、注射器、点滴药瓶.输液管、棉球、手套、口罩、帽子等,应放入特制的容器送特殊防污处理。

J.病房内患者注射抗癌药物时不得吃、喝及吸烟等,贮存药品的冰箱亦禁止存放任何食物。

K.眼睛及皮肤不慎溅上药物时,应用大量水和肥皂水冲洗。

③观察化疗药物的毒副作用,并做好相应护理:抗癌化疗药物的毒副反应分为局部和全身性反应,已在治疗中述及,在护理过程中应密切观察这些毒副作用。特别注意血象的变化,每周作 1 次血常规检查,定期作肝功能检查,大、小便检查,必要时作骨髓象检查。遵照医嘱,对已出现的毒副作用进行及时相应的处理。

2)放射治疗护理:患者进行放射治疗时护士的主要职责是:①做好患者接受放射治疗的准备;②促进放射治疗的安全防护;③在放射治疗前及治疗过程中给予患者心理支持;④处理放射治疗中出现的副反应。由于患者个体所作的放疗不同,执行护理的过程亦有差异。

①放射治疗的准备:

A.体外照射疗法的准备:准备步骤包括:①了解患者使用哪一种体外放射治疗及照射部位、治疗目的(姑息或治愈)、计划完成照射的次数。②告诉患者,放射科医师在皮肤上做记号是为了保证正常的细胞不被放射线照射,绝对可洗掉,并确认患者已了解。③告诉患者,照射时应保持某一种姿势固定不变,直至照射完成;并说明照射时不会有任何感觉,绝不会疼痛。④要求患者去放疗室时应穿足一定的衣服保暖,或带毛毯。⑤告知患者,照射治疗当中,为保护其他人员不暴露在放射线下,只有患者一个人留在治疗室内。如果有需要可利用对讲机与技术人员交谈,而且他们会从窗外或闭路电视上观察你的反应,随时可进去协助你。⑥说明照射完成后不会带有放射线,所以离开治疗室后不再需要任何隔离措施。

B.体内照射疗法的准备:护士的职责是依据准备接受体内放射治疗患者的不同情况而定。放射性核素是封闭在包囊内植入组织或体腔,则按手术病人准备;或放射性核素不封闭而是以口服或静脉注射法注入体内循环,则不需特殊准备。具体包括:①了解患者使用哪一种放射性核素及使用的方法(植入、口服或静注)、种植部位、需隔离的时间。②对所用的放射性核素应了解其半衰期、发出射线的种类(β或γ)、未封闭式放射性核素的排泄途径。③患者在植入或服用放射性核素后都需要暂时隔离,此时患者已变成一个放射源,会发出具有放射能的射线,故必须隔离。④让患者和家属了解隔离的理由,并强调这是一种暂时性措施,直到放射性核素排泄(未封闭式)或取掉(封闭式),隔离即可终止。⑤应于病历上注明患者在接受体内放射线治疗,并于病室门上贴上一个放射线危险的符号。⑥护理患者时应把握时间、距离、屏障物的三个防护原则

②放射治疗的护理:

A.体外放射治疗患者的护理:①预防皮肤破损:当患者开始接受放疗时,为了保持皮肤的健康状态,避免发生严重问题,应注意下列事项:a.照射部位保持干燥;b.除非放射科医师处方,不得在照射部位涂擦任何油膏、乳液,以避免其中含有重金属(锌)而增加放射线的吸收剂量;c.照射部位避免暴露于过冷或过热的温度下,避免风吹和直接照射太阳;d.患者应选择穿柔软、宽松的衣服;e.照射部位皮肤发红或发痒应及时处理。②减轻胃肠道反应:治疗后有恶心的患者,应在照射前给予抗恶心的药物,并安排患者在最不容易恶心时照射(例如午餐前照射)。③预防感染:告知患者避免与上呼吸道感染的患者接触,当白细胞降低至 $3 \times 10^9 / L$ 时应采取保护性隔离措施。

B.体内放射治疗患者的护理:①指导患者及家属安全防护原则。②减少被隔离的孤独感。③促进舒适:治疗前彻底洗澡,虚弱患者应给准备好翻转床单,使护士可在最短时间内及较远的距离替病人翻身。④封闭式放射性核素:是完全封闭在铅制容器内(或包囊内),在手术室内植入患者体内,因而放射性核素既不循环到全身,也不会污染患者的小便、汗、血液及呕吐物,患者的排泄物及分泌物可以丢弃。如果封闭式的放射源掉在地板上或床上时,应用铅制长柄镊子夹起来放回铅制容器内,绝对不可用赤裸的手去接触放射源。在丢弃使用过的敷料时,一定要检查敷料内是否有封闭式放射源,有则用长镊子夹起放回铅制容器内。封闭式放射性核素可以重复使用,用后在弯盘内清洗,不要在自来水下清洗,以免遗失。⑤未封闭式放射性核素为液体状态,不会放在一个保护性容器内,且由静脉注射、口服方法输入体内。因此未封闭式放射源会引发两种污染的危险:放射源在患者体内发射出β或γ射线,以及接触到患者体内的排泄物或分泌物,例如,大便、小便、汗、呕吐物、体腔引流液等都可造成污染。因此,对接受未封闭式体内放射源治疗的患者进行护理时,应遵循下列规则:a.应与患者保持一定距离并控制接触时间;b.避免接触污染的体内分泌物,并恰当地丢弃污染的排泄物或分泌物。

3.补充营养及水分　癌症及其治疗往往不可避免地导致营养缺乏。加强营养、维持足够的水分,对于提高化疗效果、减少感染和降低死亡率确有十分重要的意义,是癌症患者极为重要的护理工作。

(1)定期评估患者的营养状态:如有下列情形之一应考虑营养不足的危险:①近期体重较

平时下降 10％者；②酮症；③长期营养流失(腹泻、瘘管、伤口脓肿)；④营养需要增加(手术、感染)；⑤病人禁食 10 天或 10 天以上,仅给予单纯静脉补液,而缺乏足够热量、蛋白质、维生素和矿物质者。评估内容包括皮肤是否有弹性、是否有脱水、体重变化的情形。

(2)对病情重、营养不良、水分丢失者应每日记饮食、水分的摄入量和排泄量(呕吐物、大便、小便等),每日记录输入量,以评估患者营养及水分的体内平衡状况。

(3)给予均衡饮食或高热量、高蛋白、高维生素饮食,如鱼类、肉类、蛋类、高蛋白奶类。可以少量多餐,以补充营养。

(4)有咀嚼、吞咽困难者,应将食物切碎或烹调至半流质状,以便吞咽。

(5)不能经口进食者,可由鼻胃管灌食、静脉输液或胃造瘘灌食、静脉高营养法(简称TPN)来补充水分与营养,补充量视患者的具体情况而定。静脉高营养法是一种经由中心静脉供应营养、矫正病人营养状况并防止组织过度耗损的治疗方法。

4.防治副作用的护理

(1)骨髓功能抑制:为评估抗癌药物及放射线对骨髓功能的抑制程度,应每周检查患者的血象及血小板。

1)贫血:严重者应考虑输血,是输入全血抑或浓缩红细胞,应依患者的具体情况而定。其护理措施包括:

①限制探视,妥善安排休息、活动:患者容易疲倦,易受刺激,应限制他人对患者的探视时间;对于各项护理、治疗亦应妥善安排好时间,以使病人每天得到适当的休息、睡眠与活动。

②保暖及预防感染:患者易受凉,应注意保暖;机体抵抗力差,容易出现口腔、肛门、皮肤感染,应注意维持这些部位的清洁卫生。

③预防褥疮:患者体弱,应每 1～2 小时协助翻身一次。

④鼓励摄食营养,多食用新鲜蔬菜、水果、蛋类、鱼类、含铁多的食物。

⑤输血者应仔细核对姓名、血型、Rh 因子、交叉试验,不可发生差错;输血过程中应注意输血反应,出现异常,例如寒战、发热、起皮疹、呼吸困难,应立刻停止输血,并告知医师紧急处理。

2)白细胞减少:

①指导患者避免去人群较多的公共场所,避免与上呼吸道感染者接触,勿暴露在其他感染源之下。

②护理患者时护士应严格无菌操作,应彻底消毒洗手。

③保护患者的皮肤和黏膜,防止受损:例如为患者剪短指甲,指导患者良好的口腔清洁方法(用软毛牙刷);注意会阴部清洁、嘴唇擦润滑剂防止干裂、禁止测量肛温(体外放疗病人的皮肤护理已如前述)。

④采用保护性隔离措施:指将患者置于一种被保护的情况下,不至于罹患其他并发症,同时使原有疾病在保护性环境下获得良好恢复。保护性措施分为一般性保护隔离和无菌性保护隔离,采用何种保护性措施的依据是:当白细胞下降至 $(1\sim3)\times10^9/L$,中性粒细胞降至 $1.5\times10^9/L$,应采取一般性保护隔离;当白细胞低于 $1\times10^9/L$ 或中性粒细胞亦低于 $0.5\times10^9/L$ 时,患者已无任何抵抗力,必须采取无菌性保护隔离。①一般性保护隔离的作法为:限制来访;患者戴纸口罩,在口罩潮湿时随时更换;住单人病室者,患者可免戴口罩,而凡进入病室的工作人

员、家属、来访者应戴口罩;禁止带菌者或上呼吸道感染者进入病室甚或陪伴患者。②无菌性保护隔离是指把患者安置于无菌层流室内(简称 LAFR)。LAFR 设有高效能空气净化装置,使室内空气永远保持新鲜干净,患者置身其中,将不易受到来自体外周围环境病菌的侵扰及感染。患者入 LAFR 前应进行严格的空气消毒,并对患者进行有关消毒灭菌的预处理。医护人员进入此单位时,必须穿戴无菌衣帽、戴无菌手套、口罩和鞋套等,任何人进去后,都必须站在病人下游,凡送入 LAFR 的物品均需先施行灭菌处理。LAFR 的设置亦有利于护理人员及探视者站在窗外观察或探望患者,而不感染患者。③仔细观察有无感染征象,如发热、疼痛、咳嗽以及口腔、腋下、肛门、会阴部有无感染病灶。④白细胞(WBC)低于 $0.5 \times 10^9/L$ 者,应输入粒细胞或浓缩白细胞预防感染,以免危及患者生命。

3)血小板减少:血小板低于 $50 \times 10^9/L$ 时,常引起不同程度的出血症状。

①应观察仔细全身皮肤是否有瘀点或挫伤、牙龈出血、流鼻血、阴道出血,甚或胃肠出血、拉黑便等情形。

②护士应掌握最近的血液检查报告,对有出血倾向者作大小便隐血试验,或作眼底镜检查了解视网膜出血状况。

③对出血明显者应采取保护性和预防性措施,尽量减少注射操作,或将静注、静滴药物与抽血操作一并进行;除非必要,一般不要作肌内注射。穿刺或肌注完毕应压迫注射部位 $10 \sim 15$ 分钟,并观察有无渗血现象。

④当血小板值低于 $20 \times 10^9/L$、又有出血情形发生时,应预防性输入新鲜血小板,使循环中的血小板值增加,以预防出血。

⑤预防造成损伤而引起出血:测体温时禁测肛温;使用软毛刷刷牙,以减少对牙龈的损伤;下床活动时避免碰撞跌倒;指导患者安全使用电动剃须刀以及使用锉刀修指甲和趾甲。

⑥使用润肠剂保持大便通畅,预防便秘可用番泻叶。避免使用阿司匹林、酒精、抗凝剂(如肝素等),以防造成出血;需要服用糖皮质激素者应与制酸剂一同服用,或在两餐之间加用点心,以防胃出血。

(2)消化道反应

1)口炎:

①预先告知患者可能出现口腔炎的症状,并指导其口腔卫生的方法。

②每次进食后注意用温水漱口或软毛刷刷牙,去除食物碎屑。

③有口腔感染时,针对病因可用双氧水、朵贝氏液或 5% 苏打水、洗必泰漱口液等漱口。

④避免进食过热、过硬或刺激性食物及饮料,如咖啡、辣椒等,可进软食或流质饮食。

⑤口腔溃烂者可用中药锡类散、西瓜霜及绿袍散涂敷,以预防念珠菌感染。

⑥对口干厉害者可给予人工唾液,如口服-润滑唾液,以湿润口腔黏膜。

2)恶心、呕吐:

①治疗前 $0.5 \sim 1$ 小时和化疗后 $4 \sim 6$ 小时,给予患者镇吐剂,以减轻恶心、呕吐等副作用。止吐剂的使用方法包括口服、肛门内及注射等方式,对严重恶心、呕吐者可再加入地塞米松静脉注射(滴注)。

②鼓励患者想方设法地进食,如时间可选在最无恶心、呕吐的早晨,尽量多地进食;或少量

多餐进食,以温和少刺激性食物为主,或给予能满足患者喜好的食物,不吃含香料、调料的食品,避免因治疗反应而造成营养缺乏。

③由于恶心、呕吐不断发生,患者可能出现水电解质紊乱,应注意由静脉补给,缺多少补多少。

④非住院患者接受治疗时,应预先告知若呕吐超过 24 小时即到医院诊治。

3)腹泻:

①必须认真记录患者每日大便的次数与性质,密切观察血压、脉搏的变化,准确记录出入量,以便及早发现水电解质失衡情况。

②做好肛周清洁护理,需时可用温水坐浴(骨盆癌者禁用)。

③鼓励患者摄用果蔬菜汤,以预防脱水并减轻肠道刺激。

4)便秘:鼓励多进食、进液,必要时服用润肠剂,告之多摄食含纤维素的食物;如有血小板减少的患者,应避免灌肠,以防出血。凡三日不排便者,宜作和缓的灌肠。定期评估患者的活动情况、液体摄入量、进食的质和量、用药情况,以利采取适当的护理措施。

(3)秃发

1)预先告诉患者治疗过程中会出现脱发的不良反应,并说明停止治疗后 6～8 周头发可重新长出,以消除患者因秃发造成外表形象改变的绝望感。并在患者出现脱发后鼓励其说出心里的感觉。

2)建议患者使用假发或戴帽子,以减轻秃发带来的苦恼。指导患者在头发刚开始掉落时应少梳头,梳时不可用力。

3)化疗患者使用下列方法可预防秃发:

①用头皮阻血器:在注射抗癌药物时,于头部围上能充气的阻血器,充气后可使供应头皮的浅层血管暂时被阻塞,以减少药物与毛囊的接触,一般持续 5 分钟,可预防掉头发。

②用冰帽降低头皮温度:注射抗癌药物前 10 分钟到药注射完后 30 分钟,用冰帽戴于头上可减少头皮对药物的吸收,以预防掉头发。

(4)化疗药所致的特异性器官毒性反应

1)环磷酰胺:可引起出血性膀胱炎。

①要求患者每日摄取 2000～3000ml 水分。

②指导患者注药后每半小时排尿一次,持续 5 小时,就寝时间排尿一次。

③每次排尿时应检查是否有出血。

2)长春新碱:可引起麻痹性肠梗阻。

①鼓励大量饮水,预防便秘。

②观察腹痛症状和肠蠕动的情形。

③按照医嘱给予缓泻剂。

3)阿霉素:会引起心肌毒性。

①给药前作心电图描记及有关的心功能检查,正常者方可给药。

②用药过程中评估患者的心率、心律、肺部湿啰音或哮鸣音,以及是否有心脏衰竭的表现,如呼吸困难、水肿、咳嗽等症状。

③向患者说明,注药后1～2天尿液会变成红色,不是血尿,不必担心。

4)博莱霉素:

①发热:由该药刺激白细胞产生内源性致热原所致。护士应向患者说明服药后可有发热,为药物作用,不必紧张;用药期间每4小时测体温一次;鼓励多饮水;用药前一小时先给患者静脉注射氢化可的松,可减少发热的发生率,并降低发热的热度。

②肺纤维化:评估患者是否有呼吸困难;鼓励患者每2小时作咳嗽、腹式呼吸、翻身等动作。

(5)皮肤反应见前述内容。

5.疼痛的护理 护理工作者的职责是提供患者有关控制疼痛的技术及药物作用的资料,并创造一个尽可能愉快、舒适的环境。

(1)增进患者舒适的方法:①减少环境给患者造成压力的因素;②指导患者采用舒适体位;③对患者态度和蔼、有耐性,动作温和;④指导患者作肌肉松弛运动。

(2)分散患者的注意力,转移患者对疼痛的感受:①安排消遣活动,如与病友一道打牌、下棋及其他娱乐活动,讨论共同关心的问题;②观看电视,阅读书报,做手工艺,去室外散步。

(3)使用止痛剂:为了患者的舒适,为了缓解患者的疼痛,必须应用镇痛药,甚至麻醉剂。一次性的剂量应达到患者个体的疼痛阈值或以上,不要以“成瘾”、“抑制呼吸”等理由而拒绝给药。研究认为,不给止痛药的时间越长,疼痛越剧烈,反而需要加倍剂量方能缓解疼痛,当然,这类药物不宜滥用。

1)非麻醉性止痛剂:中度以下癌症者可用。这类药物价廉、易购得,无成瘾性。缺点为胃肠道反应,可引发消化道出血,并抑制机体的止血功能。

2)麻醉性止痛剂:有可卡因、美散酮、吗啡、度冷丁等,对持续性疼痛有效。该类药物应按规章使用,应在前次药物失效前给药才有效,而非必要时用药。常见的副作用有呼吸抑制、可能诱发痉挛性发作、欣快感、恶心、呕吐、便秘、尿液潴留、成瘾性等。

英、美、加医疗机构使用称为Brompton's鸡尾酒的综合制剂,混合液内含有可卡因、美散酮、吗啡、糖浆及哥罗仿术。使用该混合液时应停止其他止痛药,按医嘱每4h或每6h给药。副作用是呼吸抑制,病人服用时应小心监测呼吸速率。

施行硬膜外神经阻断术,把2～3mg吗啡注入硬膜外,可持续止痛24小时。

3)运用中医中药缓解疼痛:中国民间的一些止痛方法亦可谨慎选用,针灸在止痛中亦可扮演一定的角色。

6.协助患者适应身体外观的改变 癌症患者在疾病进程中,身体变得非常虚弱、恶病质、浮肿、腹腔积水、身体发出异味,失去性能力,或者因为化学治疗及放射线治疗的副作用而导致头发脱落,或者手术后做了各种造瘘、截肢术,以上这些变化都会使患者的外观发生改变,影响其对自己身体的感觉和看法,出现自我形象紊乱、自我认同紊乱、自尊紊乱、功能障碍性悲哀等护理问题。除要忍受身体痛苦之外还要承受心理的压力,担心家人、朋友或工作人员嫌弃、遗弃,因而产生退缩行为、孤立自己或郁郁不乐。由于癌症患者的个体情况不同,反应也不同,护士必须接受患者的行为,并予以情绪支持;同时提供有关资料,指导患者适应躯体的改变,教会新的自我照顾方法,有助于患者适应身体外观的改变。对于患者身心方面出现的复杂问题,可与同事或医师共同协商解决。

7.控制臭味

(1)除去病灶或体腔渗出液的臭味,如冲洗会阴部、沐浴、更换敷料。

(2)保持室内空气流通。

(3)喷洒除臭清新剂,以去除室内异味,或于室内放置芳香剂。

8.保持适当的活动和休息

(1)癌症治疗过程造成营养不良和贫血、甚至身体功能部分丧失,使患者全身软弱无力、活动减少。这不仅对其心理、社会和经济范畴的活动造成障碍,也会对机体功能恢复造成影响,引起骨质疏松和血钙增高;久病卧床还可能引起血栓性静脉炎和褥疮。

(2)护士的责任应鼓励患者进行活动,从床上活动到下床活动,到利用工具(如轮椅、拐杖)到户外进行活动,但不可过度疲倦。下床活动者应注意安全,搬运患者的动作应轻柔,以避免引起病理性骨折。活动对于维持、提高和恢复患者的生理功能极为重要。

(3)适当的休息和充足的睡眠是癌症患者渡过疾病困难时期、战胜心理危机的必要措施。护士应为接受癌症治疗的患者提供安全、舒适的环境和感情支持,以保证患者得到适当的休息和足够的睡眠。比如指导患者作松弛运动,鼓励临睡前喝热牛奶,必要时给予安眠药或止痛药,以促进睡眠。

9.康复护理 即向患者及其家庭提供各种方法,应付癌症所造成的各种复杂变化,这就是与癌症共存的综合康复护理,以培育病人的希望,增强其信心。主要措施包括:①教育;②自理;③接触;④性生活;⑤活动;⑥生理功能;⑦职业康复。

(五)评价

1.患者能顺利接受各种诊断检查。

2.患者能接受各种治疗,在治疗中能提供各种知识及协助,使患者的痛苦与副作用降至最低程度。

3.患者及家属能适应癌症带来的冲击,并具有有效的适应能力。

4.患者获得足够的营养、休息与睡眠。

5.提供良好的治疗环境,如保持通风、去除室内异味。

6.提供有关控制疼痛的方法及技巧,以减缓患者的疼痛。

（李　峰）

第二节　肺癌

肺癌是世界上最常见且发病率呈持续增高的少数几种恶性肿瘤之一。世界范围其发病构成比占据全部恶性肿瘤的16%,占全部癌死亡原因的28%。在大城市及工业污染重的地区,肺癌已占恶性肿瘤发病率首位,严重威胁着人类健康。

【流行病学】

1.发病率、病死率及流行趋势

(1)发病率和病死率:20世纪初,肺癌尚为少见病种,随着吸烟的普及和工业文明的发展,肺癌的发病水平从 20 世纪 30 年代开始明显增加。世界卫生组织国际癌症研究中心的研究报告指出,目前肺癌是全世界发病率最高的癌症,每年新增患者人数为 120 万;根据目前癌症的发病趋势,预计 2020 年全世界癌症发病率将比现在增加 50%,全球每年新增癌症患者人数将达到 1500 万人。根据我国卫生部《2009 年中国卫生统计年鉴》,2004~2005 年我国肺癌病死率达 30.83/10 万,居恶性肿瘤病死率首位,其中男性病死率为 41.34/10 万,女性病死率为 19.84/10 万。

(2)流行趋势:近年来,肺癌的流行趋势有两个重要特征,一是组织细胞学类型的变化,20 多年前,鳞状细胞癌一直是肺癌的主要组织学类型,而目前最常见的是腺癌;另一个重要特征是女性肺癌发病率在上升,Cornere 等在新西兰进行的一项对照研究显示,45 岁以下肺癌中 67% 为女性,而且腺癌是最主要的细胞学类型,占 48%。

2.人群分布

(1)年龄:近年来肺癌年龄发病曲线出现前移,提前了 5~10 岁,并且其发病率和病死率随年龄增长而上升。

(2)性别:几乎所有的国家和地区,肺癌的发病率和病死率皆是男性高于女性。近年来的研究表明,欧美等发达国家女性肺癌的发病率和病死率增长速度较男性快,男女发病性别比值不断下降。

(3)职业:肺癌是职业癌中最重要的一种,较为肯定的职业性肺癌包括石棉、砷和砷化合物,铬及铬化合物、镍及镍化合物、氯甲醚所致肺癌和焦炉工人肺癌等。

3.地理分布 肺癌分布的一般规律是工业发达国家比发展中国家高,且存在城乡差别,大城市高于小城市,城市高于农村,近郊高于远郊。世界范围内,以北美和欧洲发病水平高,非洲最低,但各国家地区内部亦存在差异。我国肺癌分布不如食管癌、肝癌集中,东北、沿海及大工业城市相对高发,有由东北向南、由东向西逐步下降的趋势。

【分子生物学】

肺癌起源的生物学行为基于以下两个理论:①癌化,即由于外在或内在的因素影响,所有呼吸道上皮都处于发展成癌的危险中;②多步骤瘤变,肿瘤通过多次基因改变的积累,导致显性改变和癌。

发展中的化学预防策略需要对肿瘤发生过程的理解和能够反映高危状态及治疗效果的生物标记,以下即为可能成为化学预防中生物学的标志:①核视黄醛受体(RAR-β);②肿瘤抑制基因(p53);③原癌基因;④遗传标记,即染色体损伤产生的微核、染色体的多体性、染色体缺失(3p、5q、9p、11q、13q、17p)。

【病因学】

关于肺癌的确切致病因素尚不清楚,但经过长期的流行病学调查研究认为,常见的以下因素与肺癌的发生有一定的关系。

1.吸烟 研究表明吸烟是肺癌最主要的危险因素,吸烟明显增加肺癌的发病危险,重度吸烟者的肺癌发病危险增加达 10 倍甚至 20 余倍以上,两者存在明显的量效关系。统计文献报道,美国 85%~90% 的肺癌和吸烟有关,国内统计证明 80%~90% 的男性,19.3%~40% 的女性肺癌患者与吸烟有关。非吸烟肺癌患者有 17% 可归因于青少年时期的重度被动吸烟。大量证据表明,每日吸烟量越大,吸烟年限越长,开始吸烟年龄越早,吸入程度越深,烟草中焦油含量越高和吸无过滤嘴香烟等,均可使患肺癌危险性增高。

2.职业暴露　工作场所致癌物的暴露对肺癌发病率的增加亦有重要作用,据统计职业性接触所引起的肺癌占肺癌总数的 5%～20%。目前研究较多的是石棉,石棉致癌存在两个特点:①存在量效关系,且与吸烟有明显协同作用;②短时高强度暴露于石棉中也可能是致肺癌的危险因素。所有职业因子是肺癌的独立致病因素,与吸烟无关;但是这些职业因子与吸烟并存时,致肺癌的可能性进一步加大。

3.大气污染和环境污染　全球范围内肺癌发病率均呈上升趋势,除吸烟外,大气和环境污染也是重要原因之一。现代工业和汽车尾气每年排放到大气中的多环芳烃估计达 20000～50000t,其中苯并芘达 5000t 多,后者为一种很强的致肺癌物质,而香烟中致肺癌的主要因子即为多环芳烃。环境污染一方面指大环境的污染,如加工业生产和交通运输不合理排放废气、废渣、废水;另一方面,家庭小环境的污染也不容忽视,取暖、烹调所造成的多环芳烃和油烟雾也可能与肺癌发病相关。

4.饮食营养　越来越多的研究报道认为,饮食营养因素与肺癌的发病相关。Pillow 等认为高脂、低蔬菜水果饮食增加了肺癌发病的危险性。有报道,饱和脂肪的摄入量与肺腺癌有较强的关系,食物胆固醇的摄入量与小细胞肺癌危险性有关。Ziegler 等认为,增加蔬菜和水果的摄取,无论对吸烟者、被动吸烟者和非吸烟者来说都有可能降低肺癌发病的危险性。

5.遗传因素　肺癌是一系列复杂的基因突变的后果,同一暴露条件下不同人群肺癌发病率不尽相同,即使在重度吸烟者中亦仅约 8%的人发生肺癌,说明肺癌易感性存在个体差异。个体基因的差异或缺陷决定了不同个体对致癌物的易感性不同。对肺癌的家族聚集性研究表明:肺癌患者的非吸烟直系亲属比非吸烟人群患肺癌的危险度要增加 2～4 倍。

【病理学】

肺癌绝大多数起源于支气管黏膜上皮,极少来自肺泡上皮,因而肺癌主要为支气管肺癌。肺癌的分布情况为右肺多于左肺,上叶多于下叶。

1.肉眼分型　依据解剖学位置和形态常可分为中央型、周围型和弥漫型三种。

2.组织学分型　临床上较常见的肺癌类型为鳞状细胞癌、小细胞癌、腺癌和大细胞癌四种。

(1)鳞状细胞癌:占肺癌 40%以上,是最常见的类型。大多由近肺门处较大支气管黏膜上皮细胞经鳞状化生癌变而成。最常发生的部位是段支气管,其次为肺叶支气管,肉眼观多呈中央型。

(2)腺癌:占肺癌的 25%～30%。大多数腺癌是周围型,肿块直径多在 4cm 以上。腺癌可分为腺泡癌、乳头状癌、细支气管肺泡癌和有黏液形成的实体癌四种亚型,其中绝大多数是乳头状腺癌。

(3)大细胞癌:大细胞癌由多形性、胞质丰富的大细胞组成,约占肺癌的 15%。此癌好发于肺的周围部分或肺膜下,与支气管无关。部分大细胞肺癌具有神经内分泌功能。

(4)小细胞癌:小细胞肺癌来源于支气管黏膜的基底细胞或储备细胞,其特点是生长迅速和早期转移。小细胞肺癌是肺癌中恶性程度最高的一种,占肺癌的 10%～20%。WHO 将小细胞肺癌分为燕麦细胞型、中间型和混合型三种亚型。

【扩散和转移】

1.直接扩散　中心型肺癌穿过支气管壁后,可直接向肺内组织浸润与生长,亦可浸润支气管周围淋巴结,以及心包、心脏、大血管、食管、膈肌、喉返神经等。周围型肺癌常沿支气管或肺泡增殖,容易侵犯胸膜、胸壁、肋骨及膈肌。

2.淋巴转移　是肺癌转移的重要途径,最常见锁骨上淋巴结的转移,此外包括肺门、纵隔、腋窝及腹腔淋巴结.多无特异性临床症状,淋巴结活检可确定组织类型。淋巴结大小不一定反映病程早晚。

3.血行转移　当癌细胞侵入小静脉、毛细血管或胸导管时,即可进入血管发生远处脏器转移。

不同组织学类型的肺癌,播散的途径也不同。鳞癌以淋巴转移为主;腺癌可侵犯、压迫局部肺组织,经支气管黏膜下淋巴播散,常累及胸膜出现胸腔积液,易发生肺门淋巴结转移,骨、肝、脑是其易转移的器官;大细胞癌易血行转移;小细胞癌早期可有血行和淋巴转移。

【临床表现】

1.由原发灶引起的症状

(1)咳嗽:最常见的临床症状,主要是由于肿瘤侵蚀支气管黏膜而引起的刺激性咳嗽,为一种保护性非自主反射,目的是为了清除呼吸道异物和分泌物。60%的患者以咳嗽为首发症状,80%患者有咳嗽症状。晚期由于支气管狭窄引起咳嗽加重,可带有金属音调。

(2)咯血或痰中带血:肺癌第2常见症状,以此为首发症状者占30%左右。常表现为间断性或持续性、反复少量的痰中带血或少量咯血。持续时间不一,一般较短,仅数日,但也有达数月者。中央型肺癌咯血较常见,周围型肺癌在肿瘤较小时很少见咯血,但当肿瘤增大到一定程度后,由于肿瘤中心缺血坏死引起出血,也会出现咯血症状。

(3)胸痛:为肿瘤侵犯胸膜、肋骨、胸壁及其他组织所致。肺癌早期可有不定时的胸闷、胸部不规则的隐痛和钝痛,当用力、体位改变、咳嗽和深呼吸时患侧胸痛症状将愈加明显。据统计,周围型肺癌中以胸痛、背痛、肩痛、上肢痛和肋间神经痛为首发症状而前来就诊者占25%左右。

(4)呼吸困难:文献报道,肺癌中50%~60%患者存在呼吸困难,约10%以呼吸困难为首发症状。多见于中央型肺癌,尤其是肺功能较差者。呼吸困难程度因病情严重程度和耐受能力不同而异。

(5)发热:

1)癌性发热,肿瘤坏死组织被机体吸收所致,抗感染药物治疗无效,有效的抗肿瘤治疗后可以退热;

2)炎性发热,某一段或叶支气管开口的阻塞或管腔受压迫,引起的相应段或叶的阻塞性肺炎或肺不张引起的发热,多在38℃左右,抗感染治疗虽有效,但常反复发作。

(6)喘鸣:常为管腔内肿瘤或异物阻塞,以及管壁被管外肿大的纵隔淋巴结或侵犯纵隔压迫引起的管腔狭窄。喘鸣一般为间歇性,不受咳嗽影响。

(7)体重下降:肺癌晚期由于感染、疼痛等影响食欲及睡眠,肿瘤生长及其所产生的各种毒素引起身体消耗增加而导致患者体重下降,最终形成恶病质。

2.肿瘤局部扩展引起的症状

(1)吞咽困难:一般由于纵隔第7、8组淋巴结(隆突下、食管旁淋巴结)转移增大时压迫食管造成吞咽困难,多为下叶肿瘤,并且淋巴结可向前浸润气管,向后浸润食管形成气管-食管瘘,可反复发生吸入性肺炎。

(2)声音嘶哑:由于肺癌纵隔淋巴结转移或癌肿直接侵犯该侧喉返神经,造成患侧声带麻痹,左侧常因主动脉弓下淋巴结转移或压迫所致,右侧常因锁骨上淋巴结转移或压迫所致。

(3)膈肌麻痹:由于癌肿侵犯或压迫膈神经造成,表现为胸闷、气促,患侧肺下界上移,呼吸时膈肌出现矛盾运动(吸气时膈肌上升,呼吸时膈肌下降)。

(4)胸腔积液或心包积液:肿瘤累及胸膜或心包时所致,表现为胸部叩诊为浊音,心脏浊音界扩大,穿刺抽液行细胞学检查可确诊。

(5)上腔静脉综合征(SVCS):常因肺癌直接侵犯或压迫上腔静脉(包括转移纵隔淋巴结),造成上腔静脉及无名静脉的部分或完全堵塞导致静脉回流障碍。表现为气促、上肢和头颈部水肿,颈静脉怒张,胸壁皮肤见红色或青紫色毛细血管扩张,当阻塞发展迅速时还可以导致脑水肿而出现头痛、嗜睡、意识障碍等。

(6)Homner综合征:颈及第1胸交感神经节受肿瘤侵犯或压迫所致,表现为患侧颜面无汗和发红,患侧眼球内陷、眼睑下垂、眼裂狭窄、瞳孔缩小等。

(7)Pancoast综合征:为肺尖发生的支气管肺癌并侵犯肺上沟部,引起肩部和上胸壁疼痛等一系列临床综合征,多为低度恶性鳞癌,生长缓慢,晚期才出现转移。也可合并SVCS。

3.远处转移引起的症状

(1)中枢神经系统转移:脑、脑膜和脊髓转移,主要表现为颅内高压症状,如剧烈疼痛、恶心、喷射性呕吐等;也可表现为脑神经受累症状,如复视、谵妄、意识障碍等。

(2)骨转移:易转移至肋骨、脊椎和骨盆,表现为局部疼痛,压痛、叩击痛,骨质破坏还可导致病理性骨折。

(3)肝转移:可有厌食、肝区疼痛、肝大、黄疸和腹水等,患者多于短期内死亡。

(4)肾及肾上腺转移:肺癌胸外转移中肾转移占16%～23%,可出现血尿;肾上腺转移也较常见,导致艾迪生病。患者多于短期死亡。

4.副癌综合征 肺癌细胞产生并释放的具有内分泌功能物质,产生一种或多种特殊肺外症状而导致的综合征。

(1)肥大性肺性骨关节病:多见于鳞癌,主要表现为杵状指、长骨远端骨膜增生,关节肿胀、疼痛和触痛。

(2)异位促肾上腺皮质激素分泌综合征:肿瘤分泌促肾上腺皮质激素样物,导致库欣综合征样症状,下肢水肿、高血压、高血糖、低血钾、向心性肥胖、精神障碍,多见于小细胞肺癌,特别是燕麦细胞癌。

(3)异位促性腺皮质激素分泌综合征:癌肿分泌黄体生成素(LH)和绒毛膜促性腺激素(HCG)刺激性腺激素产生所致,表现为男性乳房发育伴疼痛,各类型肺癌都可以发生,多见于未分化癌和小细胞肺癌。

(4)抗利尿激素分泌异常综合征(SIADH):肿瘤分泌大量抗利尿激素(ADH)或其类似物质所致,表现为稀释性低钠血症和水中毒症状,多见于燕麦细胞癌。

(5)类癌综合征:肿瘤分泌 5-HT 所致,表现为支气管痉挛性哮喘、皮肤潮红、阵发性心动过速、腹泻、腹痛、消化性溃疡、心瓣膜病变等,多见于腺癌和燕麦细胞癌。

(6)神经-肌肉综合征:小细胞未分化癌多见,病因尚不明确,可能是一种自身免疫疾病,表现为随意肌肌力减退、极易疲劳、共济失调、感觉障碍等。

(7)高钙血症:癌肿分泌甲状旁腺激素或一种溶骨物质所致,多见于鳞癌,临床表现为高钙血症,并有不同程度的代谢性酸中毒。患者常感无力、口渴、多尿、食欲缺乏、烦躁不安。

【辅助检查】

1.痰脱落细胞学检查 可用于肺癌的诊断及早期筛查,方法简便无痛苦,阳性率达80%以上,可确定肿瘤的组织学类型。但由于该法假阴性率高(20%~60%),并有一定的假阳性率(约2%),且不能定位,故在临床应用中有一定局限性。

2.影像学诊断

(1)胸部 X 线:最基本、应用最广泛的影像学检查方法,包括透视、正侧位胸部 X 线片等,可发现块影或可疑肿块阴影。

(2)计算机体层摄影(CT):目前已经作为手术和放疗前估计肿瘤大小和侵犯程度的常规方法。CT 图像清晰,能发现普通 X 线不易发现的较隐蔽的病灶,能清楚显示病变形态和累及范围,能检查有无淋巴结及远处转移,同时可行 CT 引导下穿刺活检。

(3)磁共振成像(MRI):利用生物组织对中等波长电磁破的吸收来成像,能从横断位、冠状位和矢状位等多个位置对病灶进行观察,可增加对胸部疾病诊断及对肺门区肿瘤和血管的区别能力。

(4)正电子发射断层图(PET):是目前唯一利用影像学方法进行体内组织功能、代谢和受体显像的技术,不仅能反映人体解剖结构改变,更可提供体内功能代谢信息,可从分子水平揭示疾病发病机制和治疗效应。通过 PET 可发现早期原发性肺癌和转移灶,并且可以判断手术是否达到根治以及术后是否有转移或者复发。在判断肿瘤分期及疗效方面,PET 优于现有的任何影像学检查。

3.肺癌标记物 目前具有足够灵敏度和特异性的肺癌标记物还不多,对肺癌诊断、分期和监测有一定临床意义的肺癌标记物包括癌胚抗原(CEA)、神经元特异性烯醇化酶(NSE)、鳞状细胞癌抗原(SCC)、组织素肽抗原(TPA)、细胞角蛋白-19 成分和异位激素等。

4.有创检查方法

(1)纤维支气管镜检查:其管径细,可弯曲,易插入段支气管和亚段支气管,直接观察肿块,并且能够取得病理组织进行活检,还能直接对病灶进行处理,已成为确诊肺癌最重要的手段。

(2)胸腔镜检查:适用于肺部肿块,经纤维支气管镜或经皮肺穿刺活检未能得到组织学诊断,且不能耐受开胸手术的患者。其优点在于直观、准确,并可做活检。

(3)纵隔镜检查:是一种用于上纵隔探查和活检的方法,由于其具有高度的敏感性和特异性,在国外被广泛应用于肺癌的术前分期。

(4)经胸壁穿刺活检:在 CT 引导下,用细针穿刺肺部,采取活检组织做病理学或细胞学检查,此方法用于周围型、>1cm 的肺部病灶以及不能耐受支气管镜检查或开胸活检的患者,阳性率可达 80%。

(5)转移病灶活检:已有颈部、锁骨上、腋下及全身其他部位肿块或结节的患者,可行肿块切除活检,以明确病理类型及转移情况,为选择治疗方案提供依据。

【治疗要点】

1.手术治疗

(1)肺楔形及局部切除术:适用于年老体弱、肺功能低下,难以耐受肺叶切除者的肺周边结节型分化程度较高的原发性癌或转移性病灶。但有报道,无淋巴结转移的Ⅰ期肺癌患者楔形切除的复发率明显高于肺叶切除术,因此对该种术式的选择必须慎重。

(2)肺段切除术:适用于肺内良性病变及老年人、肺功能差的周围型孤立性癌肿。目前大多用楔形切除术代替。但对于接近肺段根部的肿瘤,肺段切除较为安全彻底。

(3)肺叶切除术:目前国内外均以肺叶切除作为肺癌手术的首选方式,适用于局限一个肺叶内的肿瘤,叶支气管可受累,但须有足够安全切除部分,确保残端切缘无癌浸润。

(4)全肺切除术:指一侧全肺切除,适用于肺功能良好,估计可耐受一侧全肺切除,癌肿病变较为广泛的病例。因全肺切除手术死亡率明显高于肺叶切除术,因此在病灶能完全彻底切除的前提下,尽一切努力通过运用支气管成形和血管成形的办法完成肺叶切除术,而避免全肺切除。

(5)支气管袖状肺叶切除术:既可切除累及主支气管的肿瘤,又能保留健康的肺组织,对心肺功能不全或不能耐受全肺切除的患者,此术式安全并取得良好的效果。

(6)隆突切除术:指气管隆嵴或邻近区域受肿瘤侵犯时,将隆突和原发病变一并切除,行主支气管、支气管和气管吻合重建呼吸道。此术式复杂、难度大。

(7)电视辅助胸腔镜手术(VATS):是一种比较新的微创外科治疗技术,无需采用常规开胸切口即能进行复杂的胸腔手术。有资料显示电视辅助胸腔镜手术与标准开胸手术相比,对患者创伤和生理扰乱小,术后并发症和病死率低,减少了术后疼痛,降低了术后的医疗工作量,缩短了住院时间,可促进患者早日康复。通过电视辅助胸腔镜手术可行肺活检术、肺楔形切除术、肺叶切除术等。但电视辅助胸腔镜手术仍有许多不足之处,如费用高、麻醉要求高、手术适应证有限等。

2.综合治疗 第 39 届美国临床肿瘤学会(ASCO)大会上将多学科治疗列为肿瘤工作的重点。目前肺癌综合治疗手段除手术外还包括以下几个方面。

(1)术后放、化疗:传统方法,根据患者手术情况给予适当的辅助治疗,在小细胞肺癌(SCLC)已有肯定结果,在非小细胞肺癌(NSCLC)仍有争议。

(2)术前化疗或放疗(新辅助治疗):无论小细胞肺癌和非小细胞肺癌近年来都有比较肯定的结果,非小细胞肺癌(ⅢA 期)的术前新辅助化疗目前很受重视,可使 N 分期下调($N_2 \rightarrow N_1$),获得手术机会,减少术中肿瘤细胞播散概率,消灭微小转移灶。

(3)放化疗结合:对于局部晚期的非小细胞肺癌的治疗,有强烈证据表明放、化疗比单纯放疗好,同期放、化疗优于序贯放化疗。当然,全量的化疗和放疗同期使用的前提,是患者必须有良好的状态和脏器功能,如果达不到这样的条件的话,有循证医学研究的结果是对局部晚期的非小细胞肺癌,为了达到全量和及时的主要目的,宁可选择序贯化放疗模式,而不要一味地强调同期化、放疗模式。

(4)生物治疗:

1)局部治疗:癌性胸腔积液引流排液后注入生物反应调节药,如溶链菌制剂、白细胞介素-2、干扰素等。

2)免疫治疗:发挥宿主治疗的自身免疫功能,提高人体防御机制,杀伤肿瘤细胞或抑制肿瘤的转移灶形成,而无损于人体器官功能。现在较为成熟有效的免疫调节药有白细胞介素-2、干扰素、肿瘤坏死因子。文献报道,免疫调节药与化疗联合应用可提高疗效,手术后长期应用免疫调节药有减少转移的作用。

3)分子靶向治疗:利用肿瘤细胞可以表达特定的基因或基因的表达产物,将抗癌药物定位到靶细胞的生物大分子或小分子上,抑制肿瘤细胞的增殖,最后使其死亡。分子靶向药物作用的分子,正常细胞很少或不表达,在最大程度杀伤肿瘤细胞的同时,对正常细胞杀伤最小。分子靶向治疗药物包括:a.以表皮生长因子受体(EGFR)为靶点的药物,如吉非替尼(易瑞沙)、伊马替尼(格列卫)、HER-2抑制药(赫赛汀);b.以血管内皮生长因子(VEGF)为靶点的药物,如贝伐单抗(阿瓦斯汀)。

4)基因治疗:大致可分为基因替代、基因修饰、基因添加、基因补充和基因封闭,较为推崇的是基因添加,即额外地将外源基因导入细胞使其表达。目前肺癌的基因治疗策略为将含特异性肿瘤坏死因子(TAAs)编码序列的基因导入人体内,产生免疫应答杀伤肿瘤细胞。

【护理评估】

评估患者是否出现刺激性干咳、痰中带血、血痰、间断少量咯血;有无呼吸困难、发绀、杵状指(趾);有无肿瘤压迫、侵犯邻近器官组织引起与受累组织相关征象,如持续性、剧烈胸痛等。

【护理措施】

1.呼吸道护理

(1)戒烟:因为吸烟会刺激肺、气管及支气管,使气管、支气管分泌物增加,妨碍纤毛的活动和清洁功能,易致肺部感染,故术前应指导并劝告患者戒烟。

(2)保持呼吸道的通畅:术前痰量超过50ml/d的患者应先行体位引流;痰多不易咳出者,可行雾化吸入每日3～4次,每次20～30min,必要时经支气管镜吸出分泌物。注意观察痰液的量、色、黏稠度及气味;遵医嘱给予支气管扩张药、祛痰药、抗生素等药物,以改善呼吸状况,控制呼吸道感染。

(3)氧气吸入:术后由于麻醉药物的抑制,手术创伤及胸带包扎等,呼吸频率和幅度受限,患者常有缺氧表现,应持续吸氧以维持有效的呼吸功能,必要时使用面罩吸氧。护士应注意监测血氧饱和度,保持其在90%以上,能够达到95%以上为最佳。

(4)雾化吸入:术后第1天起需遵医嘱给予雾化吸入治疗,以达到稀释痰液、消炎、解痉、抗感染的目的。若患者痰液黏稠,可酌情增加雾化吸入次数。

(5)有效排痰:

1)腹式呼吸与咳嗽训练:腹式呼吸及咳嗽是开胸术后患者必须进行的康复锻炼,以促进肺的复张。一般可先进行腹式呼吸数次,将双手置于上腹部,感觉腹肌用力状况,然后执行"咳嗽三步曲"，即第一步深吸气、第二步憋住气、第三部声门紧闭，使膈肌抬高，增加胸腔内压力，最后突然放开声门，收缩腹肌使气体快速冲出将痰液咳出。护士需鼓励并协助患者进行，每 1～2 小时进行 1 次。护士可在协助患者咳嗽时固定其胸部伤口，以减轻疼痛。

2）叩击排痰：护士在指导患者进行有效咳嗽的同时，可通过叩击其背部的方法，使痰液松动脱落至气道，利于患者咳出。具体方法为，协助患者取半坐卧位或侧卧位，护士手指并拢弯曲成杯状，利用腕部力量，避开胸部切口，从肺的下叶部开始，自下而上、由边缘向中央有节律地叩拍患者背部，每 4～6 小时重复 1 次。叩击不可在肋骨以下、脊柱或乳房上，以避免软组织损伤。叩击用力需适当，老年患者切勿用力过猛，以免造成肋骨骨折，肺泡破裂等意外发生。在患者呼气或咳嗽时，可用双手在胸壁上加压以加强咳嗽效果。每次叩击时间为 3～5min。

3）胸骨上窝刺激排痰：当患者咳嗽反应弱，无法掌握有效咳嗽的方法时，可在其吸气终末，用一手指稍用力按压其环状软骨下缘与胸骨交界处，刺激其咳嗽，或稍用力按压胸骨上窝的气管，并同时行横向滑动，可重复数次，以刺激气管促使其深部的痰液咳出，每 4 小时做 1 次。在操作过程中，应注意观察患者的神态、面色、脉搏等，防止发生意外。

4）鼻导管刺激排痰：对于痰多且咳痰无力的患者，在叩击和振动的操作下还不能有效排痰时，可考虑鼻导管刺激法，诱导患者主动排痰。方法为：将吸痰管从鼻腔缓慢放入，在 10～15cm 长度时（接近声门处）上下轻轻移动，刺激患者产生咳嗽。操作过程中应注意避免误吸的发生。

5）纤维支气管镜吸痰：各种辅助咳痰方法均无效时，可由医师利用纤维支气管镜进行吸痰。纤维支气管镜可在直视状态下充分清除支气管和肺泡内痰液，避免由于盲吸造成的吸痰管内负压对支气管壁的损伤，并减少呼吸道感染。

6）气管插管或气管切开：对于上述任何方法都不能有效排痰，患者术后出现因咳痰不畅造成严重低氧血症、心律失常，甚至呼吸衰竭时，可行气管切开术进行急救。通过人工建立的气管切口完成吸痰，并经呼吸机治疗，纠正呼吸衰竭的症状。

2.胸腔闭式引流的护理　胸腔闭式引流的目的是排除胸腔内的积气、积血和积液，重建和保持胸腔内负压，预防纵隔移位，促进肺复张。

(1)置管位置：引流气体时，常放置在锁骨中线第 2 肋间；引流液体时，常放置于腋中线第 6～8 肋间。一般来说，肺叶切除术、肺楔形切除术者常于开胸侧放置 1 根胸腔引流管以排出积血、积液；肺上叶、中叶、肺段切除术者需同时安置用于排气和排液的 2 根胸腔引流管。

(2)胸管的固定：应保证胸腔闭式引流管接水封长玻璃管置于液面下 2～3cm.并保持直立位。水封瓶液面应低于引流管胸腔出口平面 60～100cm，并放在床下固定位置，防止碰倒或打碎。患者带管下床时应注意引流瓶位置低于膝关节。

(3)胸管的挤压：术后初期每 30～60 分钟向水封瓶方向挤压引流管 1 次，促进引流，防止凝结的血块堵塞管道。方法为双手握住引流管距胸腔出口插管处 10～15cm，挤压时双手前后相接，后面的手捏闭引流管，前面的手快速挤压引流管，使管路内气体反复冲击引流管口。近年来主动挤压胸腔闭式引流管的做法受到质疑，Joanna Briggs Instiute（JBI）循证护理中心关于"胸腔引流患者的护理"进行了系统综述，推荐的做法是只在管道内出现血块阻塞时才挤压，并且只在阻塞部位局部挤压，保证产生最小的负压。

(4)胸管的观察:护士检查引流管是否通畅的最直接的方法是观察玻璃管水柱是否随呼吸波动,正常水柱上下波动为4~6cm。若引流管水柱停止波动,有以下两种情况:

1)引流管阻塞,失去引流作用;

2)引流侧肺复张良好,无残腔。

3.体位护理

(1)手术当日,患者麻醉未清醒前取去枕平卧位,头偏向一侧,以避免舌后坠或呕吐物、分泌物误吸入呼吸道引起窒息。清醒后应给予垫枕并抬高床头30°,可减轻疼痛,有利于呼吸及引流。

(2)术后第1天起,肺叶切除术或肺楔形切除术者,应避免手术侧卧位,最好坐位、半坐卧位或不完全健侧卧位,以促进患侧肺组织扩张;全肺切除术者,应避免过度侧卧,可采取1/4侧卧位,以预防纵隔移位导致呼吸循环功能障碍;气管、隆突重建术后,采用缝线将下颌固定于前胸壁7~10d,以减轻吻合口张力,防止吻合口瘘的发生。术后应避免患者采用头低仰卧位,以防膈肌上升妨碍通气。

4.疼痛护理　开胸手术创伤大,加上胸腔引流管的刺激,胸肌及神经均受到损伤,切口疼痛较剧烈,患者常常不敢深呼吸、咳嗽,引起分泌物潴留,导致肺炎、肺不张。有研究表明良好的术后镇痛可使术后肺功能改善10%~15%。目前用于临床的开胸术后的镇痛方法主要有以下几种。

(1)临时肌内注射和口服镇痛药,但不良反应较大,如呼吸抑制、恶心呕吐、胃肠道反应等,另外还具有用药不灵活、药物依赖、给药不及时等缺点。

(2)硬膜外置管注射麻醉药或镇痛药的方法,常发生低血压、恶心、呕吐、嗜睡、尿潴留等并发症,且操作较复杂,麻醉平面不易控制,且硬膜外置管还可能引起严重的硬膜外腔感染等并发症。

(3)患者自控镇痛(PCA)可维持药物的有效浓度,避免不同个体使用常规剂量不足或用药过量的情况,但其配方中麻醉药同样具有各种相应的不良反应,年龄过大或过小、精神异常、无法控制按钮及不愿接受者不适合使用,同时仍存在尿潴留、便秘、嗜睡、恶心、呕吐甚至呼吸抑制等并发症。

(4)肋间神经冷冻,是用高压气流使局部产生低温,使引起疼痛的肋间神经的功能暂时被阻断而处于"休眠"状态而导致无痛的方法。有研究表明,冷冻肋间神经镇痛作用持续时间长,能覆盖整个围术期,不良反应小,无嗜睡、恶心、呕吐、皮肤瘙痒、尿潴留、呼吸困难等不良反应,是一种值得推广的食管癌术后镇痛方法,但近期有研究发现,肋间神经冷冻镇痛后,慢性疼痛发生率增加,是值得注意的事件。

5.术后活动　术后第1天起即可进行主动活动,应注意劳逸结合,量力而行,不进行活动或活动过量均对康复不利。

(1)肩关节活动:术后第1天开始可指导患者进行术侧手臂上举、外展、爬墙以及肩关节向前、向后旋转、拉绳运动等肩臂的主动运动,以使肩关节活动范围恢复至术前水平,预防肩下垂。

(2)下肢活动:主要目的在于预防深静脉血栓形成(DVT)。有资料统计,行外科手术而未采取预防措施者,深静脉血栓形成的发病率为 25％。预防深静脉血栓形成的方法包括以下几个方面。

1)膝关节伸屈运动及足踝主、被动运动,可以增加腓肠肌泵的作用。足踝的屈伸、内外翻及环转运动能增加股静脉的血流速度,其中以主动环转运动对股静脉血流的促进作用最强,预防效果最为理想。术后第 1 天起即可开始进行,每天不少于 3 次。

2)据患者体质、病情,酌情鼓励患者进行术后床旁活动,活动需循序渐进,可于术后第 1～2 天开始进行。下床活动宜采取逐渐改变体位的方式进行,如坐起-双腿下垂床边-缓慢站立,这样可增加循环系统的适应时间。若患者感觉眩晕,应让其平卧,待症状缓解后,间隔几个小时再下床。床旁活动的量不宜过大,以患者不感到疲倦为宜。

3)应用弹力袜。弹力袜可产生由下到上的压力,适度压迫浅静脉,增加静脉回流量以及维持最低限度的静脉压,可在早期离床活动时穿戴。不足之处是不同患者腿粗细不同,无法完全适合腿形,尤其是腿长型,有可能不能完全符合压力梯度;若使用不当可能引起水肿、浅表性血栓性静脉炎等并发症。

4)下肢间歇充气泵的应用。下肢间歇充气泵是通过间歇充气的长筒靴使小腿由远而近地顺序受压,利用机械原理促使下肢静脉血流加速,减少血流淤滞,可在手术当天使用。使用器械辅助预防深静脉血栓形成时需注意评估皮肤的情况,观察有无红、肿、痛及皮肤温度的变化,了解血液循环情况。

6.皮肤护理

(1)术前皮肤准备:有研究结果表明,术前适当的清洁手术野皮肤,其预防切口感染的效果同常规术前剃毛相类似,而剃毛则可造成肉眼看不见的表皮组织损伤,成为细菌进入体内的门户,易导致术后切口感染,同时会给患者带来不适。根据国内外学者的研究结果,结合临床实际情况,患者术前以淋浴清洁皮肤为主,只需剃去腋下及胸背部浓密部位毛即可,若手术涉及腹部切口,还应包括会阴部。有国外学者提倡使用脱毛剂脱毛,但其费用较高,对国内患者是否适用有待于进一步探讨。

(2)术后皮肤保护:有研究表明,压力是导致压疮发生的重要原因,并与受压时间密切相关,术后压疮 85％ 发生于骶尾部。护士应对患者的病情及营养状况进行正确评估,对于有压疮风险的患者,可提前在受压部位贴透明敷料保护,帮助改善局部供血供养,减少摩擦力,减少受压部位的剪切力,预防压疮的发生。

7.化疗病人的护理

(1)护士应了解药物的作用与毒性反应,并对患者做详细的说明。

(2)安全用药,选择合适的静脉,注射过程中严禁药物外渗。

(3)密切观察和发现药物的毒性反应,及时给予处理。

1)评估患者应用化疗药物后机体是否产生毒性反应,严重程度如何。

2)恶心呕吐的护理:①患者出现恶心呕吐时,嘱家属不要紧张,以免增加患者的心理负担,减慢药物滴注速度,并遵医嘱给予止吐药物,以减轻药物反应。②化疗期间进食较清淡的饮食,少食多餐,避免过热、粗糙的刺激性食物,化疗前后 2h 内避免进食;③患者感恶心时,嘱患者做深呼吸,或饮少量略带酸性的饮料,有助于抑制恶心反射;④如化疗明显影响进食,出现口干,皮肤干燥等脱水表现,应静脉补充水、电解质及营养。

3)骨髓抑制的护理:①检测患者的白细胞,当白细胞总数降至 3.5×10^9/L 或以下时应及时通知医师。②当白细胞总数降至 1.0×10^9/L 时,遵医嘱使用抗生素预防感染,并嘱患者注意预防感冒,做好保护性隔离。

4)口腔护理:应用化疗药物后患者唾液腺分泌减少,易致牙周病和口腔真菌感染,嘱患者不要进食较硬的食物,用软毛牙刷刷牙,并用盐水漱口。

5)其他毒性反应:①对患者化疗后产生脱发,向患者解释,停药后毛发可以再生,消除患者的顾虑;②色素沉着等反应影响患者,做好解释和安慰工作。

8.饮食营养 术后患者意识恢复且无恶心现象时,即可少量饮水;肠蠕动恢复后可开始进食清淡流食、半流食;若患者进食后无任何不适可改为普食。术后饮食宜为高蛋白、高热量、丰富维生素、易消化,以保证营养,提高机体抵抗力,促进切口愈合。术后应鼓励患者多饮水,补充足够水分,防止气道干燥,利于痰液稀释,便于咳出,每日饮水量 2500~3000ml(水肿、心力衰竭者除外)。

9.心理护理 肺癌患者围术期常存在恐惧、焦虑、抑郁等心理,并且不能很好地去应对,常害怕手术后病情恶化和癌症疼痛的折磨,以及术后化疗、放疗过程中出现的不良反应。护士应给予患者同情与理解,熟悉患者的心理变化,深入患者内心与其进行沟通,取得患者信任和好感。学会转移和分散患者注意力,帮助患者获得家属和朋友的社会支持,充分调动患者自身内在的积极因素,主动配合手术和治疗,尽可能满足其心理和生理需求。

10.特殊护理

(1)全肺切除术的护理:一侧全肺切除后,纵隔可因两侧胸膜腔内压力的改变而移位。明显的纵隔移位能造成胸内大血管扭曲,心排血量减少并影响健侧肺的通气和换气,最终导致循环、呼吸衰竭。为防止纵隔的摆动,在全肺切除术后早期需夹闭胸腔引流管,使患侧胸腔内保留适量的气体及液体,以维持两侧胸腔内压力平衡。

护士需密切观察患者气管位置是否居中,如发现气管明显向健侧偏移,应立即告知医生,听诊肺呼吸音,在排除肺不张后,由医师开放胸腔引流管,排出术侧胸腔内的部分气体或液体,纵隔即可恢复至中立位。一般放出 100~200ml 液体及少量气体后夹闭引流管,观察 1~2h后,根据患者情况重复操作。应特别注意开放胸腔引流管一定要控制引流速度,一次过快过量地放出胸腔内气体和液体,患者可出现胸痛、胸闷、呼吸困难、心动过速,甚至低血压、休克。

全肺切除术后的患者应控制静脉输液量和速度,避免发生急性心力衰竭及肺水肿。输血量不宜超过丢失的血量。输液滴速控制在每分钟 40 滴以内。术后第 1 个 24h 的输液总量在 2000ml 左右。重力滴注的方法影响因素较多,滴速难以控制,有条件时使用输液泵控制输液速度。液体输注期间,护士应勤巡视,及时调节输液速度,防止输液过程中发生意外情况。

(2)上腔静脉压迫综合征的护理:对于出现上腔静脉压迫综合征的患者,护士需给予持续吸氧,密切观察患者的神志,注意血压、脉搏、呼吸等生命体征变化。测血压时尽量避免使用上肢,最好测量腿部血压。促进患者上身的重力引流,采取抬高床头 30°~45°卧位,以利于上腔静脉回流,减轻压迫症状。而且避免抬高下肢以增加血液回流至已充盈的躯干静脉。给予化学治疗时应避开上肢静脉,因上腔静脉压迫综合征会造成液体堆积在胸腔内,药物分布不均匀可能造成静脉炎或血栓,选择足背部容易暴露的静脉穿刺给药较为安全。饮食上需严格限制患者液体及食盐的摄入,以减少因钠盐摄入导致的血容量增高。

11.并发症的观察与护理

(1)出血:观察引流液的色、量及性质。正常情况下,手术日第1个2h内胸腔积液量100～300ml;第1个24h胸腔积液量在500ml左右,色淡红、质稀薄。若引流液达到100ml/h呈血性,应高度警惕胸腔内存在活动性出血,需立即通知医师,密切观察病情变化。若胸腔积液量达到500ml/h,胸腔积液血红蛋白检查>50g/L为行开胸止血术的指征。

对于可疑出血者,护士还应严密观察有无失血性休克的表现,可结合以下几方面进行综合观察并记录:①心率、血压的变化;②有无面色、口唇、甲床、眼睑苍白;③有无大汗、皮肤湿冷;④有无烦躁、意识模糊;⑤每小时记录尿量一次,正常情况下应在30ml/h以上,直至出血征象平稳。

(2)肺栓塞:肺栓塞是来自静脉系统或右心室内栓子脱落或其他异物进入肺动脉,造成肺动脉或其分支栓塞,产生急性肺性心力衰竭和低氧血症。肺栓塞典型的临床表现为:呼吸困难、胸痛和咯血,多数患者是在下床活动或排便后出现。当观察到可疑肺栓塞症状时,需及时给予高流量面罩吸氧,心电监护,并及时通知医生处理,尽力做到早发现、早治疗。

将肺栓塞的预防工作前置于术前更加具有现实意义。护士应于术前告知患者及家属术后活动预防深静脉血栓的必要性,指导患者掌握床上、床旁活动原则与方法,明确告知术后勿用力排便,对于高危人群应遵医嘱预防性给予抗凝药物。

(3)肺不张:肺不张多在术后24～48h开始出现症状,一般表现为发热、胸闷、气短,心电监护示心率加快,血氧饱和度降低。肺部听诊可有管状呼吸音,血气分析显示低氧血症、高碳酸血症。胸部X线为气管偏向患侧,可见段性不张或一叶肺不张,或仅可见局部一片密度增高的阴影。

鼓励患者深呼吸、咳嗽、雾化吸入等是清除呼吸道分泌物和解除呼吸道阻塞的首选方法,特别是对轻度肺不张者效果最佳。对重度肺不张者,如呼吸道内有大量分泌物潴留并造成呼吸道梗阻的患者,可用纤维支气管镜吸痰。

(4)支气管胸膜瘘:多发生于术后1周左右。常见原因有:支气管残端处理不当;术后胸腔感染侵蚀支气管残端;支气管黏膜本身有病变,影响残端愈合;一般情况差、严重贫血等。患者常出现刺激性咳嗽、发热、呼吸短促、胸闷等症状。尤其会随体位变化会出现刺激性的剧烈咳嗽,早期痰量多,陈旧血性痰液,有腥味,性质类似胸腔积液,以后则逐渐呈果酱色,当已发生脓胸时,可咳出胸腔内的浓汁痰。

在支气管胸膜瘘进行保守治疗期间,护士应协助医师做到:①及时行胸腔闭式引流术,保持引流通畅,排出脓液,控制感染;②帮助患者掌握日常管路放置位置,指导带管活动方法,嘱患者取患侧卧位,以防漏出液流向健侧;③注意观察有无张力性气胸;④当引流管间断开放时,应注意观察敷料情况,潮湿时及时更换,保护管口周围皮肤不被脓液腐蚀;⑤遵医嘱给予有效抗生素,积极控制感染;⑥加强营养,改善全身状况,促进瘘口愈合。

12.健康教育

(1)环境:保持休养环境的安静、舒适,室内保持适宜的温湿度,每日上、下午各开窗通风至少 0.5h,以保持空气新鲜。根据天气变化增减衣服,不要在空气污浊的场所停留,避免吸入二手烟,尽量避免感冒。

(2)饮食:只需维持正常饮食即可,饮食宜清淡、新鲜、富于营养、易于消化。不吃或少吃辛辣刺激的食物,禁烟酒。

(3)活动:术后保持适当活动,每日坚持进行低强度的有氧锻炼,如散步、打太极等,多做深呼吸运动,锻炼心肺功能。注意保持乐观开朗的心态,充分调动身体内部的抗病机制。

(4)其他:术后切口周围可能会出现的疼痛或麻木属于正常反应,随时间推移,症状会逐渐减轻或消失,不影响活动。出院后 3 个月复查。如有不适,随时就诊。

(李　峰)

第三节　胃癌

胃癌是最常见的消化道肿瘤。发病情况因人种、地区或同一地区的不同时期有明显差异。发病年龄多属中老年,男性患者居多,男女之比约为 2~3 : 1。其病因尚未明了,据调查显示,与环境、饮食、遗传等因素及化学物质亚硝胺类有关。胃癌的早期症状不明显,难以诊断出来,随着癌的进展或转移可出现吞咽困难、幽门梗阻、呕血或黑便及发生营养障碍、恶病质,预后不良。手术切除是目前的最佳手段,术后可辅以化学治疗及营养疗法。

一、护理评估

(一)健康史

1.长期吃含高浓度硝酸盐的食物,如烟熏、腌制鱼肉、咸菜等。

2.饮食中缺乏新鲜蔬菜、水果、乳品和蛋白质,而多食霉粮、霉制食品,以及摄入过多食盐。

3.患有慢性萎缩性胃炎。

4.胃部分切除术后残胃炎。

5.胃息肉腺瘤型:广基腺瘤型息肉＞2cm 者易癌变。

6.恶性贫血胃体有显著萎缩者。

7.遗传素质:同卵双胞胎中,一人患有胃癌,则另一人的患病几率较他人高。

(二)身心状态

1.上腹痛:是胃癌最早出现的症状,开始有上腹饱胀不适,餐后更甚,继之有上腹隐痛,最后持续疼痛不能缓解。

2.食欲不振。

3.体重减轻。

4.恶心、呕吐,呕吐物呈咖啡色。

5.贫血:大便潜血试验阳性。

6.胃体肿瘤时在右上腹可触及坚实可移动的结节状肿块,肿瘤在贲门时则不能扪到。

（三）实验室及诊断检查

对疑为胃癌者,应进行血常规、粪隐血检查,诊断则依赖 X 线钡餐检查和胃镜加活检。

1.血常规检查　约 50% 的患者有缺铁性贫血。

2.粪隐血试验　持续阳性,有辅助诊断意义。

3.X 线钡餐检查　结果:①早期胃癌见局限性浅凹的充盈缺损或黏膜有灶性积钡,胃小区模糊不清。②进展期胃癌的 X 线诊断率可达 90% 以上,可见较大而不规则的充盈缺损。a.溃疡型:龛影位于胃轮廓内,龛影直径常>2.5cm,边缘不整,可示半月征;b.浸润型:胃壁僵硬失去蠕动能力。

4.胃镜检查和切片　早期胃癌仅出现局部黏膜变色,局部黏膜可呈颗粒状粗糙不平或轻度隆起或凹陷,或不柔软有僵直感。

进展期胃癌常见肿瘤表面凹凸不平、渗血、溃烂、污秽;或见溃疡较大不规则,底部被秽苔覆盖,边缘呈结节状隆起,无聚合皱襞,可见渗血。

二、护理诊断

1.营养失调——低于机体需要量　食欲不振,消瘦,体重进行性下降,皮肤弹性差,黏膜干燥,与疾病慢性消耗、食欲差、幽门梗阻或化疗所致的恶心、呕吐有关。

2.疼痛　上腹隐痛不适,晚期疼痛持续不能缓解,上腹偏右压痛,与肿瘤浸润或膨胀性生长有关。

3.活动无耐力　自诉无力、活动后气促、胸闷、出汗,下床活动行动困难,与疼痛、食欲不振、慢性失血有关。

4.预感性悲哀　沉默寡言,伤心哭泣,拒绝与人交谈,治疗护理不合作,与疾病已至晚期有关。

5.潜在并发症——出血　大便隐血试验阳性,血小板计数减少易发生出血现象,与肿瘤类型、化疗药物的作用有关。

三、护理目标

1.疼痛降低至最低限度。

2.家属予以心理支持,病人情绪稳定。

四、护理措施

（一）疼痛的护理

1.观察病人疼痛的部位、性质及持续时间。

2.提供安静的环境,给予舒适的体位。

3.听音乐,看书报、电视,与人交谈等方法,可分散疼痛时的注意力。

4.晚期病人疼痛剧烈时,按医嘱使用止痛剂。

（二）心理护理

面对胃癌的诊断,病人情绪上常有否认、愤怒、不妥协、哀伤的情形发生,有的甚至拒绝治疗;患者表现为焦虑、无助,有的甚至挑剔医护活动。护理人员应做好病人及家属的心理疏导工作,并注意如下:

1.经常与病人交谈,提供一个安全、舒适、单独的环境,给予病人表达情绪的机会和时间。

2.耐心倾听病人及家属的表白,当病人表现悲哀等情绪时,应表示理解。

3.在作检查、治疗和护理前,要依据病人的了解程度给予说明,并注意保护性医疗。

4.鼓励病人或家属参与治疗和护理计划的决策过程。

5.寻找合适的支持系统如建议单位领导或同事给予关心,鼓励家庭成员进行安慰,必要时陪伴病人。

五、评价

1.病人疼痛得到处理后已降至最低限度。

2.病人情绪稳定,积极配合治疗护理。

（李　峰）

第四节　结肠癌

结肠癌是常见的恶性肿瘤之一。好发于 30～50 岁,男性较多见,男女之比约为 1.1～3.4：1,肿瘤发生部位大多在乙状结肠和直肠。结肠癌的病因尚不完全清楚,可能与饮食、结肠息肉、慢性结肠炎、遗传等因素有关;临床表现为排便习惯与大便性状的改变、腹痛、腹部肿块、直肠肿块、进行性贫血、低热等。治疗的关键在于早期发现与早期诊断,治疗方法有外科手术治疗、化学治疗、放射治疗及支持治疗。

一、护理评估

（一）健康史

1.饮食因素:流行病学研究发现,结肠癌在世界不同地区的发病率差别很大,发病与环境、生活习惯尤其是饮食方式有关,摄取高脂肪、精致食物为主、粗纤维不足者,发病率高。

2.结肠息肉者较无结肠息肉者的发病率高 5 倍。家族性多发性肠息肉病者,癌变率更高。

3.慢性溃疡性结肠炎者,结肠癌发生率较一般人高,但较结肠息肉低。

4.结肠癌阳性家族史者,本病发生率较一般人高出约 4 倍。

（二）身心状态

结肠癌起病隐匿,早期仅见粪便隐血阳性,随后因肿瘤发生部位的不同而出现如下症状:

1.排便习惯改变。

2.粪便性状改变。

3.腹痛。

4.腹部或直肠肿块。

5.全身情况:低热,贫血,晚期病人有进行性消瘦、恶病质、黄疸和腹水等表现。

一般结肠下段或直肠癌肿常以血便为突出表现,或有痢疾样脓血便、里急后重,大部分病人诉大便习惯改变。由于常并发肠梗阻而引起腹绞痛,伴有腹胀、肠鸣音亢进与肠型,直肠指检发现质地坚硬、表面呈结节状的肿块,肠腔狭窄。引起环形狭窄的癌多在左侧。

右侧结肠周径大,以吸收水分的功能为主,息肉型癌好发于此侧,常表现为贫血、低热、厌食、体重减轻、右腹钝痛,中晚期可在右腹摸到质坚、表面呈结节感的肿块。合并感染时有压痛,大便无明显粘液或脓血,表现为腹泻或糊状大便,或腹泻与便秘交替。

(三)实验室和其他检查

1.内镜检查　将内镜插入直肠和结肠,观察病变的部位、形态,同时进行活检,以此获得确诊。目前,临床上多采用纤维结肠镜检查。

2.影像学检查

(1)X线钡剂灌肠检查:显示肿瘤的部位与范围,有钡剂充盈缺损、肠腔狭窄、黏膜皱襞破坏等征象。

(2)计算机X线体层摄影(CT)、磁共振成像(MRI)或直肠内超声检查,显示结肠癌的肠壁与肠外浸润深度及淋巴结有无转移。

3.血清癌胚抗原检测　用放射免疫法进行检测,作定量动态观察,对结肠癌手术效果的判断与术后复发的监视有价值。

二、护理诊断

1.营养失调——低于机体需要量　贫血,进行性消瘦,体重减轻,与疾病慢性消耗、解血便、肠梗阻有关。

2.疼痛　左侧结肠、直肠癌者因伴发肠梗阻而致腹绞痛,右侧结肠癌者右腹钝痛与肿瘤糜烂、坏死,与继发感染使肠蠕动增加、肠曲痉挛及肠梗阻有关。

3.知识缺乏　对病情、治疗、护理进行猜疑,多问并寻找有关资料,与缺乏信息来源和指导有关。

4.自我形象紊乱　害怕交际,精神萎靡,与造瘘口的建立有关。

三、护理目标

1.病人了解本病的原因、症状、治疗与护理计划。

2.病人能自行护理造瘘口,重新参与社交活动。

四、护理措施

(一)指导病人术后康复护理

1.鼓励病人对疾病及疾病的治疗、护理计划提问,以了解病人对疾病知识的认知程度。

2.与病人及家属共同制定适宜的学习计划,并按计划实施。

3.教会术后病人有关的康复知识

(1)有造瘘口者应知道平衡膳食的方法,某些可能引起肠胀气和粪臭味增加的食物如土豆、洋葱、鸡蛋、鱼等,宜少食。

(2)教会病人排空和更换人造肛门袋的方法。

(3)教会病人造瘘口皮肤的护理方法。

(4)帮助病人掌握臭味的管理方法,以增加其自信心。

(5)让病人了解进一步治疗的必要性,如放疗、化疗等。

(6)嘱病人定期复查,以保证生活质量。

(二)帮助病人恢复社交的自信心

1.给病人讲解造瘘的必要性,使其能正确对待术后生活的改变。

2.教给病人有关人造肛门袋的排空和更换知识时,应注意场所的隐蔽性。

3.向家属说明情况,鼓励家属正确对待病人的形象改变,如妻子或丈夫在护理人工肛门时不表示厌恶。

4.鼓励病人尽量多走动,鼓励家人和朋友多探视。

5.协助患者接受别人的帮助,为其提供机会与有同样经历的人接触和交往。

6.帮助病人重新设计自我形象及生活方式,以恢复其自信心。

五、评价

1.病人每天均获得足够的营养,皮肤弹性好。

2.病人疼痛减轻。

3.病人学会正确护理结肠造瘘口,如食物的选择、肛门袋的处理等。

4.病人已恢复自信心,能正常与人交往。

(李　峰)

第五节　食管癌

食管癌80%～85%的病例分布在发展中国家,以鳞状上皮癌为主。食管癌患者就诊时65%～70%病情已到晚期,因此早发现、早诊断、早治疗仍是目前食管癌防治的重点。

【流行病学】

1.发病率、病死率及流行趋势

(1)发病率:据 D.M.Parking 报道世界上食管癌发病率居恶性肿瘤发病的第 8 位,其中男性世界标化发病率 11.5/10 万,居第 6 位,女性世界标化发病率 4.7/10 万,居第 9 位。我国处于世界上食管癌相对高发的地带,但不同地区食管癌发病率相差悬殊,1993～1997 年河北省磁县男性世界标化发病率是广西省扶绥县的 52 倍。

(2)病死率:D.M.Parking 报道显示,世界上食管癌病死率居恶性肿瘤死亡的第 6 位,其中男性病死率 9.6/10 万,居第 5 位,女性病死率 3.9/10 万,居第 8 位。我国是世界上食管癌病死率最高的国家之一。

(3)流行趋势:我国自 20 世纪 60 年代末开始在食管癌高发区先后建立了一些防治现场,经过几十年的积极防治,近几年高发区磁县、林州、盐亭县等防治现场食管癌发病率和病死率均有下降趋势。近 30 年来,西方国家食管腺癌发病率明显上升,认为与 Barrett 食管有关。

2.人群分布

(1)年龄:发病率随年龄的增长而增高,40 岁以下者罕见,40 岁以上呈直线上升趋势,80%在 50 岁以上发病,70 岁达到高峰。

(2)性别:发病率和病死率一般为男性高于女性,但在高发地区,男女发病率并无明显差异。

(3)种族:不同种族的发病率有明显差异。美国的黑种人高于白种人;亚洲的中国人、日本人高于欧洲人、美洲人;犹太人比较少见。我国新疆哈萨克族居民的食管癌发病率最高。除此之外,我国食管癌发生的组织学也与西方国家存在明显差别,我国食管恶性肿瘤 90%以上为食管鳞状细胞癌,而西方国家的食管恶性肿瘤多为食管腺癌。

3.地理分布　食管癌高发区一般位于水源缺乏、土地贫瘠、饮食缺乏营养的贫困地区。我国有几个食管癌高发区:①华北三省交界的太行山区(河南林县、河北磁县、山西阳城县);②川北地区(四川盐亭县);③苏北地区(江苏扬中县);④鄂皖交界的大别山区(潢县、麻城县);⑤秦岭高发区(丹凤县、嵩县等);⑥闽粤交界地区(广东汕头、福建南安县);⑦新疆哈萨克族居住地区(里托县)。

4.分子流行病学　我国学者在食管癌高发区做了大量工作,认为食管癌和其他癌症一样,是由于相互作用的多基因变异所引起的复杂性疾病,这种疾病可能还是环境差异的反映以及基因-环境相互作用的结果。一些研究结果证明,叶酸生物转化基因、致癌物代谢基因、DNA修复基因和细胞周期控制基因的遗传变异涉及食管癌的发生或发展。这些食管的分子流行病学研究为了解低外显度基因遗传多态在食管癌病因学上的作用做出了重要的贡献,需要进一步研究。

【病因学】

到目前为止,食管癌的确切病因尚未阐明,但根据流行病学的大量资料和近年来实验室的广泛研究,已取得很大进展,特别是对高发区人体内外环境的研究,对提示病因和发病条件,提供了越来越多的线索和科学依据。

1.社会经济状况　包括收入水平、受教育程度、职业 3 个层面。社会经济状况越低的人群,患食管癌的风险越大。高发区大都是在发展中国家的贫困地区,自然条件艰苦。

2.生活行为方式

(1)吸烟、饮酒:1990年WHO的报道《膳食、营养与慢性病预防》指出"流行病学研究清楚地表明饮酒与食管癌的发生有关,吸烟也能引起食管癌。"吸烟是直接起作用,主要是烟雾和焦油中含有多种致癌物质。乙醇在人体内的代谢产物乙醛是比较肯定的致癌物,或者作为致癌物的溶剂起作用。国外有研究表明,大量饮酒与食管癌的发生密切相关,然而我国食管癌高发区,如林县,数代人无饮酒习惯,故乙醇在我国食管癌发病学中的作用程度尚需进一步研究。

(2)饮食习惯:不良饮食习惯可加重对食管黏膜的物理刺激并造成损伤,使之发生炎症甚至可能引起不典型增生。

(3)烫食:国际癌症研究中心评审结果认为,饮用温度很高的饮料会增加患食管癌的危险性,其作用机制可能是通过烫伤上皮组织,造成癌的易感和促进因素。我国晋中地区常喝热粥的居民的食管癌发病率明显高于无此习惯者。

(4)腌制食品:酸菜、腌肉等腌制食品制作过程中产生的N-亚硝基化合物是致癌和促癌因素。我国高发区河南林县、四川盐亭和江苏扬中等地普遍食用腌酸菜。此外,酸菜中含有大量的白地霉菌,霉菌可促进硝酸盐还原为亚硝酸盐。

(5)营养:①膳食结构单一。主要为新鲜蔬菜或水果摄入少、谷物占的比例大、优质蛋白质摄入少。谷物本身并未增加患食管癌的危险性,但由于谷物作为主食摄入比例大,造成副食种类少、数量少,来自蔬菜、水果、肉类、奶类、豆类的营养素摄入相应减少,导致某些必需营养素缺乏。②微量元素缺乏。我国华北地区食管癌高发区的土壤、饮水和粮食作物中微量元素钼、锌、铁、铜、铅、钛、镁、氟等的含量都相对较低,而这些微量元素是某些氧化酶和亚硝酸盐还原酶的重要组成部分,对生长发育、组织的创伤修复有一定的影响。

3.遗传因素　食管癌的发生有家族聚集现象。在我国高发区山西阳城,遗传度达到49.20%,可以看出,如果亲代患食管癌,其子代患食管癌的风险增高。但是高发区食管癌的遗传度差别却很大(18%～93%),提示在共同环境暴露的情况下,易感的基因对食管癌的发生有一定的作用。一般来说,家庭成员有共同的生活环境和相似的生活习惯,环境和遗传的作用很难区分,可以说是外环境与机体交互作用的结果。

【病理学】

1.大体分型　指对原发瘤大体标本外观形态学的肉眼分型,因其不考虑肿瘤侵犯的深度、组织学分类及有无淋巴结转移等,故不能作为预后因素。早期食管癌指的是原位癌和早期浸润癌,病变往往比较局限,按其形态可分为隐伏型、糜烂型、斑块型和乳头型。中晚期食管癌的按肉眼形态可分为髓质型、蕈伞型、溃疡型、缩窄型和腔内型。其中髓质型所占比率最高。少数中晚期食管癌不能归入上述各型者,称为未定型。

2.组织学分型　食管癌在组织学上有鳞状细胞癌、腺癌、小细胞癌及腺鳞癌等类型,其中以鳞状细胞癌最多见,约占食管癌的90%以上,腺癌次之。大部分腺癌的发生多起源于Barrett食管化生的腺上皮,其发生与长期反流性食管炎有关,极少数来自食管黏膜下腺体。原发性食管腺癌在我国少见,欧美文献报道比我国高。早期食管癌组织学表现主要是由鳞状上皮的不典型增生演发为原位癌,进而演进为早期浸润癌。中晚期食管癌为浸润性癌,癌组织浸润肌层或穿破纤维膜向外侵犯邻近脏器或有局部、远处转移。判断浸润癌的分化程度,通常采用三级分法:Ⅰ级称为高分化,癌组织分化良好,恶性度低;Ⅱ级称为中分化,癌组织分化较Ⅰ级差,恶性度高;Ⅲ级称为低分化,癌组织分化较Ⅱ级更差,恶性度更高。

【扩散与转移】

1.直接蔓延 上段癌可侵入喉部、气管和颈部软组织;中段癌多侵入支气管、肺;下段癌常侵入贲门、膈和心包等处。受浸润的器官可发生相应的并发症,如大出血、化脓性炎及脓肿、食管-支气管瘘等。

2.淋巴转移 上段癌常转移到食管旁、喉后、颈部及上纵隔淋巴结;中段癌多转移到食管旁及肺门淋巴结;下段癌常转移到食管旁、贲门及腹腔淋巴结,有10%的病例可转移到颈深和上纵隔淋巴结。值得注意的是,侵入食管黏膜下层的癌细胞可通过淋巴管网在管壁内扩散,在远离原发灶的黏膜下形成微小转移灶。

3.血行转移 主要见于晚期食管癌患者,以转移至肺及肝最为常见。

【临床表现】

1.早期症状 多数早期食管癌无症状,或偶尔出现神经刺激症状,常为一过性。一般肿瘤侵犯小于1/3食管周径时,患者可进普食,但大口吞咽时会发噎。常见以下4组症状:①进食时有轻微的哽噎感;②进食时时胸骨后疼痛;③进食时食管内异物感;④胸骨后闷胀、隐痛、烧灼感或不能详述的不适。以上症状常间断出现,可呈缓慢地、进行性加重,有些可持续数年。

2.进展期症状 在食管癌的进展期,因肿瘤进一步增大,超过食管周径的2/3以上时,会引发一系列症状:①进行性吞咽困难是最常见也是最典型的临床表现,占95%,开始时哽噎症状间断出现,但很快逐渐加重,发展至进半流质、流质饮食甚至滴水不入;②下咽时胸骨隐痛、灼痛较为常见;③进食后呕吐;④体重减轻。

3.晚期症状 多由食管癌引起的并发症或出现转移所引起,如肿瘤侵犯喉返神经引起声嘶、侵犯膈神经或膈肌引起呃逆、压迫气管引起呼吸困难等。相邻器官并发穿孔时,可发生食管支气管瘘、纵隔脓肿、肺炎、肺脓肿及主动脉穿孔大出血。骨转移、肝转移、胸腹腔转移时出现骨骼疼痛、肝大、黄疸及胸腹腔积液等。

【辅助检查】

1.食管拉网细胞学检查 主要用于食管癌高发区无症状人群普查,结合细胞涂片检查,可使诊断阳性率增加10%。

2.食管钡剂造影 是食管癌早期诊断的重要手段,方法简便,患者痛苦小。

3.食管内镜检查 通过纤维食管镜可对食管黏膜进行观察,直视病变部位,通过刷检细胞学和病理切片活检,可确诊食管癌。如果中晚期食管癌病变位于胸上段或颈段,应在做食管镜检查的同时做纤维支气管镜检查,以观察气管、支气管有无受侵。

4.超声内镜检查(EUS) 可对早期食管癌病灶较准确地判断浸润深度,正确鉴别黏膜内癌和黏膜下癌,及其有无周围淋巴结转移等情况,是选择内镜治疗或外科手术治疗的重要参考指标。同时,EUS可准确判断进展期食管癌病变浸润深度、周围器官侵及和淋巴结转移情况,对于手术方案的选择、预后判断和随访等有重要意义。

5.CT　对于判定病变范围、淋巴结受累及转移情况,癌肿与周围组织关系有所帮助。

6.B超　用于发现肝、脾等脏器有无转移、腹膜后有无转移淋巴结等。

7.放射性核素检查　目前多采用PET-CT,是正电子发射型计算机断层显像(PET)和X线计算机断层扫描(CT)两种技术融合在一起的产物,是核医学分子影像与CT影像相结合的高科技结晶,其对食管癌的诊断灵敏度和特异度均达90%以上,提高了对食管癌患者分期的准确度;

【治疗要点】

1.手术治疗　内镜下黏膜切除术(EMR)是发展较快且应用较为广泛的一种早期食管癌的治疗方法。这种方法可以为病理提供完整切除标本,便于术后病理的进一步诊断以决定是否需要进一步治疗。EMR治疗早期食管癌的随访结果表明,5年生存率为95%～100%。但EMR治疗食管癌前病变的长期效果仍有待于进一步的长期随访观察结果。此外,EMR仍存在一定的局限,如何术前准确判断病变的浸润深度和淋巴结转移,如何减少术后病变的复发,仍是目前较难解决的问题。近年来,内镜超声的应用可以有效判断病变的浸润深度,可以对EMR的治疗起到一定的指导作用,但内镜超声对淋巴结转移诊断的准确率仍较低,早期病变术前诊断的技术与方法仍需要进一步的改进。

手术切除是食管癌治疗的主要手段,手术常用路径包括:①左胸后外侧切口食管切除术,适用于下段食管癌(主动脉弓下吻合)及气管隆突平面以下的中段食管癌(主动脉弓上吻合),是最常采用的经典术式;②左颈、左胸切口食管切除术,适用于食管中、上段癌(肿瘤上界一般在距门齿28cm处以上)需行颈部吻合的病例;③右胸后外侧、上腹二切口食管切除术,适用于胸中段食管癌(肿瘤上界一般在距门齿28cm处以下)可行胸内吻合的病例;④左颈、右胸、上腹三切口食管切除术,适用于食管中、上段癌;⑤结肠代食管术,适用于胃不能利用(如胃大部切除后等),再次手术(如胃代食管手术失败等),以及肿瘤位于上段食管;⑥空肠移植食管重建术,适用于胃或结肠有器质性疾病而不能用以替代食管者;⑦非开胸食管切除术,包括食管内翻拔脱术和经裂孔食管切除术,主要适用于较小的颈段、腹段食管癌以及胸段的早期食管癌有开胸禁忌证者,此种手术方式不能进行胸内淋巴结清扫,对于是否适合于食管恶性肿瘤的外科治疗,一直存在着争议。

随着外科技术的发展及手术设备的改进,现代微创外科已成功应用于食管癌的诊断及治疗。已有报道表明,电视辅助胸腔镜食管癌切除,特别是同时联合经腹腔镜游离胃时,可以明显降低心肺并发症的发生率,减少手术死亡率。

2.综合治疗　国际上综合治疗还处于临床试验阶段,国内迄今尚无大协作、大规模和有计划的前瞻性临床随机试验。食管癌的综合治疗包括以下几方面:

(1)术前放疗:可使肿瘤缩小,与周围器官的癌性粘连转为纤维性粘连,局部淋巴结转移得到控制,从而提高手术切除率。

(2)术前化疗:又称"新辅助化疗",目的是降低肿瘤活性,消除微小转移灶,降低肿瘤T及N分期,提高手术切除率。但是术前化疗药物选择的盲目性和不良反应,以及围术期死亡也是棘手的问题。

(3)新辅助治疗——术前联合放化疗:目前,食管癌辅助治疗中,同期放化疗所取得的效果最为显著。首先放化疗可同时兼顾肿瘤局部和可能存在的微转移灶,其次化疗药物如 DDP 和 5-FU 等具有增加肿瘤细胞对放疗的敏感性,同期使用可加强局部控制的力度,减少放疗剂量以减低毒性反应,提高治疗依从性和治疗效果。

(4)术后放疗和化疗:对Ⅲ期患者于术后 3～6 周行放疗,有助于加强局部控制,减少复发机会,比单一手术生存率提高。对于预防和治疗肿瘤局部复发和全身转移来说,化疗是目前唯一确切有效的方法,但是对食管癌进行系统性的术后辅助化疗的临床研究报道甚少。

【护理措施】

1.专科护理评估　食管癌患者多由于吞咽困难和疾病消耗,存在不同程度的营养不良,入院后应评估患者吞咽困难的程度、当前饮食情况及营养情况,并根据病情合理安排患者饮食,提供高蛋白、高热量、高维生素、易消化的流食或半流食。对吞咽困难严重者应遵医嘱给予肠外营养治疗,改善机体营养状况,提高患者的手术耐受力。

2.胃肠道护理

(1)术前特殊准备

1)冲洗食管:对于有明显食管梗阻的患者,术前 3d 开始每日置胃管后,以温 0.9％氯化钠溶液或 3％～5％碳酸氢钠溶液冲洗食管,以减轻局部感染和水肿,利于术后吻合口的愈合。

2)结肠代食管术者一般术前 3d 即开始给予少渣饮食,同时口服肠道不吸收的抗生素,以减少肠道细菌。便秘者可给予甘油灌肠剂通便。术前 1d 禁食水,给予聚乙二醇电解质溶液口服,注意观察排便的次数及性状,达到排出液至清水为止。若患者有严重吞咽困难,亦可给予清洁灌肠,以完成消化道的彻底清洁。

(2)胃肠减压:术后胃肠蠕动减慢,胃内容物滞留,易导致胃扩张,影响吻合口愈合。术日及次日需每 2～4 小时用 0.9％氯化钠溶液冲洗胃管 1 次,每次注入不超过 20ml,并能相应吸出;术后第 2 天起,于交接班时进行冲洗,每日 2～4 次。护士须保证胃管通畅及处于负压状态,观察胃液的量和性质是否正常。

3.胸腔闭式引流护理　一般来说,食管手术者常于开胸侧放置 1 根胸腔引流管。引流管的固定、挤压和观察同肺癌章节。

4.输液护理　食管手术术后静脉输液治疗的目的主要为抗炎、补液、营养支持,当输入高渗溶液(＞900mOsm/L)时,推荐使用中心静脉输注。重力滴注的方法影响因素较多,滴速难以控制,有条件时使用输液泵控制输液速度。液体输注期间,护士应勤巡视,及时调节输液速度,防止输液过程中发生意外情况。

5.饮食营养　食管癌手术范围广、创伤大,对心肺功能影响明显,机体应激反应强烈,由此引起的高分解代谢不仅加重了患者的营养不良,而且还可引起患者机体免疫功能抑制和急性炎性损伤,严重影响患者术后的恢复,增加并发症的发生率和病死率。因此,合理有效地提供营养支持有着积极意义。

(1)鼻饲:有研究发现,长期肠外营养支持会导致肠黏膜绒毛萎缩、屏障功能损害、细菌或毒素移位、导致相关感染和代谢紊乱并发症增加以及费用昂贵等问题。有研究证实,食管癌术后早期应用肠内营养较静脉营养能更好地改善患者的营养状况,增加了机体免疫力,减轻炎性反应,缩短住院时间,降低住院费用。故术后早期即应从空肠营养管中鼻饲营养液,鼻饲时患者应取半卧位或坐位,避免营养液反流污染吻合口甚至误吸。营养液的温度为 38～40℃,滴注速度为 100ml/h。护士应注意观察患者滴注营养液后的反应,如有恶心、腹胀、腹泻,应减慢滴速或停止滴注。营养液中酌情加入阿片酊 0.5ml 可减轻腹泻症状。

(2)经口进食:术后第 6 天胃管拔除后,无吻合口瘘的症状,可先试饮少量温开水,若无呛咳、吞咽困难等,自我感觉良好,即严格遵守从流食-少渣半流食-半流食-普通软食的程序。开始进食时宜小口慢咽,流质饮食可每 2 小时 1 次,每次 50～100ml,注意观察患者进食后的反应,若出现胸闷、气促、心率快、发热等表现,应警惕吻合口瘘的发生,及时通知医生。根据食物在食管内受地心吸引力作用的原理,应尽量避免各种卧位进食。为防止反流性食管炎的发生,进食后应取高坡卧位,平时(包括夜间)取斜坡卧位。进食后不能立即躺下或睡觉,应散步或轻微活动,利于胃内容物及时排空。

(3)EMR 后,患者需禁食 3～4d,无出血者 4d 后可进流质饮食,逐渐过渡到半流质及软食。少量多餐,避免辛辣刺激性或粗糙食物。饮食不宜过热,要细嚼慢咽,以免食管梗阻或穿孔。

6.体位护理　术日,患者麻醉未清醒前取去枕平卧位,头偏向一侧,以避免舌后坠或呕吐物、分泌物误吸入呼吸道引起窒息。清醒后应给予垫枕并抬高床头30°,可减轻疼痛,有利于呼吸及引流。术后第 1 天起,患者应取坐位、半坐卧位或不完全健侧卧位,避免手术侧卧位,以促进开胸侧肺组织复张,同时注意定时变换体位,预防压疮的发生。

7.疼痛护理、术后活动、皮肤护理。

8.心理护理　研究表明,食管癌患者围术期均存在不同程度的心理问题,以抑郁和焦虑症状最为明显。通过对 148 例食管癌患者进行了心理评估,结果 89.5％的患者有不同程度的焦虑、抑郁,主要担心手术失败、术后疼痛、经济负担过重、害怕术前安置各种管道等。护士应通过与患者的认真沟通,有针对性地进行特异性指导,纠正认识上的误区,帮助患者减轻焦虑不安或害怕的程度。同时可请手术成功的患者现身说法,帮助消除患者对手术的恐惧,在保护性医疗的前提下,给患者及家属讲解手术的过程及手术前后的配合方法,带领患者参观监护室环境及各种抢救设备,同时亲人给予感情的支持,经济上的保障,消除患者的后顾之忧。

9.并发症的观察

(1)出血、肺栓塞、肺不张。

(2)吻合口瘘:高龄、术前全身营养状况差、免疫功能较差者是发生吻合口瘘的高危人群。颈部吻合口瘘,主要表现为颈部皮下感染、蜂窝织炎,较少出现全身中毒症状。胸部吻合口瘘,主要表现为高热、心率增快、胸闷、胸痛、呼吸困难等全身中毒症状,严重者可产生中毒性休克甚至突然死亡。胸部 X 线检查可见胸腔积液或液气胸。胸腔穿刺可抽出浑浊液体,有时带有臭味。口服亚甲蓝后,胸腔引流液或胸腔穿刺液是否变蓝,是诊断吻合口瘘的常用且简便的方法。

根据吻合口的部位、瘘口大小、发生时间对吻合口瘘进行处理。颈部吻合口瘘一般经过敞开换药、勤换敷料即可,多数患者仍可经口进食,或经胃肠内营养或静脉高营养,多于 2 周左右愈合。对于瘘口较大、胸部吻合口瘘或伴有胃坏死时,处理比较复杂,少数患者甚至需要 2 次开胸清创处理。

在吻合口瘘进行保守治疗期间,护士应协助医师做到:①充分引流,控制感染;②给予肠内或胃肠外营养支持,准确记录出入量;③防治其他并发症,主要为注意防治肺部并发症。此外,还应做好基础护理工作,保证皮肤清洁与完整,指导并鼓励患者进行带管活动,预防压疮的发生。

(3)乳糜胸:乳糜胸是由于胸导管及其属支破裂所致。术后每日引流量在 1000ml 以上,血色不深或呈乳白色为乳糜胸的典型表现,可行胸腔积液苏丹Ⅲ染色,若为阳性,可诊断乳糜胸。

乳糜胸总的治疗原则为,先采取保守治疗,效果不好时再进行手术治疗,结扎胸导管。非手术治疗期间应严密观察引流液的颜色及量,鼓励患者活动,促进肺复张,同时遵医嘱给予肠外营养支持治疗。

10.健康教育　患者出院后饮食应做到:

(1)正常情况下,进食应由稀到干,量逐渐增加。术后 1 个月内以流质、半流质饮食为主;术后 1~2 个月可过渡为软食;术后 2~3 个月后即可恢复普通饮食。

(2)进食以少食多餐为原则,进高蛋白、高热量、高维生素、少渣、易消化饮食。每次不要吃得过饱,可在每日正常三餐外另加餐 2 次。

(3)饮食要规律,避免刺激性食物及生冷食物,避免进食过快、过量、过热、过硬,药片、药丸应研碎溶解后服用,以免导致吻合口瘘。

(4)饭后不要立即卧床休息,要有适当的运动,促进胃排空;睡眠时将枕头垫高,以半坐位或低半卧位为佳;裤带不宜系得太紧;进食后避免有低头弯腰的动作。

出院后仍需关注进食后的反应,出现胸闷、气促、发热等症状及时就诊。

(李　峰)

第六节　原发性肝癌

肝癌高发于东亚、东南亚、东非、中非和南非等。我国属肝癌高发区,居世界首位,我国的沿海(福建同安、广东顺德)和广西扶绥地区发病率明显高于西北和内陆地区。部分城市和农村的肝癌发病率相比较,农村的发病率较高。肝癌病死率在我国占恶性肿瘤死亡的第 2 位,男性仅次于胃癌居第 2 位,女性次于胃癌和食管癌居第 3 位。

原发性肝癌(PLC)为全球第五大常见恶性肿瘤,每年约有 50 万新发肝癌患者,病死率位居恶性肿瘤的第 3 位。我国肝癌的病死率居恶性肿瘤的第 2 位,占全世界肝癌死亡人数的 45％。

资料表明,高发区肝癌中位年龄较低,低发区则较高,说明致肝癌因素在严重流行区主要作用在幼年阶段,经 20~40 年而发病,故肝癌是侵犯中壮年的主要恶性肿瘤之一。

肝癌病程进展较快,肝细胞癌早期诊断率低,确诊时多已到中晚期,如不给予积极治疗,自然病程较短。巴塞罗那临床肝细胞癌分期:早期 5 年生存率为 20％,中期、晚期和终末期自然病程分别为 16 个月、6 个月和 3~4 个月。早期肝癌手术切除后,5 年生存率可达 79.8％~

85.3％,所以早期诊断和积极治疗必将改善肝癌患者的预后。

【病因学】

原发性肝癌的病因至今尚不十分清楚,依据流行病学调查、临床观察和试验研究发现,可能与以下因素有关。

1.病毒性肝炎、肝硬化与肝癌　临床研究发现,肝硬化发生肝癌的概率为 9.9％～16.6％。乙型和丙型肝炎病毒感染与肝癌关系密切,我国肝癌患者血中约 90％可查出乙肝标记物,查出丙肝抗体为 10％～30％。甲型肝炎基本上与肝癌无关。

2.黄曲霉毒素与肝癌　现已证实,黄曲霉毒素是迄今发现的最强的致肝癌物,富含于发霉的花生和玉米中,这种物质耐热,煮沸也难破坏。肝癌高发区患者多有吃花生类制品和霉变玉米的生活情况。

3.其他　因素农村中饮水污染(饮用沟塘水),吸烟、饮酒、遗传,微量元素(低硒、钼、锰、锌和高镍、砷)等因素都与肝癌发生率存在关联。

尽管肝癌的病因尚未完全清楚,但针对上述初步发现,对肝癌的一级预防仍是"改水、防霉、防肝炎"的七字预防方针。

【分子生物学】

肝癌的发生发展是一个多因素、多阶段的过程。其根本的变化是多种基因导致肝细胞遗传学特征的改变。可能有多个癌基因在不同时期的激活,并可能有多个抑癌基因的失活。肝癌发生的分子生物学基础包括:染色体畸变、癌基因的激活、生长因子及其受体的异常、抑癌基因的失活等。肝癌已发现的癌基因激活包括 N-ras、H-ras、C-myc、c-fos、c-ets-2。已发现的抑癌基因失活包括 p53、TRR、CDKN2 等。

【病理】

原发性肝癌的大体分型可分为以下四型。

1.结节型　最为常见,多伴有肝硬化。通常肿瘤直径＜5cm,又可分为单结节、融合结节和多结节三个亚型。单结节指单个癌结节,边界清楚,有包膜,周边常见小卫星结节;融合结节指边界不规则,周围结节散在;多结节指癌结节分散于肝脏各处,边界清楚或不规则。

2.块状型　肿瘤直径＞5cm,其中＞10cm 者为巨块型。较少伴有肝硬化或硬化程度较轻微。

3.弥漫型　癌结节小,成弥漫分布,全肝满布无数灰白色点状结节,肉眼难以和肝硬化区别。

4.小癌型　单个癌结节直径＜3cm,或相邻两个癌结节直径＜3cm,通常边界清楚,常有明确包膜。

从病理组织上可分为三类:肝细胞型、胆管细胞型和两者同时出现的混合型,我国绝大多数原发性肝癌是肝细胞肝癌,占 90％以上。另外,近年发现一种特殊组织学类型的肝细胞肝癌——纤维板层肝癌,多见于青年人,单个结节,生长较慢,少有 HBV 感染,少合并肝硬化,预后较好,西方国家多见。

【临床分期】

对肝癌的最新分期方案为国际上公认的 TNM 分期法,有统一评判疗效的重要价值。

1.TNM 分级

T	肿瘤
T₁	单个肿瘤,无血管侵犯
T₂	单个肿瘤,有血管侵犯,或多个肿瘤但无病灶>5cm
T₃	多个肿瘤,任一病灶>5cm,或肿瘤侵犯肝门静脉或肝静脉的任一分支
T₄	肿瘤直接侵犯邻近器官,除外胆囊或脏腹膜的突破
N	区域淋巴结
Nₓ	不能评估的区域淋巴结转移
N₀	无区域淋巴结转移
N₁	有区域淋巴结转移
M	远处转移
Mx	不能评估的远处转移
M₀	无远处转移
M₁	有远处转移

2.TNM 分期

分期	形态学			
早期	Ⅰ期	T_1	N_0	M_0
中早期	Ⅱ期	T_2	N_0	M_0
中晚期	Ⅲa 期	T_3	N_0	M_0
	Ⅲb 期	T_4	N_0	M_0
	Ⅲc 期	T 任何级	N_1	M_0
晚期	Ⅳ期	T 任何级	N 任何淋巴状态	M_1

【临床表现】

在肝癌的早期,多无任何自我感觉,通常是通过甲胎蛋白检测普查发现而作出诊断。中晚期肝癌患者才有明显的自我感觉,其起病症状以肝区疼痛为最多,其次是上腹发现肿块、食欲减退、发热、消瘦、乏力、腹胀、急腹痛等。如发现上腹巨块型或多结节肿块、上腹肝区疼痛、食欲减退、体重减轻和乏力等,则要考虑肝癌的可能。

1.肝区疼痛 有 50% 以上的患者以此为首发症状,多为持续性钝痛、刺痛或胀痛。主要是由于肿瘤迅速生长使肝包膜迅速增加所致。位于肝右叶顶部的癌肿累及横膈,则疼痛可牵涉至右肩背部。当肝癌结节发生坏死、破裂引起腹腔内出血时,则表现为突然引起右上腹剧痛或压痛,出现腹膜刺激征等急腹症表现。

2.全身和消化道症状 早期常不引起注意,主要表现为乏力、消瘦、食欲减退、腹胀等。部分患者可伴有恶心、呕吐、发热、腹泻等症状。晚期则出现贫血、黄疸、腹水、下肢水肿、皮下出血及恶病质等。

3.肝大 为中晚期肝癌最常见的主要体征,约占 95%。肝大呈进行性,质地坚硬,边缘不规则,表面凹凸不平呈大小结节或巨块。癌肿位于肝右叶顶部者可使膈肌抬高,肝浊音界上升。在不少情况下,肝大或肝区肿块是患者自己偶然扪及而成为肝癌的首发症状的。肝大显著者可充满整个右上腹或上腹,右季肋部明显隆起。

【诊断要点】

采用甲胎蛋白检测和 B 超等现代影像学检查,诊断正确率可达 90％以上,有助于早期发现,甚至可检出无症状或体征的极早期小肝癌病例。

1.定性诊断

(1)血清甲胎蛋白测定:本法对诊断肝细胞癌有相对的专一性。应用琼脂扩散法或对流免疫电泳法等低敏的检测方法,阳性率约为 70％。采用高敏方法,如火箭电泳自显影或反向间接血细胞凝集法测定,可提高阳性率,并可广泛应用于普查以发现无症状的早期患者,但出现假阳性的机会也随之增加。如高低敏检测方法配合对照并做动态观察,诊断的正确率可达 90％以上,如 a-FP 对流免疫电泳法持续阳性或定性＞500μg/L,并能排除妊娠、活动性肝病、生殖腺胚胎性肿瘤等,应考虑为肝细胞癌。

(2)血液酶学及其他肿瘤标记物检查:肝癌患者血清中-谷氨酰转肽酶、碱性磷酸酶和乳酸脱氢酶同工酶等可高于正常。此外,原发性肝癌患者血清中 5′-核苷酸磷酸二酯酶等的阳性率亦较高。但由于缺乏特异性,多作为辅助诊断。

2.定位诊断

(1)超声检查:采用分辨率高的超声显像仪检查,可显示肿瘤的大小、形态、所在部位以及肝静脉或肝门静脉内有无癌栓等,其诊断符合率可达 84％,能发现直径 2cm 或更小的病变,是目前有较好定位价值的非侵入性检查方法。

(2)放射性核素肝扫描:对肝癌诊断的阳性符合率为 85％～90％。但对于直径＜3cm 的肿瘤,不易在扫描图上表现出来。采用放射性核素发射计算机体层扫描(ECT)则可提高诊断符合率,可分辨 1～2cm 病变。

(3)CT 检查:可检出直径 2cm 左右的早期肝癌,应用增强扫描可提高分辨率,有助于鉴别血管瘤。对肝癌的诊断符合率可达 90％。

(4)选择性腹腔动脉或肝动脉造影检查:对血管丰富的癌肿,其分辨率低限约 1cm,对＜2cm 的小肝癌其阳性率可达 90％,是目前小肝癌定位诊断检查方法中最优者。

(5)X 线检查:腹部透视或平片可见阴影扩大。肝右叶的癌肿常可见右侧膈肌升高、活动受限或呈局限性凸起。位于肝左叶或巨大的肝癌,X 线钡剂检查可见胃和横结肠被推压现象。

(6)磁共振成像(MRI):诊断价值与 CT 相仿。

(7)肝穿刺行针吸细胞学检查:有确诊意义,目前多采用在 B 超引导下行细针穿刺,有助于提高阳性率,但有出血、肿瘤破裂和针道转移等危险。对经过各种检查仍不能诊断,但又高度怀疑或已经定性诊断为肝癌的患者,必要时应做剖腹探查。

【治疗要点】

1.肝癌的外科治疗

(1)手术适应证:随着外科技术的不断改进、提高及相关学科的进步,肝癌切除手术的风险已经逐步下降,各种手术的死亡率平均为 5％以下,为了降低手术死亡率及并发症的发生、提高疗效,临床应严格掌握手术适应证。

1)肝有实质性占位病变:依据 B 超、CT、MRI 等影像学检查中任何一项提示肝确实存在实质性占位病变,并且具有切除指征。强调各种影像学检查的结论应该一致或近似,因各自均有一定的局限性,故各种检查相互配合,并配合实验室检查结果明确术前诊断。

2)临床诊断不能排除肝癌,个别肝癌并无典型表现,甚至酷似良性病变。但当怀疑恶性肿瘤时,不应等待观察,应探查切除,以免延误治疗时机;

3)肿瘤单发或局限:一般单发肿瘤手术效果最好,可考虑以段为单位切除。如肿瘤2个以上,但局限于半肝之内,可考虑行半肝或行大半肝切除。如肿瘤位于两处,相距甚远且较局限,也可考虑行两处段切除。但肿瘤多个且广泛者,通常手术将加速病情发展。

4)肝硬化 Child A 级:严重肝硬化往往伴肝萎缩、肝功能欠佳及肝门静脉高压,此类患者不能耐受肝切除时出血、输血、肝门阻断等对肝的打击。故对此类患者,甚至小肝癌只需小块肝切除者也应极为慎重。

5)肝功能正常:A/G>1.5,总蛋白>65g/L,血清总胆红素(TB)<25μmol/L,凝血酶原时间(PTT)>75%。

6)胆碱酯酶正常或接近正常、肾功能正常、无肝门静脉主干癌栓、无远处多发转移、腹水量少(<500ml)等皆为肝癌手术适应证。

(2)手术禁忌证:在一些情况下,手术风险加大、死亡率高,并不能延长生存期。下列情况不宜手术:严重肝硬化或肝萎缩、严重肝功能异常、肝细胞性黄疸、腹水、肿瘤过大余肝较少、肿瘤广泛播散或散在多结节型、肝门静脉主干及肝内门静脉同时有癌栓、远处多发转移、其他严重心肺肾等疾病。

对部分条件较差的患者可积极准备条件,待时机成熟,再行手术切除。但对绝大多数患者,应果断放弃手术,改用其他姑息性外科或非手术方案。

(3)术前检查与准备:充分地术前检查及准备是减少手术并发症及提高疗效的重要因素之一。

1)术前常规检查:血常规、出凝血时间及血小板计数、尿常规、粪常规及隐血、肝功能、血清AFP、病毒指标、肝肿瘤标记物、血糖、胸部X线片、心电图等。

2)肝功能的半定量检测:除了肝的常规功能检测外,还有一些肝的半定量功能检测也可从不同程度反映肝的功能。如吲哚氰绿试验(ICG)、利多卡因代谢试验(MEGX)、氨基比林呼吸试验、口服葡萄糖耐量试验和胰高血糖素负荷试验、半乳糖清除能力试验等已在临床上应用,其中 ICG 和 MEGX 在临床研究较多,日本、欧美等国家和中国香港地区将其与总胆红素或肝残余体积测定结合,用于临床上肝功能的评估。

ICG 是一种色素,静脉注射后选择性地被肝细胞摄取,在逐步排入胆汁中,它不从肾排泄,也不参加肝肠循环,是反映肝储备功能的理想指标。此试验能够客观地反映肝储备功能,对外科术式的选择、手术时机的确定有较高的价值。ICGR 15 正常值<12.1%,ICGR>40%或ICGRmax<0.4mg/(kg·min)禁忌各类肝切除术。

(4)术式的选择:应根据患者全身情况、肝硬化程度、肿瘤大小和部位以及肝代偿功能等而定。可分为肝叶切除、半肝切除、三叶切除、肝段或次肝段或局部切除。肝切除手术中一般至少要保留正常肝组织的30%,对有肝硬化者肝切除量不应超过50%。

(5)肝移植在肝肿瘤的应用:Ring 总结肝癌肝移植术后5年生存率仅为15.2%,由于慢性排异、感染和外科并发症,仅有少数病例可长期生存。对晚期、进展期肝癌是否行肝移植有待进一步探讨。

2.肝癌的综合治疗　肝癌的综合治疗在肝癌的治疗中占有重要地位。尽管肝癌的外科治疗取得了显著的进步,但50%以上的肝癌仍不能应用外科手术切除,除外科治疗外还包括介入治疗、生物治疗、中医药治疗、放射治疗、全身化疗、激素治疗和基因治疗等,对晚期肝癌可以起到姑息性治疗的作用,提高生存质量和延长生存期。

(1)肝癌的介入治疗:以往治疗对象主要为不能手术的中晚期肝癌,近几年来对小肝癌的治疗也取得一定进展。而且,介入治疗已经从单一的动脉灌注化疗栓塞发展成一个多种方法并举、标本兼治的较完整的治疗系统。

1)动脉化疗栓塞的适应证:主要依据肿瘤的分期、肝功能情况以及患者的体质而定,肝功能 child-pugh 分类法应该作为介入治疗评价危险性及预测疗效的一项重要指标。适应证为:小肝癌;肿瘤较大不宜行Ⅰ期根治手术,可先行介入治疗,待肿瘤缩小后行Ⅱ期根治性手术切除;肝癌根治术后行肝动脉化疗栓塞治疗预防复发,主要作用是进一步清除肝内可能残存的肝癌细胞,首次可在术后4~6周进行,间隔2~4个月重复;由于部位特殊,如肿瘤邻近大血管不宜手术者;中晚期肝癌合并肝门静脉瘤栓,作为姑息性治疗以减轻疼痛,延长生命。

2)动脉灌注化疗原理:动脉灌注化疗与全身化疗相比,前者实际上是局部化疗,可显著提高肿瘤组织药物浓度,全身循环浓度明显降低。由于治疗是将导管选择性插入靶器官的动脉内注射药物,因此到达局部的药物浓度为100%,通过靶器官代谢消耗一部分药物,其余部分经过靶器官静脉回流进入体循环,这时相当于药物从静脉注入,药物以一定的百分比再次进入病变器官,由于药物进入器官时不断地分解排泄,随着不断循环,药物浓度逐渐降低,直到全部清除。

3)动脉栓塞原理及栓塞剂的选择:正常肝组织由肝动脉和肝门静脉供血,其中70%~75%的血来源于肝门静脉。肝癌血供的95%来自肝动脉,而有包膜的肝癌完全由肝动脉供血,非包膜的病灶及浸润性病变同时接受周边肝窦及肝门静脉供血。栓塞肝动脉可以阻断肿瘤的血供,控制肿瘤的生长,使肿瘤坏死缩小,而对正常肝组织影响小。

常用的栓塞剂。①碘化油:是治疗肝癌最常用的栓塞剂,常与化疗药物如 MMC、ADM 等混合使用,虽不一定增加栓塞部位的药物浓度,但可使药物延迟释放形成化学性栓塞。碘化油常用剂量为 10~20ml。笔者认为在治疗中应多使用超液化碘油,它除了有栓塞剂的功能外,还因含有罂粟籽油而具有较强的镇痛作用,克服了国产 40%碘化油在肝癌栓塞中的疼痛难忍的不良反应。②吸收性明胶海绵:属中效类栓塞剂,7~21d 可吸收,安全、无毒、价廉,常用于控制出血。③不锈钢圈:由不锈钢丝制成簧状并盘曲附带织物,主要用来栓塞大分支的动静脉瘘,以及肿瘤破裂出血作肝动脉主干的栓塞。④放射性微球:必备的条件为肿瘤血供丰富,微球能够在肿瘤内大量积聚;正常肝组织内微球分布均匀,以减少因局部放射性核素积聚而造成的肝坏死。

4)不良反应及处理原则:经动脉灌注化疗后出现的不良反应通常比全身化疗轻,常见的反应有轻度恶心、呕吐、食欲缺乏、白细胞下降、脱发、乏力。有效的止吐药物,如昂丹司琼(枢复宁)、格雷司琼(康泉)等可减轻消化道反应;集落刺激因子的应用可以缓解骨髓抑制,提高白细胞。

肝动脉栓塞后最常见的反应是栓塞综合征,上述的症状有可能加重,除此之外还可见发热、腹痛、黄疸、腹水、麻痹性肠梗阻、非靶器官栓塞。上述反应多为一次性,对症处理即可。发热多为肿瘤坏死吸收热,其程度与肿瘤大小、坏死范围相关,并随时间改变而改变,体温可至38～39℃,多为7～14d。疼痛与所用栓塞剂的种类、用量以及患者对疼痛的敏感程度有关,如影响睡眠及日常活动则必须给予强力镇痛治疗。此外,还可以在短期内给予一定剂量的地塞米松缓解肿瘤水肿及发热,吲哚美辛(消炎痛)栓对缓解发热也有一定的作用。动脉栓塞后肿瘤内发生液化坏死,在坏死组织内有细菌增殖,术后应给予抗感染治疗,尤其使用甲硝唑类抗生素可有效防止感染。

(2)肝癌的其他局部治疗:经皮乙醇注射治疗(PEI)、冷冻治疗、射频热治疗技术(RFA)。

(3)肝癌的生物治疗:包括免疫治疗和基因治疗。

免疫治疗包括细胞因子疗法、肝癌抗肿瘤抗体疗法、肝癌抗肿瘤效应细胞疗法和肝癌肿瘤疫苗疗法。

基因治疗是将DNA转染到细胞中,以获得独特的治疗性蛋白的表达。通过使用转基因治疗肝癌有3个途径:免疫刺激、细胞毒作用和基因校正。转基因的潜力是无限的,但目前的研究只是初步的,治疗的效果有待临床确认。

【护理措施】

1.术前护理

(1)心理护理:有研究表明绝大多数肝癌患者发现即为晚期、多有乙肝病史和腹水体征等,因而有不同程度的恐惧、愤怒、抑郁、焦虑、孤独等心理障碍,对健康极为不利。因此,实行全面的身心护理意义重大。护士应掌握心理护理有关知识和基本方法,从整体护理观念出发护理患者,多与患者接触,了解病情及各种心理变化,进行针对性的指导,给患者精神、心理上的支持,使尽快解脱心理负担,树立战胜疾病的信心,维持机体的正常功能状态,提高自身免疫功能,增进治疗所取得的效果。

(2)提高患者对手术的耐受能力:在确定诊断和手术适应证的同时,要全面了解患者的各项检查结果。由于多数患者合并肝硬化,可伴有低蛋白血症或凝血功能障碍。补充蛋白质及改善凝血功能,提高机体对手术的耐受力,预防并发症,加快手术后的康复。同时术前应给予抗生素,预防或控制感染。

(3)呼吸道准备:术后患者常因切口疼痛不敢咳嗽,使呼吸道分泌物难以咳出,术前戒烟可减少呼吸道刺激和分泌物形成;训练患者做深呼吸和有效咳嗽,即深呼吸后再咳嗽,将痰液咳出,以改善或增加肺通气。

(4)皮肤准备:术前备皮是清除手术区域皮肤的毛发和污垢,避免切口感染的重要措施。术前一日进行手术区域的皮肤准备,操作应仔细,切勿割伤皮肤,并注意清洁脐部,必要时用松节油除去油脂性污垢。

(5)胃肠道准备:术前一日进流质饮食,当晚8时开始禁食,术前4～6h禁饮水,术前日晚进行灌肠。

2.术后专科护理　手术对人体是一种创伤,术后难免有痛感、创伤后反应和某种程度的功能障碍,而且可能发生某些并发症。手术后的护理就是要保证患者修养,防止术后并发症和尽早恢复生理功能,达到手术治疗的预期效果。

(1)一般护理

1)密切观察有无出血情况。严密监测生命体征的变化,如出现血压下降、脉搏细数、在排除补液不足的情况下,应首先考虑到出血,及时通知医师并协助处理;同时需密切观察引流量,如引流管堵塞,血液可流入腹腔,需定时监测脉搏、血压、指端血管充盈情况等。必要时行再次手术止血。

2)安置体位和协助患者活动。去枕平卧、头偏向一侧,以便口腔内呕吐物或分泌物流出,必要时吸痰,防止舌后坠,确保呼吸道通畅。患者清醒后如血压稳定,取半卧位,减轻腹壁张力,以利于呼吸和血液循环,防止形成膈下脓肿。为防止术后肝断面出血,一般不鼓励患者早期下床活动。术后24h内卧床休息,避免剧烈咳嗽。病情稳定后制订活动计划.合理安排,鼓励并协助患者逐渐增加活动量。接受半肝以上切除患者,间断吸氧3~4d。

3)密切观察有无感染征象。肝癌术后的感染是多方面的,监测体温、血常规及切口情况,及时向医生汇报。

4)对肝功能不良伴腹水者,积极保肝治疗,严格控制水和钠盐的摄入量,准确记录24h出入量。每天观察、记录体重及腹围。

(2)术后并发症的观察及护理、肝叶切除范围愈大,原有肝功能愈差,术后发生并发症的可能性愈大,术后早期观察及护理至关重要。

肝切除术后常见的并发症包括术后出血、上消化道出血、胸腔积液、胆瘘、膈下感染、切口感染和肺炎等,发生率可高达40%~60%。肝硬化患者术后并发症发生率是非肝硬化患者的3~5倍。并发症不但增加患者痛苦,加重经济负担,而且会导致患者死亡。因此,术后及时发现并正确处理各种并发症,对降低术后30d病死率和提高肝癌肝切除治疗效果有重要意义。

1)腹腔内出血。常见原因为血管性活动性出血、凝血功能障碍。

①血管性活动性出血:肝脏手术后监护的重点之一是患者血流动力学稳定情况和腹腔内有无活动性出血。肝切除后在肝下或膈下放置的腹腔引流管,一般均有淡血性液体引出,液量应逐渐减少,一般3~5d可拔出。肝创面渗血,其引流液的颜色逐渐变浅淡,量逐渐减少。术后的腹水、渗出液均表现为大量的血性引流液,血色淡,无凝血块。引流管内和引流管周围发现有凝血块时,应是活动性出血,且多是动脉性,往往不能自止;肝静脉、肝门静脉支的压力低,出血容易自止。

②凝血功能障碍:多为去纤维蛋白综合征引起,后者有多为弥散性血管内凝血引起。发生去纤维蛋白综合征的常见情况是:肝疾病情况下,手术时间长,创伤大,出血多,大量输血(一般>4000ml);患者曾行体外循环或体外静脉-静脉转流术;严重感染,内毒素破坏等。

发生去纤维蛋白综合征的患者表现为切口渗血不止,创面出血,甚至广泛皮下出血。检测出血时间、凝血时间、凝血酶原时间、部分凝血活酶时间均延长,血小板减少,纤维蛋白原减少。

处理原则:纠正血容量不足;补充凝血物质,如纤维蛋白原,凝血酶原复合物,冷沉淀,浓缩血小板等,并输注新鲜血、血浆;氨基己酸或对羧基苄胺静脉滴注。

护理:做好患者及家属的心理护理,稳定患者情绪;密切观察生命体征变化。观察伤口敷料,腹腔引流液的量、色、性质等情况;保持输液通畅,遵医嘱给予补液、止血药物,必要时输血,并给予吸氧;指导患者卧床休息,出血停止后根据具体情况鼓励患者在床上或床边活动;无消化道出血时,指导患者进流食、半流食或软食,避免冷硬食物;观察尿量,准确记录 24h 出入量;做好基础护理,预防肺部感染、压疮等的发生。

2)上消化道出血:肝手术后可发生应激性溃疡出血和食管下段胃底静脉曲张破裂出血,多发生在术后 2 周内,重者可发生失血性休克。临床表现为:胃肠减压管引流出血性或咖啡色胃液或出现呕血、黑粪,可反复发生;出血严重者可引起心率加快和血压下降;患者少有腹痛。

处理原则:重视预防,术后立即用 H_2 受体阻断药,如西咪替丁或奥美拉唑;禁食,留置胃肠减压,避免胃扩张;疑为静脉曲张破裂出血时,插入三腔两囊管压迫止血,并加用生长抑素;出血量大导致血压不稳定和经上述处理 48h 后仍有出血者,应考虑行手术止血。

护理:做好心理护理,稳定患者情绪,及时清除呕吐物,保持床单位的清洁,减少对患者的不良刺激;密切观察生命体征的变化,胃肠减压引流出血性或咖啡色胃液,或出现呕血、黑粪等,应协助医生紧急处理;保持呼吸道通畅,及时清除口腔内的物质,昏迷患者头偏向一侧,防止误吸,床边备好负压吸引器,做好紧急处理的准备;输液通畅,记录 24h 出入量。

3)胆汁瘘:原因有肝断面小胆管渗漏或胆管结扎线脱落、胆管损伤、胆囊管残端结扎线脱落。

处理原则:严密观察有无腹部压痛、反跳痛,腹腔引流物内有无胆汁等;如引流物内有胆汁而无腹膜炎的症状与体征,应保持引流管通畅,一般一周左右肝断面被纤维蛋白组织封闭瘘口可自愈;如发生胆汁性腹膜炎,可出现明显的腹痛、腹部压痛和反跳痛,心率加快和体温升高,腹腔穿刺可吸出胆汁样液体,病情严重者可出现血压下降甚至危及生命。应尽早手术探查,彻底清理和冲洗腹腔,寻找原因妥善处理后安放引流管;时间较久的胆汁瘘,应了解胆总管下端是否有梗阻存在,如无胆管梗阻,可使用生长抑素,加强营养支持,促进组织生长和瘘口愈合。

护理:术后应严密观察有无腹部压痛、反跳痛及心率加快和体温升高等胆汁性腹膜炎症状;观察切口敷料有无胆汁渗出,如有应及时更换敷料,并注意保护切口周围的皮肤,必要时局部涂氧化锌软膏;保持引流管的通畅,观察引流物的色、量、性质并准确记录;做好患者及家属的心理护理,稳定患者情绪;疼痛剧烈时,可给予双氯芬酸钠等镇痛药。

4)膈下脓肿:膈下脓肿是肝手术后的严重并发症之一,多继发于各种原因的胆瘘、术后积液引流不全和肝脓肿破溃到膈下等。表现多不典型,常伴有发热。肝上型膈下脓肿可出现下胸痛,肝浊音界升高,刺激性咳嗽,上腹部压痛和肌紧张。胸部 X 线片示患侧膈肌升高,可伴有气液面。患侧胸腔多有积液和(或)肺不张。左侧的膈下脓肿可并发纵隔炎、心包炎。肝下型膈下脓肿多出现上腹的压痛和反跳痛,B 超和 CT 检查多可明确诊断。

处理原则:右侧膈下脓肿可反复在 B 超引导下穿刺抽脓后注射有效抗生素而治愈;较大的左侧脓肿或肝下型膈下脓肿应经上腹肋缘下切口切开引流。

护理:严密观察体温变化,高热者给予冷敷、乙醇擦浴等物理降温,鼓励患者多饮水,必要时应用药物降温;加强营养,鼓励患者多进食高热量、富含维生素的食物,据患者的口味和需要制订食谱,合理调配饮食,保证营养素的供给;鼓励患者取半坐位,以利于呼吸和引流。保持呼吸道通畅,鼓励患者行有效咳嗽和深呼吸训练;遵医嘱合理使用抗生素;穿刺过程中注意患者有无头晕、心悸、恶心、口唇发绀等症状,如发生应立即停止穿刺并积极处理,抽液量每次不超过 1000ml,抽液完毕指导患者卧床休息;做好基础护理,协助患者定时翻身和肢体活动,预防压疮的发生。

3.健康教育

(1)遵医嘱定期复查,2 年内每 3 个月复查 1 次;第 2～5 年每 6 个月 1 次;5 年后每年 1 次;如有不适,及时就医。

(2)术后恢复期应选择高热量、高维生素、高纤维素的饮食,少食多餐。

(3)保证充足的睡眠,每日不少于 10h。

(4)可在切口拆线 2 周后开始淋浴,平时可用温水擦浴。

(5)适当参加体育锻炼,避免剧烈运动,如散步、慢跑、打太极拳等。

(6)保持良好的心境,愉快的心情有利于机体康复,避免情绪进展和激动。

(李　峰)

第七节　妇科肿瘤

一、输卵管癌

原发性输卵管癌是少见的女性生殖道恶性肿瘤,其发病率仅占妇科恶性肿瘤的 0.5%,多发于绝经期。输卵管癌致病原因至今尚未能阐明,可能与下列因素有关:①临床上约 70% 的患者伴有慢性输卵管炎,50% 有不孕史,因此认为炎症为原发性输卵管癌的发病诱因。②输卵管结核有时与输卵管癌并存。

【临床表现】

输卵管癌早期无症状,体征常不典型,易被忽视或延误诊断。临床上常表现为阴道排液、腹痛、盆腔包块,称为输卵管癌"三联症"。

1.阴道排液　为最常见的症状。间歇性排液为其特点。为浆液性黄水,量或多或少,有时为血性,一般无臭味。当癌灶坏死或浸润血管时,可出现阴道出血。

2.腹痛　多发于患侧,为钝痛,以后逐渐加剧,呈痉挛性绞痛。排水样或血性液体后,疼痛常随之缓解。

3.腹块　部分患者可扪及下腹肿块,大小不一,表面光滑,妇科检查可扪及肿块,位于子宫一侧或后方,活动受限或固定不动。

4.腹水　较少见,呈黄色,有时呈血性。

5.体征　增大的肿瘤压迫或累及周围器官可致腹胀、尿频、尿急等,晚期可出现恶病质表现。

【辅助检查】

1.阴道细胞学检查　涂片中见不典型腺细胞上皮纤毛细胞,提示有输卵管癌的可能。

2.分段刮宫　排除宫颈癌和子宫内膜癌后,应高度怀疑为输卵管癌。

3.腹腔镜检查　见输卵管增粗,外观如输卵管积水呈茄子形态,有时可见到赘生物。

4.B型超声检查　可确定肿块部位、大小、性质及有无腹水等。

5.CT检查　可确定肿块性质、部位、大小、形状以及种植和转移在腹膜上的肿瘤,能探出1cm大小肿块。

6.CA_{125}检测　输卵管上皮表面有CA_{125}抗原,故检测CA_{125}水平能及时发现病情、观察疗效、提示早期复发的预兆。据文献报道在出现症状及临床诊断前3～6个月即有CA_{125}水平的升高。因此,CA_{125}可能成为早期诊断的线索或指标。

【治疗原则】

原则以手术为主,辅助化疗、放疗的综合治疗。应强调首次治疗的彻底性和计划性。术后辅助化疗和放疗。由于原发性输卵管癌术前诊断率极低,故放射治疗主要用于术后的辅助治疗。一般多采用术后体外照射。化学治疗多作为术后的辅助治疗。PAC方案是目前治疗输卵管癌最有效的方案。紫杉醇为基础的联合化疗药物对晚期输卵管癌的疗效显著。激素治疗可用长效孕激素治疗,但目前尚难评估孕激素的治疗作用。术后在化疗的同时加用激素治疗,可能会提高综合治疗的效果。

【护理】

1.护理评估　了解患者的月经史和生育史,有无慢性输卵管炎病史及不孕史。有无阴道排液以及阴道排液的性状及量。有无阴道出血,尤其注意绝经期的妇女出现不规则的阴道出血且诊断性刮宫阴性者。

2.护理要点及措施

(1)阴道排液的护理:严密观察阴道排液的性质、量及气味,保持会阴部清洁,给予会阴冲洗每天1次。

(2)阴道出血的护理:出血多的患者应严密观察并记录其生命体征变化情况。注意收集会阴垫,评估出血量。按医嘱给予止血药,必要时输血、补液、行抗感染治疗,维持正常血压并纠正贫血状态。保持会阴部清洁,给予会阴冲洗每天1次。

(3)生命体征的观察:严密观察患者生命体征及神志变化情况,尤其是血压和脉搏的变化情况。

(4)基础护理:对卧床及营养状况差的患者做好生活护理,保持皮肤、床铺清洁干燥,协助患者勤翻身,必要时加用辅助用具如棉圈、防压疮床垫等。鼓励患者进食高蛋白质,高维生素饮食。全身营养状况极差且胃肠道症状明显者,应遵医嘱从静脉补充营养。

(5)管道护理:有阴道引流管和腹腔引流管者,应注意引流液的颜色和量,及时更换敷料,妥善固定导管,防止脱出、折叠、堵塞或腹水渗出;如有胃肠减压,观察引流液的颜色和量,做好口腔护理。

(6)心理护理:向患者讲解手术及放化疗对癌症的效果,介绍相同疾病治疗成功的病例,使其对疾病治疗、护理及预后充满信心。提供可利用的支持系统,鼓励患者克服化疗不良反应,帮助患者度过心理危机。

3.健康教育

(1)向患者和家属讲述术后活动的重要性,鼓励患者主动参与制订术后康复计划,逐日增加活动量。运用个性化的自我调试方法保持身心健康,如听音乐、聊天等。注意卫生,保持皮肤清洁,防止感冒等,禁性生活3个月、盆浴1个月。

(2)向患者讲解化疗的常识,教给患者化疗时的自我护理技能。包括进食前后用生理盐水漱口,用软毛牙刷刷牙,不宜吃易损伤口腔黏膜的坚果类和油炸类食品;为减少患者恶心呕吐,避免吃油腻的、甜的食品,鼓励患者少食多餐;根据患者的口味提供营养丰富,易消化饮食,保证所需营养及液体摄入。

(3)告知患者要注意预防感染。由于化疗引起免疫力下降,特别容易引起感染,指导患者应经常擦身更衣,加强保暖,避免去公共场所。如白细胞低于$1.0×10^9/L$,则需进行保护性隔离,告知患者和家属保护性隔离的重要性,使其理解并能配合治疗。

(4)告知患者随访的目的、时间及联系方式。嘱患者不可忽视定期检查,出院后3个月到门诊复查。

二、宫颈肿瘤

宫颈肿瘤分为宫颈良性肿瘤和子宫颈癌,良性肿瘤较恶性肿瘤少见,以宫颈息肉和宫颈平滑肌瘤为常见。宫颈癌是全球女性恶性肿瘤中仅次于乳腺癌的第2位最常见的恶性肿瘤,全世界每年有20多万妇女死于宫颈癌,在发展中国家妇女中发病率居第一位,严重地影响着妇女的身体健康。

宫颈良性肿瘤的致病原因:①慢性炎症导致宫颈管有局限性增生过长。②宫颈管组织对激素刺激的异常反应,或宫颈血管局部充血。

宫颈癌的致病原因:①人乳头瘤病毒(HPV)感染。②性行为,如初次性交过早(15岁以前)、多个性伴侣(>6个)与宫颈癌密切相关。③月经及分娩因素,如月经期延长、经期及产褥期卫生不良。④配偶的性伴侣数、性病史,男性生殖器HPV感染。⑤吸烟。⑥口服避孕药。⑦生活环境、经济、文化、卫生水平较低的地区发病率较高。⑧疱疹病毒Ⅱ型(HSV-Ⅱ)感染。

【临床表现】

1.阴道出血 由于癌肿血管破裂所致,常表现为性交后或妇科检查后的接触性出血。

2.阴道排液 为宫颈癌的主要症状。常出现在流血后,最初量不多,无味,随着癌肿组织的生长,癌肿坏死、破溃,阴道分泌物增多,呈稀薄如水样,有腥臭味。晚期继发感染后则呈大量脓性或米汤样恶臭白带。

3.疼痛 为晚期癌的主要症状。由于癌肿侵犯盆壁,压迫闭孔神经、腰骶神经、坐骨神经等所致。也可以出现持续性腰骶部或坐骨神经痛。如肿瘤压迫输尿管,导致肾盂积水,表现为一侧腰痛;侵犯淋巴使淋巴管阻塞,回流受阻出现下肢水肿和疼痛。由于长期疾病消瘦、贫血等恶病质,有转移者在转移部位出现转移结节。

4.体征 早期宫颈癌局部无明显表现,随着疾病的发展,外生型可见子宫颈上向外生长的呈息肉状或乳头状的突起,向阴道突出形成菜花状的赘生物,表面不规则。并发感染时表面有灰白色的渗出物,触之易出血。内生型则见子宫颈肥大、质硬,宫颈管如桶状。由于癌组织坏死、脱落,有恶臭。妇科检查可扪及两侧盆腔组织增厚呈结节状,有时形成冰冻盆腔。

【辅助检查】

1.宫颈液积薄层细胞学检查(TCT)＋人类乳头瘤病毒检查(HPV)　TCT检查是采用液基薄层细胞检测系统检测宫颈细胞并进行细胞学分类诊断,它是目前国际上较先进的一种宫颈癌细胞学检查技术,与传统的宫颈刮片巴氏涂片检查相比明显提高了标本的满意度及宫颈异常细胞检出率。TCT宫颈防癌细胞学检查对宫颈癌细胞的检出率为100％,同时还能发现部分癌前病变,微.生物感染如真菌、滴虫、病毒、衣原体等。所以TCT技术是应用于妇女宫颈癌筛查的一项先进的技术。

2.碘试验　正常宫颈或阴道鳞状上皮含有丰富的糖原,可被碘液染为棕色,而宫颈管柱状上皮、宫颈糜烂及异常鳞状上皮区(包括鳞状上皮化生、不典型增生、原位癌及浸润癌区)均无糖原存在,故不着色。临床上用阴道窥器暴露宫颈后,擦去表面黏液,以碘液涂抹宫颈及阴道穹,如发现不正常碘阴性区即可在此区处取活检送病理检查。

3.宫颈和宫颈管活体组织检查　在宫颈刮片细胞学检查为Ⅲ～Ⅳ级涂片,但宫颈洁检为阴性时,应在宫颈鳞状上皮-柱交界部的6点、9点、12点和3点处取4处活检,或在碘试验不着色区及可疑癌变部位,取多处组织,并进行切片检查,或应用小刮匙搔刮宫颈管,将刮出物送病理检查。

4.阴道镜检查　阴道镜不能直接诊断癌瘤,但可协助选择活检的部位进行宫颈活检。据统计,如能在阴道镜检查的协助下取活检,早期宫颈癌的诊断准确率可达到98％左右。但阴道镜检查不能代替刮片细胞学检查及活体组织检查,也不能发现宫颈管内病变。

【治疗原则】

宫颈良性肿瘤以手术治疗为主。宫颈癌主要是手术及放射治疗、化学治疗。可在手术或放疗前先化疗,待癌灶萎缩或部分萎缩后再行手术或放疗,或者手术或放疗后再加用化疗,以便提高疗效。

【护理】

1.护理评估　了解患者妇科检查后及性交后是否有出血,如有出血,量多少;了解患者阴道分泌物是否有增多,是否稀薄如水样,是否有腥臭味,是否出现大量脓性或米泔样恶臭白带。了解患者是否有压迫闭孔神经、腰骶神经、坐骨神经导致出现疼痛症状。

2.护理要点及措施

(1)阴道出血的护理:出血多的患者,应严密观察并记录其生命体征变化情况。注意收集会阴垫,评估出血量。按医嘱给予止血药,必要时输血、补液、行抗感染治疗;保持会阴部清洁,给予会阴冲洗。

(2)阴道排液的护理:严密观察阴道排液的性质、量及气味,保持会阴部清洁,给予会阴冲洗。

(3)疼痛护理:晚期癌患者疼痛明显,使用0～10数字量表评估患者疼痛的程度,若疼痛评分连续2次评估＞5,立即通知医生,及时使用镇痛药。

（4）引流管护理：术后患者留置的管道可包括腹腔引流管、阴道 T 形引流管等，应分别标明，避免混淆，并详细记录各种引流管中引流液的颜色、性质及量。协助患者翻身时避免出现拖、拉、拽等动作，防止各种引流管脱落。有盆腹腔引流患者术后给予半卧位，以利于引流。防止引流管发生打折、扭曲，如发现有堵塞、脱落等现象，术后根据患者各引流管中引流液的状况，拔除引流管，一般在术后 3～5d 当腹腔引流管、阴道 T 形引流管内引流液颜色逐渐变浅，为粉红色，引流量＜20ml 时可拔除。

（5）病情观察：术后 24h 内应密切观察出血情况，包括腹部切口处敷料渗出情况、阴道出血情况、引流管引流情况、生命体征及神志的变化，以便及早发现并及时处理出血。如患者血压下降，心率加快，切口敷料渗血增多，色泽鲜红，应考虑有术后出血的可能。

（6）膀胱功能恢复护理：宫颈癌根治术时，可能损伤或切除支配膀胱的神经，导致膀胱麻痹或膀胱功能障碍，故术后留置尿管时间较长一般为 10d。留置尿管期间，1∶5000 呋喃西林液 500ml 冲洗膀胱，1/d，以防泌尿系感染。术后第 7 天，定时夹闭尿管，白天每 2 小时开放 1 次，夜间长时间开放以训练膀胱功能，持续至尿管拔除为止。患者拔除尿管后测定残余尿量，若残余尿量＜100ml，说明膀胱功能恢复；如残余尿量＞100ml，则继续保留尿管至残余尿量正常。

（7）皮肤护理：患者卧床期间，保持床单位的清洁、平整和卧位的舒适，对营养不良、老年患者及长期卧床的患者应做好皮肤护理，防止发生压疮。做好晨、晚间护理工作，会阴擦洗，2/d，会阴擦洗持续至各种引流管拔除为止，并保持外阴清洁、干燥。

3.健康教育

（1）嘱患者保持室内清洁卫生、舒适、定时通风换气，室温保持在 18～20℃。

（2）指导患者注意多食营养均衡的食品，如肉类、蛋类、新鲜的蔬菜和水果。

（3）嘱患者避免重体力劳动，多注意休息，适当参加户外活动，但需劳逸结合，以保持良好的精神状态。

（4）嘱患者注意个人卫生，可洗淋浴，3 个月后可洗盆浴，3 个月内禁止性生活。

（5）指导患者出院后注意观察膀胱功能恢复情况，如出现排尿困难，尿潴留应立即就诊。

（6）留置尿管出院患者，指导其每日用温水冲洗会阴部，每 3 日更换尿袋 1 次，防止泌尿系感染。

（7）嘱患者注意观察有无下腹部疼痛及超过月经量的阴道出血，如出现下腹部疼痛及阴道出血过多应及时到医院就诊。

（8）告知患者随访的目的、时间、联系方式，嘱其定期检查，子宫颈良性肿瘤手术患者出院后 1 个月、子宫颈癌手术患者出院后 3 个月到门诊复查。

三、子宫肌瘤

子宫肌瘤，又称子宫平滑肌瘤，是子宫平滑肌组织增生而形成的良性肿瘤，其间含有少量的纤维结缔组织，是女性生殖器最常见的一种良性肿瘤。由于子宫肌瘤生长较快，当供血不良时，可以发生不同变性，使肌瘤失去原有结构，包括玻璃样变、囊性变、红色变、肉瘤变、钙化，肌瘤愈大，缺血愈严重，则继发变性愈多。

子宫肌瘤确切病因不明,可能有:①体内雌激素水平过高,长期受雌激素刺激有关。雌激素能使子宫肌细胞增生肥大,肌层变厚,子宫增大。雌激素还通过子宫肌组织内的雌激素受体起作用。②近年来发现,孕激素也可以刺激子宫肌瘤细胞核分裂,促进肌瘤生长。③由于卵巢功能、激素代谢均受高级神经中枢的调节控制,故有人认为神经中枢活动对肌瘤的发病也可能起作用。

【临床表现】

1.月经改变　为最常见的症状。可出现月经周期缩短、经量增多、经期延长、不规则阴道出血等。肌瘤一旦发生坏死、溃疡、感染时,则有持续性或不规则阴道出血或脓血性排液等。

2.腹部肿块　腹部胀大,下腹扪及肿物,伴有下坠感,尤其是膀胱充盈将子宫推向上方时更容易扪及。

3.白带增多　肌壁间肌瘤使宫腔内膜面积增大内膜腺体分泌增加,并伴盆腔充血致白带增多,脱出于阴道内的黏膜下肌瘤表面极易感染、坏死,产生大量脓血性排液及腐肉样组织排出伴臭味。

4.腹痛、腰酸、下腹坠胀　一般患者无腹痛,当肌瘤压迫盆腔器官、神经、血管时,常有下腹坠胀、腰背酸痛等,月经期加重。当浆膜下肌瘤蒂扭转时,可出现急性腹痛;肌瘤红色变时,腹痛剧烈且伴发热。

5.压迫症状　肌瘤向前或向后生长,可压迫膀胱、尿道或直肠,引起尿频、排尿困难、尿潴留或便秘。当肌瘤向两侧生长,则形成阔韧带肌瘤,其压迫输尿管时,可引起输尿管或肾盂积水;如压迫盆腔血管及淋巴管,可引起下肢水肿。

6.不孕或流产　肌瘤压迫输卵管使之扭曲,或使宫腔变形,影响精子运行、妨碍受精卵着床,导致不孕或流产。

7.继发性贫血　若患者长期月经过多可导致继发性贫血,出现全身乏力、面色苍白、气短、心慌等症状。

8.低血糖症　子宫肌瘤伴发低血糖症亦属罕见。主要表现为空腹血糖低,意识丧失以致休克,经葡萄糖注射后症状可以完全消失。肿瘤切除后低血糖症状即完全消失。

9.体征　肌瘤较大时,腹部检查可触及形状不规则、质硬的结节状肿物。妇科检查有时可见宫口扩张,肌瘤位于宫口内或脱出宫颈外口,呈粉红色,表面光滑,伴感染时,表面有坏死、出血及脓性分泌物。双合诊检查子宫增大,表面有单个或多个结节状突起,形状不规则;浆膜下肌瘤可扪及单个实质性球形肿物与子宫有蒂相连;黏膜下肌瘤在宫腔内时,子宫呈均匀性增大。

【辅助检查】

1.B超　B超能较准确地显示肌瘤数目、大小和部位,为更好确定肌瘤的位置,最好在分泌期子宫增厚,内膜回声清楚时检查。表现为

(1)子宫增大:增大的程度视肌瘤的大小和部位而定,微小的肌瘤子宫增大可不明显。

(2)子宫形态改变:大的子宫肌瘤引起子宫形态失常,局部突起或凹凸不平。

(3)瘤体样回声:肌瘤回声一般表现为较均匀的圆形低回声光团,边界清楚,可见包膜回声;当肌瘤含纤维的成分多、细胞的成分少时,也可表现为近似漩涡状结构的不规则较强回声

光团;如肌瘤变性或为几个肌瘤融合的大肌瘤可表现为混合性回声,囊性变时可见液性暗区并可有分隔。

(4)子宫内膜线移位或受压中断:黏膜下肌瘤或肌壁间肌瘤可导致内膜线移位,肌瘤占据宫腔可使内膜受压而内膜线中断。

(5)子宫肌壁不对称增厚:由于生长部位的子宫壁明显增厚引起。

2.子宫输卵管碘油造影　现已少用于子宫肌瘤的诊断,主要用于不孕症患者,可以显示宫腔是否变形,有无占位性病变,输卵管是否通畅及阻塞的部位。

3.宫腔镜检查　宫腔镜可直视观察宫腔内情况,有助于黏膜下肌瘤及内突型肌壁间肌瘤的诊断。此外,可在直视下确定病变部位,准确取材活检,并能同时切除黏膜下肌瘤。在宫腔镜下,可见瘤体位于宫腔内或部分在宫腔内,呈圆形或半球形隆起,表面有被膜包裹且光滑,较规则,基底部较宽或有蒂,不随宫液移动,表面浅粉或苍白,有溃疡或出血者呈紫红色,有时可见粗大血管,血管走向规则,大肌瘤可致宫腔狭窄变形,呈芽形裂隙状。

4.腹腔镜检查　子宫旁发现的实质性肿块难以确定其来源和性质,尤其在 B 超检查也难以确定时,可行腹腔镜检查并可在直视下进行穿刺活检以明确诊断。

5.宫腔探查及诊断性刮宫　通过宫腔探针探测宫腔的大小,感觉宫腔形态(有肌瘤的宫腔一般较深或有变形),尤其应注意宫腔底部有无突起,有无肿瘤悬吊的感觉,并将刮出的子宫内膜送病理检查,以除外子宫内膜增生过长或其他内膜疾病。对小的黏膜下肌瘤的诊断有帮助,但常有 10%～35%宫腔内病变被漏诊。

【治疗原则】

根据病人年龄、症状、肌瘤大小、数目、生长部位及对生育功能的要求等情况进行全面分析后选择处理方案。

1.随访观察　肌瘤小,症状不明显或已近绝经期的妇女,可每 3～6 个月定期复查,加强随访观察,必要时再考虑进一步治疗措施。

2.药物治疗　子宫小于 2 个月妊娠大小,症状不明显或较轻者,尤其已近绝经期或全身情况不能手术者,在排除子宫内膜癌的情况下,可采用药物对症治疗。常用雄激素对抗雌激素,促使子宫内膜萎缩;直接作用于平滑肌,使其收缩而减少出血。也可用抗雌激素制剂他莫昔芬治疗。月经量明显增多者,用药后月经量明显减少,肌瘤也能缩小,但停药后又逐渐增大;不良反应为出现潮热、急躁、出汗、阴道干燥等围绝经期综合征的症状。也可用米非司酮,是受体水平的孕激素拮抗药,达到控制症状和抑制肌瘤生长的目的。还可以选用促性腺激素释放激素激动药,通过抑制垂体、卵巢功能,降低体内性激素水平,达到治疗目的。

3.手术治疗

(1)肌瘤切(剔)除术:年轻又希望生育的患者,术前排除子宫及宫颈的癌前病变后可考虑经腹或经腹腔镜切(剔)除肌瘤,保留子宫。突出于子宫颈口或阴道内的黏膜下肌瘤可经阴道或宫腔镜切除。

(2)子宫切除术:子宫大于 2.5 个月妊娠子宫大小,或临床症状明显者,或经非手术治疗效果不明显,又无需保留生育功能的患者可行子宫切除术。年龄 50 岁以下,或虽 50 岁以上但未绝经,卵巢外观正常者应考虑保留。

【护理】

1.护理评估　详细了解患者月经、婚育史,是否有(因子宫肌瘤所致的)不孕或自然流产史;了解患者是否存在长期使用雌激素,了解患者病发后月经变化情况及伴随情况;肌瘤大到可腹部扪及包块时,患者是否有"压迫"感;是否有尿频、尿急、排尿障碍及里急后重、排便不畅等;是否有继发性贫血,并伴有倦怠、虚弱和思睡等症状;是否有腹痛,腹痛的性质、程度及持续时间;是否有持续性或不规则阴道出血或脓血性排液。

2.护理要点及措施

(1)阴道出血的护理:出血多的患者,应严密观察并记录其生命体征变化情况。注意收集会阴垫,评估出血量。按医嘱给予止血药,必要时输血、补液、行抗感染治疗,维持正常血压并纠正贫血状态。

(2)压迫症状的护理:巨大肌瘤患者出现局部压迫致尿、便不畅时,应予导尿或用缓泻药软化粪便,以缓解尿潴留、便秘症状。

(3)合并妊娠的护理:应定期接受产前检查,多能自然分娩,不需急于干预,但要预防产后出血;若肌瘤阻碍胎先露下降,或致产程异常发生难产时,应按医嘱做好剖宫产术前准备及术后护理。

(4)尿管的护理。

(5)腹胀护理。

(6)病情观察:注意观察阴道纱布有无渗血、渗液情况;减轻会阴部切口疼痛,必要时遵医嘱给予镇痛药;术后48h内禁止半卧位及下床活动,防止因重力向下导致阴道纱布脱出,影响阴部切口的愈合,床上翻身时动作勿过大,防止阴道纱布、尿管脱出;防止各种原因引起的咳嗽,因咳嗽时腹压增高及会阴部用力而影响切口的愈合;防治各种原因引起的便秘,如患者出现便秘,请勿用力排便及长时间蹲站,防止腹压增加影响切口愈合。必要时遵医嘱给予缓泻药。

(7)心理护理:与病人建立良好的护患关系,讲解有关疾病知识,使病人确信子宫肌瘤属于良性肿瘤,并非恶性肿瘤的先兆,消除其不必要的顾虑,增强康复信心,说明手术不会对患者自身形象和夫妻生活带来大的影响,消除患者的顾虑,使其愉快地接受手术。

3.健康教育

(1)嘱患者如出现超过月经量的阴道出血、异常分泌物、下腹疼痛及时到医院就诊。

(2)指导患者注意个人卫生,可洗淋浴,3个月后可洗盆浴,全子宫切除患者3个月内禁止性生活,子宫肌瘤剔除者1个月内禁止性生活。

(3)嘱患者避免重体力劳动,多注意休息,适当参加户外活动,劳逸结合,但应避免从事会增加盆腔充血的活动,如跳舞、久站等,因盆腔组织的愈合需要良好的血液循环。

(4)阴式手术患者指导其出院后不要做剧烈运动,避免负重过久、如久坐、久蹲、久站,要保持排便通畅,必要时可口服泻药。

(5)告知患者随访的目的、时间、联系方式。手术患者出院后1～3个月应到门诊复查。

四、子宫内膜癌

子宫内膜癌又称子宫体癌,是指子宫内膜发生的癌变,绝大多数为腺癌。为女性生殖道常见三大恶性肿瘤之一,高发年龄为58~61岁,约占女性全身恶性肿瘤7%,占女性生殖道恶性肿瘤的20%~30%,近年发病率有上升趋势,与宫颈癌比较,已趋于接近甚至超过。子宫内膜癌主要以直接蔓延、淋巴转移为主,晚期可经血行转移。

【病因及发病机制】

确切病因仍不清楚,可能与下列因素有关。

1.雌激素对子宫内膜的长期持续刺激,常与内源性雌激素增高疾病如无排卵性功能失调性子宫出血、多囊卵巢综合征、功能性卵巢肿瘤等并存,故认为长期受雌激素的影响而无黄体酮拮抗有关。

2.与子宫内膜增生过长有关,将子宫内膜增生过长分为单纯型、复杂型与不典型增生过长。单纯型增生过长发展为子宫内膜癌约为1%;复杂型增生过长发展为子宫内膜癌约为3%;而不典型增生过长发展为子宫内膜癌约为30%。

3.体质因素:肥胖、高血压、糖尿病、不孕及其他心血管疾病是内膜癌的高危因素。

4.绝经后延:绝经后延妇女发生内膜癌的危险性增加4倍。内膜癌病人的绝经年龄比一般妇女平均晚6年。

5.遗传因素:约20%内膜癌病人有家族史。内膜癌病人近亲有家族肿瘤史者比宫颈癌病人高2倍。

【临床表现】

1.症状 早期无明显症状,仅在普查或因其他原因检查时偶然发现,一旦出现症状则多表现如下。

(1)阴道出血:主要表现绝经后阴道出血,量一般不多,大量出血者少见,为持续性或间歇性;围绝经期妇女可表现为经量增多、经期延长或不规则出血。

(2)阴道排液:早期有水样、浆液样或浆液血性排液,晚期合并感染则呈脓性或脓血性伴恶臭。

(3)疼痛:通常不引起疼痛。晚期癌肿扩散压迫组织或浸润周围神经引起下腹及腰骶部疼痛。癌灶侵犯宫颈,堵塞宫颈管导致宫腔积脓时,出现下腹胀痛及痉挛性疼痛。

(4)全身症状:晚期患者常伴全身症状,如贫血、消瘦、恶病质、发热及全身衰竭等。

2.体征 早期妇科检查无明显异常,子宫正常大小、活动,双侧附件软、无块物。当病情逐渐发展,子宫增大、稍软;晚期偶见癌组织自宫口脱出,质地糟脆,触之易出血。若合并宫腔积脓,子宫明显增大、极软。癌灶向周围浸润致子宫固定或在宫旁可触及不规则结节、肿块。

【辅助检查】

1.细胞学检查 从阴道后穹或宫颈管吸取分泌物做涂片寻找癌细胞,阳性率不高。采用特制的宫腔吸管或宫腔刷放入宫腔,吸取分泌物做涂片,阳性率达90%。此法仅作为筛查,最后确诊仍须根据病理检查结果。

2.分段诊断性刮宫　是确诊子宫内膜癌的常用方法。分别刮取宫颈管及宫腔内膜,分瓶标记,送病理检查。

3.宫腔镜检查　可直接观察宫腔内子宫内膜癌病灶大小、生长部位、形态,并可取活组织送病理检查,提高诊断率。

4.B型超声检查　极早期时见子宫正常大,仅见宫腔线紊乱、中断。典型内膜癌声像图为子宫增大或绝经后子宫相对增大。宫腔内见实质不均回声区,形态不规则,宫腔线消失,有时见肌层内不规则回声紊乱区,边界不清,可作出肌层浸润程度的诊断。

5.MRI、CT、淋巴造影等检查　有条件者可选用 MRI、CT 和淋巴造影检查及血清检测。

【治疗原则】

治疗应根据子宫大小、肌层是否被癌浸润、宫颈管是否累及、癌细胞分化程度及患者全身情况等而定。主要的治疗为手术,辅以放疗、化疗及其他药物治疗,可单用或联合应用。

1.手术治疗　为首选的治疗方法,尤其对早期子宫内膜癌。Ⅰ期患者应行子宫次根治术及双侧附件切除术,具有以下情况之一者,应行盆腔及腹主动脉旁淋巴结取样和(或)清扫术:

(1)病理类型为透明细胞癌,浆液性癌、鳞状细胞癌。

(2)肌层浸润深度≥1/2。

(3)肿瘤直径>2cm。Ⅱ期应行广泛子宫切除术及双侧盆腔淋巴结清扫与腹主动脉旁淋巴结清扫术。当进入腹腔后应立即取腹水,若无腹水则注入生理盐水 200ml 冲洗腹腔,取腹水或腹腔冲洗液离心沉淀后寻找癌细胞。

2.手术加放射治疗　Ⅰ期患者腹水中找到癌细胞或深肌层已有癌浸润,淋巴结可疑或已有转移,手术后均需加用放射治疗,直线加速器外照射。Ⅱ、Ⅲ期患者根据病灶大小,可在术前加用腔内照射或体外照射。腔内放疗结束后 1～2 周进行手术。体外照射结束 4 周后进行手术。

3.放射治疗　腺癌虽对放射线不敏感,但在老年病人或有严重合并症不能耐受手术与Ⅲ、Ⅳ期病例不宜手术者均可考虑放射治疗,仍有一定效果。

4.孕激素治疗　对晚期或复发癌病人、不能手术切除或年轻、早期、要求保留生育功能者,均可考虑孕激素治疗。各种人工合成的孕激素制剂如甲羟孕酮、己酸孕酮等均可应用。孕激素治疗用量较大,甲羟孕酮 200～400mg/d;己酸孕酮 500mg,每周 2 次,至少用 10～12 周才能评价治疗效果。其作用机制是直接作用于癌细胞,延缓 DNA 和 RNA 的复制,从而抑制癌细胞的生长。对分化好、生长缓慢,雌、孕激素受体含量高的内膜癌,黄体酮治疗效果较好。不良反应较轻,可引起水钠潴留、水肿、药物性肝炎等,停药后逐渐好转。

5.抗雌激素制剂　他莫昔芬为一种非甾体类抗雌激素药物,并有微弱的雌激素作用。也可用以治疗内膜癌。其适应证与孕激素治疗相同。一般剂量为 10～20mg,每日 2 次,长期或分疗程应用。他莫昔芬有促使孕激素受体水平升高的作用,受体水平低的患者可先服他莫昔芬使孕激素受体水平上升后,再用孕激素治疗或两者同时应用可望提高疗效。不良反应有潮热,畏寒、急躁等类似围绝经期综合征的表现;骨髓抑制表现为白细胞、血小板计数下降;其他不良反应可有头晕、恶心、呕吐、不规则阴道少量出血、闭经等。

6.化疗　　晚期不能手术或治疗后复发者可考虑使用化疗,常用的化疗药物有顺铂、多柔比星、氟尿嘧啶、环磷酰胺、丝裂霉素等。可以单独应用,也可几种药物联合应用,也可与孕激素合用。

【护理】

1.护理评估

(1)病史:护理查体问诊时应注意以下几点。①详细询问月经、婚育史,是否有不孕或自然流产史,有无家族肿瘤病史。②注意病人年龄、肥胖、糖尿病、少育、不育、绝经推迟以及是否用过激素替代治疗。③是否存在长期使用雌激素的诱发因素,病发后月经变化情况及伴随情况。④评估病人是否有异常阴道出血、排液、疼痛等。应从经期、经量以及间隔的时间进行评估,判断是否异常,并重视绝经后的异常阴道出血;同时了解阴道流液的性质、颜色、量等。⑤注意排除因内分泌失调所致的子宫出血现象。

(2)心理状况:当患者得知患有子宫内膜病变时,首先害怕患了恶性肿瘤;其次会为如何选择处理方案而显得无助,或因接受手术治疗而恐惧、不安,迫切需要咨询指导;再次如果手术方式选择子宫切除术患者又会担心影响自身形象和夫妻关系。

2.护理要点及措施

(1)提供疾病知识,缓解焦虑:告诉病人子宫内膜癌转移较晚,并且预后较好,增强战胜疾病的信心。针对老年病人的心理特点,护士应多与病人及家属沟通,尤其是在做各种检查前应耐心解释,使其得到更多的心理支持,消除内心恐惧。为病人提供安静、舒适睡眠环境;教会病人应用放松等技巧促进睡眠,保证夜间连续睡眠 7～8h。

(2)相关治疗的护理:需要手术治疗者,严格执行腹部及阴道手术病人的护理措施;术后 6～7d 阴道残端缝合线吸收或感染可致残端出血,需严密观察并记录出血情况,此期间病人应减少活动。晚期病历及考虑放疗、化疗者,按有关内容护理。接受盆腔放疗者,事先灌肠并留置导尿管,以保持直肠膀胱的空虚状态,避免放射性损伤。盆内置入放射源期间,保证患者绝对卧床,但应学会床上肢体运动的方法,以免出现长期卧床的并发症。出血多的患者,应严密观察并记录其生命体征变化情况。协助医生完成术前准备工作。注意收集会阴垫,评估出血量。按医嘱给予止血药,必要时输血、补液、行抗感染治疗;维持正常血压并纠正贫血状态。

(3)压迫症状的护理:患者出现局部压迫致排尿、排便不畅时,应给予导尿,或用缓泻剂软化粪便,以缓解尿潴留、便秘症状。

3.健康教育

(1)嘱患者如出现超过月经量的阴道出血、异常分泌物、下腹疼痛时,要及时到医院就诊。定期随访。随访时间:术后 2 年内,每 3～6 个月 1 次;术后 3～5 年每 6～12 个月 1 次。

(2)指导患者注意个人卫生,可洗淋浴,3 个月后可洗盆浴,全子宫切除患者 3 个月内禁止性生活。

(3)嘱使用他莫昔芬治疗的病人应定时复查血常规,了解白细胞、血小板计数,有异常应及时报告医生进行对症处理。

(4)嘱患者避免重体力劳动,多注意休息,适当参加户外活动,劳逸结合,但应避免从事会增加盆腔充血的活动,如跳舞、久站等,因盆腔组织的愈合需要良好的血液循环。

(5)阴式手术患者指导其出院后不要做剧烈运动,避免负重过久,如久坐、久蹲、久站,要保持排便通畅,必要时可口服泻药。

(6)嘱病人合理膳食,进食高营养易消化饮食。

(7)大力宣传定期进行防癌检查的重要性,中年妇女每年接受一次妇科检查,尤其注意子宫内膜癌的高危因素和人群。严格掌握雌激素的用药指征,加强用药期间的监护、随访措施。

五、子宫肉瘤

子宫肉瘤少见,是恶性程度高的女性生殖器肿瘤,来源于子宫肌层、肌层内结缔组织和内膜间质,占子宫恶性肿瘤的 2%～4%。好发于围绝经期妇女,多发年龄为 50 岁左右。

【病因及发病机制】

根据不同的组织发生来源,主要有以下几种。

1.子宫平滑肌肉瘤最多见,来自子宫肌壁或子宫肌间血管壁平滑肌组织,也可由子宫肌瘤肉瘤变而成。局检见肉瘤呈弥漫性生长,与子宫壁之间无明显界限,无包膜。若为肌瘤肉瘤变常自中心开始向周围扩展直到整个肌瘤发展为肉瘤。剖面失去漩涡状结构,常呈鱼肉状或豆渣样,色灰黄或黄红相间,50%以上见出血坏死。镜下见平滑肌细胞增生,细胞大小不一,排列紊乱,核异型,染色质多、深染且分布不均,核仁明显,有多核巨细胞,核分裂象>5/10HP。许多学者认为核分裂象越多者预后越差(生存率:5～10/10HP 为 42%;>10/10HP 为 15%)。

2.子宫内膜间质肉瘤来自子宫内膜间质细胞,分两类:

(1)低度恶性子宫内膜间质肉瘤曾称淋巴管内间质肉瘤,少见。局检见子宫球状增大,肌纤维增粗,有多发性颗粒样或小团状突起,质如橡皮、富有弹性,用镊夹起后能回缩,似拉橡皮筋感觉。剖面见于子宫内膜层有息肉状肿块,黄色,表面光滑,切面均匀,无漩涡状排列。镜下见子宫内膜间质细胞侵入肌层肌束间,细胞质少,细胞异型少,核分裂象少(<10,/10HP),细胞周围有网状纤维围绕,很少出血坏死。

(2)高度恶性子宫内膜间质肉瘤,少见,恶性程度较高。局检见肿瘤起源于子宫内膜功能层,向腔内突起呈息肉状,质软且脆,切面呈灰黄色,鱼肉状,局部有出血坏死,向肌层浸润。镜下见内膜间质细胞高度增生,腺体减少、消失,瘤细胞致密,圆形或纺锤状,核大,核分裂象多(>10/10HP),细胞异型性明显。

3.恶性中胚叶混合瘤很少见 来自残留的胚胎细胞或间质细胞化生。肿瘤含肉瘤和癌两种成分,又称癌肉瘤。局检见肿瘤从子宫内膜长出,向宫腔突起呈息肉样,常为多发性或分叶状,底部较宽或形成蒂状。晚期可侵入肌层和周围组织。肿瘤质软,表面光滑。切面内充满枯液,呈灰白或灰黄色,有出血坏死。镜下见癌和肉瘤两种成分,并可见过渡形态。

【临床表现】

1.症状 早期症状不明显。

(1)最常见的症状是阴道不规则出血,量多少不等,出血来自向宫腔生长的肿瘤表面溃破,若合并感染坏死,可有大量脓性分泌物排出。

(2)腹痛:肉瘤生长快,子宫迅速增大或瘤内出血、坏死、子宫肌壁破裂引起急性腹痛。

（3）腹部包块：患者常诉下腹部块状物迅速增大。

（4）压迫症状：可压迫膀胱或直肠，出现尿频、尿急、尿潴留、排便困难等症状。

（5）全身表现：晚期病人全身消瘦、贫血、低热或出现肺、脑转移相应症状。宫颈肉瘤或肿瘤自宫腔脱垂至阴道内，常有大量恶臭分泌物。

2.体征盆腔检查　子宫增大，外形不规则。宫颈口有息肉或肌瘤样肿块，呈紫红色，极易出血。继发感染后有坏死及脓性分泌物。晚期肿瘤可累及骨盆侧壁，子宫固定不活动，可转移至肠管及腹腔，但腹水少见。

【治疗原则】

手术为主，补充放疗或化疗及孕激素治疗。

1.手术　Ⅰ期主张行全子宫双附件切除。宫颈肉瘤、子宫肉瘤Ⅱ期、癌肉瘤应行根治性子宫切除及盆腔淋巴结切除术，必要时行腹主动脉旁淋巴结活检。Ⅲ期行肿瘤减灭术、腹主动脉、盆淋巴结切除术及大网膜切除术。

2.放疗　子宫恶性中胚叶混合瘤和高度恶性子宫内膜间质肉瘤对放疗较为敏感；平滑肌肉瘤对放疗不太敏感。预防性及治疗性（术后残余）放疗可减少局部复发。

3.化疗　敏感性不太高，但对分期晚、分化不好的肿瘤有必要。术前可介入治疗，术后可全身治疗，常用化疗药物有顺铂、多柔比星、异环磷酰胺等，常用三种药物联合方案。

4.激素治疗　低度恶性子宫内膜间质肉瘤含雌孕激素受体，孕激素治疗有一定效果，常用醋酸甲羟孕酮或甲地孕酮，以大剂量、高效为宜。

【护理】

1.护理评估

（1）病史：护理查体问诊时应注意以下几点。①详细询问月经、婚育史，是否有不孕或自然流产史；②评估是否存在长期使用雌激素的诱发因素，病发后月经变化情况及伴随情况；③曾接受的治疗经过、疗效及用药后机体反应；④应注意排除因内分泌失调所致的子宫出血现象。

（2）身体状况：①当肿瘤大到使腹部扪及包块时，病人会有"压迫"感。肿瘤长大向前方突起可致尿频、尿急、排尿障碍；向后方突起压迫直肠，可致里急后重，排便不畅等。②患者因长期月经量过多导致继发性贫血，并伴有倦怠、虚弱和思睡等症状。③当肿瘤压迫盆腔器官、神经、血管时，会出现腹痛，评估是否有腹痛，腹痛的性质、程度及持续时间。④肿瘤发生坏死、感染时，则有持续性或不规则阴道出血或脓血性排液，应注意阴道出血或排液的量及性状。

（3）心理状况：当病人得知患有子宫肉瘤时，会为接受手术治疗而恐惧、不安；病人会担心手术后的预后情况。

2.护理要点及措施

（1）心理护理：评估病人目前的身心状况及接受治疗方案的反应，利用挂图、实物、宣传资料等向病人介绍有关子宫肉瘤的医学常识；介绍各种诊治过程、可能出现的不适及应对措施。为病人提供安全、隐蔽的环境，鼓励病人提问。解除其疑虑，缓解其不安情绪，是病人能够以积极的心态接受诊治过程。

（2）鼓励病人摄入足够的营养：评估病人对摄入足够营养的认知水平、目前的营养状况及摄入营养物的习惯，注意矫正病人不良的饮食习惯。

（3）指导病人维持个人卫生：协助病人勤擦身、更衣，保持床单清洁，注意室内空气流通，促进舒适。指导病人勤换会阴垫，每天冲洗会阴两次。

（4）做好术前护理：按腹部、阴式手术病人的护理内容，认真执行术前护理，并让病人了解各项操作的目的、时间、可能的感受等以取得其合作。手术前夜认真做好清洁灌肠，保证肠道呈清洁、空虚状态。发现异常及时与医生联系。

（5）协助术后康复：子宫肉瘤根治术涉及范围广，病人术后反应大。术后详细观察并记录病人的意识状态、生命体征及出入量。注意保持导尿管、腹腔各种引流管及阴道引流管通畅，认真观察引流液形状及量。督促患者拔尿管后 1～2h 排尿 1 次，如不能自行排尿应及时处理，必要时重新留置尿管。

（6）阴式手术的护理：还应注意观察阴道纱布有无渗血、渗液情况；减轻会阴部切口疼痛，必要时遵医嘱给予镇痛药；术后 48h 内禁止半卧位及下床活动，防止因重力向下导致阴道纱布脱出，影响阴部切口的愈合，床上翻身时动作勿过大，防止阴道纱布、尿管脱出；防治各种原因引起的咳嗽，因咳嗽时腹压增高及会阴部用力而影响切口的愈合；防治各种原因引起的便秘，术后应进食清淡、高蛋白质、粗纤维的食物，养成定时排便的习惯，如患者出现便秘，请勿用力排便及长时间蹲站，防止腹压增加影响切口愈合。必要时遵医嘱给予缓泻剂。

3.健康教育

（1）大力宣传子宫肉瘤的高危因素，积极治疗子宫肌瘤，及时检查。

（2）指导患者注意个人卫生，术后可洗淋浴，3 个月后可洗盆浴，全子宫切除患者 3 个月内禁止性生活。

（3）嘱患者避免重体力劳动，多注意休息，适当参加户外活动，劳逸结合，但应避免从事会增加盆腔充血的活动，如跳舞、久站等，因盆腔组织的愈合需要良好的血液循环。

（4）指导病人其出院后不要做剧烈运动，劳逸结合，以保持良好的精神状态。

（5）指导患者注意多食营养均衡的食品，如：肉类、蛋类、新鲜的蔬菜和水果。

（6）嘱患者保持室内清洁卫生、舒适、定时通风换气，室温保持在 18～20℃。

（7）嘱病人要保持排便通畅，必要时可口服泻药。

（8）指导患者明确随访的目的、时间、联系方式，不可忽视定期检查，手术患者出院后 1 个月到门诊复查，了解术后康复情况。第 1 年，每 2～3 个月复查 1 次。出院后第 2 年每 3～6 个月复查 1 次。出院后第 3～5 年，每半年复查 1 次。第 6 年开始，每年复查 1 次。

第十一章 普外科疾病的护理

第一节 甲状腺疾病

甲状腺分左右两叶,覆盖并附着于甲状软骨下方的器官两侧。中间以峡部相连,有内外两侧被膜包裹。手术时分离甲状腺即在此两层被膜之间进行。

甲状腺的血液供应非常丰富,主要来自两侧的甲状腺上、下动脉。甲状腺有3条主要静脉即甲状腺上、中、下静脉。甲状腺的神经支配来自迷走神经,其中喉返神经穿行于甲状腺下动脉的分支之间,支配声带运动。喉上神经的内支(感觉支)分布于喉黏膜,外支(运动支)支配环甲肌,与甲状腺上动脉贴近走行,使声带紧张。

甲状腺有合成、贮存和分泌甲状腺素的功能。其主要作用是加快全身细胞的利用氧的效能加速蛋白质、糖类和脂肪的分解。全面增加人体的代谢热量的产生,来促进入体的生长发育,在出生后影响脑与长骨的生长、发育。

【评估】

1.一般评估 生命体征,有无家族史、既往史。

2.专科评估 甲状腺肿物的生长速度、活动度及质地,有无压迫症状,患者是否有情绪急躁,容易激动、失眠、两手颤动、怕热、多汗、食欲亢进,进而体重减轻、消瘦、心悸、胸闷、月经失调等症状。

【护理要点】

1.术前护理

(1)饮食护理:进食高热量、高蛋白、高维生素食物,禁止饮用对中枢神经有兴奋作用的浓茶、咖啡等刺激性饮料。

(2)皮肤的准备:男性患者刮胡须,女性患者发际剪低。

(3)胃肠道的准备:术前禁食8~12小时,禁水4~6小时。

(4)体位:术前指导患者进行头颈过伸拉的训练,用软枕垫高肩部保持头低位,以适应术中体位。

(5)心理护理

①讲解手术的必要性,讲解手术的类型及麻醉方式。

②加强与患者的沟通,了解患者的动态心理变化。多关心患者,耐心聆听患者的主诉,耐

心解答患者的问题,建立良好的护患关系,消除紧张情绪打消顾虑,调动社会支持体系,给患者予以协助和鼓励。

③对于精神过度紧张或失眠者,遵医嘱适当应用镇静药或安眠药。

2.术后护理

(1)甲状腺腺瘤患者的术后护理:护士在重视术后患者主诉的同时,密切观察生命体征、呼吸、发音和吞咽状况及早发现甲状腺术后的并发症,及时通知医生并配合抢救。呼吸困难和窒息的预防和急救措施具体如下。

①体位:患者回病室后取平卧位,待血压平稳或全麻清醒后去枕平卧位,以利于呼吸和引流。

②引流:对手术野放置橡胶片引流管者,护士应告知患者一般引流会持续 24～48 小时,引流的目的是为了便于观察切口内出血情况,及时引流切口内的积血,预防术后气管受压。

③保持呼吸道通畅:避免引流管阻塞导致的颈部积血、积液、压迫气管而引起呼吸不畅,鼓励和协助患者进行深呼吸和有效咳嗽,必要时行雾化吸入,以利于痰液及时排出。

④急救准备:常规在床旁准备气管切开包和手套,以备急用。

⑤急救配合:对因血肿压迫所致呼吸困难或窒息者,须立即配合进行床边抢救,即剪开缝线,敞开伤口,迅速取去血肿,结扎出血的血管。若患者呼吸仍无改善则需行气管切开、吸氧;待病情好转,再送手术室做进一步检查、止血和其他处理。对喉头水肿所致的呼吸困难或窒息者,应即刻遵医嘱应用大剂量激素,如地塞米松 30mg 静脉滴入,若呼吸困难无好转,可行环甲膜穿刺或气管切开。

⑥喉返和喉上神经损伤:鼓励术后患者发音,注意有无声调降低或声音嘶哑,以及早发现喉返神经损伤的征象,及早护理。喉上神经内支受损者,因喉部黏膜感觉丧失所导致反射性咳嗽消失,患者在进食尤其是饮水的时候易发生误咽和呛咳,故要加强对该类患者饮食过程中的观察和护理。

(2)甲状腺危象患者的急救护理:甲状腺危象表现为术后 12～36 小时内出现高热(>39℃),脉快且弱(>120 次/分),烦躁、谵妄,甚至昏迷,常伴有恶心、呕吐。急救护理具体如下。

①物理或药物降温,必要时可用冬眠药,使其体温维持在 37℃ 左右。

②吸氧,持续低流量吸氧减轻组织缺氧。

③静脉输入大量葡萄糖溶液,降低循环血液中甲状腺素水平。

④烦躁不安,谵妄者注意患者安全,适当防护,防止外伤。

⑤遵医嘱用药,口服复方碘化钾溶液 3～5ml,紧急时用 10% 碘化钠溶液 5～10ml 加入 10% 葡萄糖 500ml 中静脉滴入,氢化可的松每日 200～400mg 分次静脉滴注;拮抗应激:利舍平 1～2mg 肌内注射或普萘洛尔 5mg 加入 10% 葡萄糖 100ml 中滴注以降低周围组织对儿茶酚胺的反应;镇静药常用苯巴比妥钠 100mg 或冬眠合剂 Ⅱ 号半量肌内注射 6～8 小时一次,有心衰的患者加用洋地黄制剂。

⑥足抽搐:补钙,指导患者口服补钙;症状较重长期不能恢复者,可加服维生素 D_3,以促进钙在肠道内的吸收。抽搐发作时,立即遵医嘱静脉注射 10% 葡萄糖酸钙或氯化钙 10～20ml。

⑦提供心理支持减轻恐惧和焦虑促进症状缓解。

（3）甲状腺癌的术后并发症护理

①出血：术后 48 小时内出现，表现颈部迅速肿大、呼吸困难、烦躁不安，甚至窒息；伤口的渗血或出血。

预防术后出血：适当加压包扎伤口敷料，予以半坐卧位，减轻术后颈部切口张力，避免大声说话剧烈咳嗽，以免伤口裂开出血。术后 6 小时内进食温凉流质、半流质饮食，避免进过热饮食，减少伤口部位充血，并观察患者吞咽过程中有无呛咳、说话有无嘶哑。

观察伤口渗血情况及颈部有无渗血，观察患者呼吸情况，有无呼吸困难。观察患者颈部情况，有无颈部肿大，床旁备气切包，如发生出血应立即剪开缝线，消除积血，必要时送往手术室止血。

观察伤口引流管，颜色、性状、量，并准确记录。

②呼吸困难和窒息：表现为颈部压迫感、紧缩感或梗阻感。还可以表现为进行性呼吸困难、呼吸费力、烦躁、发绀及气管内痰鸣音。

术后 24～48 小时内严密观察病情变化，每小时监测生命体征，并记录，观察伤口敷料及引流管引流液的情况，尤其注意颈部有无渗血。护士通过密切观察生命体征、呼吸、发音和吞咽状况及早发现有无呼吸困难，及时通知医师，配合抢救。

保持呼吸道通畅，指导患者有效咳嗽、排痰，具体方法：先深吸一口气，然后用手按压伤口处，快速用力将痰咳出，避免剧烈咳嗽致伤口裂开。如痰液黏稠不易排出时给予雾化吸入，协助患者翻身叩背。若发现患者颈部紧缩感和压迫感、呼吸困难、烦躁不安、心动加速、发绀时应立即检查伤口，并及时通知医师，如果是出血引起立即就地松开敷料，剪开缝线，敞开切口，迅速除去血肿，如血肿清除后患者呼吸无改善则应立即实施气管切口，并予以吸氧，待患者情况好转后，再送手术室进一步检查止血和其他处理。

术前常规在床旁准备气管切开包和抢救药品。

手术后如近期出现呼吸困难，宜先试行插管，插管失败后再做气管切开。

③喉返神经损伤，可分为暂时性（2/3 的患者）和持久性损伤两种。评估患者有无声音嘶哑、失声，如果症状出现注意给予安慰和解释，减轻其恐惧和焦虑，使其积极配合治疗。

④喉上神经损伤，可引起环甲肌瘫痪，使声带松弛，患者发音变化，常感到发音弱、音调低、无力，缺乏共振，最大音量降低，尤其是喝水时出现呛咳。

⑤甲状旁腺功能减退，注意患者安全，医护人员不要用手强力按压患者制止抽搐发作，避免受伤。可出现低血钙，表现为面部、口唇周围及手、足如针刺样感及麻木感或强直感，还可以表现为畏光、复视、焦虑、烦躁不安。严重地手足抽搐。

限制含磷较高的食物，如牛奶、瘦肉、蛋类和鱼类等。

症状轻者可口服葡萄糖酸钙 2～4g，每日 3 次。

抽搐发作时，注意患者安全，医护人员不要用手强力按压患者制止抽搐发作，避免受伤。

【健康教育】

1.在甲状腺流行的地区推广加碘盐，告知患者碘是甲状腺素合成的必需成分，鼓励进食海带、紫菜等含碘丰富的海产品。

2.用药教育：告知患者甲亢术后继续服药的重要性并督促执行，保证剂量准确。若出现心悸、手足震颤、抽搐等情况及时就诊。

3.伤口拆线后适当进行颈部运动，防止瘢痕挛缩。

4.甲状腺全切除患者需终身服用甲状腺制剂以满足机体对甲状腺素的需要，不能随意自行停药或变更剂量。

5.保持心情舒畅，建立合理的生活作息制度，促进充足睡眠时间，做到劳逸结合及合理搭配饮食。

6.嘱咐患者定时门诊复查。

（于子瑞）

第二节　下肢深静脉血栓形成

深静脉血栓形成是指血液在深静脉内不正常地凝结、阻塞管腔，导致静脉回流障碍。全身主干静脉均可发病，以下肢静脉多见；若未予及时治疗，将造成慢性深静脉功能不全，影响工作和学习，甚至致残。

【评估】

1.一般评估　生命体征、心理状态。

2.专科评估　患肢疼痛发生的时间、部位及性质；浅静脉扩张程度；肿胀的情况；远端肢体的皮温、色泽、感觉及动脉搏动情况；治疗期间有无出血倾向；手术治疗后切口局部情况；是否伴随其他症状和体征。

【非手术治疗的护理要点】

1.卧床休息　急性期患者应绝对卧床休息10～14天，床上活动时避免动作幅度过大；禁止按摩患肢，以防血栓脱落。

2.饮食指导　低脂、高纤维素、易消化的食物，以保持大便通畅，尽量避免因排便困难引起腹内压增高而影响下肢静脉回流。

3.抬高患肢　患肢宜高于心脏平面20～30cm，可促进静脉回流并降低静脉压，减轻疼痛与水肿。

4.饮食指导　低脂、高纤维素、易消化的食物，以保持大便通畅，尽量避免因排便困难引起腹内压增高而影响下肢静脉回流。

5.观察和记录　密切观察患者患肢疼痛的部位、程度、动脉搏动、皮肤的温度、色泽和感觉，每日测量、比较并记录患肢不同平面的周径。

6.有效止痛　遵医嘱给予有效止痛措施。分散患者注意力，如听音乐、默念数字等。

7.加强基础护理和生活护理　满足卧床患者生理需求，对留置尿管者进行会阴部的护理。

8.并发症的预防和护理

（1）预防出血

①观察抗凝状况：根据抗凝药物的作用时间观察抗凝状况。

②观察出血倾向：应用抗凝药物最严重的并发症是出血。因此，在抗凝治疗时要严密观察有无全身性出血倾向和切口渗血情况。每次用药后都应在专用记录单上记录时间、药名、剂量、给药途径和凝血时间、凝血酶原时间的化验检查结果，并签名。

③紧急处理出血：及时报告医生并协助处理，包括立即停用抗凝药，遵医嘱给予硫酸鱼精蛋白作为拮抗药或静脉注射维生素 Ki，必要时给予输新鲜血。

（2）预防栓塞

①卧床休息：急性期患者应绝对卧床休息 10～14 天，床上活动时避免动作幅度过大，禁止按摩、挤压或热敷患肢，保持大便通畅，避免屏气用力的动作，以防血栓脱落和导致其他部位的栓塞。

②肺动脉栓塞：若患者出现胸痛、呼吸困难、血压下降等异常情况，提示可能发生肺栓塞，应立即嘱患者平卧，避免做深呼吸、咳嗽、剧烈翻动，同时给予高浓度氧气吸入，并报告医师，配合抢救。

9.心理护理　患者常因患肢肿胀、疼痛、不能下床活动、治疗时间长而担心预后，易产生焦虑和悲观心理，护理中应注意观察患者情绪变化，建立良好的护患关系，向患者介绍下肢深静脉血栓的病因、治疗方案、预后及注意事项，有条件时请治愈者现身说法以减轻患者的心理压力。

【术后护理要点】

1.观察病情　术毕患者回病房后，检测患者的血压、脉搏、呼吸、意识、尿量，每 15～30 分钟 1 次，平稳后 1～2 小时 1 次，并记录。观察伤口敷料情况，如有渗出及时更换。观察患肢远端皮肤温度、色泽、肿胀、感觉，以及动脉搏动情况。

2.体位　术后抬高患肢 30°，鼓励患者尽早活动，以免再次血栓形成。恢复期患者逐渐增加活动量，如增加行走距离和锻炼下肢肌，以促进下肢深静脉再通和侧支循环的建立。

3.加强观察

（1）血管通畅度：去栓术后观察患肢远端皮肤的温度、色泽、感觉和脉搏强度以判断术后血管通畅度。

（2）有无出血倾向。

4.预防感染　继续应用抗生素。

5.并发症的治疗护理　同非手术治疗的护理。

【健康教育】

1.戒烟。防止尼古丁刺激引起血管收缩。

2.饮食低脂、高纤维素饮食，保持大便通畅。

3.适当运动，促进静脉回流。

4.保护静脉，避免同一部位反复穿刺。

5.及时就诊。若突然出现下肢剧烈胀痛、浅静脉曲张伴有发热等，应警惕下肢深静脉血栓形成的可能，及时就诊。

（于子瑞）

第三节　阑尾炎术后

阑尾位于右髂窝部,绝大多数属于腹膜内位器官,为一条细长的盲管,外形呈蚯蚓状,长为 5~10cm,直径为 0.5~0.7cm。阑尾起自盲肠根部、三条结肠带的会合点,远端游离于右下腹腔;其体表投影约在右髂前上棘与脐连线的中外 1/3 交界处,称为麦氏点,是阑尾手术的标记点。

阑尾炎是指发生在阑尾的炎症反应,分为急性阑尾炎和慢性阑尾炎。

【评估】

1.一般评估　生命体征,心理状态。

2.专科评估　腹痛的诱因,腹痛的部位和特点,腹痛的性质。

【非手术治疗护理要点】

适用于诊断不甚明确、症状比较轻者。主要治疗措施包括:用抗感染药控制感染,禁食,补液或中药治疗等。在非手术治疗期间,应密切观察病情,若有发展趋势,应及时手术治疗。

1.饮食　应在严密的病情观察下,指导患者进食清淡饮食,防止腹胀而引起疼痛。

2.药物止痛　对诊断明确的疼痛患者,可遵医嘱给予止痛药,以缓解疼痛。

3.控制感染　遵医嘱应用足量有效抗感染药,以有效控制感染,达到减轻疼痛的目的。

【手术治疗护理要点】

可用传统的开腹方法也可用腹腔镜做阑尾切除。

1.观察病情　术毕患者回病房后,监测患者的生命体征,观察伤口敷料及引流情况。

2.体位　术毕返回病房后,硬膜外麻醉术后 6 小时或全身麻醉清醒后血压平稳后可取半卧位,半卧位减轻腹壁张力,有助于缓解疼痛。

3.饮食　禁食水,禁食水期间给予补液,待肠蠕动恢复后并有肛门排气后,可进少量流食,逐渐恢复正常饮食。

4.早期术后活动　麻醉清醒后嘱患者床上翻身活动,6 小时后可坐起或下地活动,预防肠粘连的发生。

5.药物止痛　对术后剧烈疼痛患者,可遵医嘱给予解痉或止痛药,以缓解疼痛。

6.控制感染　遵医嘱应用足量有效抗感染药,以有效控制感染,达到减轻疼痛的目的。

7.对留置尿管者要进行会阴部的护理。

8.并发症的预防和护理

(1)腹腔脓肿的预防和护理

①采取适当的体位:术后患者血压平稳后给予半坐卧位,以利于腹腔内渗液积聚于盆腔或引流,避免形成腹腔脓肿。

②保持引流管通畅:妥善固定引流管,防止受压、扭曲、堵塞等确保有效引流,防止因引流不畅而致积液或脓肿。

③控制感染:遵医嘱应用足量、敏感的抗感染药,以控制感染。

④加强巡视:观察腹部症状和体征的变化及体温的变化。

⑤及时处理腹腔脓肿:一经确诊,应配合医生做好引导下穿刺。

(2)切口感染的预防和护理

①切口的护理:定期更换切口敷料,切口部位渗液较多时,应及时更换被渗液污染的敷料,保持切口敷料清洁和干燥。

②合理应用抗感染药:根据脓液或渗出液细菌培养和药物敏感试验结果应用。

③加强观察:注意观察手术切口情况,若术后 3～5 天,切口部位出现红肿、压痛、波动感,且体温升高,应考虑切口感染。

④及时处理切口感染:一旦出现切口感染,应配合医师做好穿刺抽出脓液,或拆除缝线放出脓液及放置引流等,定期伤口换药,及时更换被渗液污染的敷料,保持敷料清洁、干燥。

【健康教育】

1.保持良好的饮食、卫生及生活习惯,餐后不做剧烈运动。

2.术后早期下床活动,防止发生肠粘连甚至粘连性肠梗阻。

3.劝导患者术后近期内避免重体力劳动,特别是增加腹压的活动,以防止形成切口疝。

4.患者出院后劳逸结合,若出现腹痛、腹胀等不适及时就诊。

(厉　珊)

第四节　痔瘘

痔瘘是痔和肛瘘的合称。痔是指直肠下端黏膜和肛管皮肤下的直肠上、下静脉丛扩张、纡曲而形成的团块,并因此而产生出血、栓塞或团块凸出等临床症状,俗称痔疮,是一种特有的常见病、多发病。肛瘘是直肠下段、肛管与肛门周围皮肤形成的感染性管道,由内口、瘘管、外口三部分组成。

【评估】

1.一般评估　生命体征,心理状态等。

2.专科评估

(1)健康史:了解患者的饮食习惯,有无吸烟饮酒史,是否爱吃辛辣刺激性食物。

(2)既往史:了解患者既往有无其他肛管疾病,如直肠肛周脓肿、便秘等。

【处理原则】

1.肛瘘一旦形成,必须采取手术方法(包括挂线疗法)将瘘管切开,由管道变为敞开的创面,方能愈合。

2.痔多数处于静止、无症状状态,只需注意饮食,保持排便通畅,预防并发症。当痔并发出血、血栓形成、嵌顿时,需积极处理。根据病情可行注射疗法、冷冻疗法和手术治疗。

【肛瘘的护理要点】

1.保持大便通畅

(1)饮食注意清淡,忌辛辣食物,多进新鲜果蔬,多饮水。

(2)养成良好排便习惯:向患者解释及时排便的意义,在有便意时应及时排便。

2.加强肛周皮肤护理

(1)保持肛周皮肤清洁、干燥;局部皮肤瘙痒时不可用指甲抓,避免皮肤损伤和感染。

(2).温水坐浴:手术后第二天开始,每日早晚及便后用1:5000高锰酸钾溶液坐浴,浴后擦干局部,涂以抗生素软膏。

(3)挂线后护理:嘱患者每5~7天至门诊收紧药线,直到药线脱落。脱落后局部可涂以抗生素软膏或生肌散,以促进伤口愈合。

(4)术后并发症的预防和护理:定期行直肠指诊,以及时观察伤口愈合情况。为防止肛门狭窄,术后5~10日可用示指扩肛,每日1次。肛门括约肌松弛者,术后3日起指导患者做提肛运动。

【痔的护理要点】

1.非手术治疗的护理

(1)养成良好的饮食和排便习惯,增加膳食纤维的摄入,多饮水,忌酒及刺激性食物,改变不良排便习惯。

(2)便后热水坐浴改变局部血液循环。

(3)肛管内注入抗生素油膏或栓剂,以润滑肛管、促进炎症吸收和减轻疼痛。

2.手术治疗的护理

(1)术前护理:多吃新鲜水果蔬菜和粗粮,少饮酒,少吃辛辣刺激性食物,保持大便通畅,定时排便。适当增加运动量,以促进肠蠕动;避免久站、久坐、久蹲。

(2)术后护理

①严密观察伤口出血及渗血情况,监测生命体征变化。

②术后肛门疼痛,可应用镇痛药。

③术后3天内尽可能不排便,以保证伤口愈合。

④每天用1:5000高锰酸钾溶液坐浴两次。坐浴后用油纱覆盖创面,并盖纱布固定。

⑤术后前2~3天进流食,以后改为少渣饮食。

⑥若患者出现排便困难或粪便变细,可为患者及时扩肛。

3.并发症的预防和护理

(1)尿潴留:术后24小时内,嘱患者每4~6小时排尿1次,避免因手术、麻醉、疼痛刺激等因素造成尿潴留,若无效,必要时可行诱导排尿或导尿。

(2)切口出血:术后24小时,患者可在床上适当活动四肢、翻身等,但不宜过早下床,以免伤口疼痛及出血,指导患者不可久站或久坐。

(3)术后切口感染

①完善术前肠道准备。

②加强术后会阴部护理:保持肛门周围皮肤清洁,每次大便后可用1:5000高锰酸钾溶液

坐浴。

③术前及时纠正贫血,提高机体抵抗力。

(4)肛门狭窄:若发生,应及早行扩肛治疗。

【健康教育】

1.养成良好排便习惯。

2.保持肛门卫生,建议使用柔软、无刺激的手纸,避免肛门周围使用肥皂或毛巾用力擦洗。

3.多饮水,多食新鲜蔬菜、水果,少吃辛辣刺激食物,不饮酒。

4.便秘者,多食纤维食物,服用适量蜂蜜,促进肠蠕动,防止便秘发生。

5.鼓励患者进行肛门括约肌收缩、舒张运动。

6.一旦发生肛门直肠周围感染,应及早到正规医院治疗。

（厉　珊）

第五节　腹外疝

腹外疝是由腹腔内某一器官或者组织,连同壁腹膜,经腹壁薄弱点或孔隙向体表凸出所形成,是最常见的外科急症之一。

【评估】

1.一般评估　生命体征,心理状态等。

2.专科评估

(1)健康史:患者有无吸烟、慢性咳嗽、便秘、排尿困难等病史,有无手术,切口感染史。

(2)身体状况:疝块的大小、质地、有无压痛、能否还纳;有无肠梗阻或肠绞窄现象。

【非手术治疗的护理要点】

局部用医用疝带压迫或托起。

1.1 岁以下婴幼儿可暂不手术,因为婴幼儿腹肌可随生长逐渐强壮,疝有可能自行消失。可用棉线束带或绷带压迫腹股沟管深环,防止疝块凸出。

2.年老体弱或伴有其他严重疾病而不能手术者,白天可在回纳疝块后,将医用疝带的软压垫顶住疝环,防止疝块凸出。

【手术治疗的护理要点】

1.术前护理

(1)术前须注意有无腹压升高的因素,如咳嗽、便秘、排尿困难或腹水等;积极治疗支气管炎、慢性前列腺炎和便秘等,吸烟者术前 2 周戒烟,注意保暖,防止受凉感冒;鼓励患者多喝水,多吃粗纤维食物,防止便秘。

(2)术前晚灌肠,清除肠内积便,防止术后腹胀及排便困难。

2.术后护理

(1)病情观察:术毕患者回病房后,监测患者的血压、脉搏、呼吸、意识等,并记录,观察患者伤口敷料情况,用沙袋局部加压。

(2)体位与活动:回病房后硬膜外麻醉者应去枕平卧 6 小时。患者应平卧 3 天,膝下可垫一软枕,减少腹壁张力,一般术后 3～5 天可考虑离床活动。

(3)饮食护理:术后 6～12 小时患者无恶心、呕吐可进流食,次日可进软食或普食。

(4)保持排便通畅:便秘者给予通便药物,嘱患者勿用力排便。

(5)积极处理尿潴留:术后因麻醉或手术刺激引起的尿潴留可肌内注射卡巴胆碱或针灸,必要时导尿。

(6)并发症的预防和护理

①预防阴囊水肿:术后可用丁字带将阴囊托起,并密切观察阴囊肿胀情况。

②预防切口感染:术前皮肤准备,术前应做好阴囊及会阴部的皮肤准备,避免皮肤损伤。应用抗菌药物,术后及时、合理应用抗感染药。切口护理,保持切口敷料清洁和干燥,避免大小便污染;若发现敷料污染或脱落应及时报告医生更换。病情观察,体温、脉搏的变化和切口有无红、肿、疼痛,一旦发现切口感染应及时报告医生处理。

(7)做好心理护理。

【健康教育】

1.患者出院后逐渐增加活动量,3 个月内避免重体力劳动或提举重物。

2.注意避免腹内压升高的因素,如剧烈咳嗽、用力排便等。

3.饮食宜清淡,以高维生素、高植物蛋白、低脂肪饮食为主,避免辛辣刺激食物,禁止吸烟和饮酒。

4.若疝复发,应及早诊治。

(厉 珊)

第六节　肠梗阻

肠梗阻是指由于各种原因引起的肠内容物通过障碍,从而诱发一系列的病理生理变化和复杂多变的临床症候群。急性肠梗阻是常见的外科急腹症之一。

【评估】

1.一般评估　生命体征,心理状态等。

2.专科评估　致病因素,腹痛、腹胀、呕吐、停止排气排便等症状出现的时间及变化情况。

【非手术治疗的护理要点】

1.饮食　肠梗阻患者应禁食,若梗阻缓解,如患者排气、排便、腹痛、腹胀消失后,可进流质饮食,忌食产气的甜食和牛奶等。

2.禁食、胃肠减压　禁食期间给予补液,待肠梗阻缓解、肛门排气后,可开始进少量流食。胃肠减压时,保持胃肠减压通畅。因胃肠减压,能有效减轻腹胀,使肠道压力降低,改善肠道血液循环。同时,应观察和记录引流液的颜色、性状和量,若发现有血性液体,应考虑有绞窄性肠梗阻的可能。

3.体位　生命体征稳定者取半卧位,可使膈肌下降,减轻腹胀对呼吸、循环系统的影响。协助患者采取舒适体位,变换体位可促进肠蠕动。重症患者平卧,头转向一侧,以防呕吐物吸入气管,致窒息和吸入性肺炎。

4.缓解腹痛和腹胀　若无肠绞窄或肠麻痹,可遵医嘱应用阿托品类抗胆碱药物以解除胃肠道平滑肌痉挛,使腹痛得以缓解。但不可随意应用吗啡类止痛药,以免掩盖病情。若患者为不完全性、痉挛性或单纯蛔虫所致的肠梗阻,可适当顺时针轻柔按摩腹部。此外,还可热敷腹部、针灸双侧足三里穴,促进肠蠕动恢复。如无绞窄性肠梗阻,可让患者口服或从胃管注入液状石蜡或食用色拉油,每次 $100\sim200ml$。

5.呕吐的护理　呕吐时嘱患者坐起或头侧向一边,以免误吸引起吸入性肺炎或窒息;及时清除口腔内呕吐物,给予漱口,保持口腔清洁,并观察记录呕吐物的颜色、性状和量。

6.记录出入液量和合理输液　肠梗阻患者的液体丢失量非常显著,注意观察患者脱水情况。观察和记录呕吐量、胃肠减压量和尿量等,结合血清电解质和血气分析结果,合理安排输液种类和调节输液量。输液的种类应根据患者的具体情况而定。如果患者血容量不足、血压下降,可先输入部分胶体后再给予电解质溶液;如果患者血流动力学稳定,应以电解质溶液为主。高位肠梗阻患者,氯、氢丢失严重,给予等渗盐水有良好的效果;低位肠梗阻患者,钠和碳酸氢根丢失过多,应输入平衡盐液。当尿量正常后,每日还应补充10%氯化钾溶液 60ml,镁缺乏时可以静脉补充 10%硫酸镁溶液 $20\sim40ml$。

7.防治感染和中毒　正确、按时应用抗生素可有效防治细菌感染,减少毒素产生,同时观察用药效果和不良反应。

8.严密观察病情　定时测量记录体温、脉搏、呼吸、血压,严密观察腹痛、腹胀、呕吐及腹部体征情况;若患者症状与体征不见好转或反有加重,应考虑有肠绞窄的可能。

绞窄性肠梗阻的临床特征如下。

(1)腹痛发作急骤,起始即为持续性剧烈疼痛,或在阵发性加重期间仍有持续性疼痛。肠鸣音可不亢进。呕吐出现早、剧烈而频繁。

(2)病情发展迅速,早期出现休克,抗休克治疗后症状改善不显著。

(3)有明显腹膜刺激征,体温升高,脉率增快,白细胞计数和中性粒细胞比例增高。

(4)不对称性腹胀,腹部有局部隆起或触及有压痛的肿块。

(5)呕吐物,胃肠减压抽出血性液体,肛门排出血性液体,或腹腔穿刺抽出血性液体。

(6)经积极非手术治疗后症状、体征无明显改善。

(7)腹部 X 线检查所见符合绞窄性肠梗阻的特点。此类患者因病情危重,多处于休克状态,需紧急手术治疗。应积极做好术前准备。

9.心理护理　评估患者对肠梗阻的焦虑或恐惧程度。主动关心患者,鼓励患者表达自己的不良情绪和自身感受,并及时告知患者检查结果和治疗计划、进展。

【术后护理要点】

1.观察病情　术毕患者回病房后,监测患者的血压、脉搏、呼吸、意识、尿量,每 $15\sim30$ 分钟 1 次,平稳后 $1\sim2$ 小时 1 次,并记录。观察伤口敷料及引流液情况,用腹带包扎腹部,减少腹部切口张力。

2.体位　回病房后硬膜外麻醉术后平卧 6 小时或全身麻醉清醒后血压平稳可取半卧位。

3.饮食　禁食,禁食期间给予补液和全肠外营养的支持,待肠蠕动恢复并有肛门排气后,可开始进少量流食。食量 50～80ml/次,第 2 天 100～150ml/次,缓慢摄入,每天 6～8 次,摄入含高蛋白、高维生素的食物,应避免易产气的食物,以蛋汤、菜汤、藕粉为佳,第 4 天可进稀饭,1～3 个月内进易于消化食物,忌生硬、油炸、浓茶、酒等辛辣刺激性食物。

4.肠外营养　不能禁食时,要给予全肠外营养的支持,因肠外营养支持能有效地维持水、电解质与酸碱平衡及营养,纠正负氮平衡和内稳态失衡,使机体迅速恢复到良好的营养状态,纠正低蛋白血症及肠壁水肿,促进肠道功能恢复,从而减少并发症的发生率,缩短病程,有利于术后患者的康复。并做好全肠外营养的护理,如输注时,不可过快,并保证配制后 24 小时内输完,做好导管相关血流感染的预防。

5.胃肠减压和腹腔引流管的护理　妥善固定引流管,保持引流通畅,避免受压、扭曲。密切观察和记录各引流液的颜色、性状及量。

6.早期活动　麻醉清醒后,嘱患者床上翻身活动,24 小时后坐起或下地活动,预防肺部并发症及肠粘连的发生。

7.口腔护理　对禁食、留置胃管、生活不能自理的患者要做好口腔护理,以防口腔炎和腮腺炎。

8.对留置尿管者要行会阴部的护理。

9.并发症的观察及护理

(1)预防吸入性肺炎:鼓励、帮助患者深呼吸,有效咳嗽,咳嗽时按压伤口减轻疼痛,常规超声雾化吸入,保持呼吸道湿润,有利于痰液咳出。

(2)出血:手术后 24～48 小时内易发生出血等并发症,出血时患者会出现面色苍白、出冷汗、脉搏细数、血压下降或脉压缩小,伤口有渗血,引流液为血液,每小时出血量＞200ml,或同时出现腹胀。一旦出现上述情况,应及时报告医师,积极配合抢救。

(3)肠粘连:肠梗阻患者术后仍可能发生再次肠粘连。鼓励患者术后早期活动,尽早下床活动,以促进肠蠕动恢复,预防粘连。密切观察病情,患者有否再次出现腹痛、腹胀、呕吐等肠梗阻症状,一旦出现,应及时报告医生并协助处理,按医嘱给予患者口服液状石蜡、胃肠减压或做好再次手术的准备。

(4)腹腔感染:肠梗阻术后,尤其是绞窄性肠梗阻术后,若出现腹部胀痛、持续发热、白细胞计数增高、腹壁切口处红肿,或腹腔引流管周围流出较多带有粪臭味的液体时,应警惕腹腔感染或切口感染及肠瘘的可能,应及时报告医师,并协助处理。

(5)切口裂开:营养状况差、低蛋白血症及腹胀患者,手术后易发生切口裂开。应给予切口减张缝合,咳嗽时用双手保护伤口,经常调整腹带的松紧度等预防措施。有慢性咳嗽、前列腺肥大排尿困难者,做相应处理,便秘者口服液状石蜡以保持大便通畅。

【健康教育】

1.指导患者注意饮食卫生,多食易消化、低渣饮食,避免暴饮暴食,避免饭后剧烈运动。

2.讲卫生,儿童做到饭前洗手、不吮手指,定期做粪便涂片检查,定期驱虫治疗。

3.指导患者进食蜂蜜、香蕉等食物,保持排便通畅。

4.告知患者若出现恶心、呕吐、腹胀、腹痛等不适,应及时就诊。

（厉　珊）

第七节　全身性感染

全身性感染是指致病菌侵入人体血液循环,并在体内生长繁殖或产生毒素而引起的严重的全身性感染或中毒症状,通常指脓毒血症和菌血症。脓毒血症是指因感染引起的全身性炎症反应,如体温、循环、呼吸等明显改变的外科感染的统称。菌血症是脓毒血症中的一种,即血培养检出致病菌者。

【临床表现】

1.患者突发寒战、高热,体温可达 40～41℃ 或体温不升;头痛、头晕、恶心、呕吐、腹胀、面色苍白或潮红、出冷汗等。

2.神志淡漠或烦躁、谵妄甚至昏迷。

3.心率加快、脉搏细速、呼吸急促甚至困难。

4.代谢失调和不同程度的代谢性酸中毒。

5.重症者出现感染性休克、多器官功能障碍;也可出现黄疸或皮下出血、瘀斑等。

【评估要点】

1.一般情况　了解患者发病的时间、经过及发展过程。

2.专科情况　了解原发感染灶的部位、性质及其脓液性状;评估患者有无突发寒战、高热、头痛、头晕、恶心、呕吐、腹胀等;评估患者的面色、神志、心率、脉搏、呼吸及血压等的改变;观察患者有无代谢失调、代谢性酸中毒、感染性休克及多器官功能障碍等表现;了解包括血常规,肝、肾等重要器官的检查及血液细菌或真菌的培养结果。

3.辅助检查　白细胞计数显著增高,常达 $20×10^9/L$ 以上,但是也有降低的;核左移,幼稚型增多,出现中毒颗粒。

【护理诊断】

1.体温过高　与全身性感染有关。

2.焦虑　与突发寒战、高热、头痛等有关。

3.潜在并发症　感染性休克等。

【护理措施】

1.一般护理

(1)卧床休息:提供安静、舒适的环境,保证患者充分休息和睡眠。

(2)营养支持:鼓励患者进食高蛋白质、高热量、含丰富维生素、高糖类的低脂肪饮食,对无法进食的患者可通过肠内或肠外途径提供足够的营养。

2.病情观察　严密观察患者的面色和神志,监测生命体征等,及时发现病情的变化;体温超过 39℃,给予物理或药物降温。监测 24h 出入量,保证水、电解质和酸碱平衡;在患者寒战、高热发作时,做血液细菌或真菌培养。

3.保持呼吸道通畅　协助患者翻身拍背,鼓励其深呼吸、咳嗽、咳痰,若痰液黏稠给予雾化吸入,必要时吸痰。

4.药物护理　及时、准确地执行静脉输液和药物治疗,以维持正常血压、心输出量并控制感染。

5.心理护理　:关心、体贴患者,给予患者及家属心理安慰和支持。

【健康教育】

1.注意个人日常卫生,保持皮肤清洁。

2.加强饮食卫生,避免肠源性感染。

3.发现身体局部感染灶应及早就诊,以免延误治疗。

(厉　珊)

第八节　软组织化脓性感染

一、疖

疖俗称疖疮,是皮肤单个毛囊及其周围组织的急性化脓性感染。常发生于头部、面部、颈部、背部、腋部及会阴部等毛囊和皮脂腺丰富的部位。

【临床表现】

1.初期,局部皮肤出现红、肿、痛的小结节。

2.化脓后,中心处先呈白色,触之稍有波动,继而破溃流脓并见黄白色脓栓,脓栓脱落、脓液流尽后,局部炎症即可消退愈合。

3.面疖常较严重,红肿范围较大。鼻、上唇及其周围称为"危险三角区",该部位的疖被挤压时,致病菌可经内眦静脉、眼静脉进入颅内,引起颅内化脓性感染,可有寒战、发热、头痛、呕吐、意识异常等表现。

【评估要点】

1.一般情况　有无体温升高、头痛、乏力、食欲不振、全身不适。

2.专科情况　患者感染的部位、性质、程度。

【护理诊断】

1.疼痛　与感染有关。

2.潜在并发症　颅内化脓性感染。

【护理措施】

见"软组织化脓性感染的护理措施"。

二、痈

邻近多个毛囊及其周围组织的急性化脓性感染,可由多个疖融合而成。

【临床表现】

1.小片皮肤硬肿、色暗红,界限不清。

2.随着病情发展,皮肤肿硬范围增大,脓点增多,中央部为紫褐色凹陷,破溃后呈蜂窝状如同"火山口"状,其内含坏死组织和脓液。

3.痈可向周围和深部组织发展,伴区域淋巴结肿痛。患者多伴有全身症状,包括寒战、发热、食欲不佳和全身不适等。

4.严重者可致脓毒血症或全身化脓性感染而危及生命。

【评估要点】

1.一般情况 有无头痛、乏力、食欲不振、全身不适及体温升高等。

2.专科情况 患者感染的部位、性质、程度。

3.辅助检查 白细胞计数增加和中性粒细胞比例增高。

【护理诊断】

1.疼痛 与感染有关。

2.潜在并发症 全身化脓性感染。

【护理措施】

见"软组织化脓性感染的护理措施"。

三、急性蜂窝组织炎

皮下、筋膜下、肌间隙或深部疏松结缔组织的急性弥漫性化脓性感染。

【临床表现】

1.浅表时表现为局部皮肤和组织红肿、疼痛,病变边界不清,并向四周蔓延,中央部位常出现缺血性坏死。

2.深部组织的急性蜂窝组织炎,有局部组织肿胀和深压痛,全身症状明显,如寒战、高热、乏力、血液白细胞计数增高等。

3.一些特殊部位,如口底、颌下、颈部等处的蜂窝组织炎可致喉头水肿而压迫气管,引起呼吸困难甚至窒息,如炎症蔓延至纵隔而影响心肺功能则预后较差。

4.厌氧性链球菌、拟杆菌和一些肠道杆菌所致的急性蜂窝组织炎,常发生在易被肠道或泌尿生殖道排出物污染的会阴部或下腹部伤口处,表现为进行性的皮肤、皮下组织及深筋膜坏死,脓液恶臭,局部有捻发音。

【评估要点】

1.一般情况 有无寒战、高热、乏力、食欲不振、全身不适。

2.专科情况　患者感染的部位、性质、程度、是否有外伤史。

3.辅助检查　白细胞计数增高。

【护理诊断】

1.体温过高　与感染有关。

2.潜在并发症　呼吸困难。

【护理措施】

见处"软组织化脓性感染的护理措施"。

四、丹毒

皮肤淋巴管网的急性炎症感染,为乙型溶血性链球菌侵袭所致,好发部位是下肢和面部。

【临床表现】

1.起病急,有畏寒、高热、头痛、全身不适等。

2.有片状皮肤红疹、微隆起、色鲜红、中间稍淡、边界较清楚。

3.局部有烧灼样疼痛,有的可起水疱,附近淋巴结常肿大、有触痛,但皮肤和淋巴结少见化脓破溃。下肢丹毒反复发作导致淋巴水肿,在含有高蛋白淋巴液的刺激下局部皮肤粗厚,肢体肿胀,甚至发展成"象皮肿"。

【评估要点】

1.一般评估　有无畏寒、高热、头痛、全身不适,有无外伤史、接触史。

2.专科情况　患者感染的部位、性质、程度。

【护理诊断】

疼痛:与感染有关。

【护理措施】

见处"软组织化脓性感染的护理措施"。

五、急性淋巴管炎

致病菌经破损的皮肤、黏膜或其他感染病灶侵入,经组织的淋巴间隙进入淋巴管,引起淋巴管及其周围组织的急性炎症。

【临床表现】

1.局部表现

(1)皮下浅层急性淋巴管炎,在病灶表面出现一条或多条"红线",触之硬而有压痛。

(2)深层急性淋巴管炎,表面无红线,但患肢肿胀,有压痛。急性淋巴结炎初期,局部淋巴结肿大、疼痛和触痛,与周围软组织分界清晰。

(3)感染加重时形成肿块,往往为多个淋巴结融合所致,疼痛加剧、触痛加重,表面皮肤发红、发热,脓肿形成时有波动感,少数可破溃流脓。

2.全身表现　患者常有全身不适、寒战、发热、头痛、乏力和食欲不振等症状。

【评估要点】

1.一般情况　有无外伤史,有无寒战、发热、头痛、乏力、食欲不振、全身不适等症状。

2.专科情况　患者感染的部位、性质、程度。

【护理诊断】

1.疼痛　与感染有关。

2.潜在并发症　血栓性静脉炎。

【护理措施】

见"软组织化脓性感染的护理措施"。

六、脓肿

身体各部位发生急性感染后,病灶局部的组织发生坏死、液化而形成的脓液积聚,周围有一完整的脓腔壁将其包绕。

【临床表现】

1.局部表现

(1)红、肿、热、痛,与正常组织界限清楚,压之剧痛,可有波动感。

(2)寒性脓肿无明显的红、肿、热、痛等化脓性炎症表现,但可试出波动。

2.全身表现　大而深的脓肿,可有明显的发热、头痛、食欲减退、乏力和白细胞计数增加等症状。

【评估要点】

1.一般情况　患者感染的部位、性质、程度,有否外伤史。

2.专科情况　全身症状和生命体征的异常变化。

(1)有无头痛、乏力、食欲不振、全身不适。

(2)有无体温升高,脉搏加快,血压下降。

(3)是否消瘦、贫血、水肿、低蛋白血症。

3.辅助检查

(1)水、电解质有无失衡。

(2)血糖、尿糖是否正常。

(3)白细胞分类、计数有无增高或下降。

【护理诊断】

1.疼痛　与感染有关。

2.体温过高　与感染有关。

3.营养不良　低于机体需要量,与消耗增加有关。

4.潜在并发症　坠积性肺炎。

【软组织化脓性感染的护理措施】

1.保持疖、痈周围皮肤清洁,避免挤压未成熟的病灶,尤其是"危险三角区"的疖,以免感染扩散引起颅内化脓性感染。

2.化脓切开引流后,应及时更换敷料,注意无菌操作,促进创口愈合。

3.伴有全身反应的患者要注意休息,摄入含丰富蛋白质、维生素及高能量的食物,以提高机体抵抗力,促进愈合。

4.注意个人日常卫生,尤其夏季,应做到勤洗澡、洗头、理发、剪指甲。注意用物的消毒,防止交叉感染。免疫力差的老年人及糖尿病患者尤其应该注意防护。

5.病情观察

(1)体温超过 39℃,应给予药物或物理降温,鼓励患者多饮水,必要时静脉补液并监测 24h 出入量。

(2)特殊部位如口底、颌下、颈部等处的蜂窝组织炎,应严密观察患者有无呼吸困难、窒息等症状,警惕突发喉头痉挛,做好气管插管等急救准备。

6.厌氧菌感染者,用 3% 过氧化氢溶液冲洗创面。注意皮肤清洁,及时处理小创口,局部可以用 50% 硫酸镁溶液湿热敷。在给丹毒患者换药后,应当做手的消毒,防止医源传染;与丹毒相关的足癣、溃疡、鼻窦炎等应积极治疗以避免复发。

7.脓肿的患者应密切观察脓肿变化,注意面部、颈部感染的发展,尽早发现并控制颅内化脓性感染等严重并发症的发生。监测体温变化,鼓励患者多饮水,必要时可静脉输液,补充机体所需的液体量和热量,纠正水、电解质和酸碱失衡。

8.对感染较重或肢体感染者,应嘱患者卧床休息,患肢制动抬高,并协助做患肢运动,以免病愈后患肢活动障碍。卧床期间,要鼓励患者经常做深呼吸、咳痰等活动,并协助其翻身、叩背、排痰,必要时可给予雾化吸入,以预防坠积性肺炎及血栓性静脉炎的发生。

(于子瑞)

第九节　特异性感染

一、破伤风患者的护理

破伤风是指破伤风杆菌侵入人体伤口并生长繁殖、产生毒素而引起的一种特异性感染。常继发于各种创伤后,亦可发生于不洁条件下分娩的产妇和新生儿。

【临床表现】

1.潜伏期　通常为 6～12d,也可短于 24h,亦有受伤后数月或数年因清除病灶或异物而发病。新生儿破伤风一般在断脐后 7d 发生,故常称"七日风"。

2.前驱症状　前驱症状一般持续 12～24h。患者全身乏力、头晕、头痛、失眠、多汗、烦躁不安、打呵欠、咀嚼无力、局部肌肉发紧、扯痛,并感到舌和颈部发硬及反射亢进等。

3.典型症状 出现前驱症状后,在肌紧张性收缩(肌强直,发硬)的基础上,呈阵发性强烈痉挛。通常最先受影响的肌群是咀嚼肌,随后顺序为面部表情肌、颈、背、腹、四肢肌,最后为膈肌。表现为:张口困难(牙关紧闭)、蹙眉、口角下缩、咧嘴"苦笑"、颈部强直、头后仰,出现"角弓反张"或"侧弓反张";膈肌受影响后,患者出现面唇青紫,呼吸困难,甚至呼吸暂停。上述发作可因轻微的刺激,如光、声、接触、饮水等而诱发。发作时神志清楚,表情痛苦,每次发作时间由数秒至数分钟不等。强烈的肌痉挛,可致肌断裂,甚至发生骨折;膀胱括约肌痉挛时可引起尿潴留。持续的呼吸肌和膈肌痉挛,可使肌断裂,可造成呼吸骤停。患者死亡原因多为窒息、心力衰竭或肺部并发症。

4.其他症状 少数患者仅有局部肌持续性强直,可持续数周或数月,以后逐渐消退。新生儿破伤风,常表现为不能啼哭和吸吮乳汁,活动少、呼吸弱甚至呼吸困难。恢复期间还可出现一些精神症状,如幻觉、言语、行动错乱等,但多能自行恢复。

【评估要点】

1.一般情况 评估发病前的受伤史,深部组织感染史、近期人工流产及分娩史。

2.专科情况 评估患者发病的前驱症状及持续时间;观察患者强烈肌痉挛发作的次数、持续时间和间隔时间,以及伴随的症状;评估患者呼吸形态,呼吸困难程度;观察患者有无血压升高、心率加快、体温升高、出汗等症状;了解患者排尿情况以及其他器官功能状态等。

【护理诊断】

1.窒息 与持续性喉头痉挛及气道堵塞有关。

2.组织完整性受损 与强烈肌痉挛抽搐,造成肌腱撕裂或骨折有关。

3.排尿异常——尿潴留 与膀胱括约肌痉挛有关。

4.营养失调——低于机体需要量 与痉挛消耗和不能进食有关。

5.有组织灌注不足的危险。

【护理措施】

1.一般护理

(1)环境要求:将患者置于隔离病房,室内遮光、安静,室温15～20℃,湿度约60%。病室内急救药品和物品准备齐全,处于应急状态。

(2)减少外界刺激:医护人员要做到走路轻,语声低,操作稳,避免声、光、寒冷及精神刺激;使用器具无噪声;护理治疗安排集中有序,尽量在痉挛发作控制的一段时间内完成;减少探视,尽量不要搬动患者。

(3)严格隔离消毒:严格执行无菌技术;医护人员进入病房应穿隔离衣、戴口罩、帽子、手套,身体有伤口时不要进入病室内工作;患者的用品和排泄物应严格消毒处理,伤口更换敷料后应立即焚烧。尽可能使用一次性材料物品。

(4)保持静脉输液通畅:在每次发作后检查静脉通路,防止因抽搐使静脉通路堵塞、脱落而影响治疗。

(5)加强营养:轻症患者,应争取在痉挛发作间歇期;鼓励患者进高热量、高蛋白、高维生素饮食,进食应少量多次,以免引起呛咳、误吸。不能进食的重症患者,可通过胃管进行鼻饲,但时间不宜过长。也可根据机体需要由静脉补充或给予全胃肠外营养。

2.呼吸道管理　在痉挛发作控制后的一段时间内,协助患者翻身、叩背,以利排痰,必要时吸痰,防止痰液堵塞;给予雾化吸入,稀释痰液,便于痰液咳出或吸出。气管切开患者应给予气道湿化。患者进食时注意避免呛咳、误吸而引起窒息。

3.病情观察　定时测量体温、脉搏、呼吸、血压,观察患者痉挛、抽搐发作次数,持续时间及有无伴随症状,并做好记录,发现异常及时报告医生,并协助处理。

4.人工冬眠的护理　应密切观察病情变化,做好各项监测,随时调整冬眠药物的剂量,使患者无痉挛和抽搐的发作。

5.保护患者,防止受伤　为患者加床档和使用约束带,防止痉挛发作时患者坠床和自我伤害;应用合适的牙垫,以防舌咬伤;剧烈抽搐时勿强行按压肢体,关节部位放置软垫,以防止肌腱断裂、骨折及关节脱位;床上置气垫,防止压疮。

6.基础护理　对于不能进食的患者要加强口腔护理;抽搐发作时,患者常大汗淋漓,护士应及时为其擦干汗液,病情允许情况下应给患者勤换衣服、床单、被褥;按时翻身,预防压疮发生;高热是病情危急的标志,体温超过 38.5℃,应行头部枕冰袋和温水或乙醇擦浴等物理降温。持续留置导尿,每日会阴护理 2 次,防止感染。

【应急措施】

窒息:喉头呼吸肌持续痉挛时可出现窒息。对抽搐频繁、持续时间长、药物不易控制的严重患者,应立即行气管切开,清除呼吸道分泌物,必要时进行人工辅助呼吸。

【健康教育】

1.加强宣传教育:增强人们对破伤风的认识,加大宣传力度,可用黑板报、宣传小册子、印制各种图片、授课等形式开展健康教育。

2.加强劳动保护,防止外伤:不可忽视任何小伤口,如木刺伤、锈钉刺伤,要正确处理深部感染如化脓性中耳炎等,伤后及时就诊和注射破伤风抗毒素。

3.避免不洁接产,以防止新生儿破伤风及产妇产后破伤风等。

二、气性坏疽患者的护理

气性坏疽通常指由梭状芽孢杆菌所致的以肌坏死或肌炎为特征的急性特异性感染。此类感染发展急剧,预后不良。

【临床表现】

1.潜伏期　短的伤后 8～10h,长的 5～6d,一般在伤后 1～4d。

2.局部表现

(1)患处出现胀裂样剧痛,使用止痛剂不能缓解。

(2)患处肿胀明显,多进行性加剧,压痛显著。

(3)伤口周围皮肤水肿、紧张、发亮,很快变为紫黑,并出现大小不等的水疱,可触及捻发感。

(4)伤口处可有恶臭,夹有气泡的浆液性或血性液体流出。伤口内肌肉坏死,呈暗红或土灰色,失去弹性,刀割时不出血。

3.全身表现 高热、脉速、呼吸急促、出冷汗、进行性贫血等中毒症状,甚至发展为中毒性休克。

【评估要点】

1.一般情况 患者的发病时间、经过,尤其注意了解有无创伤史。

2.专科情况 伤肢疼痛性质及应用止痛剂的效果;评估伤口情况,如有无水疱、有无气泡溢出,分泌物的性状、颜色及气味;伤口周围皮肤颜色、肿胀程度及有无捻发音,评估患者生命体征、意识状态、皮肤黏膜色泽及温度等。

3.辅助检查 伤口分泌物涂片可发现革兰染色阳性杆菌,X线检查显示患处软组织间积气,有助于确诊。

【护理诊断】

1.疼痛 与创伤、感染及局部肿胀有关。

2.组织完整性受损 与组织感染坏死有关。

3.体温升高 与感染有关。

【护理措施】

1.严格隔离消毒 患者立即住隔离室。医护人员进入病室要穿隔离衣和戴帽子、口罩、手套等,身体有伤口者不能进入室内工作;患者的一切用品和排泄物都要严格隔离消毒,患者的敷料应予以焚烧;尽可能应用一次性物品及器具,室内的物品未经处理不得带出隔离间。

2.监测病情变化 对严重创伤患者,尤其伤口肿胀明显者,应严密监测伤口肿痛情况,特别是突然发作的伤口"胀裂样"剧痛;准确记录疼痛的性质、特点及与发作相关的情况。对高热、烦躁、昏迷患者应密切观察生命体征变化,警惕感染性休克的发生。如已发生感染性休克,按休克护理。

3.疼痛护理 及时应用止痛剂,必要时给予麻醉止痛剂。亦可应用非药物治疗技巧,如谈话、娱乐活动及精神放松等方法,以缓解疼痛。对截肢后出现幻觉疼痛者,应给予耐心解释,解除其忧虑和恐惧。对扩大清创或截肢者,应协助患者变换体位,以减轻因外部压力和肢体疲劳引起的疼痛。伤口愈合过程,对伤肢实施理疗、按摩及功能锻炼,以减轻疼痛,恢复患肢功能。

4.心理护理 应以关心、同情、热情的态度,帮助患者进行生活护理。对需要截肢的患者,截肢前,向患者及家属解释手术的必要性和可能出现的并发症等情况,使患者及家属能够了解、面对并接受截肢的现实;截肢后,耐心倾听患者诉说,安慰并鼓励患者正视现实;指导患者掌握自我护理技巧,但绝不勉强患者,避免增加其痛苦和心理压力;介绍一些已经截肢的患者与之交谈,使其逐渐适应自身形体变化和日常活动;指导患者应用假肢,使其接受并做适应性训练。

【健康教育】

1.指导患者对患肢进行自我按摩及功能锻炼,以便尽快恢复患肢的功能。

2.对伤残者,指导其正确使用假肢和适当训练。帮助其制定出院后的康复计划,使之逐渐恢复自理能力。

(屈　涛)

第十节　烧伤

烧伤是由热力(火焰、热水、热蒸汽及高温金属)、电流、放射线以及某些化学物质等引起皮肤甚至深部组织的损伤。热力烧伤占 80% 左右。

【临床表现】

1.根据烧伤的深度,其局部可表现为:Ⅰ度(红斑),局部轻度红、肿,干燥,无水疱,烧灼感;Ⅱ度(水疱),浅Ⅱ度烧伤局部水疱较大,去疱皮后创底潮湿、鲜红、水肿明显,感觉剧痛、过敏;深Ⅱ度烧伤局部有或无水疱,基底苍白、水肿,干燥后可见网状栓塞血管,感觉迟钝;Ⅲ度(焦痂),局部表现为蜡白或焦黄、炭化,坚韧,干后可见树枝状栓塞血管,感觉消失。

2.全身反应:主要取决于烧伤面积和深度。小面积的浅度烧伤,病情轻,创面愈合也快。严重烧伤者病情危重、复杂,可有休克期、感染期和修复期的各种表现。

3.严重烧伤可发生休克或伴有内脏损害,甚至发生多系统器官衰竭。烧伤败血症患者可出现弛张热、稽留热,或出现体温、脉搏曲线分离现象,即体温低于 $36℃$ 而脉搏在 140 次/min 以上,是革兰阴性杆菌败血症的特征。

【评估要点】

1.一般情况　评估烧伤部位、性质、面积、深度。

2.烧伤程度分类评估　我国通用的烧伤严重性分度标准如下。

(1)轻度烧伤:Ⅱ度烧伤面积 9% 以下。

(2)中度烧伤:Ⅱ度烧伤面积 10%～29%;或Ⅲ度烧伤面积不足 10%。

(3)重度烧伤:总面积 30%～49%;或Ⅲ度烧伤面积 10%～19%;或Ⅱ度、Ⅲ度烧伤面积虽不达上述百分比,但已发生休克等并发症、呼吸道烧伤或有较重的复合伤。

(4)特重烧伤:总面积 50% 以上;或Ⅲ度烧伤 20% 以上,或已有严重并发症。

【护理诊断】

1.皮肤完整性受损　与创面烧伤,失去皮肤屏障功能有关。

2.组织灌注不足　与大量体液渗出、血容量减少有关。

3.疼痛　与烧伤创面、痛觉敏感及局部炎症反应有关。

4.营养失调——低于机体需要量　与机体处于高分解代谢状态,摄入量不足有关。

5.自我形象紊乱　与创面烧伤、功能改变有关。

6.感染　与皮肤屏障功能丧失、机体免疫功能低下及炎症介质释放有关。

7.恐惧　与精神受到烧伤场面刺激,特殊部位烧伤,或预见到的畸形、功能障碍有关。

【护理措施】

1.现场急救处理:迅速脱离致热源,保护受伤部位;镇静止痛,安慰鼓励伤者,保持情绪稳定;注意有无复合伤,施行相应的急救处理。

(1)热力烧伤时,尽快脱去着火或被沸液浸渍的衣物;或迅速卧倒滚动压灭火眼;或跳入附近水中。制止患者奔跑呼叫或用双手扑打，以免局部再损伤。不可强行剥脱伤处的衣裤，防止加重局部损伤。用清洁衣、单覆盖创面，以减少沾染。

(2)电击伤时迅速用绝缘物(木棒)使患者脱离电源，呼吸心跳已停止者立即进行口对口人工呼吸和胸外心脏按压等复苏措施。

(3)酸碱烧伤时立即以大量清水冲洗稀释，越快越好，时间不少于 30min。

(4)热烧伤时凉水冲洗或浸浴，减轻损伤和疼痛，如有手足部的剧痛时可用冷浸法减轻疼痛。

2.烧伤创面处理

(1)创面初期处理：剃净创面周围毛发，剪短指(趾)甲，擦净创面周围皮肤。用灭菌水冲洗创面，无菌纱布轻轻拭干。处理创面时动作轻柔，可用吗啡、哌替啶等药物止痛。若休克严重，应控制后再处理。

(2)创面的包扎或暴露：包扎后每日检查有无松脱、臭味或疼痛，注意肢端末梢循环情况，敷料浸湿后及时更换，以防感染。大面积、头面部或会阴部烧伤，暴露治疗时需定时变更体位，痂皮形成前后注意其深部有无感染化脓。

(3)去痂、植皮：深度烧伤创面切痂、脱痂后多采用自体植皮。做好供皮区准备，避免皮肤损伤，消毒用 70%～75%乙醇。植皮后保护植皮区肉芽创面勿受压。注意创面渗出，更换敷料时，观察皮片成活情况，防止感染和皮片脱落。

3.如患者发生心率增快、脉搏细弱、呼吸浅快，应警惕休克的发生，休克的早期常表现为脉压变小，随后血压下降，尿量减少，成人尿量低于 20ml/h，口渴难忍，烦躁不安，周围静脉充盈不良、肢端凉，患者诉畏冷，血液化验常出现血液浓缩、低血钠、低蛋白、酸中毒等。液体疗法是防治烧伤休克的主要措施。

液体疗法：

(1)国内通用的补液方案：是按烧伤面积和体重计算补液量，即伤后第 1 个 24h，每 1%烧伤面积(Ⅱ度、Ⅲ度)每千克体重应补液体 1.5ml(小儿为 1.8ml，婴儿为 2.0ml)。其中晶体和胶体液量之比为 2∶1，另加每日需水量 2000ml(小儿按年龄或体重计算)，即为补液总量。晶体首选平衡液、林格液等，并适当补充碳酸氢钠；胶体首选同型血浆，也可给全血或血浆代用品，但用量不宜超过 1000ml，Ⅲ度烧伤可输全血，全血因含红细胞，在烧伤后血液浓缩时不宜用，深度烧伤大量红细胞损害时可用；生理需水量多为 5%～10%葡萄糖液。上述总量的一半，应在伤后 8h 内输完，另一半在其后的 16h 内输完。伤后 48h 补液量，按第 1 个 24h 补液量的 1/2，再加每日需水量补给。72h 补液量，视伤员病情变化而定。在抢救过程中，一时不能获得血浆时，可用低分子量的血浆代用品，以利扩张血管和利尿，总用量不超过 1000ml。以上补液量和输入计划与烧伤创面渗出及病理改变特点相关。

(2)建立有效的周围或中心静脉通路：输液开始时先用晶体液，补液期间注意合理安排输液的种类和用量，监测心、肺、肾功能，根据监测结果调整输液速度。心肺疾病者防止输液过快引起心力衰竭、肺水肿等；还要防止葡萄糖输入过多过快，加重水肿，口服时避免引起急性胃扩张。

4.如发生全身性感染：患者可能出现性格改变，初始时有些兴奋、多语、定向障碍，继而可出现幻觉、迫害妄想,甚至大喊大叫,有的表现为对周围淡漠。体温骤升或骤降,波动幅度较大(1~2℃)。心率加快,成人常在 140 次/min 以上,呼吸急促。创面骤变,常可一夜之间出现创面生长停滞、创缘变锐、干枯、有出血坏死斑等,白细胞计数骤升或骤降。防治的关键在于积极纠正休克,维护机体的防御功能,正确处理创面,合理使用抗生素,给予充足的营养支持。

5.心理护理:重视心理的康复,同情安慰患者,稳定其情绪。尤其对于颜面部烧伤、手烧伤等遗留瘢痕、畸形或功能障碍及需多次植皮的患者,可采用心理疏导的方法,指导患者正确对待伤残。

6.加强烧伤患者的基础护理:加强皮肤护理,保护骨隆突处,暴露的创面尽可能避免受压,使用烧伤专用翻身床或气垫床,1~2h 翻身 1 次。定时消毒病室空气,保持温度在 28~32℃和相对湿度为 40% 左右。

7.并发症的防治:加强巡视,留置导尿管观察尿量,利尿、碱化尿液、翻身拍背、吸痰、祛痰,必要时氧气吸入,监测各项生命体征及重要器官的功能。

【健康教育】

1.告知患者及家属防火、灭火、自救的常识,预防烧伤事件的发生。

2.康复期患者指导

(1)指导康复期患者保护皮肤,防止紫外线、红外线的过多照射,避免对瘢痕组织的机械刺激等。

(2)制订康复计划,加强肢体的功能锻炼。在烧伤早期即注意维持各部位的功能位,颈部烧伤应取后伸位,四肢烧伤取伸直位,手部固定在半握拳的姿势且指间垫油纱以防粘连。创面愈合后尽早下床活动,逐渐进行肢体和关节的锻炼,以恢复功能。

(3)加强营养,忌食辛辣、刺激性强的食物,禁止吸烟、饮酒,服用维生素 C 和 B 族维生素,随时了解其生活情况并给予生活指导,协助制定生活目标。

（屈　涛）

第十一节　皮肤移植

皮肤移植又称为植皮术,是利用自体或异体皮片移植到皮肤缺损区域,使创面愈合;或因整形需要再造体表器官的方法。临床以游离植皮应用最广。

【游离植皮种类】

游离植皮根据所取皮片厚度不同,分为以下四种。

1.表层皮片　为表皮及少量真皮乳头层,成活率高,用于消灭肉芽创面。但有色素沉着,不宜植入面部、手掌、足底等处。

2.中层皮片　含表皮及部分真皮层,用途最广,存活率高,色素变化不大。

3.全厚皮片　包括全层皮肤,但不可含有皮下组织,需在新鲜创面上移植,愈合后功能好。

4.点状植皮　用针挑起皮肤后削取,故皮片边缘薄而中央厚,皮片面积小,易存活,用于肉芽创面移植容易成功。

【评估要点】

1.一般情况 评估患者生命体征,询问既往健康史、食物及药物过敏史等。

2.专科情况

(1)患者受皮区创面有无感染,是否有新生肉芽组织形成。

(2)评估皮瓣局部血运情况。如皮肤红润是循环良好的标志。

(3)评估引流管或引流条是否妥善固定,保持通畅,观察有无渗出物。

【护理诊断】

1.皮肤完整性受损 与自体皮片移植取皮有关。

2.感染 与皮肤屏障功能丧失和继发组织坏死有关。

3.营养失调——低于机体需要量 与摄入不足和机体能量消耗增加有关。

4.疼痛 与取皮创面有关。

【护理措施】

1.心理护理 热情接待患者,减轻患者的顾虑,增强自信,更好地配合手术。

2.病室要求 术后室温保持在 25～28℃。在接受皮瓣的局部可用 60～100W 灯泡照射,促进局部血液流通。

3.体位选择 皮瓣远端稍高于蒂部,保证患处妥善固定制动,并保证皮片与创面紧贴、不移位。如胸部植皮应仰卧;背部植皮应俯卧;乳房切除植皮后,应将患者上肢固定于躯干旁,以免影响胸大肌活动。

4.生活护理 术后营养很重要,可给予高蛋白、高维生素、高热量的饮食,如牛奶、鸡蛋、瘦肉、各种水果等。

5.供皮区创面护理

(1)鼓式取皮机取皮后的创面为无菌创面,取皮后即刻用肾上腺素盐水纱布敷盖 3min 后去除,敷盖凡士林纱布,再继续包扎,24h 后除去外层敷料保留内层凡士林纱布,烤灯照射,避免受压,保持干燥。采取半暴露,使其自然愈合。

(2)反鼓取皮法,最好在侧胸或侧腹部取皮。取皮后,供皮区拉拢缝合,术后用腹带包扎,以减轻创口张力和疼痛。术后 10～14d 间断拆线,并继续使用腹带包扎,3 周后撤去腹带。

6.受皮区护理

(1)皮瓣的观察:密切观察皮瓣的局部血运情况。

(2)皮肤温度的测量:每小时测量 1 次皮肤温度,肌皮瓣的温度应略高于正常皮肤 1～3℃。

(3)引流管的护理:为防止皮瓣下血肿形成,术中常放置引流管或引流条,术后要妥善固定,保持通畅,观察有无渗出物。

【健康教育】

1.告知患者植皮虽然成活,尚未恢复感觉时,应注意避免烫伤和损伤。在四肢、供皮区或植皮区边缘出现瘢痕增生时,可用局部压迫法防治,如弹力绷带捆绑或穿弹力裤(袖)等,要坚持半年以上才能达到防治效果。

2.心理康复指导:帮助患者了解康复阶段可能持续数年,应保持良好的心理状态,树立正确的康复信念,以积极的心理状态面对康复治疗。积极主动地参与康复训练。

3.功能康复指导:使患者了解皮肤移植手术的目的不仅是要恢复原来的外形,更重要的是恢复功能,因此,术后功能锻炼就显得尤为重要。术后1~2周保持功能位,术后2周是疤痕增生期,可采用热敷或弹性压迫,也可采用康复治疗仪行功能锻炼,防止肌肉萎缩或皮瓣收缩。康复锻炼从每次5min开始逐渐增加到每日1~2次,每次不超过30min,停止训练时间最好不超过2d。

(于子瑞)

第十二节　造口护理

一、胃、空肠造口的护理

【目的】

通过造口给患者注入营养饮食,解决不能经口进食患者的营养问题。

【物品】

治疗盘上放置灌食物品,包括流质食物、灌食器(50ml注射器或用负压吸引球)、纱布、橡皮筋、温度计、热水,有条件的另备微波炉。

【操作程序】

1.灌食时患者取半卧位,将所灌食物用热水或微波炉加热到所需温度,打开造瘘管,用注射器或负压吸引球吸满食物接在造瘘管上,缓慢注入,进食过程中防止空气进入胃内。

2.灌完后用20~30ml温水冲洗造瘘管以免残留食物堵塞,保持管内清洁,减少细菌滋生。

3.用温水冲洗完后,将造瘘管折屈,包上纱布,用橡皮筋绑紧,再适当地固定在腹壁上。

4.每次灌食后用温水擦净瘘口周围的皮肤,必要时在瘘口周围涂皮肤保护膜或氧化锌软膏,以减少胃肠液对瘘口周围皮肤的刺激。

【注意事项】

1.通常1d需要2000~2500ml,每3~4h灌1次,每次300~500ml;可灌入牛奶、蛋花、果汁、米汤、肉末汤等流质饮食。灌食速度勿过快,一次灌食勿过多。备用的饮食存放在冰箱内,灌食前取出,放在微波炉或热水中加热到41~42℃。

2.注意保持饮食的清洁,最好现用现配,剩余食品放冰箱内保存,避免食品污染,引起患者腹泻。

3.患者卧床、翻身时,应避免营养管扭曲、受压。

4.若患者突然出现腹痛、胃空肠造瘘管周围有类似营养液渗出或腹腔引流管引流出类似营养液的液体,应怀疑造瘘管移位、营养液进入游离腹腔。除应停止灌食外,还应尽可能清除或引流出渗漏的营养液,应用抗生素避免继发性感染。

二、肠造口的护理

【目的】

1.通过肠造口提供粪便排泄渠道,解决患者因各种原因不能经肛门排泄粪便。

2.为肠造口患者提供健康宣教,教会他们自我护理的方法,提高生活质量。

【物品】

1.清洁用品　治疗盘1个,内放1日报纸或胶袋、纱布或卫生纸、剪刀、治疗碗两个。治疗碗内盛盐水棉球或温开水、凡士林或生理盐水纱布、干纱布。

2.造口用品　造口袋1套(一件式或二件式),造口测量尺,皮肤保护膜,皮肤保护粉,防漏膏等。

【操作程序】

1.评估患者,根据患者实际情况准备用物,携用物至患者床旁,查对床号、姓名。

(1)造口开放前只准备换药用品。

(2)造口打开时,根据病情需要、造口类型及患者经济状况准备造口用品。

1)乙状结肠或小肠单端造口患者,选用普通一件式或二件式造口袋。

2)横结肠或结肠襻式造口患者,选用底盘足够大的造口袋。

2.心理护理　消除患者对肠造口的恐惧心理,鼓励患者认真观察,积极参与造口的护理。

3.造口护理　医护人员应逐步教会患者造瘘口的护理方法,并详细说明自我照顾的注意事项。

(1)造口开放前用凡士林或生理盐水纱布外敷结肠造口,外层敷料渗湿后及时更换,防止感染。

(2)造口开放时患者取左侧卧位,用防水敷料将腹壁切口与造口隔开,以防流出的稀薄粪便污染切口,导致感染。

(3)造口开放后,评估造口黏膜及周围皮肤情况,检查造口黏膜及造口周围皮肤有无红疹、皮损、溃烂等情况,检查造口周围皮肤是否平坦。

(4)清洗造口及周围皮肤时,用盐水棉球由外向内轻轻擦洗造口,同样方法清洗造口周围皮肤,然后用纸巾或干纱布彻底擦干皮肤。

(5)造口局部异常情况的处理:如造口局部有出血或皮肤过敏、溃破情况,可先用皮肤保护粉(溃疡粉)喷洒,再用纸巾将多余的保护粉扫除。如皮肤有凹陷或疤痕,可用防漏膏将凹陷的皮肤或疤痕处填平,再贴造口袋。

4.粘贴造口袋　根据造口大小和形状裁剪造口粘胶中心孔,一般比造口大1~1.5mm即可;关闭造口袋底部排放口;撕去粘胶保护纸;将一件式或二件式造口袋底盘紧密贴在造口周围皮肤上。如为二件式造口袋,贴好底盘后,对准连接环,手指沿着连接环由下而上将袋子与底盘按紧,当听到轻轻的"咔嗒"声,说明袋子与底盘已安全连接好。如果是有锁扣的造口袋,安装前使锁扣处于开启状态,装上袋子后,两指捏紧锁扣,然后轻拉袋子,检查是否扣牢。

5.造口袋更换　详见造口袋的粘贴与更换。

6.整理用物,并做好记录。

7.术后 3d 内,教会患者及家属观察造口情况。

(1)造口的颜色:造口外观黏膜应呈健康且富有生机的颜色,如同口唇的色泽。颜色苍白,血红蛋白过低;颜色青紫、暗红、发灰甚至发黑,造口早期缺血,应立即通知医生。

(2)造口的大小及形状:应使用造口测量板测定造口的大小,并记录其是圆或椭圆还是不规则的,做到心中有数,选择适合患者的护理用品。

(3)肠造口出血:常发生在术后 72h。观察时用玻璃试管插入造口内,并用手电筒照射,观察出血程度。处理:如为造口黏膜与皮肤连接处的毛细血管和小静脉出血,可用棉球或纱布压迫止血;如出血严重,可用 0.1% 的去甲肾上腺素溶液浸湿的纱布压迫或用云南白药止血,或局部用激光电灼止血;如为肠系膜小动脉出血,可拆开 1～2 针黏膜皮肤缝线,寻找出血点加以钳扎,彻底止血。

(4)造口坏死:往往发生在术后 24～48h。如坏死仅几毫米,允许继续严密观察;如为缝线过紧或底盘压破,可拆除局部缝线或底盘剪裁合适就可解除;用生理盐水湿敷局部坏死组织待脱落后观察或局部用生物频谱仪照射每日 2 次,以促进血液循环;如坏死达筋膜层,应立即急诊手术,切除坏死肠段,重做造口。

(5)皮肤黏膜分离:皮肤开始潮红、肿痛,继而形成脓肿,部分自行穿破流脓,愈合后形成瘢痕,导致造口狭窄。可演变为瘘管,长期不愈。处理:用无菌生理盐水冲洗干净、擦干,如有坏死组织可使用水凝胶。发现早期感染要清洗和湿敷,加强抗感染治疗,形成脓肿则早期切开引流,剔除线头;填充腔隙;若已形成瘘管则常需做瘘管切除或重做肠造口。

【注意事项】

1.造口护理注意事项

(1)造口周围皮肤清洁用温开水即可,不需要用任何肥皂或消毒液(酒精、新洁尔灭等)。

(2)粘贴造口袋必须保证造口周围皮肤的清洁与干爽,粘贴完毕再按压粘胶数分钟,以加强其黏附力。

(3)粘贴时采取立位或平卧位,以保持腰部皮肤的平整。

(4)粘胶中心孔大小要合适,测量时以造口根部为标准,一般比造口大 1～1.5mm 即可。

(5)粘贴时尽量避开皮肤凹陷、瘢痕或皱褶处,如无法避开,可用防漏膏或防漏条填平,再贴造口袋,以免造成粘贴不实,粪液沿缝隙处渗漏。

(6)术后早期,患者以卧位为主,造口袋的开口可向一侧床边。术后恢复期的患者,坐立的机会增加,造口袋的开口应向下对着自己的大腿。

2.造口患者日常生活注意事项

(1)避免提重物,以防并发症的发生。

(2)若有粪石嵌塞或便秘,切勿自行使用导泻剂,需找医生检查。

(3)术后患者仍需注意保持运动,但运动时请用造口腰带约束,以增加腹部支撑力。

(4)造口袋中的粪便勿积累太多,以防袋子过重造成渗漏。

(5)清洗肠造口及周围皮肤时勿用消毒液,用清水即可。

(6)衣服穿着要宽松舒适,裤腰勿压迫肠造口。

(7)护理肠造口时,须观察造口的颜色、大小及排泄物的色、味、量有无不正常的情况。

(8)洗浴时最好用淋浴方式。

(9)定期复诊,最少每3个月复诊1次,由造口治疗师评估肠造口有无改变。

三、膀胱穿刺造口术的护理

【目的】

1.梗阻性膀胱排空障碍。如前列腺增生、尿道狭窄等。

2.膀胱出血、前列腺出血严重者。

3.严重的尿路感染者。

4.阴茎和尿道损伤。

5.尿道整形手术或膀胱手术后。

【物品】

1.消毒用品　安尔碘,消毒植物油。

2.用物　膀胱穿刺造瘘引导针,与套管内相应的普通尿管一根,外切包,20ml注射器,引流袋、纱布数块。

3.药品　2%利多卡因注射液。

【操作程序】

1.术前准备

(1)膀胱穿刺前,应向患者说明穿刺的目的和注意事项,在置管过程中嘱患者放松,深呼吸。

(2)体位:平卧位。

2.操作步骤

(1)在膀胱膨胀最明显处一般在耻骨联合上3cm左右,做一皮肤小切口,长0.5~1cm。

(2)切开后,先用腰穿针垂直或斜向下刺入膀胱,抽得尿液。退出针后将套管针同法刺入膀胱。

(3)拔出套管心,立即将气囊导尿管套管插入膀胱内,拔出套管。导尿管留置于膀胱内,气囊内注入盐水10cm左右,以防导尿管脱出。皮肤切口在管旁各用丝线缝合1针并固定导尿管。

3.术后护理

(1)注意保持造口周围清洁干燥,每日清洁造瘘口。如膀胱内有感染时,可短期内用抗感染的溶液冲洗,如1:5000呋喃西林溶液或1%新霉素溶液。

(2)引流袋每周更换1次,并注明更换日期,如有污染时及时更换。导尿管在无菌操作下每月更换1次。

(3)多饮水,每日饮水大于2500ml,患者睡前、夜间、晨起都要适量饮水,尽可能昼夜均匀分开,增加尿量起到稀释尿液、冲洗尿路的作用,防止发生膀胱结石。

(4)密切观察病情变化,做好心理护理,严防自行拔管。

【注意事项】

1.注意保持气囊导尿管引流通畅,防止扭曲、打折、受压。翻身时注意保护引流管防止过度牵拉而脱出。如脱出应在无菌操作下重新置入。

2.下床活动时注意引流袋低于膀胱水平,防止尿液反流膀胱造成感染。

3.如造口周围红肿,有淡黄色渗液,应及时更换敷料,保持造口清洁、干燥。如有尿液浑浊、脓尿或血尿,伴体温升高,提示泌尿系感染,应及时通知医生,合理应用抗生素,指导患者加强饮食营养,增强体质。

四、乳腺手术皮瓣下引流术的护理

【目的】

1.预防乳腺切除术后皮下积液。

2.预防乳癌根治术后切口边缘皮肤坏死。

3.预防乳癌术后切口血肿。

【物品】

1.一次性负压吸引器、橡皮引流管两条、止血钳。

2.别针。

【操作程序】

1.患者回病房后,应立即在无菌条件下连接引流装置,使吸引器处于负压状态,并妥善固定。

2.保持整个引流装置及管道的清洁和无菌。

3.保持引流通畅,引流管不可受压、扭曲、成角、折叠。注意负压吸引持续通畅,经常挤压,防止阻塞。

4.注意观察并记录引流液的颜色、性质和量,一般术后1~2d,每日引流血性液体50~100ml,以后逐渐减少。

5.每日定时更换吸引器。更换时先用止血钳将橡皮引流管夹住,然后更换新的负压吸引器。更换吸引器时应严格遵守无菌原则。

6.术后5~7d,每日引流液≤10ml时,可将引流管拔除。引流管拔除后出现皮下积液,应在严密消毒后抽液,并加压包扎。

【注意事项】

1.术后患者血压平稳后改半卧位,以利于引流。

2.引流过程中要保持持续负压吸引,使创面与皮瓣紧密贴合,减少渗液,促进愈合。

3.吸引过程中负压不宜过大,过大吸引可能会导致橡皮管瘪塌,甚至引起软组织损伤。同时,负压也不宜过小,以免皮瓣再度漂起。

4.如果引流液为鲜红色,或引流液的颜色逐渐加深,达到术后8h内引流量≥200ml,说明有出血的可能,应及时报告医生处理。

5.手术后3d内患侧上肢应制动,尤其应避免外展上臂,以免引起腋窝内引流管移位。

6.引流过程中要注意观察皮瓣的颜色,如发现皮瓣呈紫色或皮肤起疱,内有血性液体,说明表皮层已坏死,要及时报告医生处理。

五、胆总管 T 管引流的护理

【目的】

胆总管探查或切开取石术后,在胆总管切开处需放置 T 管引流。T 管目的主要有:

1.引流胆汁。

2.引流残余结石,尤其是泥沙样结石;术后亦可经 T 管溶石、造影等。

3.支撑胆道:避免术后胆总管切口瘢痕狭窄、管腔变小、粘连狭窄等。

【物品】

量杯、无菌引流袋、碘伏、生理盐水、棉签、纱布、胶布。

【操作程序】

1.妥善固定 术后除用缝线将 T 管固定于腹壁外,还应用胶布将其固定于腹壁皮肤。但不可固定于床上,防止因翻身、活动、搬动时牵引脱出。对躁动不安的患者应由专人守护或适当加以约束,避免将 T 管拔出。

2.保持有效引流 T 管不可受压、扭曲、折叠,经常予以由近端向远端方向挤捏,保持引流通畅.若术后 1 周内发现堵塞,可用无菌细硅胶管插入 T 管内行负压吸引。1 周后,可用生理盐水加庆大霉素 8 万 U 低压冲洗。

3.观察并记录引流液的颜色、量和性状 术后 24h 内胆汁引流量 300～500ml,恢复饮食后,可增至每日 600～700ml。术后 1～2d 胆汁呈浑浊的淡黄色,以后逐渐加深、清亮,呈黄色。若胆汁突然减少甚至无胆汁流出,则可能有受压、扭曲、折叠、堵塞或脱出。应立即检查,并通知医师及时处理。若引流量多,提示远端有梗阻的可能。

4.预防感染 严格无菌操作。长期带 T 管者,应定期冲洗,每周更换无菌引流袋。引流管周围皮肤每日以 75% 酒精消毒管周,垫无菌纱布,防止胆汁浸润皮肤引起炎症。行 T 管造影后,应立即接好引流管进行引流,以减少造影后反应和继发感染。

5.观察患者全身情况 如患者体温下降、食欲增进、大便颜色加深、黄疸消退,说明胆道炎症消退,部分胆汁已进入肠道,否则表示胆管下端不通畅。

6.拔管 一般在术后 2 周,患者无腹痛、发热,黄疸消退.白细胞、血清胆红素正常,胆汁引流量减少至 200ml,清亮,胆管造影或胆道镜证实胆管无狭窄、结石、异物,胆道通畅,夹管试验无不适时,可考虑拔管。如行 T 管造影者,拔管前引流管应开放 2～3d,使造影剂完全排出。拔管时应注意用手下压腹壁,轻轻拔除,防止暴力,以免将 T 管窦道撕裂,造成胆汁性腹膜炎。拔出后残留窦道用凡士林纱布填塞,1～2d 内可自行闭合。

7.观察并发症

(1)内出血:包括胆道和腹腔有无出血,表现为腹痛、呕血、黑便,有引流管的患者可以引流出血性液或鲜血。

(2)胆汁性腹膜炎:早期应密切观察,若腹痛明显加重,出现腹膜刺激征,可能要再次手术。

(3)黄疸严重者常伴有凝血功能障碍,遵医嘱给予维生素 K。

【注意事项】

1.胆管患者因胆汁分泌、贮存或排出受阻,影响脂肪消化吸收,应告知患者食用低脂饮食,避免进油腻食物,以减少胆管疾病的急性发作。

2.对带有 T 形管出院的患者,应指导患者做好 T 形管的固定和自我护理,防止脱落,每日更换引流袋,防止感染,并嘱定期来院检查。

六、腹腔双套管灌洗引流术的护理

【目的】

1.引流腹腔内积血、积液;防止体内局部积液,避免继发感染或形成死腔,利于伤口愈合。

2.对腹腔进行机械性清洗和消炎。

3.便于观察引流液的性状和量。

【物品】

1.负压吸引器。

2.连接管及玻璃接管(2 个)。

3.一次性输液器(1 个)。

4.冲洗液:盐水 500ml+庆大霉素 16 万 U;0.5%甲硝唑 100ml 或遵医嘱。

【操作程序】

1.体位:半卧位。

2.连接顺序正确,外套管接冲洗液,内套管接负压吸引,一般不反接。

3.各部边连接紧密,不漏气。

4.密切观察引流液的颜色、量及性状,做好记录,若引流量过多,及时报告医师。

5.保持引流通畅,每 30min 至 2h 冲洗 1 次。

6.每天更换冲洗液,严格无菌操作。

7.引流量计算:为总引流量减去冲洗液量再减去引流瓶内原有液体量。

【注意事项】

1.注意负压一般不超过 1.96kPa,过大容易损伤创面,过小不利于引流。

2.若冲入不畅,原因可能为以下几点。

(1)未给负压。

(2)管道漏气。

(3)管道打折或堵塞。

(4)双套管位置靠近腹膜,有时通而不畅。

(5)缝皮过紧,使外套管狭窄,应报告医生,及时处理。

七、膀胱冲洗的护理

【目的】

1.治疗和预防泌尿系统感染。

2.预防和减少泌尿系统手术后凝血块的形成。

3.解除尿道阻塞,保持尿道通畅。

【物品】

1.开放式冲洗 无菌生理盐水、无菌治疗巾、无菌手套、无菌治疗碗、无菌注射器、换药盘、无菌棉球。

2.封闭式冲洗 输液器、其他用物同上。

【操作程序】

1.开放式冲洗

(1)核对患者姓名,解释冲洗目的。

(2)协助患者采取适当体位,注意保护患者隐私,暴露导尿管。

(3)铺无菌巾,带无菌手套。

(4)将无菌治疗碗置于无菌巾上,并倒入无菌生理盐水。

(5)将导尿管与尿袋接头松开,置于无菌治疗巾内。

(6)用75％酒精棉球消毒导尿管外口。用注射器抽取冲洗液,连接导尿管,将冲洗液缓缓注入膀胱。

(7)冲洗时应让冲洗液自行流出或轻加抽吸,不可用力过猛,吸出的液体不宜回注入膀胱内。

(8)如此反复冲洗,直到冲出液体澄清为止。

(9)冲洗完毕,用75％酒精棉球再次消毒导尿管及尿袋接口,接好尿袋并固定。

(10)整理用物,洗手。

2.封闭式冲洗

(1)、(2)同开放式冲洗。

(3)将冲洗用生理盐水挂于输液架上,连接输液器。

(4)戴无菌手套,铺无菌巾。

(5)用75％酒精棉球消毒导尿管输入口,打开输液器,将针头处接在导尿管的输入端。

(6)将冲洗液缓缓流入膀胱,观察尿流速度及尿液性状。

(7)准确记录各班出入量。

【注意事项】

1.操作过程中严密观察患者的生命体征。

2.膀胱冲洗压力不宜过大,严格无菌操作。

3.如吸出液体少于注入量可能有导管阻塞或导尿管在膀胱内位置不当,应及时处理。

(厉 珊)

第十三节　各种敷料包扎及更换法

一、造口袋的粘贴及更换法

【目的】

1.收集经肠口排出的粪便,保持局部清洁。

2.及时、安全地处理排泄物。

【物品】

1.清洁用品　治疗盘 1 个,内放旧报纸或胶袋,少许棉花或纸巾,治疗碗内盛温开水、于纱布。

2.造口用品　造口袋 1 个(一件式或二件式),造口测量尺,皮肤保护膜,皮肤粉,防漏膏等。

【操作程序】

1.准备用物　携用物至患者床旁,查对床号、姓名。

2.心理辅导　消除患者对肠造口的恐惧心理,鼓励患者认真观察,积极参与造口的护理。

3.去除旧造口袋　揭除旧造口袋时要一手按压皮肤,一手轻揭造口袋,自上而下慢慢将底板揭除,如揭除困难,可用湿纱布浸润底板后再揭除。

4.评估造口黏膜及周围皮肤情况　检查造口黏膜及造口周围皮肤有无红疹、皮损、溃烂等情况,观察造口底板渗漏溶解的部位与方向,检查造口周围皮肤是否平坦。

5.清洗造口及周围皮肤情况　用棉花或纸巾湿润温水后由外向内轻轻擦洗造口,同样方法清洗造口周围皮肤,然后用纸巾或干纱布彻底擦干皮肤。

6.处理皮肤及造口上的异常情况　如造口局部有出血或皮肤有过敏、溃破情况,可先用皮肤保护粉(溃疡粉)喷撒,再用纸巾将多余的保护粉扫除。如皮肤有凹陷或疤痕,可用防漏膏将凹陷的皮肤或疤痕处填平,再贴造口袋。

7.粘贴造口袋

(1)测量:用造口测量尺测出造口的大小和形状。

(2)剪孔:根据造口大小和形状裁剪造口粘胶中心孔,一般比造口大 1～1.5mm 即可。

(3)关闭造口袋底部排放口。

(4)撕去粘胶保护纸

(5)将一件式或二件式造口袋底盘紧密贴在造口周围皮肤上。

(6)如为二件式造口袋,贴好底盘后,对准连接环,手指沿着连接环由下而上将袋子与底盘按紧,当听到轻轻的"咔嗒"声,说明袋子与底盘已安全连接好。如果是有锁扣的造口袋,安装前使锁扣处于开启状态,装上袋子后,两指捏紧锁扣,然后轻拉袋子,检查是否扣牢。

8.整理用物,并做好记录。

【注意事项】

1.造口周围皮肤清洁用温开水即可,不需要用肥皂或消毒液(酒精、新洁尔灭等),以免造成皮肤干燥,容易损伤,而且影响粘胶的粘贴力。

2.粘贴造口袋必须保证造口周围皮肤的清洁与干爽,粘贴完毕再按压粘胶数分钟,以加强其黏附力。

3.粘贴时采取立位或平卧位,以保持腰部皮肤的平整。

4.粘胶中心孔大小要合适,测量时以造口根部为标准,一般比造口大 1~1.5mm 即可。若中心孔太大,造口与粘胶之间的缝隙会积留粪液,影响粘胶的黏性,而且对皮肤造成刺激而损伤皮肤;若过小,则在更换造口袋时会摩擦造口黏膜,甚至引起出血。

5.粘贴时尽量避开皮肤凹陷、疤痕或皱褶处,如无法避开,可用防漏膏或防漏条填平,再贴造口袋,以免造成粘贴不实,粪液沿缝隙处渗漏。

6.术后早期,患者以卧位为主,造口袋的开口可向一侧床边。术后恢复期的患者,坐立的机会增加,造口袋的开口应向下对着自己的大腿。

二、胸、腹带包扎法

【目的】

1.用于绷扎胸、腹部伤口,可固定敷料。

2.施加压力及支撑身体,保持舒适,预防伤口裂开。最常用的是胸带和腹带。

【物品】

多头腹带 1 个或多头胸带 1 个。

【操作程序】

1.腹带包扎法

(1)准备用物携至患者床旁,向患者及家属解释操作的目的、意义、方法。

(2)将腹带平放于患者腰背部,展开两侧带脚。

(3)沿腹带重叠次序逐一将带脚紧贴腹部包裹,带脚互相交错压住,松紧度要适宜。

(4)最后将剩余的一对带脚打结固定。

2.胸带包扎法

(1)准备用物携至患者床旁,向患者及家属解释操作的目的、意义、方法。

(2)胸带比腹带多两个带脚,包扎前先将胸带平放于患者背后,展开两侧带脚。

(3)多出的两个带脚放于患者颈部的两侧,将其中一侧的带脚自上而下放于同侧胸前。

(4)两侧的带脚按腹带包扎法进行包扎。

(5)最后将多出的两个带脚绕到胸前进行打结包扎。

【注意事项】

1.如果伤口在上腹部,应由上而下包扎;如伤口在下腹部,则由下而上包扎。因此,放置腹带时要注意方向。

2.最后打结时,打结部位应避开伤口处。

3.在患者变换体位时,胸、腹带容易松动,应及时观察并再次包扎。

4.胸、腹带包扎时松紧度要适宜,以伸进 1 个手指为宜。

(厉　珊)

第十四节　各种置换术

一、胸腔闭式引流

【目的】

1.持续排出胸腔内液体或气体,恢复和保持胸膜腔内负压,维持纵隔的正常位置,促使肺复张。

2.开胸术后观察胸内情况。

【物品】

1.物品　5ml 注射器、20ml 注射器、胸腔穿刺包、无菌手套、无菌引流管和引流装置 1 套、无菌敷料、氧气等抢救物品。

常用的胸腔闭式引流装置有三种:单瓶式水封瓶、双瓶式水封瓶、持续负压吸引瓶。目前一次性塑料胸腔引流装置在临床广泛使用。

2.消毒用品　2%碘酊、75%酒精。

3.药品　2%利多卡因或普鲁卡因、肾上腺素、阿托品。

【操作程序】

1.患者准备　向患者说明胸腔引流术的目的和注意事项,以取得患者的理解与合作。询问有无利多卡因等药物过敏史,并行 X 线检查或 B 超定位穿刺点。

2.根据病情确定置管位置　液体处于低位,排液管一般在腋中线和腋后线第 6～8 肋间置管引流;气体多积聚在胸腔上部,排气管常置于锁骨中线第 2 肋间;脓胸常选在脓液积聚的最低位。

3.协助患者取坐位、半卧位或平卧位,充分暴露穿刺部位。

4.常规消毒穿刺点皮肤,术者戴无菌手套,铺洞巾,协助术者抽取 2%利多卡因或普鲁卡因,进行局部浸润麻醉。

5.术者行胸腔闭式引流术,置管过程中严格执行无菌操作原则。

【注意事项】

1.操作前检查引流装置是否密闭,引流管有无裂缝,引流瓶有无破损,各连接处是否严密,置管后胸壁引流管周围伤口用凡士林纱布严密包裹,外敷无菌敷料,保持管道的密闭。

2.操作时嘱患者不能用力咳嗽和深呼吸，术中若有不适，用手势说明，待医生停止操作后才能活动或咳嗽，以防污染或形成气胸。

3.观察患者面色、呼吸、脉搏的变化，穿刺过程中若患者出现胸闷、心悸、出冷汗、面色苍白、晕厥或突然咳嗽等表现，应立即停止操作，使患者平卧休息，监测生命体征，进行必要的对症处理，遵医嘱皮下注射0.1%肾上腺素0.3～0.5ml。

4.保持管道的密闭　引流瓶长玻璃管没入水下3～4cm，并始终保持直立，防止碰倒或损坏。搬运患者或更换引流瓶时，双重夹闭引流管，防止空气进入胸腔。如水封瓶被打破，应立即夹闭引流管，更换另一水封瓶。然后松开止血钳，鼓励患者深呼吸、咳嗽，排出胸腔内气体或液体。

5.保持管道的无菌　引流管开放状态下，水封瓶应始终置于患者胸部水平以下60～100cm，以免引流液逆流入胸腔引起感染。引流瓶每日更换1次，各项操作严格执行无菌原则。

6.保持引流通畅　防止引流管打折、受压、扭曲、堵塞，每30～60min向水封瓶方向挤压引流管一次，并鼓励患者深呼吸、咳嗽或变换体位，有利于排出胸腔内气体或液体。正常的引流管水柱上下波动4～6cm。若水柱无波动，则提示引流管不通畅或肺已膨胀；若患者出现胸闷、呼吸困难、气管向健侧移位，则怀疑引流管被堵塞，应挤压引流管或使用负压抽吸，使其通畅。

7.体位　最常采用半卧位，有利于呼吸和引流。患者躺向患侧时，注意勿压迫引流管。生命体征平稳时，可允许患者在床上或下床活动，注意妥善携带引流瓶，保持管道密闭，不必夹管。

8.妥善固定　引流瓶应妥善固定于床旁，引流管长度适当，过长则易于扭曲使引流液积聚在环圈处阻碍引流，过短则在活动时易牵拉引流管，引起疼痛或脱管。若引流管滑脱，应立即用手捏闭伤口处皮肤，消毒处理后用凡士林纱布封闭伤口，协助医生进一步处理。

9.观察与记录　观察并记录引流液的性状、量、颜色，水柱波动范围，有无气体溢出。早期发现胸腔内活动性出血、胸内吻合口瘘、乳糜胸、支气管胸膜瘘等并发症，通知医生及时处理。

10.拔管　引流管无气体排出，或引流量明显减少且颜色变淡，即24h引流液＜50ml，脓液＜10ml，X线检查显示肺膨胀良好，患者无呼吸困难即可拔管。拔管时先嘱患者深吸气末屏气，迅速拔管，同时用凡士林纱布紧紧覆盖伤口，随后收紧、结扎缝线，局部包扎固定。拔管后24h内观察患者有无胸闷、呼吸困难、伤口漏气、渗液、皮下气肿等，发现异常及时通知医生处理。

二、鼻胃管、鼻肠管置管法

（一）鼻胃管置管法

【目的】

1.用于鼻饲，即以人工方法，将流质食物、营养液经鼻胃管由鼻腔、食道灌入胃内，供给患者液态营养食物及药物。

2.用于胃肠减压即利用负压吸引和虹吸作用,通过胃管将积聚于胃肠道内的气体和液体引流出,降低胃肠道内的压力,减轻胃肠道的张力,从而改善血液循环,有利于炎症局限,促进胃肠功能恢复。

【物品】

1.治疗盘内备治疗巾或餐巾1块,鼻胃管1个,弯盘或治疗碗1个,棉签1包,注射器1个,纱布2块,液状石蜡油球,胶布,一次性手套1副。

2.听诊器1个,手电筒1个。

3.液体收集瓶1个,负压产生部分(一次性负压吸引器或负压吸引瓶或引流接管)1个。

【操作程序】

1.戴好帽子,口罩,洗净双手;将备齐的物品置于治疗盘内,携至患者床旁放于床头桌上。

2.置管前进行核对,并对患者做好解释。说明置管的目的和方法,解除患者的顾虑,取得合作。

3.评估患者病情,测量要插入的长度,成人鼻胃管插入的长度45~55cm(耳垂-鼻尖-剑突的距离之和)。告诉患者,置管时如有恶心反应,做深呼吸可缓解反应。

4.置鼻胃管

(1)抬高床头根据患者情况取半卧位、坐位或右侧卧位,将治疗巾或餐巾置于颌下。

(2)用手电筒检查鼻腔以确定插入侧,将棉签浸湿(不能滴水)清洁鼻孔。

(3)用注射器检查鼻胃管是否通畅,测量鼻胃管插入的长度并做好标记。

(4)戴一次性手套,将液状石蜡油球置于纱布上润滑鼻胃管所置入的长度。

(5)使患者的头稍向后仰,鼻胃管自一侧鼻孔插入,其方向应先稍上,然后平行再向下,使鼻胃管经鼻前孔、鼻后孔入咽,当鼻胃管插入约15cm时,即鼻胃管前端临近食管入口时,让患者慢慢向下吞咽,以使鼻胃管顺利进入食管口,后即可随吞咽快速下到胃。当鼻胃管进入后鼻道6~7cm时,向后下推进,以免刺激咽后壁引起患者恶心不适。

(6)昏迷患者置管时,将头后仰,当鼻胃管插入15cm时(会厌部),以左手将患者头部托起,使下颌靠近胸骨柄,以增大咽喉部通道的弧度,便于管端沿后壁滑行保证插入预定长度。

(7)鼻胃管置入到所预测的长度,检查鼻胃管是否在胃内。一种方法是用注射器接上管末端进行抽吸,如有胃液吸出,说明已到胃内;若抽不出胃液,置入的长度又足够,可将鼻胃管末端放于水碗内,检查有无气泡,如有气泡,证明插进气管,拔出重插,如果没有,可检查鼻胃管是否盘在口腔或咽部。另一种方法是用注射器抽吸10ml空气注入管内,同时将听诊器放于胃部,能听到气过水声,也能证明鼻胃管在胃内。

(8)证明鼻胃管在胃内后,用胶布固定胃管。

5.鼻胃管鼻饲法:鼻胃管置好后用小夹子或血管钳夹住末端开口,稍休息15~20min后从鼻胃管内喂食。

(1)根据医嘱或饮食卡准备饮食。

(2)将患者床头抬高30°~60°。

（3）取少量温开水于治疗碗内,用注射器抽吸后注入胃管内,再次试验鼻胃管是否在内。

（4）用 50ml 注射器抽取备好的饮食,缓缓灌入,每次灌 250～300ml,间隔时间不得少于 15～20min。

（5）灌注完毕,取 20～30ml 温开水冲洗鼻胃管,然后把鼻胃管抬高、反折,用纱布包裹管口,用橡皮圈系紧或用夹子夹紧,用安全别针将鼻胃管固定。

（6）收起治疗巾使患者躺好,整理床单位。

（7）将用具拿出清洗干净,盖好放回原处。

（8）洗手并记录注入溶液的种类及用量。

6.胃肠减压:鼻胃管置好后,管外口接负压引流器。最适合的负压是－6.6kPa(－50mmHg)左右,负压过多胃黏膜会被吸贴,导管小孔堵塞。

（1）置管完毕,收拾治疗用物,使患者躺好,整理床单位将用物拿出洗干净,盖好放回原处洗手。做好记录。

（2）胃肠减压期间,随时观察和准确记录引流液的性质及量,每天更换引流瓶。口腔护理、雾化吸入 2 次/d,保持胃管通畅,防止胃管扭曲、堵塞和漏气,当胃管被食物残渣或血块堵塞时可挤压胃管或用注射器抽吸,如还不通畅,可用生理盐水 20～30ml 冲洗或注入少量空气。

（3）胃肠减压停止指征

1）病情好转。

2）腹胀消失。

3）肠鸣音恢复。

4）肛门排气。

（4）拔胃管时先将吸引装置与胃管分开,捏紧胃管末端,嘱患者屏气,先缓慢向外拉,估计胃管前端到咽喉部时,为减轻刺激迅速将胃管拔出,承接于弯盘中,避免溢出的液体污染衣被。

（5）将拔出的胃管放入医用垃圾袋。

【注意事项】

1.插管时动作要轻柔敏捷,尽量减少刺激,与患者吞咽动作同步进行,以防损伤鼻黏膜,为防止鼻胃管盘曲口中,可用压舌板压住患者的舌体,用手电筒查看患者口腔,看是否有鼻胃管在口中。

2.在置入过程中患者如有呛咳、呼吸急促、发绀,可能误入气管,须立即拔出,稍等休息后,再行插入。

3.留置鼻胃管的患者,每天帮助患者漱口或进行口腔护理,对于食道、胃肿瘤的患者,胃管置入一定长度后,又未到胃中,采取措施后,胃管还是不能置入,应考虑是不是肿瘤挡住而不能置入,这种情况应请示医生是否还重新置入。

4.每日统计胃肠减压引流量,若发现引流液异常,应及时通知医生,胃肠减压期间要禁食、水,必要的口服药须研碎后调水注入,并用温开水冲洗胃管,防止堵塞,然后夹管 0.5h,暂停吸引 1h,注意观察腹部情况,是否有腹胀、腹痛等情况。

（二）鼻肠管置管法

【目的】

用于肠内营养，为胃功能不良、误吸危险性较大、消化道手术后必须胃肠减压的患者提供营养支持。

【物品】

1.鼻肠管或胃肠营养管（用于消化道手术的患者）1个。

2.鼻饲泵、插销板、鼻饲泵专用管、20ml注射器、瓶起子、瓶套各1个。

3.营养要素。

【操作程序】

1.同鼻胃管置管法1～4步。

2.证实鼻肠管在胃内后，可将此管多置入15～25cm，然后用5ml注射器抽出生理盐水或温开水3ml从气囊导管中注入，利用气囊的重量可随胃蠕动进入到十二指肠或空肠，为了确定管的尖端位置可行造影或X线片（此时需要从气囊导管中注入泛影葡胺3ml）。

3.确定管的尖端在十二指肠或空肠后，其余操作步骤同鼻饲泵的使用。

【注意事项】

1.同鼻胃管置管法注意事项1～2。

2.输注6～8h后要用温开水冲管1次，以防堵塞。营养液滴入过程中随时询问患者有无恶心、呕吐、腹胀、腹泻等症状，若有以上症状则根据情况随时调节滴速。

3.如气囊中注入泛影葡胺，造影后一定要将泛影葡胺抽出，重新注入3ml水，以防结晶造成拔管困难。

4.为防止误吸堵管，输注时应取半卧位，床头抬高300～600。

5.营养要素的滴注速度要根据患者的情况而定，营养液的温度要保持在37℃左右，滴速太快，温度太低都可引起不良反应。

三、双气囊三腔管置入法

【目的】

利用充气的气囊分别压迫胃部和食管下段的曲张静脉，达到止血的目的。

【物品】

1.治疗碗1个、弯盘1个、纱布1块、棉签1包、绷带、胶布、无菌手套1副。

2.血压计1台、听诊器1个。

3.生理盐水1瓶、滑轮牵引固定架1套、0.5kg重物。

4.双气囊三腔管1根、液状石蜡、胃肠减压器1套、50ml注射器1支。

5.血管钳1把、镊子1把、剪刀1把。

【操作程序】

1.物品准备：置管前先检查三腔管有无老化、漏气，向食管气囊和胃囊各充气150ml和

200ml,观察气囊是否膨胀均匀、弹性良好,再将气囊置于水下,证实有无漏气,抽空气囊并分别做好标记备用。

2.患者准备:患者侧卧或平卧头偏向一侧,向患者解释置管的目的、意义和方法,给患者做深呼吸和吞咽示范动作。

3.用棉签蘸生理盐水清洁鼻腔,用液状石蜡润滑导管前端及气囊后由鼻孔轻轻插入。

4.插入到50～60cm时,用注射器抽吸有胃液后,向胃气囊注入150～200ml气体,用血管钳夹住管口,将管向外拉提,感到不再被拉出并有轻度弹力时,利用滑车装置在管端悬以0.5kg重物起牵引作用。

5.抽取胃液观察止血结果,若仍有出血,再向食管气囊充气100～150ml以压迫食管。置管后,胃管接胃肠减压器或用生理盐水反复灌洗,观察胃内有无新鲜血液吸出。

6.拔管:经压迫48～72h后若出血停止,可先放出气囊内气体,继续观察24h,若无出血,让患者口服液体石蜡30～50ml,缓慢、轻巧地拔出三腔管。

【注意事项】

1.使用前详细检查气囊有无漏气。

2.三腔管压迫期间,经常用血压计测量管内压力,如压力下降则应随时注气,若补气后短时间内下降,说明漏气或破裂,应仔细检查止血钳是否过松,漏气严重时应更换新的三腔管。

3.及时清除口腔、鼻腔分泌物,防止吸入性肺炎的发生。

4.调整牵引绳松紧度及方向,防止鼻黏膜及口唇部长期受压发生糜烂、坏死。三腔管压迫期间每12h放气20～30min。

5.床边备剪刀,若气囊破裂或漏气,气囊可上升阻塞呼吸道,引起呼吸困难或窒息,应立即用剪刀将三腔管剪断。

6.三腔管置管时间不宜超过3d,以免食管胃底黏膜长时间受压而缺血坏死,如果压迫止血无效,应做好紧急手术止血的准备。

四、气囊尿管置入术(双腔、三腔)

【目的】

1.抢救危重、休克患者时正确记录每小时尿量、测量尿比重,以密切观察患者的病情变化。

2.盆腔内器官手术前要引流尿液,排空膀胱,避免手术中误伤。

3.某些泌尿系疾病手术后留置导尿管,可便于持续引流和冲洗,并减轻手术切口的张力,有利于愈合。

4.昏迷、截瘫、尿失禁或会阴部有伤口者保留尿管,以保持会阴部清洁、干燥。

5.为尿失禁患者行膀胱功能锻炼。

6.三腔气囊尿管留置后还可行膀胱冲洗。清洁膀胱,清除膀胱内血凝块、黏液、细菌等;用于治疗某些膀胱疾病,如膀胱炎,膀胱肿瘤等。

【物品】

1.治疗盘内备:无菌导尿包(硅胶气囊导尿管16～18号为宜,血管钳2把,小药杯内置棉球、液状石蜡棉球瓶、孔巾、弯盘 2 个,有盖标本瓶或试管),无菌持物钳,无菌手套,新洁尔灭溶液,治疗碗(内盛 0.1％新洁尔灭棉球数个,血管钳 1 把),消毒手套 1 副,弯盘,小橡胶单及治疗巾,10ml 无菌注射器 1 支,无菌生理盐水 10～40ml,无菌引流袋及安全别针各 1 个。

2.绒毯,便盆及便巾,屏风。

3.男性患者导尿时增加纱布 2 块。

【操作程序】

1.术前准备　患者及家属了解留置导尿管的目的、过程和注意事项,学会在活动时如何防止导尿管脱落等,如患者不能配合时,请人协助保持适当的姿势。

2.操作步骤

(1)女性患者尿管留置术(双腔)

1)洗手。

2)将用物置治疗车上推至床旁,向患者解释以取得合作,关闭门窗以调节室温,屏风遮挡。

3)能自理的患者嘱其清洗外阴;不能自理者协助洗净外阴。

4)操作者站在患者右侧,脱去对侧裤腿盖在近侧腿上,并盖上毛毯,对侧腿部用被子盖上,将小橡胶单与中单垫于臀下,治疗碗、弯盘置于外阴附近,左手戴手套,右手持血管钳夹 0.1％新洁尔灭棉球消毒阴阜和大阴唇,接着以左手分开大阴唇,消毒小阴唇和尿道口;污染的棉球及手套放弯盘内移至床尾。

5)在治疗车上打开导尿包外层包布,将包置于患者两腿之间,打开内层包布,倒新洁尔灭溶液于小药杯内;戴无菌手套,铺孔巾,使孔巾和导尿包内层包布构成无菌区。

6)按操作顺序排列无菌用物,用液状石蜡棉球润滑导尿管前端,检查尿管前的气囊是否漏气,左手分开并固定小阴唇,右手用血管钳夹新洁尔灭棉球消毒尿道口及小阴唇;用过的棉球及血管钳置弯盘内并移出无菌区;左手固定小阴唇不动。

7)右手将另一无菌弯盘置于洞巾旁,嘱患者缓缓深呼吸,另一血管钳夹持导尿管,对准尿道口轻轻插入 4～6cm,见尿液流出再插入 8～10cm,松开左手,下移固定导尿管,将尿液引入弯盘内,如果弯盘内尿液已满,可夹住导尿管末端,将尿液倒入便盆内。

8)如要做尿培养,可用无菌标本瓶或试管接取 5ml 尿标本,盖好瓶盖置于稳妥处。

9)当尿液排空后,根据导尿管上气囊注明的容积,用注射器向气囊内注入等量的生理盐水,轻拉导管有阻力感,证实导尿管已固定于膀胱内。将导尿管尾端与集尿袋的接头连接,安全别针将集尿袋的引流管固定在床单上(如为三腔尿管,可将另一腔用集尿袋接头帽堵塞,膀胱冲洗时打开做冲洗管道的入口)。引流管的长短要合适,以患者能够翻身为宜,以防止翻身牵拉而使导尿管滑脱。

10)将集尿袋妥善地固定在低于膀胱的高度,挂在床边的挂钩上。

11)协助患者穿好裤子,取舒适的卧位。整理床单位,清理用物。

12)洗手,记录。

(2)男性患者尿管留置术(双腔)

1)洗手。

2)备齐用物至床旁,解释和环境准备同女性患者导尿。

3）协助患者仰卧,两腿放平略分开,露出阴部。

4）将橡胶单、治疗巾垫于臀下,用血管钳夹 0.1％新洁尔灭棉球消毒阴囊及阴茎（自阴茎根部向尿道口擦拭）,接着用无菌纱布裹住阴茎将包皮向后推,以显露尿道口,自尿道口由内向外旋转擦拭消毒。

5）在治疗车上打开导尿包外层包布,将包置于患者两腿之间,打开内层包布,倒新洁尔灭溶液于小药杯内;戴无菌手套,铺孔巾,用液状石蜡棉球润滑导尿管前端,左手提起阴茎,使之与腹壁成 60°角,将包皮向后推,以显露尿道口,由内向外旋转擦拭消毒尿道口和龟头。

6）右手持血管钳夹导尿管,对准尿道口轻轻插入 20～22cm,见尿液流出再插入 8～10cm,用弯盘接尿。

7）若膀胱颈部肌肉收缩产生阻力,则要稍停片刻。

3.留置导尿管患者的护理

(1)防止泌尿系统感染的措施

1）保持尿道口清洁。女性患者用 0.1％新洁尔灭棉球消毒外阴及尿道口,男性患者消毒尿道口、龟头及包皮,每日 2 次。

2）定时更换集尿袋,并注明更换日期,及时排空引流袋,必要时记录尿量。

3）留置尿管者 1 个月更换 1 次。

(2)嘱患者多饮水,达到自然冲洗尿路的目的。

(3)训练膀胱反射功能,可采用间歇性夹管方式夹闭导尿管,每 3～4h 开放 1 次,使膀胱定时充盈和排空,促进膀胱功能的恢复。

(4)注意倾听患者的主诉并观察尿液引流情况,发现尿液浑浊、沉淀、有结晶时,应及时处理,每周检查尿常规 1 次。

【注意事项】

1.操作过程注意保暖,注意无菌操作,不可跨越无菌区。插管动作要轻柔,以防损伤尿道黏膜。

2.女性患者消毒顺序是自上而下,由外向内,尿道口再加强消毒 1 次,如误入阴道,应更换尿管重新插入。男性患者要注意包皮和冠状沟的消毒,每个棉球只能用 1 次。

3.根据患者的年龄、病情选择不同型号的导尿管。留置尿管后膨胀的气囊不宜卡在尿道口内,以免气囊压迫膀胱内壁,造成黏膜的损伤。

4.为膀胱过度膨胀、病情严重的患者导尿,第 1 次放出的尿量不应超过 1000ml,放出尿液过多,腹压突然降低会引起虚脱,或因膀胱内压力突然降低而引起膀胱黏膜急剧充血,导致血尿。

5.注意保持引流通畅,避免导尿管扭曲、受压、堵塞等导致泌尿系的感染。

6.对于起床活动的患者,引流袋的位置应低于膀胱,以免尿液反流,发生逆行感染。

（于子瑞）

第十五节 营养支持技术

一、肠外营养液的配制

【目的】

1.肠外营养(PN)是从静脉供给患者所需要的"全部营养素",包括丰富的热量、必需和非必需氨基酸、维生素、电解质及各种微量元素。使患者在不进食的情况下,仍可以维持良好的营养状况,体重增加,创伤愈合。

2.适用于不能从胃肠道正常进食者,如高位肠瘘、食管胃肠先天畸形、短肠综合征、肿瘤患者放疗或化疗期间胃肠道反应严重者、严重烧伤或严重感染,消化道需要休息或消化不良。特殊疾病,如坏死性胰腺炎、肝肾衰竭者。

【物品】

1.空气洁净台1台,冰箱1台。

2.治疗盘内放:2%碘酊、75%酒精、无菌棉签1包、砂轮1个、弯盘1个、胶布1盒。

3.3L或2L营养袋1个、20ml注射器2～3支、网套3～5个。

4.所需液体及药品。

5.污物桶1个。

6.无菌纱布缸1个(内盛无菌纱布数块)。

【操作程序】

1.配液前准备

(1)衣帽整齐,洗净双手,戴口罩。

(2)用物:抄写配液卡并与他人核对,将所需的药品与物品备齐。详细检查液体及药品的有效期,瓶体有无破裂,瓶盖有无松动,检查所用物品的外包装有无破损及有效期。

(3)用75%酒精擦拭洁净台表面,将物品、液体及用物放入洁净台内,打开洁净台紫外线灯及层流,照射30min。

(4)打开室内紫外线灯进行空气消毒30min。

(5)操作人员进入配液室前穿好隔离衣,洗净双手,戴好口罩、帽子(圆帽)。

2.配制顺序及方法

(1)将配液卡再次核对后,按照顺序摆放好液体及各种药品。

(2)开启瓶盖,套好网套,常规消毒瓶塞。

(3)按无菌操作要求抽吸药液,电解质按一价、二价、三价顺序加入,钙剂和磷酸盐应分别加入到不同的溶液中,以防形成磷酸钙沉淀。

(4)电解质和微量元素加入到葡萄糖或氨基酸溶液中。

(5)磷酸盐及胰岛素加入到葡萄糖溶液中。

（6）再次检查 3L 袋及输液器的外包装有无破损及有效期，打开 3L 袋。

（7）将 3L 袋上的输液管水止关闭，配液管的针头依次插入配好的液体中并挂在洁净台的挂钩上。

（8）松开水止，将配好的氨基酸和葡萄糖液同时注入 3L 袋内，同时注意观察有无沉淀生成。

（9）用脂溶性维生素（如维他利匹特）稀释水溶性维生素（如水乐维他），而后加入到脂肪乳中。

（10）最后将配好的脂肪乳加入到 3L 袋中使其充分混合。

（11）排尽 3L 袋内的空气，关闭配液管的水止，拔掉配液管将断开处常规消毒后反折，用无菌纱布包裹后胶布固定。注明配液组成、床号、姓名、配液时间以及配液者的签名。

（12）配液完毕，整理用物，清洁洁净台，按要求进行登记。

【注意事项】

1.配液室应有专用房间，最好是套间，里间为配液间，设有空气净化台、冰箱、空调、紫外线灯等设施。外间为准备间，备有常用的药品及物品，设有洗手池。

2.保持配液室的清洁，每日空气紫外线消毒 30min，每月做 1 次空气细菌培养并记录。

3.配液前要将所有用物准备齐全，避免因多次在配液室走动增加污染机会，禁止非工作人员进入。

4.配液过程要一次完成，配液人员不得中断操作或离开配液室。

5.营养液中不要加入其他药物，除非已有资料报道或验证过。不能加入抗生素，以免被稀释和营养液输入时间过长而降低疗效。

6.电解质不能直接加入到脂肪乳中，因阳离子可中和脂肪颗粒上的负电荷，使脂肪颗粒相互靠近，发生聚集和融合，导致水油分层。

7.配制过程中，尽量不要使空气进入 3L 袋内，如有空气进入，配液完毕就将袋内空气排尽。

8.营养液应现用现配，于 24h 内输完，最长不超过 48h，暂时不用可放入 4℃冰箱内保存（冰箱保存一般不超过 48h）。

9.在更换营养液过程中，严格无菌操作，如营养液从冰箱中取出，应在室温下放置 2～4h，再给患者使用。

10.匀速输入有利于营养成分的吸收和利用，有条件者可应用输液泵，过快可产生代谢并发症（高糖高渗性非酮性昏迷，高渗性利尿），过慢则不能完成当日输入量，会造成摄入不足。

11.向患者及家属介绍相关注意事项及恒速输入的重要性，不要随意调节滴速。

二、肠内营养技术

【目的】

1.肠内营养（EN）是将营养液通过胃肠的营养管，在肠内营养泵的控制下，持续、匀速地输入到十二指肠或空肠，保证肠内营养的供给，减少不良反应的发生。

2.适用于经口摄食不能、不足或禁食者，胃肠道疾病如短肠综合征、胃肠道瘘、溃疡性结肠炎等,术前术后营养补充,肝、肾衰竭,先天性氨基酸代谢缺陷病等。

【物品】

1.治疗盘内放:胃肠营养管 1 条,5ml 和 20ml 注射器各 1 支,纱布 1 块,肠内营养泵专用管 1 条。

2.电插板 1 个,肠内营养泵 1 个。

3.营养要素适量,温开水适量,启瓶器 1 个,瓶套 1 个。

【操作程序】

1.衣帽整齐,洗手,戴口罩。

2.准备用物,将用物备齐携至患者床旁。

3.核对患者床号、姓名及肠内营养液的名称、剂量,向患者做好解释工作,说明置肠内营养管的目的和方法,取得患者配合。

4.置胃肠营养管(方法同鼻饲)。当证实胃肠营养管在胃内后,再继续置入 15～25cm,使之进入十二指肠。

(1)用 5ml 注射器抽吸生理盐水或温开水 3ml,注入气囊导管中,利用气囊的重量随胃肠蠕动进入十二指肠。为确定管的位置,可将泛影葡胺 3ml 注入气囊导管,通过 X 线证实。

(2)如果肠内营养和胃肠减压同时进行时,可将胃肠减压管和胃肠营养管一同置入,胃管置入胃内,胃肠营养管置于十二指肠或空肠上段(手术患者可由术者在术中将胃肠营养管放置于十二指肠或空肠上段)。

5.将肠内营养泵固定在床旁输液架上或放在床旁桌上。

6.将瓶内营养液充分摇匀,套上瓶套,酒精棉球擦拭瓶颈,启掉瓶盖,将专用管上的瓶盖用力套在瓶颈上,再将滚珠夹关闭。然后将瓶倒挂在输液架上,把泵管的末端帽盖去掉,打开滚珠夹后排气(方法同输液,管的滴注腔内液面约占 1/3 即可)排好气后夹闭。

7.将泵管的滴注腔嵌入泵的滴注腔位置,把硅胶管绕在泵的转轴上,塑料固定器嵌入泵的指定支架上,泵管顺着导向出泵。

8.用 20ml 注射器抽吸 15～20ml 温开水从营养管中注入,然后将泵管的末端与营养管连接。

9.连接电源,按"开始"键接通电源,按"INC"键设定流速(ml/h),打开开关,按"RUN"键开始输注。

10.输注完毕,按"停止"键并保持 3s 即可关机。将泵管与营养管分开,并再次向营养管内注入 30～50ml 温开水,无阻力后,盖好喂养管帽,妥善固定,置患者于舒适状态。

11.整理用物,放回原处。

【注意事项】

1.肠内营养泵要放置平稳,保持与桌面或地平线平行,并保持其清洁、干燥。使用期间,不要随意移动,每次用完后用湿布仔细清洁泵的表面。

2.注入营养液前,再次检查营养管是否在胃肠内,然后向营养管内注水,注意有无阻力,若有应检查营养管是否阻塞或打折。

3.避免营养液被污染,当日配制当日使用,以 500ml 容器分装,4℃冰箱内存放。

4.温度要适宜,滴注时应将营养液复温至 37℃左右。

5.营养液滴注过程中患者保持半卧位,以防液体反流。每次输注 6～8h 后要用温开水冲管 1 次,以防堵塞。

6.营养液滴注过程中,随时观察患者的反应,询问患者有无恶心、呕吐、腹胀等症状,根据情况随时调节滴速。

7.营养液在滴注过程中,泵可能会出现报警,说明有故障发生,要事先告知患者或家属以免受到惊吓。

8.准确记录输入量、排出量,了解营养膳食的吸收情况。每周测血浆蛋白、体重各 1 次。

（屈　涛）

第十六节　各种固定术

一、石膏绷带固定术

【目的】

1.骨折、脱位整复后的固定。

2.周围神经、血管、肌腱断裂或损伤,皮肤缺损,手术修复后的制动。

3.骨与关节急慢性炎症的局部制动。

4.矫形手术后的制动。

【物品】

根据固定肢体准备相应尺寸和数量的石膏绷带、棉垫、油布及一盆 40℃的温水、绷带数卷、剪刀等辅助工具,一张较大的操作台。

【操作程序】

1.术前准备

(1)了解固定的部位及目的,根据需要选择体位,在石膏凝固定形前,不要随意改变已固定好的姿势。

(2)用肥皂水彻底清洁皮肤,有伤口者要换药。

2.操作步骤

(1)放置衬垫。放置棉花或绵纸衬垫,以保证在石膏定型后骨突出部位不受石膏摩擦和挤压。

(2)浸泡石膏绷带。将石膏绷带卷平放于准备好的温水中,切忌竖立投放。石膏卷要完全浸泡在水中,至气泡逸出停止,双手握住石膏两端将石膏从水中取出,并向中间轻轻挤压,挤出多余的水分。

(3)缠绕石膏绷带。需要两人进行,助手托扶患者肢体维持正确位置,操作者将浸好的石膏绷带卷开端贴于患者肢体上,两手交替,环形缠绕。应使石膏绷带卷贴着肢体,由近侧推滚向远侧,不可抽拉绷带。每圈石膏绷带压住前一圈约 1/2 宽,边推边用手在绷带上推摩,使石膏绷带各层紧密结合。

(4)石膏加固。其方法是在缠绕石膏绷带前,将制好的石膏条置于肢体的一侧,然后缠绕石膏绷带。

(5)石膏塑型。石膏缠绕完毕,在石膏未定形前须进行塑形,使之完全适合于肢体轮廓以保证石膏对肢体的有效固定,不至于干固后松动、滑脱。

(6)修削石膏。石膏固定完成后须切出多余的部分,便于不需要固定关节的活动。手指、足趾必须露出,便于观察肢端的血液循环和感觉运动情况。

(7)未干石膏开窗、刨开。

(8)石膏标记。石膏固定完成后,在其表面用彩笔标明病名、病变部位、受伤日期、石膏固定日期、计划拆换时间,有伤口而无预先开窗者划出开窗部位。

3.术后护理

(1)石膏固定患者 3～5d 内应列入交班内容,正常情况下,患肢末端温暖、红润、感觉灵敏、活动自如。

(2)观察、记录石膏外液体和血液渗出的时间、颜色及渗液的污染范围及石膏内有无异常气味。

(3)石膏固定后即应指导患者进行肌肉等长收缩和未固定关节的功能活动。

(4)出现石膏内组织疼痛时,勿填塞棉花敷料,勿使用止痛药,必要时需开窗或打开石膏检查有无异常。

【注意事项】

1.置患者于正确体位。四肢固定者患肢略高于心脏并稳妥放置,避免旋转、扭曲。在翻身或搬动时必须保持固定位置不变,防止石膏断裂、变形等意外情况发生。

2.石膏边缘垫以棉花或海绵,防止边缘擦伤皮肤。肩肘环形石膏固定,尺神经沟部位要用棉垫垫好,防止压迫损伤尺神经。

3.下肢石膏拆除后继续用弹力绷带包扎,逐步放松使肢体适应,防止失用性水肿的形成。

4.了解石膏固定术后的常见并发症,如骨筋膜室综合征、压疮、骨质疏松、化脓性皮炎、关节僵直、肌肉萎缩、石膏综合征。

二、牵引术

【目的】

1.骨折、脱位的整复和维持复位。

2.炎症肢体的制动和抬高。

3.矫正和预防关节挛缩畸形。

4.解除肌肉痉挛,改善静脉回流,消除肢体肿胀,为骨与关节的手法或手术治疗创造条件。

5.便于患肢伤口的观察、冲洗和换药。

【物品】

1.基本用物　牵引床、牵引架、床脚垫、牵引绳、滑车、牵引码、小棉垫。

2.皮牵引另备　牵引扩张板、大小合适的皮牵引套或胶布、绷带。

兜带牵引另备：大小合适的枕颌带、骨盆带牵引带、骨盆兜带。

骨牵引另备：局部麻醉药、皮肤消毒剂、无菌手套、注射器、牵引弓、牵引针、手摇钻、骨锤、无菌小瓶。

【操作程序】

1.术前准备

(1)向患者说明牵引的种类、目的和注意事项,取得患者配合。

(2)用肥皂水、清水将患肢皮肤清洗干净,行颅骨牵引前应剃头。

(3)核对床号、姓名、牵引部位。

2.操作步骤

(1)皮牵引:包括胶布牵引和皮牵引套牵引。

1)胶布牵引:①将胶布平贴在肢体两侧(扩张板距离足底 4～5cm,骨突出处垫棉垫)。②胶布处用纱布绷带包绕固定,借牵引绳通过滑轮进行皮牵引。

2)皮牵引套牵引:①在皮牵引套上下两端垫上棉垫(下肢皮肤牵引套的小块部分固定于膝关节上,大块部分固定在小腿),将皮牵引套裹敷患肢,注意松紧适度。②将皮牵引带调整至肢体功能位置,保持持续牵引。

(2)骨牵引

1)消毒皮肤,选择进针点并做标记。

2)铺无菌巾,0.5%～1%利多卡因进行局部麻醉。

3)用双手向上拉紧皮肤,以手术刀尖或骨圆针刺破皮肤,将骨圆针穿过骨膜。颅骨牵引固定者为颅骨牵引弓钉齿,其进针部位在双侧眼眉外 1/3 的上方 1cm 处和双侧耳上方 1cm 的近乳突处。

4)安装牵引弓和牵引绳、滑轮、牵引支架系统进行持续牵引。颅骨牵引重量在第 1、第 2 颈椎为 4kg,以后每下降一椎体增加 1kg,复位后其维持量为 3～4kg;尺骨鹰嘴牵引重量为 2～4kg;股骨髁上牵引重量为患者体重的 1/8～1/6,老年人为 1/9,维持重量为 3kg;胫骨结节牵引重量为 7～8kg,维持重量为 3～5kg;跟骨牵引重量为 4～6kg。

5)将无菌小瓶套在两侧骨圆针外露端,用床脚垫高床尾即可。

(3)兜带牵引

1)枕颌带牵引:①用枕颌带托住下颌和枕骨粗隆部,向头顶方向牵引,牵引时枕颌带两上端分开,保持比头稍宽的距离。②连接牵引绳、滑轮、牵引支架系统进行持续牵引,牵引重量为 3～5kg。

2)骨盆牵引:①用骨盆牵引带包托于骨盆,保证其宽度的 2/3 在髂嵴以上的腰部,两侧各一个牵引带,所牵重量相等,总重量为 9～10kg。②床脚抬高 20～25cm,使人体重量作为对抗牵引。

3)骨盆悬吊牵引:①将兜带从后方包住骨盆。②前方两侧各系一牵引绳,交叉至对侧上方滑轮上悬吊牵引,牵引重量以能使臀部稍离开床面即可,一般每侧重 3~5kg。

3.术后护理

(1)骨牵引穿针时,如果进针部位定位不准,进针深浅、方向不合适及过度牵引均可导致相关血管、神经损伤,出现相应的临床征象。如颅骨牵引钻孔太深,钻透颅骨内板时,可损伤血管,甚至形成颅内血肿,故牵引期间应加强观察。

(2)四肢骨牵引时,若牵引针仅通过骨前方骨密质,可引起骨密质撕脱;若颅骨牵引钻孔太浅,未钻透颅骨外板,螺母未拧紧可引起颅骨牵引弓脱落,故应每日检查,防止其松脱。

(3)加强巡视,发现牵引针偏移时,局部经消毒后再调至对称位或及时通知医生;如患者出现被动伸指(趾)痛和麻木,甲床红白反应减弱、皮温减低,桡动脉或足背动脉搏动减弱或消失,提示可能有血管神经损伤,应及时报告医生查明原因。

【注意事项】

1.在牵引前,先换木板床或骨科床以利牵引。需要抬高床尾或颅骨牵引者,做好棉花圈,避免颅底枕部受压。

2.颅骨牵引、颌枕带牵引的患者头要制动,翻身时要有专人保护颈部,将头、肩、牵引装置同向转动,并保持头与躯干成直线,以防加重脊髓损伤而窒息。颈托牵引时出现头晕、恶心、呕吐等症状,应及时配合医生给予处理。

3.针眼处使用无菌纱布条包绕,2d 或 3d 更换 1 次,嘱患者勿触摸局部;牵引针向一侧偏移,切不可随手将牵引针推回去。

4.告诉患者和家属,牵引重量根据需要调节,不可随意增减或放松牵引绳,被盖勿压牵引绳。

(屈　涛)

第十二章　骨科疾病的护理

第一节　股骨颈骨折

【概述】

股骨颈骨折系股骨头下至股骨颈基底部之间的骨折,发生率占全身骨折的 3.6%。骨质疏松是引起股骨颈骨折的重要因素,由于老年人多有不同程度的骨质疏松,而女性由于生理代谢的原因骨质疏松发生较早,活动相对较男性少,故即便创伤较轻微也会发生骨折。骨质疏松的程度对于骨折的粉碎情况(特别是股骨颈后外侧粉碎)及内固定的牢固与否有直接影响。

【临床表现】

1.有跌倒外伤史,患髋疼痛,不能站立,患肢呈内收、外旋、短缩和屈曲畸形,大粗隆向上移位。髋前方有压痛,叩击大粗隆或足跟时均可使疼痛加剧。外展型骨折症状和体征较轻。

2.辅助检查:髋关节正、侧位 X 线片可确定骨折的部位、类型和移位情况。有怀疑者,应加拍健侧 X 线片对比。

【治疗原则】

1.非手术治疗

(1)皮牵引:适用于外展型骨折或高龄合并有严重的内脏疾病而不能耐受其他方法治疗者。患者保持外展中立位,持续性皮牵引 6~8 周。

(2)胫骨结节骨牵引:适用于内收型骨折或有移位的骨折行胫骨结节骨牵引逐渐复位。患肢保持外展中立位,7d 后床边拍片复查,若复位不理想再进行手术治疗。

2.手术治疗

(1)闭合复位经皮内固定。适用于骨折移位较轻的患者,特别是老年、体弱不宜手术者。可选择多种内固定钉固定,如 Richards 钉、克氏针、加压螺钉、Knowels 针。

(2)人工股骨头置换术。适用于 60 岁以上的头下型、头颈型骨折,有明显移位或旋转者,陈旧性骨折不愈合或股骨头已经坏死者。

(3)全髋关节置换术。适用于各种非手术治疗无效的疼痛性髋关节疾病、陈旧性股骨颈骨折、股骨头缺血性坏死、退行性骨关节炎、类风湿关节炎、强直性脊柱炎等。

【护理评估】

全面细致地收集病史,判断骨折对生活质量的影响及评估患者对手术的耐受力。观察患肢有无屈髋屈膝及外旋畸形;髋部除有自发疼痛外,移动患肢时有无疼痛加剧;在叩打患肢足跟部或大粗隆时髋部是否也感疼痛;腹股沟韧带中点下方有无压痛感以及伤后不能久坐或站立等功能障碍及程度;了解有无生命体征异常,有无血压变化、体温异常等;估计患者的心理状态,有无忧愁、悲伤、恐惧的心理反应,是否担心肢体.伤残等。

【护理要点及措施】

1.术前护理

(1)心理护理:老年人意外致伤,常常自责,顾虑手术效果,担忧骨折预后,易产生焦虑、恐惧心理。应给予耐心疏导,介绍骨折的特殊性及治疗方法,并给予悉心的照顾,以减轻或消除心理问题。

(2)饮食护理:给予高蛋白、高维生素、高钙、粗纤维及果胶成分丰富的食物。品种多样,色、香、味俱全,且易消化,以适合于老年骨折患者。

(3)体位护理:平卧硬板床,患肢取外展30°中立位,脚穿"丁"字鞋,限制外旋。在两大腿之间放一个枕头,防止患肢内收。维持有效牵引,患肢做皮牵引或骨牵引时,应使患肢与牵引力在同一轴线上,勿将被子压在绳索或患脚上,牵引重量为体重的1/7,不能随意增减重量,牵引时间8~12周。有时牵引5~7d,使局部肌肉放松,为内固定手术做准备。

(4)密切观察病情变化:老年人生理功能退化,常合并有内脏器官的损害。由于创伤的刺激,可诱发或加重心脏病、高血压、糖尿病,发生脑血管意外,所以应多巡视,尤其是夜间。若患者出现头痛、头晕、四肢麻木、表情异常、健肢活动障碍、心前区疼痛、脉搏细速、血压下降等症状,及时报告医生紧急处理。观察患肢血液循环的变化,包括患肢的颜色、温度、肿胀程度、感觉等,如发现患肢苍白、厥冷、发绀、疼痛、感觉减退及麻木,应通知医生及时处理。

(5)功能锻炼:非手术治疗的患者,早期在床上做扩胸运动,患肢股四头肌等长收缩运动,踝关节的背屈、跖屈运动和足趾的屈、伸运动。牵引4~6周后可以去掉牵引做直腿抬高运动;练习7~10d后,如果下肢肌力良好,3个月后可扶拐杖下地行走;6个月后可弃拐杖行走。

(6)卧床并发症的预防护理:股骨颈骨折非手术治疗卧床时间长,易发生肺炎、泌尿系统感染、压疮及下肢静脉血栓形成等。因此,要鼓励患者深呼吸、咳嗽,预防呼吸系统的感染;督促患者多饮水,给予会阴部清洁2/d,预防泌尿系统感染;骨骼突出易受压部位垫以棉垫、海绵垫、气圈等,勤翻身、定时按摩,防止压疮;骨折复位后,即可进行股四头肌收缩和足趾及踝关节屈伸等功能锻炼,也可给予肌肉按摩,促进静脉血液回流,预防患肢肿胀,防止下肢静脉血栓形成。

2.术后护理

(1)体位护理:术后患肢仍为外展中立位,不盘腿、不侧卧,仰卧时在两大腿之间置软枕或三角形厚垫。各类手术的特殊要求如下:

①加压螺钉内固定术:术后2d可坐起;2周后坐轮椅下床活动;3~4周后扶双拐下地,患肢不负重、防跌倒;6个月后可弃拐行走,患肢负重。

②人工股骨头、髋关节置换术:向患者说明正确的卧姿与搬动是减少脱位的重要措施;帮

助其提高认识并予以详细的指导,以避免置换的关节外旋和内收而致脱位。置患者于智能按摩床垫上,以减少翻身。使用简易接尿器以免移动髋关节。放置便盆时从健侧置盆,以保护患侧。必须侧卧时卧向健侧并在两腿之间置三角形厚垫或大枕头,也可使用辅助侧卧位的抱枕,使髋关节术后的患者能够在自己随意变换体位时而不发生脱位。坐位时双下肢不交叉,坐凳时让术肢自然下垂;不坐低椅。不屈身向前拾物。一旦发生脱位,立即制动,以减轻疼痛和防止发生血管、神经损伤,然后进行牵引、手法复位乃至再次手术。

(2)并发症的观察与护理

①出血:老年人血管脆性增加、凝血功能低下易致切口渗血,应严密观察局部和全身情况。了解术中情况,尤其是出血量。术后24h内患肢制动以免加重出血;严密观察切口出血量(尤其是术后6h内),注意切口敷料有无渗血迹象及引流液的颜色、量,确保引流管不受压、不扭曲,以防积血残留在关节腔内。观察神志、瞳孔、脉搏、呼吸、血压、尿量1/h,有条件者使用床旁监护仪,警惕失血性休克。

②切口感染:多发生于术后近期,少数于术后数年发生深部感染,后果严重,甚至需取出置换的假体,因此要高度重视。术前严格备皮,切口局部皮肤有炎症、破损需治愈后再手术;加强营养;配合医生对患者进行全身检查并积极治疗糖尿病及牙龈炎、气管炎等感染灶;遵医嘱预防性应用抗生素。术中严格遵守无菌技术操作。术后给予负压吸引,其目的在于引流关节腔内残留的渗血、渗液,以免局部血液淤滞引起感染。识别感染迹象:关节置换术后患者体温变化的曲线可呈"双峰"特征,即在术后1~3d为第1高峰,平均38℃;此后体温逐渐下降,术后5d达最低,平均37℃;此后体温又逐渐升高,术后8~10d为第2高峰,平均37.5℃。当体温出现"双峰"特征时给予解释,避免患者焦虑和滥用抗生素。

③血栓形成:有肺栓塞、静脉栓塞、动脉栓塞。肺栓塞可能发生于人工髋关节术中或术后24h内,由于手术中髓内压骤升导致脂肪滴进入静脉所致;静脉栓塞,尤其是深静脉栓塞,人工关节置换术后的发生率较高;动脉栓塞的可能性较小。血栓重在预防,可穿高弹力袜;妥善固定、制动术肢;遵医嘱预防性使用低分子肝素钙、右旋糖酐;严密观察生命体征、意识状态和皮肤黏膜情况,警惕肺栓塞形成;经常观察术肢血液循环状况。当肢体疼痛进行性加重,被动牵拉指(趾)引起疼痛,严重时肢体坏死为动脉栓塞;肢体明显肿胀,严重时肢端坏死则为静脉栓塞。

(3)功能锻炼

术后1d:可做深呼吸、健侧肢体和上肢练习。必要时做患肢肌肉收缩、股四头肌等长收缩和踝关节趾屈与背伸运动,时间均为5s,每组20~30次,每日2~3组。

术后2~3d:继续进行以上练习。拔出伤口引流管后,拍片复查显示髋关节位置良好,可协助患者坐起,摇起床头30°~45°,每天2次。

术后3d:继续做患肢肌力训练,在医生的指导下增加髋部屈曲练习。患者仰卧伸腿位,收缩股四头肌,缓缓将患肢足跟向臀部滑动,使髋屈曲,足尖保持向前,注意防止髋内收、内旋,屈曲角度不宜过大,以免引起髋部疼痛和脱位。保持髋部屈曲5s后回到原位,放松5s,每组20次,每日2~3组。

术后6d至出院:可做患肢肌力、器械和步行训练。在患者可以耐受的情况下,加强髋部活动度的练习,如在做髋关节外展的同时做屈曲和伸展活动、增加练习强度和活动时间,逐步恢复髋关节功能。

【健康教育】

1.讲解疾病有关知识,对老年人外伤后诉髋部疼痛且活动受限者,均应考虑股骨颈骨折的可能性,应拍 X 线片证实。如当时未能显示骨折,而临床仍有怀疑者,应嘱患者卧床休息,2 周后再行 X 线片检查。如确有骨折,此时由于骨折局部的吸收,骨折线清晰可见。

2.告诉患者皮牵引、骨牵引的目的是使髋关节周围组织松弛,为手术创造条件。牵引时,应注意使躯干、骨盆、患肢处于同一轴线,重量不可随意加减,不要触碰牵引针,冬季牵引时应注意患肢保暖。

3.教会患者在床上自行移动躯体的方法:两臂屈曲、双肘关节支撑,健侧下肢屈曲,支撑、抬高臀背部,以便于卧床排尿、排便。

4.向患者及家属强调患肢保持外展中立位是治疗骨折的重要措施之一,以取得配合。内固定术后或全髋关节置换术后要特别注意防止患肢内收、外旋,否则可使钉子脱出或髋关节脱位。穿"丁"字鞋是为了防止外旋,两腿之间放枕头是防止内收,术后 2 周内禁止患侧卧位。

5.因卧床治疗时间较长,鼓励患者保持愉快心情,积极配合治疗护理,促进康复。

6.指导患者多进食含钙丰富的食物,防止骨质疏松,促进骨折愈合。

7.指导患者继续功能锻炼,避免增加关节负荷的运动,如体重增加、长时间的行走和跑步等。

8.嘱患者日常生活中洗澡用淋浴而不用浴缸,如厕用坐式而不用蹲式。不要做盘腿的动作,不坐矮椅或沙发,不要弯腰拾物,禁止爬坡。

9.嘱患者警惕感染的发生,如出现关节局部红、肿、痛及不适,应及时复诊。

10.由于人工关节经长时间磨损会松动,嘱患者必须遵医嘱定期复诊。完全康复后,每年复诊 1 次。

(王来英)

第二节　尺桡骨骨折

【概述】

前臂骨由尺、桡两骨组成。尺桡骨干双骨折较多见,占各类骨折的 6%,以青少年多见;易并发前臂骨筋膜室综合征。尺桡骨骨折可由直接暴力、间接暴力、扭转暴力引起,有时导致骨折的暴力因素复杂,难以分析其确切的暴力因素。直接暴力多为重物砸伤、撞击伤和压轧伤。以横断、粉碎骨折或多段骨折居多,常合并较重的软组织损伤;间接暴力多因跌倒时,手掌着地,暴力沿桡骨干经骨间膜向近端传导,发生横形骨折或短斜骨折,残余暴力经骨间膜传向尺骨远端,造成较低位尺骨斜形骨折。扭转暴力多为前臂被旋转机器绞伤或跌倒时手掌着地,躯干过分朝一侧倾斜,在遭受传达暴力的同时,前臂又受到一种扭转外力,造成两骨的螺旋形或斜形骨折。骨折线方向是一致的。

【临床表现】

1.有外伤史。

2.伤后局部疼痛、肿胀、前臂活动功能丧失,有移位的完全骨折前臂有短缩、成角或旋转畸形,儿童青枝骨折则仅有成角畸形。检查局部压痛明显,有纵向叩击痛、骨擦音和反常活动。严重者可出现疼痛进行性加重、肢体肿胀、手指呈屈曲状态、皮肤苍白发凉、毛细血管充盈时间延长等骨筋膜室综合征的早期临床表现。

3.辅助检查:X线检查包括肘关节和腕关节,可发现骨折的准确部位、类型和移位方向,以及是否合并桡骨小头脱位或尺骨小头脱位。尺骨上 1/3 骨干骨折合并桡骨小头脱位,称孟氏骨折。桡骨干下 1/3 骨折合并尺骨小头脱位,称盖氏骨折。

【治疗原则】

1.手法复位外固定 重点在于矫正旋转位移,使骨间膜恢复其紧张度,骨间隙正常;复位后用小夹板或石膏托固定。

2.手术切开复位内固定 有以下情况时考虑手术治疗:手法复位失败;受伤时间短、伤口污染不重的开放骨折;合并神经、血管、肌腱损伤;同侧肢体有多发性损伤;陈旧骨折畸形愈合或交叉愈合,影响功能。可切开用钢板螺丝钉或髓内钉固定。

3.康复治疗 无论手法复位外固定或切开复位内固定,术后均应进行康复治疗。

【护理评估】

了解患者受伤的原因、部位和时间、受伤时的体位和环境,外力作用的方式、方向与性质,伤后患者功能障碍及伤情发展情况、急救处理经过等。检查局部骨折部位有无出血、肿胀、触痛或被动伸指疼痛、畸形、肢体短缩等;伤肢的活动及关节活动范围,有无异常活动、骨擦音、活动障碍等;开放性损伤的范围、程度和污染情况,破损处是否与骨折处相通;末梢感觉和循环情况,如骨折远端肢体的皮温、有无感觉异常、毛细血管再充盈时间、有无脉搏减弱或消失等。

【护理要点及措施】

1.开放骨折的患者需观察出血情况,如有进行性出血应及时通知并配合医生处理。

2.协助患者做好术前检查:如影像学检查、心电图检查、X线胸片、血液检查、尿便检查等。

3.做好术前指导

(1)备皮、洗澡、更衣,抗生素皮试等。

(2)术前 1d 晚 22:00 后嘱患者禁食、水,术晨取下义齿,贵重物品交家属保管等。

(3)嘱患者保持情绪稳定,避免过度紧张焦虑,必要时遵医嘱给予镇静药物,以保证充足的睡眠。

4.严密观察患者生命体征的变化,包括体温、血压、脉搏、呼吸,并准确记录生命体征。

5.基础护理:协助患者生活护理,指导并鼓励患者做些力所能及的自理活动。

6.饮食护理:给予高蛋白、高维生素、高钙及粗纤维饮食。

7.疼痛护理:评估疼痛程度,采取相应的措施。可采用局部冷敷、肢体固定等物理方法减轻伤肢肿胀,起到减轻疼痛的作用。必要时按医嘱给予镇痛药物,并注意观察药物效果及有无

8.严密观察肢体肿胀程度、感觉、运动功能及血液循环情况,警惕骨筋膜室综合征的发生。

9.体位护理及功能锻炼:在术后固定期间,除了必须以卧位保持复位和固定的患者外,均可下地活动。复位、固定后2周内,可做前臂及上臂肌舒缩、握拳、肩肘关节活动等。活动范围和频率逐渐加大。4周拆除外固定后,可做前臂旋转活动及用手推墙,使上、下骨折端产生纵轴挤压力。

10.心理护理:护理人员应对患者关心、体贴,日常生活中主动给予必要的帮助。督促鼓励患者自己料理生活。应尽量下床活动,自己逐步料理生活,做力所能及的事情,以增强患者信心。

【健康教育】

1.告诉患者及家属出院后继续功能锻炼的意义及方法。向患者宣传功能锻炼的重要意义,使患者真正认识其重要性,制定锻炼计划。锻炼要比骨折愈合的时间长,应使患者有充分的思想准备,做到持之以恒。

2.指导患者进行握伸拳练习和肘肩关节运动。

3.饮食调养:多食高蛋白、高维生素、含钙丰富、刺激性小的食物。

4.注意休息,保持心情愉快,勿急躁。

5.复查时间及指征:术后1个月、3个月、6个月需进行X线摄片复查,了解骨折愈合情况。有内固定者,于骨折完全愈合后取出。对于手法复位外固定患者,如出现下列情况须随时复查:骨折处疼痛加剧,患肢麻木,手指颜色改变,温度低于或高于正常等。

(王来英)

第三节　内外踝骨折

【概述】

距小腿关节由胫骨远端、腓骨远端和距骨体构成,是人体负重的主要关节之一。踝部骨折多由间接暴力引起。大多数是在踝跖屈扭伤,力传导引起骨折。由于间接暴力的大小,作用方向,踝足所处的姿势各不相同,因此发生不同类型的骨折。有时暴力直接打击也可发生复杂性骨折。Ⅰ型,内翻内收型,当距小腿关节在极度内翻位受伤时(旋后),暴力作用通过外侧副韧带传导至外踝,引起胫腓下韧带平面以下的外踝骨折。Ⅱ型,骨折均为三踝骨折。Ⅲ型,外翻外旋型,距小腿关节遭受外翻(旋前)暴力时,使内侧副韧带紧张,导致内踝撕脱骨折。垂直压缩型常为高处跌落时胫骨下端受距骨垂直方向的压力,导致塌陷型骨折,根据受伤时踝及足所处的位置不同,压缩重点部位可在胫骨下端的前缘、中部及后缘。中心部位压缩常同时伴有腓骨下端的粉碎性骨折或斜形骨折。

【临床表现】

1.局部明显肿胀,局限性压痛,瘀斑,出现内翻或外翻畸形,活动障碍。

2.辅助检查:X线摄片可明确骨折的部位、类型、移位方向。对第Ⅲ型骨折,需检查腓骨全长,若局部有压痛,应补充摄 X 线片,以明确高位腓骨骨折的诊断。

【治疗原则】

距小腿关节结构复杂,暴力作用的机制及骨折类型也较多样,按一般的原则,先手法复位,失败后则采用切开复位的方式治疗。

1.Ⅱ型骨折为三踝骨折,内踝骨折采用骨松质螺钉或可吸收螺钉内固定,外踝骨折常需采用钢板固定。影响胫骨 $1/4\sim1/3$ 关节面的后踝骨折也需用骨松质螺钉或可吸收螺钉内固定。

2.Ⅲ型骨折除需对内踝行切开复位、内固定外,外踝或腓骨骨折也应行钢板螺钉内固定,固定腓骨是保证胫腓下端稳定性的重要方法。垂直压缩性骨折多需切开复位内固定或外固定架固定,并应将压缩塌陷部位复位后遗留之空隙用质骨或人工骨充填,以恢复其承重强度。

【护理评估】

了解患者受伤的原因、部位和时间、受伤时的体位和环境,外力作用的方式、方向与性质,伤后患者功能障碍及伤情发展情况、急救处理经过等。评估患者全身情况,有无其他合并损伤及威胁生命的并发症。观察患者有无脉搏加快、皮肤湿冷、呼吸浅快、血压下降、尿少、意识障碍等低血容量性休克的症状。检查局部骨折部位有无出血、肿胀、触痛或被动伸指疼痛、畸形、内旋或外旋、肢体短缩等;伤肢的活动及关节活动范围,有无异常活动、骨擦音、活动障碍等;开放性损伤的范围、程度和污染情况,破损处是否与骨折处相通,末梢感觉和循环情况,如骨折远端肢体的皮温、有无感觉异常、毛细血管再充盈时间、有无脉搏减弱或消失等。

【护理要点及措施】

1.有外伤的患者需观察和监测生命体征,评估有无威胁生命的并发症。

2.协助患者做好术前相关检查工作:如影像学检查、心电图检查、X 线胸片、血液检查、尿便检查等。

3.做好术前指导

(1)备皮、洗澡、更衣,做好胃肠道准备、抗生素皮试等。

(2)术前 1d 晚 22:00 后禁食、水,术晨取下义齿,贵重物品交家属保管等。

(3)嘱患者保持情绪稳定,避免过度紧张焦虑,必要时遵医嘱给予镇静药物,以保证充足的睡眠。

4.严密观察患者生命体征的变化,包括体温、血压、脉搏、呼吸,并准确记录生命体征。

5.观察骨折处疼痛、肿胀、皮肤色泽、软组织损伤、伤口污染及出血情况等,判断是否为开放性骨折。由于此处肌肉及皮下组织较少,骨折后极易出现肢体肿胀,常出现张力性水疱,护士应加强观察并及时处理水疱保护皮肤,同时防止骨筋膜间室综合征发生。

6.观察伤口周围敷料渗出情况,渗出物性质、量、颜色、气味,及时更换敷料,保持清洁干燥。

7.基础护理:协助患者洗漱、进食及排泄等,指导并鼓励患者做些力所能及的自理活动。

8.饮食护理:给予高蛋白、高维生素、高钙及粗纤维饮食。

9.体位护理及功能锻炼

(1)抬高患肢,高于心脏平面10°~15°。

(2)局部肿胀的护理:抬高患肢高于心脏水平,促进静脉回流以利消肿;石膏或夹板固定者在突出部加棉垫,注意患者有无红肿或异样感觉积极预防压迫性溃疡发生;督促患者做膝关节、跖趾关节及跖间关节活动,以促进血液循环,减轻水肿,促进功能恢复。

10.心理护理:护理人员应对患者关心、体贴,日常生活中主动给予必要的帮助。鼓励患者自己做力所能及的事情,如个人清洁卫生、床上进餐等。这样做既能锻炼肢体功能,又是对患者本人的一种良性刺激,有利于树立信心和希望,还能促使其由患者角色向健康人角色转变,为痊愈出院做好心理准备。

【健康教育】

1.定期复查,发现患肢血液循环、感觉、运动异常,请及时就医。

2.加强营养,多食优质蛋白含量高的食物,以及维生素含量丰富的水果、蔬菜以补充机体所需,促进骨折愈合。适当控制体重。

3.指导患者有计划地进行功能锻炼:初期练习抬腿、足趾背伸、跖屈活动。4~6周拆除石膏固定后,逐渐锻炼距小腿关节跖屈,背伸、内翻和外翻功能等。并鼓励患者早期逐渐承重步行。循序渐进,注意避免再次损伤。

4.保持心情愉快,按时作息,劳逸适度。

5.骨折内固定患者根据复查时骨折愈合情况,确定取内固定时间。

(王来英)

第四节　颈椎病

【概述】

颈椎病是指颈椎间盘退变及其继发性椎间关节退变刺激或压迫邻近组织所致脊椎、神经、血管损害而出现各种症状和体征。颈椎位于头颅和活动度较小的胸椎之间,活动度大,以第5~6和第6~7颈椎间的椎间盘活动度最大,容易受到慢性损伤产生退行性变。颈椎病是一种常见病,好发于中老年人,男性多于女性。

【临床表现】

1.颈型　以颈部酸、痛、胀及不适感为主,颈部活动受限,颈部生理曲度减弱或消失。

2.神经根型　颈椎棘突或棘突间压痛或叩痛阳性,受累椎节的脊神经根分布区的根性痛及麻木和根性肌力障碍,压颈试验和上肢牵拉试验阳性。

3.脊髓型　表现为手足无力及麻木,下肢发紧行走不稳易跌倒,足踏棉花感,手部不能做精细动作,持物易跌落。下肢、胸部及腹部有束带感。重者大小便不能排空、尿潴留或尿失禁,甚至瘫痪。屈颈试验阳性,生理反射异常。

4.椎动脉型 椎基动脉供血不全症状。表现为偏头痛,耳鸣、听力减退及耳聋,眩晕、记忆力减退,视力减退及复视,发音不清及嘶哑,自主神经症状,精神症状。

5.食管压迫型 早期吞服硬质食物有困难感及食后胸骨的烧灼刺痛感,逐渐影响吞服软食和流食。X线片显示椎体前缘有骨刺形成。

6.混合型 表现为以上五型的症状和体征。

【治疗原则】

1.非手术治疗

(1)适应证:颈型颈椎病、神经根型颈椎病、早期脊髓型颈椎病,手术治疗后的恢复期治疗,实验性治疗。

(2)方法:颈椎牵引;颈椎制动包括石膏围领及颈围;轻手法按摩;避免有害的工作体位,如长时间低头;保持良好的睡眠休息体位,睡眠中保持正确的睡姿和睡枕的合适高度;理疗、封闭疗法、针灸及药物外敷。

2.手术治疗适应证 颈椎髓核突出及脱出者;以椎体后缘骨质增生为主的颈椎病;颈椎不稳症;吞咽困难型颈椎病;后纵韧带骨化症。

【护理评估】

全面细致地收集病史,判断颈部不适感及活动受限程度对生活质量的影响及评估患者对手术的耐受力。评估患者肢体运动、感觉情况,包括四肢肌力、肌张力、各种反射、感觉异常平面、括约肌的功能及其他症状。

【护理要点及措施】

1.术前护理措施

(1)心理护理:颈椎病由于病程长或伴有进行性的肢体活动功能障碍,而且手术部位高,易发生高位截瘫或死亡,患者存在高度精神和情绪不安,对术后机体康复持怀疑态度等,产生各种各样情绪反应。术前恐惧心理和不同程度的焦虑,直接影响手术效果,易引起并发症。因此,应对患者的情绪表示理解,关心和鼓励患者,向患者和家属做耐心的解释工作,介绍疾病的相关知识、治疗方案及手术的必要性,手术目的及优点,目前的医疗护理情况和技术水平等,消除患者顾虑,使患者产生安全感,让患者愉快的、充满信心地接受手术。

(2)体位训练:拟行颈椎后路手术病人,手术中患者需俯卧在手术台的支架上,以两肩、上胸及两髂部为支点,胸腹部悬空以减轻腹压,减少术中椎管内出血并有利于呼吸。因为手术中俯卧位时间较长,病人在手术中难以耐受,常感吸气困难,因此术前训练尤为重要。首先应反复强调体位训练的重要性,提高患者对其意义的认识。在指导病人体位训练时,护士首先要向主管医师了解病人的基本情况,以免盲目进行训练,瘫痪的病人不宜进行此训练,避免加重脊髓损伤而危及生命。

方法:将被褥与枕头放置于床的中间,患者俯卧其上,头颈前倾,双上肢自然后伸,同时可将小腿下方垫枕,保持膝关节适当屈曲以缓解肌肉紧张及痉挛抽搐。开始时 10~30min/次,每天 2~3 次,逐渐增加至每次 2~4h。初练时感呼吸困难,3~5d 后即能适应。颈前路手术患者指导患者去枕仰卧,肩部垫枕,使颈稍后伸并制动。同时指导术后卧位训练,仰卧时枕既不能过高也不能悬空颈部,沙袋固定颈两侧,仰卧时枕与肩同高,使颈部与躯干保持一直线不向任何方向偏移,教会患者翻身方法并使其理解其重要性。

术前要训练患者床上大小便及卧床进食,指导术前练习仰卧位进食,避免术后呛咳。手术前指导并督促患者进行床上排便的适应性训练,以减少术后因不适需卧床排便而增加的痛苦。

(3)气管、食管推移训练方法:患者取仰卧位,枕头垫于肩下,头后伸,嘱患者用自己的第2～4指在皮外插入切口侧的内脏鞘与血管神经鞘间隙处,持续地向非手术侧推移,尽量把气管及食管推移过中线。开始用力尽量缓和,训练中出现不适,如局部疼痛、恶心呕吐、头晕等可休息10～15min后再继续,直至患者能适应。

训练时间:术前3～5d开始,第1d,共3次,每次15～20min,每次间隔2～3h,以后每天逐渐加量,增加至每天4次,每次20～30min,直至符合手术的要求为止,训练时注意不要过于用力,以免造成咽喉水肿、疼痛。

(4)呼吸功能训练:术前指导患者练习深呼吸,通过导管向盛有水的玻璃瓶内吹气或吹气球等肺功能训练,以增加肺的通气功能,增加肺活量。鼓励患者咳嗽咳痰,可用超声雾化吸入,以稀释痰液,利于痰液咳出,减少气管及肺内分泌物。

(5)安全护理:颈椎病患者存在肌力下降、四肢无力时应防烫伤和跌倒,告知患者不要自行倒开水,以防持物不稳而致烫伤;嘱患者穿平跟软底鞋,并保持地面干燥;日常生活所至场所置有扶手,以防步态不稳跌倒;椎动脉型颈椎病患者,应避免头部过快转动或屈伸,以防跌倒;下床活动及外出检查时应以颈围固定,以限制颈椎过度活动,防止术前病情加重。

(6)术前肢体运动感觉情况评估:包括四肢肌力、肌张力、各种反射、感觉异常平面、括约肌的功能及其他症状,以备术后提供对比。

(7)术前一般护理:颈椎病术前应进行充分的术前准备,配合做好各种辅助检查,了解患者各系统功能状态,正确评估手术的耐受力。术前常规备血,术野备皮,需植骨者注意供骨部位皮肤准备。尤其应加强呼吸道的管理,控制呼吸道感染。

2.术后护理措施

(1)生命体征监测:患者术后回病房时向麻醉师或医生了解患者术中情况,同时连接心电监护仪,监测血压、脉搏、呼吸、血氧饱和度变化,注意呼吸频率、深度的改变,脉搏的节律、速率的改变,血压的波动及脉压的变化。保持呼吸道通畅,给予低流量给氧。同时应注意观察患者的神志、面色、口唇颜色及尿量的变化。

(2)脊髓神经功能的观察:由于手术的牵拉及周围血肿的压迫均可造成脊髓及神经的损伤,患者可出现声嘶、四肢感觉运动障碍、大小便功能障碍,与术前进行比较,但损伤是可逆的、渐进的,故及时发现及时处理至关重要。

(3)切口引流管的护理:密切观察伤口局部渗血、渗液情况,应特别警惕颈深部血肿,多见于手术后当日,尤为手术后12h内应特别注意,并准确记录。如短时间内出血量多或少,并伴有生命体征改变或颈部增粗、创口周围皮肤张力增高、发音改变、胸闷、气短、呼吸困难、口唇发绀等症状时,应立即通知医生处理。紧急情况下,协助医生在床边立即拆除缝线,取出积血,以缓解症状。观察切口有无感染迹象,监测体温、粒细胞的变化,做好口腔护理防止口腔感染。

保持切口敷料干燥,进食时切勿污染敷料,对切口污染敷料要及时更换。伤口常规放置引流管,接负压引流瓶,注意保持其引流管通畅及有效负压,在引流过程中防止引流管扭曲、松动、受压、漏气及脱出,确保通畅,每日更换引流袋,并严格无菌操作,防止逆行感染。注意观察引流液量、色、性状等变化并记录,以判断有无进行性出血,如 24h 出血超过 200ml,检查是否有活动性出血,以防伤口内积血致局部肿胀、压力增高而压迫气管,导致窒息。若引流量多且呈淡红色,考虑有脑脊液漏发生,应及时报告医生处理。

(4)体位护理:由于颈椎手术的解剖特殊性,在接手术病人时应特别注意保持颈部适当的体位,稍有不慎,即可发生意外,尤其是上颈椎减压术后以及内固定不确实者。术后返回病房时应保护颈部,三人同时将病人移至床上,动作要协调,一人固定头部,保持头、颈、胸在同一水平面,在搬运病人返回病床过程中应保持头颈部的自然中立位,切忌扭转、过屈或过伸,勿使颈部旋转,且轻搬轻放,减少搬动对内固定的影响,取仰卧位,枕部垫水垫,并以沙袋固定于颈部两侧制动。术后 6h 可进行轴位翻身,翻身时保持头、颈、躯干呈一直线,防止颈部旋转,注意观察患者有无面色青紫、口唇发绀、心悸胸闷、四肢发麻等表现,如果发现此种情况则立即将患者置于平卧位,并测量血压、脉搏、呼吸,报告医生进行处理。

根据手术方式决定卧床时限,颈椎内固定手术只要固定妥当,术后第 2 日拔除引流管,在颈围固定下可采取半坐位并逐渐下床活动。上颈椎手术如单纯植骨融合术后,则卧床 3 个月,卧床期间翻身时保持头颅与躯干呈一直线,不能扭曲颈部,以免术后植骨块移位而影响手术效果或者佩戴颈胸前后固定支具。下颈椎前路减压植骨术者,未给予内固定或内固定不牢固时必须卧床,且尽可能减少颈部活动。

(5)饮食护理:由于术中对咽、喉、食管、气管的牵拉刺激常导致喉头水肿、吞咽困难,进食时极易发生误吸及疼痛感。术后 6h 后以半流质饮食为主,温度不宜过高,吞咽速度不宜过快。

(6)并发症的护理

①预防窒息:由于颈前路手术切口靠近气管,手术时将气管、食管牵向对侧,术中牵拉损伤较重,长时间受牵拉及麻醉插管会造成气管水肿及喉头水肿,呼吸道分泌物增加,痰液堆积;同时术中对颈段脊髓刺激也可造成脊髓和脊神经水肿引起呼吸肌麻痹;术后切口出血压迫、术后伤口及气管反应性水肿;移植骨块松动、移动、脱落压迫气管及其他并发症等原因皆可造成气管受压,引起呼吸困难、窒息,甚至死亡。因此,床边常规准备气管切开包、负压吸引器、开口器、舌钳;术后严密观察患者的呼吸频率、节律和深度,监测血氧饱和度以早期发现组织缺氧。呼吸困难是前路手术后最危急的并发症,一般多发生在术后 1～2d,尤其在 24h 内。当患者出现呼吸费力、张口呼吸、应答迟缓、发绀等症状时应立刻通知医生,必须马上行气管切开或切口开放引流。

②神经损伤:是手术的主要并发症,喉返神经损伤的表现是声音嘶哑、憋气和伤侧声带运动麻痹,喉上神经损伤表现为患者进食流食及饮水时易发生呛咳,吃干食物尚好。术后当日因术中对喉部的机械刺激和仰卧体位的不适应也有部分患者表现出轻度声音嘶哑、呛咳、呼吸困难等症状,但一般在术后 1～2d 明显好转或消失,应与神经损伤症状相鉴别,以指导患者的饮食,配合治疗。

③植骨块的脱落、移位:多发生在手术初期,术后 5～7d,可能为颈椎旋转时椎体与植骨块

间产生界面间的剪切力时骨块移动、脱出,所以术后体位护理关键在于防止颈椎过度屈伸,禁止旋转,以减少椎间前方剪切力。患者平卧时保持颈中立位或过伸位,过伸位 $10°$ 左右,沙袋固定颈两侧,侧卧时枕与肩同高,在搬动或翻身时保持头、颈和躯干在同一平面,维持颈部的相对固定。

④食管瘘:属罕见的严重并发症,据学者统计,发生率为 $0.04\% \sim 0.25\%$,应引起重视。凡颈椎前路术后颈部切口肿胀、疼痛、发热、咽痛均应引起重视。口服亚甲蓝、瘘管造影、食管钡剂、颈椎 X 线片、食管镜等可确诊。发现食管损伤时应立即手术缝合伤口引流,禁饮食,置胃管鼻饲,营养支持,充分引流,控制感染。

(7)功能锻炼:肢体能活动的患者均要求做主动运动,以增强肢体肌肉力量,对肢体不能活动者应协助并指导其家属做好各关节的被动活动,以防肌肉萎缩和关节僵硬。功能锻炼根据脊髓受损的程度、运动感觉功能情况以及患者的年龄、体质进行功能康复评估,确定功能锻炼目标。术后第 1d,开始进行病人的肩、肘、腕、手指、下肢的髋膝和足趾的主、被动功能锻炼,目的是促进神经和肌肉的恢复,增加血液循环,防止静脉血栓形成。术后 $3 \sim 5d$ 可带颈围下地活动,进行四肢肌力训练、坐位和站立位平稳训练、步行功能锻炼、膀胱功能和大便功能锻炼以及日常生活活动能力等训练。活动顺序是:平卧时先带好颈围、床上坐起、床边站立、有人协助离床、自己行走。要循序渐进练习,保持头颈部中立位,避免突然转动头部。术后 $8 \sim 12$ 周,行颈、肩部轻手法按摩和颈部肌肉的等长收缩训练,逐步加强颈部的肌力。脊髓型颈椎病脊髓受压损害后可造成脊髓病手指间肌麻痹,导致手指并拢及握拳障碍。因此,主要应锻炼手的捏与握的功能。方法有:拇指对指练习;手握拳然后用力伸指;手指练习外展内收;用手指夹纸;揉转石球或核桃;捏橡皮球或拧毛巾。

【健康教育】

1.日常生活指导　改善长期低头工作条件,枕头的高度以头部压下后与自己的拳头高度相等或略低,重视颈部外伤的治疗,即使是颈椎一般的损伤、挫伤或落枕,也不能忍痛任之,应给予及时治疗,防止发展成颈椎病。保持颈椎自然状态,女性在家务劳动中,勿长时间弯腰、屈背、低头操作,如看电视时也应避免头颈过伸、过屈或倾斜。勿用颈部扛、抬重物,直接压力最易发生颈椎骨质增生。乘车时抓好扶手,系好安全带,以防紧急刹车扭伤颈部。积极预防和治疗咽喉炎或上呼吸道感染,因为上述疾病也是颈椎病发病的诱因之一。

2.出院指导　患者出院后颈围固定 $3 \sim 6$ 个月,松紧适宜,颈围解除也需要一段时间的适应,如先在夜间睡眠时或锻炼时取下,然后间断使用颈围,直到解除。遵医嘱服用神经营养药。坚持四肢功能锻炼。饮食应富含钙质、高营养。定期复查,复查时间为术后 1 个月,3 个月,6 个月,12 个月。

(王来英)

第五节　腰椎间盘突出症

　　腰椎间盘突出症是指腰椎间盘发生退行性变以后,在外力作用下,纤维环部分或全部破裂,单独或连同髓核、软骨终板向外突出,刺激或压迫窦椎神经和神经根引起的以腰腿痛为主要症状的一种病变。腰椎间盘突出症是骨科常见病,是引起腰腿痛的最常见的原因。本病多见于青壮年,患者痛苦大,有马尾神经损害者可有大小便功能障碍,严重者可致截瘫,对患者的生活工作和劳动均产生较大影响。多数患者可根据详细病史,临床检查腰椎 X 线片作出明确诊断,有时需借助 CT、MRI 及椎管造影作出诊断。治疗应根据不同病例分别选用非手术疗法和手术疗法。

一、病因与病理

【病因】

　　退行性变是腰椎间盘突出的基本因素,它与以下诱因有关。

　　1.外伤　急性腰扭伤或反复腰扭伤是本病发病的重要原因,因为当脊柱在轻度负荷和发生快速旋转时,能导致纤维环的水平撕裂。

　　2.过度负重　长期从事体力劳动者和举重运动员过度负荷导致椎间盘早期退变。

　　3.职业　司机及长期坐位工学者。当司机踩离合器时,椎间盘内压增大 1 倍,如此反复,易导致腰椎间盘突出症的发生。

　　4.先天性发育异常　如腰椎骶化、骶椎腰化以及关节突不对称,使下腰部产生异常应力,易致椎间盘旋转撕裂。

　　5.其他　如妊娠时腰痛的发生率明显高于正常人。

【病理】

　　椎间盘是人体中最早退变的组织之一,其病理改变如下。

　　1.纤维环　纤维环退变表现在外周放射状裂隙,多出现在后部或侧方,可由反复微小的创伤所致,裂隙成为椎间盘的薄弱区,是髓核突出的最佳途径。

　　2.软骨板　早期可有钙化和囊性变,部分软骨细胞坏死。随着年龄增长,可出现裂隙,也可成为髓核突出的通道。

　　3.髓核　正常髓核是一种富有弹性的胶状物质,细胞成分为软骨样细胞.分散于基质中。退变时软骨样细胞数量减少,功能性活力下降。由于生理发育上髓核位于椎间盘中部偏后,当纤维侧后方出现裂隙时,较易通过裂隙突向椎管,引起椎间盘突出。

　　4.突出组织的转归　椎间盘组织突出后其水分逐渐减少,并且营养缺乏而萎缩,萎缩后的椎间盘组织可被肉芽组织替代,一部分可出现纤维化或钙化,使临床症状减轻。

　　5.腰椎间盘突出症的分型　①按突出位置分型　A.侧方型:此型最常见,突出组织不超过椎管矢状线,临床症状表现多为一侧。B.旁中央型:突出组织超过椎管矢状线 3mm,但其中心不在矢状线上,此型也往往引起一侧肢体的症状。C.中央型:突出组织的中心在椎管矢状线上,可引起单侧或双侧肢体的临床症状。严重时可出现马尾神经障碍,大小便失禁,鞍区麻木。②按病理分型 A.凸起型:纤维环内层破裂,外层尚完整。B.破裂型:纤维环完全破裂,突出的髓核仅有后纵韧带扩张部覆盖。C.游离型:突出的椎间盘组织游离于椎管中,可直接压迫神经根及马尾神经。

二、腰椎间盘突出症的临床表现

【症状】

1.腰痛　腰椎间盘突出症的患者大多数有腰痛,腰痛可在腿痛之前发生,也可在腿痛之后出现,单纯腰痛者仅占 1.4%,腰痛伴腿痛者占 89%。腰椎间盘突出症患者约有 70% 有过急性腰部扭伤或反复扭伤史,腰部扭伤可导致纤维环的撕裂,引起椎间盘突出.突出的椎间盘组织刺激了后纵韧带中的窦椎神经而引起腰痛。部位主要在下腰部及腰骶部,可表现为钝痛、刺痛或放射痛。腰痛可以缓慢发生,逐渐加剧,往往处于某一体位或姿势时症状加重,卧床休息时可减轻。一少部分可发病急骤,疼痛严重,呈持续性,强迫体位,腰背肌痉挛,夜不能寐,服一般止痛药物难以奏效,此类患者椎间盘突出往往是破裂型或游离型。

2.下肢放射痛　$L_{4\sim5}$、$L_5\sim S_1$ 椎间盘突出症占腰椎间盘突出症的 95% 以上,因此以坐骨神经痛为主要表现的占大多数。表现为由腰部至大腿及小腿后侧的放射痛或麻木感,直达足底部,一般可以忍受。重者则表现为由腰至足部的电击样剧痛,且多伴有麻木感。疼痛轻者仍可步行,但步态不稳,呈跛行,腰部多取前倾状或手扶腰以缓解对坐骨神经的应力;重者则卧床休息,并喜采取屈髋、屈膝、侧卧位。凡增加腹压的因素均使放射痛加剧。由于屈颈可通过对硬膜囊的牵拉使脊神经刺激加重(即屈颈试验),以致使患者头颈多取仰伸位。放射痛的肢体多为一侧性,仅极少数中央型或旁中型髓核突出者表现为双下肢症状。

【体征】

1.腰椎侧突　是一种为减轻疼痛的姿势性代偿畸形,具有辅助诊断价值。如髓核突出在神经根外侧,上身向健侧弯曲,腰椎凸向患侧可松弛受压的神经根;当突出髓核在神经根内侧时,上身向患侧弯,腰椎凸向健侧可缓解疼痛。如神经根与脱出的髓核已有粘连,则无论腰椎凸向何侧均不能缓解疼痛。

2.腰部活动受限　腰椎正常活动度为前屈 90°,后伸 20°,左、右侧屈各 30°,左右旋转各 30°,当突出物不大而纤维环尚完整时,对脊柱的活动影响较小,通过保守治疗仍可恢复脊柱的运动,倘若突出物直接将神经根顶起,前屈可增加神经根的张力和刺激而产生疼痛,从而使前屈受限。当腰椎有侧凸时,躯干向凸侧屈会明显受限,而向凹侧屈不受限制。突出物较小,一般后伸不受限,若突出物大或髓核游离到椎管时,后伸同样也会受到限制。

3.压痛及骶棘肌痉挛　89%患者在病变间隙的棘突间有压痛,其旁侧 1cm 处压之有沿坐骨神经的放射痛。约 1/3 患者有腰部骶棘肌痉挛,使腰部固定于强迫体位。

4.神经系统表现　①感觉异常:受累神经根分布区可出现感觉过敏、减退或消失。L_5 神经根受压常有小腿前外侧及足背感觉减退。S_1 神经根受压,则为小腿后外、足跟部及足外侧感觉减退。L_4 神经根受压为小腿前内侧感觉减退。也有椎间盘突出较大,将相应平面的神经根压迫外,还会压迫下一节段的神经根,可表现为双节段神经根受损的征象。②肌力下降:受累神经根所支配的肌肉发生萎缩,肌力减退,极少有完全瘫痪。腰 4、5 椎间盘突出者,压迫腰 5 神经根,常有伸䞉及伸第二趾肌力减退,严重者偶有足下垂。腰 5 骶 1 椎间盘突出者,压迫骶 1 神经根,可使䞉跖屈力减弱。腰 3、4 椎间盘突出者,小腿前内侧感觉减退。据此,也可以通过检查肌力判断病变的部位,有助于定位。③反射异常:约 70% 的患者出现反射的改变,表现为反射减弱或消失。跟腱反射消失表现为 S_1 神经根变化;膝腱反射减弱或消失,表现为 L_4 神经根变化;若马尾神经受压,除了跟腱反射消失以外,还会出现肛门反射消失。

5.直腿抬高试验及直腿抬高加强试验　正常人神经根的滑动度为 4mm。当神经根受压或粘连时,活动度减小。患者仰卧,膝关节伸直,被动抬高患肢,肢体抬高到 70°以内时,出现坐骨神经痛并有阻力,即为直腿抬高试验阳性。同法当下肢缓慢抬高出现坐骨神经痛时将下肢降低少许使放射痛消失,用手将踝关节背伸,若再次出现同样的现状即为直腿抬高加强试验阳性。本试验是腰椎间盘突出的重要体征,80% 患者会出现。

6.股神经牵拉试验和跟臀试验　①股神经牵拉试验:俯卧,屈膝 90°,将小腿上提,出现大腿前面疼痛即为阳性。②跟臀试验:俯卧,握踝使足跟向臀部靠拢,若出现髋关节屈曲,骨盆离开床面,大腿前方痛即为阳性。

7.屈颈试验　患者取坐位或半坐位,双下肢伸直,向前屈颈引起患侧下肢的放射痛即为阳性。

8.腓总神经压迫试验　患者仰卧,患者髋及膝关节屈曲 90°,然后逐渐伸直膝关节直至出现坐骨神经痛时,将膝关节稍屈使坐骨神经痛消失,以手指压迫股二头肌腱内侧的腓总神经,如出现由腰至下肢的放射痛为阳性。此试验在腰椎间盘突出症时为阳性,而其他肌肉因素引起的腰腿痛时为阴性。

【辅助检查】

1.X 线平片　尽管常规 X 线平片检查不能直接反映出腰椎间盘突出,但可以看到脊柱侧凸、椎体边缘的骨赘、椎间隙的改变等脊椎退变的表现,也能发现有无移行椎、脊柱隐裂、脊柱滑脱、椎弓根崩裂等因素存在,同时能排除脊柱结核、肿瘤等骨病,对鉴别诊断非常重要。

2.椎管造影　椎管造影可以间接地显示出腰椎间盘突出的部位、突出的程度。造影时神经根显影中断或硬膜囊的受压对腰椎间盘突出和神经根管狭窄的诊断很有意义,但对极外侧型椎间盘突出不能显示。目前多选用水溶性碘剂,具有副作用较小、排泄快等优点。

3.CT 和 MRI 检查

(1)CT 检查:CT 片上椎间盘是低密度影,骨呈高密度影。①膨出型:在椎体后缘以外有一长弧形的低密度影,较少压迫神经根和硬膜囊;②破裂型:椎体后缘以外有形态不规则的一团中密度影,原因是髓核水分丢失;③游离型:除有破裂型的表现外,在椎间隙水平以外可见到髓核组织,可压迫神经根和硬膜使其移位,硬膜变形。但 CT 有局限性,对软组织的成像不如 MRI 清晰。

(2)MRI 检查:MRI 是一种非创伤性检查,是利用原子核磁显像,在人体目前主要是以氢核质子在磁场中的变化作为信号来源。体内不同组织含水量不同,在 MRI 上信号即不同。含水量的软组织,其信号高于韧带、骨骼等含水量低的组织。MRI 显示椎管内病变分辨力强,该检查能清楚显示椎管内病变。

4.肌电图检查　肌电图检查可记录神经肌肉的生物电活动,借以判定神经肌肉所处的功能状态,从而有助于对运动神经肌肉疾患的诊断,对神经根压迫的诊断,肌电图有独特的价值。椎间盘突出节段和肌电图所检查各肌肉阳性改变的关系为:腰 4、5 椎间盘突出主要累及腓骨长肌和胫前肌;腰 5 骶 1 椎间盘突出主要累及腓肠肌内侧头和外侧头;腰 3、4 腰间盘突出累及的肌肉较多,股四头肌等可出现异常肌电位。

三、腰椎间盘突出症的诊断

依据患者的病史、症状、体征及相关的辅助检查即可确诊。值得注意的是,在诊断过程中不能片面强调影像学检查,当影像表现为椎间盘突出时,而无临床表现时就不能诊断为腰椎间盘突出症;当有典型临床表现时,往往有椎间盘突出的影像学表现。由于 CT 扫描具有一定距离间隔,有时并不能正确反映出病变部位,因此在有典型的临床表现,而 CT 检查无阳性表现必要时需行 MRI 检查。另外还应注意高位腰椎间盘突出症的病史采集和体格检查,以免引起漏诊。

对于腰椎间盘突出症的诊断一定要明确椎间盘突出的平面明确定位,以免手术范围过大所造成的不良后果。对患者进行检查时切记要与神经根及马尾神经肿瘤、下肢的血管病变、股骨头坏死、腰椎弓根崩裂和脊柱滑脱症、腰椎结核、腰椎管狭窄相鉴别。

四、腰椎间盘突出症的治疗及预防

腰椎间盘突出症的治疗分为非手术治疗和手术治疗,绝大多数腰椎间盘突出症能经非手术治疗使症状消失。

【非手术治疗】

非手术治疗是腰椎间盘突出症的首选方法,其适应证包括:①初次发病,病程短的患者;②病程虽长,但症状及体征较轻的患者;③经特殊检查发现突出较小的患者;④由于全身性疾患或局部皮肤疾病,不能施行手术者;⑤不同意手术的患者。

非手术治疗方法包括如下几种:

1.卧床休息　临床实践证明,大多数腰椎间盘突出症患者卧床休息可使疼痛症状明显缓解或逐步消失。腰椎间盘压力在坐位时最高,站位居中,平卧位最低。在卧位状态下可去除体重对椎间盘的压力。制动可以解除肌肉收缩力与椎间各韧带张力对椎间盘所造成的挤压,处于休息状态利于椎间盘的营养,使损伤纤维环得以修复,椎间盘高度得到一定程度的恢复;利于椎间盘周围静脉回流,去除水肿,加速炎症消退;避免走路或运动时腰骶神经在椎管内反复移动所造成的神经根刺激。因此可以说卧床休息是非手术疗法的基础。

患者必须卧床休息直到症状明显缓解。有些患者虽经卧床休息数周或更长时间但症状得不到改善,其原因是并未完全卧床休息,还像正常人一样从事家务劳动或工作,或症状稍减轻便恢复工作,从而使症状时轻时重,迁延发作。卧床休息是指患者需全天躺在床上,让患者吃饭、洗漱以及大小便均在床上。特别是行腰椎手法治疗之后,在最初绝对卧床休息几天是必要的。

2.牵引疗法 牵引的方法有多种,有手法牵引、重力牵引、机械牵引等。牵引时患者可取卧位(仰卧或俯卧)、坐位或站位。牵引疗法的机制有如下几个方面:①减轻椎间盘压力,促使突出椎间盘不同程度的回纳;②促进炎症消退,牵引时可使患者脊柱得到制动,减少运动刺激,有利于充血水肿的消退和吸收;③解除肌肉痉挛,疼痛使腰背部肌肉痉挛,腰椎活动受限,间歇使用牵引可解除肌肉痉挛,使紧张的肌肉得到舒张和放松,促使腰椎正常活动的恢复。

3.推拿疗法 推拿即按摩,是祖国医学的组成部分。推拿治疗颈椎病、腰椎间盘突出症取得良好疗效。由于具有方法简单、舒适有效、并发症少等优点,已作为治疗腰椎间盘突出症的综合疗法之一。推拿治疗腰腿痛的作用机制包括如下几个方面:①促进病变部位毛细血管扩张,血流量增加,新陈代谢加快,有利于组织的恢复。②促使淋巴回流加速,加强水肿吸收,对渗出起到治疗作用。③镇痛作用。研究证明,推拿可促使体内镇痛物质内啡肽含量的增加,致痛物质单胺类减少。恢复细胞膜巯基及钾离子通道结构稳定性,从而使疼痛症状缓解。推拿还可对神经系统产生抑制调节作用,起到镇痛效应。④推拿按摩牵引,可能使部分突出椎间盘尤其以髓核突出为主者部分回纳,至于完全复位尚缺乏客观依据。⑤调整突出腰椎间盘与神经根的位置关系。⑥松解神经根粘连,促进神经根周围炎症的消退。

推拿时手法宜轻宜柔用力均匀,避免粗暴。临床上时有报道,一些患者推拿后症状加重,不得不行手术治疗。有的推拿后出现神经损伤,如马尾综合征等,应用时需慎重。

4.硬膜外类固醇注射疗法 硬膜外腔时位于椎管内的一个潜在间隙,其中充满疏松的结缔组织,动脉、静脉、淋巴管以及脊膜经从此通过。在硬脊膜及神经根鞘膜的表面,后纵韧带及黄韧带的内面有丰富的神经纤维及其末梢分布。这些纤维都属于细纤维,主要来自于脊神经的窦椎支。椎间盘纤维环及髓核突出后,在其周围产生炎症反应,吸引大量的巨噬细胞和释放大量的致炎物质。这些致炎物质作用于窦椎神经和神经根从而产生腰痛和腿痛。硬膜外类固醇注射可减轻症状,但并不能改变脱出髓核对神经根的压迫,其本身有导致椎管内严重感染的危险,应慎用。

5.髓核化学溶解法 1964年,Smith首先报道用木瓜凝乳蛋白酶注入椎间盘内,以溶解病变的髓核组织来治疗腰椎间盘突出症。20世纪70年代此法风行一时,但到80年代却落入低谷。由于其操作复杂,疗效不如手术确实,并发症较多,甚至有的患者用药后死亡,目前已很少应用。国内有些医师应用胶原酶,且以椎间盘外注射为主。椎间盘外硬膜外间隙较大,胶原水解膨胀时疼痛较轻。但胶原酶对正常纤维环有无损伤作用尚无相应严谨的实验观察。另外,椎间盘外注射止痛的机制尚不明确,是否有抗炎作用有待研究。

6.经皮腰椎间盘切除术 经皮腰椎间盘切除术是近二十几年发展起来的一项新技术。1975年,Hijikata率先采用此方法治疗腰椎间盘突出症取得成功。目前已有许多国家推广使用此技术治疗腰椎间盘突出症,文献报道其成功率为70%～94%。我国近几年也开始应用这项技术,治疗结果的优良率为80%～97%。国内外临床应用结果表明,经皮腰椎间盘切除与传统的手术相比较,具有创伤小、恢复快、不干扰椎管内结构、不影响脊柱稳定性、并发症低、操作简单、疗效满意等优点。经皮腰椎间盘切除术对破裂型和游离型疗效较差,不应广泛用于单纯纤维环膨出者,其远期疗效尚待观察。

7.经皮激光腰椎间盘切除术(PLDD)　PLDD的操作与经皮腰椎间盘切除术相似,它是利用激光产生的热能使椎间盘组织汽化、干燥脱水、减轻髓核组织对神经根产生的张力和压力,缓解神经根性症状。它并不是机械性切除腰椎间盘组织。多数学者的研究结果表明,疗效明显低于化学溶解疗法。该技术同样为非直视下手术,且设备昂贵,其安全性、有效性和效价比还需进一步观察。

8.内镜下腰椎间盘切除术(MED)　内镜技术应用于脊柱外科使得经皮腰椎间盘切除术避免了盲目性,可以在影像系统监视下进行精确定位、适量切除和有效减压。因入路不同分为三种类型:①后外侧经椎间孔入路椎间盘镜,可工作区间包括椎间孔外,经椎间孔到达椎管内,通过此入路可处理极外侧型、椎间孔内和旁中央型椎间盘突出;②前路腹腔镜,适用于包含型椎间盘突出且不伴有腰椎管狭窄者,其优点是无椎管内操作,术后残留腰痛减少,从前向后减压可达椎管,还可以同时行椎间融合术,但对游离型突出无效;③后路椎间盘镜,即标准椎板间椎间盘手术入路,适用于单节段旁中央突出、脱出及椎管内游离型椎间盘突出等,还可同时进行侧隐窝扩大等椎管减压术。由于成像系统的良好监控,创伤小,对脊柱稳定性影响小,恢复快,近期优良率高。但因显露局限、技术难度大、手术难以彻底,远期疗效还有待观察。

【常规腰椎间盘突出症的手术治疗】

大多数腰椎间盘突出症患者通过非手术疗法可取得良好效果,需手术治疗的只是一小部分,占10%~15%。对于这部分患者,及时恰当的手术治疗,能迅速解除其痛苦,恢复劳动力,远期效果良好。但如处理不当,也可发生严重并发症。手术的原则是,严格无菌操作,用最小的创伤,达到足够的暴露,尽管保留骨和软组织结构,仔细妥善地去除病变,术后早日下床活动,以增进饮食,利于身体健康。对椎间盘突出症以及同时合并腰椎管狭窄症者,大多可以单侧暴露,可做半椎板或开窗切除。要防止遗漏突出椎间盘以及对椎管狭窄减压不充分。

1.手术适应证　①症状重,影响生活和工作,经非手术治疗3~6个月无效,或症状严重,不能接受牵引、推拿等非手术治疗者。②有广泛肌肉瘫痪、感觉减退以及马尾神经损害者(如鞍区感觉减退及大小便功能障碍等),有完全或部分瘫痪者。这类患者多属中央型突出,或系纤维环破裂髓核脱入椎管,形成对马尾神经的广泛压迫,应尽早手术。③伴有严重间歇性跛行者多同时有腰椎管狭窄症,如X线平片及CT显示椎管狭窄,且与临床症状吻合,均宜及早手术治疗。④急性腰椎间盘突出症,根性疼痛剧烈无法缓解且持续性加重者。

2.手术禁忌证　①腰椎间盘突出症合并重要脏器疾患,不能承受手术者;②腰椎间盘突出症初次发作,症状轻微,经非手术治疗可获缓解,对其工作和生活影响并不明显者;③腰椎间盘突出症诊断并不明确,影像学也未见有椎间盘突出特征性表现者。

3.术前准备　①全面体检,明确诊断及患者全身状况:除物理检查与X线平片外,酌情选择其他特殊检查。在目前情况下,一般均选择CT或MRI检查,以防误诊或漏诊。有时尚需应用脊髓造影检查。其他检查包括心、肝、肾、肺功能的各种化验和仪器检查,以早期发现重要脏器疾患,并应注意患者有无出血性倾向和各种药物的过敏史等。②向患者交代病情:由于术中与术后均需患者密切配合,因此应向其交代手术的大致程序,并提出相应要求与术前、术中、术后注意事项。但注意避免增加患者精神负担。③手术方案设计:应根据诊断及具体病情,由主治医师负责设计手术方案及具体操作程序。包括特种器械的准备、术前用药、麻醉选择、术中可能发生的意外及其处理对策、术后对护理的特殊要求及抢救药品的准备等均应充分考虑,并落实到具体执行者。④体位训练:如术中取俯卧位,术前应俯卧训练数日,并练习床上大小便。

4.麻醉和体位　依手术者的经验与习惯,可以应用硬膜外麻醉、全麻、局部浸润麻醉等。手术多取俯卧位或侧位,如取俯卧位,应以气垫或软枕垫于胸腹部,避免受压。

5.手术操作　①切口:正中或微偏向患侧的纵行切口,一般应包括临床诊断病变椎间隙上下各一腰椎棘突。②暴露椎板:切开皮肤及皮下组织后,单侧病变行单侧椎板暴露,中央型或双侧椎间盘突出全椎板暴露。沿患侧棘突切开韧带及肌腱。切开时刀锋应紧贴骨面。用骨膜剥离,一直分离到关节突外侧。经填塞止血后放入椎板牵开器,即可清楚地暴露手术野。③椎间盘暴露:先探查最可疑的腰椎间盘。一般腰5骶1椎板间隙较宽,不必咬除椎板骨质。以长柄小刮匙或薄而窄的骨膜剥离器分离黄韧带上下缘附着点,黄韧带之上缘附着于上位椎板中分之前,分离时较困难,分离时小刮匙或薄骨膜剥离器紧贴椎板前内向上分离。用血管钳夹住黄韧带下缘稍向后牵引,于直视下紧靠外侧纵行切开黄韧带用神经拉钩将黄韧带牵向内,即可暴露硬脊膜及外侧的神经根。如黄韧带增生肥厚影响暴露时可切除黄韧带。以神经剥离器从"窗"孔的外侧从上往下向内分离神经根,尽量勿损伤较大的血管,如遇出血,可用棉片压近血管的上下端。以神经牵开器将神经根拉向内侧,即可见到突起的白色椎间盘。突出明显的椎间盘常将神经根压扁并向后顶起,往往与神经根有粘连。有的椎间盘突出处纤维环已破裂,将神经根粘连分离后,髓核自行脱出;少数髓核组织游离于后纵韧带下,要注意探查。如椎间盘不突起可做椎间盘穿刺并注入生理盐水,若仅能容纳 0.5ml 以内,则此椎间盘无病变,应注意检查神经根管有无狭窄,并探查另一间隙。腰4、5椎间隙较小,常需切除腰4椎板下缘一部分骨质,才能按上法牵开黄韧带。有时因合并严重退行性变,黄韧带和椎板异常肥厚,关节突肥大,需行黄韧带和单侧椎板切除;有时尚需切除关节突的前内侧部分始能暴露侧方神经根。骨窗的扩大重点在外侧,突出的椎间盘常在关节突之前,因此骨窗向外扩大不够常会找不到突出的椎间盘,或切除椎间盘时将过度牵拉神经根,导致神经根牵拉性损伤。为避免神经根及椎前静脉损伤,手术应在直视下进行。为保护术野的清晰,常用带有侧孔的吸引器去吸渗血,并用带有肾上腺素生理盐水棉片填塞。④髓核摘除:用神经牵开器或神经剥离器将神经根或硬膜胶囊轻轻牵向内侧,即可暴露突出的椎间盘。纤维环完整者,用尖刀切开突出纤维环,用髓核钳取出髓核,尽可能将椎间盘内碎片都取出。如椎间盘突出位于神经根内侧,尤其在较大的突出,神经根牵向内侧较困难,不必勉强将神经根牵扯向内侧,可就地进行摘除。应用髓核钳时,必须将此器械插入椎间盘内以后再张口夹取,以免损伤神经根。若在术前定位部位未发现突出时,必须找出相应神经根并追溯到椎间孔部,观察有无神经根嵌压、神经纤维瘤或极外侧型椎间盘突出。如临床表现及特殊检查定位清楚,手术发现又吻合者,可不必再探查另一间隙,否则应扩大探查范围。⑤闭合伤口:术后常规放置引流 24～48 小时。分层缝合。

6.术后处理　①术后患者腰部围一小中单,在搬动和翻身时,医护人员应扶持中单,保持腰部稳定,减轻损伤和疼痛。②术后 24 小时内严密观察双下肢及会阴部神经功能的恢复情况。如有神经受压症状并进行性加重,应立即手术探查,以防因神经受压过久出现不可逆性瘫痪。这种情况多因椎管内止血不完善,伤口缝合过紧、出血引流不畅以致神经受积血压迫所致。有时因椎管狭窄未完全解除,手术水肿炎症反应,可导致神经受压甚至截瘫。③术后 24～48 小时拔除引流条。④术后常有小便困难,必要时扶持患者下床小便,尽量不做导尿。如 3 天内无大便或腹胀者,可服用通便药物。⑤术后 24 小时,开始做下肢胎高练习,1 周后做腰背肌训练。术后 12 天拆线,卧床至少 3 天。以后可离床适当活动,3 个月后恢复正常活动。

7.远期疗效评价　对于常规腰椎间盘髓核摘除手术的治疗效果,有些学者曾经持怀疑的态度。其理由主要有以下几个方面:髓核摘除后腰椎间隙会变窄,导致纤维环松弛、椎间关节不稳,引起腰痛;椎间高度变窄将导致椎间孔高度变小,可能会压迫神经根,引起根性疼痛;髓核摘除后局部所受应力增大,可导致骨质增生,椎管狭窄。以上这些方面似乎都提示常规腰椎间盘手术尽管可以获得较好的短期疗效,但长期效果不会令人满意。但国内侯树勋对 1000 例单纯行髓核摘除术患者,经过 12.7 年的长期随访,发现腰椎间盘常规手术的远期疗效与国外 Davis 等的 8 年随访结果近似,客观地反映了腰椎间盘突出症经典手术的确切疗效。

【重建技术】

腰椎融合术后相邻椎间盘退变加速、融合节段假关节形成等导致的术后顽固性腰腿痛已经引起人们的关注。旨在重建椎间盘生理功能的异体椎间盘移植、人工椎间盘置换、人工髓核技术的尝试以及将基因治疗策略用于延缓或逆转椎间盘退变的实验研究是人们关注的新课题。

异体椎间盘移植因其易于早期退变、移位等问题,目前尚难临床应用。人工髓核假体(PDN)置换适用于少数纤维环相当完整、椎间隙高度＞5mm 的腰椎间盘突出和椎间盘源性下腰痛患者,近期疗效(2～4 年),包括症状缓解、椎间隙高度恢复等较满意。其主要问题是假体移位和术后残留腰腿痛。材料的研发和制作工艺有待进一步深入。人工全椎间盘置换(ADR)目前可以考虑的适应证主要是腰椎间盘源性下腰痛,腰椎间盘切除术后失败综合征,而一般腰椎间盘突出应被视为禁忌证,因为大多数腰椎间盘突出症经常规减压和(或)融合术后长期疗效良好。任何一项技术适应证的选择是首要问题,因为如果适用于这种技术的情况极少或者有其他更安全、简单、有效的方法可使用,那么这种技术的广泛应用就应慎重。如果将此技术应用于腰椎间盘突出症,甚至主要应用于年轻腰椎间盘突出症患者,从长远看明显不妥。由于人体椎间盘结构和功能的复杂性,生物材料、制作工艺以及假体界面固定技术等均难以达到对其期望寿命的要求,而且潜在的并发症和昂贵的价格问题也显而易见。

【腰椎间盘突出症手术的内固定指征】

腰椎间盘突出症行椎间盘切除术时是否需行内固定,在脊柱外科领域有很大的争议。显然,椎间盘突出是引起腿痛的主要原因,经椎板间开窗减压切除突出椎间盘后可获得很好的疗效。然而,当髓核突出伴有超过 6 个月或更长时间的腰痛,并经检查证实于椎间盘退变节段存在不稳时,应考虑行融合手术。在复发性腰椎间盘突出,二次手术时可考虑行融合手术,因为复发说明不稳,而且显露这个节段时需做更大暴露可加重不稳。

【护理措施】

(一)疼痛的护理

1.安排病人睡木板床:让病人睡木板床,以便其脊椎呈一直线位置,可以减少脊神经根受压的可能。

2.绝对卧床休息:绝对卧床休息是指病人大小便时均不应下床或坐起,卧床3周后带腰围起床活动,3个月内不做弯腰持物动作。此法简单有效,可除去椎间盘所承受的重力,只是难以坚持。

3.使用抗痉挛及镇痛剂:遵医嘱给予止痛药或肌松剂,以减轻病人的疼痛。若病人发生椎间盘突出的部位是在颈椎,则不应使用抑制呼吸中枢的止痛药如吗啡等。

4.抬高膝部10°～20°。

5.按要求使用低热度的热垫,以促进肌肉的放松。

6.指导病人采用合理的方法从床上爬起来或睡至床上,以减轻不适感。①滚向一侧;②抬高床头;③将腿放于床的一侧;④用胳膊支撑身体起来;⑤在站起前坐在床的一侧,把脚放在地上;⑥腿部肌肉收缩使身体由坐位到站位。从站姿改为卧姿时则将上述每步的顺序倒过来,即可回到床上。

7.指导病人避免弯腰动作,用髋、膝关节弯曲下蹲,而腰背仍保持伸直状态捡地上的物品。

(二)牵引病人的护理

牵引的目的是为了增加两个邻近椎骨间的距离,使突出的椎间盘恢复,使病人持续卧床休息,且能保持身体良好的卧姿,从而减轻肌肉的痉挛。根据病人脊柱病变的不同部位,可采用骨盆牵引或颈部牵引。对于牵引病人的护理要注意以下几个方面:

1.做骨盆牵引之前,在髂嵴的两边应放一厚棉垫,再穿上大小适当的软性骨盆带,以使左右两边的拉力平衡。而做颈部牵引之前,则应在下颏与后枕部各放置一厚棉垫,再戴上一大小合适的头颈部软性牵引带。

2.牵引的时间很长,因此应注意预防枕部、脊柱或肩胛部压疮的发生。

3.协助病人处理排泄物时,不可影响牵引的进行。

4.对于刚开始牵引的病人,要多去巡视,预先考虑到病人可能随时需要的物品,将其随时需用物品放在病人手能拿到的地方,以及时满足病人的需要。特别要将铃、红灯开关或对讲机放在病人手能拿到的地方。

(三)椎间盘切除术病人的护理

1.术前护理

(1)精确完整地评估病人:如观察病人疼痛与感觉异常的情形及部位、站立的姿势与步态等,并记录之,以便与手术后病人的状况进行比较。

(2)依病人对手术的了解程度对手术进行适当的解释,如告知因手术部位水肿,故术后暂时仍有疼痛与麻木的感觉。

(3)教导病人滚木翻身法。

(4)术前训练病人在床上使用大小便器,以免术后在床上取平卧位,大小便不习惯。

(5)肌内注射选健侧臀肌,若两侧臀肌均疼痛,则应选反三角肌作为注射部位。

2.术后护理

(1)术后搬运:应由四人来协助完成搬运病人的工作,沿着病人的身体抓住病人身上的床单,将病人安放在硬板床上。搬运时要特别注意病人的脊柱不能弯曲。

(2)翻身:一般在术后 3 小时可给予翻身,采用滚木翻身法,由两名护理人员协助进行术后的第一次翻身。教导病人双手交叉于胸前,双腿间放一枕头,两名护士站在病人的同一侧,其中一名护士支持病人的肩部与背部,另一名护士则支持病人的臀部及腿部,两人合力将病人翻向一侧,此时支持肩部与背部的护士走至床的对侧,支持病人的肩部及臀部以保持脊椎位置的平直,留在原位的护士则在病人的头下、背后、臀部及胸前各置一个枕头,以支持病人的相应部位。

另外,也可事先在床上铺好翻身用床单,若需将病人翻至右侧卧位,则把左侧床单尽量卷至病人身旁,护士走到病人右侧,然后抓紧对侧近病人肩部及臀部已卷起的床单,将病人翻至右侧,最后在头下、肩部、背后及胸前各放置一个枕头。

(3)观察:观察生命体征与伤口敷料有无渗血,髓核摘除术后观察引流管内的渗血量及渗液情况,有无脑脊液漏出,引流管一般 24 小时后拔除。此外,还需评估病人下肢的皮肤颜色、活动、温度及感觉,并将观察结果与手术前进行比较。如果发现异常,如引流量多或疼痛加剧,下肢感觉、运动障碍加重,应及时报告医生,并协助处理。

(4)疼痛的护理:手术会造成术区水肿,因此病人会有暂时性的疼痛与肌肉痉挛,可视病人的情况,根据医嘱给予止痛剂。

(5)休息:根据手术情况,术后一般继续卧床 1～3 周。作开窗髓核摘除术者,卧床时间可缩短,如果手术复杂,椎板减压的范围广,脊柱的稳定性可能受损,则卧床时间可适当延长。

(6)锻炼:卧床期间要让病人坚持呼吸、四肢及脊背肌肉的锻炼,以预防肌肉萎缩,增强脊柱的稳定性,逐步练习直腿抬高,以防神经根粘连。

(四)健康教育

1.运动 其目的是强壮腰背肌肉,减少腰腿疼痛。

(1)半坐立运动:病人平躺于硬板床上,将其膝部-髋部弯曲,双手紧握置于脑后或双手平伸至膝部,然后让病人将身体向前屈曲,努力使其手或肘部趋向膝部,维持这个姿势约 5～10 秒钟,然后再平卧。

(2)膝胸运动:要求病人采取半坐立运动姿势,然后以手环抱一侧或双膝往胸部屈曲,维持此姿势约 5～20 秒,然后放松。

(3)加强脊椎旁肌肉力量的运动:当伤口愈合、身体状况良好时,即可开始脊椎运动来加强下背部肌肉的力量。病人取俯卧位,然后交替举起一侧腿,再同时举起双腿后放下,接着仰起头部,再同时举起双腿。

2.姿势 良好的体位可预防腰腿痛。

(1)双腿的使用方法:①当需长时间站立时,应让双腿轮流休息;②站立时收下颌,头抬高,背部平直,双臀夹紧;③蹲下时,应弯曲髋关节与膝关节,避免弯曲腰部;④抬举重物时,最好以滚、推、拉的方式代替,如无法替代,应髋膝弯曲下蹲,腰背伸直,重量尽量压在身体后,再用力抬起和迈步。

（2）坐姿：①正确的坐姿必须要有坚固和结构合理的椅背，椅背以平直最为理想；②椅子的高度以使两腿能自然垂到地面，膝关节高于髋关节为宜；③长时间坐于椅子上，可交叉双膝以减轻紧张，并收缩腹肌以挺直背部，尽可能保持颈部与背部呈一直线；④开车时，车座椅的靠背勿离方向盘太远，开车时要绑上安全带。

（3）躺姿：①侧卧时应弯曲膝关节；②平卧时，用平整枕头支持头下或颈部，膝部另置一枕头；③勿采用俯卧位。

3.劳动和运动保护　腰部劳动强度大的工人，应佩戴有保护作用的宽腰带。参加剧烈运动前要注意准备活动和运动中的保护。

（张甜甜）

第六节　脊柱损伤

一、脊柱损伤的分类

【颈椎损伤】

有关颈椎损伤的分类法较多，但多有一定局限性。临床上。由于损伤机制的复杂性，又不能直接观察。因此损伤暴力的判断只有依赖于病史、临床和放射学检查。最有可能是多种损伤暴力同时存在，且以某一种暴力为主，而不是单一的外力作用。从人工控制的实验模型所获得的颈椎损伤结果，与临床相接近。为了治疗上的需要，将颈椎损伤分为解剖部位和损伤机制两种。

（一）根据解剖部位分类

1.寰枕脱位　寰枕前脱位、寰枕后脱位。

2.单纯寰椎骨折　寰椎后弓骨折、寰椎前弓骨折、寰椎前后弓骨折、侧块压缩性骨折。

3.寰枢椎脱位　寰枢前脱位、后脱位及旋转脱位。

4.枢椎骨折脱位　合并齿突骨折的寰枢前脱位、枢椎椎弓骨折。

5.低位颈椎骨折脱位（颈3～7）　①后结构损伤，即单侧小关节脱位、双侧小关节脱位、双侧小关节交锁、关节突骨折、棘突骨折、椎板骨折；②前结构损伤，即椎体压缩骨折（无脱位）、椎体压缩骨折合并脱位、撕脱骨折、椎间隙骨折（滑脱）；③侧方结构损伤，如侧方结构骨折。

（二）根据损伤机制分类

1.屈曲暴力　过屈性扭伤（向前半脱位）、双侧小关节半脱位、单纯楔形骨折、屈曲状骨折（椎体前角大块三角形撕脱骨折）、棘突撕脱骨折（多在颈6～胸1）。

2.屈曲旋转暴力　如单侧小关节脱位。

3.伸展旋转暴力　如单侧关节突关节骨折。

4.垂直压缩暴力　寰椎爆裂性骨折、其他椎体爆裂骨折。

5.过伸性脱位　过伸性脱位、寰椎前弓撕脱骨折、枢椎椎弓骨折、寰椎后引骨折、椎板骨折、过伸性骨折脱位。

6.侧屈暴力　如钩突骨折。

7.纵向牵拉暴力　如纵向分离骨折脱位。

8.不明损伤机制　寰枕脱位、齿突骨折。

【胸、腰椎损伤】

(一)按受力机制分类

1.屈曲压缩　是最常见的损伤机制如在前屈腰体位,背部受砸压伤则发生脊柱的屈曲压缩损伤,轻者椎体楔形压缩骨折,重者发生骨折脱位,脊柱前部压缩,后部分离。

2.屈曲分离损伤　例如安全带损伤,躯干被安全带固定,头颈及上半身向前屈曲,致脊柱损伤,发生骨折或脱位;由于上部并无受压砸力,故为分离损伤。

3.垂直压缩　如重物砸于头顶或肩部,或高处落下,足着地或臀部着地,脊柱受垂直方向的压力,致椎间盘髓核突入椎体中致椎体发生骨折如爆炸状,故称爆裂骨折。

4.旋转及侧屈　脊柱由小关节突及椎体等连接,由于小关节的方向不同,侧屈时常伴有旋转、旋转侧屈或前屈可发生单侧关节脱位,常见于颈椎损伤;侧屈可致椎体侧方压缩骨折。

5.伸展损伤　常发生在颈椎。例如向前摔倒时,头或前额撞击于物体上致颈向后伸展则发生伸展损伤,坐在汽车前座,突然撞车,头面撞于前挡风玻璃上致颈后伸损伤。常无骨折或脱位;有时可见棘突被挤压骨折或椎体前下缘撕裂小骨折片,称泪滴骨折。

上述损伤暴力亦可为复合的如屈曲并垂直压缩、屈曲旋转等。

(二)按脊椎损伤的部位

如棘突骨折、关节突骨折、横突骨折(由肌肉突然收缩牵拉所致)、椎体骨折及骨折脱位等。

(三)按骨折形态分类(为临床最常采用的分类)

1.压缩骨折　椎体前方压缩骨折,系上位椎间盘压其下方椎体上缘骨折。压缩程度以椎体前缘高度占后缘高度的比值计算,分Ⅰ度轻度压缩1/3,Ⅱ度中度压缩1/2及Ⅲ度重度压缩2/3压缩骨折。Ⅲ度及Ⅱ度压缩骨折常伴有其后方棘韧带断裂。

2.爆裂骨折　髓核突入椎体致爆裂骨折,其骨折块可向左右前后移位,但主要是向椎管内移位,并常损伤脊髓。骨折向两侧移位,致两侧椎弓根距离加宽。

3.chance骨折　骨折线呈水平走行,由椎体前缘向后经椎弓根至棘突发生水平骨折或致棘间韧带断裂。常见于安全带损伤,骨折移位不大,脊髓损伤少见。

4.骨折脱位　椎体骨折可为屈曲压缩或爆裂骨折,其上位椎向前方脱位。在腰椎可发生反向损伤,如腰背部被横向暴力打击,可发生上位椎向后方脱位。前脱位程度以关节突算分为:Ⅰ度脱位;Ⅱ度关节突起跳跃,上位椎下关节突尖正在下位椎上关节突上;Ⅲ度关节突起交锁,上位椎的下关节突位于下位椎上关节突的前方,发生交锁不能自行复位。脱位程度以椎体前后径计算,上下椎体后缘相差1/4椎矢径以内为Ⅰ度,1/4~2/4为Ⅱ度,大于2/4不超过3/4为Ⅲ度,大于3/4为Ⅳ度,大于4/4为全脱位。Ⅱ度、Ⅲ度脱位常伴有脊髓损伤。

5.脱位　分离屈曲损伤常致脊椎关节脱位而无压缩骨折,多见于颈椎,亦见于腰椎。有单侧脱位及双侧脱位。

(四)按脊柱稳定性分类

分为稳定性骨折与不稳定性骨折。棘突骨折、横突骨折、单纯压缩骨折属于稳定骨折。

Dens 将脊椎分为前中后三柱,椎体及椎间盘前 1/2 为前柱,后 1/2 加后纵韧带为中柱,椎弓根后结构为后柱。McAfee 等将伴有后柱损伤的爆裂骨折视为不稳定骨折,而无后方结构损伤爆裂骨折为稳定骨折。所有骨折脱位的三柱均受破坏,故为不稳定骨折;对压缩骨折伴有棘间韧带断裂的颈椎,胸腰段及腰椎骨折应视为不稳定骨折;腰 4、5 峡部骨折亦属于不稳定者。

二、脊柱损伤合并脊髓损伤

【脊柱损伤、骨折或骨折脱位】

表现为伤部疼痛,活动受限,骨折椎的棘突常有压痛,在明显的压缩骨折或骨折脱位,常见伤椎和上位椎的棘突后凸和压痛,有棘突间韧带撕裂和脱位者,该棘突间隙增宽,严重者棘上韧带同平面腰背筋膜撕伤,可见皮下瘀血,确切的检查诊断,依靠 X 线等影像学检查。

【脊髓损伤】

脊髓损伤的表现为截瘫,颈脊髓损伤致上肢和下肢均瘫称四肢瘫(不称高位截瘫),而胸腰脊髓伤则谓双下肢瘫,称截瘫。各类脊髓损伤的特点已如前述,在完全脊髓损伤和严重不全脊髓损伤病例,伤后可呈现一段脊髓休克期,即损伤节段以下的脊髓,其本身功能应当是存在的。由于损伤,致损伤节段及其以下脊髓功能暂时丧失,表现为感觉丧失,肌肉瘫痪,深浅反射消失等下神经单位损伤表现,待休克期过后,损伤平面以下脊髓功能恢复,则其支配之肌张力增加,腱反射恢复,由于失去上位神经控制,表现为反射亢进,及出现 Babinski 等病理反射。脊髓休克期的长短,依损伤平面和损伤严重程度而定,在颈脊髓严重损伤,脊髓休克期可长达 8 周至 2 个月,而胸椎脊髓损伤的脊髓休克期短得多,肛门反射及阴茎海绵体反射的出现,表示脊髓休克期将过,待下肢腱反射出现,肌肉张力增高和痉挛,则常需更长的时间。

【临床分级】

2000 年美国脊柱损伤协会(ASIA)根据 Frankel 分级修订如下:

1.完全性损害在骶段骶 4～骶 5 无任何感觉和运动功能保留

2.不完全性损害 ①在神经平面以下包括骶 4～骶 5 存在感觉功能,但无运动功能;②在神经平面以下存在运动功能,且平面以下至少一半以上的关键肌肌力<3 级;③在神经平面以下,存在运动功能,且平面以下至少一半的关键肌肌力≥3 级。

注:不完全性损害(2)、(3)两种情况,除骶 4～骶 5 有感觉或运动功能保留之外,还必须具备如下两点之一:①肛门括约肌有自主收缩;②神经平面以下有 3 个节段以上运动功能保留。

3.正常感觉和运动功能正常 关于完全脊髓损伤与不全脊髓损伤的区别,除前述以骶 3、骶 4 支配区有无感觉和运动(肛门括约肌)存在外,美国脊髓损伤学会(ASTA)还提出"部分保留带"。指出"此术语仅用于完全脊髓损伤,即在神经损伤平面以下,一些皮节和肌节保留部分神经支配,有部分感觉和运动功能的节段范围,称为部分保留带"。他们还指出"它们应按照身体两侧感觉和运动分别记录,例如感觉平面在颈 5,而右侧颈 5～颈 8 存在部分感觉,那么颈 8 被记录为右侧部分保留区",此与不完全脊髓损伤的区别,在于骶 4～骶 5 区的感觉与运动(肛门括约肌)完全丧失。

另外 Kitchel 则认为完全脊髓损伤在损伤平面以下存在感觉或运动的节段不能超过 3 个，以下仍为完全脊髓损伤。不完全脊髓损伤在损伤平面以下有超过 3 个节段的感觉和运动存在。

以上情况,据有人在千余例脊髓损伤病例观察中,颈脊髓损伤平面以下,两侧可有所不同,但尚未见有 3 个节段的感觉或运动保留者。在胸腰段损伤,胸 12 或腰 1 损伤平面以下,可见腰 2～腰 4 节段的感觉和运动功能的恢复,即大腿、膝部至小腿内侧感觉的恢复和髂腰肌、股四头肌、股内收肌功能的恢复,此种情况占胸腰段脊髓损伤的 13%。SEP 检查,股神经 SEP 可引出,而胫后和腓总神经 SEP 引不出,说明胸腰段脊髓与腰丛神经根同时损伤,脊髓损伤完全,骶 3～骶 4 区完全瘫痪,而腰丛神经根,损伤较轻而恢复。

【截瘫平面与骨折平面的关系】

截瘫平面高于骨折脱位平面,通常脊椎骨折或骨折脱位损伤其同平面的脊髓与神经根,截瘫平面与脊椎损伤平面是一致的。虽然在病理学上,损伤节段脊髓内出血可以向上向下累及 1～2 个脊髓节,但因脊髓节段数比同序数脊椎的平面为高。例如对应胸 12 脊椎的脊髓节段为腰 2～4,其脊髓内出血,一般不会高于胸 12 节段,故截瘫平面与脊椎损伤平面一致。但下列情况截瘫平面可以高于脊椎损伤平面 2 个脊髓节段。

1.胸腰段脊椎损伤　在完全性脊髓损伤中约有 1/3 可出现截瘫平面高于脊椎损伤平面的表现,根据 45 例具备此体征的手术探查中,发现脱位上方脊髓发生缺血坏死占 33.3%,脊髓横断 29.3%,严重挫裂伤 27.3%,脊髓液化囊肿与硬膜外血肿各 6%,说明脱位上方的脊髓损害严重,缺血坏死的原因可能系位于胸腰段的根大动脉损伤所致,因其常供养下胸段脊髓。因此,出现截瘫平面高于脊椎损伤平面,表示脊髓遭受严重损伤,恢复之可能甚小,现在 MRI 检查可证明此种情况。

2.腰段神经根损伤　腰椎侧方脱位,可牵拉损伤神经根,当上位腰椎向右脱位时,则牵拉对侧即左侧的神经根,可以是同平面神经根,亦可为上位椎神经根,则截瘫平面高于脊椎损伤平面,神经根损伤较脊髓损伤恢复之机会为多,如有恢复则此体征消失。

三、脊柱脊髓损伤的临床检查

【神经学检查】

（一）神经平面即截瘫平面

依据感觉平面和运动平面而定。在一些病人特别是颈脊髓、胸腰段及腰椎、身体左右两侧的平面常是不一样的,因此应左右两侧分别记录,即左侧感觉节段、右侧感觉节段、左侧运动节段、右侧运动节段。感觉平面指该侧正常感觉功能的最低脊髓节段,运动平面则指正常运动功能的最低节段。感觉减退及肌力减低节段均不是正常节段,而是截瘫平面以下的节段,是部分功能保留即部分神经节段的支配区。

（二）感觉检查

应检查上肢躯干及下肢共 28 个皮区的关键点,如颈 3 为锁骨上窝,颈 4 为肩锁关节顶部,胸 1 为肘前窝尺侧,胸 2 为腋窝,胸 3 以下为同序数肋间。每个关键点应检查轻触觉与针刺痛觉,以缺失为0,障碍为1,正常为2来记录与评分。

(三)运动检查

推荐检查10对肌节中的关键肌。自上而下按肌肉分级,颈4为三角肌,颈5为屈肘肌(肱二头、肱肌),颈6为桡腕伸肌(包括肱桡肌),颈7为肱三头肌,颈8为中指屈指肌,胸1为小指外展肌,腰2为髂腰肌,腰3为股四头肌,腰4为胫前肌,腰5为拇及趾长伸肌,骶1为小腿三头肌。肌力按0~5级记录,评定分为无、减弱及正常。运动平面的确定是根据相邻的上一个关键肌的肌力必定在4~5级,表明这块肌肉受两个完整的神经节段支配。例如颈7支配的关键肌无收缩力,颈6支配肌肉肌力3级,颈5支配肌肉肌力为4级或4级以上,则运动平面在颈6即以肌力为3级的神经节段为运动平面。

(四)肛门括约肌及会阴感觉检查

此为美国脊柱学会1992年修订脊髓损伤分类和功能标准所强调的一项检查。肛门括约肌的检查系带指套插入肛门中(略等片刻),问其有无感觉及令其收缩肛门。存在肛门括约肌收缩与肛门黏膜感觉及会阴部感觉者为不全脊髓损伤,消失者为完全性损伤。

【影像学检查】

(一)X线和CT检查

X线检查为最基本的检查手段,正位应观察椎体有无变形,上下棘突间隙、椎弓根间距等有无改变;侧位应观察棘突间隙有无加大。测量:①椎体压缩程度;②脱位程度;③脊柱后弓角,正常胸椎后弓角≤10°,在颈椎及腰椎为生理前突。

根据X线片脱位程度间接来估价脊髓损伤程度。在胸椎,脊椎脱位达Ⅰ度以上,多为完全脊髓损伤,鲜有恢复;而在颈椎及腰椎,则X线片上严重程度与脊髓损伤程度可以不完全一致。

在急性期过后,为检查脊柱的稳定性。应拍照前屈和后伸脊柱侧位片,如上下相邻椎体的前缘或后缘前后移位>3mm即为不稳定的征象。

CT检查可见有无椎板骨折下陷,关节突骨折,爆裂骨折块突入椎管的程度,以该骨折块占据椎管前后径的比值,占1/3以内者为Ⅰ度狭窄,1/2者为Ⅱ度狭窄,大于1/2者为Ⅲ度狭窄。Ⅱ度、Ⅲ度狭窄多压迫脊髓。

(二)磁共振成像(MRI)检查

可清晰显示脊椎、椎间盘、黄韧带、椎管内出血及脊髓的改变。脊椎骨折脱位、脊髓损伤行MRI检查的意义有以下三个方面:

1.显示压迫脊髓的因素及部位 常见的压迫因素有:①爆裂骨折向后移位的骨折片或脱位椎下方的椎体后缘;②椎间盘突出。约有一半病例其压缩骨折椎的上位椎间盘向后突出压迫脊髓;③压缩骨折椎体的后上角突入椎管压迫脊髓。常系不全截瘫,解除压迫有助于恢复;④椎板下陷压迫脊髓,极少见到。

2.显示椎管狭窄程度 在矢状位横扫,可见椎管狭窄程度亦即对脊髓压迫程度,特别是脊柱后弓角对脊髓的压迫,并显示出压迫的长度及范围,作为减压的指导。

3.显示脊髓损伤改变

(1)急性脊髓损伤的MRI表现有三型:①出血型脊髓成像中有较大的中心低信号区,表明灰质出血细胞内的去氧血红素,周围绕以高信号区,表示脊髓水肿。②水肿型脊髓伤区呈现一致高信号。③混合型表现为脊髓内混杂高低不匀信号。

上述三型中,水肿型损伤较轻,有较高的(60%以上)恢复率,而混合型的明显恢复在38%,出血型恢复率最低,仅20%。

(2)陈旧性脊髓损伤:脊髓损伤晚期其组织学改变,在 MRI 的表现不同。脊髓中囊腔,MRI 亦显示囊腔;脊髓内坏死软化,胶质组织疏松,MRI 表现 T_1 为低信号;脊髓内白质组织胶质化与软化灶混在者,MRI 为斑点不匀信号;脊髓缺血胶质化萎缩,MRI 表现为近正常稍高信号,但较正常脊髓为细。

脊髓损伤 MRI 表现与治疗预后之关系:脊髓信号正常但受压迫者,于减压后可大部分恢复;脊髓信号不匀者,减压治疗可恢复 Frankell 级;低信号增粗,很低信号,脊髓萎缩变细者均无恢复;囊腔不论大小治疗后亦无明显恢复。

对脊髓损伤程度的判断及对预后的估价,以临床神经学与诱发电位及 MRI 检查三者结合,最有参考及指导意义。膀胱功能、男性检查阴茎 SEP、女性检查阴部 SEP 可引出 SEP 者,表示膀胱功能预后较好。

四、脊柱损伤的治疗

【治疗原则】

1.尽早治疗 根据前述脊髓损伤的病理改变,治疗应是愈早愈好,伤后 8 小时内是黄金时期,24 小时内为急性期。

2.整复骨折脱位 使脊髓减压并稳定脊柱。骨折块或脱位椎压迫脊髓,应尽早整复骨折脱位恢复椎管矢状径,则脊髓减压。存在椎体骨折块、椎体后上角或椎间盘突出压迫脊髓者,需行前方减压。

3.治疗脊髓损伤 Ⅲ级以下不全损伤,无需特殊治疗。完全损伤与Ⅰ、Ⅱ级不全瘫,由于脊髓伤后出血、水肿及许多继发损伤改变,需要进行治疗,才能争取恢复机会。

4.预防和治疗并发症 包括呼吸系、泌尿系及压疮等并发症。

5.功能重建及康复 主要为截瘫手及上肢的功能重建和排尿功能重建。

【药物治疗】

大剂量甲泼尼龙注射治疗(MP),于伤后 8 小时内应用于完全脊髓损伤和较重不完全损伤,ASIA 已将 MP 列为 SCI 后的常规治疗,于病人到急诊室即开始应用,剂量是首次 30mg/kg 体重,15分钟静脉输入,间隔 45 分钟,然后 5.4mg/(kg·h)静脉滴入持续 23 小时,如在伤后 3 小时内应用,则24 小时治疗即可,在伤后 3~8 小时治疗者,可再继续 5.4mg/(kg·h)24 小时,共计治疗 48 小时,其作用主要是针对脊髓损伤后的继发损伤,如对抗氧自由基等。另一作用于 SCI 后继发损伤的药物是神节苷脂,商品为 GM-1,在急性期 40~100mg/天,连续 20 天。静滴。

【骨折的治疗】

1.胸椎损伤 胸 10 以上胸椎有胸廓保护,除非剧烈暴力,不发生严重脱位,但由于胸廓的存在,复位亦很困难。对 1/2 以内压缩骨折或隐性骨折,未合并脊髓损伤者,可卧床 8 周或用石膏背心 8 周;对伴有脊髓损伤者应减压;对骨折脱位,可行过伸复位或手术复位。由于有胸廓保护,胸椎骨折脱位愈合后,一般均较稳定,可不行内固定及融合。

2.胸腰段损伤 胸 11～腰 1 骨折,此段为脊柱骨折发生率最高之部位。

(1)压缩骨折:较严重的压缩骨折,脊柱后弓增加,骨折椎及上位椎的棘突较突出。Ⅲ度压缩常有其与上位椎棘间韧带断裂,触诊此间隙加大且压痛,甚者伴有背伸肌损伤,则该处肿胀压痛。压缩椎体的后上角受压而突入椎管压迫脊髓 X 线片测量包括椎体压缩程度、脊椎后弓角及后上角突入椎管之程度。

对Ⅰ度、Ⅱ度损伤,行快速复位。病人仰卧,于胸腰段置横带向上在床牵引架上悬吊,固股部于床面,悬吊至肩部离床,吊半小时,拍侧位 x 线片,复位后,打过伸胸腰石膏背心。此种处理常可加重胸腰段骨折致肠蠕动抑制腹胀。优点是复位较好,可达 80%,石膏固定背伸肌锻炼 2 个月后带支具起床活动 1 个月。

对Ⅲ度骨折或Ⅱ度伴有棘间韧带断裂之骨折,为防止以后不稳定,可于局部麻醉下后正中入路,过伸复位固定,并植骨融合不稳定之间隙后伸的标准为椎体前缘张开达 80%,脊椎后弓角消失,固定可选用 AF、RF、USS、MF 等椎弓根钉设计椎弓根钉系列器械。

(2)爆裂骨折:X 线片正位可见椎弓根间隙加宽,椎体横径可加宽,侧位断层可见爆裂骨折,CT 片可见骨折移位情况。对未合并脊髓损伤者,卧床 8 周,或石膏背心固定 8 周;对伴有损伤者,见后述处理。

(3)chance 骨折:卧床 8 周或石膏固定 8 周。

(4)骨折脱位:不论脱位程度,凡骨折脱位者均为不稳定骨折,体征可见棘突间隙加大、压痛,甚者背伸肌损伤。x 线片应测量后弓角、椎体移位及压缩程度,骨折脱位大多合并脊髓损伤。

处理:对未合并脊髓损伤者,治疗原则为复位及固定。Ⅰ度、Ⅱ度脱位可于局部麻醉下俯卧过伸复位,然后过伸位石膏固定。后期观察如有不稳定者行植骨融合。亦可选择切开复位,内固定并植骨融合。

对合并脊髓损伤者处理见后述。

3.腰段损伤

(1)对爆裂骨折、压缩骨折、chance 骨折、骨折脱位之处理原则同胸腰段骨折。所以区分为腰 2～5 段者,系因此段为马尾损伤。故未将腰 2 骨折归类于胸腰段中。腰段不稳骨折,应手术内固定并植骨融合。

(2)横突骨折:有的可合并有神经根牵拉损伤,根据该神经根支配的感觉区及肌肉运动可以诊断,多行保守处理,卧床休息数周。横突骨折移位小者骨折可以愈合,移位大者多不愈合,腰痛症状缓解后起床活动,需 4～6 周。

(3)峡部骨折:急性骨折,斜位 X 线片可以帮助确定诊断,治疗为卧床休息或石膏固定 8～10 周,可愈合。或用螺钉固定骨折峡部。

【治疗要求】

(一)复位

在伴有脊髓损伤的骨折脱位,其复位要求较单纯骨折者更为严格,因骨折脱位时对脊髓构成压迫者是脱位脊椎或骨折椎致椎管矢径减小,只有完全复位恢复了椎管的矢径,才能完全解除对脊髓的压迫,为其功能恢复创造条件,在整复胸椎或腰椎骨折或骨折脱位,应达到以下三项标准:①脱位完全复位;②压缩骨折椎体前缘张开达正常之80%;③脊柱后弓角恢复正常,即胸椎≤10°,胸腰段为0°~5°,而腰椎需恢复生理前突在颈椎亦需恢复生理前突。

在手术中应达到:①脱位的棘突间隙,恢复到与上下者相同;②上下三个椎板在同一平面;③关节突关节完全重合,则基本达到上述三项标准。整复方法主要是依靠手术台调整,以人牵拉躯干与下肢达不到过伸;依靠术中固定器械,能做一定的调整;最主要且有效的方法是手术台过伸,使脊柱过伸,过伸30°可使脱位完全复位,过伸45°,才使椎体张开80%及后弓角消失。

(二)内固定术

脊柱骨折脱位复位后一般应采用内固定,恢复脊柱的稳定性,预防骨折再脱位给脊髓造成二次损伤,也有利于截瘫病人早期康复活动。

1.内固定的选择　在20世纪80年代,对脊柱骨折脱位的后方固定多选用Harrington棒或Lugue杆固定,一般固定骨折椎的上与下各3个节段脊椎共7节段脊椎。虽然从生物力学角度,长节段固定的力学性质较好,但对一个脊髓损伤病人,此手术创伤较大。以后则设计出椎弓根螺钉及连接杆的短节段固定,其类型有Dick钉、Steffee钉。20世纪90年代后又有RF钉、AF钉以及更好的外科动力复位系统(SDRS)等,后二者有部分复位作用,固定椎弓根及锥体达到三柱固定,较为合理。固定3节,最少2节。对单纯脱位,仅固定脱位间隙的上下椎节;对骨折脱位特别是爆裂骨折,椎体已骨折,需固定上下各1椎即3个椎节。椎弓根的进入点有两种方法:①以横突中线上关节突外缘交界处为宜、向内倾斜约5°~15°,与椎体上缘平行;②以人字嵴顶点为进钉点,内聚角以上及下椎体以及有无椎体旋转而定。最好在C形臂可移动电视X线机监视下施行。

内固定要求:对爆裂骨折,应用分离固定,对分离压缩伤应加压固定。

2.脊柱前固定　爆裂骨折行前方减压者,可行前固定,主要有钛制的Morscher带锁钢板、梯形钢板,Z形钛钢板SDRS等用于胸椎、腰椎固定。带着这种内固定仍可行MRI检查。

3.脊柱融合　胸腰骨折脱位及不稳定骨折,在行内固定后,应行植骨融合脱位间隙。虽然有人主张多节融合,但多数病人并不需要,而仅需融合脱位间隙。在未行椎板切除者,融合椎板与关节突;已行椎板切除者,融合关节突与横突。

(三)脊髓减压术

脊柱骨折或骨折脱位于复位恢复椎管矢状径后,脊髓即已减压,但下述情况需要减压:①爆裂骨折,后纵韧带断裂,骨折块突入椎管;②压缩骨折,椎体后上角突入椎管;③椎间盘突出;④椎板骨折下陷压迫脊髓;⑤无骨折脱位颈脊髓损伤伴颈椎管狭窄者。具有上述压迫脊髓者,应行减压。

常用的减压方式有三种:

1.后正中入路　经椎弓根脊髓前方减压称经椎弓根前减压术,适用于胸椎、腰椎及胸腰段的爆裂骨折、椎间盘突出及椎体后上角压迫脊髓者。此手术的优点是创伤较小,可探查脊髓及神经根,并做后方固定及融合;缺点是不能直视下减压,需要有经验,有时减压不彻底。

2.侧前方入路前方减压术　在胸椎需剖胸经胸膜腔或剖胸胸膜外显露或肋横突切除术显

露;在胸腰段需切开膈肌,胸腹膜外显露;在腰椎需侧腹切口,腹膜后显露。手术创伤较大,优点是直视下行脊髓前方减压及椎体间植骨融合;缺点是不能探查脊髓,取出内固定时手术亦较大。

此二者的选择因素:在胸椎损伤,特别是上胸椎脊髓损伤,本身亦易发生胸部并发症,再用剖胸显露,术后发生并发症机会增多。胸椎本身较稳定,用经椎弓根前减压,一般均能达到目的。在腰椎损伤,其椎管较宽大,又是马尾损伤,经关节突内侧椎弓根前减压,视野较清楚,不需要选择腹膜后显露。只有胸腰段损伤,才可选用侧前方显露前方减压术。

前减压的范围:根据术前 CT 或 MRI 检查,不同损伤其减压范围有所不同:①对椎间盘突出,减压该椎间隙;②对爆裂骨折,减压达该椎体上下缘;③对椎体后上角突入椎管,多伴有椎间盘突出,少数病例还可伴有上位椎体下骨折,亦向椎管突出,对此应将骨折椎上 4/5、上位椎间盘及上位椎体下缘切除减压。

除上下范围外,还有左右范围,从一侧前减压时,对侧有减压不足之可能,此时应从对侧将椎体后缘切断,使之塌陷减压。

3.椎板切除减压术　适于椎板骨折下陷压迫脊髓者,扩大半椎板减压适于颈椎管狭窄者。

于脊髓减压的同时,可以考虑局部冷疗,其适应证是局部硬膜内肿胀明显,轻触硬膜张力高,且在伤后 24 小时之内,最晚 48 小时内,可先行硬膜外冷疗,方法是以 0～10℃生理盐水局部灌洗,最好置以进管与出管,灌洗 20～30 分钟,则肿胀消退,其目的是减轻水肿及继续出血,冷疗需维持 12～24 小时为佳,如仅维持 3 小时,则停止冷疗后,肿胀复发,有可能影响脊髓功能恢复,故于关闭切口后,留置进出管,继续冷疗至 12～24 小时。

(四)特殊伤类的治疗

1.脊髓损伤分类治疗　①中央脊髓损伤:视 MRI 脊髓有无受压迫而定,对椎管矢径不狭窄、脊髓无受压迫者,应颈部外固定,而有椎管狭窄者,行后路扩大半椎板切除减压,由前方椎间盘突出压迫脊髓者,行前路减压与固定;②无骨折脱位脊髓损伤:有椎管狭窄者行扩大半椎板切除减压;③前脊髓损伤:有椎间盘突出压迫或爆裂骨折压迫者行前路减压。

2.马尾损伤的修复　马尾断裂:马尾神经虽无外膜,但其纤维已是周围神经。临床及实验研究证实,马尾修复后可以再生使截瘫恢复。因此,凡神经学及影像学检查疑为马尾断裂者,应手术探查予以修复。

3.陈旧性脊髓损伤　陈旧性脊髓损伤的治疗,由于一些病例错过初期治疗之机会或初期治疗不够满意,因而在损伤后期仍需治疗。陈旧脊髓损伤病例存在的问题:①椎体压缩骨折,椎体后上角突入椎管或伴有椎间盘突出,向后压迫脊髓;②骨折脱位未能完全复位,下位椎体上缘压迫向前移位的脊髓;③爆裂骨折的骨折块突入椎管压迫脊髓;④脊椎骨折存在不稳定,压迫脊髓;⑤严重骨折脱位未复位,呈后弓角加大驼背畸形,压迫脊髓者。术前应行脊髓造影或 MRI 检查,明确压迫脊髓的部位及上下范围。

【护理措施】

(一)脊髓损伤

患者长期卧床、呼吸运动障碍,自行清理呼吸道功能减弱,易导致呼吸系统病理性改变。护理目标:保持呼吸道通畅,肺部并发症得到及时发现和处理。护理措施:

1.保持室内空气新鲜,每天通风 2 次,每次 15～30min,保持室温在 18～22℃,湿度 50％～70％,并注意保暖。

2.定期指导病人作咳嗽及深呼吸,以利于肺部膨胀和排痰,有肋间肌麻痹者,鼓励用膈肌呼吸。咳嗽时,用双手按压上腹部"帮助咳嗽"。

3.定时变更体位,每次翻身时拍打胸背部以利排痰,拍背时要由下向上、由外向内、发现有一侧肺部感染或肺膨胀不全时,应使患侧向上,以利于肺膨胀和引流。遵医嘱持续或间断吸氧,以增加血氧饱和度。

4.雾化吸入每日 2 次,雾化液以等渗盐水为主,可酌加抗生素、地塞米松、蛋白酶等药物,达到稀释痰液、消炎的目的。在心脏能耐受范围内多饮水。

(二)截瘫病人

不能活动、皮肤失去感觉、缺乏皮肤护理知识,有皮肤完整性受损的危险。护理目标:保持皮肤清洁、干燥,使病人感到舒适。护理措施:

1.睡气垫床,每 2h 翻身一次。翻身时禁止拖、拉、推等粗暴动作。保持床面清洁、干燥、平整、无渣屑,衣被污染应及时更换。注意保持皮肤干燥清洁,每日晨、晚间护理清洁皮肤,对皮肤易出汗部位可用爽身粉抹擦。

2.注意保护骨隆突部位,用气垫或棉圈等物品使其悬空,每次翻身后,按摩局部,促进血液循环。

3.若出现早期压疮,立即解除压迫,保护创面,水疱用无菌注射器抽空,水疱周围皮肤按摩并保持干燥,加以红外线照射治疗。

4.若已发生皮肤及皮下组织坏死、溃烂,应清创,用凡士林纱布及敷料包扎。若有感染,局部使用抗生素,严重者全身使用抗生素。必要时进行植皮。

5.合理进食,加强营养,增强机体抵抗力。

(三)脊椎损伤

导致截瘫,并长期留置导尿管可并发泌尿系感染或结石。护理目标是保持尿路通畅,泌尿系并发症得到及时发现和处理。护理措施:

1.插尿管时严格执行无菌技术操作。

2.留置导尿管储尿袋应始终低于膀胱水平面,防止逆行感染。

3.每日用 250～500ml 溶液冲洗膀胱 1～2 次,常用冲洗液有生理盐水、0.2％呋喃西林溶液、3％硼酸溶液。

4.持续引流 2～3 周后,留置导尿管应控制每 4～6h 排放尿液一次,训练自主反射性收缩,防止膀胱挛缩。

5.鼓励病人多饮水,以便冲洗尿沉渣,防止泌尿系结石。定时送验尿常规标本,必要时应用抗生素。

(四)预防

便秘,脊椎损伤、长期卧床易导致患者便秘。护理目标,使病人能排出成形软便。护理措施:

1.逐渐增加食物中的纤维素含量,每天顺肠蠕动方向环状按摩腹部数次,即由右下向上、向左、向下进行按摩,以增加肠蠕动,促进排便。

2.指导病人定时排便,鼓励多饮水。早餐前半小时喝一杯温开水,可刺激排便。

3.遵医嘱给予大便软化剂或缓泻剂,必要时通便灌肠或人工挖取干硬粪块。指导家属每日定时以手指作肛门按摩,刺激括约肌舒缩活动,有利于排便反射功能的恢复。

（五）心理护理

做好心理护理,抚慰患者的心理创伤,鼓励患者讲出自身的感受,耐心倾听患者的诉说,理解、同情患者的感受,与患者一起分析焦虑产生的原因及不适,给于针对性的处理,解除焦虑、恐惧感,满足患者卧床期间的生活需要。指导患者以积极的态度配合治疗和护理。

（六）健康指导

1.与病人交流,建立良好的护患关系,使病人消除顾虑,树立战胜疾病的信心。

2.备呼叫器,常用物品置病人床旁易取到的地方,满足病人生活需要。指导病人使用拐杖、轮椅、助行器等,鼓励病人完成情况允许下的部分或全部自理活动。

3.鼓励病人坚持进行功能锻炼,教会病人及家属进行皮肤护理及预防压疮的方法。

4.如有异常及时就诊。

（七）康复锻炼

1.保持功能位:正确摆放躯干、肢体及主要关节,定时翻身,防止关节挛缩和压疮。搬运病人时采用多人平托法缓慢移动,防止高位脊髓损伤。

2.运动功能训练:脊髓损伤病人加强关节活动范围训练、肌力训练,上下肢肌力小于3级要做被动训练,肌力大于3级鼓励病人做主动活动训练,逐渐增加阻抗训练,从单关节到多关节,从单一方向到多方向,从近端到远端大关节练习。手功能训练非常重要,对恢复正常生活活动能力有重要意义,对有伸腕功能者重点练习抓握、放松训练,不能主动伸腕者,可运用支具完成训练。

3.转移训练:病情平稳并允许下,训练床上横向、纵向移位练习;在上肢的肌力和耐力允许条件下进行轮椅推进和转移训练。技巧性活动训练原则是应在功能体位下训练肌群,由简单到复杂;单一分解动作到复合动作;用未瘫痪的肌肉代偿瘫痪肌肉运动。

4.行走训练:在坐位和站位平衡训练后开始进行,包括单纯站立、功能性步行、治疗性步行3种类型。

5.排尿护理:对尿潴留患者能建立排尿反射者,可采用听流水、下腹按摩等刺激排尿,必要时留置尿管间歇性导尿,4～6h排放一次,注意多饮水,保持尿管通畅,防止液返流和感染。

6.日常生活能力训练:鼓励病人日常生活自理,开始在床上练习穿衣、吃饭、洗漱等。逐步下床,有辅助完成日常生活者逐步过渡到完全自理,训练时可借助辅助器具以偿运动限制。对于完全不能自理者,注意保持病人皮肤和床单位清洁,定时翻身,预防压疮发生。

（赵海荣）

第十三章　妇产科疾病的护理

第一节　阴道炎

一、细菌性阴道炎

细菌性阴道炎发病年龄多在 15～44 岁，多发生于生育年龄的妇女。但在不同人群中发病率也不同，多与性经历有关。细菌性阴道炎实际上是一种以 Gardner 菌、各种厌氧菌及支原体引起的混合感染，因本病与一般淋菌、滴虫、真菌引起的阴道炎不同，局部炎症不明显而且有 10%～50% 的患者无任何症状体征。细菌性阴道炎的致病原因是正常寄生在阴道内的细菌生态平衡（菌群）失调。

【临床表现】

1.白带异常　多数患者主诉带有鱼腥臭味的灰白色白带。

2.阴道瘙痒　阴道有灼热感、瘙痒，在阴道壁上的分泌物易于擦掉。

3.体征　阴道黏膜无充血、无红肿，阴道分泌物 pH>4.5，盐水涂片上见细菌性阴道炎（BV）特征的线索细胞，也可见活动的 Mobiluncus 菌。

【辅助检查】

1.细胞学检查　在湿的生理盐水涂片尚见成熟的阴道上皮细胞表面，呈点状或颗粒状细胞边缘呈锯齿形的线索细胞。

2.分泌物呈碱性　阴道分泌物 pH>4.5，多为 5～5.5。

3.细菌培养　阴道分泌物细菌培养，用血琼脂混合特殊培养基培养。

4.氢氧化钾试验　阴道分泌物氢氧化钾试验阳性。

【治疗原则】

治疗细菌性阴道炎以口服药为主，可口服甲硝唑、氯林可霉素、氨苄西林、匹氨西林等。亦可用 1% 过氧化氢液冲洗阴道。

【护理】

1.护理评估　了解病人年龄、月经史、性生活史及生育史。了解白带性状、量、气味，有无外阴瘙痒及灼热。有无因外阴、阴道瘙痒致睡眠障碍,病人痛苦万分又因难以启齿而产生矛盾心理。

2.护理要点与措施

(1)口服药物护理:督促患者按时用药。甲硝唑,每次 0.2g,每日 3 次,连服 7d。也可用氨苄西林,每次 0.5g,每日 4 次,连服 7d。

(2)阴道用药护理:可用 1% 乳酸或醋酸溶液进行阴道灌洗,每日 1～2 次。口服甲硝唑,同时每晚睡前可用甲硝唑栓剂 0.2g 塞入阴道,以杀灭病菌。

(3)疾病健康知识宣传教育:指导夫妻共治疗,患病期间、未治愈之前,严禁性生活。

(4)心理护理:给予患者讲解治疗措施及预后情况,减轻患者心理压力。

3.健康教育

(1)指导患者增强自我保健知识,提高预防意识,注意及时检查。

(2)指导患者口服抗感染药物及其方法。

(3)指导患者保持个人卫生,注意每日清洗外阴,必要时行阴道灌洗和阴道置药。

二、老年性阴道炎

老年性阴道炎常见于绝经前、后的妇女。

【致病原因】

1.卵巢功能衰退,体内雌激素水平低落或缺乏,阴道上皮细胞糖原减少,阴道内 pH 呈碱性,杀灭病原菌能力降低。

2.阴道黏膜萎缩,上皮菲薄,血循环不足,使阴道抵抗力降低,便于细菌侵入繁殖引起炎症病变。

3.个人卫生习惯不良,营养缺乏,尤其是 B 族维生素缺乏,可能与发病有关。

4.不注意外阴的清洁卫生,性生活频繁。

【临床表现】

1.分泌物异常　绝经前、后阴道分泌物增多,分泌物常呈水样、脓性、泡沫状,也可带血性伴外阴瘙痒。

2.泌尿系统症状　若侵犯尿道会有尿频、排尿痛等泌尿系统的症状。

3.体征　阴道黏膜上有出血点或出血瘀,严重者可形成溃疡,分泌物异常,若不及早治疗,溃疡部可有瘢痕收缩致使阴道狭窄或部分阴道闭锁致分泌物引流不畅,形成阴道积脓。

【辅助检查】

1.病理检查　妇科检查阴道红肿、溃烂者需与阴道癌鉴别,做刮片或活体组织检查,可确诊。

2.涂片鉴别　在涂片中找滴虫、真菌以作鉴别诊断,有针对性的治疗。

【治疗原则】

原则上应是提高机体及阴道的抵抗力,抑制细菌的生长。可行阴道冲洗、阴道局部用药、口服用药治疗。此外应加强营养,有助于阴道炎的消退。

【护理】

1.护理评估　了解病人年龄、月经史以及是否闭经、闭经时间、有无手术切除卵巢或盆腔治疗史。了解白带性状、量、气味,有无外阴瘙痒、灼热及膀胱刺激症状。观察阴道黏膜皱襞的弹性,有无出血点、溃疡或粘连。

2.护理要点与措施

(1)口服药物护理:指导患者口服雌激素制剂,剂量宜小,服用4周后应休息一阶段,患有静脉血栓、肝脏疾病或雌激素依赖性肿瘤病史者禁用。

(2)外阴护理:指导患者温水坐浴或给予外阴冲洗,不宜用热水烫洗外阴。

(3)阴道上药护理:给予患者每晚涂抹一次雌激素膏,连用3～4周。

(4)疾病健康知识宣教:指导患者保持卫生,勤换洗内裤,自己的清洗盆具、毛巾不要与他人混用。

3.健康教育

(1)指导更年期、老年妇女掌握老年性阴道炎的预防措施和技巧。

(2)指导病人和家属阴道灌洗、上药方法,注意操作前先洗净双手、消毒器具,以免感染。

(3)嘱患者保持外阴清洁,勤换内裤。穿棉织衣,减少刺激。

(4)护士给予卵巢切除、放疗患者雌激素替代治疗指导。

三、念珠菌阴道炎

80％～90％的念珠菌性阴道炎是白色念珠菌引起的,约10％的健康妇女无症状而阴道带有念珠菌,一旦抵抗力降低或阴道局部环境改变时,念珠菌会大量繁殖危害人体健康,所以念珠菌是一种条件致病菌。

【致病原因】

1.阴道糖原增加、酸度升高时,或在机体抵抗力降低的情况下,便可成为致病的原因。

2.长期应用广谱抗生素和肾上腺皮质激素,可使真菌感染大为增加。

3.维生素缺乏(复合维生素B)、严重的传染性疾病,和其他消耗性疾病均可成为白色念珠菌繁殖的有利条件。

4.妊娠期阴道上皮细胞糖原含量增加,阴道酸性增强,加之孕妇的肾糖阈降低,常有营养性糖尿,尿中糖含量升高而促进白色念珠菌的生长繁殖。

【临床表现】

1.阴道瘙痒　外阴及阴道奇痒,坐卧不宁,痛苦异常。

2.泌尿系统症状　外阴唇肿胀,伴有烧灼感、尿痛、排尿困难。

3.体征　典型的白带为白色、凝乳块和豆渣样,略带臭味。小阴唇内侧面及阴道黏膜附有白色薄膜,擦去后,可见阴道黏膜红肿或糜烂面积表浅溃疡。

【辅助检查】

1.涂片检查　一般采用悬滴法、染色法、培养法,可找到芽胞和假菌丝。

2.尿糖及血糖筛查　主要针对年老肥胖或久治不愈患者,应查尿糖及血糖值,并询问用药史,以寻找病因。

【治疗原则】

可将制霉菌素片剂、克霉唑栓剂、达克宁栓剂至于阴道内,顽固者口服制霉菌素。积极改变阴道酸碱度,定时性阴道灌洗或坐浴。积极治疗糖尿病,长期应用广谱抗生素、雌激素者应停药。

【护理】

1.护理评估　了解病人有无糖尿病,使用抗生素、雌激素的种类、时间是否在妊娠期。了解病人阴道分泌物的量、性状、气味。了解阴道黏膜受损程度,有无糜烂、溃疡及白色块状薄膜覆盖。分析判断悬滴法的结果,检验真菌动态变化情况。

2.护理要点与措施

(1)药物治疗护理:可根据医嘱给予患者口服药或阴道置药治疗。

(2)局部治疗护理:给予患者 2%～4%碳酸氢钠阴道灌洗或坐浴,每日 1 次,10 次为 1 个疗程。

(3)心理护理:阴道及外阴瘙痒致使病人痛苦万分,有些病人不愿表达,内心充满矛盾,护士应多与患者交流,解答疑惑,疏导患者情绪,减轻压力,使患者积极配合治疗。

3.健康教育

(1)指导患者积极治疗糖尿病,正确使用抗生素、雌激素,避免诱发念珠菌阴道炎。

(2)嘱患者养成良好的卫生习惯,每天清洗外阴、换内裤。切忌搔抓。

(3)指导患者如自行阴道灌洗应注意药液浓度和治疗时间,灌洗药物要充分融化,温度一般为 40℃,切忌过烫,以免皮肤烫伤。

(4)指导孕妇要积极治疗,否则阴道分娩时新生儿易传染为鹅口疮。

四、滴虫性阴道炎护理

滴虫性阴道炎由阴道毛滴虫引起。是阴道炎症中最常见的一种疾病,pH 为 5.5～6.0 的环境最适合滴虫生长,月经前后,隐藏在腺体及阴道皱襞中的滴虫常得以繁殖,造成滴虫阴道炎。

【致病原因】

1.直接传染　经性交传播。

2.间接传染　经公共浴池、浴盆、浴中、游泳池、厕所、衣物、器械及敷料等途径。

【临床表现】

1.外阴症状　外阴瘙痒、烧灼或疼痛。

2.白带异常　白带量增多,脓样、有泡沫、腥臭味。

3.体征　阴道宫颈黏膜充血,严重时有散在出血点。有时可见阴道后穹有液性泡沫状或脓性泡沫状分泌物。

【辅助检查】

1.悬滴法　在玻片上加 1 滴盐水,自阴道穹处取少许分泌物在生理盐水中,低倍镜下,如有滴虫活动,阳性率可达 80%～90%。

2.培养法　适于症状典型而悬滴法未见滴虫者,可用培养基培养,准确率达 98%。

3.尿液检查　屡次复发者,需在尿液中查滴虫,必要时在男方前列腺液内查滴虫。

【治疗原则】

杀灭阴道滴虫,恢复阴道正常状态,防止复发。此症常在月经期后复发,治疗后应在每次月经干净后复查 1 次,3 次均为阴性称治愈。夫妻双方要同时治疗,切断直径传染途径。可行局部治疗,冲洗阴道后,在阴道内放置药片或栓剂;可行全身用药,口服相应的药物治疗。

【护理】

1.护理评估　询问患者既往阴道炎病史,发作与月经周期的关系,治疗经过,了解个人卫生习惯,分析感染途径。要了解滴虫阴道炎的典型症状。了解是否有治疗效果不佳致反复发作造成的烦恼,接受盆腔检查的顾虑,丈夫同时治疗的障碍。

2.护理措施

(1)外阴卫生护理:在经期、孕期、产褥期,每天清洗外阴,保持外阴清洁、干燥,并更换内裤。

(2)治疗药物护理:口服相应药物治疗,注意不良反应。

(3)心理护理:由于反复治疗而复发产生的不良情绪,护士应给予患者心理疏导,调节好积极治疗的信心。

3.健康教育

(1)指导感染滴虫患者、不要进入游泳池,或洗浴场所。

(2)指导患者做好自我护理,保持外阴清洁、干燥,避免搔抓外阴以免皮肤破损,每天换内裤,擦洗外阴,擦洗外阴的毛巾用后应煮沸消毒 5～10min,保证治疗效果。便盆和外阴用盆应隔离,用后要消毒。

(3)指导患者服药的方法,口服甲硝唑可有食欲缺乏、恶心、呕吐、头痛、皮疹、白细胞减少等不良反应,如自行阴道灌洗要注意温度、浓度、方法。

(4)嘱患者月经干净后要复查滴虫,连续 3 个月阴性为治愈标准。

(周　芹)

第二节　宫颈炎

宫颈炎是女性常见的下生殖道炎症。包括宫颈阴道部炎症及宫颈管黏膜炎症,有急性和慢性两种。临床以慢性宫颈炎为多见。

【临床表现】

1.大部分患者无症状。

2.有症状者表现为白带增多,呈黏液脓性。

3.外阴瘙痒及灼热感。

4.经间期出血、性生活后出血。

5.合并尿路感染者出现尿路刺激征。

6.妇科检查可见宫颈充血、水肿、黏膜外翻,有黏液脓性分泌物附着甚至从宫颈管流出,宫颈管黏膜质脆,易出血。

【护理要点】

告知患者物理治疗注意事项

1.治疗前常规做宫颈细胞学检查。

2.有急性生殖器炎症者注意休息,禁忌物理治疗。

3.治疗时间宜选择在月经干净后 3～7 日内进行。

4.保持外阴清洁,每日清洗外阴 2 次,禁止性生活及盆浴 2 个月。

5.术后阴道分泌物增多需及时就诊。

6.治疗结束,于两次月经干净后 3～7 日复查,未愈者择期作第 2 次治疗。

7.健康教育。

(1)指导妇女定期进行妇科检查,发现宫颈炎积极治疗。

(2)注意个人卫生,勤换内衣裤,保持外阴清洁、干燥。

(3)出现血性白带或性生活后出血,早日就诊。

(4)治疗前做宫颈刮片细胞学检查,以除外癌变。

(5)避免分娩时器械损伤宫颈,发现宫颈裂伤及时缝合。

(6)做好心理护理,保护患者的隐私,给予心理支持与安慰。

(周 芹)

第三节 急性盆腔炎

急性盆腔炎是指女性上生殖道的一组感染性疾病,主要包括子宫内膜炎、输卵管炎、输卵管卵巢脓肿、盆腔腹膜炎。炎症可局限于一个部位,也可同时累及几个部位,以输卵管炎、输卵管卵巢炎最常见。盆腔炎性疾病多发生在性活跃期、有月经的妇女,初潮前、绝经后或未婚妇女很少发生盆腔炎性疾病,若发生盆腔炎性疾病也往往是邻近器官炎症的扩散。盆腔炎性疾病若未能得到及时、彻底治疗,可导致不孕、输卵管妊娠、慢性盆腔痛以及炎症反复发作,从而严重影响妇女的生殖健康,且增加家庭与社会经济负担。

【临床表现】

1.急性子宫内膜炎及急性子宫肌炎 多见于流产、分娩后。

2.急性输卵管炎、输卵管积脓、输卵管卵巢脓肿 急性输卵管炎主要由化脓菌引起,轻者输卵管仅有轻度充血、肿胀、略增粗;重者输卵管明显增粗、弯曲,纤维素性脓性渗出物增多,造成与周围组织粘连。急性输卵管炎因传播途径不同而有不同的病变特点。

3.急性盆腔腹膜炎 盆腔内器官发生严重感染时,往往蔓延到盆腔腹膜,发炎的腹膜充血、水肿,并有少量含纤维素的渗出液,形成盆腔脏器粘连。当有大量脓性渗出液积聚于粘连的间隙内,可形成散在小脓肿;积聚于直肠子宫陷凹处则形成盆腔脓肿,较多见。脓肿的前面为子宫,后方为直肠,顶部为粘连的肠管及大网膜,脓肿可破入直肠而使症状突然减轻,也可破入腹腔引起弥漫性腹膜炎。

4.急性盆腔结缔组织炎 内生殖器急性炎症时,或阴道、宫颈有创伤时,病原体经淋巴管进入盆腔结缔组织而引起结缔组织充血、水肿及中性粒细胞浸润。以宫旁结缔组织炎最常见,开始局部增厚,质地较软,边界不清,以后向两侧盆壁呈扇形浸润,若组织化脓则形成盆腔腹膜外脓肿,可自发破入直肠或阴道。

5.败血症及脓毒血症 当病原体毒性强、数量多、患者抵抗力降低时,常发生败血症。多见于严重的产褥感染、感染性流产及播散性淋病。

6.Fitz-Hugh-Curtis 综合征 是指肝包膜炎症而无肝实质损害的肝周围炎。淋病奈瑟菌及衣原体感染均可引起。由于肝包膜水肿,吸气时右上腹疼痛。肝包膜上有脓性或纤维渗出物,早期在肝包膜与前腹壁腹膜之间形成松软粘连,晚期形成琴弦样粘连。5%～10%输卵管炎可出现此综合征,临床表现为继发腹痛后出现右上腹痛,或下腹疼痛与右上腹疼痛同时出现。

7.症状

(1)起病时下腹疼痛,呈持续性,活动后加重,发热,阴道分泌物增多。

(2)腹膜炎时可出现恶心、呕吐、腹胀、腹泻。

(3)月经期发病可使经量增多、经期延长。

(4)膀胱刺激症状如尿痛、尿频、排尿困难,直肠刺激症状如腹泻、里急后重、排便困难,腹膜刺激症状如压痛、反跳痛、肌紧张。

8.体征 典型体征呈急性病容,体温升高,下腹部压痛、反跳痛、肌紧张。妇科检查:阴道黏膜充血,脓性分泌物自子宫颈口外流。子宫颈举痛,子宫体略大、压痛、活动受限,输卵管增粗并有压痛,如为输卵管卵巢囊肿可触及包块。

【辅助检查】

1.血常规 白细胞或中性粒细胞增高提示有炎症。

2.腹腔穿刺 若穿刺液为脓性液体,则提示盆腔感染,应进一步将穿刺液行细菌培养及药物敏感性试验,为治疗提供帮助。

3.B超检查 有助于盆腔病变的诊断。

【治疗原则】

急性盆腔炎疾病应用抗生素为主,清除病原体,改善症状与体征,减少后遗症。手术治疗指征:输卵管积脓或输卵管卵巢脓肿,经药物治疗无效或脓肿破裂者。

【护理】

1.护理评估

(1)心理评估:患者常因突发的疾病、未知的诊断及治疗,特别是需要手术治疗而感到紧张和恐惧,若其配偶或主要家属不在身边,多感到无助和绝望。未婚女性可能担心疾病对婚姻、性生活及生育的影响,已婚尚无子女的患者可能担心影响正常生育。

(2)身体评估:患者一般状况呈急性病容,可有体温升高。妇科检查宫口可见脓性分泌物流出,若盆腔积液或积脓,双合诊检查发现阴道后穹饱满、有触痛,宫颈有举痛,子宫可正常大小或稍大。

2.护理要点及措施

(1)根据细菌培养及药物敏感性实验结果选用抗生素。

(2)遵医嘱及时、准确给予抗生素治疗,保证用药时间、给药途径及药量准确。

(3)合理安排药物输入的先后顺序。

(4)减轻疼痛,改善呼吸,患者应绝对卧床休息,取半卧位,以利于盆腔内的炎性渗出物积聚在直肠子宫陷凹而使炎症局限化及宫腔内脓性分泌物的排出,因为半卧位时腹肌放松、膈肌下降,有助于改善呼吸。

(5)给予高热量、高维生素、高蛋白饮食,注意纠正电解质紊乱和酸碱失衡状况。

(6)病人高热时宜采用物理降温,若腹胀应行胃肠减压。遵医嘱输液并给予足量有效抗生素,注意配伍禁忌及毒性反应。

(7)注意加强经期、孕期及产褥期卫生,经期禁止性交。

(8)需要手术治疗时,做好术前准备。

(9)患者因起病急,症状重或需要手术而感到紧张、恐惧,护士应态度和蔼,简洁易懂地向患者讲解急性盆腔炎的可能原因,协助患者做各项检查,取得患者的信任,缓解其紧张心情和恐惧感。

3.健康教育

(1)向患者及家属讲解急性盆腔炎的诱因,重点是加强预防。

(2)指导患者积极治疗生殖道炎症,定期开展妇科检查。

(3)指导患者做好经期及产褥期保健,养成良好的卫生习惯。

(4)指导患者保证均衡饮食营养,坚持身体锻炼,以增强体质。

(5)指导患者遵医嘱按时服药,向病人讲解急性盆腔炎治疗的疗效、用法、疗程、不良反应,防止患者自行停药或减量。

(6)指导患者积极治疗原有慢性疾病,定期随访。

(周　芹)

第四节　月经失调

一、闭经

闭经是妇科疾病中的常见症状,并非一种独立疾病,根据月经是否来潮,将闭经分为原发性和继发性两类。年龄超过 16 岁(有地域性差异),第二性征已发育,或年龄超过 14 岁,第二性征尚未发育,且无月经来潮者称为原发性闭经,约占5%;以往曾建立正常月经,但以后因某种病理性原因而月经停止6个月以上者,或按自身原来月经周期计算停经3个周期以上者称为继发性闭经,占95%。根据闭经发生的原因分为生理性闭经和病理性闭经两类,病理性闭经按病变部位可分为4种:①中枢神经-下丘脑性闭经。②卵巢性闭经。③垂体性闭经。④子宫性闭经;按促性腺激素水平又可分为高促性腺激素闭经和低促性腺激素闭经;按闭经严重程度,可将闭经分为I度闭经和II度闭经。闭经的病因复杂,影响身心健康,应确定病变部位和疾病种类,对因治疗。青春期前、妊娠期、哺乳期及绝经后的月经不来潮均属生理性闭经,不属本节范畴。

【病因及发病机制】

原发性闭经较少见,往往由于遗传学原因或先天性发育缺陷引起,如米勒管发育不全综合征、雄激素不敏感综合征、对抗性卵巢综合征、低促性腺激素性腺功能减退和高促性腺激素性腺功能减退。继发性闭经发生率明显高于原发性闭经,经常是由继发的器官功能障碍或肿瘤引起。

(一)下丘脑性闭经

下丘脑性闭经是最常见的一类闭经,其病因最复杂。包括精神应激性、体重下降、神经性厌食、过度运动、药物等引起的下丘脑分泌垂体促性腺素释放激素(GnRH)功能失调或抑制;另外,还有先天性疾病或脑发育畸形及肿瘤引起的下丘脑 GnRH 分泌缺陷。

1.精神应激性 精神打击、环境改变、过度劳累、情感变化等强烈的精神因素可引发机体应激反应,使促肾上腺皮质激素释放激素(CRH)和皮质素的分泌增加,扰乱内分泌的调节功能而发生闭经。闭经多为一时性,通常很快自行恢复,也有持续时间较长者。

2.下丘脑多巴胺分泌下降 引起垂体催乳素病理性分泌增加,对生殖轴产生抑制。

3.神经性厌食 是一种精神神经内分泌紊乱性疾病。病因尚不清楚,起病于强烈惧怕肥胖而有意节制饮食,体重骤然下降导致促性腺激素低下。当体重下降到正常体重的15%以上时即可发生闭经。多发生于25岁以下年轻女性,病死率高达9%。

4.运动性闭经 竞争性的体育运动以及强运动和其他形式的训练,引发闭经称运动性闭经。原因是多方面的。初潮发生和月经的维持有赖于一定比例(17%~20%)的机体脂肪,若运动员机体肌肉/脂肪比率增加或总体脂肪减少,而脂肪是合成甾体激素的原料,故可使月经异常。另外,运动加剧后 GnRH 释放受到抑制而引起闭经。

5.Kallmann 综合征 是一组以低促性腺素、低性激素为主,伴有嗅觉减退或缺失的症候群。临床表现为原发性闭经,性发育缺如,伴嗅觉减退或丧失。

6.药物性闭经 除垂体腺瘤可引起闭经溢乳综合征外,长期应用某些药物如吩噻嗪及其衍生物(奋乃静、氯丙嗪)、利舍平以及甾体类避孕药,也可出现继发性闭经和异常乳汁分泌,其机制是药物抑制了下丘脑分泌 GnRH 或通过抑制下丘脑多巴胺使垂体分泌催乳素增加。药物性闭经常常是可逆的,一般在停药后3~6个月月经自然恢复。如未恢复月经者,应注意排除其他疾病。

7.颅咽管瘤 是垂体、下丘脑性闭经的罕见原因,瘤体增大压迫下丘脑和垂体柄时,可引起闭经、生殖器官萎缩、肥胖、颅压增高、视力障碍等症状,称为肥胖生殖无能营养不良症。

（二）垂体性闭经

指垂体病变使促性腺激素降低引起的闭经。有先天性和获得性两大类，先天性很少见。常见的获得性垂体病变有垂体肿瘤、空蝶鞍综合征、希恩综合征。

（三）卵巢性闭经

指卵巢功能异常，不能对促性腺激素发生反应并合成性激素，造成卵巢性激素水平低落，子宫内膜不发生周期性变化而导致闭经。如：特纳综合征、单纯性腺发育不全、卵巢早衰及多囊卵巢综合征等。

（四）子宫性闭经

由先天性子宫畸形或获得性子宫内膜破坏所致闭经。闭经的原因在子宫。如先天性无子宫缺陷、Asherman 综合征、子宫内膜结核等。

（五）先天性下生殖道发育异常

包括无孔处女膜、阴道下 1/3 段缺如，均可引起经血引流障碍而发生闭经。

（六）其他内分泌功能异常

肾上腺、甲状腺、胰腺等功能异常也可引起闭经。常见的疾病为甲状腺功能减退或亢进、肾上腺皮质功能亢进、肾上腺皮质肿瘤、糖尿病等均可通过下丘脑影响垂体功能而造成闭经。

【辅助检查】

育龄妇女首先应查尿或血 hCG 除外妊娠。

（一）评估雌激素水平以确定闭经程度

1.宫颈评分法　根据宫颈黏液量、拉丝度、结晶及宫颈口开张程度评分，每项 3 分，共 12 分。

2.阴道上皮脱落细胞检查　根据阴道上皮脱落细胞中伊红染色或角化细胞所占比例了解雌激素影响程度。

3.孕激素试验　可用黄体酮肌内注射或甲羟孕酮口服。

（二）雌激素试验

如病史及妇科检查已排除子宫性闭经及下生殖道发育异常，此步骤可省略。

（三）激素测定

主要有催乳素（PRL）测定、促性腺激素测定、垂体兴奋试验。

（四）其他激素测定

肥胖或临床上存在多毛、痤疮等高雄激素体征时须测定胰岛素、雄激素和 17 羟孕酮。

（五）基础体温测定

了解卵巢排卵功能。

（六）子宫内膜活检

了解子宫内膜有无增生性病变。

（七）子宫输卵管造影

了解有无子宫腔病变和宫腔粘连。

（八）染色体检查

对怀疑有先天畸形者需做染色体核型分析及分带检查。

【治疗要点】

明确病因,对因治疗并根据患者有无生育要求制定具体治疗方案。

(一)全身治疗

1.疏导神经精神应激引起的精神心理,以消除患者精神紧张、焦虑及应激状态。

2.低体重或节制饮食消瘦至闭经者应调整饮食,加强营养,恢复标准体重。

3.运动性闭经者,应适当减少运动量及训练强度,必须维持运动强度的,应供给足够营养及纠正激素失衡。

(二)内分泌药物治疗

根据闭经的病因极其病理生理机制,采用天然激素及其类似物或其拮抗药,补充机体激素不足或拮抗其过多,以恢复自身的平衡而达到治疗目的。主要有抑制垂体催乳素过多分泌治疗、诱发排卵药物治疗、雌孕激素替代治疗。

(三)手术治疗

闭经若由器质性病变引起,应针对病因治疗。如宫颈-宫腔粘连者可行宫腔镜宫颈-宫腔粘连分离后放置避孕环。先天性畸形如处女膜闭锁、阴道横膈或阴道闭锁均可手术切开或成形术,使经血畅流。结核性子宫内膜炎者应积极接受抗结核治疗。卵巢或垂体肿瘤者应按所制订的相应治疗方案。

(四)辅助生育

辅助生育是指采用超促排卵法即采用促性腺激素刺激多卵泡发育后直接从卵巢取卵的所有技术,包括体外受精、配子输卵管内移植术、合子输卵管内移植术、胚胎输卵管移植术。

【护理评估】

1.一般资料评估　回顾患者婴幼儿期生长发育过程,有无先天性缺陷或其他疾病。询问家族中有无相同疾病者。详细询问月经史,包括初潮年龄、第二性征发育情况、月经周期、经期、经量、有无痛经,了解闭经前月经情况。已婚妇女询问其生育史及产后并发症。此外特别注意询问闭经期限及伴随症状,发病前有无引起闭经的诱因如精神因素、环境改变、体重增减、剧烈运动、各种疾病及用药影响等。

2.身体评估　评估患者营养情况、全身发育状况,测量身高、体重、智力情况、躯干和四肢的比例,五官生长特征,检查有无多毛,患者第二性征发育情况,如音调、乳房发育、阴毛及腋毛情况、骨盆及是否具有女性体态,并挤双乳观察有无乳汁分泌。

3.心理社会评估　评估患者的心理顾虑、焦虑程度,了解患者及家属的压力原因及对治疗的信心。

【护理问题】

1.自我形象紊乱　与较长时间的闭经有关。

2.功能障碍性悲哀　与治疗效果反复,亲人不理解有关。

3.营养失调　与不合理的节食有关。

【护理措施】

1.心理护理　注意观察患者精神状态,闭经对患者的自我概念有较大的影响,患者担心闭经对自己的健康、性生活和生育能力的影响。病程过长及反复治疗效果不佳时会加重患者和家属的心理压力,表现为情绪低落,对治疗和护理丧失信心,反过来又会加重闭经。因此,要加强心理护理,多做解释工作,消除患者思想顾虑,保持心情舒畅,使患者配合治疗。

2.疾病护理

(1)对症护理:劳逸结合,注意休息,不可过于劳累,加重病情。加强营养,多食鱼、肉、蛋、奶类食品,多食新鲜蔬菜。加强体育锻炼,增强体质。

(2)专科护理:指导合理用药,说明性激素的作用、不良反应、剂量、具体用药方法、时间等问题。鼓励患者加强锻炼,供给足够的营养,保持标准体重,增强体质。行宫腔镜检查、腹腔镜检查、阴道成形术者,按各种手术术前后护理常规给予护理措施。

(3)健康教育:加强身体锻炼,合理摄取营养。指导基础体温测定方法。向患者讲解引起闭经原因多,诊断周期长,因此,要耐心地按时按规定接受有关检查,获取正确检查结果,才能有满意的治疗。

二、痛经

痛经是指月经期发生在下腹部的一种痉挛性的疼痛,为妇科最常见的症状之一,可在行经前后或月经期出现下腹疼痛坠胀、腰酸或合并头痛、乏力、头晕、恶心等其他不适,影响生活和工作。常发生在年轻女性,其发生率约为 50%,其中 15% 的严重痛经限制了患者的日常活动。痛经分原发性和继发性两类,原发性痛经是无盆腔器质性病变的痛经患者,又称功能性痛经,多发生初潮的几年内;继发性痛经通常是器质性盆腔疾病的后果,又称器质性痛经,如子宫内膜异位症、生殖道畸形、盆腔炎或宫颈狭窄等引起的痛经。

【病因及发病机制】

原发性痛经多见于青少年期,病因和病理生理并未完全明了,其疼痛与子宫肌肉活动增强所导致的子宫张力增加和过度痉挛性收缩有关。主要有以下几种解释。

(一)前列腺素合成与释放异常

许多研究表明,子宫合成和释放前列腺素增加,是原发性痛经的主要原因。其中 $PGF_{2\alpha}$ 使子宫肌层及小血管过强收缩,甚至痉挛而出现痛经,因此原发性痛经仅发生在有排卵的月经期。$PGF_{2\alpha}$ 进入血循环引起胃肠道、泌尿道等处的平滑肌收缩,从而引发相应的全身症状。

(二)子宫收缩异常

正常月经周期子宫的基础张力小,收缩协调,痛经时,子宫平滑肌不协调收缩,子宫张力升高,造成子宫血流量减少,供血不足,导致厌氧代谢物积蓄,刺激 C 类疼痛神经元,发生痛经。

(三)血管加压素及缩宫素的作用

月经期妇女体内血管加压素的水平升高造成子宫过度收缩及缺血,引发痛经。

(四)精神、神经因素

内在或外来的应激可使机体痛阈降低,精神紧张、焦虑、恐惧、寒冷刺激、经期剧烈运动以及生化代谢产物均可通过中枢神经系统刺激盆腔疼痛纤维。

（五）遗传因素

女儿与母亲发生痛经有相关关系。

（六）其他因素

白细胞介素被认为会增加子宫纤维对疼痛的敏感性；垂体后叶加压素可能导致子宫肌层的高敏感性，减少子宫血流，引发痛经。

【临床表现】

原发性痛经经常发生在年轻女性，初潮后 6～12 个月开始，30 岁后发生率下降。患者于月经来潮前数小时即感疼痛，经期疼痛逐步或迅速加剧，持续数小时至 2～3d，疼痛多数位于下腹中线或放射至腰骶部、外阴与肛门，少数人的疼痛可放射至大腿内侧。疼痛的性质以胀坠痛为主，重者呈痉挛性。可伴随恶心、呕吐、腹泻、头晕、乏力等症状，严重时面色发白、四肢厥冷、出冷汗。妇科检查无异常发现，偶有触及子宫过度前倾、前屈或过度的后倾、后屈位。

【治疗要点】

主要目的是缓解疼痛及其伴随症状。

（一）一般治疗

应重视精神心理治疗，阐明月经期轻度不适是生理反应。必要时给予镇痛、镇静、解痉治疗。低脂的素食和鱼油可以减少一些妇女的痛经。

（二）药物治疗

1.抑制排卵药物　适用于要求避孕的患者，其原理可能是通过抑制下丘脑-垂体-卵巢轴，抑制排卵，从而预防痛经。约有 50% 的原发性痛经可完全缓解，90% 明显减轻。

2.前列腺素合成酶抑制药　适用于不要求避孕或对口服避孕药效果不好的原发性痛经患者。其原理是通过阻断还氧化酶通路抑制 PG 合成，达到治疗痛经的效果。有效率 60%～90%。

3.钙拮抗药　可干扰钙离子通过细胞膜，并阻止钙离子由细胞释放，从而抑制子宫收缩。

（三）手术治疗

1.宫颈管扩张术　适用于已婚宫颈管狭窄的患者。

2.骶前神经切断术　对于顽固性痛经患者，最后可选骶前神经切断术，33% 的痛经可减轻。

【护理评估】

1.一般资料评估　了解患者的年龄、月经史与婚育史，询问与诱发痛经相关的因素，疼痛与月经的关系，疼痛发生的时间、部位、性质及程度，是否服用镇痛药缓解疼痛，用药量及持续时间，疼痛时伴随的症状以及自觉最能缓解疼痛的方法和体位。

2.身心评估　一般妇女对痛经不适都能耐受，但对此不适的反应因人而异，个性不同的人对事物的看法不同，痛阈和耐痛阈也有差异，而且对痛的表达方式或行为反应也不相同。情绪不稳定与精神质的人，对事物可能有过强的，偏激的反应，对月经期出现的轻微下腹部不适应强烈，缺乏足够的认识，夸大疼痛、紧张、焦虑和抑郁。较长时间的焦虑和身体上的不适，刺激内分泌轴，通过肾上腺皮质释放皮质激素，垂体后叶分泌加压素、催产素增多，引起子宫过度收缩,局部缺血,疼痛加重。痛经患者不仅收缩压力高于正常妇女,而且收缩后不能完全松弛,造成痛经-消极情绪反应的恶性循环。

【护理问题】

1.疼痛 与痛经有关。

2.恐惧 与长期痛经造成的精神紧张有关。

【护理措施】

1.心理护理 关心并理解患者的不适和恐惧心理,阐明月经期可能有一些生理反应如小腹坠胀和轻度腰酸,讲解有关痛经的生理知识,疼痛不能忍受时提供非麻醉性镇痛治疗。

2.对症护理 可进行腹部热敷和进食热的饮料如热汤或热茶。遵医嘱给予镇痛药物,必要时,还可配合中医中药治疗。

3.专科护理 应用生物反馈法:增加患者的自我控制感,使身体放松,以解除痛经。纠正不良的饮食习惯,按时吃早餐,不吃冷饮、零食,少吃有刺激性的食物特别是经期尤为重要。注意保暖,患者在经期应保持身体暖和,可以多喝热水,也可在腹部放置热水袋。这样会加速体内的血液循环并松弛肌肉,尤其是可使痉挛、充血的骨盆部位得到放松,从而收到缓解痛经的效果。可服用镇痛药,痛经患者在疼痛发作时可对症处理,可服用阿司匹林及对乙酰氨基酚来缓解疼痛。适当进行体育锻炼女性在月经期间可进行适宜的运动,同时应注意缩短运动的时间,在运动时应放慢速度、减少重动量,一般以不感到特别劳累为宜。

4.健康教育

(1)饮食指导:注意经期的营养应以清淡、易消化的食物为主,应尽量少食多餐,多吃蔬菜、水果、鸡肉、鱼肉等食物,避免食用辣椒、生葱、生蒜、胡椒、烈性酒等生冷、刺激性食物。

(2)避免摄入咖啡因:咖啡因可使女性神经紧张、加重痛经的症状。患有痛经的女性应尽量少食含有咖啡因的食物,如咖啡、茶、巧克力等。

(3)经期避免过劳:经期避免参加过重体力劳动和剧烈的体育活动。

(4)注意经期卫生:保持外阴部清洁,预防感染。注意保暖,避免受凉。保证足够的睡眠,生活有规律,可消除恐惧焦虑和各种心理负担。

三、经前期综合征

经前期综合征(PMS)是指在月经前,周期性发生的影响妇女日常生活和工作、涉及躯体精神及行为的症候群,月经来潮后,症状自然消失。伴有严重情绪不稳定的经前期综合征称为经前焦虑性障碍。80%的 PMS 发生在生育年龄的妇女,发病率为 2.5%～5%。

【病因及发病机制】

PMS 的病因尚不清楚,推测与环境压力、个人的精神心理特征、中枢神经递质与卵巢类固醇激素的相互作用以及前列腺素水平的变化有关。

1.脑神经递质学说 研究发现,一些与应激反应及控制情感有关的神经递质如 5-羟色胺、阿片肽、单胺类等在月经周期中对性激素的变化敏感。

2.卵巢激素学说　PMS症状与月经周期黄体期孕酮的撤退变化相平行,因而认为中、晚黄体期,孕酮水平的下降或雌/孕激素比值的改变可能诱发 PMS。但近年的研究并未发现 PMS患者卵巢激素的产生与代谢存在异常。

3.精神社会因素　临床上 PMS患者对安慰剂的治愈反应高达30%～50%,接受精神心理治疗者也有较好疗效,表明患者精神心理因素与 PMS的发生有关。

4.前列腺素作用　前列腺素可影响钠潴留、精神行为、体温调节及许多 PMS的有关症状,前列腺素合成抑制药能改善 PMS躯体症状,但对精神症状的影响尚不肯定。

5.维生素 B_6 缺乏　维生素 B_6 是合成多巴胺和 5-羟色胺的辅酶,对减轻抑郁症状有效。

【临床表现】

典型 PMS症状出现于经前1～2周,逐渐加重,至月经前2～3日最为严重,月经来潮后迅速减轻直至消失,有周期性和自止性的特点。多见于 25-45 岁妇女,主要表现为周期性出现的易怒、抑郁和疲劳,伴有腹部胀满、四肢水肿、乳房触痛。主要症状有三方面。

1.精神症状　可有焦虑型和抑郁型两种类型,表现为:易怒、焦虑、抑郁、情绪不稳定、疲乏以及饮食、睡眠、性欲改变。

2.生理症状　主要表现为:头痛、乳房胀痛、腹部胀满、肢体水肿、体重增加、运动协调功能减退。

3.行为改变　主要表现为:思想不集中,工作效率低,意外事故倾向,易有犯罪行为或自杀意图。

【治疗要点】

先采用心理疏导及饮食治疗,若无效可给予药物治疗。

1.心理疏导　帮助患者调整心理状态,保持良好的精神状态,认识疾病并建立勇气及自信心,可以缓解一部分人的病情。

2.饮食治疗　选择高糖类低蛋白饮食,限制盐及咖啡的摄入量,补充维生素 E、维生素 B_6 和微量元素镁。

3.药物治疗　以解除症状为主,如利尿、镇静、镇痛等。常用药物有镇静药(艾司唑仑)、抗抑郁药(氟西汀)、利尿药(螺内酯)、激素(孕激素)、溴隐亭及维生素 B_6。

【护理评估】

1.一般资料评估　询问患者既往生理、心理方面的疾病史,既往妇科、产科等病史,排除精神痛及心、肝、肾等疾病引起的水肿。

2.身体评估　了解患者经前是否有乳房胀痛不适、水肿、体重增加、腹胀、疲劳、腰背疼痛、头痛等经前期综合征的症状。

3.心理社会评估　PMS的发生、发展与心理社会因素有着密切联系,经历较多负性心理应激和较少的社会支持,PMS妇女心理健康状况较差,并存在着一定的人格缺陷,即情绪不稳定、不良个性和适应不良性应付方式。

【护理问题】

1.焦虑　与对疾病的担心有关。

2.体液过多 与体内激素失调有关。

【护理措施】

1.心理护理 月经期的疼痛或羞耻感使得一些妇女对月经出血异常反感,由此产生的恐惧、担心、害怕心理,又增加了她们对经前主诉和适应不良性逃避习性的易感性。这是由于这些妇女把月经看成是一种持久的反复发作的不良事件有关。实际上,PMS患者的多数症状是其固有心理特征的表现,是她们不能有效地适应环境和控制自我的表现。

2.疾病护理

(1)心理指导:配合医师指导患者进行应付技巧训练、生物反馈、放松训练及合理化情绪疗法等。采取积极的社会心理干预措施,有效开展PMS妇女心理咨询及其干预,提高PMS妇女生活及其生存质量,心理健康。

(2)饮食指导:减少盐、糖、酒精和咖啡因的摄入,增加糖类的摄入。在黄体后期给予糖类与低蛋白质饮食,可改善抑郁、紧张、易怒、悲伤、全身乏力、敏感及迟钝症状。

(3)活动指导:进行有氧运动,例如舞蹈、慢跑、游泳等。有氧运动可致内啡肽增高,可能改善情绪症状。

(4)药物指导:遵医嘱指导患者正确使用药物。

3.健康教育 向患者和家属讲解可能造成经前期综合征的原因、识别诱发因素和目前处理措施,指导患者记录月经周期,帮助患者获得家人的支持,增加女性自我控制的能力。

四、围绝经期综合征

围绝经期是指妇女自生殖年龄过渡到无生殖年龄的生命阶段,包括从出现与绝经有关的内分泌、生物学和临床特征起,至最后1次月经后1年。绝经综合征(MPS)是指妇女绝经前后出现性激素波动或减少所致的一系列躯体及心理症状。是每一个妇女生命进程中必然发生的生理过程。

绝经可分为自然绝经和人工绝经两种。自然绝经是由于卵巢卵泡活动的丧失引起月经永久停止,无明显病理或其他生理原因。实践中将40岁或以后自然绝经归为生理性,40岁以前月经自动停止为过早绝经,视为病理性。人工绝经是指手术切除双侧卵巢(切除或保留子宫)或因其他方法停止卵巢功能(如化学治疗或放射治疗)。单独切除子宫而保留一侧或双侧卵巢者,不作为人工绝经,判断绝经,主要根据临床表现和激素的测定。人工绝经较自然绝经更易发生围绝经期综合征。

【病因及发病机制】

绝经年龄的早晚与卵泡的储备数量、卵泡消耗量、营养、地区、环境、吸烟等因素有关,而与教育程度、体形、初潮年龄、妊娠次数、末次妊娠年龄、长期服用避孕药等因素无关。

1.内分泌因素 卵巢功能减退,血中雌-孕激素水平降低,使正常的下丘脑-垂体-卵巢轴之间平衡失调,影响了自主神经中枢及其支配下的各脏器功能,从而出现一系列自主神经功能失调的症状。在卵巢切除或放疗后雌激素急剧下降,症状更为明显,而雌激素补充后可迅速改善。

2.神经递质 血β-内啡肽及其自身抗体含量明显降低,引起神经内分泌调节功能紊乱。神经递质5-羟色胺(5-HT)水平异常,与情绪变化密切相关。

3.种族、遗传因素 个体人格特征、神经类型,以及职业、文化水平均与绝经期综合征的发病及症状严重程度可能有关。围绝经期综合征患者大多神经类型不稳定,且有精神压抑或精神上受过较强烈刺激的病史。另外,经常从事体力劳动的人发生围绝经期综合征的较少,即使发生症状也较轻,消退较快。

【临床表现】

约2/3的围绝经期妇女出现临床症状。

1.月经紊乱 月经周期改变是围绝经期出现最早的临床症状,多数妇女经历不同类型和时期的月经改变后,逐渐进入闭经,而少数妇女可能突然绝经。月经改变的形式取决于卵巢功能的变化。

2.血管舒缩症状 主要表现为潮热、出汗,是围绝经期最常见且典型的症状。约3/4的自然绝经或人工绝经妇女可出现。患者感到起自胸部的,向颈及面部扩散的阵阵上涌的热浪,同时上述部位皮肤有弥散性或片状发红,伴有出汗,汗后又有畏寒。持续时间短者30s,长则5min,一般潮红与潮热同时出现,多在凌晨乍醒时、黄昏或夜间,活动进食、穿衣、盖被过多等热量增加的情况下或情绪激动时容易发作,影响情绪、工作、睡眠,患者感到异常痛苦。此种血管舒缩症状可历时1年,有时长达5年或更长。自然绝经者潮热发生率超过50%,人工绝经者发生率更高。

3.精神神经症状 焦虑、抑郁、多疑、缺乏自信、注意力难以集中、烦躁易怒、恐怖感均可发生于围绝经期女性。围绝经期是抑郁症高发的一个时期,卵巢激素低落是造成这一现象的主要原因,社会经济状况、家庭生活和自身健康状况也对这些心理症状产生了重要影响。

4.心血管系统症状 一些绝经后妇女血压升高或血压波动;心悸时心率不快,心律失常,常为期前收缩,心电图表现为房性期前收缩,或伴有轻度供血不足的表现。绝经后妇女冠心病发生率及心肌梗死的病死率也随年龄增长而增加。

5.泌尿生殖系统症状 主要表现为泌尿生殖道萎缩,外阴瘙痒、阴道干燥疼痛、性交困难、子宫脱垂;膀胱、直肠膨出;排尿困难,尿急,压力性尿失禁,反复发作的尿路感染。

6.骨质疏松 妇女从围绝经期开始,骨质吸收速度大于骨质生成,促使骨质丢失而骨质疏松。骨质疏松出现在绝经后9~13年,约1/4的绝经后妇女患有骨质疏松。患者主诉为不同程度、不同部位的骨骼和关节疼痛,常伴有腰腿乏力、下肢抽筋,翻身、行走、弯腰、下蹲等活动受到限制或困难。骨质疏松严重时,反复发生骨折,甚至轻微外力即可导致骨折,出现剧烈骨痛和肢体活动受限。

7.皮肤和毛发的变化 皮肤皱纹增多,毛发脱落,面部和手臂色素沉着;上皮菲薄,皮肤干燥、瘙痒,易受损伤。

8.视力下降 绝经后视力下降,眼睛干、红、反复出现干性眼炎。

9.老年性痴呆 一种神经退行性疾病,表现在脑功能逐渐衰退,造成记忆力受损并严重影响日常生活。

【辅助检查】

1.促卵泡激素(FSH)测定、LH、E_2 绝经过渡期 FSH＞10U/L,提示卵巢储备功能下降,FSH＞40U/L 提示卵巢功能衰竭。

2.B 型超声检查 排除子宫、卵巢肿瘤,了解子宫内膜厚度。

3.影像学检查 测定骨密度等,确诊有无骨质疏松。

4.子宫内膜病理检查 除外子宫内膜肿瘤。

【治疗要点】

2/3 的围绝经期妇女出现症候群,但由于精神状态、生活环境各不相同,其轻重差异很大,有些妇女不需任何治疗,有些只需要一般性治疗,就能使症状消失,少数妇女需要激素替代治疗才能控制症状。

(一)一般治疗

围绝经期精神症状可因神经类型不稳定或精神状态不健全而加剧,故应进行心理治疗。心理治疗是围绝经期治疗的重要组成部分,它使围绝经期妇女了解围绝经期是自然的生理过程,以积极的心态适应这一变化。必要时可辅助使用适量的镇静药以助睡眠,谷维素调节自主神经功能,治疗潮热症状。为预防骨质疏松,应坚持体育锻炼,增加日晒时间,饮食注意摄取足量蛋白质及含钙丰富食物,并补充钙剂。

(二)激素替代治疗(HRT)

绝经综合征主要是卵巢功能衰退,雌激素减少引起,HRT 是为解决这一问题而采取的临床医疗措施。在有适应证,无禁忌证的情况下科学、合理、规范的用药并定期监测。

1.适应证

(1)绝经相关症状。

(2)泌尿生殖萎缩的问题。

(3)低骨量及绝经后骨质疏松症。

2.禁忌证

(1)已知或怀疑妊娠。

(2)原因不明的阴道出血或子宫内膜增生。

(3)已知或怀疑患有乳腺癌。

(4)已知或怀疑患有与性激素相关的恶性肿瘤。

(5)6 个月内患有活动性静脉或动脉血栓栓塞性疾病。

(6)严重肝肾功能障碍。

(7)血卟啉症、耳硬化症、系统性红斑狼疮。

(8)与孕激素相关的脑膜瘤。

3.用药时机 在卵巢功能开始减退及出现相关症状后即可应用。

4.药物种类

(1)雌激素:如雌二醇、戊酸雌二醇、雌三醇等。

(2)孕激素:如炔诺酮、安宫黄体酮等。

(3)雌、孕、雄激素复方药物:如利维爱等。

5.用药途径　有经肠道和非肠道两种,各有优缺点,可根据病情及患者意愿选用。

【护理评估】

1.一般资料评估　详细询问并记录病史,包括月经史、生育史、肝病、高血压、其他内分泌腺体疾病等。了解患者的年龄职业和文化程度等;了解患者的家庭状况,如患者在家庭中的地位、家庭成员关系及经济收入等。

2.身体评估　进行全身状况的体格检查,包括精神状态、贫血程度、出血倾向、高血压程度及症状、肺部及泌尿系统检查,皮肤、毛发改变,乳房萎缩、下垂等。

3.心理评估　患者的心态千差万别,复杂多变,通过观察了解患者病情,掌握患者的心理需要,满足其合理部分,对不合理部分子以正确引导。

【护理问题】

1.自我形象紊乱　与围绝经期综合征的症状有关。

2.有感染的危险　与围绝经期内分泌及局部组织结构改变,抵抗力下降有关。

3.焦虑　与内分泌改变引起的精神神经症状有关。

【护理措施】

1.心理护理提供精神心理支持　解除患者的思想顾虑。向患者讲解清楚更年期是一个生理现象,更年期综合征是一过性的病理现象,经过一段时期,通过神经内分泌的自我调节,达到新的平衡,症状就会消失。应与患者建立良好的护患关系,倾听她们的诉说,并给予充分的理解和支持。同时向周围人特别是家属讲解更年期综合征的有关知识,对患者出现的不良情绪应予谅解,避免冲突,帮助患者安全度过更年期。

2.疾病护理

(1)血管舒缩失调症状的护理:鼓励患者参加有益身心健康的活动,以转移注意力、消除心理症状。提醒患者衣被冷暖要适度,发热出汗时不可过度地减少衣服,适当进食冷饮,症状消失后要立即增加衣被。病室宜清静,空气要新鲜,光线勿过强。饮食在避免辛辣油腻刺激、不易消化的前提下,提倡增加食物的花样品种,强调食物的色、香、味,以增进患者食欲,顺从患者的心意。

(2)泌尿生殖系统症状的护理:注意个人卫生,保持皮肤、阴部清洁,温水洗浴,内裤勤换洗并于阳光下曝晒。鼓励患者多饮水以冲洗尿道,减轻炎症反应,症状严重者应卧床休息。此外,应保持和谐的性生活,注意避孕。饮食应富于营养易于消化,勿食生冷隔餐饭菜及辛辣刺激食物。

(3)心血管系统症状的护理:合理安排工作,劳逸结合;清淡饮食,少食高脂、高糖食物,绝对禁烟忌酒,以保护心血管的功能。

(4)皮肤症状的护理:避免皮肤冻伤、烧伤;外出行动小心谨慎,以免造成创伤难愈合;常食新鲜易消化的蔬菜、瓜果,多进含钙、蛋白质、维生素丰富的食物。

(5)保证充足睡眠:指导患者注意安排好工作、生活与休息,睡眠时间要充足。对于心悸、失眠者应保持周围环境的安静舒适,光线柔和,避免声、光、寒冷等刺激,睡前避免喝浓茶、咖啡,看紧张、刺激的小说或电视等。

（6）指导正确用药：近年来,国内外多项研究成果表明补充雌激素类药物治疗是针对病因的预防性措施。因此应让患者了解雌激素替补治疗的机制、药物剂量,用药途径及不良反应,告诫患者严格按医嘱用药。并定期随访指导用药。调整用药量以适合个体的最佳用药量,防止不良反应的发生。

（7）注意补充营养：饮食上注意荤素搭配、粗细搭配,多食蔬菜和水果。由于更年期妇女易发生骨质疏松,应给予蛋白质饮食,如豆类、鱼、牛奶、瘦肉等,必要时补充钙剂,应让其到户外活动。晒太阳等,以补充骨钙的丢失。

（8）积极参加体育活动：指导患者参加适当的体育活动,如:跑步,打太极拳,羽毛球、散步等,并选择适合自己的运动方式。研究表明适度的运动可减轻思想压力,消除紧张情绪。也可以听音乐,跳舞等分散注意力,以缓解身体的不适。

（9）情绪疗法：可培养患者做各种适合自己的工作,从而取得心理平衡。

（周　芹）

第五节　流产

一、自然流产

凡妊娠不足 28 周、胎儿体重不足 1000g 而终止者,称为流产。妊娠 12 周前终止者称为早期流产,妊娠 12 周至不足 28 周终止者称为晚期流产。流产又分为自然流产和人工流产。自然流产占妊娠总数的 10%～15%,其中早期流产占 80%以上。

【病因】

1.胚胎因素　染色体异常为主要原因,尤其早期流产,其染色体异常的胚胎占 50%～60%。染色体异常包括数目异常和结构异常,数目异常多见。除遗传因素外,感染、药物等因素也可引起染色体异常。

2.母体因素

（1）全身性疾病：严重感染、高热可引起子宫收缩而流产;细菌毒素或病毒如巨细胞病毒、单纯疱疹病毒经胎盘进入胎儿血液循环,导致胎儿死亡而流产;严重贫血或心力衰竭可引发胎儿缺氧而流产;慢性肾炎或高血压可导致胎盘梗死而流产。

（2）生殖器官异常：子宫畸形（子宫发育不良、双子宫、子宫纵隔等）、子宫肌瘤,可影响胚胎着床发育而导致流产。宫颈重度裂伤、宫颈内口松弛可引发胎膜早破而发生晚期流产。

（3）内分泌异常：黄体功能不足、甲状腺功能减退、严重糖尿病血糖未能控制等可导致流产。

（4）免疫因素：孕妇对胎儿免疫耐受降低可导致流产,如母胎血型抗原不合（Rh 或 A、B、O 血型系统等）、抗精子抗体存在、母体抗磷脂抗体过多、封闭抗体不足等。

（5）强烈应激与不良习惯：严重的躯体（腹部手术、直接撞击、性交过频、劳累过度）或心理

(过度紧张、焦虑、恐惧、忧伤等)不良刺激及孕妇过量吸烟、酗酒、饮咖啡、吸毒等,均有导致流产的报道。

3.胎盘异常　滋养细胞发育不良或功能不全是胚胎早期死亡的重要原因之一。

4.环境因素　过多接触化学物质(如镉、铅、汞、苯、DDT及尼古丁、乙醇等)、物理因素(如放射性物质、噪声、振动及高温等)及生物因素(致病微生物所致的宫内感染)等可引起流产。

【病理】

孕8周前的早期流产胚胎多先死亡,继而底蜕膜出血并与胚胎绒毛分离,刺激子宫收缩而排出。妊娠物多能完全排出,此时胎盘绒毛发育尚不成熟,与子宫蜕膜联系不牢固,胚胎绒毛易与底蜕膜分离,故出血不多。早期流产时胚胎发育异常,一类是全胚发育异常,即生长结构障碍,包括无胚胎、结节状胚、圆柱状胚和发育阻滞胚;另一类是特殊发育缺陷,以神经管畸形、肢体发育缺陷等最常见。孕8~12周,胎盘虽未完全形成,但胎盘绒毛发育旺盛,与底蜕膜联系较牢固,妊娠产物往往不易完整地从子宫壁剥离而排出,部分组织残留于宫腔内影响子宫收缩,出血较多。孕12周后,胎盘完全形成,流产过程与足月分娩相似,流产时先有腹痛,然后排出胎儿及胎盘。胎儿在宫腔内死亡过久,被血块包围可形成血样胎块引起出血不止,也可因血样胎块的血红蛋白被吸收形成肉样胎块,或纤维化与子宫壁粘连。偶见胎儿因被挤压形成纸样胎儿,或发生钙化形成石胎。

【临床表现】

主要为停经后阴道出血和腹痛。

1.早期流产　开始时绒毛与蜕膜剥离,血窦开放,出现阴道出血,剥离的胚胎和血液刺激子宫收缩,排出胚胎或胎儿,产生阵发性下腹部疼痛。胚胎或胎儿及其附属物完全排除后,子宫收缩,血窦闭合,出血停止。

2.晚期流产　与足月产相似,流产时先有腹痛(阵发性子宫收缩),胎儿娩出后胎盘娩出,出血不多。

【临床类型】

1.先兆流产　妊娠28周前,出现少量阴道出血,暗红色或血性白带,无妊娠物排出,无腹痛或伴有阵发性下腹痛或腰背痛。妇科检查:宫颈口未开,胎膜未破,子宫大小与停经月份相符,妊娠试验阳性。症状消失后可继续妊娠。若阴道出血量增多或下腹痛加剧,可发展为难免流产。

2.难免流产　流产已不可避免,多由先兆流产发展而来。表现为阴道出血量增多,阵发性腹痛加剧,可发生胎膜破裂,出现阴道流水。妇科检查:宫颈口已扩张,有时可见胚胎组织或胎囊堵塞于宫颈口,子宫大小与停经月份相符或略小。妊娠试验多为阴性。

3.不全流产　难免流产继续发展,部分妊娠物排出宫腔,且部分残留于宫腔内或嵌顿于宫颈口处,或胎儿排出后胎盘滞留宫腔或嵌顿于宫颈口,影响子宫收缩,导致大量出血,甚至引起出血性休克。妇科检查:宫颈口已扩张,有大量血液自宫颈口内流出,有时可发现胎盘组织堵塞于子宫颈口,或部分妊娠物已排出于阴道内。通常子宫小于停经月份。

4.完全流产　妊娠物已全部排出,阴道出血逐渐停止,腹痛逐渐消失。妇科检查:宫颈口已关闭,子宫接近正常大小。

此外,流产有 3 种特殊情况。

(1)稽留流产。又称过期流产,指胚胎或胎儿已死亡,但仍滞留于子宫腔内未能自然排出。典型表现为早孕反应消失,有先兆流产症状或无任何症状,子宫不再增大反而缩小。若已到妊娠中期,孕妇腹部不见增大,胎动消失。妇科检查:宫颈口未开,子宫较停经月份小,质地不软,不能闻及胎心。

(2)习惯性流产。指连续发生 3 次或以上的自然流产者。近年常用复发性流产(连续 2 次及以上的自然流产)取代习惯性流产。每次流产多发生于同一妊娠月份,其临床经过与一般流产相同。早期流产的常见原因为黄体功能不足、甲状腺功能减退、胚胎染色体异常等。晚期流产的常见原因为子宫畸形或发育不良、宫颈内口松弛、子宫肌瘤等。

(3)流产合并感染,流产过程中,若阴道出血时间过长、有组织残留于宫腔内或非法堕胎等,有可能引起宫腔内感染,常为厌氧菌及需氧菌混合感染,严重时感染可扩展到盆腔、腹腔乃至全身,并发盆腔炎、腹膜炎、败血症及感染性休克。

【诊断检查】

1.病史　询问有无停经史、反复流产史,早孕反应、阴道出血,有无阴道排液及排液的色、量、气味;有无妊娠物排出;有无腹痛及腹痛的部位、性质和程度等;有无全身性疾病、生殖器官疾病、内分泌功能失调及有无接触有害物质等以了解流产的原因。

2.体格检查　测量体温、脉搏、呼吸、血压及有无贫血和感染征象。妇科检查注意宫颈口是否已扩张,羊膜囊是否膨出,有无妊娠产物堵塞于宫颈口内,子宫大小与停经月份是否相符,有无压痛等。检查双侧附件有无肿块、增厚及压痛。

3.辅助检查

(1)B 超:疑为先兆流产者,根据有无胎囊及其形态、胎动、胎心等,以确定胚胎或胎儿是否存活。不全流产及稽留流产均可借助 B 超协助确诊。

(2)绒毛膜促性腺激素(hCG)测定:多采用放射免疫方法进行血 β-hCG 定量测定,正常妊娠 6~8 周时,其值每日应以 66% 的速度增长,若 48h 增长速度<66%,提示妊娠预后不良。

【治疗原则】

1.先兆流产　卧床休息,减少刺激,必要时给予对胎儿危害小的镇静药;禁止性生活;黄体功能不足者,肌内注射黄体酮 10~20mg,每日或隔日 1 次,也可口服维生素 E 保胎治疗;甲状腺功能减退者可口服小剂量甲状腺片;及时进行 B 超检查,了解胚胎发育情况;重视心理护理,稳定情绪,增强保胎信心。

2.难免流产　一旦确诊,应尽早使胚胎及胎盘组织完全排出,以防止出血和感染。早期流产应及时行刮宫术,对妊娠物应仔细检查,并送病理检查。晚期流产时,子宫较大,出血较多,可用缩宫素 10~20U 加于 5% 葡萄糖注射液 500ml 中静脉滴注,促进子宫收缩。当胎儿及胎盘排出后检查是否完全,必要时刮宫以清除宫腔内残留的妊娠物。应给予抗生素预防感染。

3.不全流产　一经确诊,应及早行刮宫术或钳刮术以清除宫腔内残留组织。

4.完全流产　流产症状消失,B 超检查证实宫腔内无残留物,若如无感染征象,不需要特殊处理。

5.**稽留流产**　处理较困难。应及时促使胎儿和胎盘排出。由于胎儿死亡,稽留时间过长,胎盘可释放凝血活酶进入血液循环,母体可发生凝血功能障碍,导致弥散性血管内凝血(DIC),引起严重出血。所以处理前应做凝血功能检查,并做好输血输液准备。

6.**习惯性流产**　染色体异常的夫妇应于孕前进行遗传咨询,确定是否可以妊娠。女方通过妇科检查、子宫输卵管造影及宫腔镜检查明确子宫有无畸形与病变,有无宫颈口松弛等。男女双方均应进行详细的必要检查,查出原因,对因治疗。有学者对不明原因的复发流产患者行主动免疫治疗,将丈夫的淋巴细胞在女方前臂内侧或臀部做多点皮内注射,妊娠前注射 2～4次,妊娠早期加强免疫 1～3 次,妊娠成功率达 86% 以上。

7.**流产合并感染**　治疗原则为控制感染的同时尽快清除宫内残留物。若合并感染性休克,应积极进行抗休克治疗,病情稳定后再行彻底刮宫。若感染严重或盆腔脓肿形成,应行手术引流,必要时切除子宫。

【护理措施】

(一)先兆流产孕妇的护理

1.卧床休息,禁止性生活,禁用肥皂水灌肠等以减少刺激。

2.遵医嘱给予孕妇对胎儿无害的适量镇静药、孕激素等。

3.观察孕妇的病情变化,如腹痛是否加重、阴道出血量是否增多等。

4.观察孕妇的情绪反应,加强心理护理,从而稳定孕妇情绪,增强其保胎信心。

(二)流产孕妇的护理

1.做好输血、输液及终止妊娠的准备,协助医师完成手术过程,使妊娠产物完全排出。

2.严密监测孕妇的生命体征,并观察其面色、腹痛、阴道出血以及有无休克征象。有凝血功能障碍者应先予以纠正,然后再行引产或手术。

3.给予心理支持,消除孕妇对手术的紧张和恐惧心理。

(三)预防感染

1.监测病人的体温、血象及阴道出血的性质、颜色、气味等。

2.严格执行无菌操作规程,加强会阴部护理。

3.指导孕妇使用消毒会阴垫,保持会阴部清洁。

4.一旦发现感染征象应及时报告医师,遵医嘱进行抗感染处理。

5.嘱患者于流产后 1 个月返院复查,确定无禁忌证后,方可开始性生活。

(四)协助病人度过悲伤期

病人由于失去胎儿,往往会出现伤心、悲哀等情绪。护士应给予同情和理解,帮助病人及家属接受现实,顺利度过悲伤期。此外,护士还应指导有习惯性流产史的孕妇在下一次妊娠确诊后应卧床休息,加强营养,禁止性生活,补充维生素 B、维生素 E、维生素 C 等,治疗期必须超过以往发生流产的妊娠月份。病因明确者,应积极接受对因治疗。如宫颈内口松弛者应在未妊娠前做宫颈内口松弛修补术;如已妊娠,则可在妊娠 14～16 周时行子宫内口缝合术。

(周　芹)

第六节　早产

早产是指妊娠满 28 周至不足 37 周(196～258d)分娩者。此时娩出的新生儿称早产儿,出生体重多<2500g,各器官发育尚不健全,孕周越小,体重越轻,预后越差。国内早产发生率为 5%～15%,约 15% 于新生儿期死亡。围生儿死亡中与早产有关者占 75%。近年来国外学者建议将早产定义时间上限提前到妊娠 20 周。

【原因】

1.胎膜早破、绒毛膜羊膜炎　最常见,占 30%～40%。

2.下生殖道及泌尿道感染　如 B 族溶血性链球菌、沙眼衣原体、支原体感染、急性肾盂肾炎等。

3.妊娠合并症与并发症　如妊高征、妊娠期肝内胆汁淤积症,妊娠合并心脏病、慢性肾炎、病毒性肝炎、急性肾盂肾炎、急性阑尾炎、严重贫血、重度营养不良等。

4.子宫过度膨胀及胎盘因素　如羊水过多、多胎妊娠、前置胎盘、胎盘早剥、胎盘功能减退等。

5.子宫畸形　如纵隔子宫、双角子宫等。

6.宫颈内口松弛。

7.每日吸烟≥10 支,酗酒。

【临床表现】

主要为子宫收缩,最初不规律宫缩,并常伴有少许阴道出血或血性分泌物,逐渐发展为规则宫缩,与足月临产相似。胎膜早破的发生率较足月临产高。妊娠满 28 周至不足 37 周出现至少 10min 一次的规律宫缩,伴宫颈管缩短,可诊断先兆早产。妊娠满 28 周至不足 37 周出现子宫规律收缩,间隔 5～6min,持续 30s 以上,并伴以宫颈管消退≥75% 以及进行性宫口扩张 2cm 以上,可诊断为早产临产。部分患者可伴有少量阴道出血或阴道流液。

【诊断检查】

通过全身检查及产科检查,核实孕周,评估胎儿体重、胎方位等,观察产程进展,确定早产的进程。

【治疗原则】

1.若胎膜未破　胎儿存活、无胎儿窘迫、无严重妊娠合并症及并发症时,通过休息和药物治疗等抑制宫缩,尽量维持妊娠至足月。

2.若胎膜已破　早产已不可避免时,则应尽可能地提高早产儿的存活率。

【护理措施】

1.预防早产　做好孕期保健工作、指导孕妇加强营养.保持心情平静。避免诱发宫缩的活动。高危孕妇必须多左侧卧床休息,慎做肛查和阴道检查,积极治疗合并症,宫颈内口松弛者应于孕 14～16 周或更早些时间做子宫内口缝合术。

2.药物治疗　护理首要治疗是抑制宫缩,同时还要积极控制感染、治疗合并症和并发症。护理人员应明确药物的作用和用法,并能识别药物的不良反应,并对患者做相应的健康教育。常用抑制宫缩的药物有:

(1)β-肾上腺素受体激动药:激动子宫平滑肌 β 受体,抑制宫缩。不良反应为心跳加快、血压下降、血糖增高、血钾降低、恶心、出汗、头痛等。

(2)硫酸镁:镁离子直接作用于肌细胞,使平滑肌松弛,抑制子宫收缩。

(3)钙拮抗药:阻滞钙离子进入肌细胞而抑制宫缩。用药时必须密切注意孕妇血压变化,若合并硫酸镁用药时更应慎重。

(4)前列腺素合成酶抑制药:前列腺素可以刺激子宫收缩和软化宫颈,其抑制药则有减少前列腺素合成的作用,从而抑制宫缩。但此类药物可能导致动脉导管过早关闭而导致胎儿血循环障碍,因此,临床已较少用。

3.预防　新生儿合并症在保胎过程中,应行胎心监护,教会患者自数胎动。在分娩前按医嘱给孕妇糖皮质激素等促胎肺成熟,避免发生新生儿呼吸窘迫综合征。

4.为分娩做准备　如早产已不可避免,应尽早决定合理分娩的方式,如臀位、横位,估计胎儿成熟度低,而产程又需较长时间者,可选用剖宫产术结束分娩;经阴道分娩者,应考虑尽可能缩短产程。同时,充分做好早产儿保暖和复苏的准备;产程中给孕妇吸氧;新生儿出生后,立即结扎脐带。

5.心理支持　安排时间与孕妇进行开放式讨论,帮助孕妇重建自尊,以良好的心态承担早产儿母亲的角色。

(周　芹)

第七节　异位妊娠

受精卵在子宫体腔外着床、发育,称为异位妊娠,习称宫外孕。根据发生的部位不同,可分为输卵管妊娠、卵巢妊娠、腹腔妊娠、阔韧带妊娠、宫颈妊娠及子宫残角妊娠等,其中输卵管妊娠最为常见,约占 95%。输卵管妊娠因发生部位不同可分为间质部、峡部、壶腹部和伞部妊娠,其中壶腹部妊娠多见,约占 78%,其次为峡部,伞部和间质部妊娠少见。

【病因】

1.慢性输卵管炎症　是异位妊娠的主要病因。慢性炎症可引起输卵管黏膜皱褶发生粘连,致使管腔变窄;纤毛的缺损影响了受精卵在输卵管内的正常运行;输卵管周围粘连,输卵管扭曲,管腔狭窄,管壁肌蠕动减弱等,妨碍了受精卵的顺利运行。

2.输卵管发育不良或功能异常　输卵管过长、黏膜纤毛缺乏、肌层发育差、双输卵管、有输卵管副伞等,均可造成输卵管妊娠。输卵管蠕动、纤毛活动及上皮细胞的分泌功能异常,也可影响受精卵正常运行。此外,精神因素也可引起输卵管痉挛和蠕动异常,干扰受精卵运送。

3.输卵管手术史　输卵管绝育史及手术史者,输卵管妊娠的发生率为 10%～20%,尤其是腹腔镜下电凝输卵管及硅胶环套术绝育,可因输卵管瘘或再通导致输卵管妊娠。曾因不孕接受输卵管粘连分离术、输卵管成形术者,再妊娠时输卵管妊娠的可能性亦增加。

4.避孕失败　研究表明宫内节育器本身并不增加异位妊娠的发生率,但若宫内节育器避孕失败而受孕时,异位妊娠的机会较大。

5.其他　神经内分泌系统功能失调、受精卵游走、子宫肌瘤或卵巢肿瘤及子宫内膜异位症等均可增加受精卵着床于输卵管的可能性。

【病理】

(一)输卵管妊娠的特点

输卵管管腔狭窄、管壁薄,妊娠时不能形成完好的蜕膜,不利于孕卵的生长发育,常发生以下结局。

1.输卵管妊娠流产　多见于妊娠8~12周输卵管壶腹部妊娠。由于输卵管妊娠时管壁形成的蜕膜不完整,发育中的囊胚常向管腔突出,最终突破包膜而出血,囊胚可与管壁分离,若整个囊胚剥离落入管腔并经输卵管逆蠕动排到腹腔,即完全流产,此时出血一般不多。若囊胚剥离不完整,有一部分仍残留于管腔,则为不完全流产,此时滋养细胞继续侵蚀输卵管壁,导致反复出血,形成输卵管血肿或周围血肿,血液不断流出并积聚在子宫直肠陷窝形成盆腔血肿。量多时甚至流入腹腔,出现腹膜刺激症状且发生休克。

2.输卵管妊娠破裂　多见于妊娠6周左右输卵管峡部妊娠。当囊胚生长时绒毛侵蚀输卵管壁的肌层及浆膜,最后穿破浆膜,形成输卵管妊娠破裂。输卵管肌层血管丰富,输卵管妊娠破裂所致的出血比输卵管妊娠流产更加严重,短时间内即发生腹腔内大量出血,孕妇随即发生休克。

3.陈旧性宫外孕　输卵管妊娠流产或破裂,若长期反复内出血所形成的盆腔血肿可不消散而逐渐机化变硬,并与周围组织粘连,临床上称为陈旧性宫外孕。

4.继发性腹腔妊娠　输卵管妊娠流产或破裂后,胚胎被排入腹腔或阔韧带内,偶尔有存活者,存活胚胎的绒毛继续从原部位或其他部位获得营养,生长发育形成继发性腹腔妊娠。

(二)子宫的变化

与正常妊娠一样,合体滋养细胞产生的hCG维持黄体生长,使甾体激素分泌增加,致使月经停止来潮,子宫增大变软,子宫内膜出现蜕膜反应。若胚胎死亡,滋养细胞活力消失,蜕膜从子宫壁剥离而发生阴道出血。有时蜕膜可完整地剥离,随阴道出血排出三角形蜕膜管型;有时呈碎片排出。排出的组织见不到绒毛,组织学检查也无滋养细胞。

【临床表现】

与受精卵的着床部位、有无流产或破裂以及出血量的多少、出血时间的长短等有关。

(一)症状

1.停经　多有6~8周的停经史,20%~30%的患者无停经史。将异位妊娠时出现的不规则阴道出血误认为月经,或因月经仅过期数日而不认为是停经。

2.腹痛　输卵管妊娠患者的主要症状。输卵管妊娠在发生流产或破裂前,因胚胎的增大,常表现为一侧下腹部隐痛或酸胀感。输卵管妊娠流产或破裂时,突感一侧下腹部撕裂样疼痛,常伴有恶心、呕吐。若血液局限于病变区,则疼痛的部位主要在下腹部;若血液积聚于直肠子宫陷凹处,可出现肛门坠胀;如未得到及时处理,血液可由下腹部逐渐流向全腹,疼痛则向全腹扩散,当血液刺激膈肌时,可引起肩胛部及胸部放射性疼痛。

3.阴道出血 胚胎死亡后,常出现不规则阴道出血,色暗红或深褐,量少,一般不超过月经量,少数患者阴道出血量较多,类似月经。阴道出血可伴有蜕膜管型或蜕膜碎片排出,系子宫蜕膜剥离所致,在病灶去除后,阴道出血会自行停止。

4.晕厥与休克 急性腹腔内大量出血以及剧烈腹痛可引起患者晕厥甚至休克。出血量越快、越多,症状出现越迅速越严重,但与阴道出血量不成比例。

5.腹部包块 输卵管妊娠流产或破裂后所形成的血肿时间过长,可因血液凝固与周围器官(子宫、输卵管、卵巢、肠管等)发生粘连而形成包块。

(二)体征

1.生命体征 腹腔内出血量较大时,患者呈贫血貌。可出现面色苍白、脉搏细弱、血压下降等休克表现。体温通常正常,休克时体温略低,腹腔内血液吸收时体温略升高,但不超过38℃。

2.腹部检查 下腹可出现明显压痛、反跳痛,患侧更甚。出血较多时,叩诊有移动性浊音。

3.盆腔检查 阴道内可有少许来自宫腔的血液。未发生流产或破裂者,可发现子宫略大较软,输卵管轻度胀大及压痛。流产或破裂者,阴道后穹窿饱满、有触痛、宫颈举痛明显,如将宫颈轻轻上抬或向左右摇动,可引起剧烈疼痛,这是输卵管妊娠的主要特征之一。

【诊断检查】

1.血 β-hCG 测定 血 β-hCG 测定是早期诊断异位妊娠的重要方法。异位妊娠时,患者体内 hCG 水平较宫内妊娠低,需采用灵敏度高的放射免疫法测定血 β-hCG 并行定量测定,对保守治疗的效果评价具有重要意义。

2.超声诊断 B超有助于诊断异位妊娠。阴道B超较腹部B超准确性高。异位妊娠的声像特点:宫腔内空虚,宫旁出现低回声区,其内探及胚芽及原始心管搏动,可确诊异位妊娠。但有时可见假妊娠囊(蜕膜管型与血液形成),有时被误诊为宫内妊娠。

3.阴道后穹窿穿刺 是一种简单可靠的诊断方法,适用于疑有腹腔内出血的患者。腹腔内出血最易积聚于直肠子宫陷凹,即使血量不多,也能经阴道后穹窿从上述陷凹处抽出血液。抽出暗红色不凝固血液则为阳性,说明有血腹症存在;抽出不凝固的陈旧血液或小血块,为陈旧性宫外孕;抽不出血液可能无内出血、内出血量少、血肿位置较高或子宫直肠陷凹有粘连,因此穿刺阴性并不能排除输卵管妊娠。

4.腹腔镜检查 目前腹腔镜检查视为异位妊娠诊断的金标准,可以在确诊的情况下起到治疗作用。适用于原因不明的急腹症鉴别及输卵管妊娠尚未破裂或流产的早期。腹腔内大量出血或伴有休克,禁做腹腔镜检查。

5.子宫内膜病理检查 目前很少依靠诊断性刮宫协助诊断,诊刮仅适用于阴道出血量较多的患者,目的在于排除同时合并宫内妊娠流产。将宫腔排出物或刮出物送做病理检查,若切片中见到绒毛,可诊断为宫内妊娠;仅见蜕膜未见绒毛者有助于诊断异位妊娠。

【治疗原则】

1.期待疗法 少数输卵管妊娠可能发生自然流产或被吸收,症状较轻无需手术或药物治疗。

2.药物治疗

(1)化学药物治疗:适用于早期异位妊娠,要求保存生育能力的年轻患者。一般采用全身用药,亦可采用局部用药。全身用药常用甲氨蝶呤,治疗机制为抑制滋养细胞增生,破坏绒毛,使胚胎组织坏死、脱落、吸收。若病情无改善,甚至发生急性腹痛或输卵管破裂症状,应及时进行手术治疗。

(2)中医治疗:中医认为本病属血瘀少腹、不通则痛的实证,以活血祛瘀、消症为治则,但应严格掌握指征。

3.手术治疗 在积极纠正休克的同时,迅速开腹或经腹腔镜进行病变输卵管切除术或保守手术。

【护理措施】

(一)接受手术治疗患者的护理

1.护士在严密监测患者生命体征的同时,积极纠正患者休克症状,做好术前准备。对于严重内出血并发休克的患者,护士应立即开放静脉,交叉配血,做好输血输液的准备,以便配合医师积极纠正休克、补充血容量,并按急诊手术要求做好术前准备。

2.加强心理护理,护士术前简洁明了地向患者及家属讲明手术的必要性,并以亲切的态度和切实的行动赢得患者及家属的信任,保持周围环境安静、有序,减少和消除患者的紧张、恐惧心理,协助患者接受手术治疗方案。护士应帮助患者以正常的心态接受此次妊娠失败的现实。

(二)接受非手术治疗患者的护理

1.护士须密切观察患者的一般情况、生命体征,并重视患者的主诉,尤应注意阴道出血量与腹腔内出血量不成比例的情况。护士应协助患者正确留取血标本,以监测治疗效果。

2.患者应卧床休息,避免腹部压力增大。护士需提供相应的生活护理,并指导患者摄取足够的营养,尤其是富含铁的食物,如动物肝脏、鱼肉、豆类、绿叶蔬菜以及黑木耳等。

(三)出院指导

护士应做好妇女的健康保健工作,防止发生盆腔感染。教育患者保持良好的卫生习惯,勤洗浴、勤换衣,性伴侣稳定。发生盆腔炎后须立即彻底治疗。并告诫患者,下次妊娠要及时就医。

(周 芹)

第八节 前置胎盘

妊娠 28 周后,胎盘附着于子宫下段,甚至胎盘下缘达到或覆盖宫颈内口处,其位置低于胎儿的先露部,称为前置胎盘。前置胎盘是妊娠晚期出血最常见原因,是妊娠期的严重并发症。国内报道其发生率为 0.24%～1.57%,国外报道为 0.5%。前置胎盘中 85%～90% 为经产妇,尤其是多产妇,其发生率可达 5%。

【病因】

目前尚不明确,高龄初产妇(＞35 岁)、经产妇及多产妇、吸烟或吸毒妇女为高危人群。其病因可能与以下因素有关。

1.子宫内膜病变或损伤　多次刮宫、多产、产褥感染、剖宫产等,引起子宫内膜炎或子宫内膜损伤,使子宫蜕膜血管生长不良,当受精卵植入时,血液供应不足,胎盘为摄取足够的营养而扩大面积,延伸到子宫下段,形成前置胎盘。

2.胎盘异常　多胎妊娠时胎盘面积过大,前置胎盘发生率较单胎妊娠高1倍;胎盘位置正常而副胎盘延伸至子宫下段接近宫颈内口;膜状胎盘大而薄扩展到子宫下段,均可发生前置胎盘。

3.受精卵滋养层发育迟缓　受精卵到达子宫腔后,滋养层尚未发育到可以着床的阶段,继续下移到达子宫下段,并在此处着床而发育成前置胎盘。

【分类】

根据胎盘边缘与子宫颈内口的关系,将前置胎盘分为3类。

1.完全性前置胎盘　又称中央性前置胎盘,胎盘组织完全覆盖宫颈内口。

2.部分性前置胎盘　胎盘组织部分覆盖宫颈内口。

3.边缘性前置胎盘　胎盘附着于子宫下段,边缘到达宫颈内口,但未覆盖宫颈内口。

胎盘位于子宫下段,胎盘边缘极为接近但未达到宫颈内口,称为低置胎盘。胎盘下缘与宫颈内口的关系可因宫颈管消失、宫口扩张而改变。前置胎盘类型可因诊断时期不同而改变,如临产前为完全性前置胎盘,临产后因宫口扩张而成为部分性前置胎盘。目前临床上规定为依据处理前最后一次检查结果来决定其分类。

【临床表现】

1.症状　妊娠晚期或临产时,发生无诱因、无痛性的反复阴道出血是前置胎盘的典型症状。出血是由于妊娠晚期或临产后子宫下段逐渐伸展,宫颈管消失,宫颈扩张,但附着于子宫下段或宫颈内口的胎盘不能相应地伸展,从而导致前置部分的胎盘自其附着处剥离,血窦破裂出血。初次发生阴道出血的时间、出血量的多少、反复发作的次数与前置胎盘的类型有关。完全性前置胎盘,初次出血的时间早,在妊娠28周左右,称为"警戒性出血",反复出血的次数频繁,出血量较多,有时一次大量出血可使患者休克。边缘性前置胎盘者,初次出血时间较晚,多于妊娠37~40周或临产后,量较少。部分性前置胎盘的出血量和初次出血时间介于两者之间。

2.体征　患者情况与出血量有关,大量出血呈面色苍白、脉搏增快且微弱、血压下降等休克表现。腹部检查:子宫软,无压痛,大小与停经月份一致由于子宫下段有胎盘占据,影响胎先露部入盆,故胎先露高浮,易并发胎位异常。前置胎盘位于子宫下段前壁时,可于耻骨联合上方听到胎盘血管杂音。若已临产,宫缩为阵发性,宫缩间歇期子宫肌肉可以完全放松。

【诊断】

1.病史及临床表现　详细询问有无多次人工流产史、剖宫产史及子宫内膜炎等相关因素;妊娠过程中特别是孕28周后,是否出现过无诱因、无痛性、反复阴道出血,对前置胎盘的类型做出初步判断。

2.B超　B型超声断层显像可清楚地看到子宫壁、胎先露、宫颈和胎盘的位置,胎盘定位准确率达 95％以上,但需注意妊娠周数。许多学者认为,妊娠中期 B 超检查发现胎盘前置者,不宜判断为前置胎盘,而应称为胎盘前置状态。

3.产后检查　胎盘及胎膜对产前出血患者,产后应仔细检查胎盘胎儿面边缘有无血管断裂,可提示有无副胎盘;若胎盘的前置部分母体面有黑紫色陈旧性血块附着,或胎膜破口处距胎盘边缘＜7cm,则为部分性前置胎盘。

【治疗原则】

前置胎盘的治疗原则是制止出血、纠正贫血和预防感染。

1.期待疗法　在保证孕妇安全的前提下尽可能延长孕周,以提高围生儿存活率。适用于妊娠＜34 周、胎儿体重＜2000g、胎儿存活、阴道出血量不多,一般情况较好的孕妇。

2.终止妊娠　适用于:孕妇反复发生多量出血甚至休克者;胎龄达孕 36 周以上;胎儿肺成熟者;胎龄未达孕 36 周、出现胎儿窘迫征象或胎心异常者;出血量多危及胎儿;胎儿已死亡或出现难以存活的畸形者。剖宫产术能迅速结束分娩,既能提高胎儿存活率又能迅速减少或制止出血,是处理前置胎盘最有效最安全的方法,也是处理前置胎盘大出血的急救手段。阴道分娩仅适用于边缘性前置胎盘,胎先露为头位、临产后产程进展顺利并估计能在短时间内结束分娩者。完全性前置胎盘必须以剖宫产结束分娩,部分性前置胎以及边缘性前置胎盘的初产妇,近年也倾向于行剖宫产。

【护理措施】

1.需立即终止妊娠者　立即安排孕妇去枕侧卧位,开放静脉,配血,做好输血准备。在抢救休克的同时,按腹部手术患者的护理进行术前准备,并做好母儿生命体征监护及抢救准备工作。

2.接受期待疗法的孕妇的护理

(1)保证休息,减少刺激:孕妇需绝对卧床休息,以左侧卧位为佳,定时间断吸氧。避免各种刺激。医护人员进行腹部检查时动作要轻柔,禁做阴道检查及肛查。

(2)纠正贫血:除口服硫酸亚铁、输血等措施外,还应加强饮食营养指导,建议孕妇多食高蛋白以及含铁丰富的食物,如动物肝脏、绿叶蔬菜以及豆类等。

(3)监测病情变化:严密观察并记录孕妇生命体征,阴道出血的量、色、时间及一般状况,监测胎儿宫内状态。

(4)预防产后出血和感染:严密观察产妇的生命体征及阴道出血情况;保持会阴部清洁、干燥;胎儿娩出后,及早使用宫缩药,对新生儿严格按照高危儿护理。

(5)加强管理和宣教:指导围孕期妇女避免吸烟、酗酒等不良行为,避免多次刮宫、引产或宫内感染,防止多产。对妊娠期出血,无论量多少均应就医,做到及时诊断,正确处理。

(周　芹)

第九节　胎盘早剥

妊娠 20 周以后或分娩期,正常位置的胎盘在胎儿娩出前部分或全部从子宫壁剥离,称为胎盘早剥。胎盘早剥是妊娠晚期严重并发症,其特点为起病急、进展快,若处理不及时,可危及母儿生命。国内报道其发生率为 0.46%～2.1%,围生儿病死率为 20%～35%,是无胎盘早剥者的 15 倍。国外为 1%～2%。

【病因】

1.**孕妇血管病变** 严重妊娠期高血压疾病、慢性高血压、慢性肾脏疾病或全身血管病变时易发生胎盘早剥。其原因为:底蜕膜螺旋小动脉痉挛或硬化,引起远端毛细血管缺血坏死甚至破裂出血,血液流至底蜕膜层形成血肿,导致胎盘从子宫壁剥离。

2.**机械性因素** 外伤尤其是腹部直接受到撞击或挤压;脐带过短(<30cm)或脐带因绕颈、绕体相对过短时,分娩过程中胎儿下降牵拉脐带造成胎盘剥离;羊膜穿刺时刺破前壁胎盘附着处,血管破裂出血引起胎盘剥离。

3.**子宫静脉压突然升高** 妊娠晚期或临产后,如果孕产妇长时间取仰卧位,可发生仰卧位低血压综合征。此时由于巨大的妊娠子宫压迫下腔静脉,回心血量减少,血压下降,而子宫静脉淤血,静脉压升高,导致蜕膜静脉床淤血或破裂,部分或全部胎盘因此而自子宫壁剥离。

4.**宫腔内压力骤减** 双胎妊娠分娩时,第一胎娩出过速;羊水过多时,人工破膜后羊水流出过快,均使宫腔内压力骤减,子宫骤然收缩,胎盘与子宫壁发生错位剥离。

5.**其 他** 高龄孕妇、吸烟、可卡因滥用、孕妇代谢异常、孕妇有血栓形成倾向、子宫肌瘤、胎盘早剥史等均为胎盘早剥的高危因素。

【病理】

胎盘早剥的主要病理变化是底蜕膜出血并形成血肿,使胎盘自附着处剥离。如果剥离面小,血液很快凝固,临床可无明显症状;如果剥离面大,继续出血,形成胎盘后血肿。胎盘后血肿可使胎盘剥离面不断扩大,出血越来越多,当血液冲开了胎盘边缘及胎膜,沿胎膜与宫壁间经宫颈向外流出,即为显性出血或外出血。如果胎盘边缘仍附着于子宫壁上,或胎膜与子宫壁未剥离,血液不向外流而积聚在胎盘与子宫壁之间,为隐性出血或内出血。当内出血过多时,血液也可冲开胎盘边缘与胎膜,向宫颈口外流出,形成混合性出血。偶尔情况下,出血穿破羊膜流入羊水中,形成血性羊水。

大量内出血时,血液积聚于胎盘与子宫壁之间,局部压力不断增大,使血液向子宫肌层内浸润,引起肌纤维分离、断裂、变性,当血液浸入子宫浆膜层时,子宫表面出现紫蓝色瘀斑,在胎盘附着处更为明显,称为子宫胎盘卒中,又称库佛莱尔子宫。

严重的胎盘早剥者,从剥离处的胎盘绒毛和蜕膜中释放大量的组织凝血活酶进入母体循环,激活凝血系统而发生弥散性血管内凝血(DIC),最终导致凝血功能障碍。

【临床表现】

胎盘早剥的临床表现主要为妊娠晚期突然发生的腹痛和阴道出血。根据胎盘剥离面的大小和出血量多少可分为 3 度。

1.**Ⅰ度** 多见于分娩期,胎盘剥离面通常不超过胎盘的 1/3。主要症状为阴道出血,出血量多,色暗红,无明显腹痛或伴轻微腹痛,贫血体征不显著。腹部检查:子宫软,大小与妊娠月份相符,宫缩有间歇,胎位清,胎心率多正常,若出血量多,胎心可异常。产后检查见胎盘母体面有凝血块及压迹。

2.Ⅱ度　胎盘剥离面为胎盘面积的 1/3 左右。临床表现为突然发生持续性腹痛、腰酸或腰背痛,疼痛程度与剥离面大小及胎盘后积血量成正比。无阴道出血或仅有少量阴道出血,贫血程度与阴道出血量不相符。腹部检查:子宫大于妊娠周数,宫底随胎盘后血肿的扩大而升高。有压痛,以胎盘附着处最为明显,但若胎盘附着于子宫后壁,则子宫压痛不明显,宫缩有间歇,胎位可扪及,胎儿存活。

3.Ⅲ度　胎盘剥离面超过胎盘面积的 1/2,临床表现较Ⅱ度重。患者可出现恶心、呕吐,以及面色苍白、出汗、脉弱及血压下降等休克症状,且休克程度大多与阴道出血量不成正比。腹部检查见子宫硬如板状,子宫多处于高张状态,宫缩间歇期不能放松,胎位扪不清,胎心消失。若患者无凝血功能障碍属Ⅲ$_a$,有凝血功能障碍属Ⅲ$_b$。

【诊断检查】

1.B 超　典型声像图显示胎盘与子宫壁之间出现边缘不清的液性低回声区,胎盘异常增厚或胎盘边缘“圆形”裂开。同时可见胎儿的宫内状况(有无胎动和胎心搏动),并可排除前置胎盘。需要注意的是,超声检查阴性结果不能完全排除胎盘早剥。

2.实验室检查　包括全血细胞计数及凝血功能检查。Ⅱ度及Ⅲ度患者应检测肾功能与二氧化碳结合力,并发 DIC 时应进行筛选试验(血小板计数、凝血酶原时间、纤维蛋白原测定和3P 试验),结果可疑者,进一步做纤溶确诊试验(FDP 免疫试验、凝血酶时间、优球蛋白溶解时间等)。血纤维蛋白原<250mg/L 为异常,<150mg/L 对凝血功能障碍者有诊断意义。情况紧急时,可抽取肘静脉血 2ml 于一干燥试管中,轻叩管壁,7min 后若无血块形成或形成易碎的软凝结块,表明凝血功能障碍。

【治疗原则】

纠正休克、及时终止妊娠是处理胎盘早剥的原则。胎盘早剥患者病情危重,常处于休克状态,应在积极补充血容量的基础上及时终止妊娠。终止妊娠的方法应根据早剥的严重程度、胎儿宫内状况及宫口开大情况等决定。

【护理措施】

1.纠正休克。护士应迅速开放静脉,积极补充血容量。同时密切监测胎儿状态。

2.严密观察有无凝血功能障碍或急性肾衰竭等表现。

3.为终止妊娠做准备。

4.预防产后出血。分娩后及时给予宫缩药,并配合按摩子宫,必要时按医嘱做切除子宫的术前准备,同时预防晚期产后出血的发生。

5.在产褥期应注意加强营养,纠正贫血。更换消毒会阴垫,保持会阴清洁,防止感染。根据孕妇身体情况给予母乳喂养指导。死产者及时给予退乳措施。

(周　芹)

第十节　羊水异常

一、羊水过多

妊娠期间羊水量超过 2000ml,称为羊水过多。多数孕妇羊水增多缓慢,在较长时间内形成,称为慢性羊水过多;少数孕妇可在数日内羊水急剧增加,称为急性羊水过多。羊水过多发生率为 0.5%~1%,妊娠合并糖尿病者可达 20%。

【病因】

约 1/3 羊水过多的原因不明,称为特发性羊水过多。2/3 羊水过多可能与胎儿畸形及妊娠合并症、并发症有关。

1.多胎妊娠　多胎妊娠并发羊水过多者是单胎的 10 倍,尤以单卵双胎居多,因为单卵双胎之间血液循环相互沟通,占优势的胎儿循环血量较多,尿量增加,以致羊水增多。

2.胎儿畸形　羊水过多孕妇中约 25% 合并胎儿畸形,以中枢神经系统和上消化道畸形最为常见。如无脑儿、脑膨出与脊柱裂胎儿,因脑脊膜裸露,脉络膜组织增殖,渗出液增加,引起羊水过多;严重脑积水胎儿,缺乏中枢吞咽功能,无吞咽反射及缺乏抗利尿激素致尿量增多而引起羊水过多;18-三体、21-三体、13-三体染色体异常的,胎儿可出现吞咽羊水障碍导致羊水过多;食管及十二指肠闭锁时不能吞咽羊水而导致羊水过多。

3.孕妇和胎儿患病　如糖尿病、妊娠期高血压疾病、急性肝炎、孕妇严重贫血、ABO 或 Rh 血型不合、重症胎儿水肿等。

4.胎盘脐带病变　胎盘绒毛血管瘤直径>1cm 时,15%~30% 合并羊水过多。巨大胎盘、脐带帆状附着也可引起羊水过多。

【临床表现】

通常羊水量超过 3000ml 时才出现症状。

1.急性羊水过多　较少见,多发生于妊娠 20~24 周,羊水急剧增多,在短时间内子宫极度增大,横膈上抬,出现呼吸困难,不能平卧,甚至出现发绀,孕妇表情痛苦,腹部因张力过大而感到疼痛,食量减少。由于胀大的子宫压迫下腔静脉,影响静脉回流,导致下肢及外阴部水肿、静脉曲张。子宫明显大于妊娠月份,胎位不清,胎心遥远或听不清。

2.慢性羊水过多　约占 98%,多发生于妊娠 28~30 周,羊水可在数周内逐渐增多,多数孕妇能适应,仅感腹部增大较快,临床上无明显不适或仅出现轻微压迫症状,如胸闷、气急,但能忍受。孕妇腹部膨隆大于妊娠月份,腹壁皮肤发亮、变薄,触诊时感到皮肤张力大,有液体震动感,胎位不清,胎心遥远或听不到。

【诊断检查】

1.B超　是羊水过多的重要辅助检查方法,能了解羊水量和胎儿情况,如无脑儿、脊柱裂、胎儿水肿及双胎等。测量单一最大羊水暗区垂直深度，＞7cm 即可考虑为羊水过多。若用羊水指数法，则＞18cm 为羊水过多。国外资料羊水指数法＞20cm 诊断为羊水过多。

2.甲胎蛋白(AFP)测定　羊水及母血中 AFP 明显增高提示胎儿畸形。胎儿神经管畸形(无脑儿、脊柱裂)、上消化道闭锁等羊水 AFP 值超过正常妊娠平均值 3 个标准差以上；孕妇血清 AFP 值超过正常妊娠平均值 2 个标准差以上。

3.孕妇血糖检查　必要时行葡萄糖耐量试验，以排除妊娠期糖尿病。

4.孕妇血型检查　胎儿水肿应检查孕妇 Rh、ABO 血型，排除母儿血型不合。

5.胎儿染色体检查　需排除胎儿染色体异常时，可做羊水细胞培养，或采集胎儿血培养，做染色体核型分析，了解染色体数目、结构有无异常。

【治疗原则】

1.羊水过多合并胎儿畸形　处理原则为及时终止妊娠。

(1)慢性羊水过多孕妇的一般情况尚好，无明显心肺压迫症状，经腹羊膜腔穿刺放出适量羊水后注入依沙吖啶 50～100mg 引产。

(2)采用高位破膜器，自宫颈口沿胎膜向上送 15～16cm 刺破胎膜，使羊水以每小时 500ml 的速度缓慢流出，以免宫腔内压力骤减引起胎盘早剥。破膜放羊水过程中注意血压、脉搏及阴道出血情况。放羊水后，腹部放置沙袋或加压包扎防止休克。破膜后 12 小时仍无宫缩，需用抗生素并适当应用硫酸普拉酮钠促宫颈成熟，用缩宫素、前列腺素引产。

(3)先经腹部穿刺放出部分羊水，使压力减低后再做人工破膜，可避免胎盘早剥。

2.羊水过多合并正常胎儿　应根据羊水过多的程度与胎龄而决定处理方法。

(1)症状严重孕妇无法忍受(胎龄不足 37 周)，应穿刺放羊水，用 15～18 号腰椎穿刺针行羊膜腔穿刺，以每小时 500ml 的速度放羊水，一次不超过 1500ml，以症状缓解为度。放出羊水过多可引起早产。放羊水应在 B 型超声监测下进行，防止损伤胎盘及胎儿。严格消毒防止感染，酌情用镇静保胎药以防早产。3～4 周后可重复以减低宫腔内压力。

(2)前列腺素抑制药治疗。吲哚美辛(消炎痛)有抑制利尿的作用，用消炎痛抑制胎儿排尿治疗羊水过多。具体用量为 2.0～2.2mg/(kg·d)，用药时间 1～4 周，羊水再次增加可重复应用。用药期间，每周做 1 次 B 型超声进行监测。妊娠晚期羊水主要由胎尿形成，孕妇服用吲哚美辛后 15min 即可在胎血中检出。鉴于吲哚美辛有使动脉导管闭合的不良反应，故不宜广泛应用。

(3)妊娠已近 37 周，在确定胎儿已成熟的情况下，行人工破膜，终止妊娠。

(4)症状较轻可以继续妊娠，注意休息，低盐饮食，酌情用镇静药，严密观察羊水量的变化。

无论选用何种方式放羊水，均应从腹部固定胎儿为纵产式，严密观察宫缩，注意胎盘早剥症状与脐带脱垂的发生，预防产后出血。

【护理措施】

1.一般护理　向孕妇及其家属介绍羊水过多的原因及注意事项。包括指导孕妇摄取低钠饮食，防止便秘。减少增加腹压的活动以防胎膜早破。

2.病情观察　观察孕妇的生命体征，定期测量宫高、腹围和体重。并及时发现并发症。观察胎心、胎动及宫缩，及早发现胎儿宫内窘迫及早产的征象。人工破膜时应密切观察胎心和宫缩,及时发现胎盘早剥和脐带脱垂的征象。产后应密切观察子宫收缩及阴道出血情况,防止产后出血。

3.配合治疗 腹腔穿刺放羊水时应防止速度过快、量过多,一次放羊水量不超过1500ml,放羊水后腹部放置沙袋或加腹带包扎以防血压骤降。腹腔穿刺放羊水注意无菌操作。

二、羊水过少

妊娠晚期羊水量少于300ml者,称为羊水过少,发生率为0.4%～4%。羊水过少严重影响围生儿预后,羊水量少于50ml,围生儿死亡率高达88%。

【病因】

羊水过少主要与羊水产生减少或羊水吸收、外漏增加有关。常见原因如下。

1.胎儿畸形 如胎儿先天性肾缺如、肾发育不全、输尿管或尿道狭窄等畸形致尿少或无尿而引起羊水过少。

2.胎盘功能减退 过期妊娠、胎儿生长受限、妊娠期高血压疾病、胎盘退行性病变均能导致胎盘功能减退,胎儿宫内慢性缺氧引起胎儿血液重新分配,为保障胎儿脑和心脏血供,肾流量降低,胎儿尿生成减少导致羊水过少。

3.羊膜病变 有学者认为有些原因不明的羊水过少可能与羊膜本身病变有关。

4.胎膜早破 羊水外漏速度超过羊水生成速度,导致羊水过少。

5.孕妇患病 孕妇脱水、血容量不足时,孕妇血浆渗透压增高能使胎儿血浆渗透压相应增高,尿液形成减少。孕妇服用某些药物(如利尿药、吲哚美辛等),也能引起羊水过少。

【临床表现】

羊水过少的临床症状多不典型。孕妇于胎动时感到腹痛,胎盘功能减退时常有胎动减少。检查发现腹围、宫高均较同期妊娠者小,子宫敏感性高,轻微刺激可引起宫缩,临产后阵痛剧烈,宫缩多不协调,宫口扩张缓慢,产程延长。若羊水过少发生在妊娠早期,胎膜可与胎体粘连,造成胎儿畸形,甚至肢体短缺。若发生在妊娠中、晚期,子宫4周的压力直接作用于胎儿,容易引起肌肉骨骼畸形,如斜颈、曲背、手足畸形。现已证实,妊娠时吸入少量羊水有助于胎肺的膨胀和发育,羊水过少可致肺发育不全。也有学者提出对过期妊娠、胎儿宫内发育迟缓、妊娠期高血压疾病的孕妇,在正式临产前已有胎心变化,应考虑有羊水过少的可能。羊水过少容易发生胎儿窘迫与新生儿窒息,增加围生儿病死率。

【诊断检查】

1.B超检查 是目前诊断羊水过少的主要方法,包括定性诊断和半定量诊断。B超下发现羊水量明显减少、羊水和胎儿界面不清、胎儿肢体明显聚集重叠即可以做出羊水过少的定性诊断。定性诊断后通过进一步测量羊水池的深度对羊水过少做出半定量诊断。妊娠28～40周期间,B超测定最大暗区垂直深度(AFV)稳定在5.1cm±2.0cm范围,若AFV≤2cm为羊水过少,≤1cm为严重羊水过少。目前多采用羊水指数法(AFI)诊断羊水过少,该方法比AFV准确、可靠。AFI≤8cm时为可疑羊水过少,≤5cm则诊断为羊水过少。B超能较早地发现胎儿生长受限,以及胎儿肾缺如、肾发育不全、输尿管或尿道梗阻等畸形。

2.羊水直接测量 破膜时以羊水少于 300ml 为诊断羊水过少的标准,其性质黏稠、浑浊、暗绿色,另外在羊膜表面可见多个圆形或卵圆形结节,直径 2～4mm,淡灰黄色、不透明,内含复层鳞状上皮细胞及胎脂可支持诊断。本法缺点是不能早期诊断。

3.胎心电子监护仪检查 羊水过少的主要威胁是脐带及胎盘受压,使胎儿储备力低,NST呈无反应型,一旦子宫收缩脐带受压加重,出现胎心变异减速和晚期减速。

【治疗原则】

1.羊水过少合并胎儿畸形,应尽早终止妊娠。多选用经腹羊膜腔穿刺注入依沙吖啶引产。

2.羊水过少合并正常胎儿。

(1)终止妊娠:妊娠已足月,应终止妊娠。合并胎盘功能不良、胎儿窘迫或破膜时羊水少且胎粪严重污染,估计短时间不能结束分娩,应行剖宫产术。

(2)羊膜腔灌注法:妊娠未足月,胎肺不成熟,应增加羊水量期待疗法,延长孕周。具体方法:常规消毒腹部皮肤,在 B 超引导下行羊膜腔穿刺,以每分钟 10～15ml 速度输入 37℃ 的0.9％氯化钠注射液 200～300ml。同时,应选用宫缩抑制药预防流产或早产。

【护理措施】

1.一般护理 向孕妇及其家属介绍羊水过少的可能原因。教会孕妇胎动的监测方法和技巧,同时积极预防胎膜早破的发生。

2.病情观察 观察孕妇的生命体征,定期测量宫高、腹围和体重,判断病情进展。根据胎盘功能测定结果、胎动、胎心检测和宫缩变化,及时发现并发症。羊水过少者,严格 B 超监测并注意观察有无胎儿畸形。

3.配合治疗 若合并过期妊娠、胎儿宫内发育迟缓等需及时终止妊娠者,应遵医嘱做好阴道助产或剖宫产的准备。若羊水过少合并胎膜早破或者产程中发现羊水过少,需遵医嘱进行预防性羊水输液者,应注意严格无菌操作。

(周　芹)

第十一节　多胎妊娠

一次妊娠宫腔内同时有 2 个或 2 个以上胎儿时称多胎妊娠。其发生率在不同的国家、地区、人种之间有一定差异,我国双胎与单胎之比为 1:(66～104)。近年来由于促排卵药物及辅助生殖技术的应用,双胎及多胎的发生率有上升趋势。主要与遗传、年龄和胎次、使用促排卵药物有关。

【临床表现】

1.症状 妊娠期早孕反应较重,子宫增大快且大于孕周,尤其是妊娠 24 周以后。因子宫增大明显,使膈肌抬高,引起呼吸困难;胃部受压、胀满、食欲下降;孕妇会感到极度疲劳和腰背疼痛;会出现下肢静脉曲张、水肿、痔疮发作等压迫症状;孕妇自诉多处有胎动。

2.体征　宫底高度大于正常孕周,腹部可触及 2 个胎头、多个肢体,胎动的部位不固定且胎动频繁,在腹部的不同部位可听到 2 个胎心,且两者速率不一、相差大于每分钟 10 次。

【辅助检查】

B 超:可以早期诊断双胎、畸胎,能提高双胎妊娠的孕期监护质量。B 超检查在孕 7～8 周时见到两个妊娠囊,孕 13 周后清楚显示两个胎头光环及各自拥有的脊柱、躯干、肢体等,B 型超声对中、晚期的双胎妊娠诊断率几乎达 100%。

【治疗原则】

1.妊娠期　确诊双胎妊娠者,应增加产前检查次数,注意休息.加强营养,预防贫血、妊娠期高血压疾病的发生,防止早产、羊水过多、产前出血等。

2.分娩期　观察产程和胎心变化,如发现有宫缩乏力或产程延长,应及时处理。第 1 个胎儿娩出后,应立即断脐,助手扶正第 2 个胎儿的胎位,保持纵产式,等待第 2 个胎儿自然娩出。如等待 15min 仍无宫缩,可人工破膜并静脉滴注缩宫素促进宫缩。如第 1 个胎儿为臀位,第 2 个胎儿为头位,应注意防止胎头交锁导致难产。

3.产褥期　为预防产后出血的发生,第 2 个胎儿娩出后应立即肌内注射或静脉滴注缩宫素,腹部放置沙袋,防止腹压骤降引起休克。

【护理】

1.护理评估

(1)病史:询问家庭中有无多产史,孕妇的年龄、胎次,孕前是否使用促排卵药。

(2)身心状况:评估孕妇的早孕反应程度,食欲、呼吸情况,以及下肢水肿、静脉曲张程度。孕妇常感到有多处胎动。双胎妊娠的孕妇在孕期必须适应 2 次角色转变,首先是接受妊娠,其次是接受双胎妊娠。双胎妊娠属高危妊娠,孕妇既兴奋又担心胎儿的安危。

(3)专科检查:有下列情况的应考虑双胎妊娠,子宫比孕周大,羊水量也较多;孕晚期触及多个小肢体和两个胎头;胎头较小,与子宫大小不成比例;在不同部位听到 2 个频率不同的胎心,胎心每分钟相差 10 次以上,或两胎心音之间有无音区;孕中、晚期体重增加过快,不能用水肿及肥胖解释。

2.护理要点与措施

(1)妊娠期护理

①病情观察:双胎妊娠孕妇易伴发妊娠期高血压疾病、妊娠期肝内胆汁淤积症、羊水过多、前置胎盘、贫血等并发症,因此,此类孕妇需按高危妊娠管理,增加孕检次数,注意观察血压及蛋白尿的变化,注意孕妇有无瘙痒主诉,及时发现异常并处理。

②防止早产:双胎母亲应增加每日卧床休息时间,减少活动量,若产兆发生在 34 周以前,应给予缩宫抑制药。

(2)分娩期护理

①产程观察:严密观察产程进展和胎心率的变化,如发现有宫缩乏力或产程延长,应及时处理。

②正确处理第二产程:当第 1 胎娩出后,胎盘侧脐带必须立即夹紧,以防第 2 个胎儿失血。

行阴道检查,了解第 2 个胎儿先露情况,助手应在腹部将第 2 个胎儿固定成纵产式,并监听胎心,注意阴道出血,尽早发现脐带脱垂和胎盘早剥,若等 15min 仍无宫缩,可行人工破膜加缩宫素静脉滴注促进子宫收缩。若发现脐带脱垂和胎盘早剥,及时用产钳助产或臀牵引娩出第 2 个胎儿。

③预防产后出血:在第 2 个胎儿前肩娩出时,静脉推注缩宫素 10U,或使用卡前列甲酯栓 1 枚,舌下含服,同时腹部置沙袋,以腹带紧裹腹部,预防腹压骤降引起休克。

④检查胎盘:胎盘娩出后,应仔细检查胎盘、胎膜的完整性与相互关系,根据胎膜情况判断是单卵双胎还是双卵双胎。

(3)产褥期护理:注意观察阴道出血和子宫复旧情况,及时按摩子宫,腹部置沙袋 6h 以上,维持静脉通道 12h 以上,防止产后出血。保持会阴部清洁、干燥,避免发生产褥感染。指导产妇进行母乳喂养。

3.健康教育

(1)孕检指导:告知孕妇双胎妊娠为高危妊娠,需增加产前检查次数;发现异常,随时就诊。

(2)活动指导:晚孕期,要求多卧床休息,防止跌伤。卧床时最好左侧卧位,增加子宫、胎盘的血供,减少早产概率。双胎妊娠孕妇腰背部疼痛症状较明显,可做骨盆倾斜运动或局部热敷。注意抬高下肢,使用抗血栓压力带,预防静脉曲张的发生。

(3)饮食指导:双胎妊娠孕妇胃区受压致食欲缺乏,因此应鼓励孕妇少量多餐,进食含高蛋白质、高维生素、富含必需脂肪酸的食物,注意补充铁剂、叶酸及钙剂,满足孕期需要。

(4)心理指导:帮助双胎妊娠的孕妇完成角色转变,接受成为两个孩子母亲的事实。对有并发症的孕妇,要鼓励其积极配合治疗,保持心情愉快。

(5)自我护理指导:保持外阴部清洁,观察阴道出血情况,发现阴道出血增多或恶露有异味要及时就诊。

(周 芹)

第十二节 胎儿窘迫

胎儿窘迫是指胎儿在子宫内因急性或慢性缺氧危及其健康和生命的综合症状,发病率为 2.7%～38.5%。急性胎儿窘迫多发生在分娩期;慢性胎儿窘迫常发生在妊娠晚期,慢性胎儿窘迫在临产后往往表现为急性胎儿窘迫。

母体血压含氧量不足、母胎间血氧运输及交换障碍、胎儿自身因素异常,均可引起胎儿缺氧,导致胎儿低氧血症、高碳酸血症及代谢性酸中毒,如果处理不及时可造成胎儿中枢神经及其他器官的损伤,严重者导致死亡。引起胎儿急性缺氧的常见因素有:①前置胎盘、胎盘早剥;②脐带异常,如脐带绕颈、脐带真结、脐带扭转、脐带脱垂、脐带血肿、脐带过长或过短、脐带附着于胎膜等;③母体严重血循环障碍致胎盘灌注急剧减少,如各种原因导致休克等;④缩宫素使用不当,造成过强及不协调宫缩,宫内压长时间超过母血进入绒毛间隙的平均动脉压;⑤孕妇应用麻醉药及镇静剂过量,抑制呼吸。引起慢性缺氧的常见原因有:①母体血液含氧量不足;②子宫胎盘血管硬化、狭窄、梗死;③胎儿患严重的循环系统、呼吸系统疾病、胎儿畸形等致胎儿运输和利用氧能力下降。

【临床表现】

1.胎心率异常　胎心率变化是急性胎儿窘迫的重要征象,正常胎心率为 $120\sim160/min$,规律。缺氧早期,胎心率加快$>160/min$;严重缺氧时,胎心率$<120/min$。

2.胎动异常　缺氧早期为胎动频繁,继而减弱或减少,进而消失。

3.羊水胎粪污染　Ⅰ度浅绿色,常见慢性缺氧;Ⅱ度深绿色或黄绿色,提示急性缺氧;Ⅲ度为棕黄色,提示严重缺氧。

【辅助检查】

1.胎盘功能检查　出现胎儿窘迫的孕妇一般 24h 尿 E3 值急骤减少 $30\%\sim40\%$,或于妊娠末期连续多次测定在 10mg/24h 以下。

2.胎心监测

(1)NST 无反应型。

(2)无胎动或宫缩时,胎心率基线$>180/min$ 或$<120/min$,持续 10min 以上。

(3)基线变异频率$<5/min$。

(4)OCT 出现晚期减速或变异减速。

3.胎儿头皮血血气分析　$pH<7.20$,$PO_2<10mmHg$,$PCO_2>60mmHg$,可诊断为胎儿酸中毒。

【治疗原则】

1.改变产妇体位　建议产妇左侧或右侧卧位,避免平卧。

2.吸氧　高流量吸氧,持续 30min,观察胎心变化。

3.降低宫缩的频率和强度　如因缩宫素使宫缩过强造成胎心率减慢者,应立即停止静脉滴注,必要时使用宫缩抑制药。

4.改善产妇的血液循环　如产妇有脱水、血容量不足的情况,应予补液、补血,纠正低血压状态。

5.纠正酸中毒和电解质紊乱

6.急性胎儿窘迫者　如宫口开全,胎先露部已达坐骨棘平面以下 3cm 者,应尽快阴道助产娩出胎儿;宫颈未完全扩张,胎儿窘迫情况不严重者,给予吸氧,嘱产妇左侧卧位,观察 10min,如胎心率变为正常,可继续观察。病情紧迫或经上述处理无效者,立即剖宫产结束分娩。

【护理】

1.护理评估

(1)病史:了解孕妇的年龄、生育史、内科疾病史如高血压、慢性肾炎、心脏病等;本次妊娠经过如妊娠高血压疾病、胎膜早破、子宫过度膨胀(如羊水过多和多胎妊娠);分娩经过如产程延长(特别是第二产程延长)、缩宫素使用不当。了解胎盘功能情况及有无胎儿畸形。

(2)身心状况:胎儿窘迫时,孕妇自感胎动变化。在缺氧早期可表现为胎动过频,每 12 小时＞30次,如缺氧未纠正或加重则胎动转弱且次数减少,进而消失。胎儿轻微或慢性缺氧时,胎心率加快,＞160/min,且不规律或减弱;如长时间或严重缺氧,则会使胎心率减慢,＜120/min,以减低氧的消耗。胎心率＜100/min,提示胎儿危险。胎儿缺氧可致胎粪排入羊水中,使羊水出现不同程度的污染。

孕产妇因为胎儿的生命遭遇危险而产生焦虑、恐惧,对需要手术结束分娩产生犹豫。对于胎儿不幸死亡的孕产妇,心理受到强烈的创伤,通常会经历否认、愤怒、抑郁、接受的心理过程。

2.护理要点及措施

(1)严密监测病情变化:使用胎心监护仪,密切观察胎心率的变化;记录胎动变化情况;如已破膜者,注意观察羊水的颜色和量,必要时协助医生取胎儿头皮血,以明确胎儿缺氧的严重程度;注意产妇的生命体征变化和产程进展情况。

(2)改善胎儿窘迫状况,促进母儿健康:协助产妇左侧卧位;给予鼻导管或面罩间断吸氧,8～10L/min;鼓励产妇进食水,积极处理并发症;如有缩宫素静脉滴注者,要立即停止使用,宫缩过强者,需使用宫缩抑制药。

(3)做好新生儿抢救的准备:无论临产前还是产程中出现胎儿窘迫症状,都应通知产科和儿科医生到场,备好急救药品和物品,准备新生儿窒息复苏。如需手术者,要立即完善术前准备。

(4)心理护理:向孕产妇夫妇提供相关信息,包括医疗措施的目的、操作过程、预期结果及孕产妇需做的配合,将真实情况告知产妇及其家属,对其疑虑给予适当解释,有助于减轻焦虑,帮助他们面对现实。对胎儿不幸死亡的产妇,护士应将其安排在无新生儿干扰的病房,多关心产妇,建议家属多陪伴产妇,鼓励她们诉说悲伤,允许她们以自己的方式应对不幸事件。

3.健康教育

(1)教会孕妇自数胎动的方法:嘱孕妇每日早、中、晚自行计数胎动各1h,3h胎动之和乘以4得到12h的胎动计数。＞30次为正常,＜10次或胎动次数减少超过原来胎动数的50%而不能恢复者,为胎动过少,是胎儿缺氧的征兆,需及时就医或报告医护人员。

(2)疾病知识宣教:向孕妇讲解胎儿窘迫的可能原因以及对母儿的影响,讲解吸氧和左侧卧位的意义,使孕妇积极配合治疗护理。

(周 芹)

第十三节 胎膜早破

在临产前胎膜自然破裂称为胎膜早破。是分娩期常见的并发症,发生率占分娩总数的2.7%～17%,发生在早产者为足月产的2.5～3倍。胎膜早破可引起早产和脐带脱垂及母婴感染。主要病因有:生殖道病原微生物上行感染、羊膜腔压力增高、胎膜受力不均、营养因素、宫颈内口松弛等。

【临床表现】

1.症状　孕妇突感较多的液体自阴道流出,继而少量间断性排出。腹压增加时,如咳嗽、打喷嚏、负重等羊水即流出。

2.体征　肛检将胎先露上推时见到流液量增多,或用阴道窥器撑开阴道,在阴道后穹有清亮液体积聚或有液体自宫颈流出。

【辅助检查】

1.阴道液酸碱度检查　正常阴道分泌物的 pH 为 4.5～5.5,而羊水的 pH 为 7.0～7.5,尿液为 5.5～6.5,用硝基试纸测试,试纸变蓝,视为阳性,则胎膜破裂的可能性极大。

2.阴道涂片检查　将阴道分泌物标本涂抹于玻片上,干燥后在显微镜下观察,呈羊齿状结晶,表示已破水,涂片用 0.5% 尼罗蓝染色,在显微镜下可见橘黄色的胎儿上皮细胞和胎脂,可判断已破水。

3.羊膜镜检查　可直视胎先露,看不到前羊膜囊,即可确认为胎膜早破。

【治疗原则】

1.期待疗法　适用于妊娠 28～35 周、胎膜早破不伴感染、羊水池深度≥3cm 者。

2.终止妊娠　适用于妊娠＞35 周者,可选择阴道分娩或剖宫产。

【护理】

1.护理评估

(1)病史:通过询问或查阅产前检查记录,了解诱发胎膜早破的原因,掌握胎膜破裂的确切时间,确定妊娠周数。

(2)身心状况:观察孕妇阴道液体流出的色、量,有无异味,在腹压增加的情况下有无液体流出或流出量增加,监测体温、脉搏、呼吸、血象,监测胎心音的变化,以判断有无感染、脐带脱垂、胎儿窘迫的存在。注意评估有无子宫收缩及阴道血性分泌物流出等先兆早产的征象。

评估孕妇的情绪反应,由于突然发生不可自控的阴道流液,往往惊慌失措,担心会影响胎儿及自身的健康,而出现焦虑不安、紧张、恐惧等表现。

2.护理要点与措施

(1)严密观察胎儿情况,预防胎儿窘迫:①破膜后立即听胎心音,观察羊水的量、性状及气味,并记录。②胎位异常、胎先露尚未衔接者,应嘱孕妇绝对卧床休息,以侧卧位为宜,以防脐带脱垂。③密切注意产兆(分娩先兆),如孕周＜35 周出现产兆者,应立即通知医师,遵医嘱给予保胎治疗,并观察保胎效果;遵医嘱给予地塞米松,以促胎肺成熟。④指导孕妇自数胎动,严密观察胎心音变化,必要时行胎心监护,注意有无胎儿窘迫和脐带受压的特殊胎心率表现,发现异常及时报告医生,并协助医生尽早终止妊娠。⑤视情况给予间断或持续吸氧,以预防或改善胎儿缺氧。

(2)积极预防感染:①密切观察孕妇的生命体征,白细胞计数,注意阴道分泌物有无异味,以判断有无感染。②尽量减少肛检次数,如需阴道检查,应严格无菌操作。③嘱孕妇用消毒会阴垫,勤换会阴垫,保持清洁干燥,行会阴擦洗,每日 2 次。④破膜时间超过 12h 者,遵医嘱给予抗生素预防感染。⑤孕周＞35 周、超过 24h 尚未临产者,应予以引产,有产科指征者考虑剖宫产术。⑥在观察过程中,不管是否足月,一旦出现感染征象,均应及早终止妊娠,以防随着破膜时间的延长而加重感染。⑦产后遵医嘱常规使用抗生素,以预防感染。

3.健康教育

(1)疾病知识指导:向孕妇讲解严格卧床休息和预防感染的重要性,即胎膜早破后,随着羊水外流和重力的作用,容易发生脐带脱垂,严重威胁胎儿生命;羊膜腔通过阴道与外界相通,容易发生逆行感染,使孕妇积极配合治疗。

(2)自我监测指导:教会孕妇自我监测胎动和宫缩的方法,如发现胎动异常、规律宫缩或有阴道脱出物要立即报告医护人员。

(3)心理指导:帮助孕妇分析目前的状况,及时提供胎儿宫内的信息,以减轻孕妇焦虑、紧张的情绪。

(周　芹)

第十四节　产力异常

产力,即分娩动力,包括子宫收缩力、腹肌和膈肌收缩力以及肛提肌收缩力,其中以子宫收缩力为主。在分娩过程中,子宫收缩的节律性、对称性及极性不正常或强度、频率有改变称为子宫收缩力异常。子宫收缩力异常分为子宫收缩乏力和子宫收缩过强两类,每类又分为协调性子宫收缩和不协调性子宫收缩。

【产力异常对母儿影响】

1.子宫收缩乏力对母儿的影响

(1)对产妇的影响:由于宫缩乏力导致产程延长,产妇体力消耗,可出现疲乏无力、肠胀气、排尿困难等,严重时可引起脱水、酸中毒、低钾血症。膀胱长时间被压迫于胎头和耻骨联合之间,可导致组织缺血、水肿、坏死,形成膀胱阴道瘘或尿道阴道瘘。产后宫缩乏力影响胎盘的剥离、娩出和子宫血窦关闭,引起产后出血。

(2)对胎儿的影响:协调性宫缩乏力易造成胎头在骨盆腔内旋转异常,使胎儿不能完成分娩机转,增加难产概率;不协调性子宫收缩乏力使子宫壁不能完全放松,影响子宫胎盘循环,胎儿易发生宫内缺氧。

2.子宫收缩过强对母儿的影响

(1)对产妇的影响:子宫收缩过强、过频、产程进展迅速,产道来不及扩张而发生严重裂伤。

(2)对胎儿、新生儿的影响:宫缩过强、过频影响子宫胎盘的血液循环,使胎儿宫内缺氧,易发生胎儿窘迫、新生儿窒息或死亡。胎儿娩出过快,使胎头在产道内受到的压力突然解除,可致新生儿颅内出血。

【临床表现】

1.子宫收缩乏力

(1)协调性子宫收缩乏力(低张性子宫收缩乏力):又分为原发性子宫收缩乏力和继发性子宫收缩乏力。原发性子宫收缩乏力是指产程开始子宫收缩乏力,宫口不能如期扩张,胎先露部不能如期下降,产程延长;继发性子宫收缩乏力是指产程开始子宫收缩正常,只是在产程进展到某阶段(多在活跃期或第二产程),子宫收缩力转弱,产程进展缓慢,甚至停滞。协调性子宫收缩乏力表现为:子宫收缩具有正常的节律性、对称性和极性,但收缩力弱,宫腔压力低,持续时间短,间歇期长而不规则,宫缩每10分钟2次。当子宫收缩达极性期时,子宫体不隆起而变硬,用手指压宫底部肌壁仍可出现凹陷,产程延长或停滞。

(2)不协调子宫收缩乏力(高张性子宫收缩乏力):表现为子宫的极性倒置,宫缩不是起自两侧子宫角,宫缩的兴奋点来自于子宫的一处或多处,节律不协调。宫缩时,宫底部不强,而是中段或下段,宫缩间歇期子宫壁不能完全松弛,表现为子宫收缩不协调,这种宫缩不能使宫口扩张,胎先露下降,属无效宫缩。

2.子宫收缩过强

(1)协调性子宫收缩过强:表现为子宫收缩的节律性、对称性和极性均正常,仅子宫收缩力过强、过频。如产道无阻力,宫颈在短时间内迅速开全,分娩在短时间内结束,总产程不足3h,称为急产。急产产妇往往有痛苦面容,大声喊叫。

(2)不协调性子宫收缩过强:有两种表现。①强直性子宫收缩:并非子宫肌组织功能异常,而是宫颈口以上部分的子宫肌层出现强直性痉挛性收缩。产妇持续性腹痛、烦躁不安。胎方位触诊不清,胎心音听不清。有时可在脐下或脐平处见一环状凹陷,即病理缩复环。②子宫痉挛性狭窄环:指子宫壁某部肌肉呈痉挛性不协调性收缩所形成的环状狭窄,持续不放松。表现在子宫上、下段交界处,胎体的某一狭窄部如胎颈部及胎腰部。孕妇持续性腹痛、烦躁,宫颈扩张缓慢,胎先露下降停滞,胎心时快时慢。此环特点是不随宫缩上升,阴道检查可触及狭窄环。

【治疗原则】

1.协调性子宫收缩乏力

(1)不论是原发性还是继发性,一旦出现,首先寻找原因,有无头盆不称和胎位异常。了解宫颈扩张和胎先露部下降情况。发现有头盆不称,估计不能从阴道分娩者,应及时行剖宫产术结束分娩;如判断无头盆不称和胎位异常,估计能从阴道分娩者,则应考虑实施加强宫缩措施。

(2)对不能进食者可以静脉补充营养,给予10%葡萄糖注射液500ml加入维生素C2g。伴有酸中毒时应静脉滴注5%碳酸氢钠注射液。产妇过度疲劳,可给予地西泮10mg缓慢静脉注射或者盐酸派替啶100mg肌内注射。

(3)加强子宫收缩。①人工破膜:宫颈扩张3cm或以上,无头盆不称、胎头衔接者,可行人工破膜。破膜后,胎头直接紧贴子宫下段及宫颈,引起反射性子宫收缩,加速产程进展。②静脉滴注缩宫素:适用于协调性子宫收缩乏力、胎心好、胎位正常、头盆相称者。

(4)第二产程:如无头盆不称,出现子宫收缩乏力,也应加强子宫收缩,给予缩宫素静脉滴注促进产程进展。如胎头双顶径已通过坐骨棘平面,可行产钳助产。

(5)第三产程:为预防产后出血,当胎儿前肩娩出时,给予缩宫素静脉滴注。

2.不协调性子宫收缩乏力 调节子宫收缩,恢复子宫收缩性。给予哌替啶10mg肌内注射或者吗啡10～15mg皮下注射。使产妇充分休息,休息后能恢复协调性子宫收缩。如上述处理,不协调性宫缩未能纠正,或伴有胎儿宫内窘迫、头盆不称,均行剖宫产结束分娩。

3.协调性子宫收缩过强 有急产史的产妇,在预产期前1～2周不宜外出远走,以免发生意外,有条件者应提前住院待产。临产后不宜灌肠。提前做好接生及新生儿窒息抢救准备工作。胎儿娩出时嘱产妇勿向下屏气。如发生急产,应给予新生儿肌内注射维生素 K_1,预防颅内出血。若急产来不及消毒及新生儿坠地者,及时检查伤情,肌内注射破伤风抗毒素 1500U和抗生素预防感染。产后仔细检查宫颈、阴道、外阴,如有撕裂应及时缝合,并给予抗生素预防感染。

4.不协调性子宫收缩过强

(1)强直性子宫收缩:应及时给予宫缩抑制药,如 25%硫酸镁注射液 20ml 加入 5%葡萄糖注射液 20ml 缓慢静脉注射,或肾上腺素 1mg 加入 5%葡萄糖注射液 250ml 内静脉滴注。如属梗阻性原因,应立即行剖宫产术。

(2)子宫痉挛性狭窄环:应寻找原因,及时给予纠正。禁止阴道、宫腔内操作,停用缩宫素等,以减少刺激,如无胎儿窘迫征象,可给予如哌替啶或吗啡,以消除异常宫缩。当子宫收缩恢复正常时,可行阴道助产或等待自然分娩。如经上述处理不能缓解,宫口未开全,胎先露部高,或伴有胎儿窘迫征象,均应行剖宫产术结束分娩。

【护理】

1.护理评估

(1)病史。认真阅读产前检查记录,如产妇身高、骨盆测量值、胎儿大小,同时了解有无妊娠合并症,有无急产史及使用镇静药或催产药物的情况。

(2)身体评估。①产力方面评估:子宫收缩的节律性(持续时间、间隔时间和强度)、极性。对使用缩宫素的产妇,注意产妇对缩宫素的反应。②胎儿方面:评估胎儿的胎产式、胎先露、胎方位及胎儿的大小。③产道方面:阴道检查,了解宫颈软硬度和扩张情况及尾骨活动度,了解是否存在骨盆狭窄的情况。

2.护理要点与措施

(1)预防异常分娩的发生:鼓励产妇多进食,必要时可从静脉补充营养。避免过多使用镇静药物,注意检查有无头盆不称。指导产妇及时排空膀胱,必要时可行导尿。

(2)提供减轻疼痛的支持性措施:鼓励深呼吸,按摩腰、背部减轻疼痛。

(3)提供心理支持:提供信息支持,减轻焦虑,鼓励陪伴分娩,护理人员需保持亲切关怀及理解的态度,鼓励产妇及家属表达出他们担心的事及感受。告知有关异常分娩的原因和对胎儿及母亲的影响,以及目前产程进展及其治疗护理程序,以减轻焦虑,减少异常分娩的发生。

(4)加强产时监护:观察宫缩、胎心率及产妇的生命体征的变化,以及早发现异常分娩,减少母体衰竭及胎儿窘迫的概率。尤其是使用缩宫素的产妇,持续评估宫缩、宫颈扩张及先露下降的情况,了解产程进展。

(5)急产的处理:对于已发生产程进展过快的产妇,可指导产妇于每次宫缩时张口呼气,不要向下用力,减缓分娩速度,为消毒会阴,做好接生准备赢得时间。如果分娩无法避免,护理人员可采取紧急接生方法,而不可试着用力将胎头推回产道或夹紧双腿企图延缓分娩,因为这可能造成新生儿头部受伤。产后密切观察是否有产后出血及感染。

3.健康教育

(1)生活指导:指导产妇采取左侧卧位,鼓励进行适当的活动,有利于加强宫缩。

（2）增加营养：告知产妇宫缩乏力与饮食、休息的关系，鼓励产妇增加营养，提高身体素质，以防宫缩乏力。

（3）产程配合：对于子宫收缩乏力的产妇，告知灌肠和及时排空膀胱的目的，是有利于加强宫缩；对于已发生产程进展过速的产妇，可指导产妇于每次宫缩时放松，不使用腹压，减缓分娩速度。

（4）预防损伤：有急产史的产妇提前2周住院待产，以防院外分娩，造成损伤和意外。

（5）卫生指导：保持外阴清洁，宫缩乏力，产程延长者容易发生产褥感染，应指导产妇每日擦洗外阴，勤换内裤，同时学会观察恶露，发现异常情况及时就诊。

（周　芹）

第十五节　产道异常

产道异常包括骨产道异常及软产道异常。它可使胎儿娩出受阻，临床上以骨产道异常为多见。狭窄骨盆是指骨盆径线过短或形态异常，致使骨盆腔小于胎先露部可通过的限度，阻碍胎先露部下降，影响产程顺利进展。

【分类】

1.骨盆入口平面狭窄　常见于扁平骨盆，其入口平面呈横扁圆形，骶耻外径线<18cm，骨盆入口前后径<10cm。

2.中骨盆及骨盆出口平面狭窄　见于漏斗骨盆。漏斗骨盆是指骨盆入口平面各径线正常，两侧骨盆壁向内倾斜，状似漏斗。特点是中骨盆及骨盆出口平面均狭窄，使坐骨棘间径、坐骨结节间径缩短，耻骨弓<90°坐骨结节间径与出口后矢状径之和<15cm。

3.骨盆3个平面均狭窄　骨盆外形属女性骨盆。但骨盆入口、中骨盆及骨盆出口平面均狭窄，每个平面径线均小于正常值2cm或更多，又称均小骨盆，多见于身材矮小、体形匀称的妇女。

【临床表现及治疗原则】

1.骨盆狭窄对母儿的影响及处理原则

（1）骨盆入口平面狭窄：影响先露部衔接，容易发生胎位异常，引起继发性子宫收缩乏力，导致产程延长或者停滞。应明确狭窄骨盆的类别和程度，了解胎位、胎心、宫缩强弱、宫颈扩张程度、破膜与否，结合年龄、产次、既往分娩史综合判断，决定分娩方式。

（2）中骨盆平面狭窄：影响胎头内旋转，容易发生持续性枕横位或枕后位。胎头长时间嵌顿于产道内，压迫软组织引起局部缺血、水肿、坏死、脱落，于产后形成生殖道瘘；胎膜早破及手术助产增加感染机会。严重梗阻性难产如不及时处理，可导致先兆子宫破裂，甚至子宫破裂，危及产妇和胎儿生命。如宫口开全，胎头双顶径达坐骨棘水平或更低，可经阴道分娩。如胎头双顶径未达坐骨棘水平，或出现胎儿窘迫征象，应行剖宫产术结束分娩。

（3）骨盆3个平面均狭窄（均小骨盆）：如估计胎儿不大，头盆相称，可以试产。如胎儿较大，有绝对性头盆不称，胎儿不能通过产道，应尽早行剖宫产术。

(4)对胎儿及新生儿的影响:头盆不称容易发生胎膜早破、脐带脱垂,导致胎儿窘迫,甚至胎儿死亡;产程延长,抬头受压,缺血缺氧容易发生颅内出血;产道狭窄使手术助产概率增多,易发生新生儿产伤及感染。

2.软产道异常的临床表现及处理原则

(1)阴道异常:常见阴道横膈、纵隔和阴道狭窄。

①阴道横膈:多位于阴道上段。在横膈中央或稍偏一侧多有一小孔,容易被误认为宫颈外口。阴道横膈可影响胎先露部下降,若横膈被撑薄,可在直视下自小孔处将膈做 X 形切开。横膈被切开后,因胎先露部下降压迫,通常无明显出血,待分娩结束再切除剩余的膈,用肠线间断或连续锁边缝合残端。如横膈高且坚厚,阻碍胎先露部下降,则需行剖宫产结束分娩。

②阴道纵隔:阴道纵隔如伴有双子宫、双宫颈,当位于一侧子宫内的胎儿下降,通过该侧阴道娩出时,纵隔被推向对侧,分娩多无阻碍。当阴道纵隔发生于单宫颈时,纵隔位于胎先露部的前方。如纵隔薄,可在胎儿先露部继续下降时自行断裂,分娩无阻碍。如纵隔厚,阻碍胎先露下降,需在纵隔中间剪断,待分娩结束后,再剪除剩余部分,用肠线间断或连续锁边缝合残端。

③阴道狭窄:由产伤、药物腐蚀、手术感染致使阴道瘢痕挛缩形成阴道狭窄,如位置低、狭窄轻,可做较大的会阴侧切,经阴道分娩。如位置高、狭窄重、范围广,应行剖宫产结束分娩。

(2)宫颈异常

①宫颈外口粘连:表现为宫颈管已消失而宫口却不扩张,仍为一很小的孔。用手指分离粘连的小孔,宫口可在短时间开全,但有时为使宫口开大,需行宫颈切除术。

②宫颈水肿:多见于持续性枕后位或滞产,宫口未开全而过早使用腹压,致使宫颈前唇长时间被压于胎头与耻骨联合之间,血液回流受阻引起水肿,影响宫颈扩张。可宫颈注射药物减轻水肿,待宫口近开全,上推宫颈前唇,使其越过胎头,即可经阴道分娩。如经上述处理无效,宫口不能继续扩张可行剖宫产。

③宫颈坚韧:常见于高龄初产妇。宫颈组织缺乏弹性或精神过度紧张,使宫颈挛缩,宫颈不易扩张。可静脉注射地西泮 10mg。也可在宫颈两侧注射麻醉药物,如不见缓解,应行剖宫产。

④宫颈瘢痕:宫颈陈旧性损伤,如宫颈锥切术后、宫颈裂伤修补术后等所致的宫颈瘢痕,通常于妊娠后可以软化,如宫缩很强,宫颈仍不能扩张,应行剖宫产。

⑤子宫颈癌:宫颈质地硬而脆,缺乏伸展性,临产后影响宫颈扩张,如阴道分娩,有发生大出血、裂伤、感染及癌扩散的危险,应行剖宫产结束分娩。

⑥宫颈肌瘤:生长在子宫下段及宫颈的较大肌瘤,占据盆腔或阻塞于骨盆入口时,影响胎先露部进入骨盆入口,应行剖宫产。如肌瘤在骨盆入口以上而胎头已入盆,肌瘤不阻塞产道可经阴道分娩。

【护理】

1.护理评估

(1)病史:询问孕妇幼年时有无佝偻病、脊髓灰质炎、脊柱或髋关节结核及外伤史。

（2）身体评估

1）一般检查。测量身高，如孕妇身高在 145cm 以下，应警惕均小骨盆。注意观察孕妇体型、步态，有无跛足，有无脊柱和髋关节畸形，是否为尖腹及悬垂腹。

2）腹部检查。

①腹部形态：测量子宫底高度及腹围，B超观察胎儿先露与骨盆的关系，胎头双顶径、胸径、腹径、股骨长度，预测胎儿体重，判断能否顺利通过产道。

②胎位异常：骨盆入口狭窄往往因头盆不称，胎头不易入盆导致胎位异常，如臀先露、肩先露。中骨盆狭窄影响已入盆的胎头内旋转，常导致持续性枕横位、枕后位等。

③估计头盆关系：正常情况下，部分初产妇在预产期的前两周，经产妇于临产后，胎头应入盆。如已临产，胎头仍未入盆，则应充分估计头盆关系。

检查头盆是否相称的具体方法为：孕妇排空膀胱，仰卧，两腿伸直。检查者将手放在耻骨联合上方，将浮动的胎头向骨盆腔方向推压。如胎头低于耻骨联合平面，表示胎头可以入盆，头盆相称，称为跨耻征阴性；如胎头与耻骨联合在同一平面，表示可疑头盆明显不称，称为跨耻征阳性。对出现跨耻征阳性的孕妇，应让其两腿屈曲半卧位，再次检查胎头跨耻征，如转为阴性，提示骨盆倾斜度异常，而不是头盆不称。

③骨盆外测量。骨盆外测量各径线小于正常值 2cm 或以上为均小骨盆；骶耻外径＜18cm 为扁平骨盆。坐骨结节间径＜8cm，耻骨弓角度＜90°为漏斗骨盆。

2.护理要点与措施

（1）病情观察：密切观察产程进展及胎心率、子宫收缩情况，及早发现不协调子宫收缩、宫缩过强、胎儿宫内窘迫及子宫先兆破裂情况。

（2）预防胎儿窘迫：有头盆不称、胎头无法入盆而胎膜破裂时，易造成脐带脱垂及胎儿宫内窘迫，须密切观察胎心率变化。

（3）体位护理：可采取坐位或者蹲位以纠正骨盆倾斜度，增加骨盆出口平面的径线，对胎先露下降缓慢的产妇有效。

（4）心理护理：提供心理支持，及时告知当前的情况与产程进展，能使产妇及家属减除对未知的焦虑。解释相关检查及治疗程序，减轻产妇紧张及恐惧心理。

3.健康教育

（1）活动指导：指导产妇在孕后期避免重体力劳动。

（2）病情观察指导：向产妇及家属说明如出现持续性腹痛、腰背痛、阴道流水等情况应告知医护人员。

（3）饮食卫生指导：嘱产妇进食软热、易消化、高蛋白质食品；保持外阴清洁，42d 内禁止盆浴及性生活。

（4）心理支持：与产妇及家属共同讨论分娩计划及对策。产程中及时沟通，以减轻紧张、焦虑情绪。

（5）复诊指导：嘱产妇 42d 后来院复查，如有阴道出血过多、会阴部切口红肿等异常情况，随时复诊。

（周　芹）

第十六节 胎位异常

胎位异常是造成难产的常见因素之一。分娩时枕前位(正常胎位)约占90%,胎位异常约占10%,其中胎头位置异常居多,有持续性枕横位、持续性枕后位、面先露、额先露等,总计占6%~7%。臀先露占3%~4%,肩先露极少见。

在分娩过程中,胎头以枕后位或枕横位衔接,在下降过程中,胎头枕部因强有力的宫缩绝大多数能向前(母体骨盆)转动135°或90°,转成枕前位而自然分娩。如胎头枕骨不能转向骨盆前方,直至分娩后期仍然位于母体骨盆的后方或侧方,致使分娩发生困难者称为持续性枕后位或持续性枕横位。

臀先露是最常见的胎位异常,占妊娠足月分娩总数的3%~4%。因胎头比胎臀大,分娩时后出胎头,往往造成娩出困难,加以脐带脱垂较多见,使围生儿死亡率增高。临床分类中单臀先露胎儿双髋关节屈曲,双膝关节伸直,以臀部为先露最多见。完全臀先露或混合臀先露,胎儿双髋关节及膝关节均屈曲犹如盘膝坐,以臀部和双足先露较多见。不完全臀先露,以一足或双足,一膝或双膝或一足一膝为先露。膝先露是暂时的,产程开始后即转为足先露。

【胎位异常对母儿的影响】

1.持续性枕后位

(1)对母体的影响:胎方位异常导致继发性宫缩乏力,使产程延长,常需手术助产,容易发生软产道损伤,增加产后出血及感染的机会。如胎头长时间压迫软产道,可发生软产道缺血、坏死、脱落,形成生殖道瘘。

(2)对胎儿的影响:由于第二产程延长和手术助产的概率增多,常引起胎儿窘迫和新生儿窒息,使围生儿死亡率增高。

2.臀先露

(1)对母亲的影响:胎臀形状不规则,不能紧贴子宫下段及宫颈,容易发生胎膜早破或继发性子宫收缩乏力,使产褥感染及产后出血的机会增多。如宫口未开全,强行牵拉容易造成宫颈撕裂。

(2)对胎儿的影响:胎臀高低不平,对前羊膜囊压力不均匀,常致胎膜早破,脐带容易脱出,脐带受压可致胎儿窘迫甚至死亡。由于后出胎头牵出困难,可发生新生儿窒息、臂丛神经损伤及颅内出血。

【临床表现】

1.持续性枕后位或持续性枕横位 临产后胎头衔接较晚及俯屈不良,由于枕后位的胎先露不易紧贴宫颈及子宫下段,常导致协调性子宫收缩乏力及宫颈扩张缓慢。因枕骨持续位于骨盆后方压迫直肠,产妇自觉肛门坠胀及排便感,致使宫口尚未开全而过早使用腹压,容易导致宫颈前唇水肿和产妇疲劳,影响产程进展。持续性枕后位常致第二产程延长。如阴道口虽已见到胎发,但历经多次宫缩屏气却不见胎头继续顺利下降,应考虑持续性枕后位。

(1)腹部检查:在宫底部触及胎臀,胎背偏向母体后方或侧方,在对侧可以明显触及胎儿肢体。如胎头已衔接,可在胎儿肢体侧耻骨联合上方扪及胎儿颏部。胎心在脐下偏外侧最响亮,枕后位时因胎背伸直,前胸贴近母体腹壁,胎心也可以在胎儿肢体侧的胎胸部位听到。

(2)肛门检查或阴道检查:当肛查为宫颈部分扩张或开全时,如为枕后位,感到盆腔后部空虚,查明胎头矢状缝位于骨盆斜径上,前囟在骨盆右前方,后囟在骨盆左后方则为枕左后位,反之为枕右后位。查明胎头矢状缝位于骨盆横径上,后囟在骨盆左侧方则为枕左横位,反之为枕右横位。如出现胎头水肿、颅骨重叠、囟门触不清,需行阴道检查。借助胎儿耳郭及耳屏位置及方向判定胎方位,如耳郭朝向骨盆后方,即可诊断为枕后位;如耳郭朝向骨盆侧方,则为枕横位。

(3)B超检查:根据胎头颜面及枕部的位置,可以准确探清胎头位置以明确诊断。

2.臀先露　子宫底可触及硬而圆的胎头,子宫下段为软而不规则的臀部;胎心听诊部位于脐周;阴道检查可触及不规则的臀部或足部。孕妇常感肋下有圆而硬的胎头,由于胎臀不能紧贴子宫下段及宫颈,常导致子宫收缩乏力,宫颈扩张缓慢,致使产程延长。

(1)腹部检查:子宫呈纵椭圆形,胎体纵轴与母体纵轴一致。在宫底可触及到圆而硬、按压时有浮球感的胎头;在耻骨联合上方可触到不规则、软而宽的胎臀、胎心在脐左(或右)上方听得最清楚。

(2)肛门检查及阴道检查:肛门检查时,可触及软而不规则的胎臀或触到胎足、胎膝。阴道检查时,如胎膜已破,可直接触到胎臀、外生殖器及肛门。手指放入肛门内有环状括约肌收缩感,取出手指可见有胎粪。

(3)B超检查:能准确探清臀先露类型及胎儿大小、胎头姿势等。

【治疗原则】

1.持续性枕后位或持续性枕横位在骨盆无异常,胎儿不大时,可以试产。

(1)第一产程:严密观察产程,注意胎头下降、宫颈扩张程度、宫缩强弱及胎心有无改变。保证产妇充分的营养和休息,让产妇朝向胎背的对侧方向侧卧,以利胎头枕部转向骨盆前方。如宫缩欠佳,应尽早静脉滴注缩宫素。宫口开全之前,嘱产妇不要屏气用力,以免引起宫颈前唇水肿而阻碍产程进展。如产程无明显进展,胎头位置较高或出现胎儿窘迫征象,应考虑行剖宫产结束分娩。

(2)第二产程:进入第二产程进展缓慢,初产妇已近 2h,经产妇已近 1h,应行阴道检查。当胎头双顶径已达坐骨棘平面或更低时,可先行徒手转胎头,将胎头枕部转向骨盆前方,使矢状缝与骨盆出口前后径一致,然后自然分娩或阴道助产(低位产钳或胎头吸引术)。如转向枕前位有困难,也可向后转成枕后位,再以产钳助产。如以枕后位娩出,需做较大的会阴侧切,以免造成会阴裂伤。如胎头位置较高,疑有头盆不称,则应行剖宫产术,术中产钳不宜使用。

(3)第三产程:因产程延长,容易发生产后子宫收缩乏力,故胎盘娩出后应立即肌内注射子宫收缩药,以免发生产后出血。有软产道损伤者,应及时修补。新生儿应重点监护。凡行手术助产及有软产道裂伤者,产后应给予抗生素预防感染。

2.臀先露

(1)妊娠期:于妊娠 30 周前,臀先露多能自行转为头先露。如妊娠 30 周后仍为臀先露应矫正。方法如下。①胸膝卧位:让孕妇排空膀胱,松解裤带,取胸膝卧位,每日 2 次,每次

15min,连续做1周后复查。这种姿势可使胎臀退出盆腔,借助胎儿重心的改变,使胎头与胎背所形成的弧形顺着宫底弧面滑动完成。②激光照射或艾灸至阴穴:近年来多用激光照射两侧至阴穴,也可用艾灸,每日1次,每次15～20min,5次为1个疗程。③外倒转术:应用上述矫正方法无效者,予妊娠32～34周时,可行外倒转术。

（2）分娩期

1）选择性剖宫产的指征。狭窄骨盆、软产道异常、胎儿体重＞3500g、胎儿窘迫、高龄初产、有难产史、不完全臀先露等。

2）决定经阴道分娩的处理。

①第一产程:产妇应侧卧,不宜站立走动。少做肛查,不灌肠,尽量避免胎膜破裂。一旦破裂,应立即听胎心。如胎心变慢或变快,应行肛查,必要时行阴道检查,了解有无脐带脱垂。当宫口开大至4～5cm时,胎足即可经宫口脱出至阴道。为了使宫颈和阴道充分扩张,消毒外阴之后,使用堵外阴方法,当宫缩时用无菌巾以手掌堵住阴道口,让胎臀下降,待宫口及阴道充分扩张后才让胎臀娩出。此法有利于后出胎头的顺利娩出。在"堵"的过程中每隔10～15分钟听胎心1次,并注意宫口是否开全。宫口已开全再继续"堵"外阴,容易引起胎儿窘迫或子宫破裂。宫口近开全时,要做好接生和新生儿窒息抢救的准备。

②第二产程:接生前,应导尿排空膀胱。初产妇应做会阴侧切术。一般行臀位助产术,当胎臀自然娩出至脐部后,胎肩及后出胎头由接生者协助娩出。脐部娩出后,一般应在2～3min娩出胎头,最长不能超过8min。

③第三产程:产程延长易并发宫缩乏力性出血。胎盘娩出后,应肌内注射缩宫素,防止产后出血。行手术操作及有软产道损伤者,应及时缝合,并给予抗生素预防感染。

【护理】

1.护理要点与措施

（1）促进产程进展,减轻产妇疼痛:鼓励产妇每2小时排空膀胱1次,以减少膀胱充盈阻碍胎头下降。观察胎心音与宫缩,及早发现宫缩乏力。通过背部按摩或侧卧位减轻骶骨疼痛,以减少过早或过量使用镇痛药对胎儿或产程造成的不良影响。

（2）促进胎方位改变:在第一产程,期待及观察是最好的策略,大多数枕后位能回转成枕前位。护理人员宜积极提供指导,指导产妇侧卧向胎背的对侧,这样卧位可以促进胎方位旋转,可减轻背部的压痛。

（3）臀先露:在胎膜破裂时,应注意是否出现胎心减速,以防发生脐带脱垂。

（4）在产程中提供心理支持、信息支持,在实施医疗和护理前,需向产妇做适当的解释,以减少产妇的焦虑。

（5）当需要施行产钳助产或剖宫产时,需做好配合和术前准备。

2.健康教育

（1）疾病知识指导:向孕产妇说明胎位异常对母婴的影响及可能发生的并发症。

（2）指导配合:根据分娩方式的不同,向产妇及家属介绍诊疗计划、护理措施的目的,取得配合。

（3）自我放松指导：向产妇介绍自我放松的方法，如改变体位，腰骶部的按摩，以增加放松程度，教给产妇屏气用力的技巧。

（4）母乳喂养指导：指导产妇成功进行母乳喂养，向产妇及家属介绍难产儿喂养及护理知识。

（5）指导产妇自我护理：教会产妇自我护理知识，恶露的正常变化及子宫复旧的知识，如果出现异常情况，及时就医。

（周　芹）

第十七节　产后出血

产后出血是指胎儿娩出后的 24h 内阴道出血量超过 500ml。一般多发生在产后 2h 内。产后出血的发病率占分娩总数的 2%～3%，严重危及产妇的健康及生命，应重视产后出血的防治与护理工作，以降低产后出血的发病率及孕产妇的病死率。

【病因】

1.子宫收缩乏力　是产后出血最常见的原因。产妇精神极度紧张，对分娩过度恐惧，临产后过多使用镇静药、麻醉药或子宫收缩抑制药，合并慢性全身性疾病，体质虚弱；产程延长、难产、产时宫缩乏力等全身因素造成。也可因多胎妊娠、羊水过多、前置胎盘、胎盘早剥、子宫肌瘤等局部因素造成。

2.胎盘因素　胎盘滞留、胎盘粘连或植入、胎盘胎膜残留。

3.软产道损伤　外阴、阴道及宫颈裂伤，产道血肿。

4.凝血机制障碍　羊水栓塞、胎盘早剥及死胎均可并发 DIC。妊娠合并血液系统疾病。

【临床表现】

1.阴道出血量过多，宫缩乏力出血表现为间歇性，宫缩差时出血增多，宫缩好时出血减少，有时阴道出血量不多，但按压宫底有大量血液和血块自阴道流出。若出血量多、出血速度快，产妇可迅速出现休克症状。

2.软产道损伤出血表现为阴道持续性出血，色鲜红，可自凝。

3.凝血机制障碍出血表现为胎盘娩出后子宫大量出血或少量持续不断出血，血液不凝，伴有伤口处和全身不同部位的出血。

【实验室检查】

血常规及凝血功能检查：根据病史，出血特点及血小板计数等凝血功能检测可作出诊断。

【治疗要点】

产后出血的处理原则为针对原因，迅速止血，补充血容量纠正休克及防治感染。

开放静脉、输液、备血，监测生命体征。迅速寻找原因对症处理。

1.子宫收缩乏力　加强宫缩是最迅速有效的止血方法。

（1）药物：促使子宫收缩的药物，缩宫素、麦角新碱、卡孕栓 1mg 直肠或阴道内给药、米索前列醇 0.4～0.6mg 含服或直肠、阴道给药、15-甲基前列腺素 F2a(欣母沛)250μg 直接行子宫体、宫颈、肌内注射。

(2)按摩子宫或压迫法:经腹壁按摩子宫、双手压迫子宫。

(3)手术止血:经上述治疗无效,可考虑手术止血,按具体情况选用下列手术止血的方法。①宫腔大纱布条填塞,此纱布条于术后 24～48h 取出。②结扎子宫动脉上行支,必要时结扎双侧髂内动脉及卵巢动脉子宫支。③有条件行髂内动脉栓塞术。④子宫次全(或全)切除术。

(4)应注意纠正血容量及补充凝血物质。

2.胎盘滞留或残留

(1)胎盘滞留:应迅速在消毒情况下将剥离胎盘取出。

(2)胎盘残留:如用手剥离有困难时,可用有齿卵圆钳及大号钳刮匙,如能在 B 超指引下钳刮,则效果将更好,取出物应做病理检查。

(3)植入性胎盘:应及时做好子宫切除的准备。

3.软产道损伤 及时进行出血点的缝扎止血及裂伤的缝合。

4.凝血功能障碍 首先排除子宫收缩乏力、胎盘因素、软产道损伤引起的出血,明确诊断后积极输血。

【护理问题】

1.组织灌流改变 与产后出血有关。

2.有感染的危险 与产后出血造成抵抗力降低,侵入性临床操作有关。

3.焦虑 与担心自身健康及婴儿喂养问题有关。

4.自我照顾能力缺失 与产后出血使产妇活动受限需卧床时间延长,产后失血性贫血及体质极度虚弱有关。

【护理措施】

根据出血程度,临床上对产后出血有预防性处理和治疗性处理。

(一)预防产后出血

1.妊娠期

(1)加强孕期保健,定期接受产前检查,及时治疗高危妊娠或早孕时终止妊娠。产前检查应做好血液检验,了解每一位孕妇的血型及凝血功能,贫血的孕妇较易发生产后出血,故产前贫血应及时治疗。孕妇若发生胎盘早剥与胎死宫内时,应检查血中的纤维蛋白原,备好新鲜血液、凝血酶原复合物或浓缩血浆,以备急需。

(2)对高危妊娠者,如妊娠期高血压疾病、肝炎、贫血、血液病、多胎妊娠、羊水过多等高危孕妇应提前入院。

2.分娩期

(1)第一产程:密切观察产程进展,防止产程延长,保证产妇基本需要,避免产妇衰竭状态,鼓励丈夫及其他家人陪伴,必要时给予镇静药以保证产妇的休息。

(2)第二产程:严格执行无菌技术;指导产妇正确使用腹压;适时适度做会阴侧切;胎头、胎肩娩出要慢;胎肩娩出后立即肌内注射或静脉滴注缩宫素,以加强子宫收缩,减少出血。

（3）第三产程：及时娩出胎盘和测量出血量。妥善处理第三产程：胎盘未剥离前不可过早牵拉脐带或按摩、挤压子宫，待胎盘剥离征象出现后，及时协助胎盘娩出，并仔细检查胎盘、胎膜是否完整，并进行测量。若不完整，采取手取胎盘或产后刮宫清理干净。若发生产道裂伤，及时缝合；需要纱布压

迫止血时，应使用尾纱（纱布一端带有一段布条），避免遗漏在阴道内，取出尾纱时应注意观察阴道出血情况。

3.产后期

（1）产后 2h 内，产妇仍需留在产房观察，因为 80% 的产后出血是发生在这一时间。要密切观察产妇的子宫收缩、阴道出血及会阴伤口情况。定时测量产妇的血压、脉搏、体温、呼吸。

（2）督促产妇 4～6h 排空膀胱，以免影响子宫收缩至产后出血。

（3）早期哺乳，可刺激子宫收缩，减少阴道出血量。

（4）对可能发生产后出血的高危产妇，注意保持静脉通道通畅，充分做好输血和急救的准备，并做好产妇的保暖。

（二）针对原因止血，纠正失血性休克，控制感染

1.产后子宫收缩乏力所致大出血　可以通过使用宫缩药、按摩子宫、宫腔内填塞纱布条或结扎血管等方法达到止血的目的。

（1）按摩子宫。第一种方法：用一手置于产妇腹部，触摸子宫底部，拇指在子宫前壁，其余4 指在子宫后壁，均匀而有节律地按摩子宫，促使子宫收缩，是最常用的方法；第二种方法：一手在产妇耻骨联合上缘按压下腹中部，将子宫向上托起，另一手握住宫体，使其高出盆腔，在子宫底部进行有节律地按摩子宫，同时间断地用力挤压子宫，使积存在子宫腔内的血块及时排出；第三种方法：一手在子宫体部按摩子宫体后壁，另一手握拳置于阴道前穹窿挤压子宫前壁，两手相对紧压子宫并做按摩，不仅可刺激子宫收缩，还可压迫子宫内血窦，减少出血。

（2）应用宫缩药。可根据产妇情况采用肌内注射缩宫素 10U 或麦角新碱 0.2～0.4mg，或静脉滴注宫缩药，也可宫体直接注射麦角新碱 0.2mg，以促进宫缩，减少出血（心脏病、高血压患者禁用麦角新碱）。应用后效果不佳者，按医嘱可采用地诺前列酮 0.5～1m 经腹壁直接注入子宫肌层，使子宫发生收缩而止血。

（3）填塞宫腔。应用无菌纱布条填塞宫腔，有明显局部止血作用。适用于子宫全部松弛无力，虽经按摩或宫缩药等治疗仍无效者。方法为助手在腹部固定宫底，术者手持卵圆钳将无菌脱脂纱布条送入宫腔内，自宫底由内向外紧填于宫腔内。24h 后取出纱布条，取出前应先肌内注射宫缩药。宫腔填塞纱布条后应密切观察生命体征及宫底高度和大小，警惕因纱布条填塞不紧，宫腔内继续出血、积血，而阴道不出血的止血假象。由于宫腔内填塞纱布条可增加感染的机会，只有在缺乏输血条件，病情危急时考虑使用。

（4）结扎盆腔血管止血：主要用于子宫收缩乏力、前置胎盘等所致的严重产后出血的产妇，可采用结扎子宫动脉或结扎髂内动脉的方法，必要时行子宫次全切除术。

2.胎盘因素导致的大出血　要及时将胎盘取出，并做好必要的刮宫的准备。若为胎盘碎片残留，则以手探查子宫腔、取出凝血块及胎盘、胎膜碎片。如胎盘粘连面积过大或胎盘植入，

无法自然剥离,应手术切除子宫,以控制出血。一般胎盘剥离后,血 hCG 值会下降,若还可测得 hCG,则表示胎盘剥离不全。

3.软产道撕裂伤造成的大出血　止血的有效措施是及时准确地修复缝合。若为阴道血肿,若面积不大,触痛症状较轻可以局部冷敷止血,24h 后用热敷帮助消除血块;若面积较大,触痛明显,应切开引流,把血块清除干净,结扎出血点,重新缝合。

4.失血性休克的护理　持续监测产妇的生命体征,特别是血压和脉搏,观察皮肤、黏膜、口唇、指甲是否苍白,若血红蛋白≤50g/L,可有发绀现象。产后 2h 内,每 15 分钟观察子宫收缩、阴道出血 1 次,有条件者可应用心电监护仪持续监测生命体征。若急产、胎儿过大、伤口缝合不全、子宫过度膨大(如双胎、羊水过多),产后应密切观察患者的全身情况,监测血压、脉搏、宫缩强度、宫底高度、恶露量及颜色、气味等。

5.留置导尿管并监测尿量　监测每小时尿量、尿比重,尿量每小时<30ml 为休克症状。

6.密切观察阴道出血量、颜色、气味　产后 2h,宫底高度在脐下二指,产后 12h 宫底可上升。产后 2h 内,若子宫底位置在脐上,表示子宫收缩差。

7.督促产妇翻身、活动　产后尽早下床活动,以促进恶露排出,保持子宫收缩良好。

8.产后排尿　膀胱充盈时,影响子宫收缩,产后胎儿娩出,腹压改变,若膀胱充盈麻痹,造成产妇尿潴留,宫底升高引起产后出血。因此必须督促产妇产后 4～6h 内排尿,必要时导尿。

(周　芹)

第十八节　子宫破裂

子宫破裂是指妊娠晚期或分娩过程中子宫体部或子宫下段发生的破裂。是直接威胁产妇及胎儿生命的产科严重并发症。根据发生原因分为自发性破裂和损伤性破裂;根据发生部位分为子宫体部破裂和子宫下段破裂;根据破裂程度分为完全性破裂和不完全性破裂。加强产前检查与提高产科质量可使子宫破裂的发生率明显下降,故子宫破裂的发生率是衡量产科质量的标准之一。

【病因】

1.子宫手术史(瘢痕子宫)　是较常见的原因。

2.胎先露部下降受阻　骨盆狭窄,头盆不称,软产道阻塞,胎位异常(忽略性肩先露),胎儿异常(脑积水、联体儿)。

3.缩宫素使用不当　缩宫素使用指征及剂量掌握不当。

4.产科手术创伤　若宫口未开全行产钳术、胎头吸引术、臀牵引术或臀助产术,内转胎位术操作不慎、毁胎术或穿颅术等。

【临床表现】

子宫破裂可发生在妊娠晚期和分娩期,多见于分娩过程中。通常子宫破裂是一个渐进的过程,多数可分为先兆子宫破裂和子宫破裂两个阶段。典型的临床表现为病理缩复环、子宫压痛及血尿。

1.先兆子宫破裂　产妇表现为烦躁不安,呼吸、心率加快,下腹剧痛难忍;膀胱受压充血,出现排尿困难、血尿。胎心率改变或听不清。

2.子宫破裂

(1)完全性子宫破裂:子宫肌壁全层破裂,宫腔与腹腔相通,称完全性子宫破裂。子宫破裂常发生于瞬间,产妇突感腹部撕裂剧烈疼痛子宫收缩骤然停止,腹痛可暂时缓解。即出现面色苍白,出冷汗,脉搏细数,呼吸急促,血压下降等休克征象。体检:全腹有压痛和反跳痛,可在腹壁下清楚扪及胎体,胎动和胎心消失。

(2)不完全性子宫破裂:子宫破裂肌层部分或全部断裂,浆膜层尚未穿破,宫腔与腹腔未相通,胎儿及附属物仍在宫腔内,称不完全性子宫破裂。在不全破裂处有明显压痛,不完全破裂累及子宫动脉,可导致急性大出血。

【实验室检查】

1.胎心监护　胎心率加快>160/min,胎心音消失提示子宫破裂。

2.血常规、尿常规检查　血常规检查血红蛋白下降,白细胞计数增加;尿常规检查肉眼可见血尿或镜下血尿。

3.B型超声　可见胎盘后血肿,胎儿在宫腔内。

【治疗要点】

1.先兆子宫破裂　立即采取措施抑制子宫收缩,吸氧,立即备血的同时,尽快行剖宫产术,防止子宫破裂。

2.子宫破裂　一旦确诊,无论胎儿是否存活,均应在积极抢救休克的同时,尽快手术治疗。手术前后应给予大量广谱抗生素预防感染。

【护理问题】

1.疼痛　与宫缩过强、子宫破裂有关。

2.组织灌注量的改变　与大量出血有关。

3.有感染的危险　与出血量大造成贫血、机体抵抗力下降有关。

4.恐惧　与大量出血造成休克及濒死有关。

5.预感性悲哀　与胎儿可能夭折有关。

6.潜在的并发症——胎儿宫内窘迫　与宫缩强直供血不足致缺氧有关。

【护理措施】

(一)预防子宫破裂

1.建立健全三级保健网,加强产前检查。

2.有子宫破裂高危因素者,应在预产期前1~2周入院待产。

3.严格掌握缩宫药的应用指征和方法。应用缩宫素引产,需将缩宫素稀释后小剂量静脉缓慢滴注,根据宫缩、产程进展和胎儿情况逐步调整滴速,以防子宫收缩过强,导致子宫破裂。剖宫产史者不用缩宫索引产或加强宫缩。

（二）先兆子宫破裂患者的护理

1.提高观察产程的能力，注意胎心的变化。

2.在待产时，仔细观察子宫收缩，若发现产妇下腹部压痛或腹部出现病理性缩复环时，立即报告医师并停止缩宫素引产和一切操作，同时测量产妇的生命体征，按医嘱给予抑制宫缩，吸氧及做好剖宫产的术前准备。

（三）子宫破裂患者的护理

1.迅速给予输液、输血，短时间内补足血容量；同时补充电解质及碱性药物，纠正酸中毒；积极进行抗休克处理。

2.术中、术后按医嘱应用大剂量抗生素预防感染。

3.严密观察并记录生命体征、出入量；急查血红蛋白，评估失血量以指导治疗护理方案。

（四）提供心理支持

1.向产妇及家属做好解释工作。

2.对胎儿已死亡的产妇，认真倾听产妇诉说内心的感受，帮助产妇尽快调整情绪，接受现实，以适应现实生活。

3.给予生活上的帮助和陪伴。

（周　芹）

第十九节　接生术

【接生前准备】

1.产房准备

(1)产房应常规每天空气消毒 1 次（紫外线灯照射 1h），每次接生结束产妇回病房后追加消毒一次或通风 10～20min。

(2)产包及有关器械应高压蒸汽灭菌消毒，标明消毒日期。

(3)有关急救设备和药品处于备用状态。

(4)保持室内温度 26～28℃。

2.冲洗及消毒会阴　取膀胱截石位，室温 26～28℃，20%肥皂水，0.5%碘伏，冲洗包，2 把冲洗壶（39～41℃温开水各 500ml）每一操作时间不少于 2.5min，全程共需 7min。

(1)第 1 遍肥皂水擦洗，持第 1 把无菌钳夹第 1 个无菌肥皂水纱球从阴阜（由上向下）→对侧大腿根部→近侧大腿根部→对侧大腿上 1/2→近侧大腿上 1/2→会阴体→对侧臀部—近侧臀部，弃之。第 1 把无菌钳夹第 2 个无菌肥皂水纱球（用第 2 把无菌钳传递），从对侧小阴唇→近侧小阴唇→对侧大阴唇→近侧大阴唇→会阴体→肛门，弃之。

(2)用温开水将肥皂水冲洗掉，中间→对侧→近侧→中间。

(3)第 2 遍肥皂水擦洗及温开水冲洗，方法同第 1 遍。

(4)第 3 遍碘伏消毒：阴裂→对侧小阴唇→近侧小阴唇→对侧大阴唇→近侧大阴唇→阴阜（由下向上）→对侧大腿根部→近侧大腿根部→对侧大腿 1/3～近侧大腿 1/3→会阴体→对侧

臀部→近侧臀部→肛门,弃之。

(5)第4遍碘伏消毒方法同第3遍碘伏消毒。

(6)撤尿垫,铺无菌治疗巾。

3.刷手

(1)剪短指甲,戴好口罩帽子(不许露出头发),着清洁刷手衣裤,衣袖挽到肘上4寸。

(2)用肥皂洗净双手及手臂至肘上3寸,手指朝上肘朝下,用清水冲净肥皂液,取无菌干毛巾从手到肘部擦干手臂(擦过肘部的毛巾不可再擦手部;两只手臂分别用两块毛巾)。

(3)用无菌刷子蘸0.5%碘伏,由指尖向上以此刷至肘上3寸处,两臂交替刷洗,特别注意甲缘、甲沟、指蹼等处,共刷洗5min(中途可蘸碘伏或更换刷子)。

(4)取无菌干毛巾从手到肘部擦干手臂。(擦过肘部的毛巾不可再擦到手部,两只手臂分别用两块毛巾)。

(5)刷手后,保持拱手姿势举于胸前,上不可超过肩部,下不可低于腰部。

【正常分娩的接生程序】

1.初产妇儿头拨露1～2cm,经产妇宫口开大3～4cm以上,根据进展情况进行会阴消毒,准备接生(取膀胱截石位或两腿屈膝);打开新生儿辐射暖台;备好肩垫和新生儿抢救用品。

2.接生者进行刷手、穿无菌手术衣、戴无菌手套。

3.铺产台

(1)在产台远端处将纱布及棉球分开放,将两个棉球用盐水浸湿并挤干放在小碗中备用(擦拭新生儿眼睛),用一把止血钳套好气门芯(或脐带夹),按接生顺序摆好器械,将处理脐带用的物品放置在暖台上。

(2)在两腿屈膝内侧及产单中上端将产单折起,防止羊水外流。

(3)腹部置消毒巾1块,两侧大腿各铺治疗巾1块,会阴部1块,内垫纱布1块,用布巾钳固定。用一棉片堵住肛门,以防污染。

4.右手用消毒巾保护会阴,左手协助胎头做好分娩机转,娩出胎儿时要注意力集中,速度不要太快。要求与产妇配合好,控制产妇用力,胎头着冠后,在宫缩间歇,嘱产妇用力,缓慢娩出胎头大径,防止产道损伤。

5.胎头娩出后,胎肩娩出前,挤净其口腔、鼻腔黏液和羊水,当胎儿的前肩娩出后,为防止产后出血,此时可肌注缩宫素10U或稀释后静脉注射。待下次宫缩发动时,先后协助娩出胎儿的后肩及胎儿的躯体。胎儿全部娩出后,再次挤出其口腔鼻腔的黏液,并用低压吸痰器或一次性吸痰管吸痰。羊水流净后,将积血器放在产妇臀下,以便收案阴道出血。

6.新生儿处理:对新生儿进行快速评价及初步复苏;如有新生儿窒息按照新生儿复苏程序处理。

7.脐带的处理

(1)断脐:胎儿娩出后,待2～3min脐带血管停止搏动后再断脐。

(2)脐带的消毒:用碘酒、乙醇消毒脐带至脐根以上5cm、腹部围绕脐轮直径5cm的皮肤。

(3)结扎脐带:在距脐根0.5～1cm处止血钳夹住脐带,于上方1cm处剪断脐带,同时检查脐带(2根动脉、1根静脉)有无异常,用气门芯或脐带夹在止血钳下方夹住脐带(或用丝线结扎),松开止血钳。

(4)断端处理:用一块消毒棉片挤净脐带断端处的淤血及黏液,随之把棉片围在脐轮周围,左手固定;右手蘸有3%碘酒或高浓度的高锰酸钾溶液(20%)的棉签均匀涂搽脐带断端,进行血管烧灼消毒,切勿碰新生儿皮肤。待碘酒或高锰酸钾溶液稍干后,棉签及棉片投入医疗垃圾桶内。

(5)用小纱布裹好脐带处,用油纱布擦净腰背部胎脂,然后用脐带卷包扎脐带。

8.擦拭新生儿皮肤的胎脂、羊水、血迹,同时检查新生儿有无畸形并进行初步查体。

9.测量新生儿的体重,在新生儿病历上按新生儿脚印和母亲的指印,与母亲核对母亲姓名、新生儿性别、住院号,系脚条或腕条,然后将新生儿放在母亲胸前进行早接触、早吸吮,填写新生儿病历。

10.胎盘剥离后,按顺时针方向旋转牵引,协助娩出胎盘,不得硬牵,发现胎盘胎膜残留,应及时处理。将娩出的胎盘放入小盆内,检查胎盘胎膜是否完整。

11.测量胎盘大小、脐带长度,并测量盆内胎盘出血量。

12.按常规进行软产道的检查(原则:由内向外、由健侧向患侧依次检查),如有软产道裂伤进行修补、缝合。

13.清理产台,用弯盘将血及羊水刮净,记出血量,将产包污物按照生活垃圾与医用垃圾分别放置。

14.为产妇清洁会阴,铺统记出血量垫子,盖好被子,清洗器械,倒污物桶并清洁地面。

15.认真填写分娩记录及分娩登记。

(王小芳)

第二十节 剖宫产术

剖宫产术是经腹部切开子宫取出已成熟胎儿的手术。手术应用恰当可使母婴转危为安,但毕竟是一较大手术,有出血、感染和损伤周围脏器的危险,故应慎重而行。

【适应证】

1.产道异常 骨盆狭窄或畸形、软产道阻塞(如肿瘤、畸形)。

2.产力异常 子宫收缩乏力,发生滞产经处理无效者。

3.胎儿异常 异常胎位,如横位、初产臀位、胎儿宫内窘迫、巨大胎儿等。

4.妊娠合并症 妊娠合并心脏病、严重妊娠高血压疾病、前置胎盘、胎盘早剥。

5.其他 高危初产妇、珍贵儿、瘢痕子宫、生殖道修补术后,以及各种头盆不称的情况。

【禁忌证】

术前已诊断胎儿死亡者,一般不行剖宫产术。无绝对禁忌证,但要严格掌握剖宫产的手术指征,控制剖宫产率。

【手术方式】

1.子宫下段剖宫产术　在妊娠期或临产后,于子宫下段切开子宫。从膀胱腹膜反折下推膀胱,暴露子宫下段,在子宫下段前壁正中做横小切口,并钝性撕开 10～12cm,取出胎儿、胎盘。此术式切口愈合好,与盆腔粘连的概率小,再次妊娠发生子宫破裂的机会少,被临床广泛采用。

2.子宫体剖宫产术　在子宫体正中做纵行切开。手术方法较易掌握,可用于妊娠期的任何时间,但术中出血多,术后易与周围脏器粘连,再次妊娠、分娩时友生子宫破裂的可能性较大。此手术仅用于急于娩出胎儿或不能在子宫下段进行手术者。

3.腹膜外剖宫产术　经腹膜外分离膀胱反折腹膜,暴露子宫下段后切开子宫取出胎儿的手术。手术较复杂,有损伤膀胱的可能性,若为巨大胎儿,则娩出胎头有困难,多用于宫腔有严重感染者。此术式具有术后肠蠕动恢复快的特点。

【护理】

1.护理评估

(1)健康史:了解产妇一般情况、既往健康状况,既往用药情况及过敏史、手术史、家族史、遗传病史、生育史,既往有无高血压、糖尿病、心脏疾病等,初步判断其手术耐受性。

(2)身体状况:通过仔细问诊和全面体格检查,评估生命体征和主要症状;了解各主要器官功能情况,有无心、肺、肝及肾等器官功能不全,有无营养不良、肥胖,有无水、电解质失衡等高危因素,评估手术的安全性。

(3)评估胎儿情况:通过胎心、胎动和羊水情况了解胎儿宫内情况。

(4)辅助检查:术前需了解血型、血清病毒学检查、血常规、尿常规、心电图结果。

2.护理要点与措施

(1)术前护理要点

1)病人告知。向产妇及家属讲解剖宫产术的必要性、手术的过程及术后的注意事项,消除产妇紧张情绪,以取得产妇及家属的配合。

2)病人准备。

①肠道准备:术前禁食、禁水 6h。

②皮肤准备:备皮范围是上至肋弓,下至大腿上 1/3,包括会阴部,两侧至腋中线,备皮时注意遮挡和保暖,动作轻巧,防止损伤表皮。

③产妇卫生整顿:术前 1d 指导或协助产妇剪短指(趾)甲、沐浴、更换清洁病员服,术前取下义齿、戒指、手表等金属物品。

④抽血备血:常规手术者,术前 1d 备血;急诊手术者,需急诊备血,做好输血准备。

⑤听胎心:接手术前需听胎心 1 次,并做好记录。

⑥行留置导尿。

3)病历资料的准备。检查病历和各种化验单是否齐全,填写特护记录单。

(2)术后观察护理

1)术后认真交接:床旁交接班,向麻醉师及手术室护士了解产妇麻醉方式和术中情况,测体温、脉搏、血压、呼吸,检查输液、腹部切口、阴道出血情况、镇痛方式及皮肤是否受压等,并记录在护理记录单上。

2)观察术后出血:观察产妇手术切口有无渗血、渗液,宫缩情况、宫底高度、阴道出血的量。24h内应每小时记录一次出血量,总量＞500ml或一次出血量＞100ml者,立即报告医生进行处理。产妇切口有渗血、渗液时,应立即更换敷料。

3)留置尿管的护理:保持引流管通畅,防止引流管扭曲、受压或脱出;引流不畅时,及时调整引流管的位置,必要时重新置管;观察并记录引流尿液的颜色、性状和量,发现异常,及时报告医生处理。为防止泌尿系统感染,留置尿管期间,每日进行会阴冲洗2次。一般尿管留置24～36h。

4)卧位护理:术后产妇一般采取去枕平卧位4～6h,4～6h之后,嘱产妇尽量采取半卧位,以利于恶露的排出。

5)饮食护理:术后6h内禁食、禁水,6h后可给予清流食,排气前禁食牛奶、豆浆、红糖水等易产气食物及鸡蛋、肉类不易消化的食物。术后根据肠道功能恢复的情况逐步过渡到半流食、普食,以保证产妇的营养,利于乳汁分泌。

6)术后不适的观察和护理:

①疼痛。术后1～2d产妇可出现不同程度的切口疼痛和宫缩痛,表现为不愿主动翻身、活动、咳嗽,表情痛苦。护士应给予心理安慰,鼓励产妇主动活动,术后使用腹带,可减轻翻身、咳嗽等活动时的疼痛。产妇疼痛剧烈时,遵医嘱给予镇痛药,如产妇使用镇痛泵,护士要教会其正确的使用方法。

②恶心,呕吐。因术中麻醉药物的不良反应,多数产妇术后会出现不同程度的恶心、呕吐,呕吐时,护士应协助产妇头偏向一侧,避免误吸,并及时清除呕吐物,呕吐严重时,报告医生,遵医嘱应用止吐药。

③腹胀:术后早期腹胀常是由于胃肠道蠕动受到抑制,肠腔内积气无法排出所致。鼓励产妇床上活动、温水泡脚、骶尾部热敷,还可通过针刺、按摩足三里等方法促进肠蠕动,随着胃肠功能恢复、肛门排气症状可缓解。若手术后数日仍无肛门排气,腹胀明显,应报告医生进一步处理。

7)指导母乳喂养及新生儿护理:术后当日指导卧位哺乳,第2天指导坐位哺乳及乳房护理知识,指导孕妇为新生儿换尿布、洗澡、叩背等。

8术后活动指导:术后当日指导并协助床上翻身,每2小时1次,鼓励产妇深呼吸、勤翻身;术后24h遵医嘱拔除尿管,指导产妇下床活动,以防止肺部感染及脏器粘连等并发症。

9)排尿护理:拔除尿管后,嘱产妇多饮水,2～4h协助产妇如厕排尿,注意评估排尿量,如尿量过少,可能存在尿潴留,需诱导产妇排尿,必要时再次导尿。

10)用药指导:术后遵医嘱应用抗生素预防感染,如使用对新生儿有影响的抗生素时,嘱产妇在输液时及输液后2h之内不进行母乳喂养。

11)基础护理:做好晨晚间护理,保持床单位整洁;会阴冲洗,每日2次;背部护理,每日1次。

3.健康教育

(1)术后饮食指导:产妇胃肠功能恢复后,应进食高蛋白质、高维生素、易消化的食物及新鲜蔬菜和水果,多喝鸡汤、鱼汤、排骨汤、猪蹄汤等,利于乳汁分泌;忌烟酒,避免生冷、辛辣食品。

(2)卫生指导:勤换会阴垫,保持外阴清洁;产妇褥汗多,腹部切口拆线后,可淋浴,保持皮肤清洁,勤换内衣,避免受凉,42d内禁止盆浴及性生活。

(3)心理调适指导:鼓励产妇休产假期间,多与家人和朋友交流,参加力所能及的家庭和社会活动,避免产后抑郁情绪。

(4)术后活动指导:产褥期内要充分休息和睡眠,不可以从事重体力劳动,可做较轻的家务和产后健美操,利于产后康复。

(5)乳房护理指导:指导有效的母乳喂养,保持乳汁通畅,如果乳汁过多,应及时挤出,避免乳房肿胀。

(6)复诊指导:嘱产妇常规分娩 42d 后来医院复查,如有恶露持续不尽或有异味、发热、阴道出血量多于月经量、剧烈腹痛、腹部切口红肿等异常情况,需及时复诊。

(王小芳)

第二十一节　宫外孕介入治疗

一、概述

异位妊娠是指受精卵种植在子宫体腔以外部位的妊娠,习称宫外孕,但两者含义稍有差别。异位妊娠包括输卵管妊娠、卵巢妊娠、腹腔妊娠及宫颈妊娠等,以输卵管妊娠最为常见。宫外孕则仅指子宫以外的妊娠,宫颈妊娠不包括在内。输卵管妊娠的介入治疗是近年来开展的一种新的保守治疗方法,安全、有效、不良反应小、可保留生育能力,在临床上有较好的发展前景。输卵管妊娠的介入治疗有两种,一种为血管性介入治疗,另一种为非血管性介入治疗。本节重点介绍输卵管妊娠的血管性介入治疗的护理。

二、病因

任何可能影响受精卵运行或阻碍受精卵及时进入宫腔的因素都是造成输卵管妊娠的危险因素,常见的因素如下。

1.慢性输卵管炎和输卵管周围炎　是导致输卵管妊娠最常见的原因。

2.既往输卵管手术史　如输卵管吻合术、输卵管开口术、结扎术后再通等,均可影响其通畅导致异位妊娠。

3.不孕　经不孕治疗后的妊娠,异位妊娠率明显增高。

4.盆腔肿瘤　如子宫肌瘤、卵巢肿瘤压迫输卵管使之扭曲或宫腔狭窄,影响受精卵的运行。

5.其他因素　输卵管发育不良或功能异常、子宫内膜异位症、宫内节育器、胚胎异常、生活方式及精神因素等也是异位妊娠的危险因素。

三、病情判断

1.临床表现

(1)停经史:多数患者有 6~8 周停经史。

(2)腹痛:是输卵管妊娠的主要症状,多见于输卵管妊娠破裂型和流产型。患者突感一侧下腹部疼痛,常伴有恶心、呕吐。

(3)阴道流血:输卵管妊娠终止后,出血常是不规则点滴状。只有腹痛而无阴道流血,多提示胚胎仍旧存活。

(4)休克:输卵管破裂或不全流产可造成腹腔急性内出血,严重者出现失血性休克。

(5)盆腔包块:输卵管妊娠破裂或流产形成的血肿与周围组织粘连,在子宫一侧可形成不规则包块。

(6)体征:阴道内常有少量血性分泌物,子宫略大、稍软,输卵管妊娠未破或未发生流产时,在宫旁可扪及大的输卵管,轻压痛;如流产或破裂,阴道后穹隆饱满,有触痛,宫颈剧痛或摇摆痛明显,内出血多时,检查子宫有漂浮感,子宫一侧或其后方可触及肿块,触痛明显,腹部叩及移动性浊音。

2.影像学检查

(1)超声:宫内无妊娠囊,宫旁可见边界不清、回声不均的混合性包块。典型患者还可见"双环征"。部分患者直肠陷窝内有液性暗区。

(2)MRI:表现为病变位于子宫旁附件区,多为圆形或椭圆形软组织块,边缘清楚或模糊,增强扫描可见病灶有边缘强化,病灶和盆腔内出血提示有破裂。未破裂的输卵管妊娠可见呈水样信号的小囊病灶。

3.DSA　在 DSA 造影时,如输卵管妊娠未破裂,可显示子宫动脉输卵管支明显增粗迂曲,动脉期可见不规则绒毛血管染色,血管丰富,呈网状,边缘不整齐,在实质期呈片状或类圆形异常绒毛血管染色征象。如血管破裂有活动性内出血,子宫动脉造影时可见对比剂外溢。

四、宫外孕介入治疗的适应证与禁忌证

1.适应证

(1)输卵管妊娠未破裂,生命体征稳定。

(2)破裂型或流产型输卵管妊娠有腹腔出血,但生命体征稳定。

(3)有强烈生育要求及未婚。

(4)经超声检查附件混合性包块直径<8cm,未出现胎心搏动。

(5)血清 HCG<5000U/L,血常规正常,肝、肾功能正常。

2.禁忌证

(1)凝血功能障碍。

(2)严重肝、肾功能不全。

(3)大量腹腔内出血伴失血性休克。

五、术前护理

1.心理护理 为患者及其家属介绍介入治疗的方法、相对安全性及注意事项等,消除其思想顾虑和精神紧张,保持良好的心理状态,积极配合介入治疗。

2.术前准备

(1)营养支持:在病情允许的情况下,给予高热量、高蛋白、高维生素、易消化的饮食,多食富含铁的食物,如动物肝、鱼肉、豆类、绿叶蔬菜及黑木耳等。保证静脉输液、输血通畅,以纠正患者的一般状况,使其能耐受介入治疗及术后的不良反应。

(2)常规检查:协助医师完成血常规、出凝血时间、肝肾功能、心电图等检查。有条件者做 B 超,以了解异位病灶血流信号。必要时完成与疾病相关的检查,如血、尿 β-HCG,尿 EIPT 等。

(3)生命体征的监测:密切观察患者的血压、脉搏、呼吸变化,注意神志、皮肤黏膜颜色、周围循环、尿量的改变,观察并记录阴道流血量,如患者出现面色苍白,出冷汗,脉搏加快>100/min,血压下降,尿量减少等休克的表现,需立即通知医师并进行抢救,此时应取去枕平卧位,迅速建立双静脉通道补液、输血、吸氧等措施积极抗休克。

(4)疼痛的观察及护理:输卵管妊娠及残角子宫妊娠可有一侧下腹胀痛,若病情稳定时,应嘱咐患者卧床休息,避免咳嗽、用力排便、突然变换体位等增加腹压的动作,当患者腹痛突然呈撕裂样、伴有腹膜刺激征及肛门坠胀感时,应警惕妊娠囊破裂或流产发生。

(5)患者准备:有阴道流血者,给予 0.05%聚维酮碘液擦洗外阴,2/d,勤换会阴垫,预防感染。术前 6h 禁食、禁水,防止术中呕吐呛人气管引起窒息。术前 30min 留置尿管,防止术中因膀胱充盈而影响插管操作及图像质量。协助测量身高、体重,以便计算化疗药量。

(6)术前用药:建立静脉通道,据病情按医嘱使用药物,例如宫缩药、止血药、羧甲淀粉(代血浆)等,以稳定病情,预防休克。

六、术中配合

1.麻醉及手术体位 局部麻醉。取平卧位,双下肢分开并外展。

2.常用器材和物品

(1)宫外孕介入治疗术手术包:小治疗巾、大单、小孔大腹单、小药杯、弯盘、持物钳、剪刀、大号不锈钢盆、不锈钢碗、7 号刀柄、11 号刀片、小纱布及血管钳。

(2)宫外孕介入治疗术器材:5F 动脉鞘、0.035in(0.9mm)超滑导丝、5F Cobra 造影管、微导管、明胶海绵颗粒、500～700U 海藻酸钠、心电监护仪、三通开关、肝素、高压注射器针筒、非离子对比剂、利多卡因、地塞米松、甲氨蝶呤、手套、生理盐水、注射器(1、5、10、20ml)。

七、术后护理

1.生命体征监测　术后每 30min 测量血压、脉搏、呼吸 1 次,2h 后改为 1/h,监测 24h。留置镇痛泵者应注意监测呼吸变化。测量体温 3/d,直至正常后 3d。患者如有面色苍白、皮肤湿冷、血压下降、脉搏快、呼吸急促等应警惕有活动性内出血的危险,立即报告医师,同时做好手术探查的术前准备。

2.疼痛的观察及护理　术后应注意观察疼痛的部位、程度、性质,疼痛常为下腹部或臀部疼痛,可放射至外阴及大腿上 1/3 处。定时服用镇痛药,一般可缓解。但宫角妊娠或输卵管妊娠者谨慎应用镇痛药,以免掩盖病情变化,妨碍观察。若患者腹痛的性质发生变化,突然出现撕裂样疼痛,甚至全腹压痛、反跳痛、腹肌紧张,并伴有恶心、胸闷、肛门坠胀感,应疑是胚囊破裂出血或流产,应立即通知医师,迅速做好开腹手术的准备。

3.β-HCG 的监测　β-HCG 可反映滋养细胞的增殖活跃程度,对于异位妊娠、滋养细胞肿瘤患者须动态追踪 β-HCG。异位妊娠患者尿 β-HCG 于术后第 3 天开始下降,1 周至 1 个月内降至正常,如术前 β-HCG 水平较高者,下降至正常所需时间较长,对于大孕囊或 HCG 水平较高者,在灌注 MTX 的基础上结合口服米非司酮,可缩短症状消失时间及 HCG 下降时间,若 HCG 值有继续升高趋势,应警惕病情朝不利方向发展。护士应指导患者每 2～3d 准确留取尿液检测 β-HCG,直至逐渐下降恢复正常。

4.化疗药物不良反应的观察及护理　使用化疗药物后,可出现骨髓抑制,胃肠道反应,肝、肾功能损害等不良反应,应指导患者进食易消化无刺激性饮食,保持口腔清洁。对有膀胱刺激症状者,嘱其多饮水,以碱化尿液,促进排尿。定期检查血象,若有白细胞减少,应注意保暖,预防感冒,减少外出并限制探视,遵医嘱使用升白细胞的药物。

5.预防感染　按医嘱给予抗生素,补充营养,提高抵抗力。注意观察阴道流血量及排液情况,保持外阴清洁,用聚维酮碘溶液擦洗外阴,2/d,勤换卫生垫,预防感染。尤其是宫颈妊娠还需要行搔刮者,防止逆行感染的措施更重要。

6.体位的护理　取平卧位,保持穿刺侧肢体伸直,制动 6h,利于血管穿刺点收缩闭合,保持血流通畅,防止血栓形成。术后 24h 后方可下床轻微活动。

7.穿刺点的观察与护理　术后 24h 内应密切观察穿刺部位有无出血和渗血,并保持敷料清洁干燥,观察穿刺侧肢体远端皮肤温度、感觉及足背动脉搏动情况,发现异常,及时处理。

八、健康教育

注意个人卫生,保持外阴清洁,预防盆腔感染,积极彻底治疗妇科炎症。术后 1 个月内禁止性生活。注意休息与营养,避免劳累,多食富含铁的食物。遵医嘱按时复查及坚持治疗,出院后每周复查血 HCG 至正常,出现不适症状及时就诊。加强宣传安全防护知识,避免意外损伤的发生,积极治疗原发病。

(王小芳)

第二十二节　输卵管再通术介入治疗

一、概述

临床上将经过 2 年未避孕且有规律性生活仍未能怀孕的夫妇称为不孕症。其中,输卵管梗阻是导致女性不孕的重要原因,并且随着性传播疾病发病率的上升、宫腔操作次数的增多以及其他非炎性病变的增多呈逐年上升趋势。近年来,输卵管介入诊疗技术的出现和发展,使输卵管阻塞性不孕的诊治效果得到显著的提高,成为输卵管梗阻诊治的重要方法,并因其疗效肯定,术中接受的辐射在允许计量范围之内,而在临床中的应用日益广泛。

二、病因

1.输卵管炎、输卵管内膜结核导致输卵管阻塞,阻碍卵子与精子相遇,是女性不孕的重要因素。

2.由于炎症、粘连导致输卵管的蠕动受限,影响卵子、精子的运送。

三、病情判断

1.临床表现　主要表现为不孕。

2.影像学检查

(1)超声下输卵管通液:注液时有阻力,需加压后方能注入液体,停止加压,则有少量液体反流入注射器内,提示双侧输卵管通而不畅;注液时可见液体在宫腔内积聚,宫腔增宽,注液时需加压,停止加压后,液体会全部反流入注射器内,提示双侧输卵管梗阻。

(2)子宫输卵管造影:对比剂排出输卵管,部分进入盆腔,提示输卵管不完全梗阻;输卵管完全不显影,提示完全梗阻。

四、输卵管再通术介入治疗的适应证与禁忌证

1.适应证　单侧或双侧输卵管非结核性炎性粘连或发育异常引起阻塞致不孕者,如一般炎症、子宫内膜异位症、子宫内膜下肌瘤、宫腔内节育器等原因所致的输卵管狭窄。

2.禁忌证

(1)内外生殖器的炎性活动期。

(2)月经期或子宫出血。

(3)输卵管壶腹远端、伞端完全阻塞，不宜用导丝进行再通，有损伤卵巢引起大出血的危险。

(4)子宫及输卵管先天发育畸形、肿瘤、息肉。

(5)重度盆腔粘连、严重子宫角部闭塞者、结扎输卵管吻合再通术后再次阻塞，以及确诊为结核性输卵管阻塞。

(6)严重的全身疾病。

五、术前护理

1.心理护理　输卵管再通术是输卵管阻塞的一种新兴治疗技术，患者及其家属对该治疗不甚了解，大多数存在疑惑和恐惧心理。为患者及其家属介绍介入治疗的优点、目的、操作中的感受和程序以及术中、术后出现的问题等，消除其思想顾虑和精神紧张，保持良好的心理状态，积极配合介入治疗。

2.术前准备

(1)常规检查：协助医师完成血常规、出凝血时间、肝肾功能、心电图及胸部 X 线摄片等检查，以排除血液异常和结核病；行妇科检查排除生殖道急性炎症。

(2)患者准备：介入手术选择在月经干净后 3～7d，术前 2d 行常规阴道冲洗，注意会阴部卫生。

(3)术前用药：术前 2d 开始口服抗生素预防感染，术前 30min 肌内注射地西泮 10mg 和阿托品 0.5mg 镇静及预防人工流产综合征。

六、术中配合

1.麻醉及手术　体位局部或静脉麻醉。先取膀胱截石位，后改取平卧位。

2.常用器材和物品

(1)输卵管再通术介入治疗手术包：小治疗巾、大单、小孔大腹单、小药杯、弯盘、持物钳、大号不锈钢盆、不锈钢碗、阴道窥器、宫颈扩张器、宫颈钳、小纱布及血管钳。

(2)输卵管再通术介入治疗器材：输卵管球囊导管、0.035in 超滑导丝、输卵管介入器材、心电监护仪、无影灯、手套、生理盐水、非离子对比剂、庆大霉素、地塞米松、α 糜蛋白酶、注射器(5、10、20ml)。

七、术后护理

1.一般护理

(1)术后嘱患者平卧 1～2h，如无不适即可下床轻微活动，可随意进食，注意保暖，监测生命体征。

（2）病情观察：术后出现轻微的盆腔疼痛和少量阴道流血，与宫颈操作损伤子宫内膜和注射对比剂后的子宫与输卵管扩张有关，告诉患者不必紧张，一般术后 2～5d 此类症状可消失。

2.预防感染　术后常规使用抗生素 2～3d，阴道流血停止后给予中药保留灌肠 2 周，以治疗盆腔炎症和防止宫腔操作携带病菌感染或原炎性病灶再活动引起输卵管再闭塞。

八、健康教育

注意会阴部卫生，防止感染。再通术后 2 周内禁性生活和盆浴。介入治疗后第 2 个月经周期即可择期性生活，争取怀孕。学会自测基础体温，掌握排卵期，合理安排性生活，以增加受孕机会。再通术后有发生宫外孕的危险，应积极治疗导致宫外孕的其他因素，以防宫外孕的发生。定期随访，术后 6 个月未孕，可再行造影了解输卵管情况，必要时再次手术或选择试管婴儿。

（王小芳）

第二十三节　宫颈癌介入治疗

一、概述

宫颈癌是最常见的妇科恶性肿瘤之一。患者年龄分布呈双峰状：35～39 岁和 62～64 岁，平均年龄为 52.2 岁。本病的发病率有明显的地区差异，我国宫颈癌主要分布在中部地区，农村高于城市，山区高于平原。

二、病因

宫颈癌的病因至今尚不明了，但近数年来的研究与调查认为，宫颈癌的发病率与性生活过早或紊乱、早婚、早育、密产、多产、宫颈糜烂、性激素失调、吸烟、经济状况、种族和地理环境有关。

三、病情判断

1.临床表现

（1）症状：早期常无症状，与慢性宫颈炎无明显区别，表现为接触性出血、不规则阴道流血、月经增多等，晚期可因肿瘤坏死、大血管侵蚀而致致命性大出血。阴道排液多为水样、米泔样或脓血样，伴有恶臭。肿瘤侵犯盆腔组织及脏器可出现膀胱刺激征。还可出现肾积水、尿毒症、肛门坠胀、便秘、下肢肿痛、发热、消瘦、全身衰竭。

(2)体征:早期妇检时可见宫颈光滑或糜烂,进一步发展可见宫颈赘生物、溃疡,颈管膨大如桶状,肿瘤表面有灰褐色坏死组织,分泌物有恶臭味。双合诊扪及子宫两侧增厚、结节,肿瘤达盆壁时呈冰冻样骨盆。

2.影像学检查

(1)CT:CT 检查可见宫颈肿块,其内可因坏死而有不规则略低密度区,增强检查见肿瘤强化程度低于残存的宫颈组织。同时还可发现肿瘤侵犯邻近组织、器官的征象。

(2)MRI:MRI 是目前宫颈癌首选的影像检查方法。多方位成像可以清晰地显示子宫体、子宫颈、阴道及其邻近结构。典型表现为 T_2WI 上呈中高信号,较大肿瘤内有坏死组织时 T_1WI 呈低信号,使整个肿瘤呈不均匀混杂信号。T_1WI 上盆腔解剖关系清晰,但肿瘤与宫颈组织之间无明显对比,显示不清,因此 T_2WI 是检查宫颈癌最主要的成像序列。

(3)超声:超声可见宫颈体积增大,形态不规则,边缘模糊;宫颈回声不均。内有不规则强回声和无回声区;亦可见侵犯宫旁奇观征象。

(4)DSA:早期宫颈癌仅见宫颈部位局部对比剂浓染,子宫动脉增粗不明显;中晚期宫颈癌见双侧子宫动脉明显增粗、扭曲,肿瘤内新生血管极度弯曲成不同角度,毛细血管网丰富,部分可见肿瘤染色,亦可见充盈缺损,并出现对比剂延迟及潴留现象,较清楚地勾勒出肿瘤的大小及浸润范围。

四、宫颈癌介入治疗的适应证与禁忌证

1.适应证
(1)术前辅助化疗。
(2)协同或增敏化疗。
(3)晚期宫颈癌的姑息性治疗。
(4)宫颈癌并发不可控制的阴道流血。

2.禁忌证
(1)严重心、肺、肝、肾功能障碍。
(2)年老体弱及恶病质。
(3)合并全身转移。
(4)有插管或造影禁忌证。
(5)有感染发热。
(6)有凝血功能障碍。

五、术前护理

1.心理护理 患者一旦被确诊肿瘤,往往产生忧郁、烦躁、焦虑、不安、恐惧等心理状态和对治疗信心不足,未来的手术、化疗、放疗对患者又是一种不良的心理刺激,使患者心情矛盾,顾虑重重。护士应注意患者的情绪变化,做好患者及其家属的思想工作。对患者高度关注的

手术及预后问题,给予较详尽的解答,用通俗易懂的语言向患者介绍手术的目的、治疗原理、方法、注意事项及手术体位、术中、术后可能出现的不良反应等,帮助患者正确对待手术,在充分的心理准备状态下接受治疗。

2.术前准备

(1)营养支持:在术前增加营养可以改善贫血,增强机体抵抗力和耐受力,保证手术和化疗的顺利进行。应指导患者进食高蛋白、高热量、高维生素、低脂肪易消化的食物,在食物的烹调方面,尽量适合患者的口味,以增加食欲。

(2)常规检查:协助医师完成血常规、出凝血时间、肝肾功能、心电图、盆腔B超,胸部X光等检查。必要时完成肿瘤标记物的采集,为动脉介入化疗疗效评估提供依据。

(3)体位训练:向患者讲述卧位的重要性,造影时需保持平卧位不动,否则影响成像的清晰度。术前1d练习床上排大小便,避免增加腹压的动作,术后穿刺侧肢体伸直制动12h,以减少并发症。

(4)生命体征的监测:术前1d测体温、呼吸、血压、脉搏3次,送手术前测血压,如果体温超过37.5℃或有血压升高,应及时通知医师暂缓手术,并向患者及其家属做好解释。

(6)患者准备:术前6h禁食、禁水,防止术中呕吐呛入气管引起窒息。协助测量身高、体重,以便计算化疗药量。

(7)术前用药:在患者左手建立静脉通道,给予抗生素静脉滴注。遵医嘱适量应用镇静镇痛药,以减轻患者术中的紧张和栓塞后的疼痛。

八、术中配合

1.麻醉及手术　体位局部麻醉。取平卧位,双下肢分开并外展。

2.常用器材和物品

(1)宫颈癌介入治疗手术包:小治疗巾、大单、小孔大腹单、小药杯、弯盘、持物钳、剪刀、大号不锈钢盆、不锈钢碗、7号刀柄、11号刀片、小纱布及血管钳。

(2)宫颈癌介入治疗器材:5F动脉鞘、0.035in超滑导丝、5F Cobra造影管、微导管、明胶海绵颗粒、500~700U海藻酸钠、心电监护仪、三通开关、肝素、高压注射器针筒、非离子对比剂、利多卡因、地塞米松、顺铂、表柔比星、手套、生理盐水、注射器(1、5、10、20ml)。

七、术后护理

1.一般护理

(1)生命体征监测:术后每30min测量血压、脉搏、呼吸1次,2h后改为1/h,监测24h。由于术后患者可有3~7d发生中、低度发热,所以需测量体温3/d,直至正常后3d。发热期间嘱患者多饮水,以利于体内对比剂的排泄。大部分患者术后均有不同程度的发热,体温在37.5~38.5℃,如无继发感染,多为低热。护士应定时测量体温,鼓励患者多饮水,以加速肾对对比剂及毒素的排泄,减少毒性不良反应。对高热患者应寻找原因并给予物理降温,抽取血液做细菌培养。在降温过程中,由于患者大量出汗,应注意补充液体量,及时更换衣服,防感冒。若持续高热伴腹痛,应考虑感染存在,遵医嘱给予相关治疗。

(2)体位的护理:取平卧位,保持穿刺侧肢体伸直,制动6h,利于血管穿刺点收缩闭合,保持血流通畅,防止血栓形成,6h后肢体可以左右旋转或取健侧卧位。应避免屈膝、屈髋、咳嗽和打喷嚏动作,以免腹压突然增高而导致穿刺口出血,术后24h后方可下床活动。

(3)穿刺点的观察与护理:术后24h内应密切观察穿刺部位有无出血和渗血,并保持敷料清洁干燥,观察穿刺侧肢体远端皮肤温度、感觉及足背动脉搏动情况,发现异常,及时处理。

(4)预防感染:遵医嘱静脉滴注抗生素2～3d,保持外阴部清洁、干燥,给予0.05%无痛碘溶液擦洗外阴2/d。

2.病情观察

(1)其他栓塞症状的观察及护理:注意观察术后患者的大小便情况,包括量、颜色、性状,如有血尿,提示膀胱区局部缺血坏死,如有血便,提示直肠局部缺血坏死。还要注意观察会阴部皮肤有无红肿溃疡,一般于栓塞术后6～12h出现。由于盆腔动脉分支多,进行动脉内栓塞时可发生异位栓塞,如行子宫动脉栓塞术引起的异位栓塞可能性较小,而进行髂内动脉栓塞术,由于栓塞范围较广可使部分小动脉被栓塞发生上述症状。所以护士要认真加以观察。

(2)臀部疼痛的观察及护理:大部分患者是一过性疼痛,可能是化疗药物或栓塞剂反流入臀上动脉,造成局部造成血运障碍所致,甚至造成皮肤潮红、疼痛等症状。随着药物的排泄和侧支循环的建立,症状会逐渐减轻和消失,应做好患者的心理疏导,调整舒适的卧位,遵医嘱给予镇痛药。若疼痛超过1周,并较剧烈,应警惕发生误栓、感染等严重并发症。

(3)呕吐的观察及护理:部分患者术后可发生恶心、呕吐,如阿片类药直接刺激胃黏膜,兴奋呕吐中枢以及造形剂的不良反应引起。轻者一般无须特殊处理。当患者呕吐后给温开水漱口,保持衣被清洁,对呕吐较重者,可肌内注射甲氧氯普胺(胃复安)或静脉注射格雷司琼(康泉)、昂丹司琼(枢复宁)、恩丹西酮等减轻症状。

八、健康教育

定期复诊,出现异常情况及时就诊。遵医嘱按时服药,不擅自加减药物剂量,避免引起不良反应。注意休息,劳逸结合。保持平静的心态,避免情绪激动和过度紧张、焦虑,培养良好的生活情趣,增强战胜疾病的信心。化疗栓塞后定期行常规妇科检查,复查B超,肿瘤明显缩小,尽快选择手术治疗。注意营养,合理搭配。给予营养丰富的高蛋白、富含维生素、低脂肪、易消化的食物,少量多餐。戒烟、酒及刺激性食物。

(王小芳)

第十四章　儿科疾病的护理

第一节　神经系统疾病

一、脑瘫

脑性瘫痪,简称脑瘫,是指从出生前到出生后一个月内各种原因引起的非进行性的脑损伤所致的中枢性运动障碍及姿势异常,并可同时伴有智力低下、癫痫、语言和视觉障碍等,是引起小儿肢体运动残疾的主要疾病之一。

【病因】

本症病因不一,有时为多种因素所造成,约有三分之一的病例临床上难以确定原因。一般可将病因分为三类:

1.出生前因素　主要由于先天性感染、缺氧、中毒、接触放射线、孕妇营养不良、妊高征及遗传因素等引起的脑发育不良或脑发育畸形;

2.出生时因素　主要为早产、过期产、多胎、低出生体重、窒息、产伤、缺血缺氧性脑病等;

3.出生后因素　新生儿期各种感染、外伤、颅内出血、胆红素脑病等。

近年来,遗传因素在脑瘫中的作用逐渐被人们所重视。脑瘫患儿近亲中有癫痫、脑瘫及智力低下者较正常人群中要高;而分娩中同等程度的损伤,在有些小儿出现明显的神经系统障碍,在另一些小儿并不引起神经系统障碍,提示有遗传因素的可能。因此,对脑瘫病因学的研究已转入胚胎发育生物学的领域,如重视对受孕前后与妊母有关的环境、遗传与疾病的研究等。

【病理】

其病理变化与病因有关,可见各种畸形与发育不良。最常见的是不同程度的大脑皮质萎缩和脑室扩大,神经细胞减少。脑室周围白质软化变性,多个坏死或变性区及囊腔形成。经内囊支配下肢的神经纤维区常受累,锥体束也可有变性,核黄疸后可有基底节对称性的异常髓鞘形成过多,称为大理石状态。出生时或出生后的损伤以萎缩、软化或脑实质缺损为主。

【临床表现】

(一)运动障碍

脑瘫的主要表现是运动障碍和姿势异常。查体可见患儿运动发育落后,肌张力改变及多种反射的异常。根据患儿瘫痪的不同表现,可分为以下不同类型。

1.痉挛型 是脑瘫中最常见的类型。约占全部病儿的60%~70%。

(1)痉挛性四肢瘫:脑瘫中最严重的类型,四肢运动严重受累,合并智力低下和惊厥者最多。婴儿期即发现运动发育明显落后于同龄正常儿。神经系统检查可见四肢肌张力增高,自发运动减少,腱反射亢进,巴氏征阳性,行走时呈剪刀步态,年长儿膝和肘部常有屈曲性挛缩。本型患儿常伴有语言发育障碍和视觉异常,有时也可伴有手足徐动。

(2)痉挛性双瘫:也是四肢受累,但两下肢受累较重,上肢及躯干比较轻。此型患儿双下肢痉挛性瘫痪常在婴儿爬行时被发现:在爬行时双臂呈正常相互交替姿势向前,但其双腿则被拖拉前进,髋部内收。患儿行走延迟,双足呈马蹄内翻状,步行时足尖着地。体检可见双下肢痉挛、腱反射亢进、踝阵挛和双侧巴氏征阳性,托起小儿双腋可见双下肢呈剪刀状交叉。严重者可有肢体废用性萎缩和下肢生长受累,与上半身生长发育不成比例。本型智力发育正常,一般不合并惊厥发作。

(3)痉挛性偏瘫:瘫痪肢体自发运动减少,上肢受累多较下肢重,1岁前即可发现患侧手运动功能异常,患儿行走延迟,且患侧呈环形步态。患侧手及拇指指甲生长迟滞,肢体显著痉挛,踝部跟腱挛缩导致马蹄内翻畸形,多呈足尖着她行走,膝腱反射亢进,可有踝阵挛及巴氏征。手、足部背屈力弱。可伴有惊厥发作、认知障碍、智力低下。CT检查可见偏瘫对侧大脑半球萎缩及侧脑室扩大。

(4)其他:还可见痉挛性截瘫、单肢瘫、双重性偏瘫等,但均少见。

2.手足徐动型 约占脑瘫20%,主要病变在锥体外系统,表现为难以用意志控制的不自主运动。当进行有意识运动时,不自主、不协调及无效的运动增多,紧张时加重,安静时减少,入睡后消失。由于颜面肌、舌肌及发音器官肌肉运动受累,常伴有语言障碍,往往喂养困难,经常作张嘴伸舌状。单纯手足徐动型脑瘫腱反射不亢进,不表现巴氏征阳性。肌张力呈齿轮状增高。在早期(1岁以内)患儿常表现肌张力低下,随年龄增大肌张力逐渐变为"僵硬"。本型患儿智力尚可。

3.强直型 此型很少见到,此型也为锥体外系性脑瘫,苍白球或黑质受损害,全身肌张力显著增高,身体异常僵硬,运动减少。四肢做被动运动时,主动肌和拮抗肌有持续的阻力,肌张力呈铅管状或齿轮状增高,腱反射不亢进,常伴有严重智力低下。

4.共济失调型 此型不多见。表现为小脑症状,步态不稳,走路时两足间距加宽,四肢动作不协调,上肢常有意向性震颤,肌张力低下。

5.震颤型 此型很多见。表现为四肢震颤,多为静止震颤。

6.肌张力低下型 表现为肌张力低下,四肢呈软瘫,自主运动很少,但可引出腱反射。仰卧时四肢呈外展外旋位,俯卧时,头不能抬起。婴儿期后大多可转为痉挛型或手足徐动型。

7.混合型 以上几种类型同时存在于一个病儿身上,称为混合型。其中痉挛型与手足徐动型常同时存在。

(二)其他表现

脑瘫患儿除运动障碍外,常合并其他功能异常。

1.智力低下　运动障碍以外最常见的功能异常,以痉挛型、肌张力低下型、强直型多见,手足徐动型较少见。

2.癫痫　占脑瘫患儿的 10%～40%,以偏瘫、痉挛性四肢瘫患儿多见,各种癫痫发作类型均可见到。

3.视力障碍　如斜视、屈光不正、视野缺损、眼球震颤等,发生频率可达 20%～50%。

4.其他　还可有听力障碍、语言障碍、精神行为异常等。

【治疗】

主要目的是促进各系统功能的恢复和发育,纠正异常姿势,减轻其伤残程度。

(一)治疗原则

1.早期发现、早期治疗。

2.促进正常运动发育、抑制异常运动和姿势。

3.综合治疗。利用各种有益的手段对患儿进行全面、多样化的综合治疗,除针对运动障碍进行治疗外,对合并的语言障碍、智力低下、癫痫、行为异常也需进行干预。还要培养患儿对日常生活、社会交往及将来从事某种职业的能力。

4.家庭训练与医生指导相结合。

(二)功能训练

脑瘫一旦确诊,应立即开始功能训练。包括躯体训练、技能训练、语言训练等。可采取机械的、物理的手段,针对脑瘫所致的各种运动障碍及姿势异常进行一系列的训练,从而改善残存的运动功能,抑制不正常的姿势反射,诱导正常的运动发育,提高日常生活能力。有听力障碍者应尽早配置助听器,有视力障碍者也应及时纠正。

(三)矫形器的应用

在功能训练中,常常需用一些辅助器和支具,矫正小儿异常姿势,如行走矫形器可促进足踝骨骼的生理排列,并可降低关节周围肌肉的紧张度。合适的矫形器还可抑制异常反射。

(四)手术治疗

可在小儿步态趋于成熟后进行(6～10 岁),主要适用于痉挛型脑瘫患儿,目的在于矫正畸形、改善肌张力、恢复或改善肌力平衡。

(五)物理疗法

包括水疗及各种电疗。患儿在水中能产生自主运动,肌张力得到改善。对呼吸有调整作用,有利于改善语言障碍儿的语言能力。

(六)药物治疗

目前尚未发现治疗脑瘫的特效药物,可试用小剂量安坦缓解手足徐动型的多动,改善肌张力;硝苯呋海因钠、巴氯芬等控制难治性痉挛;合并癫痫者应给予抗癫痫药物治疗。

【常见护理诊断】

1.生长发育改变　与脑损伤有关。

2.有废用综合征的危险　与肢体痉挛性瘫痪有关。

3.有皮肤完整性受损的危险　与躯体不能活动有关。

【护理措施】

（一）促进成长

1.指导家长正确护理患儿。为患儿选择穿脱方便的衣服。

2.注意培养患儿生活自理的能力,根据患儿年龄进行日常生活动作的训练,如教会患儿排便前能向大人预示,学会使用手纸等。

3.对有听力、语言障碍的患儿,多给患儿丰富的语言刺激,鼓励患儿发声、矫正发声异常,并持之以恒。鼓励患儿与正常儿童一起参加集体活动,多表扬患儿的进步,调动其积极性,克服自卑心理。

（二）加强营养供给

供给高热量、高蛋白、高维生素、易消化的食物。对独立进食困难的患儿应进行饮食训练。喂食时保持患儿头处于中线位,避免头后仰导致异物吸入。在患儿牙齿咬紧时切勿用汤匙硬行喂食,以防损伤牙齿。耐心地教患儿学习进食动作,尽早脱离他人喂食的境地。如患儿的热量无法保证,应进行鼻饲。

（三）功能训练

患儿一经确诊,应立即开始功能锻炼。对瘫痪的肢体应保持功能位,并进行被动或主动运动,促进肌肉、关节活动和改善肌张力。还可配合推拿、按摩、针刺及理疗等,以纠正异常姿势,平衡肌张力。严重肢体畸形者5岁后可考虑手术矫形。

（四）皮肤护理

保持床单的干净、整洁,无渣屑、无皱褶。对长时间卧床的脑瘫患儿,护理人员要常帮助其翻身,白天尽量减少卧床时间;及时清理大小便,保持皮肤清洁,防止压疮发生或继发其他感染。

【保健指导】

1.做好产前保健　在妊娠早期预防感染性疾病,如风疹、弓形虫等感染。避免外伤和难产,预防胎儿受损。避免早产,因为体重过低是脑性瘫痪的一个重要因素。

2.做好新生儿的预防　主要是预防新生儿呼吸暂停、低血糖、胆红素脑病及颅内感染等疾病。

3.做好脑性瘫痪儿的特殊教育　脑瘫患儿存在不同程度的生活困难,且常常影响到他们的情绪和精神发育,为此,对他们应进行一些特殊的教育和职业训练,培养其克服困难的信心。

二、化脓性脑膜炎

化脓性脑膜炎,简称化脑,亦称为细菌性脑膜炎,是由各种化脓菌引起的以脑膜炎症为主的中枢神经系统感染性疾病。2岁以内发病者约占本病的75%,冬春季好发。

【病因】

（一）病原学

许多化脓菌都可引起脑膜炎,但在不同年代、不同地区,引起脑膜炎的各种细菌所占比例有很大差异。在我国,脑膜炎双球菌、肺炎链球菌和流感嗜血杆菌引起者占小儿化脑的2/3以上。近年来国内有人统计流感嗜血杆菌引起的化脑比肺炎链球菌引起的还多,而国外由于B型流感嗜血杆菌菌苗接种工作的开展,近10年来该菌引起的化脑明显减少。不同年龄小儿感染的致病菌也有很大差异,新生儿及出生2～3个月以内的婴儿化脑,常见的致病菌是大肠杆菌、B组溶血性链球菌和葡萄球菌,此外还有其他肠道革兰氏阴性杆菌、李氏单胞菌等。出生2～3个月后的小儿化脑多由B型流感嗜血杆菌、肺炎链球菌和脑膜炎双球菌引起,10岁以上儿童患者的主要致病菌是脑膜炎双球菌和肺炎链球菌。

(二)机体的免疫与解剖缺陷

小儿机体免疫力较弱,血脑屏障功能也差,因而小儿,特别是婴幼儿化脑的患病率高。如果患有原发性或继发性免疫缺陷病,则更易感染,甚至平时少见的致病菌或条件致病菌也可引起化脑,如表皮葡萄球菌、绿脓杆菌等。另外颅脑外伤、手术、脑室液引流、皮肤窦道、脑脊膜膨出等,均易继发感染而引起化脑。

【发病机制】

多数化脑是由于体内感染灶(如上呼吸道炎症等)的致病菌通过血行播散至脑膜。少数化脑可由于邻近组织感染扩散引起,如鼻窦炎、中耳炎、乳突炎、头面部软组织感染、皮毛窦感染、颅骨或脊柱骨髓炎、颅脑外伤或脑脊膜膨出继发感染等。

细菌由局部病灶进入血循环后能否引起化脑取决于机体的抵抗力和细菌致病力的相对强弱。在机体抵抗力弱、细菌数量大以及有荚膜时,容易导致化脑的发生。另外,由细胞因子介导的炎症反应在脑脊液无菌后仍可持续存在,这可能是化脑发生慢性炎症性后遗症的原因之一。

【病理】

蛛网膜和软脑膜普遍受累。脑组织表面、基底部、脑沟、脑裂、脊髓表面等处均有不同程度的炎性渗出物覆盖。感染扩散至脑室内膜则形成脑室膜炎,在软脑膜下及脑室周围的脑实质亦可有细胞浸润、出血、坏死和变性,形成脑膜脑炎。脓液阻塞、粘连及纤维化,可使脑室间脑脊液流通不畅,引起阻塞性脑积水。大脑表面或基底部蛛网膜颗粒因炎症发生粘连、萎缩而影响脑脊液的回吸收时,则形成交通性脑积水。

病变严重时,动静脉均可受累,可引起血管痉挛、血管炎、血管闭塞、坏死出血或脑梗塞。颅内压的增高,炎症的侵犯,或有海绵窦栓塞时,可使视神经、动眼神经、面神经和听神经等受损而引起功能障碍。由于血管的通透性增加及经脑膜间的桥静脉发生栓塞性静脉炎,常见硬膜下积液,偶有积脓。由于炎症引起的脑水肿和脑脊液循环障碍可使颅内压迅速增高,如有抗利尿激素的异常分泌或并发脑脓肿、硬膜下积液等,更加重脑水肿和颅内高压,甚至出现脑疝。由于血管通透性增加,可使脑脊液中蛋白增加;由于葡萄糖的转运障碍和利用增加,使脑脊液中葡萄糖含量降低,甚至出现乳酸酸中毒。

由于脊神经及神经根受累可引起脑膜刺激征。

【临床表现】

(一)急性起病

多数化脑患儿急性起病,发病前数日常有上呼吸道感染或胃肠道症状。脑膜炎双球菌脑膜炎(流行性脑脊髓膜炎)的暴发型,起病急骤,可迅速出现进行性休克、皮肤出血点或瘀斑、弥漫性血管内凝血及中枢神经系统功能障碍,如得不到及时治疗可在 24 小时内危及生命。

(二)全身感染中毒症状

全身感染或菌血症使患儿突起高热、头痛、精神萎靡、疲乏无力、关节酸痛、皮肤出血点、瘀斑或充血性皮疹等。小婴儿表现为拒食、嗜睡、易激惹、烦躁哭闹、目光呆滞等。

(三)神经系统表现

1.颅内压增高 主要表现为头痛和喷射性呕吐,可伴有血压增高、心动过缓。婴儿可出现前囟饱满而紧张,颅缝增宽。重症患儿可有呼吸循环功能受累、昏迷、去脑、强直,甚至脑疝。眼底检查一般无特殊发现,若有视乳头水肿,则提示颅内压增高时间较长,可能已有颅内脓肿、硬膜下积液或静脉栓塞等发生。

2.脑膜刺激征 表现为颈项强直、Kernig 征和 Brudzinski 征阳性。

3.意识障碍 表现为嗜睡、意识模糊、昏迷等,并可出现烦躁不安、易激惹、迟钝等精神症状。

4.惊厥 20%～30%的患儿可出现全身性或部分性惊厥,以 B 型流感嗜血杆菌及肺炎链球菌脑膜炎多见。惊厥的发生与脑实质的炎症、脑梗塞及电解质代谢紊乱等有关。

5.局灶体征 部分患儿可出现Ⅱ、Ⅲ、Ⅵ、Ⅶ、Ⅷ颅神经受累或肢体瘫痪症状。新生儿特别是早产儿化脓性脑膜炎常缺乏典型的症状和体征,发热或有或无,甚至体温不升。主要表现为少动、哭声弱或呈高调、拒食、呕吐、吸吮力差、黄疸、发绀、呼吸不规则,甚至惊厥、休克、昏迷等,查体可见前囟隆起,而少有脑膜刺激征。

【实验室检查】

(一)外周血象

白细胞总数明显增高,分类以中性粒细胞为主。

(二)脑脊液检查

1.常规检查 典型化脓性脑膜炎的脑脊液压力增高、外观混浊;白细胞总数明显增多,多在 1000×10^6/L 以上,分类以中性粒细胞为主;糖含量明显降低,常在 1.1mmol/L 以下;蛋白质含量增高,多在 1g/L 以上。脑脊液涂片找菌是明确化脑病原菌的可靠方法。

2.脑脊液特殊检查

(1)特异性细菌抗原测定:对流免疫电泳可快速确定脑脊液中的流感嗜血杆菌、肺炎链球菌和脑膜炎双球菌等。乳胶凝集试验较前者更敏感,可检测 B 组溶血性链球菌、流感杆菌、肺炎链球菌和脑膜炎双球菌。免疫荧光试验也可用于多种致病菌抗原检测,特异性及敏感性均较高。

(2)其他:脑脊液色氨酸试验阳性,乳酸脱氢酶(LDH)、免疫球蛋白如 IgM 升高等虽无特异性,但对于化脑的诊断和鉴别诊断均有参考价值。

(三)其他实验室检查

1.血培养 早期未用抗生素的患儿,血培养阳性的可能性大;新生儿化脑时血培养的阳性率较高。

2.皮肤瘀点涂片检菌 是流行性脑脊髓膜炎重要的病原诊断方法之一。

3.局部病灶分泌物培养　如咽培养、皮肤脓液或新生儿脐炎分泌物培养等,对确定病原都有参考价值。

4.影像学检查　急性化脓性脑膜炎一般不必常规做 CT 扫描,疑有并发症的患儿,应尽早进行颅脑 CT 检查。

【治疗】

(一)抗生素治疗

1.用药原则　对于化脓性脑膜炎患儿应尽早使用抗生素治疗;以静脉用药为主;力争选药准确,而且所选药物应对血脑屏障有良好的穿透性,联合用药时还应注意药物之间的相互作用;用药量要足,疗程要适当;注意药物毒副作用。

2.药物选择

(1)病原菌未明时:可选用氨苄青霉素与青霉素合用,氨苄青霉素每日 200~300mg/kg,分次静脉注射;青霉素 40 万~80U/(kg·d)。还可选用对血脑屏障通透性好的第三代头孢菌素,如头孢曲松钠或头孢噻肟钠,头孢噻肟钠每日 100~200mg/kg,头孢曲松钠每日 100mg/kg,分次静脉点滴。

(2)病原菌明确后:应参照细菌药物敏感试验结果选用抗生素。疗程与病原种类、治疗早晚、是否有并发症及机体的抵抗力等因素有关。国内一般认为流感杆菌脑膜炎和肺炎链球菌脑膜炎治疗不少于 2~3 周,而大肠杆菌相金黄色葡萄球菌脑膜炎疗程应达 3~4 周以上。要严格掌握停药指征,即完成疗程时症状消失、热退 1 周以上,脑脊液完全恢复正常后方可停药。对于无并发症的流感嗜血杆菌、肺炎链球菌和脑膜炎双球菌引起的脑膜炎,一般不需反复复查脑脊液,仅需在临床症状消失、接近完成疗程时复查一次,若已正常即可在疗程结束后停药;否则需继续治疗。若治疗不顺利,特别是新生儿革兰氏阴性杆菌脑膜炎,遇有治疗后症状无好转,或好转后又恶化者,应及时复查脑脊液,并进行必要的影像学检查,以指导下一步的治疗。

(二)对症和支持疗法

1.对急性期患儿应严密观察病情变化,如各项生命体征及意识、瞳孔的改变等,以便及时给予相应的处理。要注意热量和液体的供应,维持水电解质平衡。

2.肾上腺皮质激素的应用,减轻多种细胞因子介导的炎症反应,减轻中毒症状;可以降低血管通透性,减轻脑水肿,降低颅内压;可以减轻颅内炎症粘连。通常用地塞米松每日 0.2~0.6mg/kg,分次静脉注射,连用 3~5 天。

3.及时处理高热、惊厥和感染性休克,高热时给予物理降温,必要时可给予药物降温。有惊厥者及时给予抗惊药物如地西泮、苯巴比妥等。流行性脑脊髓膜炎较易发生感染性休克,一旦出现,应积极给予扩容、纠酸、血管活性药物等治疗。

4.有颅内高压者,应及时给予脱水药物,一般用 20% 甘露醇每次 0.5~1.0g/kg,6~8 小时 1 次。对于颅内压增高严重者,可加大剂量(每次不超过 2g/kg)或加用利尿药物,以防脑疝的发生。

【常见护理诊断】

1.体温过高　与细菌感染有关。

2.营养失调　低于机体需要量与高热、呕吐、摄入不足有关。

3.有受伤的危险 与抽搐、昏迷有关。

4.潜在并发症 颅内压增高、水电解质紊乱等。

5.焦虑 与病情重、预后不良有关。

【护理措施】

(一)维持正常体温

保持病室安静,空气清新。绝对卧床休息。每4小时测体温1次,观察热型及伴随症状。鼓励患儿多饮水,必要时静脉补液。出汗后及时更衣,注意保暖。做好皮肤护理和口腔护理。高热时给予物理或药物降温,并观察降温效果。遵医嘱应用抗生素。

(二)保证充足营养

根据患儿的热量需要制订饮食计划,给予高热量、高蛋白、高维生素、清淡、易消化的流质或半流质饮食,少食多餐,频繁呕吐或昏迷不能进食者可鼻饲或静脉补充营养。监测患儿每日摄入量,及时给予适当调整。

(三)生活护理

协助患儿洗漱、进食、大小便及个人卫生。呕吐后,帮助患儿漱口,及时清除呕吐物,保持呼吸道通畅,防止反流或误吸窒息。保持患儿臀部干燥,必要时使用气垫等抗压力器材,预防压疮的发生。烦躁不安或频繁抽搐者应注意防止坠床、舌咬伤等。

(四)加强病情观察,防治并发症

1.监测生命体征和神志变化 若患儿烦躁不安、剧烈头痛、意识障碍、频繁呕吐、肌张力增高等表示有颅内压升高;若呼吸不规则、瞳孔不等大或忽大忽小、对光反应迟钝或消失、血压升高提示有脑疝及中枢性呼吸衰竭。应经常巡视,密切观察,详细记录,以便及早发现给予急救处理。

2.做好抢救药品及器械的准备 准备好氧气、吸引器、人工呼吸机、脱水剂、呼吸兴奋剂、硬脑膜下穿刺包及侧脑室引流包等。

3.药物治疗的护理 了解各种药物的使用要求及不良反应。如静脉用药的配伍禁忌;青霉素稀释后应在1小时内输完,防止药物分解影响疗效;注意观察氯霉素的骨髓抑制作用,定期做血常规检查;输液速度不宜太快,以免加重脑水肿;保护好静脉血管,记录24小时出入量。

【保健指导】

1.向家长及患儿介绍病情及疗效进展,鼓励其说出内心的感受和疑虑,减轻焦虑,使其主动配合;及时解除患儿的不适,取得患儿及家长的信任;关心、爱护患儿,使其树立战胜疾病的信心。

2.加强卫生知识宣传,预防化脓性脑膜炎。凡与流感嗜血杆菌性脑膜炎和流行性脑脊髓膜炎接触的易感儿均应服用利福平,每日20mg/kg,共4天。还可采用脑膜炎双球菌荚膜多糖疫苗在流行地区实施预防接种。

3.对恢复期和有神经系统后遗症的患儿,应指导家长对患儿进行功能训练。

三、病毒性脑膜炎、脑炎

病毒性脑炎,是指各种病毒感染引起的脑实质炎症,如果脑膜同时受累明显则称为病毒性脑膜脑炎。本病是小儿最常见的神经系统感染性疾病之一。

【病因】

许多病毒都可引起脑炎,如肠道病毒、单纯疱疹病毒、腮腺炎病毒、虫媒病毒、腺病毒、巨细胞包涵体病毒及某些传染病病毒等。不同病毒引起的脑炎,具有不同的流行特点。如流行性乙型脑炎,由蚊虫传播,因而主要发生在夏秋季节(7、8、9月)。人对乙脑病毒普遍易感,但感染后发病者少,多呈隐性感染,感染后可获得较持久的免疫力,故患病者大多为儿童,占病人总数的60%～70%,2～6岁发病率最高。在我国小儿肠道病毒脑炎最常见,约占80%,也主要发生在夏秋季。单纯疱疹病毒脑炎则一年四季均可发生,且可感染所有年龄人群。

【发病机制】

病毒感染中枢神经系统大多通过血行播散,偶尔可沿嗅神经或其他神经通路蔓延。病毒性脑炎引起的神经系统损伤,主要由于:①病毒对神经组织的直接侵袭;②患儿神经组织对病毒抗原的免疫反应。

【病理】

受累脑组织及脑膜充血水肿,有单核细胞、浆细胞、淋巴细胞浸润,常环绕血管形成血管套。神经细胞呈现不同程度的变性、肿胀和坏死,可见噬神经细胞现象。神经髓鞘变性、断裂,如果脱髓鞘程度严重但仍保留神经元及轴突,常提示是感染后或变态反应性脑炎。可有血管内皮及周围组织的坏死,胶质细胞增生可形成胶质结节。不同病原引起的病变部位不同,如单纯疱疹病毒脑炎易侵犯颞叶,虫媒病毒脑炎往往累及全脑,但以大脑皮质、间脑和中脑最为严重。

【临床表现】

与病变的部位、范围和轻重程度有关,其临床表现多种多样,且轻重不一。轻者1～2周恢复,重者可持续数周或数月,甚至致死或致残。即使是同一病原引起者,也有很大差别。有的起病时症状较轻,但可迅速加重;有的起病突然,频繁惊厥;但大多患儿先有全身感染症状,而后出现神经系统的症状和体征。

(一)前驱症状

可有发热、头痛、上呼吸道感染症状、精神萎靡、恶心、呕吐、腹痛、肌痛等。

(二)神经系统症状体征

1.颅内压增高 主要表现为头痛、呕吐、血压升高、心动过缓、婴儿前囟饱满等,严重时可呈现去脑强直状态,甚至出现脑疝危及生命。

2.意识障碍 轻者可无意识障碍,重者出现不同程度的意识障碍。可伴有精神症状和异常动作,部分患儿精神症状显著而异常体征不明显。

3.惊厥 常出现全身性或限局性抽搐。

4.病理征和脑膜刺激征　均可为阳性。

5.局灶性症状体征　如肢体瘫痪、失语、颅神经障碍等。一侧大脑病变为主者可出现小儿急性偏瘫;小脑受累明显可出现共济失调;脑干受累明显时可出现交叉性偏瘫和中枢性呼吸衰竭;后组颅神经受累明显则出现吞咽困难,声音低微;植物神经受累可出现二便功能障碍;基底神经节受累明显则出现手足徐动、扭转痉挛等。

（三）其他系统症状

如单纯疱疹病毒脑炎可伴有口唇或角膜疱疹,肠道病毒脑炎可伴有心肌炎和各种不同类型的皮疹,腮腺炎脑炎常伴有腮腺肿大等。

大部分病毒性脑炎的病程在 2 周左右,多数患儿可完全康复,但重者可留下不同程度后遗症,如肢体瘫痪、癫痫、智力低下、失语、失明等。

【实验室检查】

（一）脑脊液检查

大多患儿脑脊液压力增高,外观清亮,白细胞总数增加,多在 $300×10^6/L$ 以下,病初中性粒细胞可占多数,以后以淋巴细胞为主。少数患儿脑脊液白细胞总数可能正常。单纯-疱疹病毒脑炎脑脊液中常可见到红细胞。病毒性脑炎患儿脑脊液蛋白质大多轻度增高或正常,糖和氯化物无明显改变。涂片或培养均无细菌发现。

（二）病毒学检查

在发病早期可收集脑脊液或咽分泌物、大便等标本,进行病毒的分离培养与鉴定,或直接检测病毒抗原。血清学检查需采集病儿早期和恢复期双份血清,且恢复期血清的抗体效价比早期血清中的抗体效价升高 4 倍才有诊断意义。

（三）脑电图

主要表现为高幅慢波,多呈弥漫性分布,可有痫样放电波,对诊断有参考价值。

（四）影像学检查

CT 和 MRI 均可发现病变的部位、范围及性质,但在病毒性脑炎的早期多不能发现明显异常改变。

【治疗】

除疱疹病毒脑炎外,多无特效治疗,以对症处理和支持疗法为主。

（一）一般治疗

应密切观察病情变化,加强护理,保证营养供给,维持水、电解质平衡,重症患儿有条件时应在 PICU 监护治疗。

（二）对症治疗

1.控制高热。可给予物理降温或化学药物降温。

2.及时处理颅内压增高和呼吸循环功能障碍。

3.控制惊厥。可适当应用止惊剂,如安定、苯巴比妥等。

（三）病因治疗

对于疱疹病毒脑炎可给予阿昔洛韦治疗,每次 10mg/kg,于 1 小时内静脉注射,每 8 小时用 1 次,疗程 1~2 周;对其他病毒感染可酌情选用干扰素、更昔洛韦、病毒唑、静脉注射免疫球蛋白、中药等。

（四）肾上腺皮质激素的应用

急性期应用可控制炎症反应，对减轻脑水肿、降低颅内压有一定疗效，但意见尚不一致。

（五）抗生素的应用

如果不能完全排除细菌感染，或对于重症婴幼儿患者需要预防感染时，均应给予抗生素。

【常见护理诊断】

1.体温过高　与病毒血症有关。

2.躯体移动障碍　与昏迷、瘫痪有关。

3.营养失调：低于机体需要　与摄入不足有关。

4.潜在并发症　颅内压增高。

【护理措施】

（一）维持正常体温

监测体温，观察热型及伴随症状。出汗后，及时更换衣服，鼓励患儿多饮水。高热时给予物理降温或遵医嘱药物降温，并观察降温效果。

（二）促进脑功能的恢复

1.减少刺激，为患儿提供保护性的看护和日常生活护理。纠正患儿的错误概念和定向力错误。

2.遵医嘱给予能量合剂营养脑细胞，促进脑功能恢复。控制惊厥，保持安静，减少烦躁与哭闹，减轻脑缺氧。必要时给予氧气吸入。遵医嘱给予镇静药、抗病毒药、激素等。

（三）促进肢体功能的恢复

1.昏迷患儿取平卧位，一侧背部稍垫高，头偏向一侧，以便让分泌物排出；上半身可抬高20°～30°，利于静脉回流，降低脑静脉窦压力，有利于降低颅内压；每 2 小时翻身 1 次，轻拍背部，促进排痰；保持呼吸道通畅，给予氧气吸入。

2.卧床期间协助患儿洗漱、进食、大小便、翻身等；做好皮肤护理，适当使用气圈、气垫等，防止压疮。

3.保持瘫痪肢体的功能位。病情稳定后，及早督促患儿进行肢体的被动和主动功能锻炼，并注意循序渐进，加强保护措施，防止受伤。在每次改变锻炼方式时给予指导、帮助和正面鼓励。

（四）保证营养的供给

耐心喂养，防止呛咳。对有吞咽困难或昏迷的患儿应尽早给予鼻饲或静脉营养，保证热量供给，维持水、电解质平衡。

（五）病情观察

观察患儿的精神状态、神志，生命体征变化（尤其是血压、呼吸频率和节律），瞳孔大小和对光反应，及时发现并发症先兆，并通知医生处理。

【保健指导】

向患儿及家长介绍病情，提供心理支持，减轻其焦虑与不安，使其树立战胜疾病的信心。

介绍保护性看护和日常生活护理有关知识。指导家长做好智力训练和瘫痪肢体功能锻炼。有继发癫痫者应指导长期正规服用抗癫痫药物。对出院的患儿定期随访。

四、小儿癫痫

癫痫是由于多种原因引起的一种脑部慢性疾患,其特征是脑内神经元群反复发作性过度放电引起突发性、暂时性脑功能失常,临床出现意识、运动、感觉、精神或植物神经功能障碍。癫痫发作的表现与放电的部位、范围及强度有关,因而表现十分复杂。每次发作均起病突然,持续短暂,恢复较快,但有时可呈持续状态。

小儿癫痫的患病率为 $3‰～6‰$,大多癫痫患者起病于儿童时期。近年来由于小儿癫痫基础与临床研究的不断深入及有关知识的普及,使大多患儿得到了正规治疗,约 80% 的患儿可获完全控制,其中大部分能正常生活和学习。

【病因】

小儿癫痫根据病因可分为三类:

1.特发性(原发性)癫痫　是指脑部未能找到有关的结构变化和代谢异常的癫痫,而与遗传因素有较密切的关系;

2.症状性(继发性)癫痫　即具有明确脑部病损或代谢障碍的癫痫;

3.隐源性癫痫　是指虽怀疑症状性癫痫但尚未找到病因者。引起癫痫的原因很多,但可归为以下几类。

(一)遗传因素

癫痫患儿的家系调查、孪生子研究、脑电图分析等均已证实遗传因素在癫痫的发病中起重要作用。近年来有关癫痫基因的研究取得了一定进展,如已将良性家族性新生儿惊厥的基因定位于染色体 20q13.2-q13.3 和 8q 上,这两种基因均编码钾离子通道蛋白,其突变可能与该病的发生有关。

不同的癫痫遗传方式不一致,一般认为对癫痫的易感性属于多基因遗传;许多特发性癫痫综合征与单基因遗传有关。此外,许多单基因遗传病和染色体病常伴有症状性癫痫。

(二)脑部病变或代谢异常

先天性或后天性的脑损害,均可能成为继发性癫痫的病因:

1.脑发育异常　如脑回畸形、胼胝体发育不全、灰质易位症、神经皮肤综合征、先天性脑积水、遗传代谢病或染色体病引起的脑发育障碍等。

2.脑血管疾病　如颅内出血、血管畸形、血管炎等。

3.感染　如病毒、细菌等引起的颅内感染。

4.外伤　产伤或生后外伤。

5.中毒、脑缺血缺氧或代谢异常

6.颅内占位病变　如肿瘤、脓肿、囊肿、结核瘤、寄生虫等。

7.变性疾病　如脑灰质变性病等。

(三)诱发因素

大多特发性癫痫好发于某一特定的年龄阶段,女性患儿在青春期可使某些癫痫发作加频,有的癫痫常在睡眠中发作,这说明年龄、内分泌、睡眠等与癫痫发作有一定关系。此外疲劳、缺睡、饥饿、便秘、饮酒、感情冲动、过度换气、过度饮水、过敏反应及一过性代谢紊乱等均可诱发某些癫痫发作。只有在某种刺激(如光、声等)作用下才发作的癫痫称为反射性癫痫。

【临床表现】

(一)癫痫发作的临床表现

1.部分性发作 神经元过度放电起始于一侧大脑的某一部位,临床表现开始仅限于身体的一侧某部。

(1)简单部分性发作(没有意识障碍):①运动性发作:多表现为一侧某部位的抽动,如肢体、手、足、指、趾、口角、眼睑等处。也可表现为旋转性发作、姿势性发作或杰克逊发作等。杰克逊发作是指异常放电沿着大脑皮层运动区扩展,其所支配的肌肉按顺序抽动,例如发作先从一侧口角开始,依次波及手、臂、肩、躯干、下肢等。部分运动性发作后,抽动部位可以出现暂时性瘫痪,称为 Todd 麻痹。②感觉性发作:表现为发作性躯体感觉异常或特殊感觉异常。③植物神经症状发作:发作时可有各种植物神经症状,如上腹不适、呕吐、苍白、潮红、出汗、竖毛、瞳孔散大、肠鸣或尿失禁等。这些症状常伴随其他的发作形式,单独植物神经发作性癫痫少见。④精神症状性发作:可表现为幻觉、错觉、记忆障碍、认知障碍、情感障碍或语言障碍等,但精神症状性发作单独出现得很少,多见于复杂部分性发作。

(2)复杂部分性发作:见于颞叶癫痫和部分额叶癫痫。该类发作与简单部分性发作的根本区别是有不同程度的意识障碍,可有简单部分性发作的各种表现,一般都有精神症状。同时常伴反复刻板的自动症,如吞咽、咀嚼、舔唇、拍手、摸索、自言自语等。

(3)部分性发作演变为全身性发作:由简单部分性或复杂部分性发作泛化为全身性发作,也可先由简单部分性发作发展为复杂部分性发作,然后继发全身性发作。

2.全身性发作 指发作一开始就是两侧半球同时放电,发作时常伴有意识障碍。

(1)失神发作:以意识障碍为主要症状。典型失神发作时起病突然,没有先兆,正在进行的活动停止,两眼凝视,持续数秒钟恢复,一般不超过 30 秒,发作后常可继续原来的活动,对发作不能回忆。失神发作常常发作频繁,每天数次至数十次,脑电图显示对称、同步、弥漫性双侧 3 Hz 的棘慢综合波。不典型失神发作时起止均较缓慢,且肌张力改变较典型失神明显;脑电图显示 1.5～2.5 Hz 的慢棘慢波,且背景活动异常。

(2)肌阵挛发作:表现为某部位的肌肉或肌群,甚至全身肌肉突然快速有力地收缩,引起肢体、面部、躯干或全身突然而快速的抽动。可单个发生,也可为连续的发作。发作时脑电图为多棘慢波或棘慢、尖慢综合波。

(3)阵挛性发作:肢体或躯干呈节律性反复抽动,发作时脑电图为 10 Hz 或 10 Hz 以上的快活动及慢波,有时为棘慢波。

(4)强直性发作:表现为强烈的肌肉收缩,使身体固定于特殊体位,如头眼偏斜、双臂外旋、呼吸暂停、角弓反张等。发作时脑电图为低波幅快活动,或 9～10 Hz 以上的快节律,频率渐减而波幅渐高。

（5）强直-阵挛发作：又称大发作，主要表现是意识障碍和全身抽搐，典型者可分三期，即强直期、阵挛期和惊厥后期，自小儿发作常不典型。发作时意识突然丧失，全身肌肉强直收缩；也可尖叫一声突然跌倒、呼吸暂停、面色发绀、双眼上斜、瞳孔散大、四肢躯干强直，有时呈角弓反张状态；持续数秒至数十秒钟进入阵挛期，出现全身节律性抽动，口吐白沫，持续 1~5 分钟后逐渐停止，患儿可有尿失禁；发作后入睡，醒后可有头痛、乏力等。脑电图在强直期表现为每秒 10 次或 10 次以上的快活动，频率渐慢，波幅渐高；阵挛期除高幅棘波外，间断出现慢波。发作间期可有棘慢波、多棘慢波或尖慢波。

（6）失张力发作：发作时肌张力突然丧失，表现为头下垂、双肩下垂、屈髋屈膝或跌倒。脑电图在发作时为多棘慢波或平坦低幅快活动。

（二）常见小儿癫痫和癫痫综合征的临床特点

1.中央-颞区棘波的小儿良性癫痫　这是小儿癫痫中最常见的类型之一，约占小儿癫痫的 20％。发病年龄在 2~14 岁，5~10 岁多见，男孩多于女孩。本病与遗传有关，常有癫痫家族史。发作与睡眠关系密切，约 75％的患儿只在睡眠中发作，而且以入睡后不久或清晨要醒时发作多见。发作时症状开始多局限于口面部，表现为一侧咽部、舌及颊部感觉异常，疼痛或麻木，舌强直收缩，喉头异常发声，唾液不能吞咽而外流。患儿意识清楚，但不能言语，同侧面部可有抽动，也可扩展到同侧上下肢阵挛性抽动。不少患儿泛化为全身性发作，意识丧失。大多患儿发作持续时间较短。发作频率不一，发作间期脑电图背景波正常，在中央-颞区出现负性、双向或多向的棘波或尖波，入睡后增加。本病神经系统影像学检查正常，不影响智力发育，预后良好，16 岁前大多停止发作。对发作频繁者，可给予妥泰、卡马西平等药物治疗，易于控制。

2.婴儿痉挛（West 综合征）　主要特点为婴儿期起病、频繁的强直痉挛发作、高峰失律脑电图和智力发育障碍。

患儿 4~7 个月发病者最多，发作时表现为两臂前举，头和躯干前屈，似点头状；少数患儿可呈头背后屈。有人把强直痉挛发作分为屈曲型、伸展型和混合型三种，其中以混合型最多见，单纯伸展型少见。患儿常成串发作，入睡不久或刚醒时容易连续发生，发作时有时伴喊叫或痛苦状，脑电图显示持续不对称、不同步的高幅慢波，杂以尖波、棘波或多棘波，即高峰失律脑电图。本病大多可找到病因，如遗传代谢病、脑发育异常、神经皮肤综合征或其他原因引起的脑损伤。常合并严重的智力和运动发育落后，易转为 Lennox-Gastaut 综合征或其他形式的发作。

3.Lennox-Gastaut 综合征　主要特点是：多在学龄前起病，兼有多种形式的发作，发作间期脑电图可出现慢棘慢波，智力发育大多落后。

起病年龄在 1~7 岁，3~5 岁为高峰，男孩略多。常见发作形式为强直性、不典型失神、肌阵挛和失张力发作，也可有全身强直-阵挛发作，患儿可同时具有 2 种或 2 种以上发作形式，也可由一种形式转变为另一种形式。发作期间脑电图背景波不正常，且显示 1.5~2.5Hz 的慢棘慢波。另外在慢睡眠期可见到双侧同时出现的 10Hz 快节律或多棘波。本病预后不良，不仅治疗困难，而且精神运动发育落后。

（三）癫痫持续状态

指一次癫痫发作持续 30 分钟以上；或反复多次发作 30 分钟以上，发作间期意识不恢复者。惊厥性癫痫持续状态最常见,占小儿全部癫痫持续状态的 75% 以上,主要表现为持续性阵挛,易发生脑损伤。非惊厥性癫痫持续状态多见于 Lennox-Gastau 综合征,表现为不典型失神发作,长时间意识混乱,可伴肌阵挛或失张力发作。有时复杂部分性癫痫也可呈持续状态,表现为精神错乱、自动症或行为异常等。癫痫患儿出现持续状态常可找到诱因,如突然停药、更换药物不当、感染、高热等。原无癫痫病史的患儿发生癫痫持续状态多与急性脑损伤有关,如颅内感染、中毒、外伤、急性脑病、脑血管意外等。高热惊厥也可出现持续状态。癫痫持续状态是小儿急症,需及时处理。

【实验室检查】

脑电图是诊断癫痫重要的客观指标之一,如果出现棘波、尖波、棘慢波、尖慢波、多棘慢波或阵发性的高幅慢波,对癫痫的诊断有重要意义,但是癫痫患儿发作间期脑电图近 40% 正常,因此 1 次正常脑电图不能排除癫痫,必要时可做 24 小时长程脑电图或录像脑电图。CT 和 MRI 可发现脑结构异常,凡有局灶性症状体征、抗癫痫治疗效果不好或进行性恶化或有颅内压增高症状者,均应及时做 CT 或 MRI 检查,以明确病因。单光子发射断层扫描和正电子发射断层扫描可检测脑血流量和代谢率,有利于确定癫痫灶。根据需要还可选做遗传代谢病筛查、基因分析、染色体检查、血生化检查、脑脊液检查等。

【治疗】

对癫痫患儿的治疗应控制发作,提高患儿的生活质量。

(一)一般治疗

要使患儿家庭、学校和社会正确认识癫痫,帮助患儿树立信心,坚持正规治疗。合理安排患儿生活与学习,避免一切诱发因素,注意安全。

(二)病因治疗

对症状性癫痫的某些可治性病因,如颅内占位、代谢异常等应及时治疗。

(三)药物治疗

合理应用抗癫痫药物是治疗癫痫的主要手段。

1.抗癫痫药物的使用原则

(1)早期治疗:癫痫诊断明确后应尽早给予抗癫痫药物,但对首次发作,如症状不重、平素健康、智力正常、查体及影像学检查无异常者,可暂不用药物,但需密切观察。

(2)根据发作类型选药:抗癫痫药物的选择主要根据发作类型,也要考虑到药物的毒副作用等。一般全身性发作多首选丙戊酸钠,部分性发作多首选卡马西平。

(3)尽量采用单药治疗:以避免多药联合应用时的相互作用或增加毒性。但是临床上遇有难治性癫痫患儿,有时也联合用药,此时必须了解其作用机制和相互作用,以达增加疗效减少副作用之目的。

(4)用药剂量要个体化:因药物代谢有个体差异,用药剂量和血药浓度之间的关系不完全一致;而且每个患儿对药物的敏感性也不同,因此主张用药先从小剂量开始,逐渐增加,直到达有效血浓度或临床有效为止。

(5)服药要规律、疗程要长:每日给药次数应视药物的半衰期而定,要保证患儿规律服药,在服药 5 个半衰期后才能达稳态血浓度。一般在停止发作后还要继续服药 2～4 年。

（6）停药过程要慢：患儿停药前要有个缓慢减量的过程，一般要1年左右，如突然停药易引起癫痫持续状态。

（7）定期复查：注意观察疗效和药物毒副作用，特别是用药初期，应定期查血常规、尿常规、肝功等。有条件时应作血药浓度检测。

2.常用抗癫痫药物　儿科常用的抗癫痫药物有丙戊酸钠、卡马西平、苯巴比妥、氯硝西泮、扑痫酮、苯妥英钠等。

3.抗癫痫新药　近年来有不少新型抗癫痫药上市，主要用于难治性癫痫的治疗。

（1）妥泰：有广谱的抗癫痫作用。服药从小剂量开始，维持量是每日4～8mg/kg。主要副作用有嗜睡、烦躁、易惊、厌食等。

（2）拉莫三嗪：主要用于肌阵挛发作、失张力发作、全身强直-阵挛发作等。从小剂量开始，维持量是每日5～15mg/kg。若与丙戊酸钠合用，则每日维持剂量是1～5mg/kg。

（3）氨己烯酸：对婴儿痉挛等有较好效果。但近来发现可影响视野而限制了本药的应用。

（4）其他还有加巴喷丁、非氨酯、奥卡西平等，在国内尚无应用经验。

（四）手术治疗

主要适应于药物治疗无效或效果不佳、频繁发作影响患儿的日常生活者。主要手术方法有癫痫灶切除、胼胝体部分切开、立体定向手术等。部分性癫痫，定位明确，切除癫痫灶不引起神经功能缺陷者手术效果较好，如颞叶癫痫。

【常见护理诊断】

1.有窒息的危险　与喉痉挛、呼吸道分泌物增多有关。

2.有受伤的危险　与突然意识丧失、抽搐有关。

3.潜在并发症　脑水肿、酸中毒、呼吸及循环衰竭。

4.知识缺乏　与缺乏信息来源有关。

【护理措施】

（一）保持呼吸道通畅

发作时应平卧，松开衣领、裤带，防呼吸道受压，尤其是强直-阵挛发作时，头偏向一侧，使分泌物易从口角流出。如有舌后坠，用舌钳将舌拉出，防止呼吸道堵塞。必要时用吸引器清除痰液，或气管切开。给予持续低流量吸氧。

（二）防止受伤

了解患儿抽搐前有无前驱症状，嘱患儿在有前驱症状时立即平卧，或迅速让患儿就地平卧，防止摔伤；用牙垫或厚纱布包裹的压舌板置于上、下臼齿之间，防止舌咬伤；保护抽动的肢体，防止骨折或脱臼；拦起床档，移开一切可导致患儿受伤的物品，抽搐的患儿需专人守护。

（三）密切观察病情变化

1.严密观察抽搐患儿的意识状态、生命体征、瞳孔大小和对光反射、动脉血气变化。立即遵医嘱给予有效的抗癫痫药物，迅速控制抽搐发作，给予脱水剂甘露醇和利尿药呋塞米减轻脑水肿，判断用药效果。详细记录24小时出入水量。

2.观察患儿的呼吸形态，有无发绀，监测动脉血气分析及结果。保持呼吸道通畅，持续低流量吸氧，或给予碱性溶液纠正酸中毒。

3.严密观察患儿的生命体征,注意有无呼吸、循环衰竭的征象,备好各种抢救物品及药物,做好气管切开和人工辅助呼吸的准备。

【保健指导】

1.教会家长在患儿癫痫发作时的紧急处理措施。缓解期可自由活动,但不能单独外出,尤应禁止各种危险活动,如游泳、登高等。

2.强调规律用药的重要性,不能随便增减药物的剂量,要在医生的指导下,长期有规律的服药,以配合治疗。

3.指导患儿养成良好的生活作息习惯,注意生活有规律,保证足够的休息及睡眠,

4.饮食应清淡、避免过饱、情绪紧张,预防感染。避免诱发癫痫发作的因素。

5.癫痫患儿多有不同程度的心理行为障碍,如自卑、退缩、孤独等,应配合家长对患儿进行鼓励、疏导,解除患儿的精神负担,克服自卑心理。

(王　静)

第二节　呼吸系统疾病

一、急性上呼吸道感染

急性上呼吸道感染简称上感,俗称"感冒",是小儿的最常见疾病。病原体主要侵犯鼻、鼻咽和咽部而引起炎症,根据炎症局限的部位常诊断为急性鼻咽炎、急性咽炎、急性扁桃体炎等,也可统称为上呼吸道感染。

【病因】

以病毒感染为多见,占 90% 以上,主要有呼吸道合胞病毒、流感病毒、副流感病毒、腺病毒、鼻病毒、柯萨奇病毒、埃可病毒、冠状病毒、单纯疱疹病毒、EB 病毒等。病毒感染后可继发细菌感染,最常见为溶血性链球菌,其次为肺炎球菌、流感嗜血杆菌等。在支原体流行季节亦可见到支原体所致上感。

婴幼儿时期由于上呼吸道的解剖生理特点和呼吸道局部免疫功能低下易患本病。营养不良、佝偻病等疾病,或过敏体质、护理不当、气候改变和不良环境因素等,则使小儿易致反复感染或使病程迁延。

【临床表现】

本病多发于冬春季节,症状轻重不一。与年龄、病原体和机体抵抗力不同有关,年长儿症状较轻,婴幼儿较重。

(一)一般类型上感

婴幼儿可骤然起病,高热、咳嗽、食欲差,可伴有呕吐、腹泻、烦躁,甚至高热惊厥。年长儿症状较轻,常于受凉后 1～3 天出现鼻塞、喷嚏、流涕、干咳、咽痛等,发热程度高低不一;有些在

发病早期可有阵发性脐周疼痛,与发热所致的阵发性肠痉挛成肠系膜淋巴结炎有关,应注意与急腹症鉴别。体检可见咽部充血,扁桃体肿大,颌下淋巴结肿大、触痛等;肺部呼吸音正常或粗糙;肠道病毒感染者可见不同形态的皮疹。病程为3～5天,一般预后良好,如体温持续不退或病情加重,应考虑并发症的可能。

(二)两种特殊类型上感

1.疱疹性咽峡炎 系柯萨奇A组病毒所致,好发于夏、秋季节。骤起高热、咽痛、流涎、厌食、呕吐等;咽部充血,咽腭弓、悬雍垂、软腭等处有2～4mm大小的疱疹,周围有红晕,疱疹破溃后形成小溃疡,病程1周左右。

2.咽结合膜热 由腺病毒3、7、11型所致,常发生于春、夏季节。多呈高热、咽痛、眼部刺痛,一侧或两侧滤泡性眼结合膜炎,颈部、耳后淋巴结肿大,有时伴胃肠道症状。病程为1～2周。

【治疗】

(一)一般治疗

休息、多饮水;注意呼吸道隔离;预防并发症。

(二)病因治疗

常用抗病毒药物:

1.双嘧达莫 对RNA病毒及某些DNA病毒均有抑制作用,每日3～5mg/kg。

2.利巴韦林 具有广谱抗病毒作用,每日10～15mg/kg,每日3次,疗程为3～5日。亦可口服中草药如银翘散、羚羊感冒片、板蓝根冲剂等或静脉点滴炎琥宁、喜炎平、莪术油等中药制剂,但要注意药物的纯度、配伍禁忌等,避免输液反应等副作用。

抗生素常用于病情重、有继发细菌感染或有并发症者,常用青霉素、红霉素、先锋霉素等,疗程为3～5天。如证实为溶血性链球菌感染,或既往有风湿热、肾炎病史者,青霉素疗程应为10～14天。

(三)对症治疗

高热可口服对乙酰氨基酚或阿司匹林,每次剂量为10mg/kg。亦可用冷敷、温湿敷或3%～5%酒精擦浴降温;如发生高热惊厥者可给予镇静、止惊等处理。咽痛者可含服咽喉片。鼻塞者可用0.5%麻黄素液在喂奶前滴鼻,不致影响吸乳。

【常见护理诊断】

1.体温过高 与上呼吸道感染有关。

2.舒适度的改变 与咽痛、鼻塞等有关。

3.潜在并发症 惊厥。

【护理措施】

(一)降低体温

1.密切观察病情变化,体温超过38.5℃时给予物理降温,如头部冷敷、腋下及腹股沟处放置冰袋、温水擦浴等。物理降温无效者,可遵医嘱给予退热剂,如口服对乙酰氨基酚或肌注柴胡注射液等。

2.给予易消化和富含维生素的清淡饮食,保持口腔清洁。及时更换汗湿的衣服,避免因受凉而使症状加重或反复。

3.保持水、电解质平衡,鼓励患儿多饮水,必要时静脉补充营养和水分。

(二)促进舒适

1.清除呼吸道分泌物,保持呼吸道通畅。鼻塞严重时于清除鼻腔分泌物后用0.5%麻黄素液滴鼻,每次1～2滴。对因鼻塞而妨碍吸吮的婴幼儿,宜在哺乳前10～15分钟滴鼻,使鼻腔通畅,保证吸吮。

2.咽部不适或咽痛时可用温盐水或复方硼砂液漱口、含服润喉片或应用咽喉喷雾剂等。

(三)病情观察

密切观察病情变化,警惕高热惊厥的发生。如患儿病情加重,体温持续不退,应考虑并发症的可能,及时通知医生。若在病程中出现皮疹,应区别是否为某种传染病的早期征象,以便及时采取措施。

【保健指导】

1.室内要经常通风,保持空气清新。在集体儿童机构中,如有上感流行趋势,应早期隔离患儿,室内用食醋熏蒸法消毒。

2.加强体格锻炼,适量户外活动;气候变化时及时添减衣服,避免过冷或过热;呼吸道疾病流行期间,尽量避免去人多拥挤的公共场所。

3.保证合理均衡的营养和充足的睡眠,婴儿期鼓励母乳喂养,及时添加辅食。

4.积极防治各种慢性病,如佝偻病、营养不良及贫血等,按时进行预防接种。

二、支气管哮喘

支气管哮喘,简称哮喘,是由嗜酸性粒细胞、肥大细胞和 T 淋巴细胞等多种炎性细胞参与的气道慢性炎症,使易感者对各种激发因子具有气道高反应性。气道高反应性是哮喘的基本特征,气管慢性(变应性)炎症是哮喘的基本病变,可引起气道缩窄,表现为反复发作的喘息、呼吸困难、胸闷或咳嗽等症状。

【病因】

哮喘的病因复杂,是一种多基因遗传病,其中过敏体质(特发反应性体质,atopy)与本病关系密切,多数患儿以往有婴儿湿疹、过敏性鼻炎、食物或药物过敏史,不少患儿有家族史。但是,哮喘的形成和反复发病往往又是环境因素(如:接触或吸入螨、蟑螂、霉菌、皮毛、花粉等过敏源;呼吸道感染和寒冷刺激等)综合作用的结果。

【临床表现】

婴幼儿哮喘多为呼吸道病毒感染诱发,起病较缓慢;年长儿大多在接触过敏源后发作,呈急性过程。哮喘发作常在清晨或夜间较重,一般可自行缓解或用平喘药物后缓解。

(一)症状

哮喘发作时常先为刺激性干咳,有时咳大量白黏痰,伴以呼气性呼吸困难和哮鸣音,出现烦躁不安或被迫坐位,咳喘剧烈时还可出现腹痛。

(二)体格检查

发作时胸廓饱满,呈吸气状,叩诊过度反响,听诊全肺遍布哮鸣音;重症病儿呼吸困难加剧时,呼吸音可明显减弱,哮鸣音也随之消失。发作间期可无任何症状和体征,有些在用力时可听到哮鸣音。病久反复发作者,可出现桶状胸,常伴营养障碍和生长发育落后。

(三)哮喘持续状态

如哮喘急剧严重发作,经合理应用拟交感神经药物仍不能在 24 小时内缓解者,称作哮喘持续状态,属危重急症,应积极抢救,否则可因呼吸衰竭而死亡。

【实验室检查】

1.外周血嗜酸粒细胞增高($>300\times10^6/L$)。

2.X 线检查可见肺过度充气,透明度增高,肺纹理可能增多;并发支气管肺炎或肺不张时,可见沿支气管分布的小片状阴影。

3.肺功能测定显示残气容量增加或伴换气流率和潮气量降低。每天检测呼吸峰流速值(PEF)及其一天的变异率,是判断亚临床型哮喘的良好指标。

4.用可疑的抗原作皮肤试验有助于明确过敏源,皮肤挑刺法的结果较为可靠。

【防治】

哮喘的治疗原则为去除病因、控制发作和预防复发。应根据病情轻重、病程阶段因人而异地选择适当的防治方案。

(一)去除病因

应避免接触过敏源,积极治疗和清除感染病灶,去除各种诱发因素。

(二)控制发作

主要是解痉和抗炎治疗。

1.拟肾上腺类药物 目前常用的 β_2 受体激动剂药物为:

(1)沙丁胺醇(舒喘灵):0.5%舒喘灵溶液,每次 $0.01\sim0.03ml/kg$,最大量 1ml,用 $2\sim3ml$ 生理盐水稀释,每 $4\sim6$ 小时雾化吸入。其气雾剂每片一下可吸入 $100\mu g$,每次 $1\sim2$ 片,每日 3~4 次。

(2)特布他林(喘康速、舒喘宁):如博利康尼片剂,每片 2.5mg,$1\sim2$ 岁每次 $1/4\sim1/3$ 片;$3\sim5$ 岁每次 $1/3\sim2/3$ 片;$6\sim14$ 岁每次 $2/3\sim1$ 片;每日 3 次。也可用博利康尼雾化液雾化吸入。

(3)其他:如美喘清、氨哮素等。该类药物最好选用吸入方式,但要避免过量应用。连续使用 β_2 受体激动剂可产生耐药,但停药 $1\sim2$ 周可完全恢复。

2.茶碱类药物 小儿剂量为每次 $4\sim5mg/kg$;缓释茶碱,每次 $8\sim10mg/kg$,12 小时 1 次。氨茶碱的有效浓度与中毒浓度很接近,应作血浓度检测,最佳血药浓度为 $10\sim15\mu g/ml$。

3.抗胆碱药物 异丙阿托品气雾剂每次 $1\sim2$ 片,每日 $3\sim4$ 次。

4.肾上腺皮质激素 尽可能采用吸入疗法,如吸入普米克都保干粉剂或气雾剂等。应严格掌握口服用药的适应证:一般只用于重症,或持续发作,或其他平喘药物难以控制的反复发作病人。需长期用药者,应将维持量改为每日或隔日清晨顿服。

5.抗生素　疑有细菌感染时宜同时选用适当的抗生素。

（三）哮喘持续状态的处理

1.吸氧　氧气浓度以 40％为宜,相当于 4～5L/min,使 PaO_2 保持在 9.3～12.0kPa(70～90mmHg)。

2.补液、纠正酸中毒　可用 1/5 张的含钠液纠正脱水;用碳酸氢钠纠正酸中毒,改善 β 受体对儿茶酚胺的反应性。

3.糖皮质激素类静脉滴注　应早期、较大剂量应用。氢化可的松每次 5～10mg/kg,每 6 小时静脉滴注 1 次;地塞米松每次 0.25～0.75mg/kg,奏效较前者慢。

4.支气管扩张剂

(1)沙丁胺醇雾化剂吸入,每 1～2h 吸入 1 次。

(2)氨茶碱静脉滴注,每次 4～5mg/kg,30 分钟滴完。

(3)如上述治疗不奏效者,可给予沙丁胺醇静脉注射,学龄前儿童每次 5μg/kg,学龄前期小儿用量减半。

5.异丙肾上腺素　以上治疗无效或无药可用时,可试用异丙肾上腺素以每分钟 0.1μg/kg 静脉滴注,每 15～20 分钟加倍,直到 PaO_2 通气功能改善或心率达 180～200 次/分时停用,症状好转后可维持用药 24 小时左右,剂量不变。

6.镇静剂　可用水合氯醛灌肠,慎用或禁用其他镇静剂。

7.机械呼吸　指征为:

(1)严重的持续性呼吸困难。

(2)呼吸音减弱,遂以哮鸣音消失。

(3)呼吸肌过度疲劳而使胸廓活动受限。

(4)意识障碍,甚至昏迷。

(5)吸入 40％氧气而紫绀仍无改善、$PaCO_2 \geqslant 8.6kPa(65mmHg)$。

（四）预防复发

1.免疫治疗

(1)脱敏疗法:用于对不可能避免的抗原(如尘埃、尘螨、花粉等)过敏,而一般治疗又未能控制复发者。根据皮肤试验结果,将引起阳性反应的过敏源浸液作皮下注射,浓度由低到高,剂量逐渐递增,每周 1 次,持续 2 年。若发作有季节性,则于发作前 1 月开始上述脱敏治疗,也是每周注射 1 次,15～20 次为 1 疗程。据报道螨脱敏治疗大多有效,偶有发热、局部一过性红肿痒痛、荨麻疹、哮喘发作等副作用。

(2)免疫调节治疗:可采用中医辨证论治或给胸腺肽等免疫调节剂提高机体免疫力,降低其过敏性。

2.色甘酸钠　宜在好发季节的前 1 个月开始用药,每次吸入 10～20mg,每日 3～4 次,经 4～6 周无效者可停用。一般对运动诱发的哮喘效果较好,对激素依赖性哮喘者,应用本品可望减少激素用量。

3.酮替酚(甲哌噻庚酮)　作用与色甘酸钠相似,小于 3 岁者每次 0.5mg,每日 2 次;大于 3 岁者每次 1mg,每日 1～2 次,口服 6 周无效可停用。

4.激素吸入疗法 能使哮喘得以缓解的患儿应继续吸入维持量糖皮质激素,至少6个月~2年或更长时间。

5.自我管理教育 将防治知识教给患儿及家属,调动他们的抗病积极性,鼓励病儿参加日常活动和体育锻炼以增强体质。

【常见护理诊断】

1.低效性呼吸型态 与支气管痉挛、气道阻力增加有关。

2.清理呼吸道无效 与呼吸道分泌物多且黏稠有关。

3.潜在并发症 呼吸衰竭。

4.焦虑 与哮喘反复发作有关。

5.知识缺乏 与缺乏哮喘的防护知识有关。

【护理措施】

(一)缓解呼吸困难

1.给患儿取坐位或半坐位,鼓励患儿缓慢地深呼吸。

2.呼吸困难者给予鼻导管或面罩吸氧,注意湿化后给氧,氧浓度以40%为宜,定时进行血气分析,及时调整氧流量,保持 PaO_2 在 9.3~12.0kPa(70~90mmHg)。

3.遵医嘱给予支气管扩张剂和肾上腺皮质激素,并评价其效果和副作用。

4.监测生命体征,注意呼吸困难的表现及病情变化,若出现意识障碍、呼吸衰竭等及时给予机械呼吸。

(二)保持呼吸道通畅

1.保持室内空气清新,温湿度适宜。

2.鼓励患儿多饮水,以降低分泌物的黏稠度,防止痰栓形成。

3.给予患儿雾化吸入、胸部叩击、震颤等,以促进分泌物的排出,病情许可的情况下给予体位引流;对痰多而无力咳出者,及时吸痰。

4.如有感染,遵医嘱给予抗生素治疗。

(三)密切观察病情变化

当患儿出现烦躁不安、紫绀、大汗淋漓、气喘加剧、心率加快、血压下降、呼吸音减弱、肝脏在短时间内急剧增大等情况,应立即通知医生并积极配合抢救。

(四)心理护理

哮喘发作时守护并安抚患儿,鼓励患儿解除思想负担、树立治疗疾病的信心。向患儿家长解释哮喘的诱因、治疗过程及预后,指导家长以积极的态度去应对疾病发作,充分调动家长和患儿自我护理、预防复发的主观能动性。

【保健指导】

(1)指导患儿学会呼吸运动以强化横隔呼吸肌。在执行呼吸运动前,应先清除呼吸道分泌物。

1)腹部呼吸运动:①平躺,双手平放在身体两侧,膝弯曲,脚平放地板。②用鼻连续吸气并放松上腹部,但胸部不扩张。③缩紧双唇,慢慢吐气直到吐完。④重复以上动作10次。

2)向前弯曲运动:①坐在椅上,背伸直,头向前向下低至膝部,使腹肌收缩。②慢慢上升躯干并由鼻吸气,扩张上腹部。③胸部保持直立不动,由口将气慢慢吹出。

3)胸部扩张运动:①坐在椅上,将手掌放在左右两侧的最下肋骨上。②吸气,扩张下肋骨,然后由口吐气,收缩上胸部和下肋骨。③用手掌下压肋骨,可将肺底部的空气排出。重复以上动作10次。

(2)介绍有关防护知识:①指导家长及患儿确认哮喘发作的诱因,避免接触可能的过敏源,去除各种诱发因素。此外,还应预防上呼吸道感染,避免疲劳过度、淋雨受凉或精神方面的刺激,以防止哮喘发作。②使家长及患儿能辨认哮喘发作的早期征象、症状及了解适当的处理方法。③提供出院后使用药物资料(如药名、剂量、用法、疗效及副作用等)。④指导家长和患儿选用长期预防及快速缓解的药物,并做到正确安全的用药。⑤及时就医,以控制哮喘严重发作。

三、急性支气管炎

急性支气管炎是支气管黏膜的急性炎症;常继发于上呼吸道感染后,亦可为急性传染病如麻疹、百日咳等的一种早期临床表现。气管常同时受累,故也可称为急性气管支气管炎。

【病因】

能引起上呼吸道感染的病原体都可引起支气管炎。免疫功能失调、营养不良、佝偻病、特异性体质、鼻炎、鼻窦炎等都是本病的诱发因素且易使支气管炎反复发作。

【临床表现】

起病可急可缓,大多先有上呼吸道感染症状。咳嗽为主要症状,开始为干咳,以后有痰,如为细菌感染可呈黄色痰。婴幼儿症状较重,常有发热、呕吐、腹泻等。年长儿一般症状较轻,但有时可诉头痛、胸痛。咳嗽一般在7~10天缓解,部分患儿可迁延不愈或者反复加重。体检时双肺呼吸音粗糙,有不固定的、散在的干湿啰音。X线检查胸片显示正常,或有肺纹理增粗,肺门阴影增深。

婴幼儿可发生一种特殊类型的支气管炎,称为哮喘性支气管炎,其特点为:

1.多见于3岁以下,有湿疹或其他过敏史者。

2.有类似哮喘的症状,如呼气性呼吸困难,肺部叩诊呈鼓音,听诊两肺满布哮鸣音及少量粗湿啰音。

3.有反复发作倾向。但一般到4~5岁发作停止,少数于数年后发展成为支气管哮喘。

【治疗】

(一)一般治疗

适当休息,经常变换体位,多饮水,使呼吸道分泌物易于咳出。

(二)控制感染

对婴幼儿有发热、黄痰、白细胞增多者,或考虑有细菌感染时可适当选用抗生素,如青霉素类、红霉素类及其他广谱抗生素等。

（三）对症治疗

一般不用镇咳剂或镇静剂，以免抑制咳嗽反射，影响黏痰咳出。

1.化痰止咳　常用复方甘草合剂等，痰稠者可用10％氯化氨，每次0.1～0.2ml/kg，或用羚羊清肺散（金振口服液）等，痰液不易咳出时可行超声雾化吸入（含糜蛋白酶、庆大霉素、病毒唑等）。

2.止喘　对喘憋严重者，可用氨茶碱，每次2～4mg/kg，每6小时一次；还可用 β_2 受体激动剂如沙丁胺醇、特布他林等。

3.其他　喘息严重时可加用泼尼松，每日1mg/kg，共1～3天。咳嗽影响睡眠时可用镇静剂如苯巴比妥钠或异丙嗪及氯丙嗪。

【常见护理诊断】

1.清理呼吸道无效　与痰液黏稠不易咳出有关。

2.体温过高　与细菌或病毒感染有关。

【护理措施】

（一）保持呼吸道通畅

1.保持室内空气清新，温湿度适宜，避免对流风，减少对支气管黏膜的刺激，以利于排痰。

2.卧位时可抬高头胸部，并常变换患儿体位，拍击背部，指导并鼓励患儿有效咳嗽，以利于痰液排出。

3.若痰液黏稠可适当提高病室湿度，以湿化空气，稀释分泌物。也可给予超声雾化吸入，以湿化气道，促进排痰。必要时用吸引器及时清除痰液，保持呼吸道通畅。

4.遵医嘱给予抗生素、化痰止咳剂、平喘剂，密切观察用药后的疗效及副作用。

5.对哮喘性支气管炎的患儿，注意观察有无缺氧症状，必要时给予吸氧。

（二）发热护理

1.密切观察体温变化，体温超过38.5℃时给予物理降温或遵医嘱给予药物降温，防止发生惊厥。

2.保证充足的水分及营养。鼓励患儿多饮水，必要时由静脉补充。发热期间以进食流质或半流质为宜。

3.保持口腔清洁。婴幼儿可在进食后喂适量开水，以清洁口腔；年长儿应在晨起、餐后、睡前漱洗口腔。

【保健指导】

适当户外活动，进行体格锻炼，增强机体对气候变化的适应能力；根据气候变化增减衣服，避免受凉或过热；在呼吸道疾病流行期间，避免到人多的公共场所，避免交叉感染；积极预防佝偻病、营养不良、贫血和各种传染病，按时预防接种。

四、肺炎

肺炎系由不同病原体或其他因素所引起的肺部炎症。以发热、咳嗽、气促、呼吸困难以及肺部固定湿啰音为共同临床表现。肺炎是儿科常见病,也是我国城乡婴儿及5岁以内儿童死亡的第一位原因,故加强对小儿肺炎的防治十分重要。

目前小儿肺炎尚无统一的分类方法,常用者包括:

1.病理分类　分为支气管肺炎、大叶性肺炎、间质性肺炎、毛细支气管肺炎等。

2.病因分类　可分为病毒性肺炎、细菌性肺炎、肺炎支原体肺炎、衣原体肺炎、真菌性肺炎、原虫性肺炎、吸入性肺炎等。

3.病程分类　分为急性肺炎(病程<1月者)、迁延性肺炎(1～3月)、慢性肺炎(>3月)。

4.病情分类　轻症肺炎和重症肺炎。

临床上如病原体明确,则按病因分类,以便指导治疗,否则按病理分类。

支气管肺炎是小儿时期最常见的肺炎,以冬、春寒冷季节多见,营养不良、佝偻病、低出生体重儿等易患本病。

【病因】

肺炎的病原微生物为细菌和病毒,发达国家中小儿肺炎病原体以病毒为主,常见病毒主要为呼吸道合胞病毒、副流感病毒、流感病毒、疱疹病毒、肠道病毒等。发展中国家则以细菌为主,细菌感染中肺炎链球菌多见,近年来肺炎支原体和流感嗜血杆菌感染有增多趋势。

【发病机制】

当炎症蔓延到支气管、细支气管和肺泡时,支气管因黏膜炎症水肿而管腔变窄,肺泡壁因充血水肿而增厚,肺泡腔内充满炎症渗出物,影响了通气与气体交换。由于小儿呼吸系统的特点,当炎症进一步加重时,可使支气管管腔更狭窄,甚至堵塞,导致通气与换气功能障碍,从而导致各器官系统发生一系列的变化。

(一)呼吸功能

通气不足引起低氧血症(PaO_2降低)和高碳酸血症($PaCO_2$增高);换气功能障碍则主要引起低氧血症。为代偿缺氧,患儿呼吸和心率加快,以增加每分钟通气量。为增加呼吸深度,呼吸辅助肌亦参与活动,出现鼻翼扇动和三凹征。若既有缺氧、PaO_2降低,又有CO_2排出受阻、$PaCO_2$增高,则可产生呼吸衰竭。

(二)循环系统

常见心肌炎、心力衰竭及微循环障碍。病原体和毒素侵袭心肌,引起心肌炎。缺氧使肺小动脉反射性收缩,肺循环压力增高,形成肺动脉高压,使右心负担增加,同时低氧血症使心肌能量代谢障碍,降低心肌收缩力。肺动脉高压和中毒性心肌炎是诱发心力衰竭的主要原因。重症患儿常出现微循环障碍,甚至弥散性血管内凝血(DIC)。

(三)中枢神经系统

缺氧和CO_2潴留引起脑毛细血管通透性增加,致使颅内压增高。严重缺氧和脑供氧不足使脑细胞无氧代谢增加,造成乳酸堆积、ATP生成减少和Na-K离子泵转运功能障碍,引起脑细胞内钠、水潴留,形成脑水肿。病原体毒素作用亦可引起脑水肿。严重脑水肿可抑制呼吸中枢而发生中枢性呼吸衰竭。

(四)消化系统

低氧血症和毒血症时胃肠黏膜最易受累,导致黏膜屏障功能破坏,使胃肠功能紊乱,出现庆食、呕吐及腹泻症状,甚至产生中毒性肠麻痹,严重者可引起消化道出血。

(五)水、电解质和酸碱平衡失调

严重缺氧发生代谢障碍、酸性代谢产物增加,加上高热、吐泻等因素,常可引起代谢性酸中毒;通气和换气功能障碍又可导致呼吸性酸中毒,因此严重肺炎时常为混合性酸中毒。缺氧和 CO_2 潴留又会导致肾小动脉痉挛而引起水、钠潴留,加上缺氧使细胞膜通透性改变、钠泵功能失调,使 Na^+ 进入细胞内,可造成稀释性低钠血症。吐泻严重时,可造成钠摄入不足和排钠增多,引致脱水和缺钠性低钠血症。因酸中毒、H^+ 进入细胞内和 K^+ 向细胞外转移,血钾通常增高或正常;但如伴吐泻及营养不良时,则血钾常偏低。

【临床表现】

(一)一般症状

大多起病较急,发病前数日多有上呼吸道感染症状。发热较高,热型不定,多为不规则发热,亦可为弛张热或稽留热,新生儿、重度营养不良儿可不发热或体温不升。患儿还常有精神不振、食欲减退、烦躁不安、轻度腹泻或呕吐等全身症状。

(二)呼吸系统

咳嗽较频,在早期为刺激性干咳,以后咳嗽有痰。新生儿、早产儿则表现为口吐白沫。重者呼吸急促,并有鼻翼扇动、点头状呼吸、三凹征、唇周发绀等,严重者可出现呼吸衰竭。肺部体征在早期可不明显或仅有呼吸音粗糙,以后可闻及固定的中、细湿啰音,以背部两肺下部及脊柱旁较多。当病灶融合扩大累及部分或整个肺叶时,则出现相应的肺实变体征,叩诊浊音,听诊呼吸音减弱或出现支气管呼吸音。

(三)循环系统

常见心肌炎和心力衰竭。前者表现为面色苍白、心动过速、心音低钝、心律不齐,心电图显示 ST 段下移和 T 波低平、倒置。如出现以下表现应考虑心力衰竭:

1.呼吸突然加快,大于 60 次/分。

2.心率突然大于 180 次/分。

3.骤发极度烦躁不安,明显发绀,面色发灰,皮肤苍白、发灰、发凉。

4.心音低钝,奔马律,颈静脉怒张。

5.肝脏迅速增大。

6.尿少或无尿,颜面、眼睑或双下肢水肿。

(四)神经系统

轻度缺氧表现为烦躁不安或嗜睡。合并中毒性脑病时可出现不同程度的意识障碍,惊厥、呼吸不规则、前囟隆起、脑膜刺激征及瞳孔对光反应迟钝或消失等。脑脊液检查除压力增高外,其余均在正常范围内。

(五)消化系统

常有纳差、吐泻、腹胀等。若发生中毒性肠麻痹,则肠鸣音减弱或消失,而腹胀明显,加重呼吸困难。消化道出血时呕吐咖啡样物,大便隐血试验阳性或排柏油样便。

【并发症】

若在肺炎治疗过程中,中毒症状或呼吸困难突然加重,体温持续不退或退而复升,应考虑有并发症的可能。常见的并发症有脓胸、脓气胸、肺大泡、化脓性心包炎和败血症等,多由金黄色葡萄球菌引起。应及时拍摄胸片及作其他相应检查以明确诊断。

【实验室检查】

细菌性肺炎的白细胞总数和中性粒细胞数目增高,甚至可见核左移,胞浆中可见中毒颗粒。但幼婴、体弱儿及重症肺炎者,白细胞总数可正常或反而降低。病毒性肺炎白细胞总数正常或降低,有时可见异型淋巴细胞。应予起病 7 天内取鼻咽或气管分泌物标本作细菌培养或病毒分离,阳性率高,但需时较长,不能用作早期诊断。目前病毒病原学快速诊断技术已普遍开展,可以直接测定标本中的病毒病原或病毒颗粒,或者直接测定感染急性期出现的特异性 IgM、IgG 抗体以判断抗原。

X 线检查早期可见肺纹理增粗,以后出现小斑片状阴影,以两肺下野、中内带及心膈区多见,斑片状阴影亦可融合成大片,甚至波及节段,常伴有肺不张或肺气肿。

【治疗】

应采取综合措施,积极控制炎症以改善肺的通气功能,防止并发症。

(一)一般治疗

保持室内空气流通,室温以 20℃左右为宜,相对湿度为 60%。及时清除上呼吸道分泌物,变换体位,以利痰液排出,从而保持呼吸道通畅。加强营养,饮食应富含蛋白质和维生素,少量多餐。重症不能进食者,可给予静脉营养。病情严重的患儿还可给予静脉免疫球蛋白输注,以增强免疫能力。

(二)病原治疗

1.抗生素绝大多数重症肺炎是由细菌感染引起,或在病毒感染的基础上合并细菌感染,故需采用抗生素治疗。使用原则如下:①根据病原菌选用敏感药物;②早期足量;③联合用药;④静脉给药。

WHO 推荐的一线抗生素有复方新诺明、青霉素、氨苄青霉素和羟氨苄青霉素,其中青霉素是治疗肺炎的首选药;氨苄青霉素和羟氨苄青霉素为广谱抗生素;复方新诺明不能用于新生儿。金黄色葡萄球菌所致肺炎者可用氨苄青霉素、苯唑青霉素或邻氯青霉素等。对革兰氏阴性杆菌可选用氨基甙类抗生素,但要注意其副作用。

我国卫生部对轻症肺炎推荐使用头孢氨苄(先锋霉素Ⅳ)。从抗菌作用看,第一代头孢菌素对革兰氏阳性球菌作用较强;第二代比第一代抗菌谱广,包括革兰氏阳性和阴性菌;第三代有较强的抗革兰氏阴性杆菌的作用。对支原体肺炎、衣原体肺炎可选用红霉素等。用药时间应持续至体温正常后 5～7 天,临床症状基本消失在后 3 天。

2.抗病毒治疗 常用的有:

(1)三氮唑核苷:每日 10mg/kg,肌注或静脉滴注,亦可超声雾化吸入,对合胞病毒、腺病毒有效。

(2)干扰素:人 α-干扰素治疗病毒性肺炎有效,雾化吸入局部治疗比肌注疗效好。

(3)其他尚有聚肌胞、乳清液等。

(三)对症治疗

(1)氧疗。对病情重、有呼吸困难、喘憋者应立即给氧。一般采取鼻前庭导管给氧,氧流量为 0.5～1L/min,氧浓度不超过 40%,氧气应湿化。三凹征及明显发绀者可用面罩给氧,氧流量为 2～4L/min,氧浓度为 50%～60%,若出现呼吸衰竭,则应使用人工呼吸机。

(2)保持呼吸道通畅。包括:①祛痰剂:氯化铵、复方甘草合剂、羚羊清肺散(金振口服液)等,痰多时可吸痰;②雾化吸入:地塞米松、庆大霉素和糜蛋白酶等;③支气管解痉剂:如 β_2 受体激动剂沙丁胺醇、特布他林等对喘憋严重者可选用;④保证液体摄入量,有利于痰液排出。

(3)镇静。对烦躁不安或有惊厥的患儿,可给镇静剂,常用苯巴比妥钠、异丙嗪或地西泮等。

(4)心力衰竭的治疗。除镇静、给氧外,还要增强心肌的收缩力,减慢心率,增加心搏出量;必要时可使用利尿剂和血管扩张剂减轻体内水、钠潴留,以减轻心脏负荷。

(5)腹胀的治疗。严重者肛管排气或胃肠减压,若为中毒性肠麻痹应禁食,皮下注射新斯的明,每次 0.04mg/kg;亦可联用酚妥拉明(0.5mg/kg)及阿拉明(0.25mg/kg)加入 10% 葡萄糖 20～30ml 静滴,2 小时后可重复应用,一般 2～4 次可缓解。伴低钾血症者应及时补钾。

(6)中毒性脑病。主要是纠正低氧,减轻脑水肿,可静脉注射甘露醇每次 0.5～1g/kg,每 4～8 小时可重复,一般不超过 3 日。必要时可使用地塞米松,每次 2～5mg。其他还可用利尿剂、冬眠药物和能量合剂等。

(7)纠正水、电解质与酸碱平衡失调。

(四)糖皮质激素的应用

一般肺炎不用糖皮质激素,适应证为:

1.中毒症状明显。

2.严重喘憋。

3.伴有脑水肿、中毒性脑病、感染性休克、呼吸衰竭等。常用地塞米松,每日 2～3 次,每次 2～5mg,疗程 3～5 天。

【常见护理诊断】

1.清理呼吸道无效　与呼吸道分泌物过多、黏稠、不易排出有关。

2.气体交换受损　与肺部炎症有关。

3.体温过高　与肺部感染有关。

4.潜在并发症　心力衰竭、中毒性脑病、中毒性肠麻痹。

【护理措施】

(一)保持呼吸道通畅

1.及时清除患儿口腔内的分泌物。分泌物黏稠者给予超声雾化吸入,以稀释痰液;分泌物过多者,应用吸引器吸痰。

2.经常协助患儿更换体位,同时轻拍背部,边拍边鼓励患儿咳嗽,以促进痰液排出,病情许可的情况下可进行体位引流。

3.遵医嘱给予祛痰剂,如复方甘草合剂等;对憋喘严重者,遵医嘱给予支气管解痉剂。

4.给予易消化、营养丰富的流质、半流质饮食,少量多餐,避免过饱影响呼吸;哺喂时应耐心,防止呛咳引起窒息;重症不能进食者给予静脉营养。保证液体的摄入量,以湿化呼吸道黏膜,利于分泌物排出。

（二）改善呼吸功能

1.保持室内空气流通,温湿度适宜。尽量使患儿安静,减少氧气的消耗。做好呼吸道隔离,防止交叉感染。

2.给氧。如呼吸困难、口唇发绀、烦躁、面色灰白等情况时应立即给氧。一般采用鼻前庭给氧,氧流量为 0.5～1L/min,氧浓度不超过 40％,湿化后给氧。缺氧明显者,可用面罩给氧,氧流量为 2～4L/min,氧浓度为 50％～60％。若出现呼吸衰竭,则使用人工呼吸机。

3.正确留取标本,以指导临床用药;遵医嘱给予抗生素,以消除肺部炎症,改善通气;注意观察用药后的反应。

（三）维持正常体温

监测体温变化,警惕高热惊厥的发生。对高热者给予物理或药物降温。做好口腔护理,保持皮肤清洁。

（四）密切观察病情

1.若患儿出现烦躁不安、面色苍白、呼吸加快、心率增快(＞160～180 次/分)、肝脏在短时间内急剧增大等心力衰竭的表现,应及时通知医生,立即给予吸氧并减慢输液速度。

2.若患儿出现烦躁或嗜睡、惊厥、昏迷、呼吸不规则等,提示颅内压增高,立即通知医生并配合医生进行抢救。

3.若患儿腹胀明显伴低血钾症时,及时补钾;若有中毒性肠麻痹,应禁食、予以胃肠减压,遵医嘱皮下注射新斯的明,以促进肠蠕动,消除腹胀,缓解呼吸困难。

4.若患儿病情突然加重,体温持续不降或退而复升,咳嗽和呼吸困难加重,面色青紫,应考虑脓胸或脓气胸的可能,及时报告医生,配合医生进行胸腔穿刺或胸腔闭式引流,并做好术后护理。

【保健指导】

1.向家长和患儿讲解疾病的有关知识和护理要点。

2.指导家长合理喂养,加强体格锻炼,多进行户外活动,注意气候变化,及时增减衣服。

3.定期健康检查,按时预防接种。

4.教育患儿不要随地吐痰,咳嗽时应用手帕或纸巾捂住嘴,防止病原菌污染空气而传染给他人。

（王　静）

第三节　消化系统疾病

一、口炎

口炎是指口腔黏膜的炎症。本病为小儿常见病,多见于婴幼儿,病变也可局限于舌、齿龈或口角,常见的口炎有鹅口疮、疱疹性口炎和溃疡性口炎。可单独发生,亦可继发于全身性疾病。常由细菌、病毒、真菌或螺旋体等感染引起。

（一）鹅口疮

鹅口疮为白色念珠菌感染所致的口炎。多见于新生儿、营养不良、腹泻、长期使用广谱抗生素或激素的患儿。新生儿多由产道感染或因哺乳时奶头不洁及污染的乳头感染。轻症表现为口腔黏膜表面覆盖白色乳凝块样小点或小片状物，可逐渐融合成大片，不易擦去，强行剥离后局部黏膜潮红、粗糙、可有溢血，但不痛，不流涎，一般不影响吃奶，无全身症状；重症可伴低热、拒食、吞咽困难等。取白膜少许放于玻片上，在显微镜下可见真菌的菌丝和孢子。治疗上除防治诱因外，可用2%碳酸氢钠溶液于哺乳前后清洁口腔。局部涂抹10次。20万 U/ml制霉菌素溶液，每日2～3次，或用冰硼散，每日1～2次。

（二）疱疹性口炎

疱疹性口炎为单纯疱疹病毒Ⅰ型感染所致，1～3岁幼儿多见，在卫生条件差的家庭和托儿所中感染容易传播。急性起病，发热可达39℃～40℃，1～2天后，齿龈、唇内、舌、颊黏膜等各部位口腔黏膜出现直径为2～3mm的单个或成簇小疱疹，周围有红晕，破溃后形成有黄白色纤维素性分泌物覆盖的溃疡，多个溃疡可融合成不规则的大溃疡，伴有较剧烈疼痛、拒食、流涎、烦躁，颌下淋巴结常常肿大。病程为1～2周，局部淋巴结肿大可持续2～3周。本病应与疱疹性咽峡炎鉴别，后者由柯萨奇病毒引起，疱疹主要发生在咽部和软腭，有时见于舌但不累及齿龈和颊黏膜。在疱疹性口炎的治疗上，对症和支持疗法很重要，应保持口腔清洁，多饮水，禁用刺激性药物和食物。局部可涂疱疹净抑制病毒，亦可喷撒西瓜霜、锡类散等。为预防继发感染可涂2.5%～5%金霉素鱼肝油，疼痛严重者可在食前用2%利多卡因涂布局部；发热者可用退热剂，有继发感染时用抗生素。

（三）溃疡性口炎

溃疡性口炎是由链球菌、金黄色葡萄球菌、肺炎链球菌、绿脓杆菌或大肠杆菌等感染引起的口腔炎症。多见于婴幼儿，急慢性感染、长期腹泻导致机体抵抗力降低，以及口腔不洁等因素更利于细菌繁殖而导致该病；表现为口腔剧痛、流涎、拒食、烦躁等，常有发热，可达39℃～40℃，口腔黏膜充血、水肿、可有疱疹，随后发生大小不等的糜烂或溃疡，创面覆盖较厚的纤维素性渗出物形成的灰白色或黄色假膜，边界清楚，易于擦去，擦后遗留溢血的糜烂面，取假膜涂片或培养可发现致病菌。局部淋巴结可肿大。外周血象中白细胞总数常增高，以中性粒细胞为主。全身症状轻者1周左右体温恢复正常，溃疡逐渐痊愈；重者可出现脱水和酸中毒。治疗在于及时控制感染，加强口腔护理，以0.1%～0.3%利凡诺溶液每日1～2次漱口；以1%～3%双氧水或1：2000高锰酸钾液清洗溃疡面，然后涂5%金霉素鱼肝油、锡类散等。可用2%的利多卡因局部止痛。补充足够的营养和液体，预防和纠正水、酸碱失衡；及时控制感染，针对病因选用抗生素治疗。

【常见护理诊断】

1.口腔黏膜改变　与口腔感染有关。

2.疼痛　与口腔黏膜炎症有关。

3.体温过高　与感染有关。

【护理措施】

1.口腔护理 用3%过氧化氢溶液或0.1%利凡诺溶液清洗溃疡面,较大儿童可用含漱剂。鼓励患儿多饮水,进食后漱口,保持口腔黏膜清洁,减少口腔细菌繁殖。对流涎者,及时清除分泌物,保持皮肤干燥、清洁,避免引起皮肤湿疹及糜烂。

2.正确涂药 涂药前应先清洁口腔,再用干棉球将病变部位黏膜表面水分吸干后方能涂药。涂药后,嘱患儿闭口10分钟,不可立即漱口、饮水或进食。

3.饮食护理 以高热量、高蛋白、含丰富维生素的温凉流质或半流质为宜,避免摄入辛辣刺激性食物。对疼痛严重不能进食者,可给予肠道外营养,保证能量与水分的供给。

4.发热护理 密切观察体温变化,体温超过38.5℃时,给予松解衣服、置冷水袋、冰袋等物理降温,必要时给予药物降温。

【保健指导】

1.向患儿家长讲述口炎发生的原因、影响因素以及口炎发生后的护理。

2.教育孩子养成良好的卫生习惯:不吸吮手指,要早晚刷牙漱口,并教给患儿正确的刷牙方法。

3.宣传均衡营养对提高机体抵抗力的重要性,培养小儿良好的饮食习惯。患儿使用的食具要专用,做好清洁消毒工作。

二、小儿腹泻

腹泻是指粪便次数、水分和量的增加。小儿腹泻是一组由多病原、多因素引起的综合征,主要症状为腹泻、呕吐以及水、电解质紊乱等,6个月~2岁婴幼儿发病率高,是造成小儿营养不良、生长发育障碍和死亡的主要原因之一。

【病因】

(一)易感因素

与此年龄阶段小儿消化系统解剖生理特点有关。婴幼儿消化系统发育尚未成熟,胃酸和消化酶分泌少,酶活力偏低,生长发育快,所需营养物质相对较多,胃肠道负担重,易发生消化道功能紊乱。机体防御功能差,婴儿胃酸偏低,胃排空较快,对进入胃内的细菌杀灭能力较弱;血清免疫球蛋白(尤其是IgM、IgA)和胃肠道SIgA均较低;胃肠道局部防御功能减低,易患肠道感染。

母乳中含有大量体液因子(SIgA、乳铁蛋白等)、巨噬细胞和粒细胞,有很强的抗肠道感染作用。家畜乳中虽有某些上述成分,但在加热过程中被破坏,而且人工喂养的食物和食具极易受污染,故人工喂养儿肠道感染发生率明显高于母乳喂养儿。

(二)感染因素

1.肠道内感染 可由病毒、细菌、真菌和寄生虫等引起。以前两者多见,尤其是病毒。

(1)病毒:80%婴幼儿腹泻由病毒感染引起。其中以轮状病毒最多见,其次有肠道病毒(包括柯萨奇病毒、埃可病毒和肠道腺病毒)、诺伏克病毒、冠状病毒、星状和杯状病毒等。

（2）细菌：不包括霍乱、痢疾等法定传染病。以致腹泻大肠杆菌为主，根据其不同致病毒性和发病机制，可将已知的菌株分为 5 大组：致病性大肠杆菌、产毒性大肠杆菌、侵袭性大肠杆菌、出血性大肠杆菌和黏附-集聚性大肠杆菌。空肠弯曲菌亦为小儿腹泻的常见病原菌之一。其他细菌包括耶尔森菌、鼠伤寒沙门菌和克雷白杆菌等。营养不良、长期大量使用广谱抗生素等可引起肠道菌群失调，使用肾上腺皮质激素等免疫抑制剂时患儿可诱发白色念珠菌、金黄色葡萄球菌、变形杆菌、绿脓杆菌或其他条件致病菌感染。

2.肠道外感染 如患中耳炎、上呼吸道感染、肺炎、肾盂肾炎、皮肤感染或急性传染病时，可由于发热和病原体的毒素作用而并发腹泻。

（三）非感染因素

1.饮食因素 包括：

（1）食饵性腹泻：多为人工喂养儿，常因喂养不定时，饮食量不当，突然改变食物品种，或过早喂给大量淀粉或脂肪类食品引起。

（2）过敏性腹泻：如对牛奶或大豆（豆浆）过敏而引起腹泻，对牛奶过敏者较多。

（3）原发性或继发性双糖酶（主要为乳糖酶）缺乏或活力降低，肠道对糖的消化吸收不良而引起的腹泻。

2.气候因素 气候突然变化、腹部受凉使肠蠕动增加；天气过热、消化液分泌减少等都可能诱发消化功能紊乱导致腹泻。

【发病机制】

不同病因引起腹泻的发病机制不同。

（一）肠毒素性肠炎

各种产生肠毒素的细菌可引起分泌性腹泻，如霍乱弧菌、产肠毒素性大肠杆菌、空肠弯曲菌、金黄色葡萄球菌、产气荚膜杆菌等。病原体侵入肠道后，一般仅在肠腔内繁殖，黏附在肠上皮细胞刷状缘，在肠腔中释放两种肠毒素，一种为不耐热肠毒素，与小肠细胞膜上的受体结合后激活腺苷酸环化酶，致使三磷酸腺苷（ATP）转变为环磷酸腺苷（cAMP）；另一种为耐热肠毒素，通过激活鸟苷酸环化酶，使三磷酸鸟苷（GTP）转变为环磷酸鸟苷（cGMP），两者都可引起肠道水分和氯化物分泌增多，并抑制钠的再吸收，导致分泌性腹泻。

（二）侵袭性肠炎

各种侵袭性细菌感染可引起渗出性腹泻，如志贺菌属、沙门菌属、侵袭性大肠杆菌、空肠弯曲菌、耶尔森菌和金黄色葡萄球菌等均可直接侵袭小肠或结肠肠壁，使黏膜充血、水肿、炎症细胞浸润引起渗出和溃疡等病变。粪便多呈脓血便，外观和镜检均与细菌性痢疾难以区别。

（三）病毒性肠炎

各种病毒侵入肠道后，在小肠绒毛顶端的柱状上皮细胞上复制，使细胞发生空泡变性和坏死，其微绒毛肿胀、不规则和变短，致使小肠黏膜回吸收水分和电解质的能力受损，肠液在肠腔内大量积聚而引起腹泻。同时，发生病变的肠黏膜细胞分泌双糖酶不足，且活性降低，使食物中糖类消化不全而积滞在肠腔内，也是引起腹泻的原因之一。

（四）非感染性腹泻

主要由饮食不当引起，当进食过量或食物成分不恰当时，消化过程发生障碍，食物不能被充分消化和吸收而积滞在小肠上部,使肠腔内酸度降低,有利于肠道下部的细菌上移和繁殖,使食物发酵和腐败(即所谓内源性感染),导致消化功能更为紊乱。分解产生的短链有机酸使肠腔内渗透压增高(渗透性腹泻),并协同腐败性毒性产物刺激肠壁使肠蠕动增加,导致腹泻、脱水和电解质紊乱。

【临床表现】

同病因引起的腹泻常具有相似的临床表现,但各有特点。

(一)急性腹泻(病程<2周)

1.腹泻的共同临床表现

(1)轻型:常由饮食因素及肠道外感染引起。起病可急可缓,以胃肠道症状为主,表现为食欲不振,偶有溢乳或呕吐,大便次数增多(多在10次以内)及性状改变。无脱水及全身中毒症状。如及时治疗多在数日内痊愈,若处理不当可转为重型。

(2)重型:多由肠道内感染引起。常急性起病,也可由轻型逐渐加重、转变而来,除有较重的胃肠道症状外,还有较明显的脱水、电解质紊乱和全身中毒症状如发热、烦躁、精神萎靡、嗜睡,甚至昏迷、休克等。

2.几种常见类型肠炎的临床特点

(1)轮状病毒肠炎:轮状病毒是秋冬季腹泻的最常见原因,呈散发或小流行;多发生在6～24个月婴幼儿。起病急,常伴发热等上呼吸道感染症状;病初即有呕吐,常先于腹泻;大便次数多、量多、水样便,无腥臭味;口渴重,常并发脱水和酸中毒。本病为自限性疾病,病程为3～8天。大便镜检偶有少量白细胞,腹泻停止后2～5天粪便仍可有病毒排出。

(2)侵袭性细菌性肠炎:包括侵袭性大肠杆菌肠炎、耶尔森菌小肠结肠炎、空肠弯曲杆菌肠炎和鼠伤寒沙门菌小肠结肠炎等。病原菌不同,流行病学特点也不同,然而因其相似的发病机制,临床征象却都与细菌性痢疾相似。起病较急,发热、头痛、全身不适、恶心呕吐、腹痛,腹泻频繁,里急后重,严重的有全身中毒症状。粪便为水样、黏液样或脓血便。粪便镜检可见白细胞和脓细胞,,须依靠粪便培养和流行病学方可确诊。

(3)抗生素等诱发的肠炎:长期应用广谱抗生素可使肠道菌群失调,肠道内耐药的金葡菌、绿脓杆菌、变形杆菌、某些梭状芽胞杆菌和白色念珠菌大量繁殖而引起肠炎。营养不良、免疫功能低下及长期应用肾上腺皮质激素者更易发病。

(二)迁延性和慢性腹泻

迁延性腹泻指腹泻病程为2周～2个月的腹泻,慢性腹泻指病程长于2个月的腹泻。病因复杂,感染、过敏、酶缺陷、免疫缺陷、药物因素、先天性畸形等均可引起。以急性感染性腹泻未彻底治疗、迁延不愈最为常见,人工喂养、营养不良儿患病率高。患儿多无全身中毒症状,脱水、代谢性酸中毒也不太明显,而以消化功能紊乱和慢性营养紊乱为主要临床特点。腹泻迁延不愈,食欲低下,吸收不良,体重下降,促发或加重营养不良、贫血、多种维生素缺乏,易并发呼吸道、泌尿道等继发性感染,并形成恶性循环。若不积极正确治疗,病死率较高。

【实验室检查】

(一)粪便检查

除镜下检查和病原学检查外还应注意粪便的性状。观察粪便特殊性状也有助于病原诊断,如暗绿色海水样粪便对金黄色葡萄球菌肠炎,伪膜性粪便对难辨梭状芽孢杆菌肠炎,豆腐渣样粪便对真菌性肠炎的诊断有帮助。粪便细菌培养和其他病原学检查对肠道内感染性肠炎的病因诊断更是不可缺少。

(二)血象、血气分析和血离子测定

白细胞总数及中性粒细胞升高一般提示细菌感染,正常或降低多为病毒感染;嗜酸性粒细胞升高提示寄生虫感染或过敏性疾病。血气分析可全面了解体内酸碱平衡紊乱的程度和性质,结合钾、钠、氯等离子测定,不仅可以确定脱水的性质,有无低钾血症,还可计算出阴离子间隙,进一步分析代谢性酸中毒的成因。出现惊厥时应测定血清钙和镁,不能作血气分析时可测定血浆 CO_2 结合力。

【治疗】

治疗原则主要为调整饮食和继续饮食;预防和纠正脱水及电解质紊乱;合理用药;加强护理,预防并发症。

(一)急性腹泻的治疗

1.饮食疗法 近来多不主张禁食,应调整饮食以减轻胃肠道负担,避免不易消化的食物。以母乳喂养的婴儿继续哺乳,暂停辅食;人工喂养儿可喂以等量米汤或稀释的牛奶或其他代乳品,由米汤、粥、面条等逐渐过渡到正常饮食。有严重呕吐者可暂时禁食 4～6 小时(不禁水),待好转后继续喂食,由少到多,由稀到稠。病毒性肠炎多有双糖酶缺乏(主要是乳糖酶),对疑似病例可暂停乳类喂养,改为豆制代乳品或发酵奶。腹泻停止后继续给予营养丰富的饮食,少食多餐。

2.液体疗法 脱水往往是急性腹泻死亡的主要原因,合理的液体疗法是降低病死率的主要措施。

(1)口服补液。世界卫生组织推荐的口服补液盐(ORS)可用于腹泻时预防脱水及轻、中度脱水的治疗。轻度脱水口服液量为 50～80ml/kg,中度脱水为 80～100ml/kg,于 8～12 小时内将累积损失量补足;脱水纠正后,转入维持补液阶段,将余量用等量水稀释,按病情需要随意口服。

(2)静脉输液。适用于中度以上脱水或吐泻严重的患儿。

3.对症治疗

(1)腹泻。对急性腹泻,一般不主张用止泻剂,因其可使病原微生物和有毒物质滞留肠内而延缓排出。对于患儿一般状态好转,中毒症状消失,但腹泻不止者可试用鞣酸蛋白、次碳酸铋等。此外使用蒙脱石粉对腹泻病疗效较好。

(2)腹胀。常见原因为缺钾,应及时补钾予以防治。细菌分解产物也可引起腹胀。可采用针灸治疗,必要时肛管排气或肌注新斯的明。

(3)呕吐。随着脱水、代谢性酸中毒的纠正以及患儿病情好转,可逐渐缓解。也可肌注氯丙嗪每次 0.5～1mg/kg,或吗叮啉每次 0.2～0.3mg/kg,每日 3 次,饭前半小时及睡前口服。甲氧氯普胺(胃复安)易出现锥体外系异常症状,应慎重使用,常用剂量为每次 0.1mg/kg。

(二)迁延性和慢性腹泻治疗

1.积极寻找引起病程迁延的原因和危险因素。如营养不良、活动性佝偻病、肠道菌群失

调、免疫功能低下等。

2.针对消化功能紊乱和慢性营养紊乱应调整饮食和增加营养。母乳喂养者应继续母乳喂养，可暂停辅食。人工喂养儿应调整饮食，小于 6 个月婴幼儿用牛奶加等量米汤或水稀释，或用发酵奶（即酸奶），也可用奶-谷类混合物，每天喂 6 次，以保证足够热卡。大于 6 个月的婴儿可用已习惯的平常饮食，如选用加有少量熟植物油、蔬菜、鱼肉末或肉末的稠粥、面条等，由少到多，由稀到稠。患儿双糖酶缺乏时，治疗宜采用去双糖饮食，可采用豆浆（每 100ml 鲜豆浆加 5～10g 是葡萄糖）、酸奶或低乳糖、不含乳糖的奶粉。

3.积极防治各种并发症。

4.合理用药。对于肠道内细菌感染应根据粪便细菌培养和药敏试验选择抗生素，切忌滥用，以免引起肠道菌群失调。庆大霉素口服是最常选用的抗生素。微生态制剂也常用于治疗迁延性和慢性腹泻；口服胃蛋白酶、胰酶、多酶片可以帮助消化；补充微量元素如锌、铁等及维生素 A、C、B_1、B_{12} 和叶酸等，有助于肠黏膜的修复。

【常见护理诊断】

1.腹泻　与喂养不当或炎症有关。

2.体温过高　与感染有关。

3.体液不足　与腹泻、呕吐丢失过多和摄入量不足有关。

4.潜在并发症　水、电解质及酸碱平衡紊乱。

5.有皮肤完整性受损的危险　与大便次数增多刺激臀部有关。

6.知识缺乏　家长缺乏正确的喂养知识及与腹泻相关的护理知识。

【护理措施】

（一）调整饮食

除对呕吐、腹泻严重者暂禁食 4～6 小时（不禁水）外，腹泻脱水患儿均应继续进食。母乳喂养儿暂停添加辅食，继续母乳喂养；人工喂养儿，暂停 1～2 次喂奶，给予等量米汤、稀释的牛奶等，待腹泻次数减少后，给予半流质如粥、面条等，少量多餐，随着病情稳定和好转，逐步过渡到正常饮食。腹泻停止后，继续给予营养丰富的饮食，并每日加餐 1 次，共两周，以满足正常生长的需要。

（二）控制感染

严格执行消毒隔离制度，护理人员护理患儿前后要认真洗手。感染性腹泻患儿与非感染性腹泻患儿应分开居住，腹泻患儿用过的尿布、便盆应分类消毒，以防交叉感染。遵医嘱给予针对病原菌的抗生素。

（三）补充液体，维持水、电解质及酸碱平衡

1.遵医嘱补充液体　根据脱水程度的轻重确定补液总量。轻度脱水、无呕吐及腹胀者可采用口服补液；中、重度脱水及呕吐严重或腹胀者则采用静脉补液。

2.补液原则　根据脱水性质，有无酸中毒及低血钾等，确定补液种类。补液时一般按先快后慢、先盐后糖、先浓后淡、见尿补钾的原则进行。

（四）保持皮肤完整性

腹泻时大便次数频繁，性质改变，肛门周围皮肤容易发生糜烂甚至引起溃疡及感染。需选

用柔软类尿布,勤更换,每次便后用温水清洗臀部并吸干,局部涂以5%鞣酸软膏或40%氧化锌油并按摩片刻,促进局部血液循环。避免使用不透气塑料布或橡皮布,防止尿布疹发生。局部皮肤溃疡也可用灯光照射,每次照射20～30分钟,每日3次,使局部皮肤干燥,照射后涂以油膏。

(五)密切观察病情

1.监测生命体征 监测患儿的神志、体温、脉搏、呼吸、血压及尿量的变化。体温过高者给患儿多饮水、擦干汗液、及时更衣、头枕冰袋等,做好口腔及皮肤护理。

2.密切观察大便情况 观察并记录大便次数、颜色、性状、量,做好动态比较,为输液方案和治疗提供可靠依据。

3.密切观察代谢性酸中毒的表现 患儿是否出现深长呼吸、精神萎靡、口唇樱红、血pH值下降等,如有发生应及时报告医生。

4.观察低血钾表现 如患儿出现全身乏力、不哭不吃、肌张力低下、反应迟钝、恶心呕吐、腹胀及听诊肠鸣音减弱或消失等现象时,提示有低血钾存在,应及时补充钾盐。

【保健指导】

1.宣传母乳喂养的优点,指导家长进行合理喂养小儿,避免在夏季断奶,不可过量进食,应遵循辅食添加的原则,逐步添加。

2.注意食物新鲜、清洁和餐具消毒,避免肠道内感染。教育小儿饭前便后洗手、勤剪指甲。

3.加强体格锻炼,适当户外活动;注意天气变化,及时增减衣物,尽量避免受凉或过热。

4.避免长期滥用广谱抗生素,以免引起肠道菌群失调。

肠套叠系指部分肠管及其肠系膜套入邻近肠腔所致的一种绞窄性肠梗阻,是婴幼儿时期最常见的急腹症之一,是3个月至6岁期间引起肠梗阻的最常见原因。60%本病患儿的年龄在1岁以内,但新生儿罕见。80%患儿年龄在2岁以内,男孩发病率多于女孩,比例约为4∶1。健康肥胖儿多见,发病季节与胃肠道病毒感染流行相一致,以春秋季多见。常伴发于中耳炎、胃肠炎和上呼吸道感染。

【病因和发病机制】

肠套叠分原发和继发两种。95%为原发性,多为婴幼儿,病因迄今尚未完全清楚,有人认为婴儿回盲部系膜尚未完全固定、活动度较大是引起肠套叠的原因。5%继发性病例多为年长儿。发生肠套叠的肠管可见明显的机械原因,肠息肉、肠肿瘤、肠重复畸形、腹型紫癜致肠壁血肿等均可牵引肠壁而发生肠套叠。有些促发因素可导致肠蠕动的节律发生紊乱,从而诱发肠套叠,如饮食改变、腹泻以及病毒感染等均与之有关。有研究表明病毒感染可引起末段回肠集合淋巴结增生,局部肠壁增厚,甚至凸入肠腔,构成套叠起点,加之肠遭受病毒感染后蠕动增强而导致发病。

【病理】

肠套叠多为近端肠管套入远端肠腔内,依据其套入部位不同分为:

1.回盲型 回盲瓣是肠套叠头部,带领回肠末端进入升结肠,盲肠、阑尾也随着翻入结肠内,此型最常见,占总数的50%～60%。

2.回结型　回肠从距回盲瓣几厘米处起，套入回肠最末端，穿过回盲瓣进入结肠，约占 30%。

3.回回结型　回肠先套入远端回肠内，然后整个再套入结肠内，约 10%。

4.小肠型　小肠套入小肠，少见。

5.结肠型　结肠套入结肠，少见。

6.多发型　回结肠套叠和小肠套叠合并存在。

肠套叠多为顺行性套叠，与肠蠕动方向一致。套入部随着肠蠕动不断继续前进，该段肠管及其肠系膜也一并套入鞘内，颈部束紧不能自动退出。由于鞘层肠管持续痉挛，致使套入部肠管发生循环障碍，初期静脉回流受阻，组织充血水肿，静脉曲张，黏膜细胞分泌大量黏液，进入肠腔内，与血液及粪质混合成果酱样胶冻状排出，肠壁水肿、静脉回流障碍加重，使动脉受累，供血不足，导致肠壁坏死，并出现全身中毒症状，严重者可并发肠穿孔和腹膜炎。

【临床表现】

(一)急性肠套叠

1.腹痛　既往健康的孩子突然发作剧烈的阵发性肠绞痛，哭闹不安，屈膝缩腹、面色苍白、拒食、出汗，持续数分钟或更长时间后，腹痛缓解，安静或入睡，间歇 10～20 分钟又反复发作。阵发性腹痛系由于肠系膜受牵拉和套叠鞘部强烈收缩所致。

2.呕吐　初为乳汁、乳块和食物残渣，后可含胆汁，晚期可吐粪便样液体，说明有肠管梗阻。

3.血便　为重要症状。出现症状的最初几小时大便可正常，以后大便少或无便。约 85% 病例在发病后 6～12 小时排出果酱样黏液血便，或作直肠指检时发现血便。

4.腹部包块　多数病例在右上腹季肋下可触及有轻微触痛的套叠肿块，呈腊肠样，光滑不太软，稍可移动。晚期病例发生肠坏死或腹膜炎时，出现腹胀、腹水、腹肌紧张和压痛，易扪及肿块，有时腹部扣诊和直肠指检双合检查可触及肿块。

5.全身情况　患儿在早期一般情况尚好，体温正常，无全身中毒症状。随着病程延长，病情加重，并发肠坏死或腹膜炎时，全身情况恶化，常有严重脱水、高热、嗜睡、昏迷及休克等中毒症状。

(二)慢性肠套叠

年龄越大，发病过程越缓慢。主要表现为阵发性腹痛，腹痛时上腹或脐周可触及肿块，不痛时腹部平坦柔软无包块，病程有时长达十余日。由于年长儿肠腔较宽阔可无梗阻现象，肠管亦不易坏死。呕吐少见，便血发生也较晚。

【辅助检查】

1.腹部 B 超检查　在套叠部位横断扫描可见同心圆或靶环状肿块图像，纵断扫描可见"套筒征"。

2.B 超监视下水压灌肠　经肛门插入 Foley 管并将气囊充气 20～40ml。将"T"形管一端接 Foley 管，侧管接血压计监测注水压力，另一端为注水口，注入 37℃～40℃等渗盐水匀速推入肠内，可见靶环状块影退至回盲部，"半岛征"由大到小，最后消失，诊断治疗同时完成。

3.空气灌肠　由肛门注入气体，在 X 线透视下可见杯口阴影，能清楚看见套叠头的块影，并可同时进行复位治疗。

4.钡剂灌肠 可见套叠部位充盈缺损和钡剂前端的杯口影,以及钡剂进入鞘部与套入部之间呈现的线条状或弹簧状阴影。只用于慢性肠套叠疑难病例。

【诊断】

凡健康婴幼儿突然发生阵发性腹痛或阵发性哭闹、呕吐、便血和腹部扪及腊肠样肿块时可确诊。肠套叠早期在未排出血便前应做直肠指检。

【鉴别诊断】

本病应与以下疾病鉴别:

1.急性痢疾 夏季发病,大便次数多,含黏液、脓血,里急后重,多伴有高热等感染中毒症状。粪便检查可见成堆脓细胞,细菌培养阳性。但必须注意菌痢偶尔亦可引起肠套叠,两种疾病可同时存在或肠套叠继发于菌痢后。

2.梅克尔憩室出血 大量血便,常为无痛性,亦可并发肠套叠。

3.过敏性紫癜 有阵发性腹痛、呕吐、便血,由于肠管有水肿、出血、增厚,有时左右下腹可触及肿块,但绝大多数患儿有出血性皮疹、关节肿痛,部分病例有血尿。该病由于肠功能紊乱和肠壁血肿,亦可并发肠套叠。

4.蛔虫性肠梗阻 症状与肠套叠相似,婴儿少见,无便血。腹部肿块呈条状,多在脐周及脐下。

【治疗】

急性肠套叠是一种危及生命的急症,其复位是一个紧急的过程,一旦确诊需立即进行。

1.灌肠疗法

(1)适应证:肠套叠在48小时内,全身情况良好,腹部不胀,无明显脱水及电解质紊乱。

(2)方法:包括B超监视下水压灌肠、空气灌肠、钡剂灌肠复位三种方法。

(3)注意事项:灌肠复位时应作如下观察:①拔出肛管后排出大量带臭味的黏液血便和黄色粪水;②患儿很快入睡,不再哭闹及呕吐;③腹部平软,触不到原有的包块;④灌肠复位后给予0.5~1g活性炭口服,6~8小时后应有炭末排出。

(4)禁忌证:①病程已超过48小时,全身情况差,如有脱水、精神萎靡、高热、休克等症状者,对3个月以下婴儿更应注意;②高度腹胀,腹部腹膜刺激征者,X线腹部平片可见多处液平面者;③套叠头部已达脾曲,肿物硬而且张力大者;④多次复发疑有器质性病变者;⑤小肠型肠套叠。

2.手术治疗 肠套叠超过48~72小时,或虽时间不长但病情严重疑有肠坏死或穿孔者,以及小肠型肠套叠均需手术治疗。根据患儿全身情况及套叠肠管的病理变化选择进行肠套叠复位、肠切除吻合术或肠造瘘术等。

5%~8%患儿可有肠套叠复发。灌肠复位比手术复位的复发率高。

【常见护理诊断】

1.疼痛 与肠系膜受牵拉和肠管强烈收缩有关。

2.潜在并发症 中毒性休克、腹膜炎。

3.知识缺乏 与患儿家长缺乏疾病的相关知识有关。

【护理措施】

1.密切观察患儿腹痛、呕吐、腹部包块情况。患儿经空气灌肠复位治疗后症状缓解,常表现为:安静入睡,不再哭闹,停止呕吐;腹部肿块消失;口服活性炭 0.5~1g,6~8 小时后大便可见炭末排出;肛门排气及排出黄色大便,或许先有少许血便,继而变为黄色。如患儿仍然烦躁不安,阵发性哭闹,腹部包块仍存,应怀疑是否套叠还未复位或又重新发生套叠,应立即通知医师做进一步处理。

2.密切观察患儿的生命体征、意识状态,特别注意有无水、电解质紊乱、出血及腹膜炎等征象,做好手术前准备。术前严格执行胃肠减压,并保持管道通畅,按要求禁食。

3.对手术后的患儿,注意维持胃肠减压功能,保持胃肠道通畅,预防感染及吻合口瘘。肠道功能恢复,肛门排气后方可进食,循序渐进,避免产气、胀气食物,如牛奶等。若术后出现腹胀,可行肛管排气。

4.向家长解释选择治疗方法的目的,解除家长的心理负担,争取家长的支持和配合。

(范桂林)

第四节　循环系统疾病

一、病毒性心肌炎

病毒性心肌炎,是病毒侵犯心脏所致的,以心肌炎性病变为主要表现的疾病,有的可伴有心包或心内膜炎症改变。本病临床表现轻重不一,预后大多良好,但少数可发生心力衰竭、心源性休克,甚至猝死。

【病因】

现已发现 20 多种可引起心肌炎的病毒,包括柯萨奇病毒(乙组和甲组)、埃可病毒、脊髓灰质炎病毒、腺病毒、传染性肝炎病毒、流感和副流感病毒、麻疹病毒、单纯疱疹病毒以及流行性腮腺炎病毒等;其中以柯萨奇病毒乙组(1~6 型)最常见。

【发病机制】

(一)病毒直接侵犯心脏学说

一般认为病毒及其毒素在疾病早期系经血液循环直接侵犯心肌细胞产生病理变化。可在心肌炎死亡病例的心肌组织中直接分离出病毒,并在心肌组织上找到特异性病毒抗原,有力地支持了病毒直接侵犯心脏的学说。

(二)变态反应或自身免疫反应参与

临床上在病毒感染后,往往经过一段潜伏期才出现心脏受累的征象,符合变态反应性疾患的规律;患者血中可测到抗心肌的抗体增加;部分患者表现为慢性心肌炎,符合自身免疫反应。

第十四章 儿科疾病的护理

【病理】

病变分布可为局灶性、散在或弥漫性，病变轻重不等，以心肌间质组织和附近血管周围单核细胞、淋巴细胞及中性粒细胞浸润为主，少数有心肌变性，包括肿胀、断裂、溶解及坏死等变化。病毒性心肌炎多伴有浆液纤维素性心包炎，渗液量较小。慢性病例多有心脏扩大、心肌间质炎症浸润及心肌纤维化形成的瘢痕组织。病变可波及传导系统，甚至导致终身心律失常。

【临床表现】

心肌炎临床表现轻重悬殊，起病前多有呼吸道或消化道病毒感染的前驱症状，主要为发热、周身不适、咽痛、肌痛、腹泻及皮疹等。某些病毒感染疾患，如麻疹、流行性腮腺炎等，则有其特异性征象，继之出现心脏症状，患儿常诉心前区不适、胸闷、心悸、头晕及乏力等。体检可发现心脏轻度扩大，伴心动过速、心音低钝及奔马律，一般无明显器质性杂音。伴有心包炎者可听到心包摩擦音。心电图多表现为频发早搏、阵发性心动过速或Ⅱ度以上房室传导阻滞，可导致心力衰竭和昏厥等。重症患者可突然发生心源性休克，表现为烦躁不安、面色灰白、四肢冷湿和末梢发绀等，可在数小时或数日内死亡。如反复发作心衰，则心脏明显扩大，可并发严重心律失常或栓塞等，预后很差。

【辅助检查】

（一）心电图检查

常有QRS波群低电压，ST段偏移和T波低平、双向或倒置。Q-T间期延长多发生在重症病例。也可见各种心律失常，如窦房、房室或室内传导阻滞，其中以Ⅰ度传导阻滞最多见。各种过早搏动中以室性早搏最常见；可有阵发性心动过速、心房扑动或颤动，甚至心室颤动。

（二）X线检查

可见心影呈轻度至重度普遍扩大，心脏搏动大多减弱，可伴有肺淤血或肺水肿，有时可见少量胸腔积液。

（三）血液检查

急性期白细胞总数多增高，以中性粒细胞为主，血沉略增快。血清谷草转氨酶（SGOT）和门冬氨酸基转移酶（AST）在急性期大多增高，但恢复较快。血清肌酸激酶（CK）在早期多有增高，以来自心肌的同工酶（CK-MB）为主，且较敏感。血清乳酸脱氢酶（LDH）特异性较差，但其同工酶在心肌炎早期亦多增高。

（四）病毒学诊断

疾病早期可从咽拭子、咽冲洗液、心包积液中分离出特异病毒，但需结合血清抗体测定才更有意义，一般采用病毒中和实验、补体结合实验及血凝抑制试验，如恢复期血清抗体滴度在1:128以上亦有诊断意义。此外，尚有应用免疫荧光技术及免疫电子显微镜检查等方法证实心肌标本中确有某一型病毒的存在。还可应用聚合酶链反应（PCR）或病毒核酸探针原位杂交法，自患儿心肌或血中查到病毒核酸。

【治疗】

（一）休息

急性期至少应休息到退热后3～4局。有心功能不全及心脏扩大者应强调绝对卧床休息

· 523 ·

至少 3～6 个月,病情好转或心脏缩小后可逐步开始活动。

(二)激素

可提高心肌糖原含量,促进心肌中酶的活力,改善心肌功能,同时可减轻心肌的炎性反应,并有抗休克作用。一般用于较重的急性病例,轻症病例及病程早期多不主张应用。常用泼尼松,日服剂量为 1～1.5mg/kg,共 2～3 周,症状缓解后逐渐减量。对危重病例可应用地塞米松静脉滴注,每日 0.2～0.4mg/kg。

(三)控制心力衰竭

多呈急性发作,常用地高辛或毛花甙丙(西地兰)等。由于心肌炎时心肌应激性增高,对洋地黄制剂较敏感,容易中毒,故剂量应偏小,一般用有效剂量的 1/2～2/3 即可。重症加用利尿剂,但要避免引起电解质紊乱。烦躁不安者可给苯巴比妥、安定等镇静剂。

(四)大剂量维生素 C 及能量合剂

维生素 C 能清除自由基,增加冠状动脉血流量,改善心肌代谢,有助于心肌炎的恢复。急性期最好使用大剂量维生素 C100～200mg/kg 静脉注射,5～10 分钟注射完毕,每日 1 次,疗程 1 个月。能量合剂有加强心肌营养、改善心肌功能的作用。常用三磷酸腺苷 20mg、辅酶 A50 单位、胰岛素 4～6 单位及 10％氯化钾 8ml 溶于 10％葡萄糖液 250ml 中静脉滴注,每日或隔日 1 次。

(五)抢救心源性休克

加速静脉滴注大剂量肾上腺皮质激素或静脉推注大剂量维生素 C 常可获得较好效果。及时应用调节血管紧张度药物,如多巴胺、异丙肾上腺素和阿拉明等加强心肌收缩能力,维持血压及改善微循环。

【常见护理诊断】

1.舒适度的改变胸闷　与心肌炎有关。

2.活动无耐力　与心肌受损、收缩无力及组织供氧不足有关。

3.潜在并发症　心律失常、心力衰竭、心源性休克。

4.知识缺乏　家长或患儿对心肌炎缺乏了解。

【护理措施】

(一)休息,减轻心脏负担

保持病室安静、舒适,空气新鲜;绝对卧床休息,一般急性期卧床休息至少 3～4 周,病情好转后,逐渐增加活动量,以不出现心悸为宜,总休息时间不少于 3～6 个月。

(二)给氧

胸闷气促时给予氧气吸入,有效给氧,氧浓度为 30％～50％,采用鼻导管法或面罩给氧法;遵医嘱静脉给予大剂量维生素 C 和能量合剂;

(三)病情观察

严密观察病情变化,记录心率、脉搏的强弱和节律,注意体温、呼吸、血压及精神状态的变化。对有明显心律紊乱者应进行连续心电监护,发现多源性期前收缩、频发室性期前收缩、完全性房室传导阻滞、心动过速、心动过缓时应立即报告医生,采取紧急处理措施。烦躁不安时给予少量镇静剂;静脉用药时注意控制输液速度和输液总量,以免加重心脏负荷;应用洋地黄类药物时应注意观察用药后的反应。

(四)保持大便通畅

多吃蔬菜、水果,必要时给开塞露通便。

【保健指导】

1.向患儿和家长作有关此病的常识介绍,减少其焦虑、恐惧心理。

2.带抗心律失常药物出院的患儿,应让患儿和家长了解药物的名称、剂量、用药方法及其不良反应。

3.出院后嘱患儿注意休息、避免过度劳累,少去公共场所,继续遵医嘱服药并定期到门诊复查。

4.嘱家长给患儿进食含优质蛋白质,富含维生素,易消化的食物,避免酸、辣、刺激性食品,少食多餐,注意食物烹调时的色、香、味,以适合患儿胃口。

二、充血性心力衰竭

临床上心力衰竭是各种心脏病的严重阶段,是一个综合征,由四部分组成:心功能障碍运动耐力减低,体、肺循环充血,以及后期出现心律失常。早期机体通过加快心率、心肌肥厚和心脏扩大等进行代偿,调整排血量以满足需要,这个阶段为心功能代偿期,临床上无症状。后期心功能进一步减退,上述代偿机制已不能维持足够的心排血量,因而出现静脉回流受阻、体内水分潴留、脏器淤血等,在临床上即表现为充血性心力衰竭,简称心衰。

【病因】

婴儿期较儿童期多见,婴儿期引起心衰的原因以先天性心脏病最多见。病毒性或中毒性肌炎、心内膜弹力纤维增生症、心糖原累积症等亦为重要原因。儿童时期以风湿性心脏病和急性肾炎所致的心衰最为常见;其他少见的原因如克山病、重度贫血、甲状腺功能亢进、维生素 B_1 缺乏、电解质紊乱和缺氧等。

【临床表现】

心衰患者的症状和体征由代偿功能失调引起,并因原发心脏病及患儿年龄有所不同,年长儿心衰的症状与成人相似,主要表现为乏力、劳累后气急、食欲减退、腹痛和咳嗽。安静时心率增快,呼吸浅快,颈静脉怒张,肝增大、有压痛,肝颈静脉回流试验阳性。病情较重者尚有端坐呼吸、肺底部可听到湿啰音,并出现浮肿,尿量明显减少。心脏听诊除原有疾病产生的心脏杂音和异常心音外,常可听到心尖区第一音减低和奔马律。

新生儿早期表现常不典型,但其心衰发展迅速,常见症状为呼吸快速、表浅、频率可达50～100 次/分,喂养困难,体重增长缓慢,烦躁多汗,哭声低弱,肺部可闻及干啰音或哮鸣音。颈静脉怒张和浮肿均不明显,只能通过量体重判断有无浮肿存在,严重时鼻唇三角区呈现青紫。

【实验室检查】

1.胸部 X 线检查　心影多呈普遍性扩大,搏动减弱,肺纹理增多,肺门或肺门附近阴影增加,肺部淤血。婴儿正常的胸腺心脏影,可被误诊为心脏扩大,应予注意。

2.心电图检查　对心律失常及心肌缺血引起的心力衰竭有诊断及指导治疗意义。

3.超声心动图检查　可见心室和心房腔扩大,M型超声心动图显示心室收缩时间间期延长,射血分数降低。心脏舒张功能不全时,二维超声心动图对诊断和引起心衰的病因判断有帮助。

【治疗】

治疗原则是消除病因及诱因,改善血流动力学,维护衰竭的心脏。

(一)病因治疗

在治疗心力衰竭的同时,应初步确定病因。如心衰由甲状腺功能亢进、重度贫血或维生素 B_1 缺乏、病毒性或中毒性心肌炎等引起者须及时治疗原发疾病;如为先天性心脏病所致,则内科治疗往往是术前的准备,而且手术后亦需继续治疗一个时期。

(二)一般治疗

保证患儿休息、防止躁动,可以平卧或取半卧位,必要时可适当应用苯巴比妥等镇静剂,用吗啡(0.05mg/kg)进行皮下或肌肉注射常能取得满意效果,但须警惕抑制呼吸;给予易消化和富有营养的食物,每次进食量应少些,婴儿喂奶宜少量多次,年长儿钠盐摄入量每日应控制在 $0.5\sim1.0g$ 以下;重症和进液量不足的婴儿,可给予静脉补液,每日总量宜控制在 75ml/kg,以 10%葡萄糖液为主。对有发绀的患儿应及时给予吸氧。

(三)洋地黄类药物

洋地黄能使心肌收缩力增强、心输出量增加,改善组织灌注及静脉淤血状态。还作用于心脏传导系统,减慢心率。其疗效随病因和病理情况有所不同。一般对慢性心功能不全或心室负荷加重所引起的心衰,如先天性心脏病和慢性风湿性瓣膜病等疗效较好,而对贫血、心肌炎引起者疗效较差。小儿时期最常用的洋地黄制剂为地高辛,它可供口服及静脉注射,起作用快,蓄积少。如需迅速洋地黄化,除地高辛静注外,尚可应用毛花甙丙(西地兰,lanatosideC)等药物。

1.剂量和用法　基本原则是首先达到洋地黄化量,即心肌收缩达到最大效果必需的剂量,然后根据病情需要继续用维持量来补充每天从体内消失的量以维持疗效。

(1)洋地黄化法:如病情较重或不能口服者,可选用毛花甙丙或地高辛静注,在 24 小时内投以负荷量,首次用量为总量的 1/2,余量分两次,相隔 $6\sim12$ 小时一次,负荷量 12 小时后再加用维持量。

(2)维持量:洋地黄化后 12 小时可开始给予维持量。维持量的疗程视病情而定:急性肾炎合并心衰者往往不需用维持量或仅需短期应用;短期难以去除病因者,需持续用药数年,如心内膜弹力纤维增生症患者需用 2 年以上,应注意随患儿体重增长及时调整剂量,以维持小儿血清地高辛的有效浓度 $1\sim3ng/ml$ 为宜。

2.使用洋地黄注意事项　用药前应了解患儿在 $2\sim3$ 周内的洋地黄使用情况,肾功能不全、心肌疾病、低血钾、低血镁、酸中毒、缺氧等患儿对洋地黄耐受性差,一般按常规剂量减去 1/3。未成熟儿和小于 2 周的新生儿因肝肾功能尚不完善,易引起中毒,洋地黄化剂量应偏小,可按婴儿剂量减少 $1/3\sim1/2$。钙剂对洋地黄有协同作用,故用洋地黄类药物时应避免用钙剂。

3.洋地黄毒性反应　小儿洋地黄中毒最常见的表现为心律失常,如窦性心动过缓、不完全性房室传导阻滞、室性早搏和阵发性心动过速等;胃肠道反应有食欲不振、恶心、呕吐等;神经系统症状,如嗜睡、头昏、视力障碍则不多见。

洋地黄中毒时应立即停用洋地黄和利尿剂,同时补充钾盐。小剂量钾盐能控制洋地黄引起的室性早搏和阵发性心动过速。轻者氯化钾每日 0.075～0.1g/kg,分次口服;重者可给予氯化钾每小时 0.03～0.04g/kg 静脉滴注,总量不超过 0.15g/kg,滴注时用 10% 葡萄糖稀释成 0.3% 浓度。肾功能不全和合并房室传导阻滞时忌用静脉给钾。

(四)利尿剂

通过利尿可以减轻肺水肿,降低血容量、回心血量及左室充盈压,减轻心脏前负荷,故合理应用利尿剂为治疗心衰的一项重要措施。当使用洋地黄类药物而心衰仍未完全控制,或伴有显著水肿者,宜加用利尿剂。

(五)其他药物治疗

非洋地黄类正性肌力药可增加心肌内钙含量或增加心肌细胞对钙的敏感性而发挥正性肌力作用,可用多巴胺,每分钟 5～10μg/kg 静脉滴注,必要时剂量可适当增加,一般不超过每分钟 30μg/kg。如血压显著下降,宜给予肾上腺素每分钟 0.1～1.0μg/kg 持续静脉点滴,这有助于增加心搏出量、提高血压而心率不一定明显增快。

血管扩张剂主要通过扩张静脉容量血管和动脉阻力血管,减轻心脏前后负荷,提高心输出量;并可使室壁应力下降,心肌耗氧降低,改善心功能。对左室舒张压增高的患儿更为适用。常用药物有:肼曲嗪、卡托普利、依那普利、硝普钠、酚妥拉明。

【常见护理诊断】

1.心输出量减少　与心肌收缩力降低有关。

2.体液过多　与体内水、钠潴留有关。

3.气体交换受损　与肺循环淤血有关。

4.潜在并发症　药物副作用、肺水肿。

5.焦虑　与疾病的危重程度及住院环境改变有关。

【护理措施】

(一)减轻心脏负荷

1.休息,以降低代谢、减少氧耗,减轻心脏负担。患儿可取半卧位,青紫型先天性心脏病患儿取膝胸卧位,以减少静脉回流。集中进行护理,避免患儿烦躁、哭闹,必要时可适当应用镇静剂。衣服要宽松,被子要松软,以利于呼吸。根据心衰的不同程度安排不同的休息,1 度者心功能不全者,可起床在室内轻微活动;2 度心功能不全者应限制活动,增加卧床时间;3 度心功能不全者应绝对卧床休息,随着心功能的恢复,逐步增加活动量。

2.遵医嘱应用洋地黄制剂、利尿剂,评估用药后效果。

3.保持大便通畅,鼓励患儿多食蔬菜水果,避免用力排便,必要时可给予甘油栓剪开塞露通便,或每晚睡前服用少量食用油。

(二)控制水盐摄入

一般给予低盐饮食,钠盐每日不超过 0.5～1g,重症患儿有时给无盐饮食。无盐饮食影响食欲,可适当加调味品,如糖、醋或无盐酱油等,并可更换烹调方法,使患儿易于接受。静脉补液时滴速不可过快,以防加重心衰,每日液体量应控制在 60~80ml/kg 以下,输入速度以每小时小于 5ml/kg 为宜。

(三)给氧,改善气体交换

患儿呼吸困难和发绀时给予吸氧,有急性肺水肿如吐粉红色泡沫样痰时,可将湿化瓶中放入 30％酒精,间歇吸入,每次 10~20 分钟,间隔 15~30 分钟,重复 1~2 次,因乙醇吸入后可使肺泡表面张力减低,改善气体交换。

(四)密切观察病情

注意观察生命体征的变化,必要时进行心电监护和监测电解质,详细记录出入量,定时测量体重,了解水肿增减情况,病情变化时及时通知医生。

(五)合理用药,观察用药后的反应

1.洋地黄类药物

(1)应用洋地黄制剂时应特别注意给药方法和药物剂量、密切观察应用洋地黄类药物后的反应。注意按时按量服药。为了保证洋地黄剂量准确,应单独服用,勿与其他药物混合。

(2)应用此类药物达到疗效的主要指标是心率减慢、肝脏缩小、气促改善、尿量增加、安静、情绪好转、食欲好转。因此,每次用药前应测量脉搏,必要时听心率。婴儿脉率小于 90 次/分,年长儿小于 70 次/分时需暂停用药。如患儿服药后出现心率过慢、心律失常、恶心呕吐、食欲减退、色视、视力模糊、嗜睡、头晕等毒性反应,应先停服洋地黄,并与医生联系及时采取相应措施。

2.利尿剂

(1)应用利尿剂时注意用药的时间和剂量,利尿药宜于清晨或上午给予,以免夜间多次排尿影响睡眠。

(2)用药期间应鼓励患儿进食含钾丰富的食物,如牛奶、柑橘、菠菜、豆类等,以免出现低血钾症和增加洋地黄的毒性反应。

(3)应注意观察低钾的表现,如四肢无力、腹胀、心音低钝、心律紊乱等,一经发现,应及时通知医生。

3.血管扩张剂

(1)应用血管扩张剂时,应密切观察心率和血压的变化,避免血压过度下降,同时注意观察药物的副作用。

(2)给药时避免药液外渗,以防局部的组织坏死。

(3)硝普钠应新鲜配制,放置 4 小时后即不能再用,整个输液系统须用黑纸包裹遮光。

【保健指导】

向患儿及家长介绍心力衰竭的有关知识,指导家长根据患儿病情制定合理的生活作息制度和饮食方案,避免不良刺激。教会年长儿自我检测脉搏的方法,教会家长掌握出院后的一般用药及家庭护理方法和应急措施。

(王　静)

第五节 泌尿系统疾病

一、急性肾小球肾炎

急性肾小球肾炎,简称急性肾炎,是一种与感染有关的以两侧肾小球弥漫性炎性病变为主的急性免疫反应性疾病。其主要临床表现为急性起病,水肿、血尿、蛋白尿和高血压。严重病例可出现严重循环充血、高血压脑病和急性肾功能不全。本病多见于感染之后,尤其是溶血性链球菌感染之后,故又被称为急性链球菌感染后肾炎。

【病因】

（一）细菌

最常见的是 A 组 β-溶血性链球菌的某些致肾炎菌株,凝固酶阳性或阴性的葡萄球菌、肺炎链球菌和革兰氏阴性杆菌等其他细菌也可致病。

（二）病毒

流行性感冒病毒、腮腺炎病毒、柯萨奇病毒 B_4 和埃柯病毒 9 等感染也可并发急性肾炎。

（三）其他

真菌、钩端螺旋体、立克次体和疟原虫等也可并发急性肾炎。

【发病机制】

细菌感染多数通过抗原-抗体免疫反应引起急性肾炎;而病毒和其他病原体则以直接侵袭肾组织而致肾炎,在尿中常能分离到致病原。一般认为其机制是机体对链球菌的某些抗原成分(如 M 蛋白)产生抗体,形成循环免疫复合物,沉积于肾小球基底上皮侧;也可以先"植入"毛细血管壁,再与抗体形成免疫复合物(原位肾炎)。免疫复合物在局部激活补体系统(以经典途径为主),引起免疫反应和炎症反应。由此产生的各种免疫、炎症介质、氧自由基以及局部浸润的中性粒细胞释出的溶酶体酶等使基底膜断裂,血液成分漏出毛细血管,尿中出现蛋白、红细胞、白细胞和各种管型。与此同时,细胞因子等又能刺激肾小球内皮和系膜细胞增生,严重时可有新月体形成,这种增生性病变降低了肾小球血流量和超滤系数,使滤过率降低,严重者尿量显著减少,发生急性肾衰竭。因滤过率降低,水、钠潴留,细胞外液和血容量增多,临床上出现不同程度的水肿、高血压和循环充血。

【病理】

病理表现是弥漫性、渗出性和增生性肾小球肾炎,光镜下可见肾小球体积增大,内皮细胞与系膜细胞增生,系膜基质增多,可见中性粒细胞浸润,毛细血管腔变窄。严重时肾小囊壁层细胞增生形成新月体,使囊腔变窄。免疫荧光检查可在毛细血管袢和/或系膜区见到颗粒状沉积物。肾小管病变轻重不一。电镜下所见类似光镜,但在基底膜上皮侧可见"驼峰状"沉积,是本病的特征性改变。

【临床表现】

秋冬季节是急性链球菌感染后肾炎的发病高峰期，可呈局部流行。发病年龄以 5～10 岁为多见，小于 2 岁者少见。在秋冬季，呼吸道感染是主要的前驱病变，尤以咽、扁桃体炎常见；夏秋季则为皮肤感染，偶见猩红热。呼吸道感染至肾炎发病时间为 1～2 周，而皮肤感染则稍长，为 2～3 周。临床表现轻重不一，轻者可无明显临床症状，重者可在短期内出现循环充血、高血压脑病或急性肾衰竭等表现而危及生命。

（一）一般病例

起病时可有低热、疲倦、乏力、食欲减退等一般症状。部分患者尚可见呼吸道或皮肤感染病灶。肾炎症状主要表现为水肿、血尿和高血压。典型表现分述如下：

1.水肿、少尿 病初表现为晨起时双睑水肿，以后发展至下肢或遍及全身。水肿多数为非凹陷性。一般不十分严重，极少合并胸腔积液或腹水。在水肿同时尿量明显减少，个别病例可出现无尿。

2.血尿 30%～50%患儿有肉眼血尿，呈茶褐色或烟蒂水样（酸性尿），也可呈洗肉水样（中性或弱碱性尿）；几乎所有病例均有镜下血尿。通常肉眼血尿 1～2 周后消失，但镜下血尿可持续 1～3 个月，少数可延续半年或更久。血尿同时常伴有不同程度的蛋白尿，一般为轻到中度。

3.高血压 30%～70%可有高血压，系因水、钠潴留血容量增加所致，但出现剧烈头痛、恶心、呕吐者并不多见。一般在 1～2 周内随尿量增多而恢复正常。

（二）严重病例

严重表现有循环充血、高血压脑病和急性肾功能不全，多发生于起病 1～2 周内。

1.循环充血 急性肾炎患儿水、钠潴留使血容量增多而出现循环充血。轻者心脏扩大，心率及呼吸增快、咳嗽、端坐呼吸、肺底可闻及细小湿啰音；严重者口吐粉红色泡沫痰。肝充血、肿大，可引起肝区疼痛，肝颈征阳性。外周静脉压增高，使颈静脉充盈或怒张。患儿常诉胸闷不适，烦躁不安。过去将上述情况诊断为急性心力衰竭，但超声心动图检查，并不能证实心肌泵功能衰竭，故称为严重循环充血。少数病例因心脏持续高负荷，或因心肌病变而发展为真正心力衰竭，如不及时抢救，可于数小时内迅速出现肺水肿而危及患儿的生命。

2.高血压脑病 血压骤升，出现中枢神经系统症状。临床上出现剧烈头痛、烦躁不安、恶心、呕吐、一过性失明、惊厥和昏迷等症状，个别可发生脑疝，如血压超过 140/90mmHg（18.7/12.0kPa），同时伴有视力障碍、惊厥或昏迷三项之一者即可诊断。

3.急性肾功能不全 急性肾炎患儿在产重少尿或无尿的同时可出现短暂氮质血症、电解质紊乱、代谢性酸中毒和尿毒症症状。一般持续 3～5 天或一周左右，随尿量增加症状消失，肾功能逐渐恢复。

【实验室检查】

（一）尿液检查

尿比重在急性期多增高，尿蛋白为＋＋～＋＋＋；尿沉渣红细胞为＋＋～＋＋，白细胞为＋～＋＋＋；可有透明、颗粒和细胞管型，约 2/3 病例有红细胞管型。尿常规一般经 4～8 周恢复正常。

（二）血液检查

1.血象　常有轻、中度贫血,贫血程度与细胞外液容量增多平行;白细胞可轻度增高或正常。

2.血沉　多增快,但其程度与病情轻重无关。往往提示疾病活动,一般2~3个月内恢复正常。

3.抗链球菌的抗体检查　抗链球菌溶血素O(ASO)增高率为70%左右,其中呼吸道感染者的增高率较高,为70%~80%,而皮肤感染者为50%左右,通常于链球菌感染2~3周开始升高,3~5周达高峰,其后逐渐下降,约50%的患儿于半年内恢复正常。

4.血清补体　在起病2周内,80%~92%的患者血清补体C_3降低,以后逐渐恢复,4周后大多数恢复正常,8周内均已恢复。血清补体下降程度与急性肾炎病情轻重无明显相关性,但对急性肾炎的鉴别诊断有意义。

（三）肾功能检查

可有一过性氮质血症,血尿素氮和肌酐可增高,肌酐清除率降低,随利尿消肿多数迅速恢复正常。少数病例肾功能损害严重而表现为急性肾衰竭。

（四）病灶细菌培养

若尚存有感染灶,可进行细菌培养以明确病原。

【治疗】

本病为自限性疾病,无特异治疗方法,主要是对症治疗和护理。重点是把好防治少尿和高血压两关。

（一）一般处理

症状重者应卧床休息1~2周,待水肿消退、肉眼血尿消失、血压正常方可下床活动。2个月后如无临床症状,尿常规能检出少量蛋白和红细胞时可以复学,尿常规正常3个月后可恢复体力活动。尿少、水肿期应限制钠盐摄入,严重病例钠盐限制于每日1~2g,氮质血症期饮食蛋白控制于每日0.5g/kg,供给高糖饮食以满足小儿热量需要,除严重少尿或循环充血外,一般不必严格限水。

（二）控制感染

应用抗生素对疾病本身无明显作用,但可以清除病灶残存细菌,常用青霉素每日5万U/kg,分两次肌注,连用7~10天;青霉素过敏者改用红霉素。

（三）对症治疗

1.利尿　本病多数于起病1~2周内自发利尿消肿,一般水肿不必使用利尿剂。尿少、水肿显著者可予以呋塞米,每次1~2mg/kg口服;尿量显著减少伴氮质血症时可给予肌注或静脉注射.每6~8小时一次,禁用保钾性利尿剂及渗透性利尿剂。

2.降压　如血压持续升高,舒张压>90mmHg(12kPa)时应给予降压药,首选硝苯地平(心痛定),每日0.25~0.5mg/kg,分3~4次口服或舌下含服,最大量不超过1mg/kg。肼苯达嗪,每日1~2mg/kg,分3次口服。严重高血压患儿可肌注利血平,首次0.07mg/kg(最大量不超过1.5mg/次),以后按每日0.02mg/kg,分3次口服维持。

（四）严重病例的治疗

1.高血压脑病 应积极降血压。降压用硝普钠 25mg,加入 5％葡萄糖液 500ml 中,以每分钟 0.02ml/kg 速度静脉滴注;此药滴入后即起降压效果,无效时可增加滴速,但最大不得超过每分钟 0.16ml/kg,注意药物应避光,现用现配。快速降压时必须严密监测血压、心率和药物副作用。硝普钠主要副作用有恶心、呕吐、情绪不安定、头痛和肌痉挛等。国外也有报告使用二氮嗪静脉注射降压者。减轻脑水肿可静脉注射高渗葡萄糖或用呋塞米静脉注射,降低血容量。降压的同时,应注意吸氧、镇静、止惊治疗。

2.严重循环充血 应严格限制水、钠入量和用强利尿剂(如呋塞米)促进液体排出;烦躁不安者给予镇静剂,如已发生肺水肿则可用硝普钠扩张血管降压;适当使用快速强心药,如毛花甙丙,但剂量宜小,且不必维持治疗。上述措施无效时,尤其是利尿剂效果欠佳时,须采用腹膜或血液透析治疗以排出过多的体液。

3.急性肾衰竭 应严格限制液体入量,24 小时入液量控制在 400ml/m²,即不显性失水减去内生水量。必须及时处水过多问题,当呋塞米常规剂量无效时,可增加至每次 5mg/kg,若仍无利尿效果,则不必再用。注意纠正水、电解质酸碱平衡紊乱现象,供给足够热量,以减少组织蛋白分解,必要时采用透析治疗。

【常见护理诊断】

1.体液过多 与肾小球滤过率下降、水、钠潴留有关。

2.活动无耐力 与水肿、血压升高有关。

3.潜在并发症 高血压脑病、严重循环充血、急性肾功能衰竭。

4.知识缺乏 与患儿及家长缺乏本病的护理知识有关。

【护理措施】

（一）休息

可减轻心脏负担,改善心脏功能;减少水、钠潴留,从而使水肿减轻;减少并发症。一般起病 2 周内应卧床休息,待浮肿消退、血压降至正常、肉眼血尿消失后,可下床轻微活动或户外散步;血沉正常可上学,但仍需避免体有活动;Addis 记数正常后恢复正常生活。

（二）饮食

少尿时,应限制钠盐的摄入,病情严重者,每日食盐量 1～2g;有氮质血症时,应限制蛋白质的摄入量,给予优质蛋白每日 0.5g/kg;供给高糖饮食以满足小儿热量的需求;严重浮肿、尿少时应限制水的摄入。尿量增加、浮肿消退、血压正常后,可恢复正常饮食,以保证小儿生长发育的需要。

（三）利尿、降压

凡经限制水盐入量后,水肿、少尿仍很明显或有高血压、全身循环充血者,遵医嘱给予利尿剂、降压药。应用利尿剂前后应注意观察体重、尿量、水肿变化并做好记录。注意观察药物的副作用,如注射呋塞米后有无大量利尿、脱水和电解质紊乱等现象。降压药若应用硝普钠时要注意避光,因其遇光可降解,现配现用,同时注意观察有无恶心呕吐、情绪不稳定、头痛和肌痉挛等副作用。

(四)密切观察病情变化

1.观察尿量、尿色,准确记录24小时出入量。应用利尿剂时每日测体重1次,每日留尿标本送尿常规检查2次。如患儿出现尿量持续减少、头痛、恶心、呕吐等,要警惕急性肾功能衰竭的发生,要绝对卧床休息同时限制蛋白质及含钾食物的摄入。

2.观察血压变化,若出现血压突然升高、剧烈头痛、呕吐、眼花等,提示高血压疾病,除降压外需镇静,脑水肿时给予脱水剂以降低颅内压。

3.密切观察呼吸、心率、脉搏等变化,如发生呼吸困难、心率增加、颈静脉怒张等变化时,是严重循环充血的表现,置患儿于半卧位、吸氧,遵医嘱给予强心药。

【保健指导】

向患儿及家长宣传锻炼身体、增强体质、避免或减少上呼吸道感染是预防本病的关键,一旦发生了上呼吸道或皮肤感染,应及时应用抗生素彻底治疗。本病是一种自限性疾病,预后一般良好。向家长强调限制患儿活动是控制病情进展的重要措施,尤其以前2周最为关键。对需要进行透析的患儿家长讲解透析的方法和意义,减轻其对该种治疗手段的疑虑。

二、肾病综合征

肾病综合征,是由各种病因引起肾小球毛细血管通透性增高、导致大量蛋白尿的临床综合征,其临床特征为大量蛋白尿、低蛋白血症、高脂血症和不同程度的水肿。肾病综合征为儿科泌尿系常见病之一,有关资料统计,本病占儿科泌尿系住院病例的21%,仅次于急性肾炎,居第二位。任何年龄均可发病,以学龄前儿童多见,男性多于女性。

【分类】

肾病综合征按病因可分为原发性、继发性和先天性三种类型。90%以上患儿属原发性;继发性者多见于过敏性紫癜、系统性红斑狼疮和乙型肝炎病毒相关肾炎等疾病;先天性者在我国较为少见。

【病因与发病机制】

迄今尚未完全阐明,目前认为原发性肾病综合征的发病机制与T细胞免疫功能紊乱有关。蛋白尿是由于肾小球毛细血管通透性增高所致。肾病综合征时由于基底膜构形改变使大孔增多、小孔相对减少,血浆中分子量较大的蛋白能经肾小球滤出;另一方面由于基底膜阴电荷位点和上皮细胞表面的阴电荷减少,使带阴电荷的蛋白(如白蛋白)得以大量通过。持续大量的蛋白尿会促进肾小球系膜硬化和间质病变,逐渐导致肾功能不全。大量蛋白尿可引起以下病理生理改变。

(一)低蛋白血症

肾病综合征病理生理改变的关键环节,对机体内环境的稳定(尤其是渗透压和血容量)及多种物质代谢可产生影响。血浆蛋白由尿中大量丢失和从肾小球滤出后被肾小管吸收分解是造成肾病综合征低蛋白血症的主要原因;蛋白丢失超过肝合成蛋白的速度也致使血浆蛋白降低。

（二）高脂血症

患儿血清总胆固醇、甘油三酯、低密度和极低密度脂蛋白增高，原因未明，多数认为是低蛋白血症促进肝合成蛋白增加，其中的大分子脂蛋白难以从肾排出而蓄积于体内，导致了高脂血症。另外可能是由于肾病时脂蛋白酶活力下降，造成脂蛋白分解障碍所致。持续高脂血症也可促进肾小球硬化，脂质从肾小球滤出可导致肾小球硬化和肾间质纤维化。

（三）水肿

水肿的发生与下列因素有关：低蛋白血症可使血浆胶体渗透压降低，当血浆白蛋白低于 25g/L 时，液体将在间质区潴留；低于 15g/L 则可有腹水或胸水形成。血浆胶体渗透压降低使血容量减少，刺激了压力和容量感受器，促使抗利尿激素（ADH）和醛固酮分泌增加，导致钠、水潴留。某些肾内因子改变了肾小管管周体液平衡机制，使近曲小管 Na^+ 吸收增加。

【病理】

原发性肾病综合征的主要病理改变在肾小球，单纯性肾病的病理变化多属于微小病变型。光镜下检查肾小球基本正常，电镜下可见肾小球上皮细胞足突融合，免疫荧光检查基本阴性。骨炎性肾病的病理变化多为增殖型病变。

【临床表现】

男性发病率显著高于女性，患儿起病前常有上呼吸道感染。主要症状是不同程度的水肿，最初表现为晨起眼睑水肿，随后波及四肢和全身，呈进行性加重，且随体位而变化，水肿多为凹陷性。男孩阴囊水肿使表皮光滑透亮，阴茎包皮或大阴唇水肿可影响排尿；严重水肿可伴发腹水和胸腔积液。患儿可因大量蛋白丢失导致蛋白质营养不良，出现疲倦、厌食、苍白和精神萎靡等症状。一般无明显血尿和高血压。肾炎性肾病较少见，水肿不如单纯性肾病明显，常伴有血尿、不同程度的高血压和氮质血症。

【实验室检查】

（一）尿液检查

尿蛋白定性多数在＋＋＋～＋＋＋＋；24 小时尿蛋白定量常超过 0.1g/kg，单纯性肾病偶可见少量红细胞，肾炎性肾病可见较多红细胞和颗粒管型。

（二）血液检查

血浆总蛋白显著下降，白蛋白低至 10～20g/L；胆固醇明显增高。血沉增快，可达 100mm/h 以上。血清蛋白电泳显示白蛋白和 1 球蛋白低下、α_2 球蛋白显著增高。单纯性肾病血清补体正常，肾炎性肾病补体多降低。

（三）肾功能检查

一般正常，单纯性肾病极少数可有一过性氮质血症，肾炎性肾病可有不同程度的肾功能异常。

【治疗】

（一）一般治疗

1.休息　一般不必限制活动，有明显水肿、低血容量和感染的患儿需卧床休息，即使需卧床者也应在床上经常变换体位，以预防血管栓塞并发症。

2.饮食 患儿饮食不宜限制太严,水肿病例采用少盐(2g/d);严重水肿和高血压患儿应予无盐饮食,不宜长期禁盐,一旦浮肿消退、血压正常即应恢复正常饮食。尿少病便应限制入水量。给予相当于同龄儿童正常需要量的热量和蛋白质;大量蛋白尿病例的蛋白摄入量应在每日 2g/kg 左右,以补充优质蛋白质如乳、鱼、蛋及瘦肉等为宜。

(二)利尿

肾病患儿虽有水肿,但有效循环血容量不足,故不要轻易使用利尿剂。当水肿较重,尤其有腹水时可给予利尿剂治疗。对激素敏感的可用激素,不能服用激素的可先用低分子右旋糖酐,每次 10~15ml/kg,每日 1 次,1 小时内静脉滴入;如加入呋塞米 1~2mg/kg,效果更好,但婴幼儿慎用。还可使用人血清蛋白 0.5~1.0g/kg 静滴,具利尿效果,输毕即予呋塞米 1~2mg/kg 静脉注入,对大多数水肿患儿有良好的利尿效果,但不宜多输,否则有可能会延迟肾病缓解和增加复发机会。在大量利尿时,必须注意防止发生低血容量休克和体位性低血压。

(三)防治感染

积极治疗感染对防止肾病复发至关重要,但不主张预防性应用抗生素。注意皮肤清洁,避免交叉感染,一旦发生感染应及时治疗。预防接种需在病情完全缓解且停用糖皮质激素 3 个月后才能进行。

(四)肾上腺皮质激素

1.泼尼松短程疗法 适用于初发的单纯性肾病。泼尼松每日 2mg/kg,分 3~4 次服用,共 4 周。4 周后不管效果如何,均改为泼尼松 1.5mg/kg 隔日清晨顿服,共 4 周。全疗程共 8 周,然后骤然停药。短程疗法易于复发。

2.泼尼松中、长程疗法 即泼尼松每日 1.5~2.0mg/kg,最大量不超过 60mg/d,分 3~4 次服用,共 4 周。若 4 周内尿蛋白转阴,则改为泼尼松 2mg/kg,隔日早餐后顿服,继续用 4 周。以后每 2~4 周减量 2.5~5mg,直至停药。疗程达 6 个月者为中程疗法,达 9 个月者为长程疗法。应用激素,要强调:"始量要足,减量要慢,维持要长"的原则。

疗效的判断:根据激素正规治疗 8 周后的效应分为:

(1)激素敏感:尿蛋白转阴、水肿消退。

(2)激素部分敏感:水肿消退,但尿蛋白仍为＋~＋＋。

(3)激素耐药:尿蛋白仍在＋＋以上者。

(4)激素依赖:对激素敏感,用药即缓解,但减量或停药 2 周内复发,恢复用量或再次用药又可缓解并重复 2~3 次者。

(5)复发和反复:尿蛋白已转阴、停用激素 4 周以上,尿蛋白又≥＋＋为复发;如在激素用药过程中出现上述变化为反复。

(五)免疫抑制剂

一般病例不用,对难治性肾病、频繁复发或激素部分敏感、激素耐药、激素依赖的病例可用。常用环磷酰胺每日 2~3mg/kg,分 2~3 次口服或每晨 1 次顿服,复发者连服 8 周,激素依赖病例连用 12 周,总量不超过 200mg/kg;用药期应鼓励饮水,保持充足尿量以预防出血性膀胱炎;每 1~2 周查血象;突发多为暂时性,不必处理;远期副作用为性腺受抑制,但总剂量小于 300mg/kg 时,此副作用轻微,另一副作用为诱发肿瘤。其他免疫抑制剂如苯丁酸氮芥、雷公藤多甙、环孢菌素 A 等,可酌情使用。

(六)辅助治疗

1.在激素应用期间注意补钾、补钙及补充维生素 D。

2.高凝状态治疗。肾病时血液呈高凝状态,故近来有人主张应用抗凝或抗血小板聚集剂,常用药物有肝素、双嘧达莫、蝮蛇抗栓酶、复方丹参等。

【常见护理诊断】

1.体液量多与低蛋白血症导致的水、钠潴留有关。

2.营养失调,低于机体需要量与大量蛋白由尿中丢失有关。

3.有感染的危险与免疫力低下、蛋白质营养不良有关。

4.潜在并发症药物副作用。

5.焦虑与病情反复及病程长有关。

【护理措施】

(一)休息

无高度水肿、低血容量及感染的患儿无须卧床休息,即使卧床也应经常更换体位,防止血栓。严重水肿和高血压时需卧床休息,避免过劳,并用利尿剂及降压药以减轻心脏负担,一般不需要严格的限制活动。

(二)饮食

1.明显浮肿或高血压时短期给予无盐或低盐饮食,病情缓解后不必继续限盐,过分限制易造成低血钠症及食欲下降。

2.大量蛋白尿期间,蛋白质的摄入量应控制在每日 $1.5\sim2g/kg$,以高生物效价的优质蛋白如乳、蛋、禽、牛肉为宜,因蛋白摄入过量可造成肾小球高滤过,导致细胞功能受损。

3.给予少量脂肪、足量碳水化合物,同时注意补充各种维生素和矿物质,如维生素 B、C、D、P 及叶酸、钙、锌等。

(三)预防感染

1.首先向患儿及家长解释预防感染的重要性,肾病患儿由于免疫力低下易继发感染,而感染又可导致病情加重或复发,甚至危及患儿生命。

2.肾病患儿与感染性疾病患儿分室收治,病房每日进行空气消毒,减少探视人数。

(四)加强皮肤护理

1.注意保持皮肤清洁、干燥,及时更换内衣;保持床铺清洁、被褥松软,经常翻身;臀部和四肢浮肿严重时,受压部位可垫棉圈,或用气垫床;阴囊浮肿用棉垫或吊带托起,皮肤破损可涂碘伏预防感染。

2.严重浮肿者应尽量避免肌内注射药物,因水肿严重影响药物吸收,药液可从注射部位外渗,导致局部皮肤潮湿、糜烂、感染等。

(五)观察药物疗效及不良反应

1.激素治疗期间注意每日血压、尿量、尿蛋白变化及血浆蛋白恢复等情况。注意观察皮质激素的副作用,如高血压、消化性溃疡、骨质疏松等,遵医嘱及时补充维生素 D 及钙质,以免发生骨质疏松或手足搐搦症。

2.应用利尿剂时注意观察尿量和血压,定期查血钾、血钠,防止出现因大量利尿而致的血容量不足及电解质紊乱。

3.使用免疫抑制剂如环磷酰胺治疗时,注意白细胞计数下降、脱发、胃肠道反应及出血性膀胱炎等副作用,指导用药期间要多饮水并定期查血常规。

4.抗凝和溶栓疗法能改善肾病的临床症状,改变患儿对激素的效应,从而达到理想的治疗效果。在使用肝素过程中注意监测凝血时间及凝血酶原时间。

(六)心理护理

关心、爱护患儿,多与患儿及其家长交谈,鼓励其说出内心的感受,使其保持良好情绪,以增强患儿战胜疾病的信心。

【保健指导】

(1)主动向患儿及家长讲解激素治疗对本病的重要性,使其主动配合并坚持按计划用药。教会家长或较大患儿学会用试纸监测尿蛋白的变化。

(2)指导家长做好出院后的家庭护理,在恢复期可组织一些轻松的娱乐活动,适当安排一定的学习,活动时注意安全,避免奔跑、患儿之间打闹,以防摔伤、骨折。定期复查。

三、泌尿道感染

泌尿道感染(UTIs),是小儿泌尿系统常见病之一。感染可累及膀胱、肾盂和肾实质,由于小儿期局限于某一部位者较少,常难定位,故统称泌尿道感染。小儿泌尿道感染与成人比较有以下不同处:①新生儿、婴幼儿泌尿系症状不显著,全身症状较重;②常合并泌尿系异常,如各种先天畸形和膀胱-输尿管反流(VUR);③婴幼儿的感染途径可为血源性。小儿泌尿道感染一般预后较好,但若不及时治疗,反复感染可导致斑痕形成,出现高血压、慢性肾功能衰竭,影响健康甚至危及生命,故需高度重视。

【病因与发病机制】

(一)致病原

多数为细菌、真菌和支原体,病毒也可致病但较少见。除血源性感染外,细菌多数为肠道革兰氏阴性菌,以大肠杆菌最为常见,其次为克雷白菌、肠杆菌、枸橼酸杆菌、变形杆菌、摩根变形杆菌、沙雷菌和沙门氏菌等。革兰氏阳性菌较为少见,主要为表皮葡萄球菌、白色葡萄球菌和肠球菌;金黄色葡萄球菌见于全身败血症。真菌感染常继发于长期应用广谱抗生素和皮质激素的患儿,可为深部真菌病的一部分。病毒导致泌尿道感染尚不确定,一些病毒如腺病毒11、21 型与非小儿麻痹肠道病毒可引起急性出血性膀胱炎。

(二)宿主的易感因素

1.小儿泌尿系统解剖特点　输尿管长而弯曲,管壁弹力纤维发育不良,易于扩张发生尿潴留而容易感染;女婴尿道短,外口暴露,易被粪便污染,男孩包茎积垢,也可造成上行感染。

2.泌尿系解剖异常　在小儿较多见,包括双肾盂、双输尿管、后尿道瓣膜、肾盂-输尿管连接部狭窄等,常造成尿潴留,有利于细菌生长;便秘和排尿功能障碍如神经性膀胱、不稳定膀胱易致 UTIs。

3.膀胱输尿管反流　常为再发性或慢性泌尿道感染的重要因素。

4.泌尿道抵抗感染功能缺陷　如 IgA 抗体生成不足和黏膜局部缺血缺氧(如膀胱不自主强烈收缩)等,均使细菌易于入侵,人工喂养儿较母乳喂养者易致 UTIs。

5.其他　小儿未能控制排便、不及时更换尿布和蛲虫由肛周移行外阴等也是易致感染的原因。

感染途径多数为上行性,但婴幼儿泌尿道感染可为全身性败血症的一部分,即血源性感染;慢性菌血症患儿,如感染性心内膜炎和脑室-心房分流等也可致血源性感染。泌尿系邻近组织感染如肾周脓肿、阑尾脓肿和盆腔炎症等可直接蔓延引起 UTIs。

【临床表现】

不同年龄可有不同的临床症状。小儿泌尿道感染若无任何症状,仅在普查时发现,被称为无症状性菌尿。

(一)新生儿期

发热、呕吐、腹泻、烦躁或嗜睡、体重不增、发灰或发绀,少数病情严重者可有惊厥或黄疸。50%患儿合并菌血症,部分患儿有血尿素氮升高。

(二)婴幼儿期

发热、呕吐、腹泻、腹痛、腹胀、生长发育迟缓、尿臭、嗜睡、惊厥等。部分患儿可有排尿中断,排尿啼哭或夜间遗尿。

(三)儿童期

尿频、尿急、尿痛、腹或腰痛。可有发热、尿臭和夜间遗尿。慢性或反复发作者常有贫血、消瘦、生长迟缓、高血压和肾功能不全。

【辅助检查】

(一)尿常规

清晨首次中段尿离心镜检,白细胞>5 个/高倍视野或白细胞成堆,或白细胞管型,但也可正常,尤其新生儿。

(二)尿细菌培养

清洁中段尿细菌培养阳性,菌落计数在 1 万~10 万/ml,女性为可疑,男性有诊断意义,超过 10 万/ml 便可确诊;膀胱穿刺取尿较清洁中段尿准确,正确方法是患儿取平卧位,在膀胱充盈状态下(可在下腹部叩及或触及),常规消毒皮肤,用 25 号或 22 号针在耻骨联合上一横指处腹中线处穿刺,用注射器抽取 1~2ml 尿做细菌培养;婴儿用清洁无菌尿袋留尿者须及时送培养,延误时间可致假阳性;若临床高度怀疑泌尿系感染而常规培养阴性,必要时应做 L 型菌培养和厌氧菌培养。

另外还可直接尿细菌涂片:一滴新鲜混匀尿涂片,革兰染色,每油镜视野细菌≥1 个,有诊断意义。

(三)肾功能检查

急性泌尿道感染多无改变,再发性或慢性感染可有不同程度的浓缩功能受损,晚期可有血肌酐持续升高和 GFR 降低。

(四)影像学检查

反复感染或迁延不愈者应进行影像学检查,以观察有无泌尿系畸形和膀胱输尿管反流。常用的有 B 型超声检查、静脉肾盂造影加断层摄片(检查肾瘢痕形成)、排泄性膀胱造影(检查 VUR)、肾核素造影和 CT 扫描等。

【鉴别诊断】

(一)肾结核

肾结核常有尿频、尿急、尿痛和脓尿等症状。因肾结核属继发结核,常见于年长儿,起病缓慢,多数有结核中毒症状,并可找到原发病灶(肺),常伴血尿,一般细菌培养阴性,尿沉渣找抗酸菌阳性,PPD 皮试强阳性,静脉肾盂造影有特征性改变。

(二)出血性膀胱炎

此病可视为泌尿系感染的特殊类型。在成人多由大肠杆菌所致,儿童多由腺病毒 11、21 型所致。急性起病,男性多于女性。以严重肉眼血尿(可伴血块)和尿痛、尿频、尿急、排尿困难为特征;膀胱区常有压痛。尿检查有大量红细胞、少量白细胞。尿细菌培养阴性。临床经过良好,在 3~4 天内症状自行减轻,病程多不超过 7 天。B 型超声检查双肾正常,膀胱壁可见不规则增厚。

(三)尿道综合征

有尿路刺激症状,但无有意义菌尿,多由阴道炎、尿道炎、化学药物或蛲虫刺激引起。

【治疗】

(一)一般治疗

急性期卧床休息,鼓励多饮水,清洁外阴。有严重膀胱刺激征者可适当使用苯巴比妥、安定等镇静剂;解痉药可用抗胆碱类药。

(二)抗菌药物

婴幼儿难以区分感染部位且有全身症状者均按上尿路感染用药;年长儿若能区分感染部位可按以下用药计划治疗。

1.轻型和下尿路感染 在进行尿细菌培养后,首选复方磺胺甲基异噁唑(SMZco),按每日 SMZ 50mg/kg,分 2 次口服,连服 7~10 天。也可选用呋喃妥英,每日 8~10mg/kg,分 3~4 次口服,连服 7~10 天。待有培养结果后按药敏试验选用抗菌药物。

2.上尿路感染 在做尿细菌培养后即予以两种抗菌药物,一般选用 SMZco 或呋喃妥英加抗生素,或用两种抗生素。新生儿和婴儿用氨苄青霉素每日 75~100mg/kg,分 4 次静注,连用 10~14 天;1 岁后小儿用氨苄青霉素每日 100~200mg/kg,分 3 次静注,或头孢噻肟钠每日 100~200mg/kg,分 3 次静注,也可用头孢曲松钠每日 50~75mg/kg,分两次肌注或静注;也可改用丁胺卡那霉素,每日 10~15mg/kg,分两次肌注或静注。若有肾功能不全必须慎用或不用此类氨基糖苷类抗生素。疗程共 10~14 天。开始治疗后应连续 3 天进行尿细菌培养,若 24 小时后尿培养转阴,表示所用药物有效,否则应按尿培养药敏试验的结果调整用药。停药一周后再做尿培养一次。

3.复发或慢性感染的治疗 关键在于找出和去除诱因以达彻底治疗。复发时在做尿细菌培养后予以上述治疗一个疗程,然后用 SMZco,按 SMZ5~10mg/kg 计算,或呋喃妥英 1~

2mg/kg,每晚睡前顿服,连服 4～6 月。同时检查有无泌尿系异常和膀胱输尿管反流。有习惯性便秘者应给予处理,以保持大便通畅。排尿次数少者应鼓励饮水,增加排尿次数。

【常见护理诊断】

1.体温　过高与细菌感染有关。

2.排尿　异常与膀胱、尿道炎症有关。

3.潜在并发症　药物副作用。

【护理措施】

(一)维持正常体温

1.休息　急性期需卧床休息,鼓励患儿多饮水,通过增加尿量起到冲洗尿路的作用,促进细菌和毒素的排出。多饮水还可降低肾髓质及乳头部组织的渗透压,不利于细菌生长繁殖。

2.饮食　发热患儿宜给予流质或半流质饮食。食物应易消化,含有丰富的蛋白质和维生素,并要保证足够的热量。

3.降温　注意监测体温变化,高热者遵医嘱给予物理降温或药物降温。

(二)保持会阴部清洁

便后冲洗外阴,小婴儿勤换尿布,尿布用开水烫洗晒干或阳光暴晒,必要时煮沸、高压消毒。

(三)用药护理

按医嘱给药,注意药物的副作用。婴幼儿哭闹、尿道刺激症状明显者,可应用 654-2 等抗胆碱药。饭后口服抗菌药物以避免用药后出现恶心、呕吐、食欲减退等不良反应;服用磺胺药时应多喝水,并注意观察有无血尿、尿少、尿闭等。定期复查尿常规和进行尿培养,以了解病情的变化和治疗效果。

【保健指导】

1.向患儿及家长解释本病的护理要点及预防知识,如幼儿不穿开裆裤,便后洗净臀部,保持清洁;女孩清洗外阴时从前向后擦洗,以避免感染。

2.嘱其按时服药,并指导服药方法,强调多饮水,勤排尿,定期复查,防止复发与再感染。

四、急性肾功能衰竭

急性肾功能衰竭,简称急性肾衰 ARF,是由于不同原因引起肾脏生理功能急剧减低甚至丧失,即肾脏不能按照机体需要来调节尿量及尿的成分,患儿出现氮质血症、水及电解质紊乱和代谢性酸中毒。

【原因】

急性肾衰可由很多原因引起。按病因与肾脏的关系可分为肾前性、肾性和肾后性三类。

1.肾前性　系由于全身有效循环血量急剧降低,心搏出量降低,致使肾皮质血流量及肾小球滤过率降低。在一定时间内如低灌注量恢复,则肾功能可恢复正常,如超过一定时间则发生肾实质损害。肾前性肾功能衰竭的常见原因包括:呕吐、腹泻、大出血等原因引起的绝对血容量不足;感染性休克、严重低蛋白血症、严重心律失常等引起的相对血容量不足。

2.肾性 是指各种肾实质病变所导致的肾衰竭,或由于肾前性肾功能衰竭进一步发展所致。常见的原因包括:急性肾小管坏死、急性肾小球肾炎、肾血管病变等。

3.肾后性 任何原因引起尿路梗阻均可继发肾衰,这类病儿常并发泌尿系感染。输尿管梗阻时必须是双侧性才发生肾衰。

【发病机制】

衰竭的发病机制十分复杂,目前仍不清楚。

1.肾小管损伤 肾缺血或肾中毒时引起肾小管急性严重的损伤,小管上皮细胞变性、坏死相脱落,肾小管基膜断裂,一方面脱落的上皮细胞引起肾小管堵塞,造成管内压升高和小管扩张,致使肾小球有效滤过压降低和少尿;另一方面肾小管上皮细胞受损引起肾小管液回漏,导致肾间质水肿。

2.肾血流动力学改变 肾缺血和肾毒素能使肾素-血管紧张素系统活化,肾素和血管紧张素E分泌增多、儿茶酚胺大量释放、TXA_2/PGI_2比例增加以及内皮素水平升高,均可导致肾血管持续收缩和肾小球入球动脉痉挛,引起肾缺血缺氧、肾小球毛细血管内皮细胞肿胀,致使毛细血管腔变窄,肾血流量减少,GFR降低而导致急性肾衰竭。

3.缺血-再灌注 肾损伤肾缺血再灌注时,细胞内钙通道开放,钙离子内流造成细胞内钙超负荷;同时局部产生大量的氧自由基,可使肾小管细胞的损伤发展为不可逆性损伤。

4.非少尿型ATN的发病机制 非少尿型ATN的发生主要是由于肾单位受损轻重不一所致。另外,非少尿型ATN不同的肾单位肾血流灌注相差很大,部分肾单位血液灌注量几乎正常,无明显的血管收缩,血管阻力亦不高,而一些肾单位灌注量明显减少,血管收缩和阻力增大。

【病理】

1.肉眼检查肾脏体积增大、苍白色,剖面皮质肿胀、髓质呈暗红色。

2.光镜检查主要部位在近端小管直段,早期小管上皮细胞肿胀,脂肪变性和空泡变性;晚期小管上皮细胞可呈融合样坏死,细胞核浓缩,细胞破裂或溶解,形成裂隙和剥脱区基膜暴露或断裂,间质充血、水肿和炎性细胞浸润,有时可见肾小管上皮细胞再生,肾小球和肾小动脉则多无显著变化。近端肾小管刷状缘消失、变薄和远端肾单位节段性管腔内管型形成是缺血型ATN常见的特征性病理改变。近端肾小管及远端肾单位节段散在局灶斑块坏死和细胞脱落是中毒型ATN的病理特征。

【临床表现】

根据尿量减少与否,急性肾衰竭可分为少尿型和非少尿型。急性肾衰竭伴少尿或无尿表现者称为少尿型。非少尿型系指血尿素氮、血肌酐迅速升高,肌酐清除率迅速降低,而不伴有少尿表现。常见少尿型急性肾衰竭,临床过程分为三期。

(一)少尿期

少尿期一般持续1~2周,长者可达4~6周,持续时间越长,肾损害越重。持续少尿大于15天,或无尿大于10天者,预后不良。少尿期的系统症状有:

1.水、钠潴留　患儿可表现为全身水肿、高血压、肺水肿、脑水肿和心力衰竭,有时因水潴留可出现稀释性低钠血症。

2.电解质紊乱　常见高钾、低钠、低钙、高镁、高磷和低氯血症。

3.代谢性酸中毒　表现为恶心、呕吐、疲乏、嗜睡、呼吸深快、食欲不振,甚至昏迷,血 pH 值降低。

4.尿毒症　因肾排泄障碍使各种毒性物质在体内积聚所致。可出现全身各系统中毒症状。其严重程度与血尿素氮及肌酐增高的浓度相一致。

(1)消化系统:表现为食欲不振、恶心、呕吐和腹泻等,严重者出现消化道出血或黄疸,而消化道出血可加重氮质血症。

(2)心血管系统:主要因水、钠潴留所致,表现为高血压和心力衰竭,还可发生心律失常、心包炎等。

(3)神经系统症状:可有嗜睡、神志错乱、焦虑不安、抽搐、昏迷和自主神经功能紊乱如多汗或皮肤干燥,还可表现为意识、行为、记忆、感觉、情感等多种功能障碍。

(4)血液系统:ARF 常伴有正细胞正色素性贫血,贫血随肾功能恶化而加重,系由于红细胞生成减少、血管外溶血、血液稀释和消化道出血等原因所致。出血倾向(牙龈出血、鼻出血、皮肤斑点及消化道出血)多因血小板减少、血小板功能异常和 DIC 引起。急性肾衰早期白细胞总数常增高,中性粒细胞比例也增高。

5.感染　感染是 ARF 最为常见的并发症,以呼吸道和尿路感染多见,致病菌以金黄色葡萄球菌和革兰阴性杆菌最多见。

(二)多尿期

当 ARF 患儿尿量逐渐增多,全身水肿减轻,24 小时尿量达 $250ml/m^2$ 以上时,即为多尿期。一般持续 1~2 周(长者可达 1 个月),此期由于大量排尿,可出现脱水、低钠和低钾血症。早期氮质血症持续甚至加重,后期肾功能逐渐恢复。

(三)恢复期

利尿期后,肾功能改善,尿量恢复正常,血尿素氮和肌酐逐渐恢复正常,而肾浓缩功能需要数月才能恢复正常,少数病人遗留不可逆性的肾功能损害。此期患儿可表现为虚弱无力、消瘦、营养不良、贫血和免疫功能低下。药物所致的 ATN 多为非少尿型急性肾衰竭,临床表现较少尿型急性肾衰症状轻、并发症少、病死率低。

【实验室检查】

1.尿液检查　尿液检查有助于鉴别肾前性 ARF 和肾实质性 ARF。

2.血生化检查　应注意监测电解质浓度变化及血肌酐和尿素氮。

3.肾影像学检查　多采用腹平片、超声波、CT、磁共振等检查有助于了解肾脏的大小、形态,血管及输尿管、膀胱有无梗阻,也可了解肾血流量、肾小球和肾小管的功能,使用造影剂可能加重肾损害,须慎用。

4.肾活检　对原因不明的 ARF,肾活检是可靠的诊断手段,可帮助诊断和评估预后。

【诊断和鉴别诊断】

当患儿尿量急剧减少、肾功能急剧恶化时,均应考虑 ARF 的可能.而 ARF 诊断一旦确定,须进一步鉴别是肾前性、肾性还是肾后性 ARF。

1.尿量显著减少。出现少尿(每日尿量<250ml/m²)或无尿(每日尿量<50ml/m²)。

2.氮质血症。血清肌酐≥176μmol/L,血尿素氮≥15mmol/L,或每日血肌酐增加≥44μmol/L,或血尿素氮增加≥3.57mmol/L。有条件者测肾小球滤过率,常每分钟≤30ml/1.73m²。

3.有酸中毒、水电解质紊乱等表现。无尿量减少为非少尿型 ARF。

【治疗】

治疗原则是去除病因,积极治疗原发病,减轻症状,改善肾功能,防止并发症的发生。

(一)少尿期的治疗

1.去除病因和治疗原发病　肾前性 ARF 应注意及时纠正全身循环血流动力学障碍,包括补液、输注血浆和白蛋白、控制感染等。避免接触肾毒性物质,严格掌握肾毒性抗生素的用药指征,并根据肾功能调节用药剂量,密切监测尿量和肾功能变化。

2.饮食和营养　应选择高糖、低蛋白、富含维生素的食物,尽可能供给足够的能量。供给热量 210～250J/(kg·d),蛋白质 0.5g/(kg·d),应选择优质动物蛋白,脂肪占总热量的 30%～40%。

3.控制水和钠摄入　坚持"量入为出"的原则,严格限制水、钠摄入,若有透析支持则可适当放宽液体入量。每日液体量控制在:尿量＋显性失水(呕吐、大便、引流量)＋不显性失水—内生水。无发热患儿每日不显性失水为 300ml/m²,体温每升高 1℃,不显性失水增加 75ml/m²;内生水在非高分解代谢状态为 250～350ml/m²。所用液体均为非电解质液。髓袢利尿剂对少尿型 ARF 可短期使用。

4.纠正代谢性酸中毒　轻、中度代谢性酸中毒一般无须处理。当血浆 HCO_3^- 浓度<12mmol/L 或动脉血 pH 值小于 7.2 时,可补充 5%碳酸氢钠 5ml/kg,提高 CO_2CP 5mmol/L。纠酸时宜注意防治低钙性抽搐。

5.纠正电解质紊乱　包括高钾血症、低钠血症、低钙血症和高磷血症的处理。

6.透析治疗　凡上述保守治疗无效者,均应尽早进行透析。透析的指征:

(1)严重水潴留,有肺水肿、脑水肿的倾向。

(2)血钾≥6.5mmol/L。

(3)血浆尿素氮>28.6mmol/L,或血肌酐>707.2μmol/L。

(4)严重酸中毒,血浆 HCO_3^- 浓度<12mmol/L 或动脉血 pH 值小于 7.2。

(5)药物毒物中毒,该物质能被透析去除。透析的方法包括腹膜透析、血液透析和连续动静脉血液滤过三种技术,儿童,尤其是婴幼儿以腹膜透析为常用。

(二)利尿期的治疗

利尿期早期,肾小管功能和 GFR 尚未恢复,血肌酐、尿素氮、血钾和酸中毒仍继续升高,伴随着多尿,还可出现低钾和低钠血症等电解质紊乱,故应注意监测尿量、电解质和血压变化,及时纠正水、电解质紊乱,当血浆肌酐接近正常水平时,应增加饮食中蛋白质摄入量。

(三)恢复期的治疗

此期肾功能日趋恢复正常,但可遗留营养不良、贫血和免疫力低下,少数病人遗留不可逆性肾功能损害,应注意休息和加强营养,防治感染。

【常见护理诊断】

1.潜在并发症　心力衰竭、水电解质紊乱。

2.营养失调:低于机体需要量　与摄入不足及丢失过多有关。

3.有感染的危险　与免疫力低下有关。

4.焦虑　与本病预后不良有关。

【护理措施】

(一)密切观察病情,维持体液平衡

1.密切观察病情变化,注意监测生命体征、心率、心律等变化。急性肾衰常以心力衰竭、心律紊乱、感染、水电解质紊乱等为主要死亡原因,应及时发现其早期表现,并随时与医生取得联系。

2.根据病情控制液体的入量,准确记录 24 小时出入量,每日定时测体重以检查有无水肿加重。

3.保证患儿卧床休息,休息时期视病情而定,一般少尿期、多尿期均应卧床休息,恢复期逐渐增加适当活动。

(二)保证营养均衡

少尿期应限制水、盐、钾、磷和蛋白质的摄入量,供给足够的热量,以减少组织蛋白的分解。不能进食者从静脉中补充葡萄糖、氨基酸、脂肪乳等。透析治疗时患儿丢失大量蛋白,所以不需限制蛋白质入量,长期透析时可输血浆、水解蛋白、氨基酸等。

(三)预防感染

做好病室的清洁和空气净化;严格执行无菌操作;加强皮肤护理,保持皮肤清洁、干燥;做好口腔护理;定时翻身、拍背,保持呼吸道通畅;注意观察感染的早期症状,实行保护性隔离。

(四)心理护理

急性肾衰是危重病之一,患儿及家长均有恐惧感。做好心理护理,给予患儿和家长精神支持。

【保健指导】

告诉患儿家长早期透析的重要性,以取得他们的理解与支持,使其积极配合医生治疗。向患儿家长讲解如何观察本病的并发症,定期进行复查。

(范桂林)

第六节　血液系统疾病

一、贫血

贫血是小儿时期常见的综合征,它是指末梢血中单位容积内红细胞数或血红蛋白量低于正常。根据世界卫生组织(WHO)的资料,血红蛋白值 6 个月~6 岁＜110g/L;6~14 岁＜120g/L 为小儿贫血的诊断标准。

(一)病情评估

贫血患儿常常表现皮肤苍白(以口唇黏膜、眼睑、甲床较为明显),食欲差,呕吐,腹泻,年长儿可诉头晕、眼花、耳鸣,精神不集中,记忆力减退,重度贫血时可引起心率加快,心脏扩大,极重者可发生心衰。

(二)护理常规

1.保持空气清新,定期空气消毒,重症贫血者注意保护性隔离,尽量少去公共场所,住院期间要减少探视,防止交叉感染。

2.病情轻或缓解期患者适当休息,病情严重者,需绝对卧床休息,根据病情适当调节输液速度,不宜过快,以防发生心衰。

3.严格执行消毒隔离制度和无菌操作;严密观察病情变。化,注意患者是否有贫血、出血倾向、发热、寒战等症状。

4.输血患儿的观察和护理严格执行操作规程,认真执行查对制度,在抽血和输血前严格"三查八对":三查即查血液的有效期、血液的质量及血液的包装是否完好无损;八对即核对患者的床号、姓名、住院号、血袋(瓶)号(储血号)、血型、交叉配血试验的结果、血液的种类和血量。输血过程中密切观察病情变化,及时正确处理输血反应,为了确保患者输血安全,在输血室内备有可供抢救的氧气、设备及急救药品,以便能够迅速、有效地采取抢救措施。

5.加强生活护理

(1)纠正不良饮食习惯,适量增加富含优质蛋白的食品,如。瘦肉、焦、蛋、肝、动物血等,并注意饮食搭配。

(2)定期更换内衣及床单,用温水擦浴,保持皮肤清洁干燥,;长期卧床患者应按时翻身,以免发生压疮。

(3)嘱患者每日刷牙,有出血倾向患者,应勤漱口,用棉棒蘸生理盐水轻擦洗口腔,有溃疡时可涂碘甘油。

6.实施化学药物患者,注意观察疗效及反应,并鼓励患者多饮水,加强利尿促进尿酸的排泄。

7.进行健康指导,婴儿期要及时添加辅食,从小养成良好饮食习惯,预防疾病复发,鼓励慢性患者坚持治疗,定期复查。

二、出血性疾病

出血性疾病是由于正常的止血机制发生障碍,引发自发出血或轻微损伤后出血不止的一组疾病。其发病机制有三方面因素:微血管壁的异常;血小板质或量的改变;凝血功能的障碍。

(一)病情评估

询问和观察出血发生的时间、部位、范围,有无诱因或原因,询问患者有无局部受压或受伤;有过敏史者,应注意有无食用异性蛋白,服用易致过敏的药物等。消化道出血者有无呕血或便血,出血量的大小,出血是否停止或继续,有无伴随头晕,尿量减少等低血容量表现。血友病患者关节和肌肉出血时有无关节、肌肉疼痛等情况。患儿出血后是否经过止血处理,其用药的效果如何。患儿的精神状态,有无烦躁不安、紧张等心理反应及程度。

(二)护理常规

1.休息及饮食 血小板低于 $20\times10^9/L$ 时减少活动,增加卧床休息时间,防止身体受外伤,避免情绪激动。鼓励进食高蛋白高维生素易消化或半流质,禁食过硬粗糙的食物。保持大便通畅,大便时不可过于用力,必要时用开塞露协助。出血严重者应绝对卧床休息。

2.皮肤出血的预防及护理 保持床单平整,静脉穿刺时,尽量缩短压脉带的使用时间,勤剪指甲。尽量避免人为创伤,如肌内注射、拔牙等,必须注射或穿刺时应快速、准确,拔针后局部按压时间应适当延长,并观察有无渗血。穿刺部位交替使用。

3.鼻出血的预防及护理 保持室内相对湿度在 $50\%\sim60\%$,以防止鼻黏膜干燥而增加出血机会。鼻腔干燥时,可用复方薄荷油滴鼻。勿用力拧鼻,防止鼻腔压力增大使毛细血管扩张,渗血增多。防鼻部外伤。少量出血时,可局部压迫,出血较多时,需鼻腔填塞。双侧鼻腔填塞者,被迫张口呼吸,应加强口腔护理,保持口腔湿润。

4.口腔、牙龈出血的预防及护理 指导患者用软毛牙刷刷牙,忌用牙签剔牙,鼓励进食清淡、少渣软食,尽量避免食用油炸食品或质硬的水果。保持口腔清洁,用氯己定漱口。牙龈渗血时,可用肾上腺素棉球贴敷牙龈,及时清除口腔内陈旧血块,预防感染。

5.关节腔出血或深部组织血肿的预防及护理 减少活动量,避免过度负重和易致创伤的运动。一旦出血,立即停止活动,卧床休息,抬高患肢并固定于功能位。开始局部用冰袋冷敷,使出血局限。当出血停止后改为热敷,以利于淤血消散。

6.内脏出血的护理 消化道少量出血者,可进食温凉的流质饮食;大量出血者应禁食,建立静脉通道,配血和做好输血准备,保证液体、止血药物和血液制品的输入。准确记录出入量。

7.眼底及颅内出血的护理 眼底出血时,应减少活动,嘱患者不要揉眼。若患者突然视力模糊、头晕、头痛、呼吸急促、喷射性呕吐甚至昏迷,提示颅内出血的可能,应双时与医生联系,并协助处理:立即去枕平卧,头偏向一侧;保持呼吸道通畅,吸氧;按医嘱快速静滴 20%甘露醇等;观察意识状态及瞳孔大小。

三、溶血性疾病

溶血性疾病主要是指溶血性贫血,是由于红细胞的寿命缩短,破坏增加,骨髓造血增强但不足以代偿红细胞的损耗所致的一组贫血。可由遗传性和获得性因素引起。临床上常见的遗传性溶血性贫血有 G-6-PD 酶缺乏(红细胞酶缺乏)、地中海贫血(珠蛋白结构与合成缺陷)等,获得性溶血性贫血有自身免疫性溶血、血型不合的输血后溶血等。

(一)病情评估

1.G-6-PD 缺陷症 患儿是否进食蚕豆或氧化性药物,是否出现黄疸、血红蛋白尿,尿量是否正常,是否发生周围循环衰竭。了解血液检查结果,有无红细胞、血红蛋白下降。

2.地中海贫血　有家族史,发病早,慢性进行性贫血、肝脾大、生长发育不良、轻度黄疸、特殊面容。

3.自身免疫性溶血　小儿常起病急骤,伴有发热、寒战、进行性贫血、黄疸、肝脾大,常发生血红蛋白尿。起病前1～2周常有急性感染病史或疫苗注射史。

4.血型不合的输血后溶血　输注了与患儿血型不符的血液,起病急,可出现寒战、高热、头痛、腰背疼痛、黄疸及血红蛋白尿等。

（二）护理常规

1.执行儿内科一般护理常规

2.病情监测　注意观察患儿贫血的症状、体征,黄疸有无加重,尿量、尿色有无改变,记录24小时出入量。了解其主要化验结果,如血红蛋白、网织红细胞等。

3.休息与活动　休息可减少氧的消耗,贫血程度较轻者,一般不需卧床休息,但应避免剧烈运动。贫血严重者,应根据其活动耐力下降情况制定活动强度、持续时间及休息方式,以不感到疲乏为度。

4.给氧　严重贫血患儿应给予氧气吸入,以改善组织缺氧症状。

5.用药护理　使用糖皮质激素期间应避免感染;用环磷酰胺应指导患儿多饮水,每日饮水量3000ml以上,防止出血性膀胱炎。

6.输血及输液护理　遵医嘱静脉输液,以稀释血液,使破坏的红细胞、血红蛋白碎片,迅速排除体外,避免发生血液循环障碍、组织坏死以及肾衰竭。输血仅用于严重贫血患儿,因输血可提供大量补体及红细胞,有时反加重溶血。输血前应做到"三查八对",输血后严密观察患儿反应,如怀疑血型不符合应停止输血,立即报告医生。

7.给患儿及家长讲解疾病的有关知识,使其做到主动预防,减少发作 G6-PD 缺乏者应禁食蚕豆及蚕豆制品和氧化性药物。自身免疫性溶血性贫血患者应避免受凉。地中海贫血患儿也应避免使用氧化性药物,对有脾功能亢进和白细胞减少者,应注意个人卫生和预防感冒。

四、白血病

白血病为造血系统的恶性肿瘤。是骨髓、脾、肝中等造血器官中白血病细胞的恶性增生,可进入血液循环,并浸润到全身各组织脏器中,临床可见有不同程度的贫血、出血、感染发热以及肝、脾、淋巴结肿大和骨骼疼痛。

（一）执行儿内科一般护理常规

（二）维持正常体温

监测体温,观察热型及热度;如有发热可予温水擦浴,冰枕,口服布洛芬混悬液（美林）或静脉滴注艾比西等降温,忌用奋乃静和酒精擦浴以免降低白细胞和增加出血倾向;观察降温效果,防治感染。

（三）加强营养

选用高蛋白、高热量、高维生素的清淡饮食。注意饮食卫生,不吃生冷食物,水果剥皮后食用,以防止胃肠道感染。鼓励进食,不能进食者,可以静脉补充,食物应清洁卫生,食具应消毒。

(四)防治感染

1.尽量将白血病患儿安置于小房间,最好单间,避免交叉感染;每展开窗通风半小时,保持空气新鲜,避免受凉。

2.保护性隔离工作人员接触患者要戴口罩帽子,陪伴家属也应戴口罩,搞好个人卫生,限制探视人数和探视次数。

3.保持口腔清洁睡前、饭前、饭后要用氯己定含漱,口腔有真菌感染者,可用碳酸氢钠＋制霉菌素涂口腔。患者发热时,口腔易滋生细菌,因此更应加强口腔护理。

4.预防肛周感染 保持大便通畅,防肛裂,用雷弗努诺粉坐浴,每日 3 次,大便后用温水清洗肛周。

5.皮肤护理 保持皮肤清洁,勤换衣裤,勤剪指甲,勤洗手。

6.严格无菌操作,遵守操作规程。

7.避免预防接种 免疫功能低下者,避免用麻疹、风疹、水痘、流行性腮腺炎等减毒活疫苗和脊髓灰质炎糖丸预防接种,以防发病。

8.观察感染早期征象 监测生命体征,观察有无牙龈肿痛、咽红、咽痛,皮肤有无破损、红肿,肛周、外阴有无异常。发现感染先兆,及时告知医生,遵医嘱使用抗生素。

(五)应用化疗药物的护理

1.熟悉各种化疗药物的药理作用和特性,了解化疗方案及给药途径,正确给药。

2.观察及处理药物毒副作用

(1)穿刺局部组级反应:某些化疗药物,如柔红霉素、阿霉素、长春新碱等对局部组织刺激性大,发生药液外漏会引起局部组织疼痛、红肿、甚至坏死。因此输注前应确认静脉通畅,输注方式尽可能采取 PICC、中心静脉导管(CVC)、静脉输液港等方式,可降低药液渗漏的风险,输注中密切观察,发现渗漏,立即停止输液,并作局部处理。

(2)骨髓抑制:绝大多数化疗药物均可致骨髓抑制,一般抑制骨髓至最低点的时间为 7～14 天,恢复时间为之后的 5～10 天,因此从化疗开始到停止化疗后 2 周应监测血象,加强预防感染和出血措施。

(3)消化道反应:许多化疗药可引起恶心、呕吐、纳差等反应,消化道反应给患儿带来的最大损害是体能的消耗,常在化疗后有明显的消瘦和体重下降,机体抵抗力降低。因此化疗期间应给患者提供安静、舒适、通风良好的休息环境,避免不良刺激。饮食要清淡可口,少量多餐,避免产气、辛辣和高脂食物。当患儿恶心、呕吐时不要让其进食,及时清除呕吐物,保持口腔清洁,必要时可在用药前半小时给予止吐药。

(4)肝肾功能损害:巯嘌呤、甲氨蝶呤、左旋门冬酰胺酶对肝功能有损害作用,用药期间应观察患儿有无黄疸,定期监测肝功能。环磷酰胺可引起出血性膀胱炎,用药期间应鼓励患儿多饮水,遵医嘱用美安预防膀胱出血,观察小便的量和颜色。

(5)糖皮质激素应用可出现满月脸及情绪改变等,应告知家长及年长儿停药后会消失,应多关心患儿,勿嘲笑或讥讽患儿。可能致脱发者应先告知家长及年长儿,脱发后可戴假发、帽子或围巾。

（6）尿酸性肾病：用药期间供给供足的水分，利于尿酸和化疗要降解产物的稀释和排泄，遵医嘱口服别嘌醇片，抑制尿酸形成。

（六）提供情感支持和心理疏导，消除心理障碍

1.热情帮助、关心患儿，让年长儿及家属认识本病，了解治疗进展，树立战胜疾病的信心。

2.进行各项诊疗、护理操作前，应告知家长及年长儿其意义、操作过程、如何配合及可能出现的不适，以减轻其恐惧心理。告知化疗是白血病治疗的重要手段，让家长了解所用的化疗方案、副作用及可能出现的不良反应。

3.为新老患儿及家长提供相互交流的机会，如定期召开家长座谈会或病友联谊会，让家长患儿相互交流成功护理经验和教训、采取积极的应对措施等，从而提高自护和应对能力，治愈的信心。

（七）健康宣教

讲解白血病的有关知识，化疗药的作用和毒副作用。教会家长如何预防感染和观察感染及出血征象。让家长及年长儿明确坚持定期化疗的重要性。化疗期间可酌情参加学校学习，以利其生长发育。鼓励患儿参加体格锻炼，增强抗病能力。定期随防，监测治疗方案执行情况。重视患儿的心理状况，正确引导，使患儿在治疗疾病的同时，心理及智力也得以正常发展。

（范桂林）

第七节　内分泌疾病

一、儿童糖尿病

糖尿病是由于体内胰岛素绝对不足或靶器官对胰岛素不敏感（胰岛素抵抗）或胰岛素拮抗激素（生长激素、胰高血糖素和糖皮质激素）增多等引起的以高血糖为主要生化特征的全身慢性代谢性疾病，可引起糖、蛋白质、脂肪、水及电解质紊乱。病因尚不清楚，可能与遗传、感染及自身免疫反应有关。98％儿童期糖尿病为胰岛素依赖型糖尿病。

【病情评估】

1.有无多饮、多尿、多食、易饥饿、消度、精神不振、乏力、遗尿，有无突然发生恶心、呕吐、厌食、腹痛、呼吸深快、嗜睡、昏迷的表现。

2.有无泌尿道、皮肤、呼吸道感染，饮食不当或情绪激惹等诱因。

3.有无糖尿病慢性并发症，有无视力障碍、高血压、下肢疼'痛等表现，有无生长发育落后，智能发育迟缓。

【护理常规】

1.执行小儿内科一般护理常规。

2.饮食管理　食物的能量要适合患儿的年龄、生长发育和日常活动的需要，每日所需能量

（卡）为 1000＋（年龄×80～100），对年幼儿宜稍偏高。饮食成分的分配为：碳水化合物 50%、蛋白质 20%、脂肪 30%。三餐热量分配：早餐 1/5、中餐 2/5、晚餐 2/5，每餐留少量食物作为餐间点心。食物清淡（每日食盐量＜6g），富含蛋白质（鱼、蛋、肉、大豆蛋白）、纤维素（粗粮和蔬菜），限制高糖（白糖、糕点、甜饮料、冰淇淋、巧克力等）和高脂饮食（肥肉及油炸食品）。每日进食应定时、定量，勿吃额外食品。若患儿仍诉饥饿感，可适当多吃含糖少（1%～3%）的蔬菜：如白菜、菠菜、油菜、韭菜、芹菜、西红柿、冬瓜、黄瓜、苦瓜、丝瓜、茄子、绿豆芽、菜花、冬笋等。当患儿运动增加时可给少量加餐或适当减少胰岛素的用量。

3.胰岛素的使用　胰岛素剂型、剂量应绝对准确；未使用的胰岛素应贮存在 2～8℃冰箱中，使用中的胰岛素应在 25℃以下的室温中保存。胰岛素合用时，应先抽吸短效胰岛素，后抽吸中效胰岛素，抽吸时摇匀并避免剧烈振荡；注射部位可选用腹部、上臂外侧、股前部、臀部，每次注射应更换注射部位，逐点注射，间距为 1～2cm，1 个月内不得在同一注射点重复注射，以免局部皮下脂肪萎缩硬化。短效胰岛素在餐前 15～30 分钟，速效胰岛素在餐前 0～10 分钟进行注射，注射后按时进餐，以防低血糖。可选择 1ml 胰岛素注射器胰岛素笔及胰岛素泵进行皮下注射。

4.运动锻炼　糖尿病患儿无严重营养不良或并发症，血糖稳定者，应每周做适当轻、中度运动 3～4 次，但注意运动日进餐 1 小时后、2～3 小时以内为宜，每次运动时间自 10 分钟始，逐步延长至 30～60 分钟，其间可穿插必要的间歇时间。不宜在饱餐后或饥饿时运动，运动前血糖超过 15mmol/L 时不宜运动，运动后有低血糖症状时可给予易吸收的碳水化合物如含糖饮料等。

5.按时监测血糖，测体重，记录出入量　急性期静脉使用胰岛素时每 1～2 小时测血糖，改为皮下注射且病情稳定后，减至三餐前半小时、餐后 2 小时、睡前 23 时其 8 次血糖。达到治疗目标后每日监测血糖 2～4 次。

6.预防并发症

（1）按时、准确进行血糖测定，根据测定结果调整胰岛注射的剂量、饮食及运动量，并定期进行全面身体检查。

（2）加强皮肤、口腔、尿道护理，避免外伤，生活有规律，避免过度紧张，保持乐观向上的生活态度。避免与上呼吸道；患者接触，防止呼吸道感染。

（3）防治糖尿病酮症酸中毒

①密切观察病情变化，监测血气、电解质以及血和尿液申糖和酮体的变化。

②纠正水、电解质、酸碱平衡紊乱，保证出入量的平衡。

③积极治疗原发感染。

④一旦患儿出现恶心、呕吐、食欲不振、关节或肌肉痛、腹痛、皮肤黏膜干燥、呼吸深长、呼气中有酮味，脉搏细速、血压下降、嗜睡甚至昏迷等情况，应立即纠正脱水，1 小时后进行小剂量胰岛素静脉滴注 0.1U/（kg·h），严密监测血糖波动并调整胰岛素的用量。

（4）防治低血糖：在治疗过程中，应协调好饮食、药物和运动的关系，当血糖≤3.9mmol/L 或患儿出现面色苍白、头晕、软弱无力、多汗、心悸等表现，应立即给予口服糖水、糖果或牛奶、饼干，必要时遵医嘱静脉推注 50%的葡萄糖水，以防虚脱。

7.健康教育

(1)糖尿病的性质与危害。

(2)糖尿病治疗目的和原则。

(3)胰岛素注射技术。

(4)如何调整胰岛素剂量。

(5)饮食治疗的重要性及如何制定食谱。

(6)运动疗法的选择及注意事项。

(7)如何监测血糖、尿糖、尿酮体和记录要求,检测结果的判断。

(8)酮症酸中毒、低血糖症的识别、预防和治疗。

(9)足、皮肤、口腔保健和护理。

(10)糖尿病患者及其家庭成员的心理治疗。

(11)随访内容及时间。

二、糖尿病酮症酸中毒

糖尿病酮症酸中毒是一种糖尿病常见的急性并发症。常由于急性感染、过食、诊断延误或突然中断胰岛素治疗等而诱发。主要表现为除多饮、多尿、多食、体重减少外,还有恶心、呕吐、腹痛、食欲不振,并迅速出现脱水和酸中毒征象:皮肤黏膜干燥、呼吸深长、呼气中有酮味,脉搏细速、血压下降,随即可出现嗜睡;昏迷甚至死亡。

【病情评估】

1.有无恶心、呕吐、腹痛、厌食、极度口渴等表现。

2.有无呼吸困难,呼气中有无烂苹果味。

3.皮肤弹性,眼球有无下陷,精神状态等。

【护理常规】

1.呼吸困难的护理　绝对卧床休息,安排专人护理,中或高流量给氧,密切观察病情变化。

2.检验标本的采集　末梢血糖、静脉血糖、电解质、肝肾功能、血脂、糖化血红蛋白、血常规、血浆渗透压、动脉血气分析,尿常规。

3.恶心、呕吐的护理　快速建立静脉通路,给予静脉补液及胰岛素治疗,观察血糖及酮体情况。将患儿头偏向一侧,呕吐物污染衣被及时更换。

(1)液体疗法:目前国际上推荐采用48小时序贯疗法。补液总量＝累积丢失量＋维持量。总液体张力约1/2张。对于中、重度脱水的患儿,尤其休克者,最先给予生理盐水10～20ml/kg,于30～60分钟以内快速输注扩容,据外周循环情况可重复。继之以0.45%(1/2灭菌注射用水＋1/2的0.9%生理盐水)盐水输入。对于输含钾液无禁忌证的患儿,尽早将含钾液加入上述液体中(浓度按0.3%);对于外周循环稳定的患儿,也可以直接48小时均衡补液而不需要快速补液。补液中根据监测情况调整补充相应的离子、含糖液等。

(2)胰岛素降血糖:补液1小时后小剂量胰岛素即每小时0.1U/kg静脉输入。可将胰岛素25U加入生理盐水250ml中,使用微量泵按每小时1ml/kg的速度输入,血糖下降速度一般为 2～5mmol/L。

4.精神症状的护理

(1)加强病情观察,如神志状态、瞳孔大小及反应、体温、呼吸、血压和心率等,心电监护并做好记录。

(2)注意安全,意识障碍者应加床挡,骨突处贴无菌透明敷贴以保护,定时翻身,保持皮肤完整性。

(3)遵医嘱给予小剂量胰岛素静脉滴注治疗。

5.感染的护理　做好口腔、皮肤、泌尿道、呼吸道护理,防感染;积极治疗原发感染。

6.准确测量体重,记录出入量。

7.健康指导　同糖尿病。

(范桂林)

参考文献

1.唐前.内科护理.重庆:重庆大学出版社,2016

2.李卡,许瑞华,龚姝.普外科护理手册.北京:科学出版社,2015

3.胡国庆.儿科护理.重庆:重庆大学出版社,2016

4.刘文娜,闫瑞霞.妇产科护理.北京:人民卫生出版社,2015

5.古海荣,吴世芬.基础护理技术.北京:人民卫生出版社,2013

6.周更苏,于洪宇,史云菊.基础护理技术.武汉:华中科技大学出版社,2010

7.丁炎明,张大双.临床护理基础技术操作规范.北京:人民卫生出版社,2015

8.王静.基础护理技术.上海:复旦大学出版社,2011

9.张晓念,肖云武.内科护理.上海:上海第二军医大学出版社,2015

10.倪洪波,罗文俊.外科护理.湖北:湖北科学技术出版社,2010

11.席淑华.急危重症护理.上海:复旦大学出版社,2015

12.朱京慈,胡敏.急危重症护理技术.北京:人民卫生出版社,2011

13.周昌菊.现代妇产科护理模式.北京:人民卫生出版社,2010

14.赵爱平.手术室护理.北京:人民卫生出版社,2012

15.李胜云.手术室时护理技术操作规范.郑州:郑州大学出版社,2013

16.黄力毅,李砚池.儿科护理.北京:科学出版社,2016

17.曾丽娟.儿科护理.湖北:湖北科学技术出版社,2014

18.林海.儿科护理.北京:中国中医药出版社,2015

19.曾慧.精神科护理.北京:高等教育出版社,2010

20.曹新妹.实用精神科护理.上海:上海科学技术出版社,2013

21.董丽芳,葛炜.心理与精神护理.北京:高等教育出版社,2014

22.赵爱平.手术室护理.北京:人民卫生出版社,2012

23.郭莉.手术室护理实践指南.北京:人民卫生出版社,2016

24.楼建华.儿科护理.北京:人民卫生出版社,2015

25.马建中,陆海霞,李风光.手术室护理手册.北京:军事医学科学出版社,2014

26.高艳敏,任红.手术室护理.北京:科技文献出版社,2008

27.袁丽,武仁华.内分泌科护理手册.北京:科学出版社,2011

28.吴欣娟,萧亚秀.实用内分泌科护理技术.北京:科学出版社,2008

29.郑显兰,符州.新编儿科护理常规.北京:人民卫生出版社,2010

30.林宇雨,张桂友,张少珍,郑翠环,钟小春.优质护理在重症医学科的应用体会中国医学创新,2013,09:53—54

31.毛莉.妇产科护理中感染问题的分析和探讨.护士进修杂志,2013,09:815—817

32.陈冬玲,李丰.妇产科护理常见风险的预防和处理.当代医学,2013,10:118—119

33.吴晓英,王玥,王泠,李森.重症医学科护理信息系统应用实践.中国护理管理,2013,04:6—8

34.陈花棉.心血管内科重症患者的护理风险管理.护士进修杂志,2013,13:1203—1204

35.姚莉.手术室护理中舒适护理的应用探讨.当代医学,2012,23:111—112

36.马丽.重症医学护理优化研究.中国卫生产业,2012,20:191

37.韩宇.手术室护理中舒适护理的应用效果观察.当代医学,2012,29:124—125

38.黄丽梅.人性化护理服务在重症医学科的应用.全科护理,2010,10:904—905

39.邱锦芳,郑灵,邓小嫡,田荣,赵静.手术室护理不安全因素分析与防范措施探讨.当代医学,2010,13:109—110

40.毕清泉.内科护理学教学实习调查与分析.临床护理杂志,2005,02:62—63+60

41.黄红霞.循证护理在外科术后39例患者中的应用.河南医学高等专科学校学报,2016,04:333—334

42.王菊萍.风险防范式护理在儿科护理中的应用.中医药管理杂志,2016,14:49—50

43.牛春平.外科急腹症的临床观察与护理体会.世界最新医学信息文摘,2016,56:270+273

44.王金莲,余孟英,杨康平.优质护理在儿科重症监护病房中的应用效果.临床医药文献电子杂志,2016,18:3533+3536

45.于小仙.妇产科围手术期感染的预防及护理.护士进修杂志,2011,21:2002—2003

46.吴巧敏.人文护理模式在精神科护理中的应用.中医药管理杂志,2016,18:103—104

47.廖冰野,丁丽英,谢卫珊,陈柳云.风险意识在手术室护理管理中的应用.现代临床护理,2007,02:42—43+50